Psychotherapeutische Medizin

Psychoanalyse – Psychosomatik – Psychotherapie

Ein Leitfaden für Klinik und Praxis

Herausgegeben von

H. H. Studt und E. R. Petzold

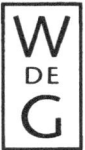

Walter de Gruyter
Berlin · New York 2000

Herausgeber

Prof. Dr. med. H. H. Studt
Klinik und Poliklinik für Psychosomatik,
Psychotherapie und Allgemeinmedizin
Univ.-Klinikum Benjamin Franklin
der Freien Universität Berlin
Hindenburgdamm 30
12200 Berlin

Prof. Dr. med. E. R. Petzold
Klinik für Psychosomatik und
Psychotherapeutische Medizin
Universitätsklinikum der
RWTH Aachen
Pauwelsstr. 30
52074 Aachen

Das Buch enthält 30 Abbildungen und 27 Tabellen

Die Deutsche Bibliothek – CIP-Einheitsaufnahme

Psychotherapeutische Medizin: Psychoanlyse – Psychosomatik –
Psychotherapie; ein Leitfaden für Klinik und Praxis / hrsg. von H. H.
Studt und E. R. Petzold. – Berlin; New York: de Gruyter, 1999
   ISBN 3-11-014498-0

Autorenverzeichnis

Albus, C., Dr. med.
Institut und Poliklinik für Psychosomatik
und Psychotherapie der Universität zu Köln
Joseph-Stelzmann-Str. 9, D-50931 Köln

Bergmann, G., Priv.-Doz. Dr. med.
Psychosomatische Klinik Kinzigtal
Wolfsweg 2, D-77723 Gengenbach

Blunk, R., Dr. med.
Parkklinik
Parkstr. 12-14, D-49214 Bad Rothenfelde

Brandenburg, Ulrike., Dr. med.
Klinikum Aachen der RWTH
Klinik für Psychosomatik
und Psychotherapeutische Medizin
Sexualwissenschaftliche Ambulanz
Pauwelsstr. 30, D-52074 Aachen

Clement, U., Prof. Dr. phil., Dipl.-Psych.
Heidelberger Institut für Systemische Forschung
Kußmaulstr. 10, D-69120 Heidelberg

Danzer, G., Priv.-Doz. Dr. med., Dr. phil.
Virchow-Klinikum der Humboldt-Universität
Abteilung für Psychosomatische Medizin
und Psychotherapie
Augustenburger Platz 1, D-13353 Berlin

Deter, H.-C., Prof. Dr. med.
Klinikum Benjamin Franklin der FU Berlin
Klinik und Poliklinik für Psychosomatik,
Psychotherapie und Allgemeinmedizin
Hindenburgdamm 30, D-12200 Berlin

Diederichs, P., Prof. Dr. med., Dipl.-Psych.
Corneliusstr. 12 c, D-10787 Berlin

Eberhard, Marianne, Tanztherapeutin
Schwalbenweg 6, D-51373 Leverkusen

Fenner, Elisabeth, Dr. med.
Klinikum der Christian-Albrechts-Universität
zu Kiel
Klinik für Psychotherapie und Psychosomatik
Niemannsweg 147, D-24105 Kiel

Ferner, H., Dipl.-Psych.
Am Ritterkamp 6 a, D-49545 Tecklenburg

Fikentscher, Erdmuthe, Prof. Dr. med.
Medizinische Fakultät der Martin-Luther-Universität
Halle-Wittenberg
Klinik und Poliklinik für Psychotherapie
und Psychosomatik
Julius-Kühn-Str. 7, D-06112 Halle (Saale)

Finke, J., Dr. med.
Rheinische Kliniken Essen

Klinik für Psychiatrie und Psychotherapie
der Universität GH Essen
Virchow-Str. 174, D-45147 Essen

Flatten, G., Dr. med.
Klinikum Aachen der RWTH
Klinik für Psychosomatik und
Psychotherapeutische Medizin
Pauwelsstr. 30, D-52074 Aachen

Franz, M., Prof. Dr. med.
Heinrich-Heine-Universität Düsseldorf
Klinisches Institut für Psychosomatische Medizin und
Psychotherapie
Moorenstr. 5, D-40225 Düsseldorf

Grabhorn, R., Dr. med., Dipl.-Psych.
Klinikum der Johann Wolfgang Goethe-Universität
Frankfurt a. M.
Klinik für Psychosomatische Medizin
und Psychotherapie
Theodor-Stern-Kai 7, D-60590 Frankfurt/M.

Hartkamp, N., Dr. med.
Heinrich-Heine-Universität Düsseldorf
Klinik für Psychosomatische Medizin
und Psychotherapie
Bergische Landstr. 2, D-40629 Düsseldorf

Hartmann-Kottek, Lotte, Dr. med., Dipl.-Psych.
Eichholzweg 8 a, D-34132 Kassel-Wilhelmshöhe

Hendrischke, A., Dr. med.
Klinikum Aachen der RWTH
Klinik für Psychosomatik
und Psychotherapeutische Medizin
Pauwelsstr. 30, D-52074 Aachen

Henry, W. P., Ph. D. Assoc. Professor
The University of Utah
Department of Psychology
715 SBS Bldg.
Salt Lake City, Ut 84112, USA

Herrmann, Ch., Priv.-Doz. Dr. med.
Georg-August-Universität Göttingen
Abteilung Psychosomatik und Psychotherapie
v.-Sieboldt-Str. 5, D-37075 Göttingen

Herzog, W., Prof. Dr. med.
Medizinische Klinik und Poliklinik
der Ruprecht Karls-Universität Heidelberg
Schwerpunkt: Allgemeine Klinische
und Psychosomatische Medizin
Bergheimer Str. 58, D-69115 Heidelberg

Heuft, G., Prof. Dr. med.
Univ.-Klinik Münster

Overbeck, G., Prof. Dr. med.
Klinikum der Johann Wolfgang Goethe-Universität
Klinik für Psychosomatische Medizin
und Psychotherapie
Theodor Stern Kai 7, D-60590 Frankfurt

Perlitz, V., Dr. med.
Klinikum Aachen der RWTH
Klinik für Psychosomatik
und Psychotherapeutische Medizin
Pauwelsstr. 30, D-52074 Aachen

Petzold, A., Dr. med.
168-182 Drummond Street
NW 1, 3 HZ
London, England

Petzold, E. R., Prof. Dr. med.
Klinikum Aachen der RWTH
Klinik für Psychosomatik
und Psychotherapeutische Medizin
Pauwelsstr. 30, D-52074 Aachen

Petzold, Ursula, Dr. med.
Klinikum Aachen der RWTH
Lehrbeauftragte für Sozialmedizin
Pauwelsstr. 30, D-52074 Aachen

Rauchfleisch, U., Prof. Dr. phil., Dipl.-Psych.
Psychiatrische Universitätspoliklinik
Petersgraben 4, Ch-4031 Basel

Reimer, Ch., Prof. Dr. med.
Klinikum der Justus-Liebig-Universität
Klinik für Psychosomatik und Psychotherapie
Friedrichstr. 33, D-35385 Gießen

Reister, G., Priz.-Doz. Dr. med.
Klinik Wersbach
D-42799 Leichlingen

Riehl-Emde, Astrid, Dr. phil., Dipl.-Psych.
Psychiatrische Poliklinik des Universitätsspitals
Culmannstr. 8, Ch-8091 Zürich

Röder, Ch. H., Dr. med.
Grifftälerstr. 60, D-60326 Frankfurt

Rohner, R., Dr. phil., Dipl.-Psych.
Brandenburg Klinik
Abteilung für Psychotherapie und Psychosomatik
Brandenburg-Allee 1, D-16321 Bernau-Waldsiedlung

Rose, M., Dr. med.
Virchow-Klinikum der Humboldt-Universität
Abteilung für Psychosomatische Medizin
und Psychotherapie
Augustenburger Platz 1, D-13353 Berlin

Rosin, U., Prof. Dr. med., Dr. phil., Dipl.-Psych.
Werner-Schwidder-Klinik
für Psychosomatische Medizin
Kirchhofener Str. 4, D-79189 Bad Krozingen

Roßmanith, Siegrun, Dr. med.
Fuchsthallergasse 14, A-1090 Wien

Rudolf, G., Prof. Dr. med.
Ruprecht-Karls-Universität Heidelberg
Psychosomatische Klinik
Thibautstr. 2, D-69115 Heidelberg

Schade, Barbara, Dipl.-Psych.
Klinikum der Philipps-Universität
Zentrum für Innere Medizin/
Abteilung Psychosomatik
Baldinger Str., D-35043 Marburg

Schepank, H., Prof. Dr. med.
Zentralinstitut für Seelische Gesundheit
Psychosomatische Klinik
J 5, D-68159 Mannheim

Schmid-Ott, G., Dr. med.
Medizinische Hochschule Hannover
Abteilung Psychosomatik und Psychotherapie
Konstanty-Gutschow-Str. 8, D-30625 Hannover

Schneider, W., Prof. Dr. med. Dr. rer. nat.
Zentrum für Nervenheilkunde
der Universität Rostock
Klinik und Poliklinik für Psychosomatik
und Psychotherapeutische Medizin
Gehlsheimer Str. 20, D-18055 Rostock

Scholler, Gudrun, Dr. med.
Virchow-Klinikum der Humboldt-Universität
Abteilung für Psychosomatische Medizin
und Psychotherapie
Augustenburger Platz 1, -D-13353 Berlin

Schüffel, W., Prof. Dr. med.
Klinikum der Philipps-Universität
Zentrum für Innere Medizin/
Abteilung Psychosomatik
Baldingerstr. , D-35033 Marburg

Schüßler, G., Prof. Dr. med.
Universitätsklinik für Medizinische Psychologie
und Psychotherapie
Sonnenburgstr. 9, A-6020 Innsbruck

Senf, W., Prof. Dr. med.
Rheinische Landes- und Hochschulklinik Essen
Klinik für Psychotherapie und Psychosomatik
Virchow-Str. 174, D-45147 Essen-Holsterhausen

Speidel, H., Prof. Dr. med.
Klinikum der Christian-Albrechts-Universität
zu Kiel
Klinik für Psychotherapie und Psychosomatik
Niemannsweg 147, D-24105 Kiel

Strauß, B., Prof. Dr. phil. habil., Dipl.-Psych.
Klinikum der Friedrich-Schiller-Universität
Institut für Medizinische Psychologie
Stoystr. 2, D-07740 Jena

Studt, H. H., Prof. Dr. med.
Klinikum Benjamin Franklin der FU Berlin
Klinik und Poliklinik für Psychosomatik,
Psychotherapie und Allgemeinmedizin
Hindenburgdamm 30, D-12200 Berlin

Teising, M. , Prof. Dr. med.
Ludwig-Braun-Str. 13, D-36251 Bad Hersfeld

Teusch, L., Priv.-Doz. Dr. med., Dipl.-Psych.
Rheinische Kliniken Essen
Klinik für Psychiatrie und Psychotherapie
der Universität GH Essen
Virchow-Str. 174, D-45147 Essen

Tress, W., Prof. Dr. med., Dr. phil.
Heinrich-Heine-Universität Düsseldorf
Klinik für Psychosomatische Medizin
und Psychotherapie
Bergische Landstr. 2, D-40629 Düsseldorf

v. Rad, M., Prof. Dr. med.
Institut für Psychosomatische Medizin,
Psychotherapie und Medizinische Psychologie
der Technischen Universität München
Klinikum Rechts der Isar
Langerstr. 3, D-81675 München

Wälte, D., Dr. phil., Dipl.-Psych.
Klinikum Aachen der RWTH

Klinik für Psychosomatik
und Psychotherapeutische Medizin
Pauwelsstr. 30, D-52074 Aachen

Weiß, H., Prof. Dr. med.
Institut für Psychotherapie und Medizinische
Psychologie der Universität Würzburg
Klinikstr. 3, D-97070 Würzburg

Zintl-Wiegand, Almut, Dr. med.
Zentralinstitut für Seelische Gesundheit
J 5, D-68159 Mannheim

Zipfel, S., Dr. med.
Medizinische Klinik und Poliklinik
der Ruprecht-Karls-Universität Heidelberg
Schwerpunkt: Allgemeine Klinische
und Psychosomatische Medizin
Bergheimerstr. 58, D-69115 Heidelberg

Vorwort

„Wie alt bist du?" wurde ein chinesischer Bauer gefragt. „30 Jahre" war die knappe Antwort. „Und wie lange lebst du hier?" „150 Jahre".

Psychotherapeutische Medizin ist ein junges Fach. Der Name des Faches ist jünger als das Alter des Bauern. 1992 hat sich der Deutsche Ärztetag in Köln für eine neue Weiterbildungsordnung entschieden, in der das Fach „Psychotherapeutische Medizin" in den Gesamt-Kanon der medizinischen Fächer aufgenommen wurde. Dieses Fach betrifft die psychosomatischen Erkrankungen, Neurosen und Persönlichkeitsstörungen sowie die Methoden der Psychotherapie.

Die Geschichte des Faches ist älter. Sie ist so alt wie die Heilkunde selbst.

Der Dialog zwischen uns (H. H. S. und E. R. P.) hat ziemlich genau das Alter des chinesischen Bauern. Wir kommen beide aus der Internistischen Psychosomatik, nämlich aus den Medizinischen Universitätskliniken in Freiburg und Heidelberg.

Die Erweiterung der Medizin zur Psychosomatischen Medizin gelang in den 60er und 70er Jahren durch die Auseinandersetzung mit der Psychoanalyse und der Anthropologischen Medizin, in den 80er Jahren durch die Systemische Medizin (Familienmedizin).

Der theoretische und praktische Rahmen hat sich in den letzten Jahren weiter verändert, so daß es zweckmäßig schien, das notwendige Wissen erneut zu sichten und für den Kliniker wie für den Praktiker neu aufzubereiten.

Es war die Idee von Herrn Priv. Doz. Dr. med. R. Radke vom Verlag Walter de Gruyter nach den Essentials des Faches „Psychotherapeutische Medizin" zu fragen – gleichsam nach einem Leitfaden in Handbuchformat. So werden in diesem Buch die genannten psychogenen Krankheitsbilder praxisnah auf dem Hintergrund der Theorie der Psychoanalyse dargestellt: Die Entstehungsbedingungen aus Erb- und Umwelteinflüssen, die Entwicklung der prämorbiden Persönlichkeitsstruktur mit ihrer Konfliktdisposition und ihrer intrapsychischen und interaktionellen Psychodynamik, die Erkrankungssituation als innere Konfliktlage und äußere Lebenssituation, die Bildung der Symptome aus einem Trieb- und Abwehrgeschehen und die jeweils bewährten Methoden der Psychotherapie.

Das Buch ist übersichtlich in sieben Abschnitte gegliedert: Grundlagen psychogener Erkrankungen – Neurosen – psychosomatische Krankheiten – Methoden der Psychotherapie – Psychosomatische Medizin und Psychotherapie in Klinik und Praxis – spezielle Problembereiche und Ausbildung, Fortbildung und Weiterbildung.

Dabei wurde eine weitgehende Vollständigkeit der psychogenen Krankheitsbilder angestrebt und eine breite Palette der in Klinik und Praxis bewährten Methoden der Psychotherapie dargestellt.

Die 85 Autorinnen und Autoren aus Universitäts- und Fachkliniken geben auf dem Hintergrund fundierter Kenntnisse und eigener Erfahrungen eine praxisnahe Darstellung ihrer Spezialgebiete unter Einbindung der Theorie, um den Leserinnen und Lesern dieses Buches ein psychodynamisches Denken für die Diagnostik und Psychotherapie der psychogenen Erkrankungen zu vermitteln. Fallbeispiele erhöhen die Anschaulichkeit und die Einheitlichkeit der Gliederung bei Krankheitsbildern, Psychotherapiemethoden und anderen Bereichen erleichtern die Lesbarkeit und Orientierung.

Dieser Leitfaden für Klinik und Praxis richtet sich nicht nur an die Studierenden der Medizin und Psychologie, sondern auch an die Ärzte in der Weiterbildung zur „Psychosomatischen Grundversorgung", zum „Facharzt für Psychotherapeutische Medizin" und zum Erlangen der Bereichsbezeichnungen „Psychotherapie" und „Psychoanalyse".

Unser Dank richtet sich an unsere Sekretärinnen, Frau Hackbarth in Berlin, Frau Walbert und Frau Burkhard in Aachen und an Frau Ingrid Grünberg, die Lektorin des Walter de Gruyter-Verlages, ohne deren Sorgfalt das Buch nicht in dieser Form entstanden wäre. Verbunden ist unser Dank mit einer Bitte an die Leserinnen und Leser um ein Feedback für das, was an diesem Buch gefällt, aber auch für das, was nach kritischer Prüfung verbessert werden könnte.

Berlin/Aachen, im Februar 1999

H. H. Studt   E. R. Petzold

Inhalt

2   Neurosen _____ 70

3   Psychosomatische Krankheiten

4   Methoden der Psychotherapie _____ 294

5   Psychosomatische Medizin und Psychotherapie in Klinik und Praxis ___ 385

1 Grundlagen psychogener Erkrankungen

1.1 Psychosomatische Theorien und Modelle

F. Lamprecht

1.1.1 Historischer Überblick

Der Zusammenhang zwischen pathogenen Faktoren und Krankheiten und deren Verlauf ist mit ansteigendem Wissen zunehmend komplexer geworden. Allen Modellen, die wir in der Analyse von Krankheiten anwenden, liegt eine *Reduktion von Komplexität* zugrunde, so daß immer eine ungeklärte Restvarianz übrig bleibt, die je nach Krankheit unterschiedlich groß sein kann. Die Theorie, die wir anwenden, beschreibt die Sichtweise oder den Standpunkt, nachdem wir Tatsachen, Hypothesen und Modellvorstellungen zu einer Wissenseinheit ordnen, die uns Erklärungsmöglichkeiten des Zusammenwirkens von Faktoren auf unterschiedlichen Ebenen am Zustandekommen von Krankheiten bieten. Es ist unmöglich, den Zustand eines Systems mit dem Grad von Vollständigkeit zu kennen, um künftige Zustände eindeutig vorherzusagen.

Diese Schranke ist grundsätzlicher Natur und nicht eine Folge derzeitiger Unvollkommenheit unserer Beobachtungsmethoden. Sie, die Beobachtungsmethode, ist ein integraler Bestandteil der Theorie. Es gibt weder in der Physik, noch in der Medizin ideal isolierte Objekte, die einer quantitativen Erfassung zugänglich sind, sondern jede Beobachtungsmethode verändert auch den Zustand eines Systems. Bezogen auf die Psychosomatik heißt dieses nach von Weizsäcker (1947) „Um Lebendes zu erforschen, muß man sich am Leben beteiligen". Dies führte in der psychosomatischen Medizin dazu, daß zunächst anstelle der Krankheitszentrierung der *Patient* in den Mittelpunkt rückte, der Träger dieser Krankheit ist (*Patientenzentrierte Medizin*), und schließlich richtete sich die Aufmerksamkeit auf die Arzt-Patienten-Beziehung (*Beziehungszentrierte Medizin*). Tab. 1–1 zeigt die möglichen Kombinationen zwischen ursächlichen Faktoren und Krankheiten.

Die 1-zu-1-Entsprechung dürfte in der Medizin die ganz große Ausnahme sein. So hat sich auch bei vielen Infektionskrankheiten gezeigt, daß die Infektion zwar eine notwendige, aber keine ausreichende Bedingung für eine Erkrankung darstellt.

Die meisten psychosomatischen Theorien lassen sich von der Pathogenität gewisser Faktoren leiten, haben also einen rückwärts gerichteten Blickwinkel und lassen das außer acht, was als *Salutogenese* bezeichnet wird: Die Aufmerksamkeit wird auf die Faktoren gelenkt, die eine protektive Funktion gegenüber krankmachenden Einflüssen darstellen oder gesundheitsförderlich sind. Dies bedeutet eine Wendung gegen die dichotome Aufteilung von Krankheit und Gesundheit. Statt dessen spricht man von einem *Krank-Gesund-Kontinuum* (Abb. 1–1). Es ist jeweils darauf zu achten, welche Faktoren den Pfeil in die eine oder andere Richtung ausschlagen lassen.

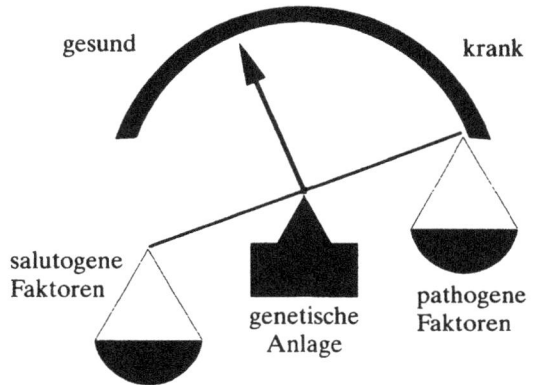

Abb. 1-1: Krank-Gesund-Kontinuum

Ebenso seien hier die *charakterologischen* Richtungen in der Psychosomatik erwähnt, die historisch bedeutsam waren und die Forschung sehr stimuliert haben. Der erste charakterologische Einteilungsversuch findet sich in der *Säftelehre* des Hippokrates mit dem leichtblütigen oder leicht ansprechbaren Sanguiniker, den aufbrausenden, affektgeladenen Choleriker, den langsam, schwer ansprechbaren Phlegmatiker und den traurig gestimmten, antriebsschweren Melancholiker. Diese Temperamentsformen disponieren zu bestimmten

Krankheiten, so finden sich z. B. beim Melancholiker gehäuft Schlaf- und Appetitstörungen, Skrupel, Depressionen, Angst und Überdruß. Diese Betrachtung fand eine Neubelebung in der *Konstitutionsforschung* dieses Jahrhunderts.

Als herausragende Vertreter seien hier Kretschmer und Sheldon genannt. Bei Kretschmer finden sich dünnleibige und schlankgliedrige Leptosomen mit Tendenz zu schizothymen Zügen, Athletiker mit starkem Knochenbau und kräftiger Muskulatur mit visköser Temperamentseigenart, d. h. Langsamkeit und Schwere in der Entstehung affektiver Erregung und den breitwüchsigen Pykniker mit der Tendenz zur Stimmungslabilität und Zyklothymie. Diesen Typen entsprechen bei Sheldon der ektomorphe, der mesomorphe und der endomorphe Habitus mit der Ausprägung zum Zerebrotoniker, zum Somatotoniker und zum Viszerotoniker. Die Realität zeigt, daß diese drei Typen bei jedem in einem anderen Mischungsverhältnis vorkommen, was dann für die Konstitution verantwortlich ist.

Diese Typologien, von Psychiatern entwickelt, waren dann auch mehr in der Psychiatrie zu Hause, während in der Psychosomatik mehr *Persönlichkeitstypen* in Verbindung mit bestimmten Krankheiten gesehen wurden, z. B. die „Unfallpersönlichkeit", die „Hochdruckpersönlichkeit" oder auch die „Migränepersönlichkeit" usw. Während diese charakterologisch orientierten Betrachtungen wegen ihres statischen Charakters und den vielen Ausnahmen im Laufe der Jahre eher in den Hintergrund traten, kann man in jüngerer Zeit eine partielle Wiederbelebung der *Persönlichkeitsspezifitätshypothese* erfahren, indem

bestimmte Verhaltensweisen in den Vordergrund gestellt werden:

Beispielhaft dafür ist das Typ A-Verhalten bei den koronaren Herzerkrankungen oder auch die sog. „psychosomatische Struktur", die zu psychosomatischen Krankheiten disponieren soll bei vorhandener Unfähigkeit, über Gefühle zu reden, ein Umstand, für den auch der Begriff „Alexithymie" geschaffen wurde. Engels (1959) Begriff der „Pain-Prone-Personality", die aufgrund ihrer frühkindlichen Erfahrungen zu Schmerzen disponierende Persönlichkeit, gehört ebenso dazu.

Die Hervorhebung von Persönlichkeitsfacetten und Verhaltensweisen leitet schon über zur Konfliktspezifität, da es sich hierbei in aller Regel um eine Konfliktlösung im Sinne einer Kompromißbildung handeln dürfte. Die *Alexandersche Spezifitätshypothese* (1968) allgemein formuliert, würde in etwa besagen, daß jede emotionale Spannung von einer bestimmten physiologischen Reaktion begleitet ist und somit jedem psychosomatischen Symptom eine spezifische Konfliktkonfiguration zuzuordnen ist. Im speziellen Fall würde das so aussehen (Abb. 1–2): In der Mitte ist das Selbstwertregulationsmodell mit dem Lösungsversuch des Abhängigkeits-Autonomie-Konfliktes. Das Ausleben sich selbstbehauptender, abgrenzender, feindseliger Impulse ist gebremst durch die gleichzeitigen Schuld- und Angstgefühle, während die Sehnsucht nach regressiver Verwöhnung scheitert wegen des stark ausgeprägten Minderwertigkeitsgefühls und des damit verbundenen Schamgefühls mit

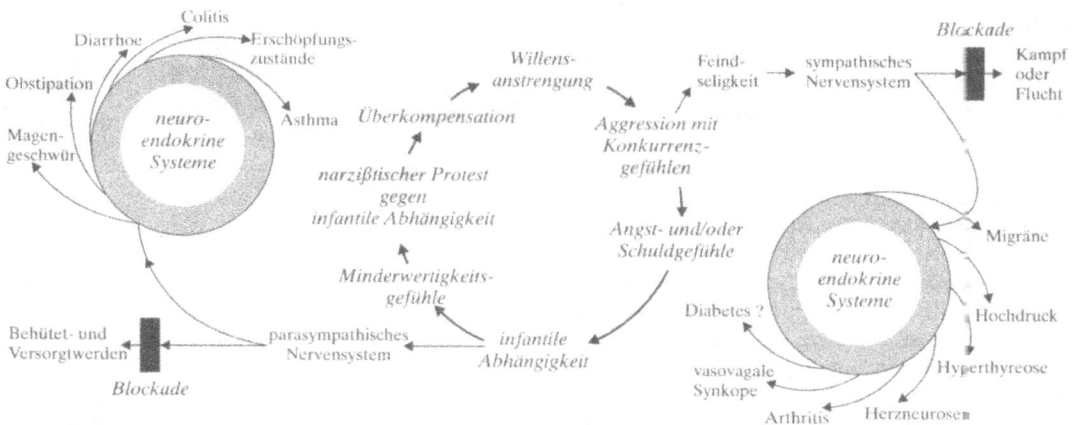

Abb. 1-2: Schematische Darstellung des Spezifitätsbegriffs bei der Ätiologie von vegetativen Funktionsstörungen. Das Schema zeigt die beiden Arten von vegetativen Reaktionen auf emotionale Zustände. Auf der rechten Seite sind diejenigen Zustände dargestellt, die sich entwickeln können, wenn die Abfuhr feindseliger aggressiver Antriebe (Kampf oder Flucht) blockiert und im Oberflächenverhalten vermißt wird; auf der linken Seite erscheinen diejenigen Zustände, die sich entwickeln, wenn die abhängigen hilfesuchenden Strebungen blockiert sind. (aus: Alexander F.: Psychosomatische Medizin. 3. unveränderte Auflage. Walter de Gruyter, Berlin, New York, p 43, 1997).

Krankheitsbildern. Da diese Konfliktkonstellationen als chronisch anzusehen sind, führen sie auch zu Haltungen, etwa zu einer oralen Erwartungshaltung beim Magengeschwür oder zu einer anal-retentiven Haltung bei der Obstipation.

Insofern gibt es auch hier eine enge Beziehung zur *Haltungsspezifität* von Graham (1966). Schwidder (1951) spricht von *Haltungsstruktur*. So fand er bei über 50 Patienten mit Magenulkus: „Keiner meiner Patienten hat es in der Kindheit gelernt, seine Besitzwünsche adäquat durchzusetzen oder auf sie zu verzichten. Meist kam es zu einem oberflächlichen, durch Ideologien verdrängten Verzicht, während Sprengstücke habgieriger Wünsche zu einer beständigen Beunruhigung werden, zu einem Spannungszustand führen. Im mitmenschlichen Erleben zeigen sich Ungeduld, latenter Neid auf Bessergestellte (orale Haltung), hochge-

spannte Erwartung hinsichtlich einer mütterlich stärkenden Atmosphäre (passiv-orale Fehlerwartung), eine Neigung, sich da zurückzuziehen, wo man nicht in irgendeiner Weise profitieren kann mit häufigen Enttäuschtheits- und Ärgerreaktionen".

Es ist offensichtlich, daß jedwede Spezifitätshypothese entsprechend der Kombinationsmöglichkeit 1 (Tab. 1–1) so nicht zu halten ist, man allenfalls von typischen Verläufen sprechen kann.

Zu den psychoanalytischen Modellen im allgemeinen gehört das *Konversionsmodell* (Freud 1895), das Modell der *Re- und Desomatisierung* (Schur 1955), das Konzept der *zweiphasigen Verdrängung* (Mitscherlich 1953) und die *Psychosomatische Struktur* (Marty et al. 1963).

Tab. 1-1: Der Zusammenhang zwischen Ursache und Erkrankung innerhalb des Systembegriffs *Krankheit* (Meyer 1984)

Kombinations-möglichkeit	Ursache	Erkrankung
Kombination 1	*eine Ursache – eine Erkrankung*	
	Tuberkelbazillus	Tuberkulose
	Persönlichkeitsprofil (Dunbar 1947)	psychosomatische Krankheit
	spezifischer Konflikt (Alexander 1951)	psychosomatische Krankheit
Kombination 2	*eine Ursache – viele Erkrankungen*	
	Rauchen	Lungenkarzinom Herzinfarkt Magengeschwür
	Immundefekt – AIDS	saprophytische Infektionen maligne Neubildung
	Hoffnungs-, Hilflosigkeit (Engel u. Schmale 1972)	Vielzahl von Erkrankungen
Kombination 3	*viele Ursachen – eine Erkrankung*	
	multiple Risikofaktoren	Krankheit als letzte gemeinsame Wegstrecke einer anfänglichen Vielzahl verschiedener Wege
Kombination 4	*viele Ursachen – viele Erkrankungen*	
	Gruppe von Risikofaktoren: z. B. Bewegungsmangel, Überernährung, Rauchen	Vielzahl von Erkrankungen

1.1.2 Das Konversionsmodell

Dieses Modell wurde von Freud (1895) in den „Studien zur Hysterie" beschrieben. Nach dem angenommenen zugrundeliegenden Mechanismus soll es zu einer libidinösen Abfuhr kommen, wobei unbewußte und verdrängte Vorstellungen vom Bewußtsein dadurch ferngehalten werden, daß sie in somatische Innervationsenergie umgewandelt werden. Hierbei ist in erster Linie die Willkürmuskulatur und das Sinneswahrnehmungssystem betroffen.

Wegen des symbolischen Ausdrucksgehaltes wird nach von Uexküll (1958) auch von Ausdruckskrankheiten gesprochen. Im Unterschied zur früheren Auffassung,

nach der Konversionssymptome an eine Störung auf der ödipalen Ebene gebunden seien, geht man heute davon aus, daß Konversionssymptome auf jeder Stufe der psychosexuellen Entwicklung auftreten können. Das Konzept der Konversion ist unzulässig ausgeweitet und verwässert worden, bis hin zu jeder Form von körperlicher Störung ohne organische Ursache.

Heute werden dagegen die Konversionsstörungen als Untergruppe zu den *Somatisierungsstörungen* gerechnet (DSM–IV) oder im ICD–10 zu den *Dissoziationsstörungen* (ICD–10: F 44).

Das, was hier als Sprung vom Seelischen ins Körperliche bezeichnet wird, ist nach Alexander um nichts rätselhafter oder erklärbarer, wie jede beliebige motorische Innervation, die eine gewünschte Vorstellung in einen Handlungsakt umsetzt, oder z. B. auch beim Lachen und Weinen.

1.1.3 Theorie der De- und Resomatisierung

M. Schur (1955) beschreibt die normalen Entwicklungs- und Reifungsvorgänge als einen fortschreitenden Prozeß der *Desomatisierung*. In der Säuglings- und Kleinkindphase ist z. B. eine Angstreaktion von einem globalen Bewegungsansturm begleitet. Erst mit der Ausreifung des Nervensystems und mit der Überwindung der primärprozeßhaften Vorstellungswelt (direkte Erregungsabfuhr, magisches Denken, Verdichtung und Austauschbarkeit der Objekte), z. B. „böses Tischbein", wenn ein Kind sich daran gestoßen hat, bis hin zur sekundär prozeßhaften Verarbeitungsform, die die Sprachentwicklung und logisches Denken voraussetzen, kommt es zur realitätsgerechteren Verarbeitungsform. Während dieser skizzierten Entwicklung kommt es zu einer Zerreißung des psychophysischen Simultangeschehens (Mitscherlich), und mit Ausbildung der Ich-Funktion, z. B. Frustrations- und Ambiguitätstoleranz, Antizipationsfähigkeit usw. zu einer fortschreitenden Desomatisierung.

Dieser erreichte Zustand ist relativ labil, so daß es unter krisenhaften Belastungen zu einer regressiven Bewegung kommen kann, die bei dem betroffenen Individuum zu einer *Resomatisierung* führt. Hierbei kann auch das sog. somatische Entgegenkommen durch eine Organminderwertigkeit für die Organwahl eine Rolle spielen. Das psychotherapeutische Anliegen hierbei wird die Bewußtwerdung und Verbalisierung von Konflikten sein, um so durch sekundär prozeßhafte Vorgänge die Desomatisierung einzuleiten.

1.1.4 Zweiphasige Verdrängung

Eng mit dem Konzept der De- und Resomatisierung ist die zweiphasige Verdrängung (Mitscherlich) verbunden. Danach kann es in einer Konfliktsituation, wenn die psychischen Abwehrmechanismen versagen (Phase I), zu einer Entschärfung des konflikterregenden Affektes dadurch kommen, daß er im Symptom (Phase II = Resomatisierung) ersatzhaft befriedigt wird. Diese Resomatisierung ist mit einer Entdifferenzierung der psychischen Organisationsstruktur verbunden und führt zu globalen und weniger differenzierten Gefühlen von Hilflosigkeit und Hoffnungslosigkeit. Die Handlungsmöglichkeiten des Ichs sind eingeschränkt, die Aufmerksamkeit hat sich parallel dazu vom Konflikt auf das neue Körpersymptom verschoben. Der neurotische Konflikt stellt somit eine notwendige, aber keine ausreichende Voraussetzung für das Körpersymptom dar. Die mit der Resomatisierung einhergehende Regression führt zu einem Verlust bereits erreichter Mechanismen der Affektbewältigung. Auslösend ist häufig ein phantasierter oder realer Objektverlust.

Das damit einhergehende vorherrschende Gefühl ist das der Hilf- und Hoffnungslosigkeit. Diese Beobachtung trug dem Umstand Rechnung, daß man bei vielen Patienten mit unterschiedlichen Krankheiten vor Ausbruch der Erkrankung affektive Auffälligkeiten im Sinne von Depression, Verzweiflung, Kummer und eine Haltung des Aufgebens finden kann. Dieser Komplex des Aufgebens und Aufgegebenseins „Giving up – Given up" ist ebenfalls von Engel (1968) deutlich herausgearbeitet worden. Während die Hilflosigkeit mit dem Verlust an Befriedigungsmöglichkeiten, die von einem außerhalb des Selbst liegenden Objekt erselbt mehr ein Verlust an Ich-Autonomie meint, hat die Hoffnungslosigkeit mehr mit dem Gefühl der eigenen Unfähigkeit zu tun, sich die gewünschte Befriedigung zu verschaffen. Die hiermit verbundenen physiologischen Prozesse sollen, solange das „Giving-up" abgewehrt wird, durch eine Sympathikusaktivierung (Flight-Fight) bestimmt sein und im Endstadium des „Given-up" durch ein sich schonendes Rückzugsverhalten (Conservation withdrawl) mit einem Überwiegen des Parasympathikus abgelöst werden.

Eine hiervon unabhängige Entwicklung stellt die infantile Persönlichkeit von Ruesch (1948), die französische psychosomatische Schule (Marty, de M'Uzan, David 1963) und das Alexithymie-Modell (Nemiah, Sifneos 1970) dar. Alle beschreiben ähnliche Phänomene. Psychosomatische Patienten sollen sich danach von neurotischen Patienten und normalen Menschen dadurch unterscheiden, daß sie in einer stereotypen Art und Weise in einer Art Übersetzung des Realen ganz konkretistisch mit ihrer Umwelt umgehen. Das damit einhergehende Denken, als „Pensée operatoire" bezeichnet, sei automatisch mechanistisch, phantasiearm und kennzeichnet ein Individuum, welches sich selbst und sein Gegenüber stereotyp als projektive Reduplikation sieht und auf dessen Realpräsenz angewiesen ist, da es angeblich nicht zu einer echten Übertragungsbeziehung kommt. Das Verhalten dieser Patienten ist also durch die Symptomtrias *operatives Denken, projektive Reduplikation* und *Phantasiearmut* charakterisiert.

Der Begriff der *Alexithymie* kennzeichnet die Unfähigkeit, Gefühle wahrzunehmen und über Gefühle zu reden (Sifneos) und hebt diesen Aspekt der „psychosomatischen Struktur" hervor. Die Alexithymie-Diskussion, die Ende der 70er Jahre ihren Höhepunkt hatte, hat dazu geführt, die Alexithymie einmal als schichtenspezifisches Merkmal (Unterschicht-Patienten haben verstärkt psychosomatische Leiden), dann als Untersuchungsartefakt (Patienten-Interview im Hörsaal) und schließlich als Abwehrvorgang zu verstehen, nach diesem habe das Realitätsprinzip über das Lustprinzip gesiegt. Wünsche, Phantasien, Träume haben keinen Platz mehr, die Energie sei von jeglicher Libido befreit, die dann einsetzende motorische Unruhe und Anspannung ohne libidinöse Erregungsabfuhr wird schließlich durch physische Erschöpfung beendet.

Die besondere Schwierigkeit in der Behandlung solcher psychosomatisch strukturierten Patienten liegt darin, daß der Psychotherapeut sich vom Patienten nicht wahrgenommen oder sogar ausgeschlossen fühlt und immer wieder zu Phantasien angeregt wird, zu denen der Patient keinen Zugang hat. Die Kombination von sog. nonverbalen Verfahren (funktionelle Entspannung, konzentrative Bewegungstherapie und Musiktherapie z.B.) hat sich in diesem Zusammenhang bei psychosomatischen Patienten als sehr vorteilhaft erwiesen. Für die „psychosomatische Struktur" gilt in unserer Tab. 1–1 die Kombination 3, nämlich, daß sozusagen vielerlei Ursachen zu der letzten gemeinsamen Wegstrecke einer psychosomatischen Erkrankung führen können.

1.1.5 Das lerntheoretische Konzept

Spätestens seit Pawlows Versuchen mit seinen Hunden war bekannt, daß physiologische Abläufe (hier Speichelsekretion) durch bedingte Reflexe gelernt werden konnten. Diese Versuche sind vielfach repliziert und ausgeweitet worden, auch auf andere physiologische Abläufe, bis hin zur konditionierten Immunsuppression. Es lag daher nahe, Funktionsstörungen auch als fehlgelerntes Verhalten aufzufassen. Als Beispiel sei hier die *Depression als gelernte Hilflosigkeit* (Seligman 1975) erwähnt. Auch bei vielen anderen Störungen praktisch in allen Organsystemen lassen sich sowohl bei der Entwicklung, wie auch bei der Aufrechterhaltung fehlgeleitete Lern- und Konditionierungsprozesse nachweisen.

Neben der klassischen Konditionierung werden auch *operante* Lernprozesse bei der Regulation autonomer physiologischer Abläufe nachgewiesen. Die unkonditionierten Reflexe und die durch sie ausgelöste unkonditionierte oder respondente Verhaltensreaktion ist jeweils durch die individuelle physiologische Grundausstattung determiniert, wobei durch die glatte Muskulatur und das vegetativ gesteuerte Endokrinium diese Prozesse variiert werden. Dabei können auch sehr komplexe Reaktionsmuster entstehen, die alle autonomen Reaktionsweisen umfassen. Neben diesen unkonditionierten Reaktionsabläufen können natürlich auch klassische konditionale Reaktionen erfolgen durch die wiederholte Paarung eines konditionierten mit einem unkonditionierten Reiz, wie z.B. das Klingelzeichen beim Futterangebot im Pawlowschen Hundeversuch.

Faßt man so eine physiologische Störung als fehlgelerntes Verhalten auf, so muß es auch Modifikationsmöglichkeiten dieses Verhaltens geben, eine Aufgabe, die sich die Verhaltenstherapie zum Ziel gesetzt hat. Zunächst kommt es zu einer ausführlichen Analyse der verschiedenen Reizsituationen, die hierarchisch gegliedert nach Reaktionsstärke dann dem Patienten dargeboten werden. Hierbei unterscheidet man ein sog. *in vivo-Vorgehen* z.B. durch reale Exposition angstauslösender Situationen, von einem *in sensu-Vorgehen*, bei welchem die konditionierten Reize auf der Vorstellungsebene angeboten werden. Hierbei kommt es im günstigen Fall zu einer Desensibilisierung oder – durch alleinige Darbietung des konditionierten Reizes, ohne den unkonditionierten Stimulus – zu einer Extinktion, d.h. zu einem Ende der konditionierten Reaktion. Eine direkte Exposition mit der am stärksten angstauslösenden Situation wird als Reizüberflutung (*Flooding*) bezeichnet. Hierbei muß man sich über die zu erwartenden physiologischen Begleitreaktionen im klaren sein. Bei der sog. *Gegenkonditionierung* (Wolpe 1958) kommt es zu einer reziproken Hemmung der unerwünschten Reaktion. Auf diesem Prinzip beruhen alle Entspannungstechniken. Im Rahmen operanter Lernprozesse kommt auch das operante Modell positiver und negativer Verstärkung zur Anwendung.

Ein weiteres wichtiges Verfahren innerhalb der Verhaltenstherapie stellt die Rückmeldung physiologischer Prozesse mittels elektronischer Geräte und deren gewünschte Beeinflussung (Biofeedback) dar.

Das lerntheoretische Paradigma und das im folgenden zu besprechende Streßkonzept sind Beispiele für die vierte Kombinationsmöglichkeit in Tab. 1–1, nämlich daß viele Ursachen zu vielen verschiedenen Erkrankungen führen können.

1.1.6 Das Streßkonzept

Kaum ein Begriff aus unserem Fachgebiet hat einen solchen Eingang in die Alltagssprache gefunden, wie das Wort *Streß*. Selye (1946) versteht unter Streß eine sehr komplexe Reaktion auf belastende Faktoren (Stimuli oder Stressoren), die unspezifisch, aber auch individualspezifisch sein können. Zu den Stressoren können sowohl *körperliche* (z. B. Fieber, Krankheit, Gifte), *psychische* (traumatische Ereignisse, besondere Daueraffekte wie z. B. Ärger, Angst, Ungeduld) und *Umgebungsfaktoren* (z. B. Lärmbelästigung, enger Lebensraum, Umweltverschmutzung usw). gehören.

Selye baute auf Cannons Notfallreaktion auf. Cannon (1928) betonte die plötzlich notwendig werdende Aktivität mit der Erregung des sympathischen Nervensystems bei sog. „Emergency States" und gleichzeitiger Inhibition des parasympathischen Systems. Selye glaubte aus seinen Beobachtungen schließen zu können, daß es neben spezifisch organismischen Veränderungen bei jeder Krankheit auch generelle vegetative Reaktionen gibt, die anzeigen, daß das innere Gleichgewicht (Homöostase) gestört ist. Es sind die länger einwirkenden äußeren und inneren Stressoren, die dann zu dem phasenspezifischen Ablauf führen, der Ausdruck des empfundenen Stresses ist, was Selye als das *generelle Anpassungssyndrom* bezeichnet hat.

Dieses gliedert sich in *drei Phasen*: Am Anfang steht die *Alarmreaktion* mit erhöhter Sympathikusaktivität mit Noradrenalin- und Adrenalin-Ausscheidung und der Erregung des Hypophysen-Nebennierenrindensystems. Wenn diese Phase überstanden wird, kann es zu einer *Anpassung* an die veränderten Bedingungen kommen, was aber mit einer erhöhten Widerstandskraft, aber auch mit einem erhöhten Leistungsaufwand verbunden ist. Dieses Widerstandsniveau kann aber nur für eine beschränkte Zeit durchgehalten werden. Wirken die Stressoren unvermindert weiter ein, kommt es zur dritten und letzten Phase, nämlich zur *Erschöpfung*, wenn die Anpassungsreserven verbraucht sind. In dieser Phase kann es zum Tod des Organismus kommen, oder aber zu dem Auftritt von Krankheiten, sog. Adaptationskrankheiten, wozu Selye die meisten Krankheiten rechnet (z. B. Magengeschwür, Hypertonie,

Asthma, Rheuma, allergische Reaktion usw.). Allen gemeinsam ist, daß auf an sich nur potentiell und partiell schädliche Einwirkungen durch inadäquate Anpassungsversuche die Gesamtsituation noch verschlechtert wird. Es ist aber eine Illusion zu meinen, daß das Individuum hier frei wählen könnte. Auch kann man hieran sehen, daß eine Vielzahl von verschiedenen Erkrankungen durch gleiche psychotherapeutische Maßnahmen (z. B. Streßreduktionsprogramme) profitieren können.

Schon früh hat sich sowohl im Tier- als auch in Menschenversuchen gezeigt, daß die Kontrollierbarkeit des Stressors zur Streßminderung beiträgt, während die Ungewißheit über den Streß den Streß erhöht. Das Konzept der *individualspezifischen Reaktion* (Lacey 1967) versucht der Tatsache Rechnung zu tragen, daß verschiedene Individuen auf gleiche Stressoren sehr unterschiedlich reagieren. In diesem Zusammenhang gehört auch der Begriff des „Strain" (Zander 1978), worunter das Streßpotential aus inneren Konflikten und somit die subjektive Erlebnisweise auf einen äußeren Stressor verstanden wird. Dies ist deshalb so wichtig, weil ein und derselbe Stressor sehr unterschiedliche Bedeutung haben kann, so kann der Verlust eines Partners für den einen eine Befreiung darstellen, für den anderen kann das Leben sinnlos werden. Es kommt also auf die jeweilige Bedeutung an (s. a. Situationskreiskonzept), die einem Stressor zugeteilt wird.

Auch für psychoanalytische Gesichtspunkte gibt es in der Streßforschung zahlreiche Hinweise. So hat sich in bestimmten frühen Entwicklungsphasen gezeigt, daß sowohl Überstimulation als auch Unterstimulation im Sinne einer Deprivation zu erhöhter Streßreagibilität und Vulnerabilität führen kann. Daß es auch auf ein bestimmtes Maß an Streß, der als positive Herausforderung erlebt und als Eustreß bewertet wird, für die gesunde Ich-Entwicklung ankommt, ist ebenso bedeutsam, wie nicht zu bewältigende Stressoren (Distress) in frühen Lebensphasen eine gesunde Ich-Entwicklung behindern können. Die generellen und spezifischen zur Krankheit führenden Faktoren werden heute auch als *Superhighway for disease* bezeichnet (Psychosomatic Medicine 1995). Dahinter dürfte sich das von Selye schon in den 40er Jahren beschriebene generelle Anpassungssyndrom verbergen.

1.1.7 Das Situationskreiskonzept

Wenn man den Menschen nicht als ein durch seine Haut begrenztes Individuum betrachtet, sondern versucht, seine spezifische Umwelt, die ihn wie eine unsichtbare Hülle umgibt und die er z. T. selber konstruiert, zu sehen, ergeben sich daraus weitreichende Implikationen für die psychotherapeutische Medizin. Der Biologe Jakob von Uexküll (1909)hat mit seinem *Funktionskreis* die Voraussetzung für den dann von Thure von Uexküll (1988) erarbeiteten *Situationskreis* geschaffen.

In dem *Funktionskreis* ist das Individuum auf seine jeweils artspezifische Art und Weise in seine Umwelt eingepaßt. Die Gesamtheit der wahrnehmbaren Reize bilden die sog. *Merkwelt*, die abhängig ist von der artspezifischen Ausstattung und dem jeweiligen Erregungszustand, d. h. für einen hungrigen Frosch sieht die Umwelt anders aus, als für einen gesättigten. Dieser Merkwelt stehen artspezifische Verhaltensweisen gegenüber, die die *Wirkwelt* des Individuums ausmachen. Diese sog. Eigenwelten sind bei den Tieren von einer Art auf die andere nicht übertragbar, z. B. ist eine Fliegenwelt von einer Giraffenwelt sehr verschieden und sie sind wesentlich geschlossener als beim Menschen, für den eine zwangsläufige Zuordnung von Merk- und Wirkwelt nur in eingeschränktem Maße besteht. Der heranwachsende Mensch entwickelt sich in einem Prozeß, der von einer fortschreitenden Unabhängigkeit gegenüber seiner Umwelt gekennzeichnet ist. Im Funktionskreis ist Psychisches und Physiologisches unmittelbar aneinander gekoppelt. Es gibt keine Spielbreite der Handlungsmöglichkeiten, Bedeutungserteilung und Bedeutungsverwertung folgen zwangsläufig aufeinander.

Im Situationskreis dagegen ist zwischen Bedeutungserteilung und Bedeutungsverwertung die Phantasietätigkeit und das Probehandeln dazwischengeschaltet. Vorläufige Deutungen im Zusammenhang mit einem aufgetauchten Problem können in der Phantasie auf ihre Brauchbarkeit hin abgeklopft werden. Erst wenn die spielerische Phantasie einen Lösungsweg zeigt, setzt sich die Bedeutungsverwertung in aktives Handeln um. Es ist also dieser Zwischenschritt der Bedeutungserprobung, welcher den Situationskreis vom Funktionskreis unterscheidet (Abb. 1–2). Die zunächst hypothetische Bedeutungsunterstellung kann durch Probehandeln in der Vorstellung auf plausible Lösungsmöglichkeiten hin abgetastet werden, ehe die effektorische Sphäre in Gang gesetzt wird.

Die Bedeutungserteilung durch das Individuum ist entscheidend mitbestimmt dadurch, wie es

Veränderungen in seiner persönlichen Umwelt wahrnimmt. Das zu beurteilen setzt Mitteilungsbereitschaft des Patienten voraus und auf Seiten des Arztes die Bereitschaft, sich einzulassen. Von Uexküll und Wesiack (1988) haben nun dieses Situationskreiskonzept in das *biopsychosoziale Modell* von Engel integriert unter Einbeziehung moderner systemtheoretischer Gesichtspunkte und der Semiotik:

Der Mensch wird als offenes System gesehen, ausgestattet mit einem hierarchischen Aufbau von Regelkreisen, die durch Aufwärts- und Abwärtseffekte sich gegenseitig beeinflussen können. Lebende Systeme reagieren nun nicht einfach in mechanisch physikalischer oder chemischer Art und Weise, sondern kodieren alle Veränderungen der Rezeptoren zu Zeichen, die das System über die Bedeutung für seine biologischen Bedürfnisse informieren (Bedeutungserteilung). Dies kann nun über die zellulare Ebene bis zur Organ-, Organismus- und Umweltebene in der Sprache der Semiotik beschrieben werden, was die Chance zu einem neuen, die Eigensprache unterschiedlicher Wissenschaftsdisziplinen überwindenden Kommunikationsaustausch führen dürfte. Das hier skizzierte Modell ist aber im engeren Sinne kein psychosomatisches, sondern beschreibt eine Theorie der Humanmedizin.

1.2 Ätiopathogenese

1.2.1 Erbeinflüsse

H. Schepank

Die Frage nach dem *Einfluß von Erbfaktoren* auf psychische Merkmale beim Menschen ist überwiegend und dezidiert eine *differentiell psychologische*; d. h. Ziel ist die Erkundung erblich determinierter Unterschiede zwischen den Menschen. Zur Debatte stehen nicht menschenspezifische Reaktionsweisen oder Krankheitspotentiale etwa im Vergleich zum Tier.

Zwar maß schon S. Freud (1856–1939) der von ihm sog. Konstitution ein Gewicht bei der Entstehung psychogener Erkrankungen bei. Seine Forschung richtete sich jedoch auf die (insb. frühkindlichen) Umwelteinflüsse und ihre Folgen in der intrapsychischen Entwicklung.

Die *humangenetische Forschung* – durch Sir Francis Galton (1822–1911) eröffnet – gewann Bedeutung, seit H. W. von Siemens (1924) eine verläßliche Unterscheidung von ein- und zweieiigen Zwillingen ermöglicht hatte. Die *Zwillingsforschung* in den folgenden Jahrzehnten ist von einseitigen Interpretationen – Überbewertung wie

Ignoranz – und von methodischen Mängeln nicht verschont geblieben.

Es besteht heute kein Zweifel: Alle faßbaren *Erbfaktoren* sind letztlich in den *Genen* und *DNA-Ketten* verankert. Unstrittig ist aber auch: Umschriebene oder globale psychologische und soziodynamische Faktoren nehmen Einfluß auf den Entwicklungsablauf, auf die Gesundheit/Krankheit von Einzelindividuen. Forschungstechnisch und erkenntnistheoretisch besteht derzeit noch eine große Kluft zwischen den ganz *seltenen*, klar herauskristallisierbaren und durch *nur ein* (rezessives oder dominantes) *Gen* bzw. *einen Chromosomendefekt* verursachten *Krankheitsbildern* einerseits, und den außerordentlich *häufigen psychogenen Erkrankungen*. Sie werden nämlich durch viele *(genetische und Umwelt-) Faktoren* verursacht. Diese Diskrepanz ist auch nicht durch einen allzu global verstandenen ganzheitlichen bio-psycho-sozialen Ansatz zu überbrücken, oder durch philosophische Diskurse über das Leib-Seele-Problem.

Die meisten psychogenen Erkrankungen bereiten besondere *forschungstechnische Probleme*:

• Sie bewegen sich *ohne klare Grenzziehung* auf einem breiten und kontinuierlichen Spektrum zwischen den Extremen einer nur minimalen Befindlichkeitsstörung bis zu schwersten Ausprägungsgraden mit vitaler Bedrohung. Die *klassifikatorische Abgrenzung* von „gesund" und „krank" ist nicht naturgegeben.

• Die *Erscheinungsbilder wechseln* bei ein und demselben Individuum im Langzeitverlauf zwischen somatischen, psychischen und charakterologischen (Verhaltens-) Manifestationen. Im Gefolge eines phänomenologischen *Symptomwandels* wechselt auch die *Inanspruchnahme*: Sie erstreckt sich von somatischen Spezialisten über psychosoziale Beratungsstellen bis zu ordnungsstaatlichen Institutionen. All das erschwert sehr eine verläßliche und klassifikatorisch eindeutige epidemiologische Bestandsaufnahme.

Für die in diesem Buch beschriebenen verschiedenartigen psychogenen Erkrankungen wird sich nur ganz vereinzelt ein Zugang von Seiten der Molekularbiologie eröffnen (z. B. bei umschriebenen motorischen Störungen wie Ticks und Stottern, oder der Anorexia nervosa). Das forschungsstrategisch beste Design liefert der *Vergleich von eineiigen (EZ) mit zweieiigen (ZZ)*

Zwillingspaaren. Dieses Naturexperiment der grundsätzlich immer erbgleichen EZ. im Vergleich mit den nur zur Hälfte erbgleichen ZZ bietet eindeutig die beste Chance, unsere Erkenntnis zu erweitern. Allerdings erfordert die Anwendung methodische Sorgfalt und bei der Interpretation eine strenge Berücksichtigung der Begrenzung aller Aussagen.

Zur *methodischen Sorgfalt* bei der Datengewinnung gehören:

1. Eine transparente Sampling-Methode;

2. eine persönliche Eiigkeitsdiagnostik;

3. hinreichend lange Beobachtungszeiten, wobei insbesondere die Risikoperiode zu berücksichtigen ist;

4. und schließlich bei psychogenen Erkrankungen besondere Kompetenz der Diagnostiker.

Für die Interpretation von Erbe-Umwelt-Designs gelten vor allem *folgende Grundsätze* und Einschränkungen:

• Genealogische (Familien-) Untersuchungen, Adoptionsstudien und auch alle Zwillingsforschungsergebnisse sind nur *generalisierbar* auf die *jeweilige Ursprungspopulation*; hiesige heutige Untersuchungen gelten also nur für den hiesigen und heutigen Genpool, und auch nur für die aktuelle Umweltkonstellation.

• Der – oft unkritisch geforderte – *Vergleich von getrennt und gemeinsam aufgewachsenen* eineiigen Zwillingspaaren bringt keine eindeutigen Erkenntnisse für die Frage der Determinierung psychogener Erkrankungen, weil es sich im Fall der frühkindlichen Trennung dann regelmäßig um Extremformen abweichender Umwelten handelt, die nicht repräsentativ sein können.

• Eine punktgenaue Quantifizierung von *Varianzanteilen der Erblichkeit versus Umweltfaktoren* für die Entstehung einer Krankheit ist nur dann seriös, wenn das Gesamtsample eine echte Zufallsstichprobe aus der „normal gesunden" Bevölkerung darstellt, mit entsprechend breiter Streuung der genetischen, wie auch der Umweltdeterminanten, vor allem auch der demographischen Variablen Lebensalter, Geschlecht und sozialer Status. Eine solche Untersuchung existiert bisher weltweit nicht. Um die genetische Streuung richtig abschätzen zu können, müßte auch das für die

Verteilung der Gene bedeutsame *Partnerwahlverhalten* (assortative mating) bekannt sein: Für einige Persönlichkeitsfaktoren gilt nachweislich das Muster „gleich und gleich gesellt sich gern" (z. B. bezüglich des IQ); in anderen Traits (z. B. beim sog. Temperament) dürften sich oft „Gegensätze anziehen".

1.2.1.1 Persönlichkeit

Aus den forschungsstrategisch bevorzugten skandinavischen, angloamerikanischen und anglosächsischen Ländern sind in den letzten Jahrzehnten einige Daten an sehr umfangreichem Zwillingsprobandengut erarbeitet worden. Sie haben jedoch weniger Relevanz für die Psychopathologie. Faktorenanalytische Modelle und Intelligenzuntersuchungen konnten eine hohe genetische Determination von fünf *maßgeblichen Persönlichkeitsbereichen* (sog. Big Five) nachweisen. Als genetisch gesteuert wurde sogar beschrieben das religiöse Erleben, das Partnerschafts-/Scheidungsverhalten oder die selbstkonstellierten Life-events.

1.2.1.2 Psychopathologie

Die guten psychotherapeutischen und diagnostischen Versorgungsressourcen in Deutschland und frühzeitige sorgfältige Dokumentation ermöglichten eine (in dieser Form wohl nicht wiederholbare) Untersuchung an *Zwillingen* aus einem besonders *breiten Spektrum psychogener Erkrankungen* in den 60er Jahren.

Frau Heigl-Evers (1980/81) in Göttingen untersuchte 50 Zwillingspaare aus einer stationären psychotherapeutischen Einrichtung (Niedersächsisches Landeskrankenhaus Tiefenbrunn); synchron und mit gleicher Methodik untersuchte der Autor in Berlin ebenfalls 50 Zwillingspaare aus einer ambulanten Psychotherapieinstitution (Zentralinstitut für psychogene Erkrankungen der VAB/AOK Berlin). Wegen der damals noch einheitlichen zentralisierten Krankenversicherungs- und Versorgungssituation beansprucht das Berliner Sample *Repräsentativität für die Inanspruchnahmeklientel* der Gesamtgruppe psychogener Erkrankungen bei Erwachsenen sowie bei Kindern/Jugendlichen.

Von den insgesamt 100 Zwillingspaaren waren 36 EZ- und 64 ZZ-Paare. Es ergab sich pauschal bei Erfassung der *psychogenen Symptomatik* eine *Konkordanzrate von 31,43 % bei den Eineiigen,*

versus 16,11 % bei den Zweieiigen. Das Ergebnis ist statistisch hoch signifikant. Es wurde auch mit einer anderen Methode, der Quantifizierung der *Neurosenschwere* und Erfassung der *Intrapaardifferenz* nachgewiesen: Sie war bei den Eineiigen signifikant niedriger als bei den Zweieiigen.

Interessant ist das Ergebnis, wenn man die drei großen Gruppen psychogener Krankheitssymptomatik – charakterneurotische, psychoneurotische und organneurotische Symptome – differenziert. Die folgende Tabelle zeigt die entsprechenden *Konkordanzraten*, bezogen auf die jeweils kumulativ über das bisherige Leben erfaßten Symptome der entsprechenden Kategorie bei den einzelnen Zwillingspaaren (Tab. 1–2).

Tab. 1-2: Konkordanzraten der unterschiedlichen Symptommanifestationen bei 100 Zwillingspaaren (= 200 Probanden) aus Berlin und Tiefenbrunn nach EZ (Eineiige Zwillinge), ggZZ (gleichgeschlechtige Zweieiige Zwillinge) und PZ (Pärchenzwillinge). (Aus: A. Heigl-Evers, H. Schepank 1980/81).

	Symptome		
	konk.	disk.	Konk.-Raten
EZ	37	36	50,68 %
ggZZ	7	54	11,50 %
PZ	6	50	10,91 %
EZ	46	89	34,10 %
ggZZ	30	111	21,30 %
PZ	27	106	20,30 %
EZ	66	200	24,81 %
ggZZ	46	214	19,69 %
PZ	31	210	12,86 %

Es wird ersichtlich, daß

- die stärkste genetische Komponente sich bei den *charakterneurotischen* Symptomen manifestiert,

- eine mittelstark aber noch statistisch sehr signifikante bei den *psychoneurotischen*,

- eine nur relativ schwache und gerade noch eben signifikante bei den (meist funktionellen) *organneurotischen* Symptomen.

1.2.1.3 Spezielle Krankheitsbilder

Von zahlreichen anderen Forschern wurden an klinischen Subgruppen – verständlicherweise mit jeweils wesentlich kleineren Zwillingspatientenzahlen – auch für *einzelne psychoneurotische Erkrankungsgruppen*, wie Depressionen, Zwangsneurosen, frei flottierende Ängste, Panik-Angst-Attacken oder verschiedene Phobien, Konkordanzraten bei den EZ um 20% bis 40% gefunden. Die Werte für ZZ lagen um 5% bis 15%. Andere Kollegen äußerten sich in neueren Arbeiten bezüglich depressiver Neurosen zurückhaltender. Das entspricht auch unseren neuesten Ergebnissen in einer 30-Jahre-Langzeit-Follow-up-Untersuchung der 50 Berliner Zwillingspaare.

Trotz der engen klinischen Nähe zur Depression zeigte eine von mir (1974) zusammengetragene Sammelkasuistik für vollendete **Suizide** nur geringe (17%) Konkordanzraten bei den Eineiigen und 0% bei den Zweieiigen. – Geht man der beschriebenen Kasuistik im einzelnen nach, so zeigt sich, daß unter den konkordanten Eineiigen die Psychosen erheblich überwiegen.

Bei **dissozialem** abweichenden **Verhalten** ist eine Differenzierung erforderlich, wie sie – F. Vogel (1961) drastisch ausdrückt: „Gelegenheit macht Diebe, aber nicht Rückfallverbrecher und Schwerstkriminelle. Sie werden geboren." Hochgradig *antisoziales Verhalten* scheint stärker genetisch determiniert zu sein, als leichtere Formen von Verwahrlosung (Schepank 1996). Basale *genetisch mitdeterminierte Persönlichkeitsfaktoren* wie Ich-, Steuerungs- und Bindungsschwäche, Frustrationsintoleranz und emotionale Instabilität sind zwar sehr komplexe, aber für Verhaltensdeviationen mitbestimmende Faktoren.

Alkoholismus, an zahlreichen Zwillings- und auch Adoptionsstudien evaluiert, zeigt – selbstverständlich auch hier neben pathogenen Umwelteinflüssen – deutliche *genetische Determinanten*. Für den Alkoholismus liegen bereits solide Befunde vor über biologische Verbindungsglieder zwischen der phänomenologischen Manifestation eines Verhaltens und seiner Basis in den Genen:

– die erbliche und in Ostasien häufige Variante des Alkoholabbaus im Körper durch *Acetaldehyddehydrogenase* und

– die von Propping (1977) an Zwillingen nachgewiesenen unterschiedlichen *erblichen EEG-Varianten*, die sich durch Alkohol synchronisieren lassen und damit zum Alkoholismus prädisponieren.

Auch für die Kerngruppe der **männlichen Neigungshomosexualiät** – eine nicht als krankhaft anzusehende Variante sexueller Reaktion, aber wegen ihrer Konsequenzen doch von klinischer Relevanz – halte ich die noch immer umfangreichsten Serien von Kallmann (1952) und von Habel (1950) mit *Konkordanzraten für EZ von 100% bzw. 66%* gegenüber denen bei ZZ mit 25% bzw. 0% noch immer für aussagekräftig. Zu betonen ist, daß Homosexualität bei Frauen individuellentwicklungspsychologisch sowie psychodynamisch anders gelagert ist: Sie manifestiert sich meist erst später im Leben und zeigt sich im Verlauf flexibler. Das hat jüngst auch die Minnesota-Zwillingsstudie bestätigt.

Noch zu wenig bekannt sind die Ergebnisse über die **Anorexia nervosa**: Die Londoner Gruppe um Crisp und Holland (1985) fand in den 80er Jahren zeitgleich mit und völlig unabhängig von uns – hohe *Konkordanzraten um 50% für die EZ* und unter 10% für ZZ.

Die **psychosomatischen Funktionsstörungen** oder Erkrankungen im engeren Sinne wurden schon früher untersucht. Neuere Untersuchungen sind sehr selten. Hallgren (1960) konnte auch eine deutliche genetische Komponente für die *Enuresis* erarbeiten. Auch für das *Stottern* konnten in Zwillings- und genealogischen Studien genetische Komponenten nachgewiesen werden.

Genaue Prozentangaben der *Heritabilität versus Umweltbedingtheit* erscheinen mir nach heutigem Erkenntnisstand unseriös. Ausgefeilte mathematische Rechenoperationen stehen im Kontrast zu der oft ungenügenden Validität und mangelnden methodischen Sorgfalt bei der Datenerhebung oder bereits beim Sampling.

Die *Erbe-Umwelt-Interaktion* ist höchst komplex. Plomin (1990) diskutiert die komplizierten Zusammenhänge zwischen Erb- und Umweltfaktoren, die nicht einfach additiv kombinierbar sind, etwas überpointiert und spricht von „the nature of nurture": Der *genetisch* so oder anders ausgestattete Mensch formt, sucht, seligiert sich seine spezielle passende Umwelt. Wir wissen heute: schon der „kompetente", aktive Säugling beeinflußt die Reaktion der Mutter durch sein eigenes Verhalten; damit gestaltet er einen wichtigen Anteil an seiner unmittelbaren, ihn wiederum prägenden Umwelt.

Ich gebe deshalb nur eine aus meiner Literaturkenntnis und persönlichen Erfahrung in einer 30jährigen Langzeitstudie erarbeiteten *ungefähradditiven Modellvorstellung* einer Ergänzungsreihe.

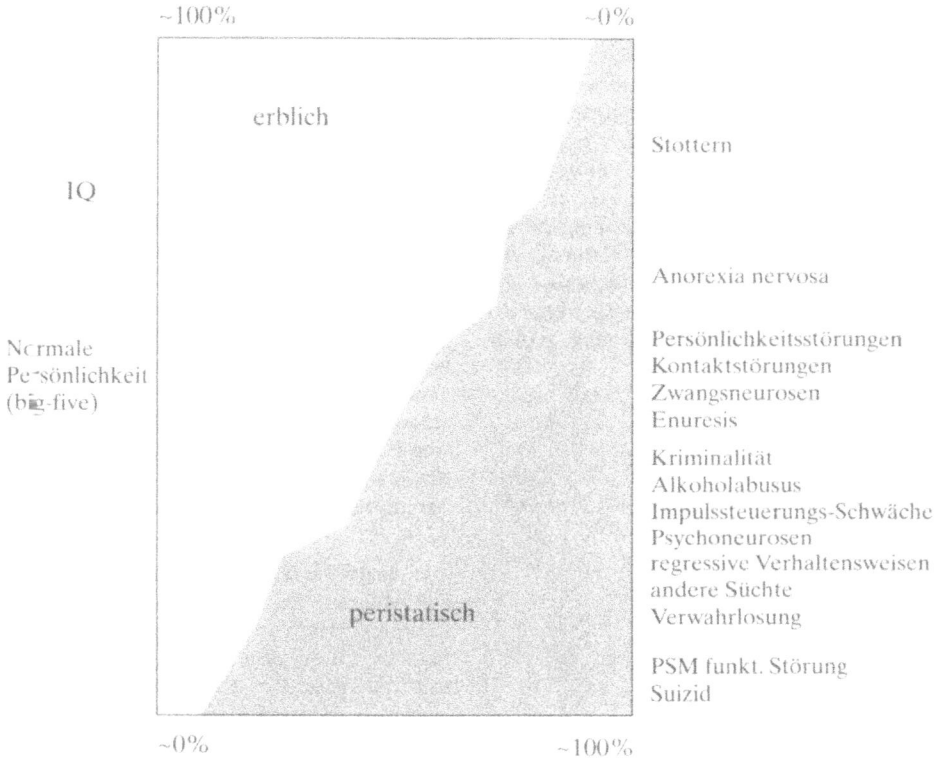

~100%   ~0%

erblich

Stottern

IQ

Anorexia nervosa

Normale
Persönlichkeit
(big-five)

Persönlichkeitsstörungen
Kontaktstörungen
Zwangsneurosen
Enuresis

Kriminalität
Alkoholabusus
Impulssteuerungs-Schwäche
Psychoneurosen
regressive Verhaltensweisen
andere Süchte
peristatisch   Verwahrlosung

PSM funkt. Störung
Suizid

~0%   ~100%

Abb. 1-3: Ergänzungsreihe der Erbe- und Umweltanteile psychogener Symptommanifestationen (in der Abb. rechts: von unten nach oben zunehmende genetische Determination).

1.2.2 Entwicklungspsychologie

K. Lieberz

Die unterschiedliche Fähigkeit der Menschen, sich ihre Gesundheit zu erhalten, führt zu der Frage nach der *individuellen Disposition und Vulnerabilität* für Erkrankungen im allgemeinen und seelische Krankheiten im besonderen. In zahlreichen Untersuchungen ist eindrucksvoll belegt worden, daß das Geheimnis der individuellen Vulnerabilität weit in die Kindheit zurückreicht.

Die Bedeutung der Kindheit und Jugend für die spätere seelische Gesundheit ist nicht zu unterschätzen Jeder Mensch durchläuft einen Entwicklungszyklus von Integration in seine Gruppe, von Individuation im Schutze seiner Gruppe sowie von Tradierung und Erhalt des biologischen und sozialen Erbgutes (Generativität). Diese Entwicklung geht in Form kritischer Schritte vor sich. Erikson (1971) hat dieses epigenetische Entwicklungsmodell in folgendes Schema gebracht:

I	Säuglingsalter	Urvertrauen vs. Mißtrauen
II	Kleinkindalter	Autonomie vs. Scham und Zweifel
III	Spielalter	Initiative vs. Schuldgefühl
IV	Schulalter	Werksinn vs. Minderwertigkeitsgefühl
V	Adoleszenz	Identität vs. Identitätsdiffusion
VI	Frühes Erwachsenenalter	Intimität vs. Isolierung
VII	Erwachsenenalter	Generativität vs. Selbstabsorption
VIII	Reifes Erwachsenenalter	Integrität vs. Lebens-Ekel

1.2.2.1   Genetische Einflüsse

Die Bedeutung genetischer Einflüsse für die Kindesentwicklung und seelische Gesundheit war nie umstritten. Sowohl Freuds *Triebtheorie* (1892–1924) wie *auch Piagets Theorie der kognitiven Entwicklung* (1977) oder Bowlbys *Bindungstheorie* (1969) folgen biologisch vorgegebenen Entwicklungsthemen. Weitere Würdigung erfuhr die genetische Anlage des Kindes im Rahmen der neueren Säuglingsbeobachtungsforschung, die das Neugeborene als erstaunlich fertiges und gut ausgestattetes Wesen (z.B. Sinnesorgane, Affekte) entdeckte.

1.2.2.2   Trieb-Modell

In seinem Bestreben, Verhalten in der biologischen Ausstattung des Menschen zu fundieren, entwickelte Freud seine „Triebtheorie".

Phasen der Triebentwicklung

- intentionale Phase
- orale Phase
- anal-aggressive Phase
- urethrale Phase
- phallisch-narzißtische Phase
- ödipal-genitale Phase
- adoleszente genitale Phase

Er postulierte verschiedene aufeinanderfolgende kindliche Entwicklungsphasen mit jeweils wechselnden „erogenen" Leitzonen und Arten von Objektbeziehungen. Diese frühen Manifestationen der „Sexualität" sah er mit etwa 6–7 Jahren von einer „Latenzperiode" abgelöst, in der sich die gegen die Triebregungen gerichteten Kräfte entwickelten. Die dann einsetzende Pubertät ist gekennzeichnet durch Konflikte zwischen den erstarkenden Triebkräften und Ängsten und Abwehrhaltungen.

Im oralen Stadium sind die Erfahrungen um das Nahrungsbedürfnis herum zentriert, und das Ziel besteht in der „Einverleibung" (orale Introjektion, primäre Identifikation) „nährender" Objekte. Schultz-Hencke (1951) hob die Bedeutung des *Intentionalen*, des allgemeinen neugierigen Sich-Zuwendens zur Welt in dieser Phase hervor, in der das Such- und Orientierungsverhalten des Menschen seine besondere affektive Tönung erhalte. Seiner Meinung nach hat auch das sich entwickelnde *Liebesstreben* hier seine ersten Wurzeln im Kontakt- und Zärtlichkeitsaustausch mit den primären Pflegepersonen.

Im zweiten Lebensjahr rückt die **Analerotik** in den Vordergrund und wird zum Prototyp für *anale Objektbeziehungsmuster*. Diese sind ihrer Orientierung nach ambivalent, sie können Zärtlichkeit ebenso wie Feindlichkeit und Verachtung zum Ausdruck bringen. Im retentiven Antriebserleben entwickelt sich die notwendige Ergänzung zum rezeptiven Pol des *Besitzstrebens* und eine erste Erfahrungsgrundlage für das allgemeine Leistungsverhalten. Das menschliche *Geltungsstreben* ist an das sich in diesem Lebensabschnitt stürmisch entwickelnde motorisch-expansive Element gebunden. Entscheidende Weichen für Selbstentwicklung, Selbstabgrenzung, Selbstbehauptung und Werkfreude werden jetzt gestellt.

Die **urethrale Phase** wird in enger Verbindung zur weiteren Entwicklung des aggressiven Verhaltens gesehen und das Urinieren als Äquivalent aktiven Eindringens oder aber als „Fließenlassen" mit passiver Selbstaufgabe oder Ausschaltung von Kontrollen aufgefaßt. Diese Zeit ist bestimmt von dem Bedürfnis frei zu sein von Zwang und sich seiner Willkür zu überlassen. Sie ist zudem eng mit dem Geltungsstreben verbunden, und es kommt jetzt zur breiteren Entfaltung von Konkurrenzmöglichkeiten.

Diese Entwicklung leitet über zur **phallischen Phase**, die nach klassischer psychoanalytischer Auffassung mit dem Höhepunkt des sog. *Ödipuskomplexes* zusammenfällt. Zunehmende genitale Empfindungen verstärken die Freude am Erleben des eigenen Körpers und verschaffen lustbetonte Tröstungsmöglichkeiten. Das kindliche *Liebesstreben* erfährt jetzt entscheidende Impulse. Im Zusammenhang mit den durch die wachsenden sprachlichen Fähigkeiten verbundenen Fortschritte im kognitiven Bereich entwickeln sich Neugier und Wißbegierde und damit der Realitätssinn.

1.2.2.3   Objektbeziehung und Identifikation

Die psychoanalytische Triebtheorie war von Beginn an durch ihre enge Verflechtung mit den Objektbeziehungsschicksalen gekennzeichnet.

Ambivalenzen in den kindlichen Objektbeziehungen haben ihre Wurzeln bereits in den *präödipalen* Erfahrungen des Kindes. Mahler (1978) versuchte,

**Präödipale Objektbeziehungsphase
(nach Mahler)**

• Autistische Phase

• Symbotische Phase (2.–6. Monat)

• Separations-Individuationsphase
(7.–36. Monat)

Subphase der Differenzierung (7.–9. Monat)

Subphase der Übung (10.–14. Monat)

Subphase der Wiederannäherung
(15.–24. Monat)

Subphase der Konsolidierung
(25.–36. Monat)

die präödipale Lücke in den psychoanalytischen Vorstellungen über die kindlichen Objektbeziehungen und ihrer Verinnerlichung (Identifizierungen) zu füllen. Sie verfolgte dabei den Weg des Kleinkindes aus der von ihr postulierten frühen Phase der Symbiose mit der Mutter hin zur Entwicklung zunehmender Individuation mit abschließender emotionaler Objektkonstanz. Diese Entwicklung kulminiert krisenhaft in der Phase der Wiederannäherung, in der das Kind starke Ambitendenzen erkennen läßt: einerseits gesteigerte Trennungsangst, andererseits verstärkte Ablösungsbemühungen. Diese krisenhafte präödipale Konflikthaftigkeit und die daraus resultierenden Lösungsmuster finden ihren Niederschlag in der Bestimmung einer individuell optimalen Distanz zur Mutter und beeinflussen die Kompetenz zur Lösung späterer Konfliktsituationen.

Der *Ödipuskomplex* wurde von Freud nach mannigfaltiger Kritik an seiner ursprünglichen Konzeption schließlich als ein auf die Elternteile gerichteter und an ihnen entwickelter *Ambivalenzkonflikt* beschrieben, von dessen Ausgang das Verhältnis von Liebe und Haß in den Objektbeziehungen eines Menschen abhängig ist. Außerdem muß das Kind in dieser Zeit zu einer festen Geschlechtsidentität finden. Die Entwicklung des Über-Ich sah Freud im Gefolge des Ödipuskomplexes durch Identifizierung mit einem oder beiden Elternteilen entstehen.

Der Verinnerlichungs- oder *Identifizierungsprozeß* beinhaltet in Abhängigkeit von der kindlichen Entwicklungsphase zunächst mehr eine primitive Verinnerlichung affektiver Beziehungsqualitäten. Er führt dann über eine schon aktivere Stufe kindlichen Imitationsverhaltens zu

echten *Ich- und Über-Ich-Identifizierungen*. Archaische Identifizierungen sind wegen der besonderen magischen Qualität kindlichen Erlebens auf den frühen Entwicklungsstufen von nachhaltiger Einprägsamkeit. Mit zunehmender motorischer und kognitiver Entwicklung weitet das Kind seinen Aktionsradius aus und bezieht auch außerfamiliäre Identifikationsfiguren in sein Leben ein. Durch die langsame Synthese zahlreicher partieller und selektiver Identifizierungen gelangt es schließlich zu einer eigenen Identität – ein Prozeß, der erst im frühen Erwachsenenalter einen vorläufigen Endpunkt erreicht, ohne jedoch jemals ganz aufzuhören.

Von zentraler Bedeutung für diesen Prozeß der Identitätsbildung ist die Entwicklung der *Geschlechtsidentität*. Dieser Prozeß beginnt nicht erst mit der ödipalen Phase. Freilich ist für das Kind beiderlei Geschlechts erst mit Erreichen der Objektkonstanz die Grundlage dafür gelegt, seinen Aktionsradius auszudehnen. Der Vater rückt nun stärker in den Vordergrund. Mit der ödipalen Phase verstärkt sich die unterschiedliche Entwicklung für Jungen und Mädchen. Jungen müssen im Gegensatz zu Mädchen nun einen Identifikationswechsel vornehmen.

In der *Latenzphase* stellen konstante Leistungsanforderungen große Ansprüche an die aktive Gestaltung der Objektbeziehungen. Die jetzt zu beobachtende verstärkte Hinwendung zur gleichgeschlechtlichen Altersgruppe dient der Konsolidierung der Geschlechtsidentität und fördert Selbstbeherrschung und Selbststeuerung.

Die frühe Adoleszenz wird bestimmt von der Auseinandersetzung mit den körperlichen Veränderungen. Die Akzeptanz dieser Veränderungen hängt in erster Linie von der Stabilität der Geschlechtsidentität ab. Dabei ist der Jugendliche in noch sehr narzißtischer Weise mit sich selbst beschäftigt. Der Weg von der Eigenliebe zur Liebe zu einem anderen Menschen führt über die Liebe zu einem Menschen, der dem Selbst gleicht.

In der mittleren Adoleszenz werden die bisher eher idealisierten Vorstellungen von den Eltern realistischer. Die Ablösung von der Familie und der Prozeß der Selbstfindung, der über die Jugendlichengruppe schließlich zu Unabhängigkeit und Eigenständigkeit führt, hat jetzt gewöhnlich eine größere Bedeutung als die Entwicklung von Liebesbeziehungen oder die Suche nach heterosexueller Befriedigung. Das Interesse für das andere Geschlecht erwächst nicht allein aus dem Geschlechtstrieb, sondern aus dem narzißtischen Bedürfnis nach Anerkennung, die der Jugendliche zur Erhaltung und Stärkung seines Selbstwertgefühles braucht.

Die späte Adoleszenz steht im Zeichen der Entwicklung einer dauerhaften und bleibenden Identität. Die Zugehörigkeit zur Gruppe des eigenen Geschlechts nimmt weiterhin eine Schlüsselstellung bei der Bildung einer stabilen Identität ein. Auch die in diesem Alter zu beobachtende Intoleranz gegen nicht der eigenen Gruppe Zugehörige dient der Festigung der Eigenidentität.

Im jungen Erwachsenenalter ist der Mensch fähig, sich echten Bindungen und Partnerschaften hinzugeben und hierfür auch Opfer zu bringen. Die weitere Entwicklung führt zur zeugenden Fähigkeit, welche eine Erweiterung der Ich-Interessen und die liebevolle Besetzung dessen, was gezeugt wurde, beinhaltet. Im letzten Lebensabschnitt erreicht der Mensch, der die Sorge für Dinge und Menschen in irgendeiner Weise auf sich genommen hat, *Ich-Integrität*. Dies bedeutet die Hinnahme des einmaligen und einzigartigen Lebensweges als etwas Notwendigem und Unersetzlichem. Verzweiflung entspricht einem Gefühl, daß die Zeit zu kurz ist für den Versuch, ein neues Leben zu beginnen und andere Wege der Integrität zu suchen.

1.2.2.4 Kognitive Entwicklung

Im Gegensatz zu Freud konzentrierte Piaget sein Interesse auf die Entwicklung *logischer Strukturen* als Konstituenten des rationalen Denkens.

Als allgemeine **Faktoren der geistigen Entwicklung** sieht Piaget:

1. die *Reifung*

2. *Übung und Erfahrung*

3. die *sozialen Interaktionen* und Übermittlungen

4. einen Prozeß der *Selbstregulierung*.

In diesem Entwicklungsmodell wird ein *dreistufiger Prozeß der kognitiven Entwicklung* postuliert.

Ausgehend von angeborenen motorischen Reflexen kommt es zur Ausbildung von *Assimilationsschemata*, wobei das Kind für den Einbau neuer Erfahrungen nur in dem Maße empfänglich ist (und bleibt), wie sie an bereits aufgebaute Strukturen assimilierbar sind. Dieses System der sensomotorischen Assimilationsschemata führt zu ei-

Stufen der kognitiven Entwicklung nach Piaget

1. die senso-motorische Stufe (0–1 ½ oder 2 Jahre) (Stadium 1–6)

2. Phase der konkreten Operationen (2–11 Jahre)

   a) voroperatorische Stufe (2–7 Jahre)

   b) konkretoperatorische Stufe (7–11 Jahre)

3. Phase der formalen Operationen (11–15 Jahre)

   a) Unterstufe der Organisation

   b) Unterstufe der Leistungsfähigkeit

ner Art Logik des Tuns und schafft Ordnungs- und Verbindungsstrukturen als Grundlage künftiger Denkoperationen. So führt die Entwicklung von einer ursprünglichen Welt ohne Gegenstände zum Aufbau eines Schemas des *permanenten Gegenstandes*. Dieses ist verbunden mit der Entwicklung raumzeitlicher Strukturen, die wiederum die Basis höherer Denktätigkeit abgeben. Die Objektbeziehungen bilden sich in enger Verbindung mit dem Schema der permanenten Gegenstände.

Die zunehmende Koordination von Schemata bringt eine Kohärenz. Assimilation und Akkommodation erhalten die Kontinuität. Sie funktionieren während des ganzen Lebens. Sie werden unter dem *Äquilibrationsprozeß* subsumiert, durch den der Organismus zunehmend wirksamere Gleichgewichtszustände erreicht.

Mit der Entwicklung der *semiotischen Funktion* tritt das Kind in die Phase der konkreten Operationen ein. Die Entwicklung von bildlichen Vorstellungen und Symbolisierungen erfolgt durch Nachahmung, Spiel, Zeichnen, Vorstellung und Sprache. Die Entstehung der Symbolfunktion ermöglicht eine Fortentwicklung der inneren Repräsentation, so daß sich das Denken von der direkten Wahrnehmung abzulösen beginnt. Die Sprache tritt ungefähr gleichzeitig mit den anderen Formen des semiotischen Denkers auf. Sie vervielfacht die Potenzen des Denkers in Umfang und in der Geschwindigkeit. Sie stellt nicht den Ursprung der Logik dar, sondern wird im Gegenteil durch diese strukturiert. Sie ist ein wichtiges Instrument im Dienste der Intelligenzentwicklung.

Es dauert 5–6 Jahre, bis der Übergang von der Aktion zur Operation vollzogen ist. Das erste

Hindernis für die Operation ist die Notwendigkeit, das, was auf der Ebene der Aktion erworben war, auf der neuen Ebene der Vorstellung zu rekonstruieren. Als zweites beinhaltet diese Rekonstruktion eine *Dezentrierung*. Diese erstreckt sich nicht nur auf ein physisches, sondern auch auf das soziale Universum (Ich als ein Objekt wie andere, Selbsterkenntnis etc.). Das Kind wird fähig zur *Kooperation*, d.h. sein Denken ist nicht mehr ausschließlich selbstbezogen. Damit eine Interaktion zustande kommt, müssen die Individuen ihre gegensätzlichen Zentrierungen koordinieren. Wesentliche Entwicklungsimpulse gehen von sozialen Kommunikationskonflikten aus.

In der dritten Phase der formalen Operationen löst sich der Mensch vom Konkreten zugunsten von Interessen, die sich auf das Mögliche, das Unaktuelle und die Zukunft richten. Diese Transformation des Denkens bereitet die Adoleszenz vor. Die Wirklichkeit wird nicht mehr in ihren begrenzten und konkreten Aspekten, sondern aufgrund einer beliebigen Zahl oder aller möglichen Kombinationen betrachtet, was die deduktiven Fähigkeiten der Intelligenz beträchtlich verstärkt. Es gelingt jetzt ein System zu entwickeln, das alle Möglichkeiten (einschließlich der Inversion und Reziprozität) berücksichtigt.

Da *moralisches Denken* natürlich auch Denken ist, hängt fortgeschrittenes moralisches Denken von fortgeschrittenem logischen Denken ab. Es gibt eine horizontale Folge von Entwicklungsschritten vom logischen Denken über die soziale Wahrnehmung zum moralischen Urteilen und schließlich zum moralischen Verhalten. Mit Colby und Kohlberg (1978) können drei verschiedene Stadien der Entwicklung des Gerechtigkeitssinns unterschieden werden: *Präkonventionelles Niveau* (bis 9 Jahre), *Konventionelles Niveau* (Mehrheit der Jugendlichen und Erwachsenen), *Postkonventionelles Niveau* (Minderheit der Erwachsenen >20 Jahre).

1.2.2.5 Bindungs-Modell

Bowlby (1969) geht in der von ihm formulierten Bindungstheorie davon aus, daß *Bindungsverhalten* sich als angeborene Verhaltensqualität im Rahmen zwischenmenschlicher Beziehungen, zunächst der Mutter-Kind-Interaktion, entwickelt. Aus den unterschiedlichen Erfahrungen, die dabei gewonnen werden, lassen sich unterschiedliche *Bindungsqualitäten* ableiten. Die Verinnerli-

chung unterschiedlicher Bindungserfahrungen geht einher mit der Verinnerlichung von Objektqualitäten, Subjektqualitäten und Interaktionsqualitäten, d.h. kommunikativen Strukturen, die den ursprünglichen emotionalen Gehalt des Dialogs beinhalten („inner working model").

Die Funktion des Bindungsverhaltens besteht in der Gewährleistung des Schutzes vor Gefahren, die das Kind noch nicht kennt. Bindungsverhalten ist eine Klasse von Variablen und austauschbaren Verhaltensweisen oder Signalen (z.B. Weinen, Nachfolgen, Anklammern, Rufen), die das Kind mit seiner Bindungsperson in Kontakt bringen sollen. Diese Signale werden nur dann geäußert, wenn das Bindungsverhaltenssystem aktiviert wird.

Bowlby postulierte 4 Phasen in der Entwicklung der Bindung. Während der ersten (3 Monate) und der zweiten Phase (3–6 Monate) sind einfache, sofort aktivierbare Verhaltenssysteme des Kindes wirksam und richten sich während dieser Entwicklung langsam auf spezifische Personen (etwa ab dem 4. Monat). Ab der dritten Phase (6 Monate – 3 Jahre) tritt die spezifische Bindung des Kindes an einige wenige Bindungspersonen deutlich in Erscheinung, und das Bindungsverhaltenssystem wird zielkorrigiert auf die Nähe zur Bindungsfigur organisiert. In der vierten Phase (etwa ab 3. Lebensjahr) bildet sich dann zwischen den Bindungspartnern eine zielkorrigierte Partnerschaft heraus.

Jedes Kind bildet eine Hierachie von Bindungen zu seinen verschiedenen Bindungsfiguren heraus, wobei der Mutterbindung besonderes Gewicht (Monotropiehypothese) zukommt. Aufgrund empirischer Studien unterscheiden wir verschiedene Bindungsqualitäten:

1. sichere Bindung (B)

2. unsicher-vermeidende Bindung (A)

3. unsicher ambivalente Bindung (C)

eines Kindes an seine Mutter (oder Vater) im Alter von 12 Monaten. Unsichere Bindungsqualitäten sind nicht nur bei physischer Nichtverfügbarkeit der Bezugsperson (tatsächlicher Trennung) zu erwarten, sondern auch bei psychischer Unzugänglichkeit und Mangel an feinfühligem Eingehen auf kindliche Bedürfnisse, besonders nach Zärtlichkeit und körperlicher Nähe bei Leid und Ärger.

Hat ein Kind zu einer bestimmten Bezugsperson eine Bindung aufgebaut, so zeigt es bei Trennung von ihr Kummer. Kommt es zu einer längeren Trennung oder gar zum Verlust, zeigen alle Kinder eine typische Sequenz aus

1. Protest (Trennungsangst und starkes Bemühen um das Wiedererlangen der Person)

2. Verzweiflung (Kummer und Trauer) und

3. Ablösung von der Bindungsperson (Entfremdung).

Einmal erworbene Bindungsmuster erweisen sich als stark veränderungsresistent. Bindungsverhalten als solches ist zeitlebens durch entsprechende Auslöser aktivierbar.

1.2.2.6 Selbst-Modell

Mit Stern (1979) lassen sich verschiedene *Selbstgefühlsstufen* unterscheiden, die mit den ihnen entsprechenden *Beziehungsstrukturen* simultan weiterentwickelt werden und das ganze Leben hindurch wirksam bleiben:

• Auftauchendes Selbst

• Kern-Selbst

• Subjektives Selbst

• Verbales Selbst.

Bereich der auftauchenden Beziehung (auftauchendes Selbst). Der Säugling ist von Geburt an mit einem differenzierten Wahrnehmungs- und Affektsystem ausgestattet, welches ihm ermöglicht, unverzüglich in die Interaktion mit seinen Betreuungspersonen einzutreten. Dabei scheint auch von vornherein eine Orientierung an der Realität und ein Unterscheidungsvermögen zwischen „Selbst" und „Anders" gegeben zu sein. Die in den ersten 2 bis 3 Monaten festzustellende Entwicklung ist vor allem auf die Ausdifferenzierung der kommunikativen Fähigkeiten des Kindes ausgerichtet.

Bereich der Kern-Beziehung (Kern-Selbst). Die *Synchronisation* von Affekten und Verhalten steht im Vordergrund und führt zur allmählichen Herausbildung eines „Vertrautheitssystems" und konstanter Erwartungshaltungen. Diese Erfahrungen bilden erste *Grundlagen für die Regulierung des inneren Erregungs- und Affektniveaus.* Die Umwelt bekommt eine spezifische affektive Tönung, die ihren „Aufforderungscharakter" bestimmt. Das Gedächtnis ist in dieser Phase ein af-

fektiv-assoziatives, d. h. im Vordergrund steht die Kopplung affektiver Tönungen an bestimmte Interaktionen, denen damit individuelle „Bedeutung" verliehen wird. Vier verschiedene Erfahrungsformen zeichnen nach Stern das Kern-Selbst aus: *Selbsttätigkeit:* Gefühl, Handlungen selbst zu initiieren und zu steuern, *Selbstkohärenz:* Erlebnis als psychische Einheit mit Grenzen, *Selbstaffektivität:* Interaktionsmuster und Affekte sind verknüpft und führen zu spezifischen Erwartungshaltungen, *Selbstgeschichte:* „episodic memory" in Form generalisierter Interaktionsrepräsentanzen.

Bereich der intersubjektiven Beziehung (subjektives Selbst). Zwischen dem 7.-9. Lebensmonat kommt es zu einem weiteren Sprung in der Selbstentwicklung. Aufmerksamkeit, Intentionen und Affekte werden in zunehmendem Maße zwischen Mutter und Kind abgestimmt.

Bereich der verbalen Beziehung (verbales Selbst). Der Prozeß des Spracherwerbs stellt hohe Anforderungen an die *Koordinations-und Kooperationsbemühungen* von Eltern und Kind. Handlungen werden jetzt symbolisch repräsentiert und erhöhen und verändern die Gedächtnisleistungen. Kognitive Reifungsprozesse bewirken eine allmähliche Ausbildung des *Selbsterkennens.* Mit Lichtenberg läßt sich annehmen, daß erst mit wachsender Symbolisierungsfähigkeit der Aufbau von Selbst- und Objektrepräsentanzen einhergeht, Phantasietätigkeit und Abwehrprozesse möglich werden. Affekte werden erst in dieser Zeit in ein symbolisches Repräsentationssystem integriert, innerhalb dessen sie als Signale wirken, die zu intrapsychischer Antizipation *ohne äußere Steuerung* befähigen.

Zusammenfassung

Freuds Interesse war bestimmt von der Ergründung von Verhaltensweisen, die in ihrer Irrationalität die Integration des Individuums in die Sozietät erschweren. Seine zentralen Konzeptionen wie die Libidotheorie, die Bedeutung des Ödipuskomplexes oder die gesamte Metapsychologie wurden frühzeitig in Frage gestellt. Entscheidende Erweiterungen der psychoanalytischen Konzeptbildung hin zur Ich-Psychologie und zu einer Psychologie der zwischenmenschlichen Beziehungen waren die Folge. Dennoch ist die Triebtheorie bis heute von großer klinischer Bedeutung geblieben.

An *Piagets* Konzeption wurde kritisiert, daß eine psychologische Entwicklungstheorie sich mehr auf die Funktionen und Prozesse konzentrieren sollte, durch die im Laufe der Entwicklung unterschiedliche Techniken der Informationsverarbeitung erworben werden.

Bowlby hat die wohl bis heute stringenteste Objektbeziehungstheorie entwickelt, auch wenn sie eine Vereinfachung und Einseitigkeit beinhaltet.

Die Entwicklung des Selbstkonzeptes läßt sich nur künstlich und zu didaktischen Zwecken von der Entwicklung der Objektbeziehungen und der Interaktion zwischen Subjekt und Objekt trennen. Die Steuerung dieses Interaktionsprozesses durch affektive Signale ist von besonderem klinischen Interesse. Das Selbstkonzept verdient auch insofern Beachtung, als sich in seiner Folge im Laufe der Zeit eine Eigendynamik entfaltet und durch beständige Verstärkung einmal ausgebildeter Selbstvorstellungen einerseits die Selbstkohärenz gefördert, andererseits eine besondere Veränderungsresistenz bewirkt wird.

Auch wenn die Entwicklung zu bestimmten Zeiten in Sprüngen zu erfolgen scheint, so hat sich doch gezeigt, daß es sich um einen sehr kontinuierlichen Wachstumsprozess handelt, in dem ein Schritt auf dem anderen aufbaut. Alle hier erwähnten Entwicklungsmodelle haben sehr zu unserem heutigen Verständnis normaler und pathologischer Entwicklungsgänge beigetragen. Trotz aller Fortschritte haben wir in der Ergründung des äußerst vielschichtigen und komplexen menschlichen Sozialisationsprozesses und der Umsetzung unserer Erkenntnisse in die klinische Praxis noch einen weiten Weg vor uns.

1.2.3 Protektive Faktoren in der Ätiopathogenese psychogener Erkrankungen

W. Tress, G. Reister und M. Franz

Wie kommt es, daß eine Person trotz zahlreicher mikrobiologischer, chemischer, physikalischer, psychologischer, sozialer und kultureller krankheitserzeugender Bedingungen ihre Gesundheit bewahrt? Antonovsky (1987) hat für diesen Problembereich den Begriff der *Salutogenese* geprägt und damit den Anspruch erhoben, der Erforschung der Bedingungen für das „Gesund-Sein" und „-Bleiben" den gleichen Rang einzuräumen wie der wissenschaftlichen Aufklärung pathogenetischer Zusammenhänge. Damit ergibt sich ein Wechsel von der risikoorientierten hin zu einer Perspektive, die auf die Definition und Identifikation von *Schutzfaktoren* zentriert ist, jenen Umständen also, die vor Erkrankung schützen.

Für den Bereich der sog. Mental Health Disciplines sind dabei zunächst die Ergebnise der Protektionsforschung von Bedeutung, die in den letzten beiden Dekaden einen enormen Aufschwung genommen hat. Sie nahm ihren Ausgang von Befunden aus Längsschnittuntersuchungen wie der Guidance-Studie (MacFarlane 1964), wonach die seelische Entwicklung mancher Kinder trotz schwerer biologischer, sozialer und psychologischer Risiken wider Erwarten günstig verlief. Als Erwachsene waren sie nicht nur psychopathologisch weitgehend unauffällig, sondern sie imponierten häufig als reife und sozialfähige Individuen. In ihrer Biographie fanden sich protektive Faktoren, die sie vor späterer psychischer Erkrankung schützten.

Ein zweiter Zentralbegriff der Protektionsforschung ist jener der *seelischen Elastizität* oder „resilience", der die Widerstandkraft solcher Menschen kennzeichnen soll, die trotz widriger Erfahrungen seelisch gesund sind und bleiben.

1.2.3.1 Empirische Befunde der Protektionsforschung

Betrachten wir vor diesem Hintergrund die Ergebnisse dieses sich zunächst *High-Risk-Populationen* zuwendenden Forschungszweiges, so wird rasch deutlich, daß als protektive Faktoren physiologische und psychische Eigenschaften des Kindes (Temperament), Merkmale des sozialen Umfeldes, aber auch die Abwesenheit von Risikofaktoren gelten. Rutter (1989) sieht deren Wirkung in einem *steeling effect*, der Verminderung negativer Kettenreaktionen, der Entwicklung von Selbstachtung und Selbständigkeit und der kreativen Eröffnung von Entfaltungsmöglichkeiten. Empirisch gut belegt ist die lebenslang protektive Wirkung eines unverbrüchlichen emotionalen Umsorgens des Säuglings in den ersten Lebensmonaten und eine positive Beziehung der Eltern zu ihrem Kleinkind, die Verfügbarkeit von Gleichaltrigen und Nachbarn zur emotionalen Unterstützung und eine stets zugängliche, emotional warmherzige und konstante Bezugsperson sowie ein ruhiges, überwiegend freundliches Klima im Haushalt.

Somit sind stabile (früh-) kindliche Erfahrungen für die spätere psychische Gesundheit von herausragender Bedeutung. Hier ist vor allem die Qualität der kindlichen (Objekt-) Beziehungen – und zwar wechselseitig zwischen Betreuer und Kind – mit der Folge des sicheren Aufgehobenseins in einem primären familiären und nachbarschaftlichen Verbund von besonderer Wichtigkeit. Wahrscheinlich spielen auch angeborene Eigenschaften eine Rolle. Diese und die förderlichen Einflüsse der Umwelt dürften die Entwicklung emotionaler und kognitiver Stabilität und eine optimistische Grundeinstellung begünstigen, in welcher eine aktive und konstruktive Bewältigung allfälliger Krisen und Belastungen möglich wird.

Liegen danach also die Wurzeln der Resilienz in der Kindheit, so werden protektive Faktoren ihre Wirkung doch in allen Lebensabschnitten entfalten. Allerdings sind die empirischen Befunde für die Adoleszenz und das Erwachsenenalter bislang nur spärlich und punktuell. Ursache dieses Mangels ist vor allem das Fehlen von prospektiven Längsschnittuntersuchungen an unausgelesenen Stichproben.

Dies ist angesichts der Bedeutung der Adoleszenz für die psychische Entwicklung besonders beklagenswert, kommt es hier doch in der beginnenden Ablösung vom Elternhaus zu einer Wandlung oder Verfestigung grundlegender Einstellungen, Verhaltensweisen und Wertorientierungen. In dieser durch Verunsicherung geprägten Zeit können sich durch spezifische Probleme wie z.B. Gebrauch illegaler Drogen oder eine ungewollte Schwangerschaft oft unkorrigierbare Langzeitfolgen auch für die seelische Gesundheit ergeben.

Protektiv wirksam sind in der *Phase der Adoleszenz* nach den Übersichten von Werner (1989), Remschmidt (1986), Häfner (1987) und Detzner und Schmidt (1987) folgende Faktoren:

1. Merkmale der Umgebung: vermehrte Zuwendung, positive Eltern-Kind-Beziehung, Beliebtheit bei Freunden, enger Zusammenhalt der Familie und ein geregelter und strukturierter Haushalt.

2. Merkmale des Individuums: positives Sozialverhalten, ausgeprägte Interessen, hohe Intelligenz, Kreativität, Leistungsbereitschaft, Vertrauen in Beziehungen, positives Selbstkonzept, Übernahme von Verantwortung, Fähigkeit zur Selbsthilfe und Erfolge im sportlichen, musischen oder schulischen Bereich.

Ein Teil dieser Variablen erschien bereits als protektive Faktoren der Kindheit, während die anderen an Beschreibungen von „Superkids" mit einer hohen Anpassung an soziale Wertnormen erinnern. Sie sind deswegen von lediglich geringer Trennschärfe und lassen derart offen, ob es für die Adoleszenz spezifische Schutzfaktoren gibt.

Tatsächlich konnten weder Schmidt und Esser (1990) in ihrer prospektiven Verlaufsstudie an 340 18-Jährigen

noch Lösel (1992) et al. bei der Untersuchung von 66 „resilienten" Jugendlichen aus Institutionen der Wohlfahrtspflege mit schwerwiegenden Risiken spezifisch „adoleszente" Schutzfaktoren identifizieren. Als protektiv bedeutsam erwiesen sich dagegen erneut personale Ressourcen und „gute" Beziehungen zu Gleichaltrigen und zur Familie. Dies ist umso bemerkenswerter, als beide Projekte in Design und Methodik außerordentlich elaboriert und anspruchsvoll durchgeführt wurden. Ähnliches gilt auch für das Erwachsenenalter. Gesundheitfördernde bzw. -erhaltende Einflüsse finden sich vor allem in Eigenschaften und Ressourcen der Persönlichkeit, namentlich in den Bewältigungs- und Verarbeitungsfähigkeiten unterschiedlicher psycho-sozialer Belastungen und im sozialen Bereich. Die meisten Untersuchungen in diesem Feld bleiben insofern deskriptiv, als sie den Bedingungen für die Entwicklung solcher protektiver Faktoren nicht nachgehen. Lediglich Thomas et al. (1979) und Vaillant (1980) betonen die Bedeutung der sicheren und zuverlässigen kindlichen Objektbeziehung. Solch eine primäre Bezogenheit finden Kinston und Cohen (1988) für das Erwachsenenalter wieder in „irgendeinem Amalgam aus persönlichen Beziehungen, Arbeit, Besitz, physischer Umwelt, sozialem Status, Religion oder weltlichem Glauben".

1.2.3.2 Protektive Prozesse

Solche oft sehr allgemein klingenden Begriffe verweisen auf ein Problem aus den Anfängen der Protektionsforschung: Protektive Faktoren stellen sich meist als ins Positive gewendete Risikofaktoren dar. Demgegenüber hat Rutter (1979) versucht, den Schutzfaktor als eigenständiges Moment zu etablieren, als ein Prinzip, das per se einen positiven Effekt ausübt. Dazu kommt die Tatsache, daß protektive Faktoren nur in Anwesenheit von Risiko zur Wirkung kommen. Schließlich greift die Faktorensichtweise offensichtlich zu kurz: So wie ein als positiv angesehener Schutzfaktor in bestimmten Situationen selbst zum Risikofaktor werden kann, kann ein ursprünglich pathogen wirkendes Ereignis präventiv wirken. Zum Beispiel erhöht eine Adoption für Kinder aus günstiger Familienkonstellation das Risiko späterer psychogener Erkrankung, wohingegen sie ein schützender Faktor für solche Kinder sein mag, die in eine Familie mit Streit und Deprivation hineingeboren wurden.

Entsprechend ist die Protektionsforschung inzwischen unterwegs zu einer Strategie, das Phänomen Protektion dynamisch als *zeitliches und interaktives Geschehen* zu verstehen und daraus die prozeßbestimmenden Mechanismen zu isolieren und abzubilden. Mit den Begriffen der *protektiven Mechanismen* bzw. der *protektiven Prozesse* wird der komplexen Interaktion von Situation,

Person, Risiko und Protektion besser Rechnung getragen.

Zusammen mit der pathogenetischen Sichtweise, kondensiert im Vulnerabilitäts-Paradigma, ergibt sich ein Modell des protektiven Mechanismus, in welchem Vulnerabilität und Resilienz auf das Wirksamwerden eigenständiger Faktoren zurückzuführen sind und im Ergebnis ein Mehr oder Weniger psychogener Erkrankung bzw. seelischer Gesundheit konstellieren. Die folgende Abbildung soll diesen Sachverhalt verdeutlichen (Abb. 1-4):

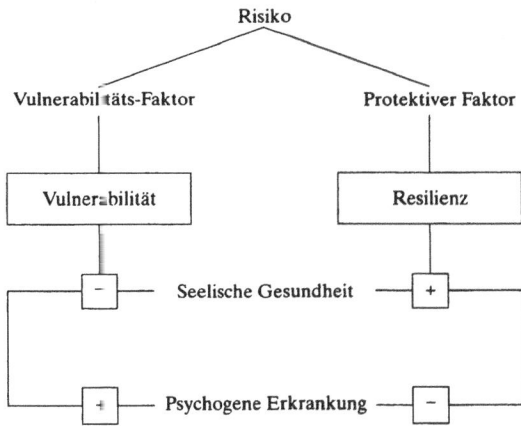

Abb. 1-4: Modell des protektiven Mechanismus (aus Reister 1995, S. 57)

1.2.3.3 Die Multidimensionalität protektiver Prozesse

Vor diesem Hintergrund untersuchten wir im Rahmen des Mannheimer Kohortenprojekts eingehend die protektiven Bedingungen zum Schutz vor späterer seelischer Erkrankung zunächst deskriptiv-statistisch und anschließend unter Zuhilfenahme von Pfadanalysen und Sturkturgleichungsmodellen. Dabei haben wir neben biographischen, retrospektiv erhobenen Daten, vor allem den aus den Sozialwissenschaften stammenden Konstruktbereichen „life events" und „social support" sowie den Coping-Fähigkeiten besondere Aufmerksamkeit geschenkt.

Erwartungsgemäß sind Persönlichkeitsvariablen im Sinne von zur Struktur gewordener Beziehungserfahrungen, dabei vor allem die Bewältigungs- und Verarbeitungs-Fähigkeiten sowie – statistisch weniger stark ausgeprägt – Merkmale der sozialen Unterstützung die Hauptkonstituenten des protektiven Prozesses angesichts von psy-

chosozialem Risiko. Somit sind die Beziehungserfahrungen in Kindheit und Erwachsenenalter als die wirkmächtigsten protektiven Faktoren zu verstehen. In steter Wechselwirkung zwischen Individuum und Sozietät ereignen sich die protektiven Prozesse, deren identifizierbare Marker in Form protektiver Faktoren auftreten, heißen sie nun ausgezeichnete soziale oder nachbarschaftliche Integration, reife Ich-Funktionen, Temperament, Fähigkeit zum adäquaten Coping oder zugewandte positive frühkindliche Bezugsperson. Dahinter stehen Entwicklungsprozesse der Persönlichkeit, die sich von Beginn des individuellen Lebens an im menschlichen Miteinander ereignen und strukturieren.

1.2.4 Körperbild und Körperbildstörungen

R. Rohner

Körperkult, das Verschwinden des Körpers, seine Wiederentdeckung, Körperaufwertung und/ -verdrängung sind Themen, die innerhalb der Gesellschaft insgesamt viel Aufmerksamkeit finden. In der Psychosomatik gibt es viele Versuche, das in der Medizin immer noch vorherrschende „Maschinenparadigma vom Menschen" durch *eine Lehre vom erlebten Körper* und einer *subjektiven Anatomie* zu ergänzen und zu korrigieren. Patienten mit Körperbildstörungen sind genuin psychosomatische Patienten, werden aber nur teilweise in psychosomatischen/psychotherapeutischen Einrichtungen gesehen. Klassisch sind die auffälligen Körperbildstörungen von Anorektikerinnen. Andere Patientengruppen werden vorwiegend von Chirurgen und Hautärzten gesehen (Dysmorphophobiker, Transsexuelle). Insgesamt wächst die Sensibilität für Körperbildaspekte auch bei Patienten, bei denen diese nicht im Vordergrund stehen (Angstneurosen, Depressionen, Schmerzpatienten, chronisch Kranke).

Trotz der Anerkennung, daß das Ich basal ein körperliches ist, fehlte lange Zeit ein Entwicklungsmodell des körperlichen Ich als Basis und der Behälter des seelischen Ich. Auch wenn in Freuds Werk (1923) die Begriffe Körperschema oder Körperbild an keiner Stelle auftauchen, liefert er das Fundament, von dem ausgehend wichtige Weiterentwicklungen ihren Ausgangspunkt nehmen.

Wichtige Pioniere in diesem Feld, die erst spät rezipiert wurden, sind die beiden Wiener Psychiater Paul Schilder (1886–1940) und Paul Federn (1871–1952). Die in vielen Publikationen stereotyp wiederholte Klage über die Heterogenität und mangelnde Trennschärfe der verschiedenen Begrifflichkeiten („Körpererleben", „-konzept", „-bild", „-schema", „-phantasie", „Körper-Ich"), die manchmal auch Schilder zum Vorwurf gemacht wird, ist einerseits begreiflich, spiegelt andererseits insgesamt aber auch die Mehrdimensionalität des Gegenstands wider.

1.2.4.1 Grundannahmen

Die hier zugrundeliegende Auffassung ist,

* daß es im Kern eines (mehr oder weniger) gesunden Subjekts ein kohärentes und akkurates Körper-Selbst gibt,

* daß dieses Körper-Selbst die Grundlage für die Entwicklung des seelischen Selbst ist und dessen wesentliche Formung in der präverbalen Phase stattfindet,

* daß das Körperbild die mehr oder weniger bewußtseinsnahe bzw. bewußtseinsfähige Repräsentanz des Körper-Selbst ist,

* daß das Selbstbild analog die mehr oder weniger bewußtseinsnahe bzw. bewußtseinsfähige Repräsentanz des seelischen Selbst ist und

* daß Körper-Selbst/Körperbild und seelisches Selbst/Selbstbild ein zusammenhängendes System bilden, dessen einzelne Komponenten sich wechselseitig beeinflussen.

Störungen von Körper-Selbst und Körperbild stehen in einem engen Zusammenhang mit narzißtischen und Identitätsstörungen. Sie sind dadurch charakterisiert, daß es blasse, schlecht integrierte, gespaltene Selbst- und Objektrepräsentanzen, mangelhafte Objektkonstanz, unsichere Identität und unscharfe Selbst-Objekt-Grenzen gibt.

Inzwischen gibt es ein umfangreiches klinisches Wissen (plus begründeter Spekulation) darüber, wie solche Defizite innerhalb der frühen Entwicklung zustande kommen und sich später symptomatisch auswirken. Das grundlegende Deutungsmuster ist, daß basale Verunsicherungen, Defizite und Entwicklungsblockaden später in vielfältige körperbezogene Restitutionsversuche münden.

1.2.4.2 Entwicklung von Körper-Selbst und Körperbild

Der primäre Modus der Erfahrung ist taktil, der visuelle und der akustische Modus spielen anfangs noch eine geringere Rolle. Das Baby wird gehalten, getragen, gewaschen, abgetrocknet, gestreichelt, geküßt. Die Hände der Mutter (hier und im

weiteren synonym mit Eltern) schaffen die erste Erfahrung der Körpergrenze, geben dem ansonsten unstrukturierten Raum eine Grenze. Es kommt zur frühen Unterscheidung von *Innen* und *Außen*. Die Art der Grenzziehung ist für die Entwicklung des Körper-Selbst und für die darauf aufbauende seelische Entwicklung bedeutsam. Wie sicher oder unsicher, wie zärtlich oder grob, wie zuverlässig und vorhersagbar oder willkürlich und chaotisch die Berührungen ausfallen, bestimmen die Qualität der Ausformung der erlebten Körpergrenze. Ob es zu Vernachlässigung oder zu Überstimulation kommt, hat eine Bedeutung dafür, wie unvollständig oder fragmentiert, konturiert oder verschwommen das Körperbild ist. Winnicott (1978) hat das Halten in seiner wörtlichen und übertragenen Bedeutung unterstrichen:

„Das Halten hat sehr viel mit der Fähigkeit der Mutter zu tun, sich mit ihrem Säugling zu identifizieren. Ein befriedigendes Halten ist eine Grundration von Fürsorge, was man nur an den Reaktionen auf falsches Halten erleben kann. Falsches Halten ruft im Kind extremes Unbehagen hervor, – es ist Grundlage für das Gefühl des Zusammenbrechens, das Gefühl, unaufhaltsam zu fallen, das Gefühl, die äußere Realität sei zur Beruhigung nicht zu gebrauchen und andere Ängste, die gewöhnlich als ,psychotisch' bezeichnet werden."

Schon früh sucht das Baby den Blick der Mutter. Im Normalfall nimmt die Mutter den Blick auf, es kommt zu einer Choreographie wechselseitiger und reziproker Bewegungen, Laute und Blicke. Dieser Blick der Mutter ist anschaulich als *Spiegeln* beschrieben worden. Er legt die Basis eines Gefühls der Wirklichkeit des eigenen Daseins, indem er auf elementare Weise die Existenz des Kindes bestätigt. Die moderne Säuglingsforschung hat gezeigt, in welchem Umfang Babies aktiv und in der Lage sind, Reaktionen bei den Eltern auszulösen. Diese Fähigkeit beschert das erste Erlebnis, selber die Ursache von etwas zu sein. Dies ist ein Element basalen Selbstvertrauens und Ur-Vertrauens in die Welt. Die Bereitschaft zum Spiegeln und die relative Adäquatheit des Spiegelns sind entscheidende Voraussetzungen für eine ausreichend gute Entwicklung. Für das Kind existiert keine dritte Instanz, um die Stimmigkeit von innerer Erfahrung und elterlicher Reaktion zu beurteilen. Die Reaktionen von Vater und Mutter bedeuten die Wirklichkeit.

Diese frühen Erfahrungen gehen ohne Sprache und ohne Gedächtnisspuren in die Strukturbildung ein. Gibt es hier Defizite, mangelnde Empathie (z.B. weil die Mutter schwer depressiv ist) oder ein undifferenziertes Antwortverhalten (z.B. jedes Unbehagen des Kindes als Hunger deuten und mit Füttern beantworten) kommt es zu Störungen. Die Erfahrung des Körper-Selbst bleibt undifferenziert und unterentwickelt, das Wirklichkeitsgefühl der eigenen Person und der umgebenden Realität bleiben brüchig. Die klare Unterscheidung zwischen Innen und Außen sowie die zwischen verschiedenen inneren Zuständen bleiben unsicher. Spätere Symptome können als Versuche verstanden werden, diese Mängel zu kompensieren.

In den ersten Lebensmonaten ist das Bild der Mutter an deren reale Anwesenheit geknüpft. Die Objektkonstanz entwickelt sich erst allmählich und ist etwa mit 18 Monaten erreicht. Die ersten Symbole und die ersten Übergangsobjekte repräsentieren den Körper der Mutter. Mit dem Fortschreiten der Fähigkeit zur Formung mentaler Bilder wird eine neue Stufe der erlebten Getrenntheit von Körper und Objekt erreicht sowie ein erweitertes Bewußtsein vom Raum jenseits des eigenen Körpers. Der Aufbau eines dreidimensionalen Körperbildes ist eine markante Etappe der Entwicklung vom Körper-Selbst zum seelischen Selbst. In etwa zur selben Zeit kommt es mit der Ausreifung der Motorik zu selbstbestimmten Bewegungen, das Kind lernt auf eigenen Füßen zu stehen und zu laufen. Es erlernt, u.U. zum Kummer der Eltern, das „Nein"-Sagen.

Autonomie, Selbstbewußtsein und ein Gefühl der Ganzheit entwickeln sich. Im positiven Fall fungieren die Eltern als unterstützende und ermutigende Umgebung, die sowohl Sicherheit als auch Bewegungsspielraum geben und dem Kind erlauben, Freude an körperlichen Funktionen und Aktivitäten zu erleben. Wachsende Integration körperlicher Fähigkeiten, zunehmende Kraft und Geschicklichkeit unterstützen ein körperlich-seelisches Ganzheitsgefühl.

Die wachsende Integration von Körper-Bild und Selbstbild führen zum Gefühl von Identität, der Überzeugung, derselbe zu sein, trotz aller Veränderungen in Zeit und Raum, trotz wechselnder körperlicher und seelischer Zustände. Fähigkeiten der Reflexion und der symbolischen Repräsentation treten um das zweite Lebensjahr herum auf. Phantasietätigkeit (Spiele, Geschichten, Märchen, Träume) ermöglicht qualitativ neue Mittel der (Selbst-) Beeinflussung emotionaler Zustände. Die ganze Spanne der Gefühle von Hilflosigkeit bis Grandiosität kann das Individuum jetzt auch mit seelischen

Mitteln beeinflussen. Die Sprachentwicklung revolutioniert die symbolischen Funktionen und die Möglichkeiten der Objektbeziehungen.

In den ersten beiden Lebensjahren vollziehen sich wichtige Entwicklungsschritte des Körper-Selbst. Es kommt zu einem zunehmend komplexeren Konzept des eigenen Selbst, das körperliche, emotionale und begriffliche Elemente in eine Struktur zusammenfaßt. Dieser Prozeß resultiert günstigenfalls in dem Gefühl, im eigenen Körper zu Hause zu sein, den Körper zu besitzen und den Körper als Behälter der Psyche zu empfinden. In welchem Ausmaß diese Integration gelingt, entscheidet mit darüber, wie allfällige Veränderungen, Bedrohungen, Verluste oder Traumatisierungen bewältigt werden können.

1.2.4.3 Beispiel: Anorexie

Eine normative Krise stellen Pubertät und Adoleszenz dar, die tiefgreifende Veränderungen von Körper- und Selbstbild verlangen. Die körperlichen Veränderungen setzen bei Mädchen früher und abrupter ein und sind umfassender als bei Jungen.

Diese Veränderungen induzieren starke Affekte. Das Körperbild ist oft fragmentiert (weibliche Adoleszente beschreiben ihren Körper mehr als Aufzählung von Körperteilen). Einzelne Aspekte (z.B. die Brüste) werden als ich-fremder erlebt, die veränderte Muskel-Fett-Relation, der verschobene Körperschwerpunkt, die u.U. veränderte Beweglichkeit und Kraft können ein Gefühl von verstärkter Vulnerabilität und reduzierter Selbstwirksamkeit mit sich bringen. Es kann zu einer Aufspaltung des Selbstbildes in (geschätzte) aktive und selbstbestimmte Anteile und (entwertete) passive Anteile kommen. Die Menstruation (und die damit verbundenen Schmerzen) können das Erleben des Körpers als eigenwilliges und feindseliges Objekt akzentuieren.

Die Entdeckung des eigenen Körpers und der Sexualität, die Erfahrung des ersten Orgasmus vollziehen sich bei weiblichen Heranwachsenden nach wie vor viel häufiger im interpersonellen Kontext als bei männlichen. Exemplarisch dafür ist die Masturbation, als Gelegenheit den Körper, seine Bedürfnisse und Funktionen kennenzulernen, die bei Mädchen und jungen Frauen seltener ist und als weniger befriedigend erlebt wird.

Die Anorexie entsteht häufig aus einem Gefühl der *Überforderung gegenüber anstehenden Ent-*

wicklungsaufgaben: der Aufgabe, die körperlichen Entwicklungen der Pubertät zu integrieren, eine psychosexuelle Identität zu entwickeln, sich von den primären Liebesobjekten zu lösen und sich neuen zuzuwenden, Schritte in Richtung Autonomie zu tun. Wenn die damit verknüpften Autonomie-Abhängigkeits- und Nähe-Distanz-Konflikte übermächtig werden, kann der Ausweg in einer anorektischen Symptomatik gesucht werden. Aus dem Gesamtbild der komplexen Ätiologie und Psychodynamik sollen hier einige körperassoziierte Aspekte beleuchtet werden:

Bei gezeichneten Körperbildern von Anorektikerinnen fällt auf, daß diese häufig unvollständige oder poröse Grenzen haben und kindlich und asexuell sind. Diese fehlende Abgegrenztheit gilt auch für die Beziehung zu relevanten Bezugspersonen. Anorektische Patientinnen haben ein entfremdetes Gefühl gegenüber ihrem Körper, einen Mangel an Sensibilität für körperliche Sensationen. Selbst- und Objektkonstanz sind defizitär. Sie haben große Schwierigkeiten, einen Kern der eigenen Person, ein inneres Zentrum von Initiative und einen Bezugsrahmen gefühlsmäßiger Bewertung zu erleben. Sie empfinden häufig eine innere Leere. Das äußert sich in einer reduzierten Fähigkeit, sich selbst zu beschreiben. Stattdessen sind sie sehr abhängig von Reaktionen der Umgebung. Ihr Verlangen nach Anerkennung und Spiegelung verfolgen sie durch perfektionistisches und leistungsorientiertes Verhalten. Je mehr sie frühe Erfahrungen übermäßig eindringenden und kontrollierenden elterlichen Verhaltens gemacht haben, um so mehr fürchten sie Kontrollverlust im Hinblick auf körperliche Funktionen. Dazu gehören auch aufkommende sexuelle Bedürfnisse, die als Bedrohung ihrer fragilen Selbststeuerung, als Infragestellung der körperlichen und/oder geistigen Leistungsideale und der ambivalenten Elternbindung erlebt werden.

Das Hungern und seine Folgen können auf verschiedenen Ebenen als Kompensationsversuch eingesetzt werden:

- Der Körper wird zum manipuliertem Objekt, dessen scheinbare Kontrollierbarkeit tiefsitzende Gefühle der Hilflosigkeit und Selbstunwirksamkeit überdeckt, stattdessen Hochgefühle bis zur Euphorie beschert und die realistische Wahrnehmung der eigenen Bedrohtheit ausschließt. Umgekehrt wird der Körper zur massiven Bedrohung, wenn er durch Gewichtszunahme das erkämpfte Autonomiegefühl in Frage stellt.

- Der ausgehungerte weibliche Körper verliert seine sexuellen Attribute, er paßt sich damit dem kindlichen und asexuellen Körperbild an. Die Implikationen der sexuellen Reifung (Identifikation mit der Mutter, Reaktivierung ödipaler Konflikte, Erleben eigener Triebhaf-

tigkeit, selbst als Triebobjekt wahrgenommen werden) werden so bekämpft und verleugnet.

- Hungern wird zum asketischen Ideal, es hilft bei der Selbstaufwertung und der Abwertung der Umwelt. Es unterhält die grandiose Idee narzißtischer Vollkommenheit, Bedürfnislosigkeit und Autarkie.

- Interaktionell bedeutet die Symptomatik das Ausüben enormer Macht auf die Familie (auf dem Hintergrund eines umfasenden Gefühls von Machtlosigkeit), eine massive Distanzierung (bei gestörter Fähigkeit sich als getrenntes Individuum zu erleben) und gleichzeitiger massiver Bindung (ohne Abhängigkeitsbedürfnisse bewußt erleben zu müssen).

Diese unvollständige Aufzählung macht nachvollziehbar, wie hartnäckig viele dieser Patientinnen an ihrem Restitutionsversuch festhalten. Die Therapie kann nur im Finden besserer Lösungsmöglichkeiten bestehen, die die entwicklungsmäßigen Mängel ausgleichen helfen. Dazu gehören zentral die Stärkung unsicherer, vager, unvollständiger Körpergrenzen, das Sensibilisieren für Körperempfindungen, die Differenzierung von Affekten und die Stärkung der Symbolisierungsfähigkeit. Ein allein auf das Gewicht und das Eßverhalten konzentriertes Vorgehen würde dem nicht gerecht. Einen hohen Stellenwert haben körperorientierte und kreative Therapieverfahren.

1.2.5   Krankheitsverarbeitung (Coping)

G. Schüßler

1.2.5.1   Was ist Krankheitsverarbeitung?

Mit der erhöhten Lebensdauer und Zunahme des Anteils älterer Menschen in der Gesamtbevölkerung hat sich eine deutliche Verschiebung der Morbiditäts- und Mortalitätsstatistik ergeben: Nicht mehr akute infektiöse, sondern überwiegend chronische Erkrankungen stehen in der medizinischen Behandlung heute im Vordergrund. Es handelt sich hierbei um eine Vielzahl von Erkrankungen unterschiedlicher Genese und Symptomatik, z. B. vaskuläre Erkrankungen, Diabetes mellitus, chronische Hauterkrankungen oder Erkrankungen aus dem Bereich des rheumatischen Formenkreises, bei denen bis heute eine echte Heilung nicht möglich ist. Diese Erkrankungen verlaufen langfristig, begleiten den Betroffenen meist bis zu seinem Tode und sind in ihrem Fortschreiten unvorhersagbar mit phasischem oder progredientem Verlauf. Diese chronischen Erkrankungen führen zu vielfältigen Belastungen und Herausforderungen: Lebensbedrohung und Todesangst, die Verletzung der körperlichen Integrität und des Wohlbefindens, Bedrohung der eigenen Zukunfts- und Lebenspläne und Bedrohung des seelischen Gleichgewichtes.

Bei körperlichen Erkrankungen zu bewältigende **psychosoziale Belastungen**:

*   Körperintegrität und Wohlbefinden sind verändert
    durch Verletzung oder Behinderung
    durch Schmerz und Beschwerden von Krankheit und/oder Therapie
    durch Invalidität

*   Verändertes Selbstkonzept:
    durch neues Selbstbild und Körperschema
    durch Ungewißheit über die Zukunft hinsichtlich
      Krankheitsverlauf
      Familien- und Sozialleben
    durch Autonomie- und Kontrollverlust

*   Gestörtes emotionales Gleichgewicht:
    durch innere und äußere Bedrohung
    durch neue oder verstärkte Gefühle

*   Verunsicherung hinsichtlich der sozialen Rollen und Aufgaben:
    durch Trennung von Familie, Freunden und Bekannten
    durch Aufgabe wichtiger sozialer Funktionen
    durch neue soziale Abhängigkeit

*   Situative Anpassung:
    durch neue Beziehungen mit Medizinalpersonal
    durch neue Umgebung (bei Hospitalisierung)
    durch Konfrontation mit neuen Verhaltensregeln und Werten

*   Bedrohung des Lebens, Angst vor dem Sterben:
    durch akute Krise oder chronische Progredienz
    durch Vielzahl an Verlusterlebnissen

Mit all diesen Belastungen muß der Kranke und seine Familie sich immer wieder auseinandersetzen und versuchen sie zu bewältigen. Krankheitsbewältigung oder Coping besitzt somit nicht nur wissenschaftliche, sondern große alltägliche medizinische Bedeutung.

Fallbeispiel: Frau A., eine Geschäftsfrau, entdeckte in ihrem 52. Lebensjahr einen großen Knoten in ihrer rechten Brust. Angesichts innerer Unsicherheit und Angst mied sie eine ärztliche Untersuchung und bewertete den Knoten als „Schwellung, ich habe mich gestoßen". Kurz danach erlitt der Ehemann einen schweren Herzinfarkt, sie stellte wiederum eine ärztliche Abklärung zurück, obwohl der Knoten mittlerweile bis auf Taubeneigröße angeschwollen war. Nachdem der Ehemann sich gut erholt hatte und im Geschäft wieder mitarbeitete, begab sie sich aufgrund von Schulter- und Nackenschmerzen zu ihrem Hausarzt. Dieser stellte bei der körperlichen Untersuchung sofort den Knoten fest, machte Frau A. heftigste Vorwürfe und überwies sie sofort in ein Krankenhaus. Die Patientin wurde kurzfristig operiert, es kam zur Entfernung beider Brüste. Im Rahmen der ärztlichen Aufklärung „Sie haben doch Krebs, wissen Sie das nicht?", brach Frau A. vor Ort zusammen, sie verfiel in einen depressiv-resignativen Zustand. Erst jetzt begann die Auseinandersetzung mit der lebensbedrohlichen Erkrankung. Frau A. wurde in der Folgezeit chemotherapeutisch und mit 30 Bestrahlungen behandelt, begleitend wurde eine stützende Psychotherapie durchgeführt. Im Rahmen dieser Gespräche wurde die bisherige Lebensdevise von Frau A. „ich mach es anderen immer recht und arbeite so gut es geht für andere" bearbeitet. Es gelang ihr zunehmend zu akzeptieren, daß sie lebensbedrohlich erkrankt war und daß sie ihr gesamtes Leben umstellen mußte, bis hin zur Aufgabe des gemeinsamen Geschäftes.

Die bekannteste **Definition** der Krankheitsbewältigung geht auf Lazarus und Folkman (1984) zurück, die Krankheitsbewältigung beschreiben als *„sich ständig verändernde kognitive behaviorale Bemühungen, spezifische, externale und/oder internale Anforderungen zu handhaben, die so eingeschätzt werden, daß sie die Ressourcen einer Person beanspruchen oder überschreiten".* In dieser Definition sind unbewußte Handlungsprogramme eines Menschen ausgeschlossen, die Definition umschreibt im wesentlichen das, was heute als „Coping" benannt wird. Sehen wir die Krankheitsbewältigung als das Gesamt aller Bemühungen, günstig oder schädlich, bewußt oder unbewußt, einer Belastung vorzubeugen, sie zu vermindern oder zu beseitigen oder zumindest ihre Auswirkung so wenig schmerzhaft wie möglich zu ertragen, müssen wir die gerade definierten Coping-Prozesse und die unbewußten Abwehrbemühungen eines Menschen unterscheiden.

Die Krankheitsbewältigung wird heute übereinstimmend als ein *transaktionaler Prozeß* gesehen, in dem die Wahrnehmung, Bewertung und Bewältigung einer Erkrankung wiederum auf den Krankheitszustand und seine Wahrnehmung und Bewältigung rückwirken. In der Abb. 1–5 wird die Verflechtung von Abwehr und Coping ebenso wie in dem geschilderten Fallbeispiel deutlich. Grundsätzlich können alle Verhaltensweisen und jegliches innerseelisches Phänomen im Rahmen der Bewältigung eingesetzt werden.

Die allgemeinen gebrauchten Bewältigungskonzepte unterscheiden sich in *Bewältigungsreaktionen, Bewältigungsformen, Bewältigungsstil, Bewältigungsprozeß, Bewältigungsressourcen* und *Bewältigungsflexibilität* (Braukmann und Filipp 1984, Schüßler 1993).

Bewältigungsstil (Copingmuster)	zeitlich stabile Formen der Bewältigung
Bewältigungsprozeß (Copingprozeß)	Bewältigungsreaktion in einer konkreten Situation zu einem gegebenen Zeitpunkt, d.h. zu verschiedenen Zeitpunkten (Phasen) einer Erkrankung erfolgen unterschiedliche Reaktionen
Bewältigungs-ressourcen	Gesamt aller inneren (Gesundheit, Problemlösefähigkeit, Repertoire an Strategien) und äußeren (z.B. soziale Unterstützung) Ressourcen
Bewältigungs-flexibilität	Fähigkeit, situationsbedingte Herausforderungen qualitativ und quantitativ (der Belastung) angemessen zu beantworten

Bewältigung ist grundsätzlich bezogen auf den Umgang von psychisch „Gesunden" mit Lebensereignissen, insbesondere körperlichen Erkrankungen. Weitet sich die Frage der Bewältigung auf seelische Störungen aus, ergibt sich ein grundsätzliches Problem: Wenn das Bewältigungsverhalten durch die psychische Störung determiniert ist, ist es dann nicht vielmehr Symptom als Bewältigung der Erkrankung? Ist also beispielsweise der Rückzug eines Patienten im Rahmen einer depressiven Erkrankung Bewältigung der primären Erlebensstörung oder gehört der Rückzug zum Kernsymptom der Erkrankung und erschwert damit die Bewältigung? Für die klinische Anwendung ist damit der Anwendungsbereich der Bewältigung vorerst auf körperliche Erkrankungen zu begrenzen.

1.2.5.2   Coping und Abwehr

Bewußte (Coping) und unbewußte (Abwehr) Bewältigungsschritte sind eng verflochten. Coping und Abwehr können als verschiedene Ausformungen einer umfassenden kognitiv-affektiven Regulation aufgefaßt werden. Genauso wenig wie kognitive oder behaviorale Bemühungen in der Auseinandersetzung mit Erkrankungen grundsätzlich günstig oder schädlich sind, genauso wenig sind Abwehrvorgänge als habituelle, unbewußt ablaufende Prozesse per se günstig oder ungünstig. Als Abwehrmechanismen gelten alle unbewußten intrapsychischen Operationen, die darauf abzielen, unlustvolle Gefühle Affekte und Wahrnehmungen vom Bewußtsein fernzuhalten, also nicht nur Gefühle, die in Verbindung mit vergangenen traumatischen Erinnerungen stehen. Im Gesamt der Krankheitsbewältigung sind reale wie unbewußte Komponenten beteiligt, die in ihrer Weise zur Wahrung des subjektiven und objektiven Gleichgewichtes beitragen. Coping und Abwehr können als verschiedene Ausformungen des umfassenden „kognitiv-affektiven Gleichgewichtes" aufgefaßt werden.

Kognitiv – Affektive Regulation
Gesamt der Krankheitsbewältigung

	Abwehrprozesse (innerpsychisch, unbewußt)	**Copingprozesse** (psychosozial, bewußt)
Ziele	Abwehr von inneren und äußeren Gefahren zur Aufrechterhaltung der Ich-Balance und des Selbst	Emotionale, kognitive und Verhaltensprozesse in der Auseinandersetzung und Anpassung an Belastungen
Formen	Verleugnung, Affektisolierung, Rationalisierung, Regression, Identifikation, Wendung gegen eigene Person, Agieren u.a.	*Handlungsbezogen:* ablenkendes Anpacken, aktives Vermeiden, Rückzug, Zupacken u.a. *Kognitionsbezogen:* Ablenken, Neudefinieren, Informationssuche, Problemanalyse, Sinngeben u.a. *Emotionsbezogen:* Spannungsreduktion, Optimismus, Wut ausleben, Resignation, Auflehnung u.a.

Abb. 1-5: Verflechtung von Abwehr und Coping

Zusammen mit kognitiven Strukturen und Ich-Prozessen, die meist als Coping-Prozesse bezeichnet werden, bilden Abwehrprozesse das Gesamt dessen, was ein Mensch in belastenden Situationen an Anpassungsleistung zeigt. Abwehr und Coping sind hierbei aufeinander bezogen, z.B. ermöglichen Affektisolierung und Verdrängung erst die kognitive klärende Auseinandersetzung mit einer Belastung. Flexible Abwehrprozesse ermöglichen somit flexible Bewältigungsprozesse, rigide Abwehrmechanismen werden kognitive Bewältigungsprozesse eher behindern. Abwehr und Coping greifen mit dem Ziel der Anpassung ineinander. Abwehr schafft also die Voraussetzung für eine Auseinandersetzung, hilft dem Individuum, eine adäquate Bewältigungsstrategie zu suchen und zu erproben. Beim Überwiegen rigider Abwehr wird die konfliktfreie Sphäre des Ichs allerdings eingeschränkt, so daß auch die Bewältigungsstrategien eingeengt erscheinen. Erst das Ineinandergreifen von Abwehr und Coping sichert somit die optimale Anpassung der Person.

1.2.5.3 Krankheitsbewältigung – ein mehrdimensionales Bedingungsgefüge

Die in Zusammenhang mit einer Erkrankung auftretenden Belastungen sind nicht nur von der Art der Erkrankung, sondern auch von dem individuellen Krankheitsverlauf und den medizinischen Behandlungsmaßnahmen geprägt. Hierbei ist es nicht die Erkrankung an und für sich, sondern vielmehr die persönliche Wahrnehmung und Bewältigung einer Erkrankung, die entscheidenden Einfluß auf die Bewältigung ausübt. Die Bewältigung wird also nicht entweder durch die individuelle Lebenssituation und Persönlichkeit des Kranken oder durch die Situation des Erkrankten alleine geprägt, sondern die Anforderungen an die Krankheitsverarbeitung und auch damit das Ergebnis sind Ausdruck eines individuellen zeitlichen situativen und persönlichen Bedingungsgefüges. So ergeben sich völlig andere Bedingungen, wenn ein 30jähriger, mitten im Beruf stehender Mann erkrankt als vergleichsweise bei einem 65jährigen Rentner.

In unterschiedlichen Phasen der Auseinandersetzung mit einer Erkrankung sind unterschiedliche Abwehr- und Copingprozesse von Bedeutung, bis in einem Wechselspiel von Abwehr und Anerkennung der Erkrankung das Erreichen eines

Faktoren, die Einfluß auf die Krankheitsbewältigung nehmen

- Art und Schwere der körperlichen Erkrankung
- Bewältigungsstil und Persönlichkeitseigenschaften
- Interpersonelle und soziale Lebenssituation
- Gesundheitsverhalten, insbesondere maladaptives Risikoverhalten wie Rauchen, Alkohol- oder Drogenmißbrauch, Eßgewohnheiten, risikoreicher Lebensstil u.a.
- Seelisches Befinden und Störungen (z.B. depressive Verstimmungen bis hin zu depressiven Störungen)

mehr oder weniger stabilen seelischen Gleichgewichtes gelingt. So hat die Verleugnung am Anfang kurzfristig günstigere Anpassungsergebnisse, indem Angst und Belastung reduziert werden, langfristig wird der Verlauf der Erkrankung jedoch ungünstig beeinflußt, da eine sachgerechte Behandlung unmöglich wird.

Das komplexe Bewältigungsgefüge wirkt auf die Erkrankung zurück. Es besteht die Möglichkeit, im Rahmen der Bewältigung die Situation zu verändern, die Bedeutung einer Belastung durch eine veränderte Sichtweise zu mindern oder unangenehme Gefühle zu kontrollieren. Diese veränderten Bewertungen und Sichtweisen führen zu Veränderungen des Krankheits- oder Gesundheitsverhaltens, es werden die psychologische Reaktion des Individuums und letztlich auch die physiologischen Reaktionen auf diesem Wege beeinflußt.

Möglichkeiten	Veränderungen der Situation Veränderung der Bedeutung der Belastung Kontrolle der unangenehmen Gefühle Beeinflussung der unangenehmen Gefühle
Auswirkungen	Beeinflussung der psychologischen Reaktionen Beeinflussung der physiologischen Reaktionen Veränderung des Krankheits/Gesundheitsverhaltens

1.2.5.4 Klinik und Praxis

In der Auseinandersetzung mit einer Erkrankung und ihren Folgen muß der Betroffene versuchen, die Erkrankung in das bisherige Leben zu integrieren, um die erworbene persönliche Identität zu erhalten. Gelungene Bewältigung ist das Endresultat, indem es gelingt, das belastende Ereignis zu reduzieren, die Ressourcen des Individuums zu mobilisieren, um letztendlich Zufriedenheit zu gewinnen. Eine gelungene Bewältigung zeigt sich in seelischem Wohlbefinden, in einem „günstigeren" Krankheitsverlauf mit stabilen familiären Beziehungen und Aufrechterhaltung eines adäquaten sozialen Lebens. Eine „ungünstige" Bewältigung führt zu Problemen in der Zusammenarbeit mit medizinischen Behandlungsinstitutionen, geht einher mit beruflichen, sozialen und partnerschaftlichen Schwierigkeiten und einem „ungünstigen" Krankheitsverlauf mit vielen Beschwerden, Klagen, Unmut sowie seelischen Befindlichkeitsstörungen. Je nach Perspektive (Arzt, Patient, Gesellschaft) kann sich eine günstige von einer ungünstigen Bewältigung durchaus unterscheiden. Allgemein kann jedoch für die klinische Behandlung festgehalten werden:

Die jeweiligen Behinderungen und Gegebenheiten der Erkrankung müssen berücksichtigt werden: die Schwere und der Verlauf der Erkrankung, die subjektiven Befindlichkeitsstörungen sowie der soziale und berufliche Rahmen, in dem der Erkrankte eingebettet ist.

Die prämorbide Persönlichkeit und der Kontext des Erkrankungsbeginns dürfen nicht übersehen werden: Patienten mit stark pessimistischer Grundhaltung oder psychiatrischer Vorgeschichte und hoher Ängstlichkeit zeigen eine langfristig ungünstigere Krankheitsbewältigung. Das Annehmen (Akzeptieren) auf dem Hintergrund eines stabilen positiven Selbstwertgefühls hat entscheidenden Einfluß auf die Bewältigung und Verarbeitung.

Die je nach Zeitpunkt des Erkrankungsverlaufs zu erwartenden Bewältigungsversuche und psychischen Konsequenzen müssen beachtet werden: Gerade am Beginn einer Erkrankung kann z.B. die Verleugnung dem Betroffenen helfen, sein inneres Gleichgewicht zu bewahren, wohingegen die Verleugnung im langfristigen Verlauf den Patienten hindert, die entsprechenden notwendigen Behandlungsschritte durchzuführen.

Es gibt vielfältige individuelle Lösungsmöglichkeiten. Günstiges Bewältigungsverhalten zeichnet sich durch diese Vielfalt und Flexibilität aus. Ungünstiges Bewältigungsverhalten ist durch sozialen Rückzug, Grübeln und Selbstbeschuldigungen gekennzeichnet. Im Rahmen der psychotherapeutischen Hilfe stehen unterstützende psychotherapeutische Ansätze, die sich an dem spezifischen Problem des chronisch Kranken orientieren. Psychotherapeutische Hilfe soll die Bewältigung unterstützen und geeignete Bewältigungsstrategien vermitteln. Jenseits der fachpsychotherapeutischen Hilfe ist in der Behandlung chronischer Krankheiten eine grundsätzliche medizinische Umorientierung notwendig. Der Arzt ist weniger gefordert als Lebensretter, denn als Fachmann und Begleiter, der einem selbstbestimmten Patienten mit Information, Beratung und Begleitung, sowie „Gesundheitsförderung" zur Seite steht.

1.3   Diagnostische Klassifikation

W. Schneider

In der Medizin wird unter Diagnostik allgemein formuliert die Erkennung und Beurteilung von Krankheiten verstanden. Von besonderem Interesse ist es, welches Verhältnis Diagnosen zur Realität haben. Bilden die diagnostischen Zuordnungen, also die Diagnosen, Realität im Sinne von gegebenen Krankheitseinheiten ab (nosologische Konzeptualisierung) oder sollten sie sich an oberflächennahen – beschreibbaren – Phänomenen wie Symptomen und Symptomkonstellationen im Sinne von Syndromen orientieren?

Bei einem deskriptiven diagnostischen Vorgehen wird von der Annahme von nosologischen Krankheitseinheiten, denen gemeinsame Ursachen, Verlaufscharakteristika und Behandlungsmodelle zugeschrieben werden, abgesehen. Unabhängig davon, welchen erkenntnistheoretischen Stellenwert wir den diagnostischen Zuschreibungen zuordnen, orientieren wir uns im Prozeß der Diagnostik an einem Bezugsrahmen, einem Klassifikationssystem. Möller et al. (1978) definieren den Begriff der Klassifikation als die Einteilung einer Menge von Merkmalen oder Fällen in ein nach Klassen gegliedertes System; gleichzeitig bezeichnen sie den Zuordnungsprozeß von Merkmalen als Klassifikation. Die Klassifizierung dient der Ordnung und Strukturierung von Erkenntnisgegenständen, die unterschiedliche Abstraktionsniveaus aufweisen können. Ein historisch bekanntes und als Klassifikationsparadigma aufzufassendes System stellt das von Karl von Linné im 18. Jahrhundert entwickelte künstliche System der Pflanzen dar, an das er 1742 eine Krankheitssystematik, die Genera Morborum, anschloß. W. Cullen entwickelte in Anlehnung daran eine Klassifikation der Geisteskrankheiten. Ein Überblick über die weitere historische Entwicklung der psychiatrischen Diagnosensysteme findet sich bei Dilling (1994).

Für N. Sartorius (1992), dem ehemaligen Direktor der Division of Mental Health der WHO, ist eine Klassifikation

„ein Weg, die Welt zu sehen. Sie bildet einen ideologischen Standpunkt sowie einen allgemeingültigen Stand der Theorie und des Wissens ab. Klassifizieren bedeutet entwickeln, festlegen oder bestätigen konzeptueller Grenzen. Diese bestimmen umgekehrt uns selbst, unsere Vergangenheit und unsere Zukunft, die Grenzen unseres Fachgebietes, seine Bedeutung und seine Einzigartigkeit."

Dieses Zitat weist noch einmal darauf hin, daß es viele unterschiedliche Ordnungssysteme des gleichen Gegenstandsbereiches geben kann, wobei sich diese

1. nicht nur durch die Klassenbildung von Merkmalen gleichen Abstraktionsniveaus, sondern

2. sich auch bezüglich der von ihnen einbezogenen diagnostischen Merkmalsbereiche unterscheiden können.

Beispiele für Unterschiede des Typs I zwischen zwei Klassifikationssystemen sind das DSM-IV und die ICD-10, die hinsichtlich ihrer grundlegenden diagnostischen Prinzipien und der berücksichtigten diagnostischen Merkmale (Symptome, Verlaufs- und Schwerecharakteristika) eine hohe Ähnlichkeit aufweisen, aber auch durchaus unterschiedliche diagnostische Klassen beinhalten oder für gleiche bzw. ähnliche diagnostische Klassen unterschiedliche diagnostische Kriterien definieren.

Ein Unterschied des Typs II zwischen zwei diagnostischen Klassifikationssystemen findet sich z.B. zwischen der ICD-10 und der Operationalen Psychodynamischen Diagnostik (Arbeitskreis Operationale Psychodynamische Diagnostik 1996). Beides sind mehrdimensionale Diagnosemodelle, die sich jedoch in der Art, der von ihnen berücksichtigten diagnostischen Merkmalsbereiche unterscheiden.

Die Entwicklung *multiaxialer Diagnosensysteme* hat in der Psychiatrie eine längere Tradition und ist nach Mezzich (1992) unter anderem ein Ausdruck dafür, daß bei psychiatrischen Diagnosen keine pathogenetischen Aspekte einbezogen werden können, wie es bei manchen körperlichen Krankheiten möglich sei. Häufig werden in multiaxialen Diagnosensystemen dann neben somatischen Merkmalen psychosoziale Belastungsfaktoren berücksichtigt, wie z.B. im DSM-IV. Das allgemeine Ziel multidimensionaler Diagnostik ist nach Helmchen (1980) und Mezzich (1988) die *umfassende Betrachtung des Einzelfalls unter einer multikonditionalen biopsychosozialen Perspektive*, die über die systematische Erfassung der unterschiedlichen relevanten Krankheitsaspekte eine kontrollierte Behandlungsplanung und Prognose ermöglichen soll.

1.3.1 Prinzipien der operationalen psychiatrischen Diagnosensysteme

In der Psychiatrie begann Anfang der siebziger Jahre die Entwicklung operationaler Diagnosensysteme, die sich vorrangig an deskriptiven Merkmalen orientieren. Hinter dieser Entwicklung stand motivbildend die Unzufriedenheit über die mangelnde *Reliabilität* (Zuverlässigkeit der Diagnosenstellung) psychiatrischer Diagnostik. Gerade die Bedürfnisse der pharmakologisch orientierten Forschung machten eine zuverlässige Zuteilung von Patienten zu spezifischen diagnostischen Gruppen notwendig, um differentielle Effekte von Psychopharmaka zu überprüfen. Mit der Einführung des DSM 1980 (American Psychiatric Association 1980) nahm die weitere Entwicklung der operationalen Klassifikationssysteme einen raschen Aufschwung, der sich insbesondere auch im wissenschaftlichen Bereich niedergeschlagen hat, in dem z.B. für die Akquirierung von Drittmitteln die Verwendung operationaler Diagnostik zunehmend zum Eingangskriterium geworden ist. Dies gilt ebenfalls für die Publikation wissenschaftlicher Arbeiten in einer großen Zahl an Journals.

Nachdem im Anschluß an DSM-III relativ bald die revidierte Fassung (DSM-III-R) mit ihren elaborierten diagnostischen Kriterien und Algorithmen eingeführt wurde, begann mit der Kopenhagener Expertenkonferenz zur Klassifikation psychischer Störungen, die ein Gemeinschaftsprojekt der WHO (Weltgesundheitsorganisation) und der amerikanischen Alcohol, Drug Abuse and Mental Health Administration war (US-ADAMHA), im weiteren Sinne die Arbeit an der ICD-10 (Sartorius 1992). Auf Initiative der WHO und in enger Kooperation mit ihr arbeiteten in den folgenden Jahren eine Reihe von Zentren in den verschiedensten Ländern mit der Unterstützung einer internationalen Beratergruppe an der Konzeptualisierung und später der empirischen Überprüfung der ICD-10. Als prinzipielles Ziel dieses Diagnosensystems wurde die *internationale Handhabung* formuliert, das eine einfache Übersetzbarkeit sowie die weitgehende Berücksichtigung unterschiedlicher nationaler und kultureller diagnostischer Klassifikationssysteme erforderte.

1.3.2 Aufbau und Struktur des Kapitels V (F) Psychische und Verhaltensstörungen der ICD-10

Das Kapitel V der ICD-10 ist in die *Gesamtklassifikation aller Erkrankungen* mit insgesamt 21 Kapiteln eingegliedert. Das *diagnostische Prinzip* besteht darin, für die definierten Diagnosengruppen (diagnostischen Kategorien) *spezifische diagnostische Kriterien* zu formulieren, die sich insbesondere an *deskriptiven psychopathologischen Merkmalen orientieren* und auch *Verlaufs- und Schweregradcharakterisierungen* berücksichtigen. Formal ist die ICD-10 als fünfstelliges alphanumerisches System aufgebaut, das auf der dreistelligen Ebene 100 diagnostische Kategorien aufweist. Das Ziel dieser Struktur soll in der zukünftig leichteren Erweiterung des diagnostischen Systems liegen. Um unterschiedlichen Ansprüchen verschiedener Berufsgruppen bzw. Anwendungsfeldern Rechnung zu tragen, sind von der WHO und den kooperierenden Zentren unterschiedliche Versionen der ICD-10 entwickelt worden.

Die *Prinzipien* der ICD-10 wie auch des DSM-III-R bzw. IV folgen den *Standards einer dem biologischen Krankheits- wie Behandlungsverständnis verpflichteten Wissenschaftsposition.* Dazu gehören insbesondere die Eliminierung des Neurosenbegriffs, weil dieses nosologische Konzept empirisch nicht genügend gesichert sei; der Verzicht auf ein interpretatives diagnostisches Vorgehen, der zu einer Fokussierung der Syndrom- und Symptomebene bei der Diagnostik führt; die Einführung des *Komorbiditätsprinzips*, nach dem so viele ICD-10 Diagnosen für einen Patienten vergeben werden, und das die umfassende Beurteilung seiner Symptome erfordert.

Versionen des Kap. V der ICD-10:

* *Klinisch-diagnostische Leitlinien*, die für den klinisch-psychiatrischen Gebrauch konzipiert sind,

* *Forschungskriterien*, die restriktivere diagnostische Kriterien aufweisen als die klinischen Leitlinien und insbesondere im wissenschaftlichen Bereich Verwendung finden sollen,

* eine *Kurzfassung*, die lediglich die diagnostischen Hauptkategorien des Kap. V sowie kurze Charakterisierungen der Störungen enthalten,

* eine *Primary Health Care Classification* (PHC), die für die Verwendung im Bereich der primären Gesundheitsversorgung und der Allgemeinmedizin gedacht ist und neben knappen diagnostischen Charakterisierungen auch therapeutische Empfehlungen enthalten.

Sowohl DSM-III-R bzw. DSM-IV als auch die ICD-10 verfolgen einen multiaxialen Ansatz, der bereits für das DSM seit der dritten revidierten Version differenziert vorliegt und für die ICD-10 in der Diskussion ist. Aktuell sind die folgenden drei Achsen für die ICD-10 konzeptualisiert:

* Klinische Diagnosen, psychiatrische und somatische Diagnosen;

* Behinderungen, hier soll die Disability Assessment Scale der WHO Verwendung finden;

* Abnorme psychosoziale Situationen.

Für diese diagnostischen Modelle sind dann teilstrukturierte und standardisierte Erhebungsinstrumente entwickelt worden, die auch eine computergestützte Diagnostik ermöglichen.

Seit dem Ende der achtziger Jahre sind die verschiedenen Versionen der ICD-10 international einer großen Zahl an Feldstudien unterzogen worden, deren Schwerpunkt auf der Überprüfung der Reliabilität und der Anwendbarkeit des Diagnosensystems gelegen hat. Für die klinischen Leitlinien wie die Forschungskriterien und die Primary Health Classification haben sich für den größten Teil der Störungen gute oder befriedigende Ergebnisse gezeigt; allerdings sind für ausgewählte Störungsbereiche (z.B. die depressiven Störungen) durchaus auch unbefriedigende Interraterkorrelationen festgestellt worden.

Nachdem die ICD-10 seit etwa 1993 im wissenschaftlichen Bereich zunehmend Verwendung gefunden hat, ist sie am 1. 1. 1996 offiziell vom Bundesgesundheitsministerium eingeführt worden. Bereits im Vorfeld haben sich dagegen heftige Proteste seitens der Ärzteschaft geregt, die wohl insbesondere aus Berührungsängsten im Umgang mit der operaionalen Diagnostik motiviert sind. Vordergründig wird mit Problemen des Datenschutzes und der Gefahr, die Patienten zu „gläsernen Menschen" werden zu lassen (Süddeutsche Zeitung vom 13.1.1996), argumentiert. Diese Sprachlinie ist jedoch wenig überzeugend, da sich formal nichts gegenüber der Verwendung der ICD-9 in der Gesundheitsadministration geändert hat; allerdings ist der Prozeß der Diagnosenstellung komplexer geworden und eine gründliche Einarbeitung in das diagnostische Modell erforderlich.

1.3.3   Kritik an der ICD-10

Es gibt eine erhebliche Zahl von inhaltlichen Kritikpunkten an der ICD-10, auf die im folgenden eingegangen werden soll:

- **Die Eliminierung des traditionellen Neurosenbegriffes** führt zur Ausgrenzung psychodynamischer Faktoren aus dem diagnostischen Prozeß wie aus der Konzeptbildung. Für den Aspekt der Beziehung und andere Persönlichkeitsmerkmale, motivationalen und konflikthaften Bedingungen des Krankheitsprozesses, aber auch der krankheitsbezogenen Lerngeschichte bleibt in diesem Diagnosensystem ebenfalls kein Raum. Auch das Beziehungsangebot seitens des Diagnostikers an den Patienten ist entsprechend eingeengt; der Patient wird so häufig weiter auf ein dominierendes somatisches – an Symptomen orientiertes – Krankheitsverständnis festgelegt.

- **Der diagnostische Prozeß** sozialisiert so eher für ein somatisches Behandlungskonzept, das primär an der Symptombeseitigung oder -reduktior orientiert ist.

- Aber nicht nur Patienten werden über diese Art des diagnostischen Vorgehens beeinflußt, sondern auch **das diagnostische und therapeutische Verständnis der Therapeuten**, die mit diesen diagnostischen Modellen ausgebildet werden. Dies um so mehr, desto ausschließlicher der klinische Alltag durch diese Methoden gekennzeichnet ist.

- Fragen der **Validität** sind insgesamt eher wenig untersucht. In diesem Zusammenhang ist von Interesse, inwieweit der klinische Alltag Patienten vorfinden läßt, die den diagnostischen Kategorien der ICD-10 entsprechen.

- Besonders kritisch ist unter dieser Perspektive das **Multimorbiditätskonzept** zu sehen, nach dem programatisch auf Versuche, komplexe Zusammenhänge zu ordnen, zugunsten der Partialisierung von Zusammenengehörigem verzichtet wird. Um hier mit der Gestaltpsychologie zu sprechen, läßt sich formulieren, daß auch in der Diagnostik das **Ganze mehr als die Summe** seiner Teile ist. Gerade das Vorliegen multipler Syndrome, die dann im Zeitverlauf in ihrer klinischen Prägnanz (Symptomshift) wechseln, gibt relevante Hinweise auf das Vorliegen einer Persönlichkeitsstörung, als die den einzelnen Störungen zugrundeliegende Matrix.

- Vor allem die **Treatment-Validität** der operationalen Diagnosensysteme scheint für die größte Zahl psychischer oder psychosomatischer Störungen niedrig zu sein.

Die ICD-10-Diagnosen haben danach eher wenig Aussagekraft darüber, welche Therapie besonders erfolgversprechend ist. Für eng umgrenzte Störungsbilder, wie z.B. den spezifischen Phobien oder umschriebenen Zwangsstörungen, mögen prognostische Aussagen derart gelten, daß verhaltenstherapeutische Maßnahmen anderen Behandlungsmethoden überlegen sind, aber auch dieses Wissen allein rechtfertigt noch nicht die *differentielle Indikation* zu einer spezifischen verhaltenstherapeutischen Behandlung, da noch eine Vielzahl weiterer Problemstellungen in diesem Zusammenhang von Relevanz sind. Dazu zählen z.B. die Belastbarkeit des Patienten, seine Therapieerwartung und -motivation.

1.3.4   Operationale Psychodynamische Diagnostik

Auf dem Hintergrund der hier aufgeführten Kritikpunkte an der ICD-10 und ihrer damit verbundenen eingeschränkten diagnostischen Reichweite hat sich im Sommer 1992 in Heidelberg der Arbeitskreis der *Operationalen Psychodynamischen Diagnostik* (OPD) mit dem Ziel konstituiert, ein für die psychotherapeutische Praxis valideres Diagnosemodell zu entwickeln. Die Operationale Psychodynamische Diagnostik (OPD 1996) umfaßt fünf Achsen, die über einen Prozeß intensiver Arbeit in verschiedenen Arbeitsgruppen entstanden und innerhalb der OPD-Gesamtgruppe in drei Jahren ihrer Entwicklung kontinuierlich diskutiert worden sind.

Operationale Psychodynamische Diagnostik:

Achse I: Krankheitserleben und Behandlungsvoraussetzungen

Achse II: Beziehung

Achse III: Konflikt

Achse IV: Struktur

Achse V: syndromal (adaptierte Form der ICD-10)

Mittlerweile ist die Entwicklung der OPD abgeschlossen, und es liegen auch Untersuchungen zur Reliabilität und Handhabbarkeit des Instrumentes mit befriedigenden Ergebnissen vor. Aktuell werden in verschiedenen multizentrischen Studien unterschiedliche Aspekte der Reliabilität und Validität untersucht, die eine bessere Bewertung des Instrumentes aber auch seine Modifikation erwarten lassen.

1.4 Epidemiologie psychogener Erkrankungen

M. Franz, W. Tress, G. Reister, H. Schepank

1.4.1 Definition

Psychogene Erkrankungen sind *reaktive Anpassungsstörungen* von klinischer Relevanz. Sie sind Ausdruck einer konflikthaft situationsbezogenen und persönlichkeitsspezifischen Erlebnisverarbeitung und manifestieren sich bezogen auf die psychosoziale Biographie des betroffenen Individuums.

Die *klinische Symptomatik* kann auf körperlicher, psychischer und/oder Verhaltensebene bestehen. *Diagnostisch* werden – nach obligatorischem Ausschluß einer organischen Ursache – dementsprechend funktionelle (somatoforme) und psychosomatische Erkrankungen i.e.S., Psychoneurosen sowie Charakterneurosen incl. Suchterkrankungen unterschieden.

Aus *psychodynamischer Sicht* handelt es sich um unbewußte, reaktualisierte Residuen kindlicher Entwicklungskonflikte oder um traumatisch-reaktive Dekompensationen beispielsweise vor dem Hintergrund Ich-struktureller Störungen. Die psychoanalytische Krankheitslehre beschreibt Konflikte in der Frühkindheit, traumatische Störungen der triebhaften Selbst-Objekt-Differenzierung, die ungenügende narzißtische Integration als bedrohlich erlebter Triebspannungen oder die Introjektion traumatisierender Beziehungserfahrungen mit der Ausbildung Ich-struktureller Defizite und anpassungsmindernder Abwehrmechanismen als maßgebliche Ursachen.

Zur *symptomatischen Manifestation* eines Konfliktes in Form einer psychogenen Erkrankung kommt es aus dieser Sichtweise, wenn eine bislang adaptive Abwehrformation in einer mit dem Grundkonflikt unbewußt assoziativ verknüpften *Auslösesituation* insuffizient wird. Psychogene Erkrankungen dienen insofern zunächst der Abwehr bzw. der Bewältigung konflikthafter Belastungen, allerdings aufgrund der be- und entstehenden Beeinträchtigungen auf einem suboptimalen Anpassungsniveau. Die Kategorisierung einer Erkrankung als *psychogen* sollte in epidemiologischen Studien jedoch möglichst unabhängig von der theoretischen Ausrichtung der Untersucher aufgrund deskriptiv klinischer Kriterien erfolgen.

1.4.2 Epidemiologie

Problematisch erschwert wird die epidemiologische Erforschung der psychogenen Erkrankungen vor allem durch das meist *störungsinadäquate Inanspruchnahmeverhalten* psychogen erkrankter Patienten. Die häufige Inanspruchnahme außer- und paramedizinischer Therapieangebote wird mitverursacht durch die eingeschränkte Fähigkeit dieser Patienten, im konflikthaften Bereich angstfrei wahrnehmen und rational handeln zu können. Der neurotische Grundkonflikt sowie die entsprechenden Abwehrbedürfnisse sind im Inanspruchnahmeverhalten immer mitrepräsentiert. Im medizinischen Versorgungsbereich trägt eine vorwiegend somatogene Symptomkonzeptualisierung zu einer meist nicht-kurativen Befriedung psychogener Präsentiersymptome bei. Häufig verbinden sich neurotischer Wiederholungszwang und sekundärer Krankheitsgewinn des Patienten mit professionellen Überzeugungssystemen zu einer kollusiven Verleugnung der psychogenen Verursachung vieler Krankheitszustände. Die resultierenden Selektionseffekte sind nicht kontrollierbar. Deshalb eignen sich administrative Studien an einer Inanspruchnahmeklientel – z.B. in Praxen oder Kliniken – nicht zur Erforschung der wahren Häufigkeit psychogener Erkrankungen in der Bevölkerung.

Psychogene Erkrankungen weisen darüber hinaus eine große *Verlaufsvarianz von Beginn und Dauer* auf. So können herzneurotische Angstanfälle, Tranquilizerabusus, depressive Verstimmungen, Magenbeschwerden, phobischer Rückzug und Beziehungskonflikte im Rahmen *eines* psychogenen Krankheitsprozesses auftreten. Schließlich ist noch die im zeitlichen Verlauf sowie auch interindividuell *wechselhafte Ausprägungsschwere* psychogener Beschwerden zu beachten.

Aufgrund unterschiedlicher Berücksichtigung dieser Verlaufsbesonderheiten streuen Angaben zur Häufigkeit psychogener Erkrankungen in epidemiologischen Studien zwischen 0,1 % und 80 %. Deshalb seien hier die wesentlichen Grundbegriffe und Gütekriterien epidemiologischer Forschung genannt:

- Die **deskriptive Epidemiologie** erfaßt Häufigkeit und Verteilung krankheitsrelevanter Merkmale in einer Bezugsgruppe (Population unter Risiko) und ermöglicht durch Häufigkeitsvergleiche erste Annahmen über mögliche ursächliche Zusammenhänge.

- Die **analytische Epidemiologie** hat die Identifikation pathogenetisch relevanter Zusammenhänge (z.B. Risikofaktoren) zum Ziel.

- Die **experimentelle Epidemiologie** untersucht hypothesengeleitet Fragen zur Therapieforschung oder zur Verursachung bestimmter Krankheitsmerkmale (z.B. in Interventionsstudien)

- Die **Stichprobe** muß über Ein- und Ausschlußkriterien exakt definiert sein

Um die wahre Häufigkeit eines Krankheitsmerkmals in der Bevölkerung zu bestimmen, sind *repräsentative Felduntersuchungen* mit zufallsgezogenen Probanden notwendig. Als *Prävalenz* (Bestandshäufigkeit) wird der Bevölkerungsanteil der Erkrankten bzw. des interessierenden Merkmals bezogen auf einen Zeitpunkt oder ein Zeit-

intervall (z.B. Stichtags- oder 1-Jahres-Prävalenz) bezeichnet. Die Unterscheidung von *Stichtagsprävalenz* und *Periodenprävalenz* ist wegen des wechselhaften Verlaufs psychogener Erkrankungen bedeutsam.

Als *Inzidenz* wird die Rate der Neuerkrankungen in einer Population bezogen auf einen Zeitabschnitt bezeichnet (z.B. n/100.000 pro Jahr). Beide Häufigkeitsmaße müssen ggf. aufgrund bevölkerungsdynamischer Veränderungen (z.B. Geburt, Tod, Alterung, Migration) korrigiert werden. Zur Bestimmung der Prävalenz und Inzidenz sind darüberhinaus klare Kriterien für die Falldefinition unabdingbar.

Zur *Falldefinition* erforderlich sind Diagnose (qualitatives Kriterium), die Festlegung eines Prävalenzintervalls (zeitliches Kriterium) und die Erfassung der Beeinträchtigungsschwere, z.B. durch die Festlegung eines Fallschwellenwertes mittels einer validen und ausreichend reliablen Beurteilungsskala (quantitatives Kriterium). Die *Fallidentifikation* erfolgt im Rahmen der epidemiologischen Forschungspraxis mithilfe bestimmter diagnostischer Methoden (z.F. Testfragebögen, Experteninterviews). *Vollständigkeit und Qualität der Datengewinnung* müssen vom Untersuchungsdesign her und durch eine hohe *fachliche Kompetenz der Untersucher* sichergestellt sein.

1.4.3 Geschichtliche Aspekte epidemiologischer Forschung

Die epidemiologische Erforschung der Häufigkeit, des Verlaufs und der Ätiologie psychogener Erkrankungen begann – noch mit methodischen Unsicherheiten behaftet – in den westlichen Industriestaaten in den 60er Jahren. Neugebauer und Dohrenwend (1980) ermittelten in einer vergleichenden Literaturstudie (24 Feldstudien aus Nordamerika und Europa) bei sehr großer Streuung eine durchschnittliche Prävalenzrate von 9,4 % Neurosen und 4,8 % Persönlichkeitsstörungen in der Gesamtbevölkerung. In der Midtown Manhattan Studie I und II (Scrole 1975) oder der Studie von Hagnell (1966) an der Gesamtbevölkerung dreier Gemeinden in Südschweden wurden beispielsweise Prävalenzraten für neurotische Störungen zwischen 5 und 13 % mitgeteilt. Eine große psychiatrische Feldstudie (ECA-Studie) in drei US-amerikanischen Großstädten ergab 1984 für *alle* psychiatrisch relevante Diagnosen (inkl. der psychogenen Erkrankungen) eine 6-Monats-Prävalenz zwischen 16 % und 24 % sowie eine lebenslange Prävalenz zwischen 30 % und 40 %. 11,6 % der Gesamtstichprobe litten an funktionellen Beschwerden. Die 1-Jahres-Prävalenzraten betrugen für die Phobien 8,8 %, generalisierte Angsterkrankungen 3,8 %, Zwangserkrankungen 1,7 %, Drogen- und Alkoholabhängigkeit 8,8 % und für schwere Persönlichkeitsstörungen 1,2 % (Robins und Regier 1991).

1.4.4 Epidemiologische Untersuchungen in der Bundesrepublick Deutschland

In der Bundesrepublik Deutschland wurden repräsentative epidemiologische Untersuchungen zur Häufigkeit psychogener Erkrankungen im ländlichen Bereich von Dilling et al. (1984) durchgeführt. Bei 26,4 % der erwachsenen Bevölkerung wurde eine neurotische oder *psychosomatische* – aus psychiatrischer Sicht nicht immer behandlungsbedürftige – Erkrankung diagnostiziert.

Die Gruppe um Schepank (1987) untersuchte erstmals zwischen 1979 und 1983 eine repräsentative Bevölkerungsstichprobe einer Großstadt hinsichtlich der Häufigkeit psychogener Erkrankungen („Mannheimer Kohortenstudie zur Epidemiologie Psychogener Erkrankungen"). Hauptresultat dieser Untersuchungen war eine Fallrate psychogen erkrankter Probanden von 26 % (Punktprävalenz, ICD-Diagnose, schwerwiegende psychogene Beeinträchtigung). Im Einzelnen betrug der Anteil der Psychoneurosen 7,2 %, der Charakterneurosen, einschließlich Suchterkrankungen 7,2 % und der psychosomatisch-funktionellen Störungen 11,7 %.

Frauen und Angehörige der unteren sozialen Schichten waren bei den Fällen deutlich überrepräsentiert, ebenso Ledige, getrennt Lebende und Geschiedene. Verschiedene frühkindliche Belastungsfaktoren prädisponierten zu einer späteren Fallzuweisung: u.a. uneheliche Geburt, eine pathologische Beziehung der Eltern, gehäufte Abwesenheit oder deutliche Psychopathologie der Mutter. Bei Vorliegen solcher frühkindlicher Risikokonstellationen kann die Präsenz einer stabilen, emotional positiv engagierten Bezugsperson in der Frühkindheit eine spätere psychogene Erkrankung verhindern.

In einer ersten Follow-up Untersuchung wurden zwischen 1983 und 1985 die wesentlichen Befunde der A-Studie – inklusive der Fallrate – repliziert (B-Studie). Ca. 80 % der Fälle der A-Studie erfüllten die Fallkriterien auch noch nach 3 Jahren.

Festhalten läßt sich aufgrund der heute vorliegenden epidemiologischen Untersuchungen die große Bestandshäufigkeit psychogener Erkrankungen in der erwachsenen Normalbevölkerung von ca. 20–25 %.

Hinsichtlich des Verlaufs psychogener Erkrankungen finden sich in neueren Studien keine Hinweise auf eine bedeutsame spontane Rückbildungsfähigkeit. Seit 1989 erfolgt im Rahmen der Mannheimer Kohortenstudie eine Aufklärung des Langzeitspontanverlaufes und der für die Auslösung und Verlaufsgestaltung relevanten Risikofaktoren psychogener Erkrankungen (C-Studie). Die erhobenen Daten erlauben jetzt auch Aussagen zu diesem früher z.T. heftig umstrittenen Thema. Durchschnittlich blieb in einer Teilstichprobe mittelgradig beeinträchtigter Probanden zum Zeitpunkt der A-, B- und C-Studie im Verlauf von 10 Jahren die Anzahl der bestehenden psychogenen Symptome je Proband praktisch gleich. Die klinische Manifestationsebene konnte jedoch durchaus wechseln. Die Gesamtbeeinträchtigung durch psychogene Beschwerden zeigte ebenfalls eine hohe Konstanz. Ca. 2/3 der untersuchten mittelgradig beeinträchtigten Probanden verschlechterten sich im Verlauf von 10 Jahren oder blieben gleich stark beeinträchtigt.

Insgesamt muß von einer hohen Stabilität der Gesamtbeeinträchtigung aufgrund psychogener Beschwerden ausgegangen werden. Eine bedeutsame Tendenz zur Spontanremission kann gruppenstatistisch nicht nachgewiesen werden. Art und Manifestationsebene der einzelnen Symptome können jedoch im Verlauf wechseln.

Bei differenzierender Betrachtung zeigt sich jedoch ein heterogener Verlauf der psychogenen Beeinträchtigung in verschiedenen Subgruppen. Dies erlaubt eine differenzierende Analyse potentieller *Risikofaktoren* psychogener Erkrankungen. Die Probanden der Mannheimer Kohortenstudie mit einem schlechten Langzeitverlauf waren im Vergleich zu denen mit einem relativ guten Verlauf bereits zum Zeitpunkt der ersten signifikant seltener verheiratet. Passend zur im Verlauf deutlich höheren Scheidungsrate war bereits zum Zeitpunkt der A-Studie die expertenbeurteilte *Neurotizität der Partnerbeziehung* – der Probanden des schlechten Verlaufstyps – hochsignifikant stärker ausgeprägt.

Ebenfalls bereits zu Beginn wie auch im weiteren Verlauf unterschieden sich die Probanden des schlechten Verlaufstyps von den relativ Gesunderen in verschiedenen *Persönlichkeitsmerkmalen* (erhöhte Nervosität, Depressivität und emotionale Labilität). Darüber hinaus beurteilten die Untersucher die *soziale Attraktivität und interaktionelle Kompetenz* der Probanden des schlechten Verlaufstyps als *signifikant schlechter*, wobei diese Probanden selber diese Einschätzung in ihrer Selbstwahrnehmung nicht teilten. Die Kontaktzufriedenheit im jeweiligen sozialen Umfeld war hingegen bei den Probanden des guten Verlauftyps größer.

Ein Hauptkonflikt der Probanden des schlechten Verlaufstyps besteht demzufolge in einer von ihnen selbst möglicherweise nur unzureichend registrierten, gestörten Fähigkeit, befriedigende Beziehungen im engeren Lebensbereich herzustellen und zu unterhalten. Eine gestörte interaktionelle Kompetenz besitzt mithin eine große Bedeutung für eine ungünstige Verlaufsprognose psychogener Beschwerden.

Hierzu passend zeigte sich innerhalb von linearen Strukturgleichungsmodellen, daß psychodynamisch konzipierte Konstrukte wie *Reife der Persönlichkeit* und der *Abwehrorganisation* einen größeren Einfluß auf die psychogene Beeinträchtigung ausübten als kritische Lebensereignisse oder soziale Unterstützung.

Für den *schlechten Verlaufstyp* waren darüber hinaus schon die *kindlichen Entwicklungsjahre* signifikant stärker mit Stressoren belastet. Über neurotische Symptome und Ängste in der Kindheit, oder Schwierigkeiten in Kindergarten und/ oder Schule berichteten Probanden des schlechten Verlaufstyps signifikant häufiger.

Die Diskussion um die *Ätiologie psychogener Erkrankungen* ist nicht abgeschlossen. Im Bereich der empirisch-epidemiologischen Forschung können Persönlichkeitsmerkmale und kindliche Interaktionserfahrungen neben sozialer Unterstützung und kritischen Lebensereignissen als ätiologisch relevante Determinanten seelischer Gesundheit (oder Krankheit) identifiziert werden. In diesem Zusammenhang besonders erwähnenswerte Langzeitstudien sind die sog. Kauai-Studie (Werner 1992), die Mannheimer Risikokinderstudie (Schmidt 1990), die Prager Studie zum Schicksal unerwünschter Kinder (Matejcek 1991)

sowie die hier eingehender dargestellte Mannheimer Kohortenstudie zur Epidemiologie psychogener Erkrankungen. Diese Studien belegen konkludent – und passend zu einschlägigen klinischen Untersuchungen – die große *pathogene Bedeutung überfordernder Traumatisierung* in den *frühen Entwicklungsjahren* (Ablehnung des Kindes, Beziehungsabbrüche, konfliktreiche Familienatmosphäre, frühkindliche emotionale Mangelerfahrungen, Qualität der frühen Mutter-Kind-Interaktion).

> Zusammenfassend lassen die heute vorliegenden epidemiologischen Untersuchungsbefunde einen sicheren Einfluß bestimmter (z. T. hereditärer) Persönlichkeitsmerkmale und einer traumatisierenden Primärsozialisation auf das Ausmaß der im Verlauf des späteren Lebens sich entwickelnden psychogenen Beeinträchtigung erkennen.

Angesichts der *geringen Inanspruchnahme von Psychotherapie* durch psychogen Erkrankte wurden i. R. der Mannheimer epidemiologischen Forschung bedeutsame Erkenntnisse zu Häufigkeit, Verlauf, Risikofaktoren und Versorgung gewonnen. Die unter Beachtung der erwähnten Gütekriterien erzielten epidemiologischen Daten zu Ätiologie und Risikofaktoren sind mit der klinisch-hermeneutischen Evidenz kasuistischer Verlaufsdarstellungen vereinbar und können darüber hinaus als *Grundlage für die Planung präventionswirksamer und therapeutischer Versorgungsangebote* dienen.

1.5 Verlauf

H. Schepank, M. Franz

Der Begriff **Verlauf** zielt auf 2 unterschiedliche Fragen:

1. Die in der Öffentlichkeit am meisten interessierende Frage, ob *bestimmte Krankheiten* bei einer Bevölkerung, im Langzeitverlauf beobachtet, *in ihrer Häufigkeit zunehmen oder abnehmen.* Sensationsmeldungen, Fehlinformationen und Vorurteile beherrschen das Feld. Verständlich, wenn man an die Verbreitung gefährlicher, infektiöser Epidemien denkt. Verständlich auch im Hinblick auf Interessengruppen von Anbietern therapeutischer oder prophylaktischer Maßnahmen sehr unterschiedlicher Art.

2. Verlauf meint aber auch – und daran ist jedes betroffene Individuum und wiederum jeder Therapeut und Wissenschaftler interessiert – den ganz *individuellen charakteristischen Verlauf einer umschriebenen diagnostizierten Erkrankung/Störung.* Gefragt ist hier *Grundlagenwissen* über Häufigkeit, Prognose, Typisches und davon Abweichendes. Träfe es zu, was H.J. Eysenck (1951) in den 50er Jahren einmal leichtfertig (aufgrund unzuverlässiger versicherungsstatistischer Daten von Denker 1946) mit polemischer Attacke gegen die psychoanalytischen Behandlungserfolge sagte, daß die Neurosen in aller Regel spontan heilten, so hätten sich Psychotherapieverfahren weitgehend erübrigt, auch die von H.J. Eysenck später mitinaugurierte und geförderte Verhaltenstherapie.

Die erste Bedeutung von Verlauf i.S. *langzeitbezogener epidemiologischer Trendänderungen* des Krankheits-/Gesundheitszustandes der Bevölkerung (natürlich hier nur bezogen auf psychogene bzw. psychische Erkrankungen) wird nur kurz gestreift. Die meisten Sensationsmeldungen – bezeichnenderweise dann meist über Häufungszunahme – sind unzutreffend und unbewiesen. Viele entsprechende Meldungen beruhen nur darauf, daß eine Krankheit größeren Bekanntheitsgrad bei Laien und qua Medizinunterricht an den Universitäten auch bei Fachleuten gewinnt und deshalb häufiger diagnostiziert wird, und vor allem früher erkannt und dann auch behandelt wird. Das gilt z.B. für die Anorexia nervosa. Eine echte Zunahme (von sog. „wahren" Prävalenzraten) können Fachleute, die sich lange genug mit der Thematik beschäftigt hatten, jedoch nicht bestätigen. Schon gar nicht kann davon die Rede sein, daß die psychogenen Erkrankungen insg. in der Bevölkerung zunähmen, wie oft mit kulturkritischem Akzent oder quasi religiösem Eiferertum gegen die Moderne, den Stress, die Technik, die Unmoral etc. behauptet wird. Bei differenzierter Betrachtung sind *allerdings Verschiebungen in den Häufigkeiten verschiedener Krankheiten*, also Wechsel im Krankheitsspektrum, beobachtbar (z.B. Abnahme durchsichtiger neurologischer Funktionsausfälle, Zunahme von bestimmten Suchterkrankungen sowie von Suizidversuchen bei jüngeren Menschen etc.).

Zu dieser Frage seien nur *3 Studien* erwähnt. Sie zielen auf die *Änderungen der epidemiologisch deskriptiven Manifestation bestimmter Krankheiten* in derselben Region – und mit derselben Methode erhoben – in einem größeren Zeitintervall. Es geht jeweils um *„wahre"*

Prävalenzdaten in einer Bevölkerung, aber bei verschiedenen Menschen:

1. in der sog. *Stietling County Study* aus Kanada untersuchte Leighton (1962) und in ihrer Fortsetzung J.M. Murphy (1984), inwiefern sich die Prävalenzdaten psychischer Erkrankungen in einer bestimmten Region im Zeitablauf ändern. Pauschales Ergebnis: *Die Erkrankungsrate an Depressionen und Ängsten* blieb über 18 Jahre (von 1952–1970) praktisch *unverändert* und das trotz nachweislich gravierender sozialer Wandlungen in der untersuchten Dorfgemeinschaft.

2. Demgegenüber zeigte Juhasz in Ungarn (1974) synchron mit einer Veränderungen der kulturellen Umstände einen *Prävalenzanstieg für Neurosen* in einer Dorfpopulation.

3. Schließlich sei die bahnbrechende Untersuchung der Bornholm Studie des kürzlich verstorbenen Psychiaters Strömgren (1961) genannt. Sie verdient insofern besondere Beachtung, als der Autor eine 50 Jahre Follow Up-Studie bearbeitet hat. Leider ist sie bisher noch nicht ausgewertet und publiziert.

Vergleiche an sog. *administrativen Prävalenzdaten*, also erhoben an Inanspruchnahmedaten oder gemeldeten Fällen, sind zahlreich, wenn man die Institutionen berücksichtigt. Sie geben jedoch bei psychischen und psychogenen Erkrankungen überhaupt kein verläßliches Bild, weil die *Inanspruchnahme* nicht maßgeblich durch die wahre Krankheitsinzidenz und -prävalenz bestimmt wird, sondern von vielen Faktoren abhängt, z.B. der Versorgung, der sozialen Struktur, der Kostenträgerschaft, dem Medieneinfluß etc.

Gegenstand dieses Kapitels ist vornehmlich Frage 2: Die individuelle und typische **Verlaufsdynamik bestimmter abgrenzbarer Erkrankungen**, soweit darüber empirische Untersuchungen vorliegen.

Schon der Verlauf vieler zwangsläufig tödlich endender somatischer Erkrankungen ist nicht ganz einfach vorhersehbar, wie z.B. verschiedener Karzinomarten, Aids, Amyotrophe Lateralsklerose etc. Aber auch die prognostische Einschätzung einiger bekanntermaßen unheilbarer und regelhaft chronifizierter körperlicher Erkrankungen kann im klinischen Alltag schwierig sein, wie etwa der Diabetes mellitus oder die primär chronische Polyarthritis. Das Dilemma erhöht sich beträchtlich bei den Psychosen, deren Langzeitprognose präzise vorherzusagen sowohl individuell als auch sozial und natürlich ärztlich-therapeutisch so wichtig wäre. Zu einem noch größeren unsicheren Wagnis gerät die Vorhersage des Verlaufes bei den vielgestaltigen *psychogenen Er-*

krankungen, womit wir das Gesamt der vorwiegend psychosozial bedingten Psychoneurosen, der Persönlichkeitsstörungen und Süchte, sowie der somatoformen Störungen und psychosomatischen Erkrankungen meinen. Das Fallbeispiel eines Verlaufes – unter Weglassung jeglicher Genesedaten – kann uns an die Problematik heranführen:

Fallbeispiel: Ein 26jähriger junger Mann, mittlerer Postangestellter, seit kurzem verheiratet, erkrankt akut an einer herzbezogenen Symptomatik. Über mehrere Jahre erfolger zahlreiche rezidivierende, vor allem nächtliche Notarztrufe. Auch gründliche stationär-internistische Diagnostik erbringt keinen Anhalt für eine primär somatogene Erkrankung. – Eine psychosomatische Fachuntersuchung endet ohne Konsequenzen: Der Patient lehnt eine empfohlene Psychotherapie ab; er sei „doch nicht verrückt". Statt dessen besteht er bei zunehmend hypochondrischen Ängsten auf weiteren somatischen Untersuchungen.

Zwei Kinder werden in der Ehe geboren. Die äußeren psychosozialen Belastungen verstärken sich, die Symptome treten bei dem Patienten verstärkt und häufiger auf und steigern sich zu panikartigen Angstzuständen; weitere phobische Einengung und Rückzug auf den häuslichen Bereich führen zum Nervenarzt, der zuerst Tranquilizer verordnet. Der Hausarzt zögert zwar anfänglich, die Medikation fortzusetzen, tut es aber doch notgedrungen über längere Zeit. Er registriert nicht, daß der inzwischen 32jährige Patient die Psychopharmaka immer häufiger durch Alkohol ersetzt und damit den Schwerpunkt seiner Abhängigkeit/Sucht verlagert hat. Die Frau droht wegen des Alkoholabusus mit Trennung; eine eingeleitete Paartherapie wird von dem Patienten abgebrochen. Die Ehe wird schließlich geschieden.

Auch beruflich bekommt er Schwierigkeiten wegen häufiger werdender Krankschreibungen. Es folgen Wohnungswechsel, Finanzmisere, Schuldnerberatung. Mit der Polizei kommt er in Konflikt wegen einer Schlägerei, auch wegen Führerscheinentzugs unter Alkohol. Mit 41 Jahren wird bei erneuter Konsultation durch einen Polizeipsychologen (nach Wiederbeantragung des Führerscheins) eine erhebliche chronifizierte Persönlichkeitsstörung mit starkem Alkoholismus diagnostiziert. Man veranlaßt die Einweisung in eine Psychiatrische Klinik zum Entzug. Eine analytisch aufdeckende Therapie erscheint jetzt ohne Aussicht auf Erfolg. Nach einigen weiteren Jahren Arbeitslosigkeit erfolgt ein Antrag auf Frühberentung.

Solch ein recht typischer Verlauf über 2 Dekaden soll – unter Außerachtlassung von biographisch-pathogenetischen Fakten und von Details – 1. die *Symptomvielfalt im Verlauf* verdeutlichen und den sehr verwirrenden, aber konsequenten klassifikatorischen Wechsel von einer ursprünglich psychosomatisch funktionellen Erkrankung, über Psychoneurose und Sucht zu Persönlichkeitsstö-

rung und sozialem Elend darstellen. Deutlich wird auch 2. die *große Anzahl verschiedenartiger Inanspruchnahmeinstanzen und Therapieversuche*: Notarzt, Internist, Psychosomatiker, Hausarzt, Psychiater, institutionelle Eheberatung, Gericht/Rechtsanwalt, Polizei, stationäre Psychiatrie, Reha-Einrichtung, Rentenversicherungsträger. Weiterhin verdeutlicht dieses Beispiel 3. die *forschungstechnisch große Schwierigkeit, solche Verläufe zahlenmäßig zu erfassen*, zu beschreiben und 4. schließlich *therapeutisch in den Griff zu bekommen* und rechtzeitig zu stoppen.

> **Auch die Fragwürdigkeit der modernen, nicht mehr an ätiologischen Konzepten orientierten, und somit Zusammenhänge fragmentierenden *diagnostischen Klassifikationssysteme* (z.B. ICD-10, DSM, OPD) im Bereich der psychogenen Erkrankungen wird offenbar.**

Die **ursprüngliche Grundkrankheit** – wie z.B. in diesem Fall die Herzneurose – entgeht dabei leicht der Aufmerksamkeit aller Hilfeleistenden, da ihre Bemühungen einen jeweils sehr unterschiedlichen Fokusansatz haben. Ganz anders verläuft die Versorgung bei einem Malignom oder einer schizophrenen Psychose. Zwar werden auch hier von demselben Patienten verschiedene medizinische und außermedizinische Hilfepotentiale angefordert. Den Fachleuten ist dann aber fast immer die ursächliche und Grundkrankheit bei ihrem Handeln und ihrer Aufgabe bewußt: der entsprechende Krebs oder die schizophrene Psychose mit ihren Folgen.

Individuelle Langzeitverläufe an repräsentativen Bevölkerungsstichproben mit Wiederholungsuntersuchungen fanden z.B. in New York statt: z.B. im Rahmen der *Midtown Manhattan Studie*. Nach 20 Jahren wurde eine Follow Up-Studie mit einer Quote von 67,7% wiedererfaßter Probanden durchgeführt. Aus dem deutschsprachigen Bereich sind die *Dilling-Fichter-Studie* (1984, 1990) aus Niederbayern beachtlich, sowie die von J. Angst (1994) und die des Ehepaares Bash (1978) aus einer Dorfbevölkerung im Iran.

Langzeitstudien an Inanspruchnahmeklientelen – also nicht an repräsentativen Studien aus der Allgemeinbevölkerung – gibt es für spezielle psychische Krankheitsbilder, z.B. von Ernst (1964) an Psychoneurosen und Persönlichkeitsstörungen. Vielversprechend und zukunftsweisend sind auch die Studien der Mannheimer Kinder- und Jugendpsychiatrie über den *Langzeitverlauf psychischer Störungen im Kindesalter*, insbesondere die noch in Arbeit befindlichen prospektiven Langzeituntersuchungen vom Säuglingsalter an Erstgeborenen mit unterschiedlichen Graden psychosozialer somatischer Belastungen (Geburtskomplikationen). Das wichtigste Ergebnis der Mannheimer Kinder- und Jugendpsychiater ist, daß somatische Faktoren an Einfluß verlieren und psychosoziale Einflüsse wichtiger werden. Auch die von E. Werner (1989) über 32 Jahre verfolgte Geburtskohorte aus Hawaii hat international Beachtung gefunden.

1.5.1 Follow Up-Untersuchung von 100 Zwillingen über 30 Jahre

Wir haben in den 60er Jahren (1963 – Januar 1970) ein *Sample von 50 Zwillingspaaren* aus einer großen psychotherapeutischen Ambulanz in Berlin untersucht, das *repräsentativ für die Inanspruchnahmeklientel* entsprechender Patienten ist, und zwar deshalb, weil die psychotherapeutische Versorgung damals (1950 – 1969) in Westberlin sehr weitgehend zentralisiert war, mit nur sehr wenigen in eigener Praxis niedergelassenen Psychotherapeuten, und weil die Kostenträgerschaft bis in das 2. Jahrzehnt hinein die allgemeine Krankenversicherung (VAB bzw. später die AOK) war und anfangs alle Bewohner umfaßte. Zielfrage war damals, ob bei der *Manifestation der sog. psychogenen Erkrankungen*, d.h. der Sammelgruppe von Psychoneurosen, somatoformen psychosomatischen Erkrankungen und Persönlichkeitsstörungen einschließlich Süchten und Sexualabweichungen, *erbliche Faktoren* eine Rolle spielen oder nicht.

Alle diese Probanden, also die oben erwähnten *50 Index-Patienten* und ihre *50 Zwillingsgeschwister* wurden über *drei Dekaden* kontinuierlich und mit mehreren umfassenden Querschnittsuntersuchungen verfolgt. Die Verlaufsergebnisse mit detaillierter Kasuistik sind monographisch dargestellt (Schepank 1996). Da die ambulante Versorgung damals kaum auf spezielle Erkrankungsgruppen und Therapieverfahren spezialisiert war, beansprucht diese Untersuchung auch insoweit Repräsentativität und Generalisierbarkeit. Die Altersspanne umfaßte Kinder von 3 Jahren bis zu Erwachsenen von über 60 Jahren. Die wichtigsten *Ergebnisse der Langzeitbeobachtungen* lassen sich zusammenfassend so beschreiben:

13 der 100 Menschen sind inzwischen gestorben, 7 an verschiedenen somatischen Erkrankungen (Durchschnittsalter beim Tode 66,4 J.). 6 (das sind 6% bezogen auf alle; bzw. 4 ehemalige Index-Zwillinge, das wären 8% bezogen auf die 50 Inanspruchnahme-Indexprobanden) *verstarben an ihrer psychogenen Erkrankung!* Ihr Durchschnittsalter beim Todeseintritt war 45,4 Jahre. *Todesursachen: Suizid (3), Anorexia nervosa (2), Alkoholismus (1).* Bedenkt man, daß es sich um eine primär nicht sehr schwer vital gefährdete Klientel handelte, so gewinnen die Daten dieser letalen Verläufe aus der Zwillingsstudie im Lichte unserer Felduntersuchung (s. u.) besondere Bedeutung, wonach ¼ der Gesamtpopulation mittleren Alters sich als Fälle von psychogener Erkrankung darstellt.

Der *Einfluß erblicher Faktoren* an der Manifestation der psychogenen Erkrankungen zeigte sich signifikant bei der 1. Querschnittsuntersuchung. Er bestätigte sich auch im Langzeitverlauf. Das Gewicht der erblichen Einflußfaktoren nimmt mit zunehmenden Lebensalter weder nennenswert zu noch ab.

Von Genetikern (P.E. Wecker u.a.) wurde uns abgeraten, einen zahlengenauen von einer Formel abzuleitenden Heritabilitätskoeffizienten zu berechnen und anzugeben, weil hierfür ein Zwillingssample aus der „gesunden" Gesamtbevölkerung erhoben werden und deren Gesunde mit deren Fälle verglichen werden müßten. Andere kundige Statistiker (Stassen) waren hier weniger besorgt.

Es gibt kindliche, neurotische und insbesondere funktionell *psychosomatische Symptome* (Stottern, Enuresis), deren Manifestation im Kindesalter zwar *genetisch mitdeterminiert* sind, die aber dennoch mit zunehmenden Alter eine hohe (spontane?) Heilungstendenz zeigen.

Grundlagenwissenschaftlich von großem Interesse bei der Erfassung psychogener Erkrankungen ist nach wie vor die bei Kindern und Erwachsenen *unterschiedliche Geschlechterdominanz*. Bei Kindern überwiegen die Jungen, bei Erwachsenen sind mehr Frauen betroffen. Wir haben spezifische Hypothesen dazu entwickelt, wie es durch ein Ineinandergreifen von hereditären Faktoren mit Umwelteinflüssen dazu kommen kann. Nebenbei bestätigt sich auch aus unserer Langzeitbeobachtung die schon einmal nach der 1. Querschnittsuntersuchung formulierte Hypothese: Es gibt auch im Langzeitverlauf *keinen genetisch hereditären Zusammenhang zwischen Neurosen und Psychosen.*

Bezüglich der *Umweltdeterminanten* ergibt sich pauschal: Die Fernwirkung frühkindlicher pathogener Entwicklungseinflüsse scheint mit zunehmendem Alter bzgl. ihrer Relevanz abzunehmen; dagegen sind Weichenstellungen durch lebenswichtige Entscheidungen/Fehlscheidungen ein wichtiger salutogener oder pathogener und chronifizierender Faktor bei der Manifestation psychogener Erkrankungen, insbesondere im Bereich von Partnerschaftsverhalten und Berufswahl aber auch bezüglich Finanzgebaren und süchtigen Verhaltensweisen. Die von uns ausführlich beschriebene Kasuistik der einzelnen Zwillinge und ihre Entwicklung, paarweise und nach Eiigkeit und Konkordanz/Diskordanz angeordnet, geben ein ausführliches plastisches Bild.

1.5.2 Spontanverlauf bei einer repräsentativen Bevölkerungsstichprobe

Die Beobachtung nichtselegierter, zufallsgezogener Probanden aus der Normalbevölkerung bietet einen großen Vorteil gegenüber klinischen Studien, wenn man den *Spontanverlauf psychogener Erkrankungen* beurteilen will. Der Effekt institutionsbezogener Selektionsmechanismen von klinischen Studien entfällt. Die Frage nach der spontanen Rückbildungsfähigkeit psychogener Erkrankungen ist darüber hinaus für die Ermittlung des *Versorgungsbedarfs* von hoher Bedeutung.

Die Mannheimer Kohortenstudie zur „Epidemiologie psychogener Erkrankungen" erlaubt heute auch Aussagen zum *Langzeitverlauf* über mehr als eine Dekade: Aus 3 kompletten Jahrgangskohorten der Einwohner Mannheims (geboren 1935, 1945 und 1955) wurde eine Zufallsstichprobe von insg. *600 Menschen* gezogen (200 je Jahrgang, je zur Hälfte Männer und Frauen) und zwischen 1979 und 1983 ausführlich untersucht. Es handelte sich um eine *repräsentative Zufallsstichprobe „Gesunder"* der entsprechenden Jahrgänge, die bei der 1. Untersuchung 25±1, bzw. 35± , bzw. 45±1 Jahre alt waren. Dieselben Probanden wurden 3 Jahre später erneut untersucht. Eine mittelstark betroffene Risikopopulation von N=207 wurde in einem Folgeprojekt über weitere 6 Jahre untersucht. Schließlich wurden die verbleibenden, die anfangs besonders stabil Gesunden und die anfangs schon besonders chronifiziert psychogen Erkrankten nachuntersucht (N=126), so daß bis heute über das gesamte

Kohortensample – abzüglich der inzwischen ausgeschiedenen Verweigerer, Fortgezogenen und Verstorbenen – Untersuchungsergebnisse über ein mittleres *Verlaufsintervall von ca. 11 Jahren* vorliegen.

Die Resultate sind in mehreren Monographien und vielen Einzelarbeiten beschrieben: Das 1. Querschnittsergebnis in Schepank 1987, die 1. Follow Up-Untersuchung 1990 und weitere Untersuchungen in verschiedenen Arbeiten der Autoren Franz, Lieberz, Manz, Parekh, Reister, Schepank und Tress, sowie in weiteren Dissertationen (Spies u.a.). In den Folgejahren sind die Fragestellungen auch erweitert worden auf wesentliche Gesichtspunkte der Prävention, der Akzeptanz einer angebotenen therapeutischen Intervention, sowie zahlreiche Fragestellungen zur Ätiopathogenese und zu detaillierten Korrelationen. Der Einfluß von *Life-events, Coping-Strategien* und dem Faktor *Primärpersönlichkeit* und ihre Interaktionen wurden pfadanalytisch und mit anderen statistischen Verfahren ausgewertet. Zahlreiche bewährte *Persönlichkeitstests* (wie der FPI, Gießen-Test, IPC-Krampen, Beurteilungsbögen zur Abwehrstruktur und andere) wurden zur Objektivierung und zum Vergleich mit der in mehrstündigen, strukturierten, halbstandardisierten Interviews erhobenen Befunden herangezogen. Als wichtiges Beurteilungskriterium für die *Schwere und Ausprägung der psychogenen* Erkrankung wurde durchgehend über alle Untersuchungen der *BSS* angewandt, ein vom jeweiligen Untersucher zu beurteilender Score.

Abb. 1–6 zeigt den Gesamtablauf der Studie mit den Probandenzahlen. Die Abb. 1–7 zeigt die Verlaufskurve der Mittelwerte der Verteilung der Beeinträchtigungsschwere der 207 Probanden aus der Mittelgruppe (=Risikopopulation).

In den untersuchten Maßen psychogener Beeinträchtigung zeigte sich in der Gesamtstichprobe übereinstimmend über mehr als 10 Jahre hinweg eine *hohe Ausprägungsstabilität*, sowohl im gruppenstatistischen Mittel als auch intraindividuell. Eine bedeutsame Tendenz zur Spontanremission kann sogar bei den relativ leichter ausgeprägten und den mittelschweren Störungen gruppenstatistisch nicht nachgewiesen werden. Dieser Befund bestätigt die ersten Ergebnisse an dem Gesamtzahlenbild. Die Probanden der Mannheimer Kohortenstudie, die von Beginn an eine *schwerst ausgeprägte psychogene Beeinträchtigung* zeigten,

A-Studie, 1979 – 83 N = 600, Feldpopulation Häufigkeit	klinisch-psychosomatisch und in psychodynamischer Interaktions- diagnostik erfahrene Untersucher
B-Studie, 1983 – 85 N = 528, Feldpopulation Verlauf →	Extremgruppen chron. krank 44 Pbn (8,3%) stabil gesund 192 Pbn (36,4%) dropout, Abl. 52 Pbn (9,9%)
C-Studie, 1988 – 90 N = 240, Risikopopulation Ätiologie →	AKZ-Studie, 1989 – 93 N = 100, Therapieindikation Psychotherapieakzeptanz

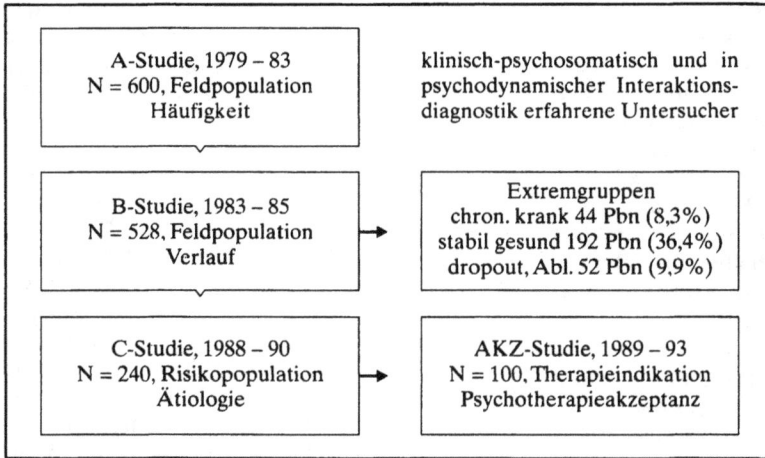

Abb. 1-6: Mannheimer Kohortenstudie zur Epidemiologie psychogener Erkrankungen; zu allen drei Untersuchungsquerschnitten wurden die Probanden im Rahmen eines halbstrukturierten tiefenpsychologisch orientierten Interviews unter Einsatz zahlreicher Forschungsinstrumente hinsichtlich bestimmter Persönlichkeitsmerkmale, soziodemographischer Variablen, der Netzwerkstruktur und kritischer Lebensereignisse charakterisiert.

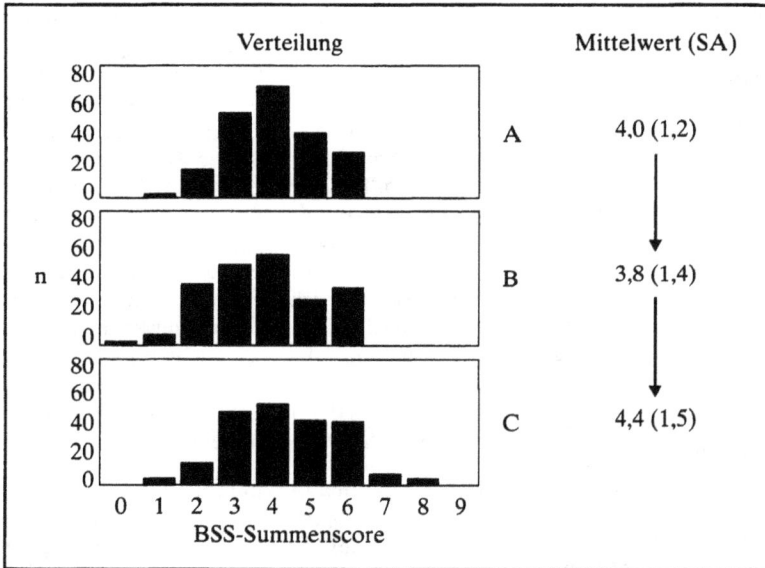

Abb. 1-7: Durchschnittliche Ausprägung, Verteilung und Verlauf der psychogenen Beeinträchtigung im Verlauf zwischen 1979–83 (A-Studie) und 1988–90 (C-Studie; N=207, zum 1. Untersuchungszeitpunkt (A) mittelgradig psychogen beeinträchtigte Probanden aus einer repräsentativen Bevölkerungsstichprobe (Franz et al. 1994); BSS = Beeinträchtigungsschwerescore nach Schepank (1995); Standardabweichung der Mittelwerte in Klammern.

wiesen den *schlechtesten Langzeitspontanverlauf* auf. Innerhalb eines linearen Strukturgleichungsmodells zeigte sich in Analogie zu den Befunden der Zwillingsstudie (Schepank 1996), daß der verlaufsbestimmende Einfluß der erhobenen Daten zur frühkindlichen Entwicklung in der Gesamtstichprobe nur gering zu veranschlagen ist. Hier, und insbesondere bei bereits bestehender psychogener Beeinträchtigung, ist die *Erkrankungsschwere* selbst *der bedeutendste Prädiktor des Langzeitspontanverlaufes*. Im gezielten *Vergleich von extremen Verlaufstypen* (chronisch schwer Beeinträchtigte versus stabil Gesunde) läßt sich ein *Einfluß (traumatischer) frühkindlicher Ent-* *wicklungen* auf das Risiko, im späteren Leben *psychogen zu erkranken*, jedoch deutlich machen.

1.6   Diagnostik

1.6.1   Das psychoanalytische Erstgespräch

J. Münch

Das psychoanalytische Erstgespräch unterscheidet sich wesentlich von den sonstigen *Erhebungstechniken*, die in der medizinischen und der psychologischen Ausbildung vermittelt werden. Es ist zu fragen, ob nicht bereits durch die Subsumtion unter „Techniken" einem Mißverständnis Vorschub geleistet wird. Synonym wird oft die Bezeichnung psychoanalytisches *Erstinterview* verwandt. Auch diese Bezeichnung wirkt etwas unglücklich, denn „Interview" meint im allgemeinen Sprachgebrauch eher eine strukturierte Befragung. Das aber ist das psychoanalytische Erstgespräch gerade nicht.

Gemeinsam mit anderen explorativen Verfahren ist zunächst die allgemeine Zielsetzung:

> Es gilt, eine *diagnostische Einschätzung* eines geschilderten Beschwerdebildes zu entwikkeln, eine *differenzierte Indikationsstellung* für das therapeutische Vorgehen festzulegen und schließlich Anhaltspunkte zu gewinnen für die *Prognose.*

Damit enden aber bereits die Gemeinsamkeiten. Während es in der ärztlichen Exploration darum geht, durch gezielte Befragung in möglichst systematisierter Form Informationen zu gewinnen, wird im Fall des psychoanalytischen Erstgesprächs der Verlauf der Unterredung selbst zur Informationsquelle. Insofern ist das Erstgespräch eher der klinischen Untersuchung als der anamnestischen Befragung vergleichbar.

Aus der Perspektive des Therapeuten ist das psychoanalytische Erstgespräch durch eine besondere Art der *Gesprächsführung* und eine darauf bezogene *Aufmerksamkeitshaltung*, eine spezifische Einstellung der Wahrnehmung bestimmt.

Der Patient andererseits soll seine persönlichen Fragen und Probleme in freier Form durch ein *Optimum an arglosen Mitteilungen* vortragen. Allerdings arglos i.S. von unvoreingenommen sind die Mitteilungen eines Patienten, der sich ernsthaft für eine Psychotherapie oder Psychoanalyse interessiert, in den seltensten Fällen. Der *ersten Kontaktaufnahme* geht zumeist ein Prozeß des Überlegens und Abwägens voraus. Es entstehen Annahmen, Erwartungen, Befürchtungen, die eng mit der innerseelischen Dynamik des Patienten zusammenhängen und sein Verhalten bereits bei der Kontaktanbahnung bestimmen. Diese *Vorfeldphänomene* sind oft sehr bezeichnend für die Konflikte des Patienten und sollten aufmerksam beachtet werden.

Somit beginnt das Erstgespräch eigentlich bereits vor dem vereinbarten Termin. Kommt ein

Termin dann zustande, so verläuft das Gespräch um so ergiebiger, je sparsamer der Therapeut in seinen Interventionen bleiben kann, je weniger das Gespräch also im eigentlichen Sinne „geführt" wird. Das Erstgespräch sollte sich vielmehr wie von selbst entfalten, getragen und unterhalten durch das Mitteilungsbedürfnis des Patienten auf der einen und die Bereitschaft des Therapeuten, aufmerksam zuzuhören und sich von dem Geschilderten „berühren" zu lassen, auf der anderen Seite.

1.6.1.1 Anforderungen an den Therapeuten

Der Therapeut eröffnet das Gespräch, wie in der üblichen ärztlichen Untersuchungssituation, mit einer verbindlichen, auffordernden, aber *allgemeinen Formulierung*, z.B.: „Was hat Sie zu mir geführt?". Dann aber, wenn der Patient mit seinen Ausführungen begonnen hat, nimmt er sich zurück und beschränkt sich auf das Zuhören und Beobachten. Nachfragen wird er möglichst nur, insoweit es notwendig ist, um den Redefluß nicht versiegen zu lassen.

Natürlich gilt die Aufmerksamkeit des Therapeuten zunächst allen Informationen, die der Patient mitteilt, sowohl den *objektiven Daten* – der Patient berichtet z.B., daß er zwei Söhne im Alter von 12 und 15 Jahren hat – wie auch den *subjektiven Erfahrungen* – der Patient berichtet z.B., daß er sich oft ärgerlich und ohnmächtig fühlt, weil die Söhne seinen erzieherischen Maßnahmen nur wenig Beachtung schenken.

Bereits für diese Aufnahme der subjektiven Erfahrungen genügt die Haltung des neutralen Zuhörens nicht mehr. Der Therapeut muß sich, um die persönliche Bedeutung des Geschilderten möglichst genau zu erfassen, innerlich einen Schritt auf den Patienten zubewegen, er muß eine *passagere Identifikation* mit der Sichtweise des Patienten herstellen.

Aber die Anforderung an den Therapeuten, sich im Verlauf des Gesprächs auf den Patienten einzulassen, geht noch wesentlich weiter. Neben dem intensiven Zuhören und dem empathischen Verstehen der subjektiven Erfahrungen ist der Therapeut gehalten, mit gleicher Aufmerksamkeit darauf zu achten, *wie der Patient sich äußert, wie* er die *Informationen ausgestaltet, interpretiert* und mimisch bzw. gestisch *kommentiert.* Der Therapeut muß also zugleich das wahrnehmen, was der Patient geordnet und kontrolliert in seinen

Worten zum Ausdruck bringt und das, was er neben diesem Text, gleichsam zwischen den Zeilen, vermittelt.

Die *Bedeutung dieser Informationen* des Patienten liegt in Folgendem: Die psychoanalytische Theorie geht davon aus, daß menschliches Verhalten und Äußern durch einen komplexen Zusammenhang von bewußten, vorbewußten und unbewußten Motiven bestimmt wird. Die Beachtung der Äußerungen eines Patienten „zwischen den Zeilen" ist geeignet, einen ersten Eindruck zu vermitteln von seinen vorbewußten und unbewußten Motiven, weil die mimische und gestische Kommentierung verbaler Äußerungen in einem Gespräch wesentlich weniger bewußt kontrolliert werden kann als die Worte.

Anders ausgedrückt: Der Therapeut hat mit Beginn des Erstgesprächs für den Patienten gleichsam *einen Raum eröffnet,* diesen Raum aber andererseits durch sparsame Intervention für den Patienten leer bzw. *freigehalten.* Der Patient beginnt nun, mit der Schilderung seiner Probleme diesen Raum zu gestalten und aufzufüllen. Das tut er auf eine sehr komplexe Weise mit allen seinen Äußerungs- und Ausdrucksmöglichkeiten. Man kann wohl annehmen, daß gerade von dem freien Raum, den der Therapeut anbietet, für den Patienten ein starker interaktiver Reiz, eine Provokation ausgeht, sich in diesen Raum hinein „zu verbreiten".

1.6.1.2 Selbstdarstellung des Patienten

Der Patient stellt zunächst seine Probleme und Fragestellungen dar. Aber indem er das tut und sie begleitend in einer komplexen Form kommentiert, *stellt er ausschnitthaft auch sich selbst als Person dar.* In seinen Äußerungen und in seiner Äußerungsform werden in ersten Umrissen prägende Persönlichkeitszüge erkennbar. Der Patient vermittelt einen Eindruck von seiner *innerseelischen Dynamik* und von seinen *Konfliktmustern.* Aber der Therapeut ist dabei nicht nur Zuschauer. Es ist wichtig zu berücksichtigen, daß die Selbstdarstellung des Patienten nicht losgelöst, sondern ausgerichtet geschieht, genauer: sie ist auf den Therapeuten bezogen.

Der Therapeut hat durch sein Verhalten zwar den Raum für den Patienten freigelassen, aber er hat den Raum nicht verlassen. Er hat eine Position am Rande eingenommen, so daß der Patient seine Äußerungen stets „adressieren" kann.

> Der fiktive Raum zwischen Patient und Therapeut in der Erstgesprächssituation wird so zu einem Beziehungsfeld.

Es entfaltet sich auf subtile Weise ein interaktiver Prozeß, nicht sehr deutlich ausgeprägt, oft nur in Andeutungen verbleibend, der jedoch für den diagnostischen Prozeß sehr wichtig ist.

Der Patient stellt sich gegenüber dem Therapeuten dar, d.h. er entwickelt im Ansatz seine für ihn typischen Beziehungsmuster, er nimmt bestimmte soziale Rollen ein, zeigt sich in dieser Weise dem Gegenüber und versucht, den *Therapeuten mehr oder minder nachdrücklich einzubeziehen,* indem er ihm die dazu passenden Rollen – komplementär oder konkordant – zuschreibt. Dieser Prozeß geschieht nach Maßgabe der bisherigen Beziehungserfahrungen, die der Patient in den früheren Phasen seines Lebens gemacht hat, insbesondere jener Beziehungserfahrungen, die früher bedeutungsvoll, andererseits mit besonderen Konflikten behaftet waren. Die Auseinandersetzung bleibt in der Regel unbewußt.

> Es ist von zentraler Bedeutung für der *Verlauf des Erstgesprächs* daß es dem Therapeuten gelingt, sich auf dieses *Beziehungsangebot* in möglichst „gleichschwebender Aufmerksamkeit" einzustellen und die implizierten Rollen, die ihm vom Patienten angetragen werden, passager anzunehmen und zu verstehen.

Sandler (1976) hat, angelehnt an Freuds Formulierung von der gleichschwebenden Aufmerksamkeit, in diesem Zusammenhang den Begriff der „free floating responsiveness" geprägt. Der Therapeut muß einerseits die ihm angetragene *Rolle tendenziell* annehmen, denn so entsteht bei dem Patienten das wichtige Gefühl, angenommen und verstanden zu werden. Aber er muß zugleich soweit *in seiner exzentrischen Position verbleiben,* daß er die Beziehungsdynamik verstehend nachzuvollziehen vermag. Er muß sich stets in der Position dessen halten, der die Frage stellen kann: „Was spielt sich hier ab, was ist hier eigentlich los?"

Der Vergleich mit einer *Theateraufführung* liegt sehr nahe. In dem fiktiven Raum, der die Gesprächssituation ausmacht, gestaltet der Patient mit dem Therapeuten eine komplexe *Szene.* Es gilt für den Therapeuten, diese Szene möglichst genau zu erfassen, insbesondere die eigenen antwortenden Verhaltenstendenzen im Geschehen.

„Die Anamnese stellt sich dar als Drama zweier Akteure ... durch seine Mitteilungen und Verhalten im Gespräch mit dem Arzt inszeniert sich der Patient, setzt sich in Szene; dabei gibt er Aufschlüsse über sein Problem, seinen Konflikt und vermittelt die Bedeutung seiner Krankheit auf verschiedenen Ebenen in einem Bündel von manifesten und latenten Sinngebungen, die erschlossen werden sollen" (Friedrich 1984).

1.6.1.3 Interaktive Prozeße zwischen Patient und Therapeut (nach Argelander)

Das *szenische Verstehen* ist die dritte Dimension nach dem *neutralen Zuhören* auf Daten und Fakten und dem *empathischen Verstehen* zur Erfassung der subjektiven Bedeutungen – in der Wahrnehmungsorientierung des analytischen Therapeuten während des Erstgesprächs. Es ist für die psychoanalytische Differentialdiagnostik die entscheidende Dimension, denn über die szenischen Ausgestaltungen des Patienten geraten er und der Therapeut in eine Situation, die dem Therapieprozeß in der analytischen Behandlung weitgehend entspricht.

In der dargestellten Szene, d.h. in den *interaktiven Prozessen* zwischen Patient und Therapeut und in den wechselseitigen Verhaltenserwartungen und Rollenzuschreibungen kommen erstmals die Umrisse der *zentralen Beziehungserfahrungen und -konflikte* zum Ausdruck, die während der psychoanalytischen Behandlung als Übertragungs- und Gegenübertragungsdynamik im Zentrum der Aufmerksamkeit und der Bearbeitung stehen werden. Der interaktive Prozeß in einem so verlaufenden psychoanalytischen Erstgespräch bildet also realitätsnah die *Dynamik der künftigen Pychoanalyse* ab, freilich in äußerster zeitlicher Verkürzung.

Paula Heimann hat die beiden entscheidenden Fragen der psychoanalytischen Diagnostik knapp und präzise formuliert:

1. Ist dem Patienten durch eine Analyse zu helfen?

2. Kann eine Analyse durch mich ihm helfen?

Für die Antworten liefert die Szene des Erstgesprächs eine gute Grundlage.

Das über szenisches Verstehen im Erstgespräch gewonnene Material ist in gewisser Weise vergleichbar mit einem *Initialtraum* und kann in der Auswertung auch ähnlich genutzt werden. Hier

wie dort kommen die beginnende Übertragungsdynamik, die damit verbundenen Abwehrstrukturen etc. in angedeuteter bzw. verkleideter Form zur Darstellung. Die Beziehungs- und Konfliktthemen des Therapieprozesses klingen leitmotivisch an. Wie beim Initialtraum gilt auch für das Erstgespräch, daß ein volles Verständnis der szenischen Darstellung oft erst gegen Ende der Analyse, wenn die Vielfalt der Informationen aus dem therapeutischen Prozeß zur Verfügung steht, zu erreichen ist.

Insofern ist ein gut verlaufendes Erstgespräch oft bereits „ein Stück" Therapie. Darin liegt andererseits auch eine *spezifische Gefahr*: Wenn während des Erstgesprächs bereits eine frühe Übertragung einsetzt – insbesondere falls das Erstgespräch mehrere Termine umfaßt und/oder bei dem Patienten ein erheblicher Frühstörungsanteil vorliegt – dann besteht das Risiko, den Patienten zu verletzen, wenn eine anschließende Analyse nicht zustande kommt.

In ihrer Arbeit über die „Die Kunst des Anfangs" hat Anita Eckstaedt (1991) eindrucksvolle Beispiele für den diagnostischen Aussagewert und auch für die therapeutischen Effekte gelungener Erstgespräche gesammelt.

Die beschriebene Mehrschichtigkeit der psychoanalytischen Wahrnehmungsorientierung im Erstgespräch mag einen Eindruck davon vermitteln, daß ein gelungenes Erstgespräch ein großes Maß an *professioneller Erfahrung* und ein Training im *oszillierenden Umgang mit der eigenen Position* im Gespräch voraussetzt:

Einerseits die *passagere Identifikation* und das empathische Verstehen des Patienten, das Sich-Einlassen auf die von ihm dargestellte Szene und die dabei angebotenen Rollenkonfigurationen – andererseits die Rücknahme dieser Nähe, um den verstehenden und differenzierenden Zugang nicht zu verstellen – insbesondere, um nicht im Banne der begleitenden Affekte so sehr einbezogen zu werden, daß es zum Agieren bzw. Mitagieren in der Szene kommt.

Das psychoanalytische Erstgespräch in der hier vorgestellten Form enthält noch ein *spezifisches Risiko*, besonders für Therapeuten in frühen Stadien der Weiterbildung: Das über den Weg des szenischen Verstehens gewonnene Material verleitet bisweilen zu *voreiliger Schlußbildung*. Besonders Therapeuten mit einer regen eigenen Phantasie geraten manchmal in Gefahr, ihr Verständnis spekulativ zu ergänzen und sich dann in ihren Interpretationen zu „versteigen". Dem kann nur entgegengewirkt werden, indem die szenischen Informationen im Prozeß des Gesprächs immer wieder rückbezogen werden auf die *Daten der Lebensgeschichte* und die *subjektiven Sinnstrukturen des Patienten*, also auf die Informationen, die auf anderen Wegen gewonnen wurden. Nur so sind aus dem szenischen Verstehen valide Schlüsse zu ziehen. Dies verweist, trotz aller Betonung des szenischen Verstehens im Erstgespräch, auf die Bedeutung einer gründlichen und systematisch erhobenen *biographischen Anamnese.*

Es ist fraglich, an welcher Stelle ein systematischer Befragungsteil im Erstgespräch günstig zu plazieren ist. Manche Therapeuten reservieren das letzte Drittel oder Viertel des Termins für das *Nachfragen* und *Vervollständigen* der Informationen; sie müssen allerdings zuvor die „Szene" mit dem Patienten verlassen. Das wirkt u. U. willkürlich und frustrierend für den Patienten. In der Klinik empfiehlt es sich deshalb, für die systematische Anamnese einen zweiten Termin anzusetzen. So ist es auch für den Therapeuten leichter, sich innerlich umzustellen auf die Wahrnehmungsorientierung für die Befragung.

Das abschließende **klinische Beispiel** soll dem vorangegangenen Text die notwendige Anschaulichkeit nachtragen:

Die Patientin hat durch einen Kollegen meinen Namen bekommen und ruft mich an. Am Telefon höre ich eine zarte, piepsige Stimme, die schüchtern um einen Termin bittet. Ich habe die Phantasie, sie könnte nach dieser Bitte einen Knicks machen. Auch etwas jammervoll Klagsames kommt bei ihren Worten zu mir herüber. Ich reagiere mit einer Mischung aus Neugier, wie dieses *Mädchen*, dem diese Stimme gehört, wohl aussehen könnte, und zugleich distanziert aus Abwehr gegen die Klagsamkeit.

Zum Vorgespräch erscheint eine mittelgroße, schlanke junge Frau mit halblangem blonden Haar, Jeans und Pullover und Turnschuhen, eher nachlässig gekleidet wie in der Studentenszene. Sie ist mehr als eine Viertelstunde verspätet, betritt den Raum außer Atem und entschuldigt sich, sie habe die Krankenhäuser verwechselt, habe dann die Zeit nicht mehr gehabt für die weite Strecke. Dabei betont sie, der Termin sei ihr doch so wichtig, und sie sei so betroffen über die Verspätung. Ich teile ihr meine Zeitgrenzen mit und beginne das Gespräch. Ich bin dann doch überrascht, wie sich das Bild vom Telefonat wandelt. Brav und angepaßt bleibt sie, aber piepsig ist sie keineswegs. Im Verlauf des Gesprächs wird sie mir zunehmend sympathisch, ich kann mich recht gut einfühlen in das, was sie schildert.

Am Ende des Gesprächs kommt mir eine Idee, wie sie vielleicht sein könnte, wenn sie sich in der Analyse freier entwickeln würde. Am Schluß berate ich sie über Möglichkeiten der Psychotherapie und Psychoanalyse, verabrede mit ihr einen weiteren Termin und merke, daß ich meine Zeit um 10 Minuten überzogen habe.

Beim Hinausgehen begegne ich noch einem offen werbenden Blick. Es kommt zu einem Mißverständnis, als ich ihr die Tür öffnen will. Wir greifen beide gleichzeitig zur Klinke, was bei ihr und mir Verlegenheit auslöst.

Ganz anders vergeht der zweite Termin. Der Zeitpunkt muß verschoben werden. Als die Patientin erscheint, wirkt sie sehr viel unsicherer, zwiespältiger, berichtet über neue z. T. bizarre Symptome. Sie hat sich in der Zwischenzeit abrupt von ihrem Freund getrennt, ein neuer Freund habe sie angezogen, aber sie auch nicht einfach als Partner. Sie berichtet von Schwierigkeiten beim Gedanken an die Psychoanalyse. Auch die Eltern haben sich eingemischt und ablehnende Stellung bezogen, was die Patientin verunsichert.

Beim dritten Gespräch ist sie die alte, sie hat sich für die Analyse entschieden, ich teile ihr die Bedingungen mit, und wir beginnen die Anamnese. Die Anamnese bringt sehr viel Material, die Patientin ist sehr kooperativ, gründlich, reflektiert – wie eine brave, intelligente Tochter oder eine fleißige Schülerin. Nur in Andeutungen wird für mich etwas Werbendes spürbar.

Jedoch, sie kommt zu jedem der vier Termine in einem anderen Bekleidungstyp: Anfangs Jeans und Pulli, Turnschuhe; im zweiten Gespräch ganz in glänzendes Leder gekleidet mit straff gekämmtem Haar; im dritten Termin im dunklen, weiten Rock und weißer Bluse; und zum letzten Termin in einem olivfarbenen modisch-sportlichen Overall. Sie bietet mir, so meine Phantasie, nacheinander, wie vorsichtig testend, die verschiedenen Facetten ihrer unsicheren weiblichen Identität an – so als solle ich für sie entscheiden, was künftig gelten könnte. Mir erscheint dies wie ihr unbewußter Therapieauftrag.

1.6.2 Die psychosomatische Anamnese

H. H. Studt

1.6.2.1 Formen der Anamnese

Die *Anamnese* (gr. Erinnerung) ist bekanntlich die Vorgeschichte einer Erkrankung nach den Angaben des Patienten. Sie ist das Kernstück der ärztlichen Untersuchung, durch die allein 50 bis 70 % der Diagnosen geklärt werden. Für die Anwendung der Anamnese in den verschiedenen medizinischen Disziplinen ergibt sich ein gemeinsames Grundmuster, eine Art *Basisanamnese*, die folgende Merkmale hat: Kontaktaufnahme – Schilderung der Beschwerden – Nachfrage des Arztes – Interpretation – Handlungskonsequenz. Unklarheiten insbesondere in der Ätiologie der

Erkrankung erfordern eine *erweiterte (vertiefte) Anamnese*, bei der die körperliche und seelische Symptomatik gleichzeitig und gleichwertig beachtet werden.

Erweiterungen der Anamnese in *tiefenpsychologischer Sicht* gibt es seit den 30er Jahren, die verschiedene Akzente der Erhebung oder Sichtweise betonen:

- *assoziative Anamnese*

- *gezielte analytisch-psychotherapeutische Anamnese*

- *psychoanalytisch-diagnostische Anamnese*

- *biografische Anamnese unter tiefenpsychologischem Aspekt*

- *psychosomatische Anamnese*, die tiefenpsychologische, biografische und somatische Aspekte vereint.

Die Erhebung der psychosomatischen Anamnese geschieht durch *Interviews* oder *Gespräche*. Da Interview (engl. Unterredung, Befragung) ursprünglich die Befragung von Persönlichkeiten durch Journalisten bedeutet, ist die Bezeichnung *Gespräch* angemessener, weil es nicht allein um ein Ausfragen, sondern um die *Begegnung* des Arztes mit dem Patienten geht.

Am besten hat sich ein *halbstrukturiertes diagnostisches Gespräch* bewährt, bei dem ein möglichst unstrukturiertes Gespräch durch gezielte Fragen im späteren Verlauf ergänzt wird.

Bei der Darstellung des diagnostischen Gesprächs werden wichtige Empfehlungen zur Gesprächstechnik insbesondere der Arbeiten von Balint und Balint (1962), Argelander (1970), Arnds (1973 a,b), Meerwein (1986) und Dührssen (1981) berücksichtigt.

Für die schriftliche Darstellung des erhobenen Materials hat sich ein *Schema* bewährt, das ursprünglich im Berliner „Institut für Psychopathologie und Psychotherapie" 1945 entwickelt und in den nachfolgenden Jahrzehnten in den verschiedenen Psychosomatischen Kliniken leicht verändert und erweitert wurde.

1.6.2.2 Die Patient-Diagnostiker-Beziehung

Der neurotisch und/oder psychosomatisch Kranke kommt oft nach einer langen „Odyssee" über Ärzte und Kliniken verschiedener Disziplinen zum Facharzt für Psychotherapeutische Medizin. Auf seinen Umwegen hat er viele Befragungen und Untersuchungen über sich ergehen lassen müssen, hat verschiedene, sich oft widersprechende Diagnosen oder die Mitteilung „Sie haben nichts!" gehört und hat meist viele verschiedene Behandlungsversuche ohne Erfolg mitgemacht. So ist er meist ein chronischer *Problem-Patient*, der sich unverstanden und abgewiesen fühlt, der befürchtet, als Hypochonder oder gar als Simulant zu gelten, der dadurch verunsichert, verängstigt, mißtrauisch und in seiner Rolle als Patient passiv geworden ist. So wird der Patient auf das Beziehungsangebot des Diagnostikers mit der Schilderung seiner Beschwerden und Symptome antworten, in der berechtigten Annahme, nur so beim Arzt Interesse erregen und Zuwendung erfahren zu können. Die oft ungewohnte persönliche Ansprache („Was gibt's?" „Was führt Sie zu mir?") kann den Patienten irritieren oder gar ängstigen, da scham- und schuldgefühlsbeladene Erlebensweisen vor dem eigenen Gewissen und dem Urteil anderer auftauchen können. Diese Ängstigung kann durch ein zu passives Verhalten des Arztes zunehmen.

Wichtig ist daher der Aufbau einer *vertrauensvollen Beziehung*, indem der Arzt als teilnehmender Beobachter sich freundlich und wohlwollend dem Patienten zuwendet, aufmerksam seinen Äußerungen folgt, was dem Patienten durch gelegentliche Fragen oder Kommentare verdeutlicht wird. Dabei sollte der Untersucher stets bedenken, wie er durch seine Persönlichkeit, sein Alter und Geschlecht, die entstehende Beziehung mitgestaltet, und sollte aufgrund der Selbsterfahrung in der Lage sein, in der Gegenübertragung eigene neurotische Züge von denen des Patienten zu unterscheiden.

1.6.2.3 Diagnose

Das *Ziel* der Diagnostik besteht darin, so detailliert wie möglich die *Persönlichkeit* des Kranken zu erfassen: Die gewohnheitsmäßigen Erlebens- und Verhaltensweisen, die Intensität der Triebbedürfnisse, die Stärke oder Schwäche der Ich-Funktionen, die Art der Abwehr- und Bewältigungsmechanismen, die Art des Über-Ichs und Ich-Ideals, außerdem die aktuellen Beschwerden und Symptome, die auslösenden und aktuellen Konflikte, die prägenden und traumatisierenden Einflüsse in Kindheit und Jugend und der spätere Lebensweg. Dabei enthalten die bei der Anamneseerhebung erfolgten Mitteilungen und Wahrnehmungen unterschiedliche Informationen: *Objektive*, wie überprüfbare Fakten, *subjektive*, wie Daten, die ihre subjektive Bedeutung durch den Patienten erhalten, und *szenische*, die sich in der Gestaltung der Patient-Arzt-Beziehung als momentane Gefühle und Vorstellungen des Arztes ergeben.

Die Formulierung der Diagnose in neurosenpsychologischer Sicht erfolgt in vier Begriffen:

1. Leitsymptomatik,

2. Persönlichkeits- bzw. Neurosenstruktur,

3. Konflikt,

4. soziale Situation.

Üblich geworden ist auch eine Diagnosestellung der psychiatrisch orientierten Internationalen Klassifikation psychischer Störungen *ICD 10*, die jedoch den großen Nachteil hat, daß die psychosomatischen Störungen wenig differenziert und die psychosomatischen Krankheiten gar nicht aufgeführt werden (s. 1.3 *Diagnostische Klassifikation*).

Wegen dieser Nachteile wurde die *Operationalisierte Psychodynamische Diagnostik* entwickelt (Arbeitskreis OPD 1996), nach der die Diagnose durch vier psychodynamische und eine deskriptive Achse bestimmt wird:

Achse I: Krankheitserleben und Behandlungsvoraussetzungen,

Achse II: Beziehung,

Achse III: Konflikt,

Achse IV: Struktur,

Achse V: Psychische und psychosomatische Störungen.

(Diagnose nach ICD-10, Kapitel V, F)

Voraussetzung für diese Diagnostik ist die Durchführung des *OPD-Interviews*, das in fünf Phasen eingeteilt ist, wobei jede Phase durch eine strukturierende Frage oder Intervention eingeleitet wird. Im Unterschied zum halbstrukturierten diagnostischen Gespräch ist das OPD-Interview stärker strukturiert und zielt insbesondere auf die *Herausarbeitung von Beziehungsepisoden* in der Analyse des aktuellen Übertragungs-Gegenübertragungsgeschehens und der aktuellen oder biografischen Beziehungserfahrungen (Arbeitskreis OPD 1996).

1.6.2.4 Diagnostisches Gespräch

Bewährt hat sich die Einteilung des Gespräches in vier Abschnitte – *Vorbereitung, Eröffnung,* *Verlauf, Schluß* –, um den zeitlichen Ablauf und die Art der Gesprächsführung stets zu beachten.

Vorbereitung des Gesprächs. Schon vor der ersten Begegnung erhält der Untersucher Hinweise auf bestimmte Eigenschaften des Patienten, die an der Art der Anmeldung und der Überweisung ablesbar sind: Gab es eine schriftliche Anfrage mit eventuell längerer Korrespondenz oder liegt eine telefonische Anmeldung vor? Wie hoch ist die *Dringlichkeit* des Anliegens? Handelt es sich um einen *selbstmotivierten* oder von Angehörigen geschickten Patienten? Erfolgte die Überweisung aufgrund einer *persönlichen Empfehlung* mit entsprechenden großen Erwartungen des Patienten? Diese Informationen führen automatisch zur Bildung erster Hypothesen über die Persönlichkeit des Patienten, so daß der Arzt schon bestimmte Vorstellungen über das Erleben und Verhalten des Patienten hat, bevor er ihm das erste Mal begegnet. Die mögliche *Gesprächsdauer* wird durch den Ort der Untersuchung – Praxis, Poliklinik oder Station – und durch die Art und den Schweregrad der Störung bestimmt. Es hat sich bewährt, dem Patienten zu Beginn des Gesprächs die mögliche Zeitdauer mitzuteilen. Natürlich sollte die Begegnung auch ohne Störungen und Unterbrechungen, wie z.B. Telefonate, Unterschriften für Rezepte oder Fragen von Mitarbeitern, ablaufen.

Eröffnung des Gesprächs. Von der Eröffnung bis zum Schluß des Gespräches ist die Wahrnehmung des Untersuchers gleichermaßen nach außen auf den *Patienten* und nach innen auf das *eigene Erleben* gerichtet: Welche verbalen und averbalen Mitteilungen und welches Verhalten des Patienten sind zu registrieren? Welche Gefühle, Phantasien, Erinnerungen oder Reaktionen entstehen beim Untersucher? Er sollte ständig auf Hinweise der *Übertragung* und auf seine *Gegenübertragung* achten. Tritt der Patient allein oder zusammen mit dem Partner in Erscheinung? Wie ist seine Kleidung? Was signalisieren seine Haltung, Gestik, Mimik und Sprechweise?

Der Untersucher wendet sich dem Patienten freundlich und taktvoll zu, beobachtet sein *Spontanverhalten* und hört auf spontane Äußerungen des Patienten. Er achtet auf die ersten *averbalen Signale* und *verbalen Äußerungen*, die *Wortwahl* und Formulierung, die oft schon aufschlußreiche Informationen ergeben. Auf eine *einleitende Frage* „Was gibt's?" oder „Was führt Sie zu mir?"

reagiert der Patient nicht selten mit Ratlosigkeit. Dann ist es offenkundig, daß ihm der Sinn der Untersuchung nicht bekannt ist. Nach einer anschließenden *Information* über die Art und das Ziel der Diagnostik ist er meist bereit, sich in das Gespräch einzulassen. Die meist zuerst genannten *Beschwerden* werden selbstverständlich als *Krankheitsangebot* angenommen, auch wenn sie in der Regel wenig über die Psychodynamik aussagen. Dabei besteht der Leitgedanke des Gesprächs darin, dem Patienten stets genügend freien Raum für *seine* Darstellung zu gewähren, ihm also die Aktivität und Führung zu überlassen.

Entsprechend folgt der Untersucher den Mitteilungen und Assoziationen des Patienten. Stockt der Mitteilungsfluß, so wird der Untersucher den Patienten darauf hinweisen, bei welchem angeschnittenen Thema er zu reden aufhörte und wird versuchen, ihn durch Bemerkungen und Fragen zum Weiterreden anzuregen.

Verlauf des Gesprächs. Neben der ständigen Beachtung der *Gegenübertragung* ist die Aufmerksamkeit auf Hinweise der *Übertragung* und die Art der sich entwickelnden Beziehung gerichtet: Welche gefühlshaften Einstellungen gegenüber Vater oder Mutter überträgt der Patient auf den Untersucher? Zeigt er in der Beziehung spezifische Erlebens- und Verhaltensweisen, die als *Szene* verstanden werden können? Günstig ist ein gleichförmiges, nicht allzu starres Verhalten, die Beachtung der Reihenfolge der Themen bzw. der *Assoziationen* des Patienten und eine vorübergehende *Identifikation* mit dem Patienten und seinem Partner bzw. seinen Angehörigen und eine anschließende Rücknahme der Identifikation. So beschränkt sich die sichtbare Aktivität des Arztes auf einzelne Bemerkungen, klärende Kommentare und Fragen nach weiteren Einzelheiten, die zu einem besseren Verständnis führen.

Im weiteren Verlauf wird der Diagnostiker häufiger *intervenieren*, um die Informationen für den Nachweis einer neurotischen Entwicklung zu vervollständigen: Wo klaffen Lücken in der Darstellung? Wo zeigt er Widersprüche? Wo macht er Anspielungen? Wo leuchten Über- oder Untertreibungen auf? Wichtig ist auch die Klärung der *Erkrankungssituation*: Wie war die damalige äußere Lebenssituation? Welche inneren Konflikte wurden vermutlich mobilisiert? Welche Lösungsversuche wurden angestrebt? Welches Krankheitsverhalten wurde eingenommen? Mitteilun-

gen über einen häufigen Arztwechsel oder die jahrelange Einnahme gleichartiger Medikamente sollten stets angesprochen und hinterfragt werden, um den möglichen psychodynamischen Hintergrund der Arzt-Patient-Beziehung aufdecken zu können. Benutzt der Patient Fachausdrücke, so ist zu klären, ob er diese durch eine frühere Psychotherapie, durch seinen Beruf oder durch Lektüre gelernt hat.

So wandelt sich die Art der Fragen im Verlaufe des Gesprächs bzw. der Gespräche immer mehr von ungezielten zu gezielten, ein Vorgehen, daß als *Trichtertechnik* beschrieben worden ist.

Interventionen sind nicht nur zur Gewinnung ergänzender Angaben, sondern auch bei bestimmten Situationen und Behinderungen des Gesprächs sinnvoll und oft notwendig: Was könnte der psychodynamische Hintergrund für unerwartet geäußerte Gefühle oder averbale Signale sein? Warum wird das zuvor Mitgeteilte widerrufen? Warum schweigt der Patient? Schweigt er in unveränderter Stimmungslage, weil er versucht, sich zu erinnern und das Aufgetauchte in Worte zu fassen, so wird der Arzt ihn in Ruhe schweigen lassen; entwickelt der Patient dagegen eine zunehmende Ängstlichkeit, so wird der Diagnostiker ihn ansprechen und versuchen, die Entstehung der Angst zu erklären, wobei häufig ein Zusammenhang mit dem gerade Mitgeteilten besteht.

Immer mehr ergibt sich die Möglichkeit, aus den zuvor gemachten Mitteilungen erste *Deutungen* zu geben, also auf denkbare psychosomatische Zusammenhänge hinzuweisen, z.B. auf das wiederholte Auftreten von Herzschmerzen in Situationen, in denen vermutlich Wut oder Ärger provoziert worden ist. Wesentliche Ergänzungen des Persönlichkeitsbildes und wertvolle Hinweise auf die *Prognose* geben die Antworten auf Schlüsselfragen: Welche Ursachen vermutet der Patient? Neigt er mehr zur *Psychogenese* oder zur *Organogenese*? Welche Art der *Behandlung* wünscht er sich? Vermutet der Patient als Ursache einen Erbfehler oder einen immer noch nicht entdeckten Organschaden? Oder wünscht er, nur eine Schlafkur zu machen, so signalisiert er damit, daß er als Person in Ruhe gelassen werden möchte; kann er sich dagegen seelische Belastungen als mögliche Ursache oder Teilursache der Symptome und Beschwerden vorstellen, so ist die Prognose im Hinblick auf weitere Gespräche und eine eventuell notwendige Psychotherapie günstiger.

Schluß des Gesprächs. Nach den Gesprächen, die nach Anzahl, Länge und Tiefe nach dem äußeren Rahmen und der Art der Störungen sehr unterschiedlich sein können, sollte das Anliegen des Patienten klar und die *diagnostische Einordnung* der erhobenen Daten möglich sein: Liegt eine neurotische Entwicklung vor? Ist das Symptombild als Psychoneurose oder als psychosomatische Krankheit einzuordnen? Oder liegt eine unerkannte somatische Krankheit vor? Als eine Art *Gegenleistung des Diagnostikers* erhält der Patient für seine Mitteilungen einzelne Deutungen und eine Konfliktdiagnose, nach der ein Zusammenhang zwischen dem Hauptkonflikt und der Leitsymptomatik vermutet wird. Auf diese Weise kann der Patient ein erweitertes Verständnis über sich gewinnen. Nach der Mitteilung der Diagnose erfolgt die *abschließende Beratung* des Patienten, ob Entspannungsübungen oder eine Psychotherapie angezeigt sind, wenn ja, welche Methode in welchem Rahmen – ambulant oder stationär – in Frage kommt und wo diese durchgeführt werden könnte. Die *Antworten* auf die Deutungen, die Mitteilung der Konfliktdiagnose und den Behandlungsvorschlag erleichtern ebenso wie die Antworten auf die Schlüsselfragen die Einschätzung der *Prognose*.

1.6.2.5 Fehler des Diagnostikers

Der Diagnostiker sollte zu Beginn des Gespräches darauf achten, daß der Patient über den *Zweck* des anstehenden Gespräches genügend informiert ist. Es hat meist wenig Sinn, den – oft recht zwanghaften – Patienten in seinen genauen Schilderungen und Assoziationen zu unterbrechen, um schneller zu den Konflikten und der Psychodynamik vorzudringen; das Ergebnis ist meist nur die Erhöhung des *Widerstandes*. Der Arzt sollte seine entstehenden *Gegenübertragungsgefühle* immer rechtzeitig wahrnehmen und diese nicht zum unbemerkten Anstoß seiner Handlungen machen: Nicht wahrgenommene Ungeduld kann zur Formulierung von *Suggestivfragen* verleiten, um „schneller" das Ende des Gespräches zu erreichen. Nicht registrierte Kränkungen und entsprechende Verärgerungen können den Diagnostiker zu *kränkender Beurteilung* und Kritik und zu „hochdosierten" Probedeutungen des Abgewehrten, nämlich des verpönten Triebimpulses, verleiten, was meist eine Erhöhung der Angst und des Widerstandes bewirkt. Gut gemeinte, aber gedankenlose Beschwichti-

gungen („Traurig sind wir alle mal!" „Solche Probleme haben viele Leute!") haben die Qualität von sogenannten *Killerphrasen*, die keine Beruhigung bringen und die Patient-Arzt-Begegnung erschweren.

Auch sollte der Diagnostiker keine Ratschläge in lebenswichtigen Entscheidungen geben; er wird dem Patienten aber in der Klärung der Konfliktlage behilflich sein, indem er gemeinsam mit ihm ausphantasiert, welche Vor- und Nachteile sich bei dieser oder jener Entscheidung ergeben würden. Ebenso sollte sich der Arzt nicht zur Behandlung des abwesenden Patienten verleiten lassen, da nur der anwesende Patient untersucht werden kann, nicht aber der angeschuldigte Angehörige. Fachausdrücke sollten nie benutzt werden. Ebenso wäre es ein Fehler, dem Patienten zur Beruhigung oder gar Ermunterung Erlebnisse aus dem eigenen Leben mitzuteilen

1.6.2.6 Das Mehrpersonengespräch

Sind die Gespräche mit dem Patienten so wenig ergiebig, daß die Stellung der Diagnose und die Einschätzung der Prognose schwierig bis unsicher ist, dann besteht die Möglichkeit, die Individualdiagnose auf die *Paar- oder Familiendiagnose* zu erweitern. Dieses Mehrpersonengespräch, bei dem der Patient mit seinem Partner oder die Jugendliche mit ihren Eltern und dem Arzt zusammentreffen, hat sich in der Psychosomatischen Klinik sehr bewährt: Die Schilderungen der Angehörigen enthalten oft weiterführende subjektive und objektive Daten und die provozierten Übertragungen und Gegenübertragungen der Gesprächsteilnehmer lassen erkennen, wie die Art ihrer Beziehungen und der erlebten Enttäuschungen ist, welche Wünsche nach Veränderung und welche angstvollen Erwartungen sie bewegen: Gibt es Hinweise dafür, daß der Patient mit seiner Partnerin im unbewußten Zusammenspiel einer *Kollusion* lebt oder daß er in systemischer Sicht der deklarierte *Index-Patient* ist? (s. Kap. Paartherapie, Familientherapie).

In der Gesprächsführung ist darauf zu achten, daß alle Beteiligten sich gleichermaßen äußern können, eine *Parteinahme* für den Patienten sorgfältig zu vermeiden ist. Vor dem Mehrpersonengespräch sollte der Arzt den Patienten fragen, ob alle seine Mitteilungen angesprochen werden dürfen oder ob bestimmte Erlebnisse der Schweigepflicht unterliegen sollen. Das Ergebnis ist meist eine präzisere Diagnose der Persönlichkeit und ebenso eine bessere Einschätzung der Prognose im Hinblick auf die Psychotherapie (s. Kap. Prognose in der Psychotherapie), der gegenüber die Angehörigen oder der Partner fördernd, duldend oder abwehrend eingestellt sein können.

1.6.2.7 Psychosomatische Anamnese

Die durch das diagnostische Gespräch gewonnenen Daten, Wahrnehmungen und Einschätzungen werden bei der schriftlichen Darstellung der psychosomatischen Anamnese zu sechs verschiedenen Bereichen zusammengefaßt: *Symptomatik – Erkrankungssituation – prämorbide Persönlichkeitsstruktur – Genese – aktuelle Lebenssituation – Patient-Arzt-Beziehung*. Dabei müssen die ersten vier Bereiche eine in sich schlüssige Entwicklungslinie, eine neurotische Entwicklung ergeben. Auf diese Weise wird die Diagnose durch Belege positiv gestellt. Der Ausschluß somatischer Ursachen kann zwar den Verdacht auf psychogene Störungen ergeben, genügt aber selbstverständlich nicht als Diagnostik.

Liegt eine psychosomatische Krankheit vor, so müssen die erhobenen somatischen Befunde berücksichtigt werden, um die Bedeutung und das Zusammenspiel der somatischen und psychischen Faktorenreihe in der Ätiopathogenese einer multifaktoriellen Krankheit beurteilen zu können. Dieses „Sowohl-als-auch-Diagnostizieren" ist grundsätzlich bei jedem Kranken notwendig, um Fehldiagnosen zu vermeiden; diese Gefahr ist beim überholten „Entweder-Oder-Denken" auf dem Hintergrund eines monokausalen Krankheitskonzepts stets gegeben.

Ordnung des Materials zur psychosomatischen Anamnese

1. Symptomatik
Mitgeteilte Beschwerden und Symptome im somatischen, psychischen und charakterlichen Bereich
Beobachtete und erfragte Symptome
Bisherige diagnostische und therapeutische Maßnahmen
Häufigkeit und Wechsel der Arztbesuche
Vorerkrankungen, Krankenhaus- und Kuraufenthalte
Überweisungsmodus

2. Erkrankungssituation
Zeitpunkt des Symptomausbruchs
Damalige äußere Lebenssituation und innere Konfliktsituation
Familien- und Beziehungspersonen
Berufssituation
Finanzielle- und Besitzverhältnisse
Besondere Ereignisse

3. Prämorbide Persönlichkeitsstruktur
Auftreten, Aussehen, Kleidung
Konstitution, eventuelle familiäre Belastung
Intelligenz, geistige oder praktische Begabungen oder Mängel
Berufliche Tätigkeit, ursprüngliche Berufsplanung
Allgemeines Lebensgefühl, Wünsche, Pläne, Hoffnungen
Weltanschauung, Religion, politische Orientierung
Sportliche und künstlerische Interessen, Freizeitgestaltung
Mitmenschlicher Kontakt, Einordnung und Geselligkeit
Vorstellung des Patienten über sich selbst und über wichtige Personen und seine Beziehung zu ihnen
Besitzstreben, Umgang mit dem Geld
Geltungs- und Aggressionsstreben
Liebesfähigkeit und Sexualität
Antworten auf Testfragen: Drei Wünsche, das Liebste, Lottogewinn
Durch Übertragung bedingtes Erleben und Verhalten

4. Genese
Soziales Milieu
Berufs- und Ehesituation der Eltern
Sozialstatus, Vermögen, Lebensstil

Charakteristik von Mutter und Vater
Erziehungsprinzipien, Familienatmosphäre
Emotionale Beziehung zwischen den Eltern
Emotionale Beziehung des Patienten zu Mutter, Vater, wichtigen Beziehungspersonen
Abwesenheiten, Krankheiten von Mutter und Vater
Lebensentwicklung der Eltern und Großeltern

Geschwisterkonstellation
Anzahl, Geschlecht, Alter
Stellung in der Geschwisterreihe
Emotionale Beziehung zu den Geschwistern
Erkrankte, verstorbene Geschwister

Umstände von Schwangerschaftsverlauf und Geburt
Erwünschtes/unerwünschtes Kind
Seelische Reaktion und Gesundheitszustand der Mutter
Damalige soziale und Lebenssituation der Eltern

Frühkindliche Auffälligkeiten, Erkrankungen, Krankenhausaufenthalte, früheste Entwicklung
Stillzeit, Sauberkeitsgewöhnung
Motorische Entwicklung
Trotzphase
Sprachentwicklung

Verlauf der Kindheit
Spielfähigkeit und Art der Spiele
Verhaltensweisen im Umgang mit Gleichaltrigen, Angehörigen, Fremden
Schulleistungen und Schulabschluß

Späterer Lebensweg
Pubertät, Menarche
Erster Sexualverkehr
Beziehung mit gegen- oder gleichgeschlechtlichen Partnern
Weitere sexuelle Entwicklung

Partnerschaft, Ehe, Familiengründung
Berufsausbildung und berufliche Tätigkeiten

5. Aktuelle Lebenssituation
Beziehungssituation
Dauer der Partnerbeziehung
Art der emotionalen und sexuellen Beziehung

Eigene Kinder
Alter und Geschlecht
Einstellungen und Erwartungen

Soziale Kontakte
Freunde und Freundinnen
Gruppenkontakte, Vereine

Berufliche Situation
Aktuelle Berufstätigkeit
Zufriedenheit, Belastungen, Konflikte

Ökonomische Situation
Einkommen, Schulden
Wohnung

6. Patient-Arzt-Beziehung
Verhalten des Patienten während des Gesprächs
Art der entstehenden Beziehung
Hinweise auf Übertragung im Erleben und Verhalten
Emotional wichtige Gesprächsabschnitte
Einstellungen und Erwartungen gegenüber einer Psychotherapie
Reaktion auf Schlüsselfragen, Probedeutungen und Behandlungsvorschlag

7. Zusammenfassung
Aufzeigen der Entwicklungslinie: Genese – Persönlichkeitsstruktur – Erkrankungssituation – Symptomatik
Prägende und pathogene Bedingungen in der Genese
Persönlichkeitsstruktur mit bestimmten unbewußten Konflikten, Abwehr- und Bewältigungsmechanismen sowie Objektbeziehungsmustern
Psychodynamik der auslösenden Konfliktsituation, der ausgebrochenen Symptomatik und der aktuellen Probleme
Übertragungstendenzen und Beziehungsbereitschaft
Prognoseschätzung und Indikationsstellung
Therapievorschlag und abschließende Beratung.

1.6.3   Verhaltens- und Bedingungsanalyse

D. Wälte

Am Anfang jeder Verhaltenstherapie steht eine umfassende *Verhaltensdiagnostik, die* auf die Beantwortung von drei Fragen abzielt:

1. Welche Verhaltensweisen sollen verändert werden?

2. Wodurch wird dieses Verhalten momentan bedingt?

3. Durch welche Maßnahmen kann die angestrebte Veränderung am besten bewirkt werden?

Sie hat die Funktion, entsprechende Informationen über den einzelnen Patienten zu erheben (*Verhaltensmessung*), um die aktuellen Verhaltensprobleme des Patienten zu beschreiben bzw. zu strukturieren (*Problemstrukturierung*) und um festzustellen, welche aufrechterhaltenden Bedingungen für jedes der unterschiedenen Verhaltensprobleme (*Verhaltens- und Bedingungsanalyse*) relevant sind. Diese diagnostischen Informationen münden in einen auf den einzelnen Patienten abgestimmten Therapieplan.

Damit stellt die Verhaltensdiagnostik, insbesondere mit dem Kernstück der Verhaltens- und Bedingungsanalyse, eine wichtige Ergänzung zur klassifikatorischen bzw. nosologischer Diagnostik dar, bei der es hauptsächlich um eine Einordnung des Patienten in vorgegebene Kategorien (nach DSM-IV oder ICD-10) geht. Diese Kategorien sind aber oft für den individuellen Patienten zu „grob" und setzen bereits (Verhaltens-) Beschreibungen über die Symptome und Störungen des Patienten voraus.

In den Anfängen der Verhaltenstherapie versuchte man sogar, ohne eine nosologische Diagnostik auszukommen. Heute hat sich allerdings die Einsicht durchgesetzt, daß nosologische Diagnostik und Verhaltensdiagnostik sich gegenseitig ergänzen können. Für einige Störungsgruppen (z.B. Ängste, Depressionen, Zwänge) bietet die Verhaltenstherapie strukturierte ätiologische Modelle und standardisierte Interventionsprogramme an.

> **Checkliste Verhaltens- und Bedingungsanalyse**
> - steht am Anfang jeder Verhaltenstherapie
> - bildet das Kernstück der Verhaltensdiagnostik
> - zielt ab auf die Aufdeckung der aufrechterhaltenden Bedingungen des Problemverhaltens
> - kann nach der Strukturformel **S-E-O-V-K** realisiert werden
> - ist eine Ergänzung zur klassifikatorischen Diagnostik
> - ist besonders bei adaptiven Indikationsentscheidungen wichtig

Diese Programme ermöglichen bereits alleine fundierte *selektive Indikationsentscheidungen*

(Auswahl der Interventionen), so daß die Funktion der Verhaltensdiagnostik hier stärker in der Überprüfung der Modellannahmen und der Informationsgewinnung für die konkrete Ausgestaltung der therapeutischen Interventionen im Verlauf der Therapie (adaptive Indikation) besteht.

Bei anderen Störungsgruppen (z.B. somatoforme Störungen) ist die Entwicklung der Verhaltenstherapie noch nicht so weit fortgeschritten, hier wird man für die Indikationsstellung zur Zeit wohl kaum auf eine Verhaltensdiagnostik bzw. eine Verhaltens- und Bedingungsanalyse verzichten können. Allerdings dürften die Tage, in denen der Diagnostiker sich mit hoch komplexen und verschachtelten Verhaltens- und Bedingungsketten abmühte, wohl gezählt sein.

Von klinischer Relevanz sind aber eine Reihe von *Diagnoseschemata*, die für die Analyse der steuernden und aufrechterhaltenden Bedingungen vorgeschlagen wurden. Sie erleichtern es dem Kliniker, die Menge an diagnostischen Informationen wahrzunehmen und zu bündeln. Entsprechend der Entwicklung in der Verhaltenstherapie unterscheiden sie sich hinsichtlich der Variablen, die als diagnostisch relevant erachtet werden und somit ins diagnostische Interview einzubeziehen sind. In diesem Beitrag soll vor dem Hintergrund der wichtigsten Diagnose- bzw. Strukturschemata ein *Leitfaden* entwickelt werden, mit dem eine Verhaltensdiagnostik und besonders die Verhaltens- und Bedingungsanalyse in der Praxis realisiert werden kann.

1.6.3.1 Schemata zur Strukturierung des verhaltensdiagnostisch-therapeutischen Prozesses

In den Anfängen der Verhaltenstherapie versuchte man eine stark vereinfachende Beschreibung von Verhalten, das von Watson als weitgehend umweltabhängig gesehen wurde: R=f (S), d.h. eine beobachtbare äußere Reaktion (R) steht in funktionaler Beziehung zu externen Reizen (S). Es stellte sich allerdings bald heraus, daß diese S-R-Gleichung wesentliche Elemente der Verhaltensdiagnostik ausblendete. Erst Kanfer und Saslow (1976) gelang es, eine für die Praxis brauchbare *Taxonomie der Verhaltensdiagnostik* zu entwickeln. Sie unterscheiden sieben Teilbereiche:

1. *Klassifikation der Problematik* als Verhaltensexzeß oder -mangel, aber auch Beschreibung von unproblematischen oder positiven Verhaltensweisen;

2. *Klärung der Problemsituation*, insbesondere der aufrechterhaltenden Bedingungen der Symptomatik;

3. *motivationale Analyse* (z.B. Anreize, Aversionen);

4. *Entwicklungsanalyse* (biologische, soziologische und Verhaltensänderungen);

5. *Analyse der Selbstkontrolle* (Fähigkeiten und Erfahrungen zur Selbstkontrolle);

6. *Analyse der sozialen Beziehungen*, die das gegenwärtige Verhalten beeinflussen und

7. *Analyse* der sozialen, kulturellen und physikalischen *Umwelt*.

Auf der Basis dieser Taxonomie entwickelten Kanfer und Philipps (1975) das SORKC-Modell, bei dem die funktionale Analyse zwischen dem Verhalten eines Individuums und dem Umfeld, in dem dieses Verhalten geschieht, im Mittelpunkt steht. Nach dieser Verhaltensgleichung ist das Verhalten R eine Funktion der Variablen S (Stimulus = Reiz), O (Organismus), K (Kontingenzverhältnis = Verstärkungsplan) und C (Consequenz), also $R=f (S,O,K,C)$. Obgleich dieses Modell nicht unumstritten geblieben ist, hat wohl kaum ein anderes Modell in der Verhaltenstherapie so viel an Einfluß gewonnen.

Die Entstehung einer Störung wird mittels klassischer und operanter Konditionierung auf die individuelle Lebensgeschichte zurückgeführt. Für die Analyse des unangemessenen Verhaltens sind hauptsächlich die *gegenwärtigen aufrechterhaltenden Reizbedingungen* entscheidend. Das SORKC – Modell ist zwar imstande, alle Arten von beobachtbarem Verhalten abzubilden, vermittelnde innere (kognitive) Variablen fehlen aber.

Der Vorteil der nicht-vermittelnden Modelle liegt zwar darin, daß sie im Gegensatz zum klassischen medizinischen Krankheitsmodell die Ursachen der Störung auch in der Umgebung des Patienten suchen, der Nachteil aber darin, daß sie kognitive Variablen (Erwartungen, Denken) nicht erfassen können. Die Ausblendung von kognitiven Variablen entspricht auch nicht mehr dem modernen Forschungsstand in der Verhaltenstherapie.

Tab. 1-3: SORKC-Modell von Kanfer und Philipps (1975)

S	O	R	K	C
Stimulus	Organismus	Reaktion	Kontingenzverhältnis	Consequenz
vorausgehender diskriminierender Stimulus S^D = bei operantem Verhalten S^Δ = bei respondentem Verhalten	biologischer Zustand	Operantes Verhalten, Reaktions- repertoire	Verstärkungs- beziehung zwischen R und C	nachfolgender Verstärker Stimulus C+ = positiver V. C-= negativer V.
Beispiel: bulimische Reaktion				
voller Kühl- schrank	Hunger, Streß	Freßattacke	kurzes Zeitintervall	kurzfristig Entspannung, langfristig jedoch Eßstörung

Das *Strukturschema* von Lazarus (1973, 1978) bezieht deshalb kognitive Variablen ausdrücklich mit in die Verhaltens- und Bedingungsanalyse ein. Es unterscheidet sieben Grundmodalitäten: *behavior, affect, sensation, imagery, cognition, interpersonal, drugs* – abgekürzt mit dem Akronym „BASIC-ID". Lazarus beschränkt die Funktion seines Strukturschemas nicht nur auf die Verhaltensdiagnostik, sondern sieht es auch in Verbindung mit der Indikationsfrage. Er postuliert, daß eine andauernde Veränderung von Problemen erst durch die Kombination von Techniken und Strategien unter Berücksichtigung der sieben Grundmodalitätsebenen möglich wird.

Auch wenn der Anspruch von Lazarus, mit dem BASIC-ID-Schema ließen sich Indikationsempfehlungen fundieren, nur in Grenzen eingelöst werden konnte, bietet es doch den besonderen Vorteil, in die Verhaltens- und Bedingungsanalyse neben kognitiven Variablen auch Aspekte der *Interaktion* miteinzubeziehen. Damit löst es konsequent den Anspruch einer multidimensionalen Diagnostik ein, Messungen auf verschiedenen Datenebenen durchzuführen.

Auch neuere Schemata zur Verhaltens- und Bedingungsanalyse, wie z.B. das SEOVK-Modell (Situation, Erwartung, Organismus, Verhalten, Konsequenz) von Bartling, Echelmeyer, Engberding u. a. (1992) lassen sich zum einen stark von pragmatischen Überlegungen leiten, aber auch davon, welche Variablen in Forschung und Praxis als verhaltensbestimmend angesehen werden. Der folgende Leitfaden soll die wichtigsten Aspekte der Verhaltens- und Bedingungsanalyse im Gesamtrahmen der Verhaltensdiagnostik zusammenfassen.

Verhaltens- und Bedingungsanalyse im Gesamtrahmen verhaltenstherapeutischer Diagnostik

I. **Basisangaben über den Patienten**
    Person: Name, Geschlecht, Alter, Beruf, Arbeit, Telefon, Adresse
    Überweisungsmodus: z.B. Hausarzt, Facharzt, Konsil, Selbstmelder
    Symptomatik: Intensität, Frequenz, Verlauf, Dauer, Beschwerden des Patienten (Körper, Psyche, Soziales), spezielle Angaben zur Organdiagnostik und Medikamente

II. **Grobanalyse der psycho-sozio-somatischen Situation**
    Psychischer Eindruck: depressiv, ängstlich, suizidal, zwanghaft, usw.
    Soziale Situation: problematische Lebensumstände, Stressoren bei der Arbeit, Familie usw.
    Körperliche Rahmenbedingungen: akute Krankheit, Rauschzustand, usw.

III. **Kontextuelle Verhaltensanalyse (Makroanalyse)**
     Vertikale Analyse des Zusammenhangs mehrerer Probleme auf der Grundlage von Regeln und Plänen
     Systemische Analyse: Probleme im „Lebenskontext", Analyse von Systembedingungen (Familie/ Partnerschaft, soziale Beziehungen)
     Lebensgeschichtliche Entwicklung des Patienten und Krankheitsanamnese

IV. **Verhaltens- und Bedingungsanalyse (Verhaltensanalyse in Situationen = Mikroanalyse)**
    Verhaltensanalyse mit den potentiellen Bedingungsdiagnosen:
    respondente Auslösung: vorausgehende Bedingungen
    operative Auslösung: positive und negative Verstärkung
    kognitive Auslösung: Überzeugungen, Attribuierungen, Gedanken und Vorstellungen, irrationale Kognitionen, Informationsmängel

    Schematisch nach dem **SEOVK-Modell von Bartling u.a. (1992)**.

S Merkmale der Situation (physikalische Merkmale, Anwesenheit von Personen, Verhalten von Personen, vorhergehendes Verhalten des Patienten selbst)

E Erwartungen des Patienten (mit Bezug auf die Situation, das eigene Verhalten, die Konsequenzen, die angenommenen Erwartungen anderer Personen, Standards über das eigene Verhalten (Pläne, Oberpläne))

O Bedingungen des Organismus (genetisch-biologische Funktionsstörungen, eingefahrene psychophysische Reaktionsmuster, Medikamenten- bzw. auch Drogenwirkungen, momentane Bedingungen, erworbene Defizite)

V Verhalten (motorisches, emotionales, kognitives, physiologisches)

K Konsequenzen (Ordnung nach dem Zeitpunkt – kurzfristige, langfristige –; dem Entstehungsort – externe, interne –; der Qualität – positive, negative Verstärkung, Bestrafung –)

V. Motivationsanalyse
Analyse der Folgen des Problems und einer Problemänderung mit den Bedingungsdiagnosen: dysfunktionale Folgen, dysfunktionale Einschätzung der eigenen Verhaltenskompetenzen, dysfunktionale Ziele und Zielkonflikte

VI. Analyse des Selbstmanagement
Analyse des bisherigen Umgangs mit dem Problem, Selbstmanagement, Selbstkontrollversuche, Selbstbeobachtung, Selbstverstärkung, Selbstbewertung, allgemeine Kompetenz

VII. Analyse der Interaktion mit dem Therapeuten
Diagnostische Eingangsszene, Wirkung des Patienten auf den Therapeuten, Reaktion des Patienten in der diagnostischen Situation

VIII. Diagnose nach ICD-10 oder DSM-IV
Klassifikation des Patienten vor dem Hintergrund einer genauen Beschreibung der Symptomatik; falls nötig, mehrere Diagnosen; Gewichtung der Diagnosen

IX. Behandlungsplan
Formulierung vorläufiger Hypothesen zu einem funktionalen Bedingungsmodell, Aufklärung des Patienten, Zielabsprache mit dem Patienten und Ableitung der Therapie

X. Behandlungsevaluation
Wirkung der therapeutischen Schritte, Einsatz klinischer Tests in den Bereichen Symptom, Kognition und Interaktion

1.6.4 Psychodiagnostische Testverfahren

U. Rauchfleisch

Als Test im engeren Sinne bezeichnen wir ein „im wesentlichen objektives und standardisiertes Maß einer Stichprobe von Verhaltensweisen" (Anastasi 1969), das eine Messung des diagnostisch relevanten Verhaltens ermöglichen soll. Diese metrischen Verfahren genügen den Kriterien der klassischen Testtheorie (nach Lienert 1969: Objektivität, Reliabilität, Validität, Normierung und andere Kriterien). Daneben gibt es aber auch Verfahren, die der Hypothesenfindung und -erweiterung dienen und auf psychodynamische Zusammenhänge aufmerksam machen (hierzu gehört ein Teil der projektiven Verfahren).

Testpsychologische Abklärungen dienen der Erstellung eines *allgemeinen Persönlichkeitsbildes*, insbesondere bei straf-, zivil- und versicherungsrechtlichen Begutachtungen, aber auch bei Abklärungen im Rahmen der *Indikationsstellung von psychotherapeutischen Maßnahmen*, der *Klärung differentialdiagnostischer Fragen*, sowie der Evaluation von *Therapieeffekten* und *-nebenwirkungen*. Jeder Testuntersuchung soll ein einführendes Gespräch vorausgehen. Im Anschluß an die Testuntersuchung sollte jedem Klienten die Möglichkeit einer persönlichen Beratung über die Testergebnisse angeboten werden. Diese Ergebnisse müssen in einer dem Klienten erfaßbaren und integrierbaren Weise formuliert werden.

Hinweise auf die einzelnen Verfahren und ihren Anwendungsbereich können den einschlägigen Testkompendien entnommen werden.

1.6.4.1 Fähigkeitstests

Den *Intelligenztests* liegen mehr oder weniger explizit formulierte, z.T. erheblich voneinander abweichende Intelligenzkonzepte zugrunde. Deshalb ist bei der Testauswahl und der Verwendung von Befunden jeweils anzugeben, aus welchem Verfahren die Resultate stammen. Die Ergebnisse aus verschiedenen Tests können nur vor dem Hintergrund des jeweiligen Intelligenzkonzepts und unter Berücksichtigung der statistischen Kennwerte interpretiert werden.

Intelligenztests für Kinder und Erwachsene. Neben den auf Binet und Simon zurückgehenden Verfahren (Kramer-Test, Stanford-Binet Intelligenztest, Binetarium) haben die deutschsprachigen Adaptationen der *Wechsler-Intelligence-Scale* (Hamburg-Wechsler-Intelligenztest für das Vorschulalter, HAWIVA, Hamburg-Wechsler-Intelligenztest für Kinder, HAWIK-R, Hamburg-Wechsler-Intelligenztest für Erwachsene, HAWIE-R) die größte Verbreitung gefunden. Sie erfassen verbale und nichtverbale Aspekte der Intelligenz. Diese Verfahren haben sich in der klinischen Praxis zur Bestimmung des allgemeinen *Intelligenzniveaus* und zur Prüfung *kognitiver Störungen* bewährt.

Zur Gruppe der sprachfreien Intelligenzverfahren gehört der Progressive Matrizentest von Raven. Neben der Standardform liegen eine farbige Version für Kinder und ältere Menschen sowie die „Advanced Progressive Matrices" vor. Bei der Abklärung von Begabungsschwerpunkten (meist im Zusammenhang mit einer beruflichen Beratung) wird der Intelligenz-Struktur-Test von Amthauer verwendet. Die Testbatterie für geistig behinderte Kinder (TBGB) dient der Differenzierung von Probanden im Bereich der Unterintelligenz und erfaßt neben der allgemeinen intellektuellen Leistungsfähigkeit die motorischen Funktionen und die soziale Reife.

Entwicklungstests. Mit Hilfe der Entwicklungstests soll bei Kindern der Entwicklungsstand des Gesamtverhaltens oder bestimmter Verhaltensbereiche geprüft werden. Diese Verfahren werden vor allem dort eingesetzt, wo möglichst früh Aussagen über *Entwicklungsverzögerungen* allgemeiner und spezifischer Art gemacht und Vorschläge zu deren Behebung unterbreitet werden sollen. (Beispiele: Gesellsche Entwicklungsskalen, Denver-Entwicklungstest, Münchener Funktionelle Entwicklungsdiagnostik) Diese Tests prüfen zum einen den allgemeinen Entwicklungsstand eines Kindes, zum anderen die individuelle Entwicklungsstruktur, das heißt die Entwicklungshöhe einzelner Funktionen wie sinnliche Rezeption, Motorik, Sozialität, Lernen usw.

Ein spezieller Entwicklungstest ist die *Lincoln-Oseretzky Scale.* Sie prüft die motorische Entwicklung. Der Test ist auch Bestandteil der Testbatterie für geistig Behinderte.

Allgemeine und spezielle Leistungstests. Die *allgemeinen Leistungstests* sind Verfahren zur Erfassung von Funktionsbereichen, die allgemeine Voraussetzungen für die Erzielung von Leistungen darstellen wie Aufmerksamkeit, Konzentration, Willensanspannung, allgemeine Aktivität in Leistungssituationen usw., (Beispiel: Aufmerksamkeits-Belastungstest, Test d2).

Zu den *speziellen Leistungstests* gehören Verfahren, die bestimmte kognitive Funktionen und spezielle Fähigkeitsbereiche prüfen: sensorische und motorische Fähigkeiten, Gedächtnis, räumliches Vorstellungsvermögen, Fähigkeit, Verkehrs-

situationen zu erfassen und adäquat darauf zu reagieren usw. Diese Tests dienen in der klinischen Diagnostik vor allem der *Abklärung bestimmter Funktionsausfälle* beziehungsweise bei der Einleitung von Rehabilitationsmaßnahmen der Erfassung von nicht-beeinträchtigten Bereichen: *Visual-Retention-Test* von Benton, *Bender-Gestalt-Test* beziehungsweise die Neubearbeitung in Form des *Göttinger Formreproduktions-Tests* und *Diagnosticum für Cerebralschädigung.* Ein im klinischen Alltag häufig verwendetes Screening-Verfahren zur Bestimmung von Demenzerscheinungen ist der *Mini Mental Status.*

1.6.4.2 Persönlichkeitstests

Zu den Persönlichkeitstests zählt man die verschiedenen Selbst- und Fremdbeurteilungsskalen, die verbalen Ergänzungsverfahren, die Formdeutetests, die Thematischen Apperzeptionsverfahren, die spielerischen und zeichnerischen Gestaltungstests, die Farb- und Bildwahlverfahren und die Tests zur Erfassung sozialer Beziehungen.

Ein Teil dieser Tests gehört zu den „projektiven Verfahren". Als Projektion wird der Prozeß des Hinausverlegens innerer Vorgänge in die Außenwelt bezeichnet, wobei die projizierten Inhalte unbewußte wie bewußte Tendenzen betreffen können.

Selbst- und Fremdbeurteilungsskalen. Die Persönlichkeitsfragebögen haben in der klinischen Psychodiagnostik große Verbreitung gefunden. Je nach Konzeption wollen sie verschiedene Dimensionen der Persönlichkeit (mehrdimensionale Persönlichkeitsinventare) oder komplexe Phänomene wie Neurotizismus, soziale Extra- und Introversion usw. erfassen. Im deutschsprachigen Bereich haben sich das *Freiburger Persönlichkeitsinventar (FPI)* mit einer Gesamt-, zwei Halb-, einer Kurzform und einer revidierten Version (FPI-R) und der *Giessen-Test* mit der Möglichkeit der Fremd- und Selbstbeurteilung sowie der Erfassung des Idealselbstbildes bewährt. Außerdem sind zur Bestimmung des Selbstbildes und des Selbstwerterlebens das auf den psychodynamischen Konzepten von Kernberg und Kohut basierende *Narzißmusinventar,* die an kognitionstheoretischen Modellen orientierten *Frankfurter Selbstkonzeptskalen* sowie verschiedene *Q-Sort-Techniken* entwickelt worden.

Ferner wird in der klinischen Psychodiagnostik eine große Zahl von *Selbst- und Fremdbeurtei-*

*l*ungsskalen verwendet. Sie dienen u. a. der Erfassung von Angst, Depressivität, paranoiden Tendenzen, somatischen Symptomen und können im Verlauf einer Behandlung zur Erfolgskontrolle wiederholt werden. Beispiele: *Hamilton Depression Scale. State-Trait-Angstinventar, Beschwerden*-Liste und *Befindlichkeits-Skala* sowie *Veränderungsfragebogen des Erlebens und Verhaltens.* Eine Übersicht über die wichtigsten dieser Skalen findet sich in der Zusammenstellung „Internationale Skalen für Psychiatrie" (CIPS, 1977).

Die Hauptprobleme dieser Verfahren liegen darin, daß (im Falle der vom Patienten selbst auszufüllenden Fragebögen) der Untersuchte über *Introspektionsfähigkeit*, also eine möglichst „objektive" Selbstwahrnehmung von Erlebnissen und Gefühlen, *verfügen muß*, was bei einer Reihe von psychisch Kranken nicht gewährleistet ist. Außerdem ist aus dem Resultat nicht ohne weiteres ersichtlich, ob der Antwortende ein *Selbstbild* oder ein *Idealbild* von sich entworfen hat. Schließlich ist bei vielen der in Fragebögen verwendeten Skalen die Addition verschiedener heterogener Angaben zu einem *Gesamtscore* (zum Beispiel Addition verschiedener Depressivitätssymptome bei einer Depressionsskala) nicht unproblematisch.

Verbale Ergänzungsverfahren. In der Untersuchung von Kindern haben sich die verschiedenen *Satzergänzungstests* und der *Düss-Fabeltest* (letzterer auch bei Erwachsenen verwendbar) bewährt. Für diese Tests existieren keine Normen. Sie stellen jedoch als heuristische Verfahren eine fruchtbare Ergänzung und Vertiefung der Exploration dar.

Der *Rosenzweig Picture-Frustration Test*, ein projektives, quantifizierbares Verfahren, dient der Erfassung der Frustrationstoleranz und der emotionalen Belastbarkeit und liegt in einer deutschsprachigen Kinder- und Erwachsenenform vor.

Formdeuteverfahren. Die Formdeuteverfahren zählen zu den *projektiven Tests*. Sie suchen die Persönlichkeit als ganze zu erfassen, das heißt intellektuelle und emotionale Faktoren, die Dimension des sozialen Verhaltens sowie spezielle psychopathologische Phänomene. Ausser dem ursprünglichen *Rorschach-Test* sind verschiedene weitere Versionen im Handel (zum Beispiel *Behn-Rorschach-Test, Zulliger-Test, Fuchs-Rorschach-Test* und *Holtzman-Inkblot-Technique*). Der Test wird in der Regel als Einzelverfahren durchgeführt, kann aber auch in der Paardiagnostik verwendet werden. Die Auswertung erfolgt nach verschiedenen Systemen.

Thematische Apperzeptionsverfahren. Der *Thematische Apperzeptionstest* geht von der Überlegung aus, daß sich in phantasierten Geschichten, die Probanden zu vorgelegten Bildtafeln liefern, die Persönlichkeit mit ihren je eigenen Konflikten und Verarbeitungsweisen darstellt. Heute liegen neben dieser Standardform und einer neuen Bearbeitung (*„Thematischer Gestaltungstest"*) Versionen für Kinder und Jugendliche (*CAT, Columbus-Test, Schwarzfuß-Test*) sowie verschiedene andere thematische Apperzeptionsverfahren vor (*Object Relations Technique, Blacky Picture Test, Four Picture-Test* und *Senior Apperception Technique*). Im Rahmen einer psychoanalytisch orientierten Interpretation wird ein psychodynamischer Fokus des jeweiligen Patienten formuliert, es werden aufgrund der Geschichten Aussagen zur Ich-Struktur (Abwehrformationen, Einsatz verschiedener Ich-Funktionen) gemacht, die Geschichten lassen sich analog den Träumen auf der Subjekt- und Objektstufe deuten und ermöglichen damit Aussagen über psychodynamische und interaktionelle Besonderheiten, und schließlich ist eine Interpretation der TAT-Produktionen auf der Übertragungsebene möglich, wobei aus den Geschichten Schlüsse auf die in der nachfolgenden Therapie zu erwartenden Übertragungsdispositionen gezogen werden.

Spielerische und zeichnerische Gestaltungsverfahren. Mit Hilfe der zeichnerischen Verfahren will man Aufschluß über unbewußte Konflikte, Ängste, Abwehrmechanismen usw. erhalten. Zu den *thematischen Zeichentests* gehören der *Baumtest* und verschiedene *Familienzeichentests* wie „Zeichne Deine Familie in Tieren", „Zeichne Deine Familie" und „Verzauberte Familie". Der bekannteste *athematische Zeichentest* ist der *Wartegg-Zeichentest.* Die Auswertung der Zeichentests erfolgt zum einen durch eine inhaltliche Interpretation des Symbolgehalts der Zeichnungen, zum anderen mit Hilfe einer graphologischen Analyse.

Der *Scenotest*, das bekannteste *spielerische Gestaltungsverfahren*, wird vor allem in der Kinderdiagnostik und Kindertherapie verwendet, kann aber auch mit Erwachsenen durchgeführt werden. Aus der vom Probanden mit Hilfe von Klötzen, Puppenfiguren und verschiedenen Gegenständen frei gestalteten Szene wird auf die Psychodynamik und auf zentrale Konflikte der untersuchten Person geschlossen.

Farbtests. Von den Farbtests hat sich insbesondere der *Farbpyramidentest* bewährt. In der heute üblichen Form umfaßt der Test vierzehn Farbtöne, die vom Probanden auf einer vorgegebenen Pyramide angeordnet werden sollen. Es sind drei „schöne" und drei „häßliche" Pyramiden zu legen. Das Verfahren liefert Informationen über affektive Stabilität, emotionale Reife, verschiedene Arten der Erlebnisverarbeitung, über die soziale Anpassungsfähigkeit, die Leistungsbereitschaft und über affektive Störungen.

Psychodiagnostische Methoden zur Erfassung sozialer Interaktionen. Diese Methoden dienen vor allem der Erfassung von Gruppenprozessen. Mit Hilfe der *Soziometrischen Methode* soll das emotionale Beziehungsgeflecht in einer Gruppe eruiert werden. Die Ergebnisse lassen sich graphisch darstellen.

Von den verschiedenen *Rating-Skalen* zur Erfassung von Gruppeninteraktionen ist die *„Interaktionsanalyse" (Interaction Process Analysis)* die bekannteste. Anhand eines aus zwölf Kategorien bestehenden Schemas werden die in einer Gruppe zwischen „Sendern" und „Empfängern" verlaufenden Interaktionen verschlüsselt.

In neuerer Zeit ist der *Familien-System-Test (FAST)* entwickelt worden, mit dessen Hilfe Einzelpersonen und mehrere Familienmitglieder Kohäsion, Hierarchie und Flexibilität ihres Familiensystems darstellen können.

Schließlich können in der klinischen Arbeit auch verschiedene Methoden der *Verhaltensbeobachtung* eingesetzt werden. Neben Gelegenheitsbeobachtungen finden vor allem systematische Kurzzeitbeobachtungen (stichprobenartig bestimmte Verhaltenssequenzen) sowie Beobachtungen in standardisierten Situationen Verwendung. Zu den letzteren gehören im Grunde auch die Testverfahren.

1.7   Prognose in der Psychotherapie

G. Rudolf

1.7.1   Prognostische Merkmale in der wissenschaftlichen Literatur

Im wesentlichen versucht die Prognostik zwei Fragen zu beantworten: Wie wird sich die Krankheit *eigengesetzlich weiterentwickeln* und wie wird sie durch eine bestimmte *Therapie beeinflußt* werden können?

Erfahrungsberichte und wissenschaftliche Arbeiten zu Fragen der Prognose finden sich im Schrifttum gehäuft seit den 60er und 70er Jahren.

Eine zusammenfassende Monographie veröffentlichte Heigl 1972. Er beschreibt eine erste Gruppe von Kriterien im Bereich der *Symptomatik* (Art, Schwere, Dauer der Symptomatik), im Bereich der *sozialen Situation* (soziale Bewährung des Patienten versus sozial geprägte Störung) und im Bereich der *Biographie* (angeborene und erworbene Belastungsfaktoren). Ihnen stellt er als zweite Gruppe *strukturelle prognostische Kriterien* gegenüber: Art des Leidensgefühls, Gestörtheit des Selbstwertgefühls (Kränkbarkeit und Rachetendenzen), neurotische Ideologiebildung, illusionäre Erwartungshaltung, Ersatzbefriedigung, kreative Möglichkeiten des Patienten. Schließlich erwähnt Heigl die *Persönlichkeit des Psychotherapeuten* als prognostischen Faktor. Er bezieht sich auf die Arbeit von Riemann (1959) über die Struktur des Psychotherapeuten und deren Auswirkung auf die Patient-Therapeut-Beziehung. Aufgrund der strukturell verankerten Eigenheiten des Therapeuten paßt nicht jeder Therapeut zu jedem Patienten; es sind *bestimmte Beziehungskonstellationen*, in denen mehr oder weniger effektiv therapeutisch zusammengearbeitet werden kann.

In der aufblühenden Psychotherapieforschung stellt sich das Thema in neuem Gewande vor: Die Forschung beschäftigt sich nun mit der Suche nach *Prädiktoren* für günstige oder ungünstige Therapieverläufe; sie fragt danach, welche *Merkmalskombinationen* im pretreatment-Bereich geeignet sind, den Verlauf und das Ergebnis von Therapien vorherzusagen. Zugleich wird in diesem Zusammenhang die aufgrund klinischer Erfahrung gestellte Prognose ihrerseits wissenschaftlich überprüft. Dabei zeigt es sich, daß Therapeuten durchaus in der Lage sind, in einer abgestuften Einschätzung ein zutreffendes Urteil über den kommenden Verlauf abzugeben. In der *Berliner Psychotherapiestudie (Rudolf 1991)* korrelierte die Einschätzung der Prognose .51 mit der Indikationsentscheidung (für oder gegen Psychotherapie). Die Einschätzung der Prognose korreliert ebenso mit der Qualität der therapeutischen *Arbeitsbeziehungen* im Therapieverlauf sowohl aus der Sicht des Therapeuten wie aus der des Patienten.

In der epidemiologischen Studie von Schepank (1991) erwiesen sich 77 % der prognostischen Urteile bei einer Folgeuntersuchung nach 3 Jahren als zutreffend. Der Fortbestand der Krankheit konnte in 97 %, das Fortbestehen von Gesundheit in 93 % richtig vorhergesagt werden. Dagegen wurde die Erkrankung von eingangs Gesunden nur in 24,6 %, die Gesundung von anfangs Kranken in 13 % richtig vorhergesagt.

Die exemplarische Betrachtung von Einzelfällen in dieser Studie macht deutlich, daß die prognostische Einschätzung nicht nur durch *unvorhersehbare äußere Ergebnisse* erschwert wird, sondern auch durch die Schwierigkeit, einzuschätzen, welches pathogene oder stabilisierende Gewicht bestimmte Lebensumstände für den Patienten künftig haben werden.

Langzeitverlaufsuntersuchungen über ca. 12 Jahre bei Anorexia nervosa ließen erkennen, daß auch die initiale Schwere der *körperlichen Beeinträchtigung* gemessen an der Knochendichte (bone mineral density) einen Prädiktor für die Schwere des Krankheitsverlaufs liefert. In der gleichen Studie zeigte die Schwere des anfänglichen Krankheitsbildes, gemessen an psychischen, körperlichen und sozialen Symptomen, deutliche Zusammenhänge mit der *Chronifizierungstendenz* der Anorexie.

Im Kontrast zu diesen Erfahrungen konnte in einer Verlaufsstudie an Morbus Crohn-Patienten nachgewiesen werden, daß die somatischen Ausgangsdaten keinen wesentlichen Prädiktor für die Schwere des Krankheitsverlaufs abgeben, während die *seelischen Einstellungen* der Patienten und ihr Stil, mit der Krankheit umzugehen, deutliche Zusammenhänge mit der Verlaufsqualität aufwiesen.

An einer Stichprobe von 615 ambulanten Psychotherapie suchenden Patienten wurde überprüft, von welchen pre-treatment-Faktoren die *Einschätzung der Therapieprognose* abhängt. Auf der *Symptomebene* korrelierten Schwierigkeiten der sozialen Einordnung und die Vermeidung emotionaler Bindungen mit ungünstiger Prognose. Im Bereich der *Abwehrhaltungen* zeigten eine Reihe von Merkmalen eine signifikante Korrelation mit ungünstiger Prognose: Ersatzbefriedigung, regressive Tendenzen und Anspruchshaltungen, Vermeidehaltungen, Ausweichtendenzen und Weglaufimpulse, Problemverleugnung, geringe Frustrationstoleranz und Steuerungsschwäche, sekundärer Krankheitsgewinn. Als prognostisch besonders bedeutsam erwiesen sich solche Items, die vom Untersucher als *positive Persönlichkeitsmerkmale* des Patienten dokumentiert wurden:

- Entwicklungspotential der Persönlichkeit
- Bereitschaft, selbst aktiv zu werden
- Einsichtsfähigkeit

- eigener Wunsch nach Behandlung
- Fähigkeit zur Bewältigung von Lebensschwellen
- emotionaler Kontakt zum Untersucher.

85% der Patienten, die auf dieser Skala ausgeprägte Werte erzielten, wurden prognostisch günstig beurteilt.

Weitere Untersuchungen konnten den Zusammenhang zwischen *Prognose, Arbeitsbeziehung und Therapieergebnis* nachweisen. Das Faktorenbündel, bestehend aus Prognoseeinschätzung, Einschätzung der Positivmerkmale, der initialen Arbeitsbeziehung und der Gegenübertragung korreliert mit der therapeutischen Zusammenarbeit im Behandlungsverlauf und diese wiederum stellt ein Prädiktor für das Therapieergebnis dar.

Was die eingangs von Heigl benannte Thematik der Therapeutenpersönlichkeit als prognostischer Faktor betrifft, so nennt das *Handbook of Psychotherapy and Behavior Change* zu diesem Thema rund 300 Studien. Es sind nicht spezielle Eigenschaften der Therapeutenpersönlichkeit, die prognostisch wirken, sondern vor allem *latente Überzeugungen und Einstellungen*, die im Umgang mit bestimmten Patientenpersönlichkeiten Auswirkungen auf die therapeutische Zusammenarbeit entfalten.

1.7.2 Prognostische Kriterien

Die aus der wissenschaftlichen Literatur und der klinischen Erfahrung zusammengetragenen prognostischen Gesichtspunkte lassen sich unter folgenden Stichworten zusammenfassen:

Beziehungsfähigkeit. Voraussetzung für die effektive therapeutische Zusammenarbeit ist das Zustandekommen einer *therapeutischen Beziehung*, die mehrere Teilaspekte erkennen läßt: Grundlage ist die prinzipielle Bereitschaft, sich füreinander zu interessieren; innerhalb dieser Basisbeziehung ist der Aufbau einer Arbeitsbeziehung erforderlich, welche die Spielregeln für das gemeinsame Handeln in einem beiderseitigen Vertrag zugrunde legt; für das Gelingen aufdeckender psychodynamischer Therapieverfahren ist als dritter Beziehungsaspekt die Fähigkeit des Patienten von Bedeutung, eine Übertragungsbeziehung auf den Therapeuten zuzulassen und auf Seiten des Therapeuten die Fähigkeit, mit seiner Gegenübertragung umzugehen. Prognostisch bedeutsam sind alle Faktoren, welche die Beziehungsfähigkeit des Patienten und des Therapeuten in einem der genannten Bereiche beeinträchtigen könnten.

Die Motiviertheit des Patienten. Selbst wenn der Patient zu einer Beziehung fähig ist, kann er bewußte oder unbewußte Gründe haben, die therapeutische Arbeit zu vermeiden. Beinhaltet sie doch für ihn die Aufgabe, sich selbst reflektierend kennenzulernen, die Verantwortung für seine Impulse, Affekte und Phantasien zu übernehmen und sie ggf. zu verändern. Diese Aufgaben bringen ihn u. U. mit schmerzlichen und peinlichen Gefühlen in Berührung, mit drängenden Impulsen und mit schwer akzeptablen Persönlichkeitsanteilen, so daß es ein hohes Maß an Mut und Entschlossenheit erfordert, sich auf diese Weise mit sich selbst auseinanderzusetzen. Unter prognostischen Gesichtspunkten sind Patientenmerkmale bedeutsam, die entweder eine ausgeprägte *Veränderungsbereitschaft* erhoffen lassen oder die Anlaß geben, daran zu zweifeln.

Prognostisch bedeutsame Ressourcen. Prognostische Merkmale sind nicht absolut zu setzen, vielmehr beschreiben sie eine „Passung" zwischen der Persönlichkeit und aktuellen Situation des Patienten einerseits und einem therapeutischen Angebot andererseits. Es gibt vielfältige *psychische, körperliche oder soziale Ressourcen*, deren Fehlen den Patienten von einer bestimmten Therapie mit Wahrscheinlichkeit nicht profitieren läßt: Die schwere körperliche Beeinträchtigung einer stark untergewichtigen Anorexie, eine chronifizierte Angstsymptomatik, die sich verselbständigt hat und zu schweren sozialen Einschränkungen geführt hat, eine äußere Konfliktsituation, aus der der Patient sich alleine nicht befreien kann, ein selbstdestruktives Verhaltensmuster wie z. B. Sucht, eine schwere frühkindliche Traumatisierung, welche die Persönlichkeitsstruktur in ihren Grundlinien beschädigt hat, und vieles andere mehr stellen prognostisch *ungünstige Merkmale für Psychotherapien* dar. Ohne die Verfügung über diese basalen Ressourcen kann ein Patient von den meisten psychotherapeutischen Verfahren nicht profitieren, selbst wenn er dazu motiviert wäre. So muß zuerst der ausgehungerte Körper stabilisiert werden, es gilt, die soziale Integration und die Verfügung über den Lebensalltag zurückzugewinnen, das Handeln muß selbst strukturiert werden können, damit

der Patient von der psychotherapeutischen Begegnung profitieren kann.

Krankheitsgewinn. Eine Sonderstellung innerhalb der motivationalen Faktoren haben jene prognostischen Merkmale, welche ein Festhalten am Kranksein bedeuten. Diese Form des „Krankheitsgewinns" wird nur selten bewußt eingesetzt; in der Regel handelt es sich um *unbewußte neurotische Befriedigungen*, die aus der Krankheit gezogen werden (z. B. Selbstbestrafungstendenz und masochistische Befriedigung, die aus dem eigenen Leiden gezogen wird, oder suchtartige Ersatzbefriedigung um den Preis der Selbstzerstörung). Vergleichsweise harmloser als diese *autodestruktiven Prozesse ist die Fixierung auf Symptome*, die geeignet sind, die Kontrolle über eine interpersonelle Situation zu gewährleisten (z. B. depressive Hilflosigkeit oder phobische Angst, welche die Angehörigen zu freundlicher Unterstützung nötigt).

1.7.3 Schlußfolgerungen

Prognostische Einschätzungen dienen nicht dazu, einen Patienten positiv oder negativ zu beurteilen, sondern, ähnlich wie eine Wetterprognose, sich auf die erwartete Situation einzustellen und kommenden Schwierigkeiten angemessen begegnen zu können. Prognostisch positive oder negative Einschätzungen gründen in nicht geringem Maße auf der *initialen gemeinsamen Beziehungserfahrung* und bringen einen wesentlichen Aspekt der spontanen Gegenübertragung zum Ausdruck. Die Erörterung prognostischer Gesichtspunkte verfolgt im Wesentlichen den Zweck, die *Differentialindikation zu optimieren*, d.h. ein Behandlungsverfahren zu wählen, das den Möglichkeiten und Beschränkungen dieses speziellen Patienten entgegenkommt. Insofern dienen Untersuchungen zur Prognose stets der Verbesserung therapeutischer Effizienz und Effektivität.

1.8 Wirkfaktoren der Psychotherapie

H. Lang

Was der einzelne Psychotherapeut schon immer wußte, ist in den letzten Jahren auch empirisch („outcome research") bestätigt worden: die *Wirksamkeit von Psychotherapie (*s. Kap. Ergebnisforschung in der Psychotherapie). Auf diese Antwort schließt sich die wohl faszinierende und zugleich schwer zu beantwortende Frage an: Wodurch wirkt nun Psychotherapie? Welche *Faktoren* sind es, die im psychotherapeutischen Prozeß (process research) den „Heilerfolg" bewirken? Beschränkt sich hier der wissenschaftliche Nachweis auf die bekannten Verfahren psychoanalytischer bzw. psychodynamischer Methoden, Verhaltenstherapie und klientenzentrierter Therapie?

Ein findiger Journalist hat bereits in den 70er Jahren in den USA 4000 unterschiedliche psychotherapeutische Schulen, Richtungen und Gruppierungen gezählt. Und alle berufen sich auf Erfolge. Luborsky et al. (1975) haben im Hinblick auf diese Situation den „Dodo-Bird" aus „Alice in Wonderland" zitiert: „Everybody has won and all must have prizes". Andererseits pochen die einzelnen Verfahren darauf, daß gerade ihre „spezifische" Technik den Heilerfolg herbeiführe. Das scheint logisch nicht möglich, denn es gibt nur Gewinner und keine Verlierer; also müssen es offensichtlich Faktoren sein, die allen „irgendwie" gemeinsam sind (common factors).

1.8.1 Wirkfaktoren in den Anfängen der modernen Psychotherapie

Wie ist hier genauer zu differenzieren? Gehen wir von der Psychoanalyse, der ersten modernen Psychotherapieform aus. Ihr Begründer war der Auffassung, daß man die Psychoanalyse am besten verstünde, wenn man sich ihre Entstehungsgeschichte ansähe. Zunächst noch ganz im Geiste der Zeit mit Wasserkuren und Elektrotherapie beschäftigt, war es dann die Erfahrung, welche der mit Freud befreundete Internist Breuer bei der Behandlung der Patientin Anna O. gemacht hatte, die ihn auf den Pfad der Psychoanalyse brachte.

Als durch ein „zufälliges, unprovoziertes Aussprechen (der pathogenen Bedingungen) … eine Störung (Hydrophobie" verschwand, die schon länger bestanden hatte", erkannte die Patientin die Bedeutung dieses Ereignisses und fuhr deshalb fort, dem behandelnden Arzt, der selbst von diesem Effekt überrascht worden war, sämtliche Anlässe, bei denen ein bestimmtes Symptom aufgetreten war, zu erzählen. Stieß sie schließlich bis zur pathogenen Situation vor, und hatte sie diese verbalisiert, war das Symptom behoben. So wurden die mannigfachen Störungen wie Lähmungen, Sehstörungen, der quälende Husten, die krankhaften Erscheinungen der Eß- und Trinkfunktion, schließlich auch vorhandene Sprachstörungen „wegerzählt" (Freud u. Breuer 1895).

Diese „Sprechkur", wie die Patientin das Verfahren nannte, wirkte offensichtlich dadurch, daß ein Ereignis der Vergangenheit, das seines traumatischen Charakters wegen verdrängt und deshalb nicht bewältigt worden war, jetzt in Worte gefaßt wurde. Den wesentlichen therapeutischen Wirkfaktor sahen Breuer und Freud allerdings auch darin – und hier folgten sie dem scientifischen Zeitgeist –, daß bei diesem „Zur-Sprache-Kommen" von belastenden, verdrängten Situationen ein in den Nervenbahnen „eingeklemmter Affekt" energetisch abgeführt würde. Entsprechend diesem Explikationsansatz nannten sie ihre Heilungsmethode *Katharsis* und nicht, wie die Patientin, „talking cure". Wie zeitgebunden indessen auch immer diese Interpretation sein mochte, die Konzeptualisierung der Abfuhr von Emotionen als Katharsis, als „Reinigung, Läuterung", wies darüber hinaus – und kann darauf aufmerksam machen, daß die *Erinnerungs- und Verbalisierungsarbeit* nicht in steriler Intellektualität, sondern untrennbar mit Emotionen verbunden stattzufinden hat.

Wir haben also zwei wesentliche Faktoren: Einmal die *Verbalisierung von belastenden Situationen* bzw. Erinnerungen, zum anderen, und damit untrennbar verbunden, „Ausdruck" der damit einhergehenden *belastenden Emotionen*. Ein dritter Faktor, der allerdings in der psychologischen Reflexion dieser paradigmatischen Ausgangssituation wenig Beachtung fand, ist der folgende: Sprachkur und Katharsis vollzogen sich im Rahmen einer *zwischenmenschlichen Beziehung*.

Wie intensiv sich die Beziehung zwischen Anna O. und Breuer entwickelt hatte, geht aus der Krankengeschichte selbst hervor. So wenn Breuer berichtet, daß die Mitmenschen für die Patientin wie Wachsfiguren geworden waren und sie keine Beziehung mehr zu ihnen hatte. Trat jemand in ihr Zimmer, war der Betreffende nur kurz präsent, verschwand dann schnell aus ihrem wahrnehmenden Bewußtsein. „Nur mich kannte sie immer, wenn ich eintrat" – schreibt Breuer –, „blieb auch immer präsent und munter …". An einer anderen Stelle bemerkt er, und daß in einer Phase, als die Patientin das Essen vollständig verweigerte, sie sich nur von ihm füttern ließ. Oder, daß ehe sich die „Sprechkur" einstellte, sie sich in einer Phase psychogener Blindheit zunächst ganz konkret von seiner Anwesenheit überzeugen mußte. „Immer aber sprach sie erst, nachdem sie sich durch sorgfältige Betastung meiner Hände von meiner Identität überzeugt hatte". Schließlich gibt Breuer noch kund, daß während eines Urlaubs von seiner Seite keine „Sprechkur" durchgeführt worden war, „da die Kranke nicht zu bewegen war, jemand anderem als mir zu erzählen, auch nicht Dr. B., dem sie sonst herzlich zugetan war". Ihr Befinden hatte sich überdies in der Abwesenheit des Therapeuten merklich verschlechtert.

Die „Katharsis" funktionierte offensichtlich nur, weil hier ein Therapeut präsent war, zu dem der Patient eine vertrauensvolle, ja intensive Beziehung aufnehmen konnte.

1.8.2 Allgemeine Wirkfaktoren und Wirkmodelle

Handelt es sich nun bei diesen Faktoren um Merkmale, die nur der Psychoanalyse eigen, „spezifisch" sind? Als *unspezifische* allgemeine („kommunale") Wirkfaktoren stellt Frank (1961, 1971) folgende Komponenten heraus:

1. eine intensive, emotional besetzte, *vertrauensvolle Beziehung* zu einer hilfreichen Person,

2. ein *Grundprinzip* (bzw. ein Mythos), das sowohl eine Ursachenerklärung für die Erkrankung liefert als auch eine Methode, diese wieder zu beseitigen,

3. *Problemanalyse* und Hilfe bei der Problemlösung,

4. Vermittlung von *Hoffnung*, verstärkt sowohl durch die personalen Qualitäten des Therapeuten und seinen sozialen Status als auch durch das Setting, innerhalb dessen er tätig ist,

5. Vermittlung von *Erfolgserlebnissen*, welche die Hoffnung weiter fördern und dem Patienten schließlich die Sicherheit und Kompetenz geben, seine Probleme bewältigen zu können,

6. *Förderung emotionalen Erlebens* als Voraussetzung für eine Einstellungs- und Verhaltensänderung.

Zweifellos sind die von uns bei der Behandlung von Anna O. herausgefilterten Wirkfaktoren in diesen kommunalen Faktoren ebenfalls enthalten, zumal, wie sich bald herausstellen sollte, die Bewußtwerdung (Erinnerung) des „Originalvorfalls" nicht zum Heilerfolg ausreichte. Es wäre zu fragen, ob hier überhaupt historische Wahrheiten vorlagen, es sich vielleicht nicht vielmehr um Konstruktionen handelte, die, um Franks Punkt 2 zu bemühen, sowohl dazu beitrugen, eine Ursachenerklärung zu liefern als auch eine Methode zu entwickeln, diese Ursachen wieder zu beseitigen. Frank geht in dieser Hinsicht so weit, daß er sein „common component model" nicht nur als verbindend zwischen den verschiedenen Therapieverfahren sieht, sondern als ein Gemeinsames zwischen dem Tun des Schamanen, der frühen Medizin und eben den modernen Psychotherapieverfahren. Ärzte genossen in der Geschich-

te der Menschheit schon immer ein hohes Ansehen. Ärztliche Erfolge konnten in dieser Tradition kaum auf eine naturwissenschaftliche Herangehensweise und naturwissenschaftlich begründete Kausalität zurückzuführen sein, sie mußten deshalb im psychologischen Bereich und hier ganz vorrangig in der Arzt-Patient-Beziehung selbst gründen.

In seiner „Strukturalen Anthropologie" (1968) diskutiert Lévi-Strauss die Heilwirkung schamanesker Therapie und kommt dabei zu dem Schluß, daß der Heiler dem Kranken eine Sprache gäbe, in der bisher sprachlose und deshalb überwältigende krankheitsverursachende Zustände ausgedrückt werden können. Es sei diese *Versprachlichung*, die zur Auflösung des pathophysiologischen Prozesses führe.

Der Faktor *Einsicht*, der in der Psychoanalyse bekanntlich eine zentrale Rolle spielt, wäre somit, ebenfalls ein Generalfaktor. Untrennbar damit verbunden der Faktor des „Zur-Sprache-Kommens", der, abgesehen vom Begriff der „Verbalisierung emotionaler Erlebnisinhalte" in der klientenzentrierten Psychotherapie, sowohl in der traditionellen Psychoanalyse als auch in der empirischen Prozeß- und Ergebnisforschung, eine unterbelichtete Rolle spielt.

Gehen wir von der aristotelischen Definition des Menschen aus, daß er das Lebewesen sei, das Sprache hat – „Was ist das Wort anderes als das worin man ist und lebt" (Gadamer 1989), so hat eben der Mensch die Möglichkeit, im Gespräch mit dem Anderen das ihn Bedrängende zur Sprache zu bringen und dadurch Distanz zu gewinnen – die entscheidende Voraussetzung dafür, um das ihn Überwältigende zu bewältigen. Überschwemmen uns Emotionen, versetzt Angst in Panik, machen Trauer und depressive Gefühle stumm, läßt Wut außer sich geraten, macht Liebe blind, dann bleibt die Möglichkeit, die Beziehung zu einem Anderen aufzunehmen und uns auszusprechen, uns auf diese Weise zu entlasten, und dadurch wieder einen Freiraum zu gewinnen, der vernünftig handeln und auf Lösungsmöglichkeiten kommen läßt. Ob ein Gespräch psychotherapeutisch wirkt, wird mit davon abhängen, ob der Patient Gelegenheit erhält, sich zu artikulieren, seine eigenen subjektiven Gesichtspunkte einzubringen – hier ist sicher einer der entscheidenden Unterschiede zur „Mythologisierung" des Schamanen festzuhalten. Wird dies unmöglich, kommt keine wirksame Therapie zustande, wird es nicht gelingen, eine bislang überwältigende, weil unbewußte

Konflikthaftigkeit zu verbalisieren und damit zu entdramatisieren.

Zweihundertfünfzig Jahre vor Freud hat dieses therapeutische Wirkprinzip, das uns dadurch gegeben ist, daß wir Sprachwesen sind, schon Shakespeare erkannt, wenn er in „Macbeth" Malcolm zu Macduff, der ganz in Trauer und Depression erstarrt ist, sagen läßt: „Gib Worte Deinem Schmerz: Gram, der nicht spricht, preßt das beladene Herz, bis daß es bricht".

„Kommunaler" als die Sprache kann ein Wirkfaktor nicht sein – ein solches Gespräch ist bereits, wie das Beispiel Shakespeares zeigt, „psychotherapeutische Selbsthilfe im Alltag". So nimmt es auch nicht Wunder, daß Laientherapeuten wie College-Dozenten nicht weniger Therapieerfolge erzielen können als Fachpsychotherapeuten. Strupp, der einen solchen Therapeutenvergleich durchführte, arbeitete hier Basisfaktoren für Heilerfolge heraus, die jede Form von Psychotherapie strukturieren, handele es sich dabei um Psychoanalyse, Verhaltenstherapie, klientenzentrierte Therapie oder um Therapien durch Professionelle, Anfänger oder Laien. Es sind dies: *Geduld, Empathie, Verständnis, Respekt.*

Diese Faktoren konstituieren offensichtlich eine *gute Arbeitsbeziehung* und therapeutische Allianz. Wie über keinen anderen Faktor geben die Forschungsbefunde über die überragende Bedeutung der therapeutischen Beziehung Auskunft.

Für das *anthropologisch integrative Konzept* von Wyss (1982) bestehen die entscheidenden Wirkfaktoren aus drei Grundformen, die sich, in Analogie zu einem guten Gespräch mit einem Freund, in jeder Art psychotherapeutischer Behandlung wiederfinden:

1. aus dem Vermögen des Freundes dem Leidenden zuzuhören, Anteilnahme und Zuwendung zu zeigen,

2. aus einer damit verbundenen emotionalen oder kathartischen Lösung, einer Abreaktion des Berichtenden,

3. auf einer Vermittlung von Orientierung, die sich aus dem Zwiegespräch ergibt.

Ausgehend von der *Common-Factor-Forschung* sind Modelle zur Überwindung psychotherapeutischen Schuldenkens entworfen worden. So versucht das *Generic Model of Psychotherapy* (Orlinsky) die vielen unterschiedlichen Variablen, die das Behandlungsergebnis den verschiedenen Untersuchungen entsprechend beeinflussen, in drei Gruppen zusammenzufassen (vgl. Kap. Ergebnisforschung in der Psychotherapie). A.E. Meyer (1994) geht ebenfalls von der empirischen Forschung aus, wenn er die folgenden, Elemente festhält, die jede Form von Psychotherapie enthält:

1. Ein Angebot einer *helfenden Beziehung*, welche uneigennütziger und weniger wertend ist – oder sein sollte – als private Helferbeziehungen.

2. Jede Psychotherapieform versucht *Problem-Klärung,* Definition oder – Umdefinition (z.B. „Was Sie so als Kreislaufschwächen verstehen, sieht doch sehr aus wie Angstanfälle").

3. Jede Psychotherapieform sucht nach neuen, wenn möglich konstruktiveren *Problemlösungen* oder versucht, solche anzubieten.

4. Jede Psychotherapieform – vielleicht ausgenommen die symptomzentrierte Hypnose – führt zu einer *Psychologisierung* in folgendem Sinn: Phänomene wie Ängste, Zwänge, Schmerzen, welche der Patient als persönlichkeitsfremd erlebt, geraten in der und durch die Therapie in einen *psychosozialen Zusammenhang,* in welchem diese Symptome eine Funktion haben.

Ebenfalls basierend auf einer umfassenden Bilanz bisheriger Psychotherapieforschung, versucht Grawe im Entwurf einer „Allgemeinen Psychotherapie" *Wirkprinzipien der Psychotherapie* zusammenzufassen. Dabei unterscheidet er vier zentrale Wirkbereiche:

1. *Ressourcenaktivierung* (Rekurs auf die „positiven Möglichkeiten, Eigenarten, Fähigkeiten und Motivationen" der Patienten).

2. *Problemaktualisierung* (d.h. zentral angenommene Problemstrukturen sollen „zum Erleben gebracht und dann durch das reale Erleben veränderter Bedeutungen in der Therapiebeziehung dauerhaft verändert werden").

3. *Aktive Hilfe zur Problembewältigung* (d.h. psychische Störungen und Probleme sind als ein Nicht-anders-Können zu betrachten; die therapeutische Hilfe ist deshalb darauf auszurichten, „dem Patienten aktiv dabei zu helfen, die Zustände, Schwierigkeiten, Probleme, die den unmittelbaren Gegenstand seines Lebens ausmachen, besser zu bewältigen").

4. *Klärungsperspektive* (d.h. der Therapeut hat dem Patienten zu helfen, „sich über die Bedeu-

tungen seines Erlebens und Verhaltens im Hinblick auf seine bewußten und unbewußten Ziele und Werte klarer zu werden").

Bei diesem Desiderat einer „Allgemeinen Psychotherapie" verkennt Grawe nicht, daß die bestehenden Therapieschulen die vier Wirkfaktoren unterschiedlich gewichten. So kommt die „Aktive Hilfe zur Problembewältigung" vor allem in der Verhaltenstherapie in Frage, aber auch – und Grawe unterstreicht dies ausdrücklich – im interpersonalen Ansatz von Klerman und Weissman, in der Familientherapie nach Haley oder Minuchin oder in der Hypnotherapie nach Erickson – Verfahren, deren theoretischer Hintergrund „absolut nichts mit der Verhaltenstherapie zu tun hat". „Motivationale Klärung", und das heißt hier vor allem auch Förderung von Einsicht, sei sicherlich für die Psychoanalyse besonders charakteristisch, „Klärungsarbeit" zugleich aber nicht minder wichtig in der klientenzentrierten Gesprächspsychotherapie, wobei diese, wie auch die Psychoanalyse, gerade nicht die „aktive Hilfe zur Problembewältigung" intendiere. Ein Psychotherapeut der „Allgemeinen Psychotherapie" bzw. der „Zweiten Generation" habe indessen über Kompetenzen zu verfügen, die erlaubten, die einzelnen Wirkfaktoren integrativ zu berücksichtigen. „Wenn ‚einsichtsorientierte' und ‚übende' Verfahren, ‚aufdeckende' und ‚zudeckende' Therapien als Alternativen einander gegenübergestellt werden, wie es bisher verbreitet geschieht, dann wird zum Entweder-Oder gemacht, was eigentlich ein Sowohl-als-Auch sein müßte".

Führen also alle Wege, sofern man von allgemeinen Wirkfaktoren ausgeht, nach Rom? In krassem Gegensatz dazu beanspruchen die einzelnen Therapieschulen jeweils für sich spezifische Techniken, die oft in langen und mühseligen Ausbildungsgängen dem Auszubildenden vermittelt werden. Sind deren Theorien „Mythen" und „Rituale", die lediglich einen geeigneten Kontext für die Placebo- bzw. Beziehungsfaktoren kreierten, reduzieren sich die von den Schulen entwickelten Therapieverfahren darauf, daß sie jeder einzelnen Therapiesitzung aufs Neue die Struktur geben, in der die eigentlich effektiven unspezifischen Faktoren zum Wirken kommen können? Erschöpft sich das Postulat nach spezifischen Wirkfaktoren der einzelnen Verfahren vor allem darin, eine „Psychotherapiekultur" zu vermitteln, weil ansonsten Psychotherapie im Zustand freischwebender Beliebigkeit bliebe? Braucht nicht gerade der Psychotherapeut einen schulischen, institutio-

nellen Halt? „Institutionen bedeuten für das Individuum", schreibt Gehlen (1961) „einen Wegweiser durch die Fülle von Eindrücken und Reizen, von denen der wie weltoffene Mensch überflutet wird" – und wer hat weltoffener als der Psychotherapeut zu sein! In oft langen Studienjahren hat er sein „Handwerk" gelernt, sich an Theorie und Praxis der „Lehrmeister" geschult. Und nun kommt das Paradox: Je mehr er in seiner Praxis von den Kammerregeln präsent hat und sie minuziös zu applizieren sucht, desto weniger hat das Subjekt, das er vor sich hat, die Chance sich selbst zur Sprache zu bringen. Der Therapeut hat als Ich mit eigenen Bedürfnissen zu verschwinden und sich doch mit der eignen Existenz einzubringen, die deshalb auch immer in Frage gestellt wird. In der entsprechenden Schule und ihren Regeln, ihrer *Gruppenidentität,* findet er wieder Halt und Bestätigung und deshalb oft ein weiteres Paradox, wofür der Altmeister Freud mit das beste Beispiel ist. Die offiziell vertretene Theorie und die Praxis des Alltags klaffen auseinander.

Es ist natürlich interessant festzustellen, daß die Wirkfaktoren, die, wie oben dargestellt, den Beginn der modernen Psychotherapie markierten, sich jetzt als der „wahre Kern" psychotherapeutischer Tätigkeit bestätigten. Es scheint offensichtlich so zu sein, daß Verfahren, die zu *einseitig* Akzente setzen, sei es im kognitiven Bereich oder sei es im emotionalen, keine Methode der Wahl sein können. Nicht wenige Therapeuten, obwohl offiziell „schulenhörig", sind bekanntlich eklektisch tätig.

1.8.3   „Spezifität" in der Frage der Indikation und „Passung"

Andererseits: Haben Psychotherapeuten nicht schon immer, wenn auch quasi implizit nach *Indikationen* differenziert? Das große Spektrum an Indikationen, wie es heute für psychodynamische Therapien charakteristisch ist, ist nur aufgrund weitgehender Modifikationen des klassischen psychoanalytischen Standardsettings möglich geworden. Und das letzte neoanalytische Kind dieser Änderung, unter weitgehendem Verzicht auf Erinnerungs- und Übertragungsarbeit, die *Interpersonale Psychotherapie*, hat sie sich nicht gerade besonders wirksam in einem bestimmten Indikationsbereich, den depressiven Erkrankungen, erwiesen (vgl. Kap. Depression)? Implizit wurde und wird beispielsweise in psychodynamischen

Richtungen, wenn immer möglich, auf „Passung" geachtet, daß dieser Therapeut zu jenem Patienten (oder auch nicht) paßt, die Chemie stimmt.

Wie recht man offensichtlich mit dieser Frage hatte, zeigte sich im „Hamburger Kurzpsychotherpievergleich" (A.E. Meyer 1994). Zur Überraschung der Untersucher setzte sich die ungebesserte Untergruppe ausschließlich aus gleichgeschlechtlichen Dyaden zusammen. Weiterhin fand sich, daß sämtliche ungebesserten Patienten keine Gymnasialbildung aufwiesen. „Wir vermuten, daß die Gleichgeschlechtlichkeit eine gewisse Rivalität entstehen läßt, die vielleicht durch die Statusasymmetrie (Akademiker versus Nicht-Gymnasiasten) entweder verschärft oder unproduktiv gemacht wird, z.B. indem resignative oder trotzige Gefühle geweckt werden" (A.E. Meyer 1994).

1.8.4 „Spezifität" im Therapeutenverhalten

So faszinierend der Gedanke zweifellos ist, daß alle therapeutischen Wege nach Rom führen, sofern gewisse Basiskriterien psychotherapeutischen Wirkens erfüllt sind, so ist dabei zugleich zu beachten, daß bislang keine empirische, d.h. statistische Untersuchung auf dem Gebiete der Psychotherapieforschung so sauber durchgeführt wurde, daß sie nicht auch grundlegender Kritik begegnete. U.a. hatten wir die Vanderbilt-Studie Strupps als Stütze der *Nicht-Spezifitätshypothese* angeführt, sofern nichtprofessionelle College-Dozenten ähnliche Therapieerfolge wie Fachpsychotherapeuten hatten. In diese wie auch andere ähnliche Studien waren freiwillige Versuchspersonen, in der Regel Studenten, ohne gravierende psychische Störungen eingegangen. Zumeist genügte deshalb Kurztherapie. Bei längeren Therapien, insbesondere bei Patienten mit schweren, frühen Störungen und entsprechend frustranen Therapiepassagen wird der Laientherapeut ratlos sein, während dem professionellen Therapeuten gerade seine theoretische Fundierung und praktische Ausbildung es ermöglichten, über längere Zeit den therapeutischen Einsatz aufrechtzuerhalten.

Gerade weil er die These spezifischer psychotherapeutischer Technik ablehnt, postuliert Strupp (1980), wie Kind (1986) refer ert, „*spezifische Qualitäten und Vorgehensweisen des Therapeuten*, die ihn von allen anderen helfenden Berufen, die sich psychologischer Mittel bedienen, unterscheiden." Zu den spezifischen Qualitäten des Psychotherapeuten rechne auch „seine Fähigkeit, eine besondere zwischenmenschliche Beziehung aufrecht zu erhalten und ganz besonders seine Fähigkeit, einerseits beständig die Bedürfnisse des Patienten im Auge zu behalten, andererseits aber auch die eigenen Wünsche und

Phantasien bewußt zu machen, die andernfalls einen deletären Einfluß auf den Patienten haben könnten. Diese besondere zwischenmenschliche Beziehung erlaubt dem Therapeuten auch ein spezielles Verständnis der Gefühle, Wünsche, Phantasien, Handlungen etc. des Patienten, wozu ihm vor allem sein Wissen über die Übertragungsvorgänge verhilft" (Kind 1986).

Aufschluß darüber, was in einer Psychotherapie als wirkendes Agens am Werke ist, kann die interessante Frage nach dem *Scheitern* von Therapien bringen. Bei der Antwort auf diese Frage sei noch einmal auf den Fall „Anna O." rekurriert, dessen Behandlung in besonders eklatanter Weise das Fehlen einer spezifisch professionellen Kompetenz offensichtlich machte.

Als ob des ungewöhnlichen Maßes an Interesse, das Breuer Anna O. (Pseudonym von Bertha Pappenheim) entgegenbrachte, seine Frau eifersüchtig reagierte, brach er die Behandlung ab. Als er dies Anna O. abrupt mitteilte, bot sie noch am selben Abend Wehen einer hysterischen Geburt, offensichtlich der logische Abschluß einer Phantomschwangerschaft, die sich während der Behandlung durch Breuer – der sie für ein geschlechtsloses Wesen gehalten hatte! – entwickelt hatte. „Trotz seines Schreckens gelang es ihm, sie durch Hypnose zu beruhigen, bevor er entsetzt das Weite suchte" (Jones 1960). Es kam jetzt zu Rückfällen, die eine Sanatoriumsbehandlung notwendig machten.

Anders als der „ängstliche Breuer" sah nun Freud in einer ähnlichen Situation ein wissenschaftlich hochinteressantes Problem. Freud entdeckte, daß der therapeutische Erfolg weitgehend von der persönlichen Beziehung zwischen Patient und Arzt abhängig war und sich deshalb wieder verlieren konnte, wenn diese Beziehung zu Ende ging. Es war also notwendig, diese Beziehung, die er dann vor allem als „Übertragung" konzeptualisierte, so durchzuarbeiten, daß sich der Patient vom Arzt emanzipieren konnte – nur so war ein dauernder Therapieerfolg gewährleistet. Dazu bedarf es zweifellos *Professionalität*, einer Ausbildung, die den Umgang mit heftigen Übertragungsregungen, seien sie nun positiver oder negativer Natur, praxisbezogen vermittelt.

1.8.5 „Spezifität" im Patientenverhalten

Zu bedenken ist bei dieser Problematik ferner, daß, wie eine Reihe von Studien zu belegen scheint, der Ausgang einer Therapie in hohem Maße vom *Patienten* abhängt, seiner *Persönlichkeit*, der Art und Dauer der *Erkrankung*, seiner Bereitschaft und Fähigkeit, sich in eine therapeutische Beziehung einzulassen; verhält es sich so, werden ihn unterschiedliche Therapieverfahren auch unterschiedlich ansprechen können. Ein Psychotherapeut, der entsprechend dem heute weitgefaßten Indikationsbereich auch Borderline-Patienten, Schizophrene und endogen Depressive behandelt, kann die immerwährende Gültigkeit beispielsweise des unspezifischen Faktors der klientenzentrierten Psychotherapie „Wärme" nicht bestätigen. Ein unempathisches Zuviel an Wärme kann bei einem schizoid Strukturierten massive Ängste vor bedrohlicher Nähe wecken. Bei der Behandlung der Zwangsneurose kann die Entwicklung eines Stückes *negativer Übertragung unerläßlich sein.* Ein ständig mit großer Wärme begegnender Therapeut wird es seinem Patienten sehr schwer machen, sich aggressiv zu äußern und sich damit überhaupt mit dem Therapeuten auseinanderzusetzen. Die Therapeut-Patient-Beziehung kann sich auf diese Weise verfestigen, ohne daß noch eine durchschlagende Änderung eintritt. Der Laie wird eher Gefahr laufen, in das Spiel der Wiederholungen alter Beziehungsmuster verwickelt zu werden als der Ausgebildete, der darin geschult ist, die Verfestigung dieser Neuauflage zu verhindern. Man denke beispielsweise auch an das Wirkprinzip der *paradoxen Intervention,* das zweifellos Professionalität voraussetzt.

1.8.6 Gruppentherapie

Die Beschreibung von Wirkfaktoren der Gruppentherapie kann sich vor allem auf die langjährigen Untersuchungen von Yalom (1996) stützen. In der neuesten Auflage von „Theorie und Praxis der Gruppenpsychotherapie" von 1996 listet Yalom 12 Kategorien auf, die in ihrer Bedeutung als Wirkfaktoren folgende Reihenfolge aufweisen:

1. Interpersonales Lernen, Input/Feedback,
2. Katharsis,
3. Kohäsion,
4. Selbstverständnis,
5. Interpersonales Lernen, Output,
6. Existentielle Faktoren,
7. Universalität des Leidens,
8. Hoffnung-Einflößen,
9. Altruismus,
10. Wiederdurchleben der Familiensituation,
11. Anleitung,
12. Identifizierung.

Es scheint so zu sein, daß der „wahre Kern" des gruppentherapeutischen Prozesses eine „affektiv geladene interpersonale Aktion ist, die das Nachdenken über das eigene Selbst fördert" (Yalom). *Katharsis* (d.h. vor allem das Äußern von Gefühlen) muß also als Teil eines interpersonalen Geschehens (vor allem im Hinblick auf Rückmeldungen über das eigene Verhalten durch die Gruppe) gesehen werden und hat in ihrer therapeutischen Wirkung nur dann Bestand, wenn sie zugleich von Einsicht begleitet ist.

Daß Einsicht im Selbstverständnis der Patienten so zentral steht, haben Bräutigam et al. (1994) im Heidelberger Katamnesenprojekt ebenfalls gefunden. Die Patienten, die neue Einsichten in der Therapie gewonnen hatten, waren auch diejenigen, die mit dem Therapieerfolg besonders zufrieden waren. Als durchschnittlich hilfreich – die Daten beruhen auf Patientenbefragungen – erscheinen bei Yalom die Faktoren „*Interpersonales Lernen, Output*" (z.B. Erproben neuer interaktionaler Verhaltensweisen), „*Existentielle Faktoren*" (womit vor allem die Übernahme von Eigenverantwortung und das Erkennen eigener Grenzen, die durch das Menschsein gesetzt sind, gemeint ist), „Universalität des Leidens", „*Hoffnung-Einflößen*", sowie „Altruismus". Wenig hilfreich sind schließlich das „Wiederdurchleben der Familiensituation", „Anleitungen" und „Identifizierung". Kritisch sei hier angemerkt, daß es sich beispielsweise bei Identifikation und Rekapitulation von familiären Erfahrungen um eher unbewußt verlaufende Prozesse handelt und deshalb deren wahre Bedeutung wohl höher zu bewerten ist. Sorgfältige Prozeßuntersuchungen stationärer Gruppentherapie sprächen jedenfalls dafür.

1.9   Ergebnisforschung in der Psychotherapie

W. Senf, M. v. Rad

1.9.1   Psychotherapie als klinische und wissenschaftliche Disziplin

Die Psychotherapie hat sich zu einer respektierten klinischen und wissenschaftlichen Disziplin entwickelt, die sich für die Behandlung psychischer und psychosomatischer Erkrankungen als geeignet und wirksam erwiesen hat. Schulenstreitigkeiten treten zunehmend zurück zugunsten einer größeren *Methodentransparenz* bis hin zur *Methodenkombination* bzw. Integration verschiedener Therapieansätze. Die heutige Psychotherapie gründet auf Krankheits- und Behandlungstheorien, die sich über Jahrzehnte aus der klinischen Praxis entwickelt und für die klinische Praxis bewährt haben. Dies hat eine bemerkenswerte Vielfalt von therapeutischen Möglichkeiten mit sich gebracht, mit denen Krankheiten und Leidenszustände behandelt werden können, die zu früheren Zeiten als kaum behandelbar galten.

Dennoch ist bis heute kaum eine andere Behandlungsmethodik im Gesundheitswesen einem vergleichbar hohen *Legitimationsdruck* ausgesetzt. Die Bedeutung von Psychotherapie in der Krankenversorgung wird gelegentlich sogar immer noch angezweifelt, eigenartigerweise auch unter Gesichtspunkten der Wirtschaftlichkeit, obwohl feststeht, daß bei vielen Erkrankungen durch eine rechtzeitig eingeleitete Psychotherapie kostenträchtige Patientenkarrieren und Chronifizierungen hätten vermieden werden können. Sicherlich auch als Reaktion auf diese Vorwürfe unterzieht sich die Psychotherapie selbst einer mit anderen Methoden im Gesundheitswesen vergleichsweise sehr strengen, wissenschaftlichen Kontrolle und Evaluation der eigenen Praxis.

Professionelle Psychotherapeuten müssen die Qualität ihres beruflichen Handelns beständig überprüfen. Deshalb gehört ausreichendes Wissen über die *Psychotherapieforschung* zum unerläßlichen Bestand der psychotherapeutischen Ausbildung. Ausreichendes Wissen läßt sich leicht schon aus den folgend aufgeführten Arbeiten erwerben:

- Übersichten: Wittmann u. Strauß 1996; Kordy u. Kächele 1996
- Anleitungen zum Forschen: Rüger u. Senf 1993; Buddeberg 1993
- Grundlagen: Bergin u. Garfield 1994; *Handbook of Psychotherapy and Behavioral Change*

In diesem Beitrag werden die heute relevanten Forschungsbereiche, Forschungsfragen und auch Forschungsergebnisse skizziert.

1.9.2 Die Effektivität von Psychotherapie

Daß Psychotherapie hochwirksam ist, kann heute nicht mehr in Frage gestellt werden. Literaturübersichten belegen die Wirksamkeit von Psychotherapie für viele Krankheiten und für viele Gruppen von Patienten. Bis es zu dieser eindeutigen und gültigen Feststellung kommen konnte, mußte ein weiter Weg in der empirischen Psychotherapieforschung zurückgelegt werden. Dazu hat Meyer (1990) in einer **Taxonomie der Psychotherapieforschung** drei Phasen unterschieden:

Klassische Phase: Beginnend mit der Veröffentlichung der „Studien über Hysterie" durch Freud u. Breuer (1895) war der intraindividuelle Vor-Nach-Vergleich die zentrale Methode in der Psychotherapieforschung. Die Phase wurde durch Eysencks (1952) methodische Kritik und Behauptung, die Effekte der psychoanalytischen Therapie würden sich nicht wesentlich von der Spontanremission psychischer Störungen unterscheiden, beendet.

Rechtfertigungsphase: Hier ging es um den überzeugenden Nachweis der generellen Wirksamkeit von Psychotherapie mit etwa durch Wartelistekontrollgruppen oder Placebostudien sowie durch vergleichende Untersuchungen verschiedener Formen von Psychotherapie. Obwohl heute durch die meta-analytische Revolution der Psychotherapieforschung (s. u.) kein Zweifel mehr an der Effektivität von Psychotherapie besteht, hält diese Phase als unter dem Aspekt des „Äquivalenzparadoxon" dennoch bis heute an. Es geht um die nicht mehr haltbare Annahme, daß alle Formen der Psychotherapie vergleichbar effektiv seien nach dem Motto „Everybody has won and all must have prizes".

Differenzielle Psychotherapie-Effizienzforschung: Seit den 70er Jahren wird intensiv die Frage beforscht: „Welche Behandlungsmaßnahme durch wen, zu welchem Zeitpunkt, führt bei diesem Individuum mit diesem spezifischen Problem unter welchen Bedingungen zu welchem Ergebnis zu welchem Zeitpunkt?", die bis heute noch keineswegs geklärt ist. Es liegen aber viele Detailergebnisse zu den Wirkfaktoren der Psychotherapie vor.

Eine klare wissenschaftliche Bestätigung des globalen Effektes von Psychotherapie gelang erstmals Smith, Glass und Miller (1980), die in ihrer Monographie „The benefits of Psychotherapy" 475 kontrollierte Psychotherapiestudien mit rund 25000 Patienten und 1766 berichteten Behandlungseffekten zu einer Gesamteinschätzung integrierten. Sie fanden eine durchschnittliche Effektstärke von 0,85, was heißt, daß es 80 % der Patienten mit einer Psychotherapie besser ging als einem durchschnittlichen nicht behandelten Patienten aus einer Kontrollgruppe (Abb. 1–8).

Diese meta-analytische Revolution der Psychotherapieforschung zog, trotz kontroverser Diskussion eine Reihe weiterer Metaanalysen nach

0,85 s$_x$

Kontroll-
gruppe

Psychotherapie-
gruppe

X: Ergebnisvariable

↑
80. Perzentil

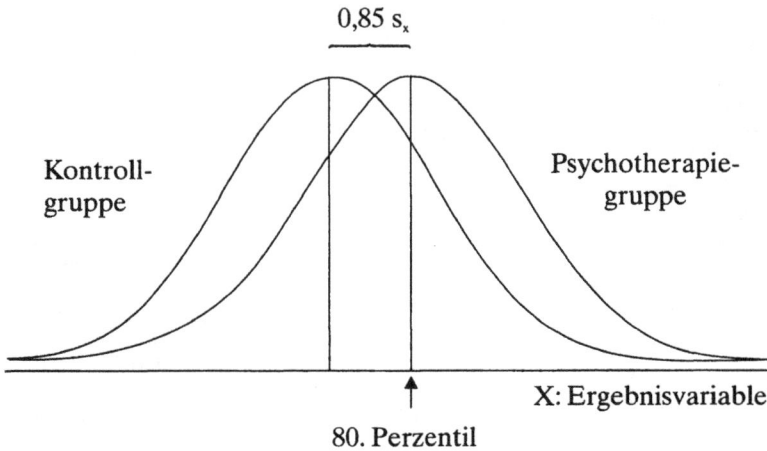

Abb. 1-8: Abbildung aus Smith et al (1980) zur Veranschaulichung der durchschnittlichen Effektstärke von Psychotherapie (aus Meyer et al. 1991)

Die Verteilung der Effektivitätswerte für „Psychotherapie" (unabhängig von der Art der Psychotherapie) ist gegenüber der Verteilung der Werte aus den jeweiligen Kontrollgruppen um 0,85 Standardeinheiten in Richtung auf einen guten Therapieerfolg verschoben. (Die Abb. wurde übernommen aus Grawe, 1988, S. 156)

sich, bis zuletzt die Studie von Grawe et. al. (1994) für Aufregung gesorgt hat, in der alle bis 1983 veröffentlichten kontrollierten Studien analysiert wurden, wobei in der Bewertung vor allem die methodische Qualität der Studien berücksichtigt worden ist. Aufregung kam deshalb auf, weil Grawe et al. über die alleinige Feststellung, Psychotherapie wirke, die Effektivität der verschiedenen psychotherapeutischen Verfahren wissenschaftlich begründet bewerteten und darüber hinaus wissenschaftlich begründete von den wissenschaftlich nicht begründeten Therapieverfahren unterschieden haben. Diese Metaanalyse war gleichzeitig die Grundlage für ein „Gutachten zum Bedarf an psychotherapeutischer und psychosomatischer Versorgung", das Meyer et. al. (1991) für die deutsche Bundesregierung erstellten und in dem festgestellt wurde:

Für eine große Anzahl psychotherapeutischer Ansätze, Methoden und Techniken, die sich auf dem Psychomarkt großer Beliebtheit erfreuen, steht jeglicher Wirksamkeitsnachweis aus ... Zu guter Letzt gibt es eine sehr überschaubar gewordene Gruppe von drei therapeutischen Ansätzen, denen aufgrund einer großen Zahl kontrollierter Wirksamkeitsstudien der Status von Therapieverfahren mit zweifelsfrei nachgewiesener Wirksamkeit zugebilligt werden muß. Es handelt sich um die Gesprächspsychotherapie, die psychoanalytische Therapie und die Gruppe der kognitiv-behavioralen Therapien."

1.9.3 Differenzielle Psychotherapie-Effizienz-Forschung

Zur Frage „Welche Behandlungsmaßnahme durch wen, zu welchem Zeitpunkt, führt bei diesem Individuum mit diesem spezifischen Pro-

blem unter welchen Bedingungen zu welchem Ergebnis zu welchem Zeitpunkt?" wurden eine Vielzahl von Studien durchgeführt. Auch wenn diese Fragestellung noch keineswegs geklärt ist, liegt inzwischen eine Fülle von Detailergebnissen zur *Prozeß-Ergebnis-Forschung* vor. Orlinsky und Howard (1987) verdanken wir einen beeindruckend umfassenden Überblick über 2343 Einzelbefunde aus Studien im englischen und deutschen Sprachraum. Ihre Übersicht orientiert sich an einem schon 1987 aus einem ersten Überblick entwickelten *konzeptionellen Rahmenmodell*, dem „Generic Model of Psychotherapy" (Abb. 1–9).

Mit diesem Modell können die vielen unterschiedlichen Variablen, die das Behandlungsergebnis beeinflussen, drei großen Gruppen zugeordnet werden (nach Orlinsky 1986):

- **Inputvariablen:** Alle Ausgangsmerkmale der Therapie, d.h. das Versorgungssystem mit dem gesellschaftlichen Kontext, der Behandlungsrahmen, Charakteristika der Patienten und Therapeuten.

- **Prozeßvariablen:** Formale, technische, intra- und interpersonell, klinische, zeitliche Aspekte der Therapie.

- **Outputvariablen:** Kurz- und langfristige Konsequenzen der Behandlung, die in einer komplexen Wechselwirkung stehen zur inneren und äußeren Situation des Patienten.

Zum psychotherapeutischen Prozeß werden in dem Modell sechs Aspekte unterschieden, denen eine hohe Bedeutung für die Wirksamkeit der Therapie zukommt:

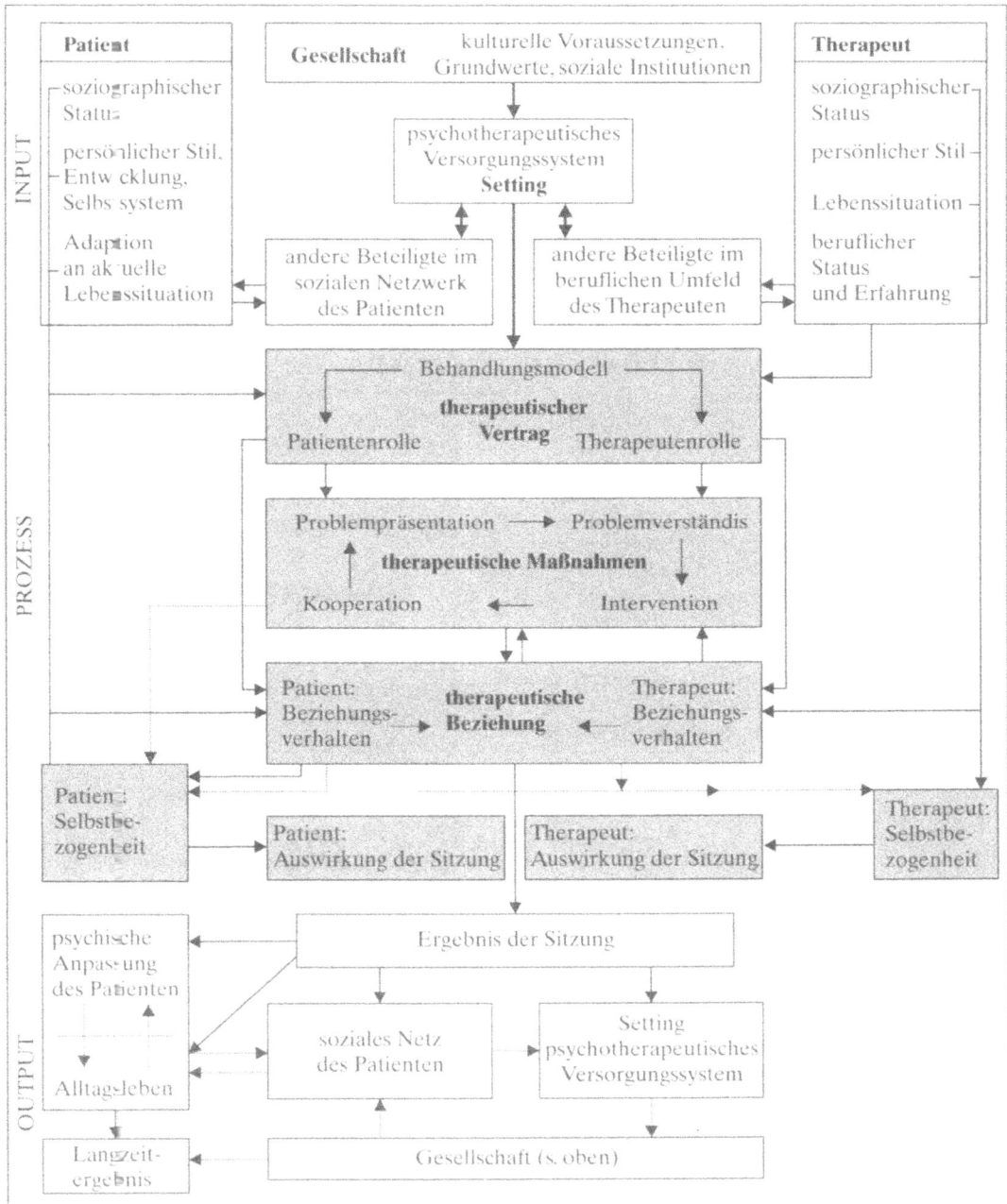

Abb. 1-9: Generic Model of Psychotherapy von Orlinsky u. Howard (1987) (aus: Wittmann u. Strauß 1996)

1.9.4   Grundlagenforschung

Grundlagenforschung in der Psychotherapie betrifft gegenwärtig die *Spezifität von psychotherapeutischen Methoden, die Feinanalyse psychothe-* *rapeutischer Prozesse* sowie die Frage der *Methodenkombination* und *Methodenintegration* in der Psychotherapie. Die **Spezifität** von psychotherapeutischen Methoden, d.h. die spezifische Wirksamkeit für homogene Krankheitsgruppen oder

Psychotherapeutischer Prozeß im Generic Model of Psychotherapy (aus: Orlinsky 1994)

Formaler Aspekt: therapeutischer Vertrag

- Definition der therapeutischen Situation und der wechselseitigen Rolle von Patient und Therapeut
- Vereinbarung der Modalitäten der Behandlung zur Art der Therapie (Einzel-, Gruppen-, Familientherapie etc.), Therapieplan, Honorar, Zeitpunkte etc.
- „Working consensus" bzgl. Ziele, Erwartungen, Umsetzung der wechselseitigen Rollen in verschiedenen Phasen der Behandlung.

Technischer Aspekt: therapeutische Maßnahmen

- Anwendung des Fachwissens des Therapeuten für das Erkennen der Problempräsentation des Patienten (subjektive Beschwerden, psychopathologische Muster im Denken, Fühlen, Handeln)
- Therapeutische Schlußfolgerungen aus dem Verstehen des klinischen Erscheinungsbildes aus der diagnostischen Bewertung und Fallbeurteilung anhand eines relevanten Behandlungsmodelles
- Therapeutische Interventionen nach Auswahl geeigneter Interventionsformen und Techniken auf der Grundlage des Behandlungsmodelles
- Kooperation des Patienten durch Motivierung zu aktiver Mitarbeit.

Intrapersonaler Aspekt: therapeutische Beziehung

- Einflüsse des wechselseitigen Beziehungsverhaltens, des zwischenmenschlichen Beteiligtseins, der Allianz zwischen Patient und Therapeut auf die Qualität der Behandlung
- Intensität der therapeutischen Zusammenarbeit und des individuellen Rapports.

Interpersonaler Aspekt: innere Selbstbezogenheit

- Selbsterleben der Beteiligten in ihrer jeweiligen Rolle betr. Selbstbewußtsein, Selbstkontrolle, Selbstachtung
- Relation von „Öffnung" versus „Abwehr".

Klinischer Aspekt: unmittelbare Auswirkungen der Therapiesitzung

- Positive und negative Auswirkungen der therapeutischen Interaktion während der Sitzung
- therapeutische Realisierung bei dem Patienten (Effekte wie Einsicht, Selbstverständnis, Katharsis, Ermutigung, Kompetenzzuwachs, etc.)
- Erleben beim Therapeuten während der Behandlung wie emotionale Nähe, Selbstwirksamkeit, etc.

Zeitlicher Aspekt: sequentiell verlaufender Prozeß

- Interaktionsabfolgen im Ablauf einer Sitzung
- Charakteristika des Therapieablaufes

Patientengruppen ist ein vordringliches Forschungsfeld. Beispiele sind die Therapiestudien zu psychosomatischen Erkrankungen oder die Anwendbarkeit von Psychotherapie bei verschiedenen Patientengruppen.

Für die **Feinanalyse** psychotherapeutischer Prozesse, also die Frage, wie Psychotherapie tatsächlich wirkt, sind Beispiele für Forschungsansätze die interdisziplinär angelegte Psychotherapeutische Einzel-und Prozeßanalyse oder das *Program on Conscious and Unconscious Mental Processes* an der University of California (Horowitz 1991).

Ein zukünftiges Forschungsfeld ist die Frage der **Methodenkombination** und **Methodenintegration** in der Psychotherapie, d.h. die gezielte Anwendung unterschiedlicher psychotherapeutischer Verfahren und Behandlungstechniken. Dazu konnten bisher noch keine eindeutigen Forschungsergebnisse vorgelegt werden.

1.9.5 Angewandte Psychotherapieforschung

Angewandte Psychotherapieforschung ist in erster Linie *Versorgungsforschung* und dient der Optimierung psychotherapeutischer Versorgung. Bedarf besteht an epidemiologischen Studien, an Analysen zum Versorgungssystem, an Studien zum Inanspruchnahmeverhalten von Patienten wie auch zum Angebotsverhalten von Therapeuten.

Wichtiges Thema der angewandten Psychotherapieforschung ist die *Dosis-Wirkungs-Frage*. Howard et al. (1986) haben dazu ein in der Medizin übliches Modell vorgeschlagen (Probit-Modell), mit welchem die lineare Anpassung von Dosis und Erfolgsraten von Psychotherapie berechnet werden können, Kordy et al. (1989) haben an Dosis-Wirkungs-Kurven aufgezeigt, daß der Behandlungserfolg für spezifische Patientengruppen (z.B. psychosomatische Krankheiten) von der Dosis an Therapie (Gesamtstundenzahl und Dauer) abhängig ist. Auch hier besteht Forschungsbedarf.

Kosten-Nutzen-Analysen, bisher eher verpönt, finden in unserer Zeit der Sparzwänge auch in der Psychotherapie vermehrt Aufmerksamkeit. Fragen sind u.a.: Wie teuer muß und darf Psychotherapie sein? Wieviel Therapie ist für einen Patienten ausreichend, um die gewünschten Ergebnisse zu erreichen? Welche Ergebnisse, die angestrebt werden, sind unter Kosten-Nutzen-

Analyse vertretbar? Für Kosten-Nutzen-Analysen bzw. Kosten-Effektivitäts-Analysen von Psychotherape ist die *Kostensenkung* jedoch nicht alleiniges Thema. Es geht vielmehr um Problemstellungen, wie begrenzte therapeutische Ressourcen möglichst optimal angewendet werden müssen. Dazu liegen heute zwar nur wenige geeignete Studien vor, die dann allerdings eindrucksvoll den ökonomischen Nutzen von Psychotherape belegen.

1.9.6 Planung und Durchführung von Forschungsprojekten

Die Psychotherapieforschung wird allgemein als methodisch komplex und kompliziert und deshalb schwer durchführbar erlebt, und deshalb gerne an die *Forschungsspezialisten* delegiert. Gleichzeitig wird der wachsende Hiatus zwischen Psychotherapieforschung einerseits und psychotherapeutischer Praxis andererseits beklagt. Für ein besseres Verständnis der *Praktiker* für die Psychotherapieforschung und als Anregung zum Forschen mit Hilfe der Forschungsspezialisten auch in der psychotherapeutischen Praxis ist die von Buddeberg (1993) ausgearbeitete Checkliste zur Planung und Durchführung von Forschungsprojekten zitiert:

A. Überlegungsphase

- Anlaß und *Motive* für die Untersuchung
- *Zielsetzungen* der Studie für Forschung und Praxis
- Stand der Forschung
  - Literaturbeschaffung (Zeitschriften, Fachbücher, Literaturrecherche)
  - Literaturverarbeitung (summarisch mittels abstracts, detailliert, Meta-Analysen, Übersichtsartikel, eigene Literaturdokumentation erstellen für späteres Literaturverzeichnis)
  - Kontaktaufnahme mit Arbeitsgruppen, die ähnliche Fragestellungen untersuchen (evtl. Koordination, Kooperation)
- Mögliche Fragestellungen und Hypothesen
- *Art der Untersuchung:* Literaturübersicht, Meta-Analyse thematisch ähnlicher Forschungsarbeiten, Klinischer Erfahrungsbericht, Expertenbefragung, deskriptive Einzelfall- oder Fallgruppen-Studie, qualitative Tiefeninterview, Darstellung eines Konzeptes, Querschnitt-Untersuchung (retrospektiv, aktuelle Situation), Längsschnitt-Untersuchung (Zweipunkt-, Mehrpunktmessung), Therapiestudie (medikamentös, psychotherapeutisch) oder Experiment

- *Theoretischer Hintergrund* (Konzepte, Menschenbild)
- *Eigene Kompetenz,* wissenschaftliche Mitarbeiter
- *Durchführbarkeit* (Rekrutierbarkeit der Patienten, mögliche Hindernisse, verfügbare Zeit, benötigte personelle und materielle Ressourcen, Befürchtungen bezüglich Realisierbarkeit, Unterstützung, Aufwand und Ertrag
- *Zeitplan* für konkrete Forschungsplanung, Datenerhebung, Auswertung und Publikation
- *Finanzierung*

B. Planungsphase

- Zielsetzungen, Praxis- und Theoriebezug
- *Fragestellungen,* explorativ oder konfirmativ; bei asymmetrischen Fragestellungen: unabhängige, abhängige und intervenierende Variablen
- *Hypothesen* entsprechend Stand der Forschung und/oder eigener klinischer Erfahrung
- Methodik
  - *Untersuchungsinstrumente:* Operationalisierung der Zielkonzepte (abhängige Variable) und der anderen Variablen, Wahl geeigneter Fragebogen, Entwicklung (halb)strukturierter Interviews, medizinischer und soziodemographischer Dokumentationsbogen, Akzeptanz der Instrumente durch Probanden
  - *Untersuchungsgruppe:* Auswahlverfahren, Stichprobengröße, Experimentalgruppe, Vergleichsgruppe, Kontrollgruppe? Probleme der Stichprobenverzerrung und des Stichprobenschwundes
  - *Rekrutierung der Patienten* (Einschluß- und Ausschlußkriterien, Verweigerer, Selektionseffekte, Aussteigerquote)
  - *Untersuchungsablauf:* Quer- oder Längsschnittstudie, wann durch wen wo welche Datenerhebung?
  - *Auswertungs-Konzept:* Variablen, Indices, statistische Verfahren, quantitative oder qualitative Analysen
  - *Zeitplan,* genügend Zeit für Auswertung vorsehen!
  - Evtl. Einarbeitung in spezielle mathematisch-statistische Methoden und Erproben dazu geeigneter Computerprogramme
- Anonymität/Datenschutz
- Ethische Aspekte (Belastung der Patienten durch Art und Dauer der Untersuchung)
- Schriftliche Formulierung des Untersuchungsplans und von Kooperationsvereinbarungen, Klärung der Autorenschaft für Publikationen

- Pilot-Studie (explorativ), Pretest (Probelauf)

  – Evtl. Überarbeitung der Untersuchungsinstrumente, Ermittlung und Verbesserung der Gütekriterien, Modifizierung des Untersuchungsablaufs

  Bei größeren Projekten: Einreichung eines Forschungsgesuches, Begutachtung durch Experten und ethische Kommission, allenfalls Überarbeitung des Gesuchs entsprechend Auflagen von Gutachtern oder Förderern

C. Untersuchungsphase (Datenerhebung)

- Datenerhebung und -dokumentation (Dokumentation der Datenaufbereitung und File-Erstellung)

- Hilfsmittel: Protokoll, insbesondere Verlaufsprotokolle des Projekts im Hinblick auf Replikationsstudien, Fragebogen, Tonband, Video, Tagebuch Registrierung möglicher Fehlerquellen (Selektionseffekte) und nicht berücksichtigter intervenierender Variablen

- Bei Längsschnittstudien: Beachtung von Änderungen diagnostischer und therapeutischer Verfahren

- Registrierung von Reaktionen der Probanden auf Untersuchungsinstrumente und -situation

- Regelmäßige Besprechungen aller Projektmitarbeiter, ggf. Interrater-Training

- Falls notwendig Modifizierung des Untersuchungsplans

D. Auswertungsphase

- Datenaufbereitung, -erfassung und -kontrolle (Plausibilitätsprüfung)

- Erstellen eines Datenfiles (Handhabung von missing datas)

- Auswertungs-Strategie (Reihenfolge der Evaluationsschritte)

- Statistische Berechnungen: Häufigkeiten, Vergleiche, Signifikanz- und Korrelationsberechnungen sowie weitere statistische Verfahren entsprechend Fragestellungen und Stichproben

- Sichtung der Ergebnisse

- Erste Interpretationen der Ergebnisse; evtl. differenziertere Fragestellungen; evtl. weitere Auswertung

E. Manuskriptgestaltung (Forschungsberichte und Publikationen)

1. Einleitung

Darstellung des zu untersuchenden *Problems* unter Berücksichtigung der *Literatur* und des theoretischen Bezugsrahmens

2. Fragestellungen, Hypothesen

3. Methodik der Untersuchung

  – Art der Studie

  – Beschreibung der Untersuchungsgruppe (soziodemographische und medizinische Daten)

  – Untersuchungsinstrumente

  – Untersuchungsablauf

  – Datenverarbeitung

  – Statistik

4. Ergebnisse der Untersuchung (Leser soll Schlußfolgerungen nachvollziehen können): korrekte Statistik (Indikation für verwendete Prüftests), klare Tabellen und Abbildungen; keine Vermischung von Deskription und Interpretation

5. Diskussion der Ergebnisse mit Bezug auf die Hypothesen und die Literatur, Bewertung und Interpretation der Befunde, Hinweise auf Widersprüche, Verbesserungsmöglichkeiten und weiterführende Fragen

6. Zusammenfassung

7. Literaturverzeichnis / Anhang

F. Umsetzung der Ergebnisse

  – Welche Zielgruppen sollen erreicht werden und wie sollen sie erreicht werden (Publikationen, Referate, Medien)

  – Evtl. Zeit- und Kostenplan für Umsetzung / Anwendung der Ergebnisse in der Praxis erstellen

1.9.7 Plädoyer für eine klinische Forschung in der Psychotherapie

Daß Psychotherapie hochwirksam bei einer Fülle von Krankheiten und verschiedensten Patientengruppen ist, kann heute nicht mehr in Frage gestellt werden. Dies ist der Psychotherapieforschung zu verdanken. Der Preis dafür ist die Selbstverständlichkeit, daß die *psychotherapeutische Praxis* wissenschaftlich begründet und beständig überprüft sein muß. Geeignete und praktikable Instrumente zur *Praxisevaluation* liegen vor, die in geeigneten Konzepten zur Qualitätssicherung zur Anwendung kommen können. Viele der für die Psychotherapie relevanten Fragen sind heute ausreichend beantwortet oder stehen vor der Beantwortung. Somit ist die Taxonomie von Meyer (s. o.) und vielen darin aufgeworfenen Fragen vor allem von historischem Interesse. Der *zukünftigen Forschung* stellen sich eine Reihe neuer dringlicher Fragen, wobei über die notwendige *Grundlagenforschung* hinaus zukünftig sehr viel mehr in die *klinische Forschung* investiert werden muß.

Ein Beispiel für eine forschungsrelevante klinische Fragestellung ist die der *störungsspezifischen Psychotherapie*, d.h. die Frage, welche Techniken und Methoden bei welchen Störungen am wirksamsten, ökonomisch vertretbar und somit vernünftig sind. So sind heute für die Behandlung einer Vielzahl von Krankheitsbildern *multimethodale Therapieansätze* obligat, z.B. bei Eßstörungen. Die störungsspezifische Psychotherapie berührt die Fragestellung der Methodenkombination und Methodenintegration in der Psychotherapie, wozu Grundlagenforschung ebenso notwendig ist wie klinische Forschung, in der therapeutische Interventionsstrategien klinisch geprüft werden. Wir wissen zu wenig um die synergistischen oder antagonistischen Effekte bei Psychotherapie, um sie für die Behandlung optimal zu nutzen, um damit unterschiedlichste Krankheiten möglichst nachhaltig, schnell und wirtschaftlich beseitigen zu können. Hier ist zukünftige Forschung anzusetzen, wobei die Dosis-Wirkungs-Frage ebenso einbezogen sein müssen wie Kosten-Nutzen-Analysen.

2 Neurosen

2.1 Konfliktreaktionen

H.H. Studt

Definition: Konfliktsituationen äußern sich in psychischen und/oder psychosomatischen Symptomen und werden durch *belastende Ereignisse* bei meist bewußten Konflikten ausgelöst. Verlauf und Prognose sind günstig. Sie werden bezeichnet nach der Art der *Symptome* (depressive, hypochondrische oder Konversionsreaktionen) oder der *auslösenden Erlebnisse* (Prüfungs-, Erschöpfungs-, Verlust- oder abnorme Trauerreaktion).

> Synonyme: psychogene oder neurotische Reaktionen, abnorme Erlebnisreaktionen, psychoreaktive Störungen; ICD-10 und DSM-IV: akute Belastungsreaktionen.

Krankheitsbild: Psychische Symptome wie *Angstzustände*, depressive und dysphorische *Verstimmungszustände* sowie hypochondrische Tendenzen und wechselnde *psychosomatische Symptome* in fast allen Organsystemen prägen die Hauptbeschwerden bei den Konfliktreaktionen.

Unterschieden werden die *einfache oder situative Konfliktreaktion* (z.B. Prüfungsreaktion), *Erschöpfungsreaktion* (Synonyme: Überforderungsreaktion, Versagenszustand) und *abnorme Trauerreaktion* (Synonyme: Verlustreaktion, depressive Erlebnisreaktion, depressive Reaktion).

Bei der *situativen Konfliktreaktion* stehen gewöhnlich *psychische* oder *psychosomatische Symptome* im Vordergrund. Beschwerden im seelischen Bereich sind häufig innere Unruhe und Verspannungen, Reizbarkeit und depressive Verstimmungen, während als körperliche und Allgemeinbeschwerden Herzklopfen, Schwindel, Atemnot, Schweißausbrüche sowie Schlafstörungen vorherrschen.

Typisch für die *Erschöpfungsreaktion* ist eine Verstimmung, die mit Gefühlen der *Schlaffheit* und *Unfähigkeit* und mit innerer Unruhe und Verspannung einhergeht. Außerdem bestehen oft *Schlafstörungen*, auch psychosomatische Beschwerden

in verschiedenen Organsystemen und seltener hypochondrische Tendenzen.

Bei der *abnormen Trauerreaktion* zeigen die Patienten eine reduzierte und steife Mimik und Gestik und seelisch nur selten eine traurige Verstimmung. Manche verhalten sich antriebsarm bis deutlich passiv, andere sind übermäßig aktiv, äußern auch *feindliche Gefühle* gegenüber den Menschen, die sie als mitschuldig für den erlittenen Verlust ansehen. Sie klagen über verschiedene psychosomatische Beschwerden und äußern häufig *hypochondrische Befürchtungen*.

Der *Verlauf* der Konfliktreaktionen dauert gewöhnlich nur 3 bis 6 Monate. Die *Prognose* ist daher als grundsätzlich gut einzuschätzen.

Epidemiologie: Ein *häufiges Vorkommen* der Konfliktreaktionen ist anzunehmen, da jeder Mensch im Laufe seines Lebens in ihn belastende Situationen geraten kann. Etwa *15%* der Patienten einer Praxis für Allgemeinmedizin leiden an Konfliktreaktionen mit *psychischer Symptomatik*.

Die *Erschöpfungsreaktion* hat in der psychiatrischen und neurologischen Klinik sowie in der nervenärztlichen Praxis einen Anteil von 2 bis 4% der Patienten.

Ätiopathogenese: Konfliktreaktionen werden durch *belastende Ereignisse* bei gesund erscheinenden Personen ausgelöst. Sie haben meist nur leichte, gut kompensierte Neurosen, wobei fließende Übergänge zu ausgeprägterer Neurosen vorkommen können. Bei diesen Konfliktreaktionen erlebt der Patient den *Konflikt* meist *bewußt* und verfügt über ausreichend *starke Ich-Funktionen*, so daß übliche Belastungen keine Symptomausbrüche provozieren. Demgegenüber ist bei den ausgeprägten Neurosen der Konflikt *unbewußt* und die Ich-Funktionen sind *labil*, so daß schon geringe Belastungen zu Symptomausbrüchen führen können. *Situative Konfliktreaktionen* werden meist im Bereich der Ehe oder Familie oder auch am Arbeitsplatz verursacht.

Den *Erschöpfungsreaktionen* liegt ein bestimmter *Leistungskonflikt* zugrunde, wobei dem

Wunsch nach Leistung Zweifel an der Sinnhaftigkeit des Tuns gegenübersteht. Symptomauslösend wirken oft *selbst arrangierte Doppelbelastungen*, *Kränkungen* und *Mißerfolge* sowie auch Streitigkeiten in Ehe oder Beruf.

Die Ursachen der *abnormen Trauerreaktionen* liegen in verschiedenen *Konflikten mit dem Verstorbenen*: Oft bestand zu ihm eine ambivalente bis *aggressive Beziehung*; doch Gefühle der Erleichterung dürfen nach dem Tod nicht eingestanden werden, verursachen vielmehr Schuldgefühle und Selbstvorwürfe, die auch auf die behandelnden Ärzte projiziert werden können. Eine starke *infantile Bindung* an den Verstorbenen kann der Hintergrund für seine Verherrlichung oder auch die Verleugnung seines Todes sein. Unter *realen Schuldgefühlen* kann ein Patient dann leiden, wenn er *mitschuldig* am Tode ist, beispielsweise durch einen selbstverursachten Verkehrsunfall.

Diagnose: Notwendig ist die Erhebung einer *psychosomatischen Anamnese*, um nach der Beurteilung der Persönlichkeit, der auslösenden Situation und des bisherigen Lebenslaufes die Entscheidung fällen zu können, ob eine *Konfliktreaktion* oder eine *Neurose* vorliegt.

Bei der Diagnose einer *Erschöpfungsreaktion* ist differentialdiagnostisch daran zu denken, daß Erschöpfungsgefühle nach verschiedenen körperlichen Erkrankungen, während verschiedener, insbesondere endokriner Krankheiten und auch im Prodromalstadium hirnorganischer und psychotischer Erkrankungen auftreten können.

Therapie: *Klärende Gespräche* führen in der Regel zum schnellen Verständnis der subjektiv belastenden Situation und Art des mobilisierten Konflikts. Entlastend kann auch die Information über die leichte Erkrankung und ihre gute Prognose wirken.

Bei der *situativen Konfliktreaktion* kann die vorübergehende Entfernung aus der belastenden Lebenssituation sinnvoll sein.

Die *Erschöpfungsreaktion* wird mit einer *mehrdimensionalen Therapie* aus beratenden und klärenden Gesprächen, Entspannungsverfahren und roborierenden Maßnahmen behandelt. Vorübergehende Gaben von Schlafmitteln können stabilisierend wirken.

Die *abnorme Trauerreaktion* ergibt meist die Indikation zur *analytischen Fokal-Therapie*, in der die Beziehung zum Verstorbenen durchgearbei-

tet und die bisher ausgebliebene Trauerarbeit eingeleitet wird.

2.2 Belastungsreaktionen und Anpassungsstörungen

2.2.1 Akute Belastungsreaktion

H. H. Studt

Definition: Eine akute Belastungsreaktion äußert sich in kurzdauernden überwiegend *psychischen Störungen*, die bei seelisch gesunden Personen durch eine außergewöhnliche seelische und/oder körperliche Belastung ausgelöst werden.

> **Synonyme: Konfliktreaktion, psychogene Reaktion, akute Krisenreaktion, Krisenzustand, Frontneurose; ICD-10: F 43.0, DSM-IV: 308.3**

Krankheitsbild: Die psychischen Symptome bestehen zunächst in einer eingeschränkten Aufmerksamkeit, *Bewußtseinseinengung* und *Desorientiertheit* bis zur *Derealisation* und *Depersonalisation*. Danach folgt meist ein Zustand innerer Unruhe und eine Tendenz, sich aus der belastenden Situation zurückzuziehen oder gar zu flüchten. Weiterhin brechen Angstzustände mit begleitenden Symptomen wie Herzrasen und Schweißausbrüche, auch *Verzweiflung* und Hoffnungslosigkeit und *depressive Verstimmungszustände* aus.

Diese Beschwerden entstehen meist wenige Minuten nach der ungewöhnlichen Belastung und bilden sich innerhalb von Stunden bis zu wenigen Tagen zurück. Die belastenden Ereignisse können auch durch eine teilweise oder vollständige *Amnesie* aus dem Erleben beseitigt werden.

Sind bei dem traumatischen Ereignis Menschen schwer verletzt worden oder gar gestorben, so können bei den Überlebenden *Schuldgefühle* entstehen, weil sie überlebt oder nicht genügend geholfen haben.

Der *Verlauf* ist umso kürzer und günstiger, je gesünder die Persönlichkeit im psychischen und körperlichen Bereich vor dem traumatischen Erleben war und je mehr soziale Unterstützung zur Verfügung steht.

Ätiopathogenese: Bei den bisher psychisch unauffälligen Menschen entscheiden die Art der

Persönlichkeit und der momentane *psychophysische Zustand* über den Schweregrad des akuten Krankheitsbildes; dieses ist stärker ausgebildet, wenn eine höhere Verwundbarkeit, schwächere Abwehr- und Bewältigungsmechanismen oder auch eine körperliche Erschöpfung und/oder Krankheit bei älteren Menschen vorliegt.

Auslösende Ereignisse sind beispielsweise Unfälle, Verbrechen, Kriegshandlungen, Naturkatastrophen oder plötzliche Veränderungen in der beruflichen oder privaten Sphäre, beispielsweise durch den Verlust an Sozialprestige oder den Tod von Angehörigen. Diese ungewöhnlichen Belastungen werden meist als ernsthafte *Bedrohung der eigenen Sicherheit* und *Unversehrtheit* wie die der nächsten Angehörigen erlebt.

Diagnose: Die *psychosomatische Anamnese* und der Verlauf führen unschwer zur Diagnose. Dauern die Symptome länger als vier Wochen an, so kann die Diagnose einer *posttraumatischen Belastungsstörung* angemessen sein.

Eine *Konfliktreaktion* oder *psychogene Reaktion* bricht zwar auch bei überwiegend gesunden Personen aus, doch die Ereignisse haben in der Regel nicht den objektiven Schweregrad wie bei der akuten Belastungsstörung.

Therapie: Stützende *Gespräche* und der Versuch der Klärung, welche subjektive Bedeutung das erlebte Ereignis haben könnte, sind ebenso angezeigt wie eine kurzfristige *Psychopharmakotherapie* zur Dämpfung von Angst- und depressiven Verstimmungszuständen.

2.2.2 Posttraumatische Belastungsstörung

W. Schüffel, B. Schade

2.2.2.1 Krankheitsbilder

Definition: Die Posttraumatische Belastungsstörung (hier PTSD, Posttraumatic Stress Disorder) zeichnet sich durch drei Hauptmerkmale aus: Die Betroffenen sind gezwungen, 1. die traumatische Situation oder Teilaspekte daraus gegen ihren Willen zu *erinnern*, 2. mit allen zur Verfügung stehenden Kräften zu *vergessen und alles zu vermeiden*, was Erinnerungen an das Trauma hervorruft. 3. Gleichzeitig erleben die Betroffenem einen permanenten Zustand der physiologischen Übererregung mit *überhöhter Wachsamkeit* verbunden mit einem Umschlagen in emotionale Taubheit.

(in der englischsprachigen Literatur: 1. Flashback, 2. avoidance/numbing, 3. hyperarousal.)

Ursachen einer PTSD können alle Formen von Gewalteinwirkung sein, die außergewöhnlich oder/und katastrophenartig sind: Kampfhandlungen, schwerste Unfälle, Zeuge des gewaltsamen Todes anderer zu sein, Folterungen, Vergewaltigung etc.

> Es gibt zwei Formen des PTSD, die akute und die chronische Verlaufsform (vgl. ICD 10, F43.1 bzw. F62.0).

Die akute Verlaufsform tritt i. d. R. innerhalb von sechs Monaten auf. Sie macht sich durch die oben genannten Symptomgruppen bemerkbar. Diese persistieren länger als einen Monat. Folgende Einzelsymptome sind besonders kennzeichnend und können z. B. in Form eines zehn Items umfassenden Screening-Verfahrens abgefragt werden (PTSS-10):

- *Sich aufdrängende Erinnerungen* („Intrusionen"): Angst vor bestimmten Stellen oder Situationen, Alpträume, Schreckhaftigkeit;

- *Vermeidungsverhalten:* Rückzug von anderen, Bedrücktheit, Gereiztheit, schlechtes Gewissen;

- *Vegetative Übererregtheit:* Muskelverspannungen, Schlafstörungen, Stimmungsschwankungen.

Die chronische Verlaufsform tritt in einem geringen Prozentsatz der Fälle auf. Sie kann sich in einer andauernden *Persönlichkeitsänderung* (ICD-10, F 62.0) mit folgenden Symptomen manifestieren: 1. feindliche oder mißtrauische Haltung der Welt gegenüber, 2. sozialer Rückzug, 3. Gefühl der Leere und Hoffnungslosigkeit, 4. chronisches Gefühl von Nervosität wie bei ständigem Bedrohtsein und 5. Entfremdung. Sie wird nach der ICD-10 als eine chronische, irreversible Folge einer akuten PTSD gesehen.

Synonyme (je nach zeitlicher und kultureller Entwicklung): Traumatische Neurose, railway spine (weitverbreitet in der zweiten Hälfte des 19. Jahrhunderts in Großbritannien), Kriegszitterer (Deutschland, nach dem Ersten Weltkrieg), dead man syndrom (USA), Renten-/Begehrensneurose (Deutschland, bis vor kurzer Zeit), Wehrkraftzersetzer (Deutschland, Nazizeit), Vietnamsyndrom (USA).

Epidemiologie: Man nimmt an, daß ca. 1–2 % der Bevölkerung an PTSD leiden. Im DSM-IV wird sogar eine Lebenszeitprävalenz von bis zu 14 % angegeben. Die Erkrankungsrate in *Risikopopulationen* schwankt je nach Art, Intensität und Dauer des Traumas, aber auch in Abhängigkeit von der Erfassungsmethode zwischen 3 % und etwa 60 % (bis hin zu 80 %).

Ätiopathogenese/Ätiosalutogenese: Hauptmerkmal bei der Entwicklung bzw. der Diagnose einer PTSD ist das Vorhandensein eines *extrem traumatisierenden Ereignisses*, auf das die Betroffenen mit einer Reihe charakteristischer Symptome reagieren. Mittlerweile hat sich in der modernen Psychotraumatologie mehr und mehr eine bio-psycho-soziale Sichtweise durchgesetzt. Maercker (1997) schlägt ein *Rahmenmodel der Ätiologie von Traumafolgen* vor:

Die wichtigsten prädisponierenden Faktoren sind die Schwere, die Niederträchtigkeit (bei Traumen durch andere Personen) und die Dauer des Ereignisses sowie die räumliche und emotionale Nähe der Person bei der Konfrontation mit dem traumatisierenden Ereignis (1. Ereignisfaktor).

Allgemein kann weiterhin eingeteilt werden in 2. Schutzfaktoren und 3. Belastungsfaktoren (vgl. auch Abb. 2–1).

Gesundheitsfördernde (Schutz-)Faktoren sind v. a. ein ausgeprägter Kohärenzsinn und eine stabile Integration in die soziale Umwelt, *Krankheitsunterhaltende (Belastungs-)* Faktoren sind u. a. eine als wenig oder nicht unterstützend wahrgenommene soziale Umgebung, sog. sekundäre Traumatisierung durch unempathisches Verhalten von Angehörigen oder Vertretern von Behörden sowie eine Traumageschichte in der Vergangenheit.

Auf biologischer Seite liegen mittlerweile gesicherte Faktoren z. B. von van der Kolk (1996) vor:

Die meisten durch Traumata verursachten Symptome wie Ängste, Depressionen, körperliche Beschwerden, Flashbacks oder Erinnerungslücken scheinen mit gemeinsamen neurophysiologischen Phänomenen korreliert zu sein.

Es konnte gezeigt werden, daß die unter traumatischen Extremsituationen vom Gehirn aufgenommene Information anders als die üblichen Alltagsinformationen gespeichert wird. Statt auf einigen Umwegen letztlich im Hippocampus als relativ neutrale Information gespeichert zu werden, scheint die unter traumatischen Bedingungen aufgenommene Information regelrecht im Informationsverarbeitungssystem des Gehirns „stecken"

zu bleiben. Sie bleibt so in den verschiedenen Sinnesmodalitäten (visuell, auditiv, sensorisch und olfaktorisch) fragmentiert, wobei die Information in dieser Fragmentation affektiv geladen bleibt, so daß sie durch bestimmte Auslösereize wieder „getriggert" werden kann. So kann sie die typische Flashback- und Intrusionssymptomatik verursachen, die zwar in einigen Fällen mit der Zeit abklingt, sich oftmals aber auf subklinischem Niveau manifestiert und weiterhin belastend bleibt. Bei Patienten mit traumatischen Erinnerungen können zwei unterschiedliche Systeme wirksam werden:

1. Das System *des expliziten, sprachlichen Gedächtnisses*, das in Raum und Zeit eingeordnet ist und sich neurophysiologisch durch die Aktivierung des Broca-Areals (Sprache) und des Hippocampus („Archiv") auszeichnet.

2. In dem zweiten System der Erinnerung, des *impliziten Gedächtnis*, besteht im Falle traumatischer Erinnerungen eine zeitlich anfangs nicht gleich einzuordnende Gruppe einzelner Fragmente einer Erinnerung. Diese schwankt zwischen dem „Nicht-erinnerlich-Sein" der traumatischen (dissoziativen) Amnesie und der Überflutung des traumatischen Flashbacks. In den PET-Untersuchungen zeigte sich beim Flashback eine vermehrte Aktivität der sensorischen kortikalen Areale (als ob die Wahrnehmung gerade stattfände!), während gleichzeitig das Broca-Areal unterdrückt war. Die klinische Beobachtung des im Flashback ängstlich zitternden Patienten, der „sprachlos" von hochemotionalen Erinnerungsinhalten überflutet wird, könnte hier eine neurophysiologische Entsprechung finden.

Differentialdiagnosen: Akute Belastungsreaktion (Symptome klingen nach wenigen Tagen ab), Anpassungsstörung, andauernde Persönlichkeitsstörung nach Extrembelastung (chron. Verlauf), Angststörungen, depressive Störungen, artifizielle Störungen und Simulation.

Komorbidität: Angststörungen, Depressionen, Suizidalität, Substanzenmißbrauch oder Sucht, Somatisierungsstörungen, Herz-Kreislauferkrankungen.

Prognose: In der Mehrzahl der Fälle kann eine Heilung erwartet werden. Bei über der Hälfte der Fälle tritt nach drei Monaten eine vollständige Remission ein (bei PTSD handelt es sich in den meisten Fällen um eine behandelbare Krankheit, nur eine Minderzahl geht in chronische Verläufe über).

2.2.2.2 Therapie

Dargestellt werden die Grundlinien der Therapie, nicht aber spezielle Verfahren. Diese sind anderenorts nachzulesen, so in der deutsch- und englischsprachigen Literatur. Die Fallvignetten,

Die sieben Phasen des Trauerprozesses, Themen der Therapie (Schüffel 1989, Schüffel, Pieper 1991)	Integratives psychodynamisch-kognitives Modell (Horowitz 1997)	Kohärenzgefühl (Antonovsky 1987; nach Schüffel)	Therapieziele der sieben Phasen des Modells
1. Zentralisation: Unberührtsein, Verlust wird bestritten; gleichzeitig hellwach	Ereignis → Überwältigtsein	1. Gefühllosigkeit, d.h. „Zustand des Anästhetischen"	1. Aufbau temporärer Beziehungen im „Hier und Jetzt" unter Berücksichtigung von Helfergruppierungen; Entfernung aus /Bestärkung im pathogenen Umfeld, Hilfe bei Entscheidungen
2. Verstört sein: Der Betroffene erwacht aus dem Dämmerzustand und fragt, wie das Geschehene ablief bzw. wie er/sie starb. Appetitstörungen	Aufschrei Angst, Trauer, Wut → Panikgefühle oder Erschöpfung	2. Anstürmende Gefühle: „Ich lebe"; a-kohärent	2. Stimmungsausschläge („Amplituden") verringern
3. Konkretisierung: Konkrete Bilder des Geschehens bzw. des Toten und seiner Körperteile tauchen auf; „Sich-getroffen-fühlen", unvermittelte Körperempfindungen	Abwehr: Vermeidung, sich den Erinnerungen zu stellen → Extreme Vermeidung	3. Die Gefühle werden aufgeteilt auf das eigene Selbst und auf den Toten/Ereignis: „Ich lebe"-das WAR er/sie; nonkohärent	3. Hilfe zum Erinnern durch Wiedererleben
4. Wut: Heftige Reaktionen der Wut und der Angst auch psycho-physischer Art; Sündenböcke entstehen und hierauf Reaktionen	Intrusionen: Ungebetene Gedanken von den Ereignissen → Überflutung	4. Ich stelle die Trennung dar, und ich erkenne den Prozeß als solchen; Verstehbarkeit keimt auf; Kohärenz: als Zielvorstellung oder als Verlust beginnend gespürt.	4. Gefühle durchgehend auf die therapeutische Beziehung lenken und hierdurch „Retro-Perspektive" beginnend herstellen
5. Hilf-/Hoffnungslosigkeit: Diese verknüpft mit Somatisierungen im Bereich von Herz-Kreislauf- und Gastrointestinalsystem, später Muskel-Skelettsystem; „(zurück-)fallen"	Durcharbeiten: Realität des Geschehens anerkennen	5. Mein gesamter Körper wird durchzogen, befindensmäßig wird mir das Geschehnis deutlich und ich verhalte mich; beginnende Handhabbarkeit	5. Intrapsychische Verarbeitung der therapeutischen Beziehungen
6. Rückgriff/Aufgriff: Rückgriffe auf bewährte Bewältigungsmechanismen psychosozialer wie körperlicher Art und Entwicklung neuartiger Lösungswege auf verschiedenen Ebenen	Abschluß: Fortsetzung des Lebensweges → Psychosomatische Reaktionen → Persönlichkeitsveränderungen	6. Meine äußere, d.h. soziale Haut und mein Körper/meine Haut reagieren jeweils und reagieren aufeinander; Verstehbarkeit und Handhabbarkeit konvergieren.	6. Lebenspläne im fünften, im zehnten, im fünfzehnten Jahre nach der Katastrophe erarbeiten, d.h. die vorhandenen bio-psycho-sozialen Ressourcen beurteilen
7. Oszillieren/Lösen: Oszillierendes Durchlaufen der Abschnitte 1–6; Hoffnung, Bilder der Zukunft, heftiges Aufflammen zum ersten Jahrestag. Anspannen/Loslassen auch in psychosomatischer und somatopsychischer Art.	*Normale Phasen Pathologische Phasen* bei posttraumatischen Reaktionen	7. Beginnende Re-Organisation des Kohärenzgefühles: Es werden Narben (auch Krankheiten) akzeptiert und es kommt zur Reifung.	7. Beendigung der Therapie: sich im Kräftedreieck Erregung (Hypervigilanz), Erinnern („Intrusion") und selektiver Zulassen (Verleugnung) bewegen, indem an biographische Ressourcen angeknüpft wird. Beziehungen zu 4×C, 2×S, 1×P beurteilen und fortführen oder beenden (s. Legende).

Erläuterung: F1..F7 für die Einzelfälle; 2×S:School, Social worker; 4×C: Company, Church, Community, Red Cross; 1×P: Physican (vergl. Grubenunglück von Borken, Schüffel, Pieper 1991)

Abb. 2-1: Situativ-systemisches Modell der Behandlung traumatischer Menschen (nach Schnüffel und Schade)

insbesondere der hiermit verbundene ständige Hinweis auf das Körperliche, sollen den generellen Zugangsweg zum Kranken mit PTSD illustrieren.

> Es geht darum, Körperempfindungen auf die psychischen und sozialen Inhalte der jeweiligen Therapiesituation zu übertragen. Keinesfalls geht es darum, eine Übertragungssituation im klassischen Sinne herzustellen und diese durchzuarbeiten.

Die Therapie bei PTSD-Betroffenen wird durch das Kräftedreieck zwanghaftes Erinnern (Intrusion), Vermeiden, Hypervigilanz bestimmt. Therapie bei PTSD-Betroffenen durchführen heißt, „Retroperspektive" mit aktuell verfügbaren Ressourcen zu betreiben, die bestmögliche Befindlichkeit herstellen, um zu erinnern, das Vermeiden wahrnehmen und hierauf aufbauend Perspektiven entwickeln.

Ein Modell, das sowohl zum Verständnis des Prozesses der Traumatisierung und der Entwicklung von salutogenen bzw. von pathogenen Krankheitsverläufen dient, ist das in der Abb. 1 dargestellte situativ-systemische Modell.

Hierin sind das sozialpsychiatrische Modell von Lindemann (1943) zur Trauerverarbeitung, das integrative psychodynamisch-kognitive Modell (Horowitz 1997) und Elemente des Salutogenesekonzeptes (Antonovsky 1987) integriert.

Das situativ-systemische Modell basiert auf der Annahme eines *siebenphasigen Entwicklungsprozesses*. Ein Ereignis von katastrophenartigem Charakter überfordert die kognitiven, affektiven und handlungsmäßigen Ressourcen eines Individuums in beispielloser Weise. Im Falle einer gesundheitlichen Wiederherstellung oder einer Therapie können adäquate Lösungen frühestens innerhalb eines Jahres bzw. im Hinblick auf das weitere soziale Umfeld frühestens in drei Jahren entwickelt werden.

Die Grundannahme des Modells ist, daß der *Organismus* als eine *bio-psycho-soziale Einheit* gesehen wird, wobei jede dieser drei Sphären von dem Wechselspiel des Erinnerns bzw. der Intrusion betroffen wird und eine neue Balance zu gewinnen sucht. Es geht darum, die „Amplituden", also die Stimmungen auf ein erträgliches Maß zurückzuführen. Schließlich geht es darum, diese Ab-Stimmung im Wechselspiel mit der Umwelt zu erzielen, um so zu einer neuen Kohärenz und damit zu einer neuen Sinnhaftigkeit zu kommen.

2.2.2.3 Klinik und Praxis

Fallbeispiel 1: Ali ein 13jähriger Junge aus Kosovo-Albanien. Er litt seit 1993 unter heftigsten Unterbauchspasmen. Seit 1996 schlug er seine Mutter, woraufhin er in die Kinder- und Jugendpsychiatrie aufgenommen wurde. Der behandelnde Kinderpsychologe stellte ihn in der Balint-Gruppe mit folgendem Problem vor: Er könne die mitbehandelnde Kollegin (die mit den Eltern Gespräche führte) nicht in die Therapie einbeziehen. Solange dies nicht möglich sei, bewege sich gar nichts. Vorgeschichte: Ali erlebte, wie seine Mutter 1992 durch serbische Soldateska vergewaltigt wurde. Er war allein mit ihr im Haus und konnte ihr nicht helfen, sondern erfuhr selbst eine schwere Schädel-Hirn-Verletzung, als die Soldaten ihn eine Treppe hinabstießen. Der nicht anwesende muslimische Vater fühlte sich entehrt und konnte hierüber nicht sprechen. Der Junge identifizierte sich mit ihm und drückte das durch Schläge aus. Über die Bauchschmerzen identifizierte er sich gleichzeitig mit der Mutter. Interpretation: In ihrer Ausweglosigkeit hatte die Mutter selbst die Haustür geöffnet und die Soldateska eingelassen. Sie habe ihrem Sohn und sich so das Leben gerettet. Dies müßten der Arzt und die Kollegin unter-

einander besprechen und gemeinsam als die damals einzig angemessene Lösung gegenüber der Familie vertreten. Das wurde von dem Arzt umgesetzt, und die Symptomatik des Jungen besserte sich nachhaltig.

Alis Fall unterstreicht, wie die Arbeit einer Vielzahl von Helfern aufeinander abgestimmt werden muß. In seinem Fall handelt es sich um eine verschleppte Diagnostik bei einer vierjährigen Leidensgeschichte. In dieser Situation war eine Herausnahme aus dem pathogenen Umfeld notwendig.

In der Klinik entstand die Möglichkeit, geradezu eine Neuinszenierung der pathogenen Situation unter salutogenen Umständen herbeizuführen. Freilich gelingt dies unter derart traumatischen Abläufen keinesfalls regelmäßig. Engmaschige Supervision durch einen erfahrenen Traumatherapeuten ist erforderlich. Daneben ist in der Klinik die Intervision im Sinne regelmäßiger Teambesprechung von ausschlaggebender Bedeutung. So kann diejenige tragende Atmosphäre entstehen, die einem ehemaligen KZ-Häftling und Gutachtenpatienten zur entscheidenden Rückerinnerung verhalf.

Fallbeispiel 2: Herr B. war 1996, zum Zeitpunkt seiner stationären Untersuchung bei uns, 76 Jahre alt. Er war im KZ Auschwitz gewesen und hatte den Tod der Eltern sowie der Geschwister miterleben müssen. Von 1945 bis 1968 hatte er unter chronischem PTSD gelitten. 1970 erlitt er einen Herzinfarkt. Er sah den Herzinfarkt als eine Folge der Haft und der Mißhandlung in Auschwitz. Vor Gericht wurde dies bestritten. Schließlich verwies das BVG nach einem 20jährigen Instanzenstreit den Fall zurück. Als Gutachter sah ich (W. Sch.) den Herzinfarkt als Verdichtung, d.h. *Extremsomatisierung* der PTSD. Diese Sicht wurde vor Gericht akzeptiert, so daß eine entsprechende Entschädigung erfolgte.

Dieser 1997 erfolgte Durchbruch in der deutschen Rechtsprechung entsprach einem Durchbruch von Herrn *B.* Erinnerungsvermögen. Zur Vorgeschichte: Herr B. war 1968 mit seiner Familie nach Deutschland eingewandert. Er hatte seine Familie zur Emigration bewegen können, indem er sagte, daß in Deutschland der Antisemitismus aufgehört habe. Nach entsprechenden gegenteiligen Erfahrungen mußten sie sich in der Familie eingestehen, daß dies nicht der Fall war. Er selber erinnerte sich, daß er mit dem Zug auf das Lager Friedland zufuhr und ohnmächtig wurde, als er von weitem den Kirchturm von Friedland sah.

Lösung: Herr B. hatte sich auf das Arbeiten in der Gruppe einlassen können. Vor allem die jüngeren Patienten befragten ihn intensiv nach seinen Lebenserinnerungen. Am sechsten Tag seines stationären Aufenthaltes erinnerte er sich erstmal (nach 28 Jahren !): Der Kirchturm von Friedland erschien ihm dem Krematorium von Auschwitz zum Verwechseln ähnlich. Er dachte, mit der Familie ins Lager einzufahren und wurde ohnmächtig. Die Situation in Deutschland war ihm zur damaligen Zeit der Einwanderung extrem bedrohlich erschienen, und er hatte unbewußt seine Familie in Gefahr gesehen, d.h. im Körper eine Wiederholung der Ereignisse von Auschwitz erlebt, als seine Familie starb: Sein Blutdruck stieg zu dieser Zeit von 120 zu 80 auf 200 zu 120 mm Hg. Da er eine Linksherzinsuffizienz hatte, sich bereits dreimal im Lungenödem befunden hatte, war er erheblich gefährdet.

Aspekte der Traumaarbeit unter ambulanten Bedingungen: Nahezu jeder klinische Behandlungsversuch, sei er noch so gut, wird im Falle des PTSD scheitern, wenn die Behandlung nicht außerhalb der Klinik fortgesetzt wird. In Alis Fall (F1) schlossen sich zeitlich versetzt ambulante Therapien an. Ganz anders sieht die Behandlung in dem Bereich aus, der als „prästationär" bezeichnet werden soll. Meist wird die Diagnose einer PTSD erst viel zu spät gestellt, weil die Diagnostiker die Symptomatik in aller Regel nicht erkennen.

Der wichtigste Aspekt der *Traumaarbeit* unter *ambulanten Bedingungen* ist daher folgender: Daran denken ist alles. Dies kann dadurch erleichtert werden, daß an einige epidemiologische bzw. klinisch-erfahrungsmäßige Tatsachen gedacht wird: Ca. 10% der Jungen, ca. 20% der Mädchen werden sexuell mißbraucht. Im Rahmen der PTSD-Symptomatik und entsprechender Vorgeschichte fällt es dann leichter, an einen derartigen Auslöser zu denken. Weiterhin ist an bestimmte Risikogruppen zu denken, deren Angehörige entsprechend der klinischen Erfahrung (s.o.) nicht über das Trauma sprechen, hierunter aber leiden; alle Zustände nach schweren Unfällen, schwerster Krankheit, traumatisierenden Einsätzen bei Feuerwehr und Polizei kommen hier in Frage. Nicht oder bisher wenig beachtete Gruppierungen sind zusätzlich: Angehörige der Pflegeberufe wie auch des ärztlichen Berufes, Angehörige der Bundeswehr, die zu friedenserhaltenden Missionen ins Ausland geschickt werden und dort u.U. schlimmste Widerwärtigkeiten erfahren. Auch ist daran zu denken, daß durch den *Jahrestag* des Ereignisses plötzlich Symptome ausgelöst werden können (vgl. Abb. 1, Stufe 7 des Sieben-Phasen-Ablaufes).

Sinnfindung als Prävention – Salutogene Verläufe: Ein schweres Trauma wirkt sinnzerstörend. In dramatischer Weise wird dies im Behandlungsbericht eines schwer verbrannten Feuerwehrmannes wiedergeben (E.R. Petzold 1998).

Der Feuerwehrmann berichtet, daß er auf der Intensivstation „ganz Irres" fantasiert habe: Er habe aus dem Bett gewollt, sei dann auch herausgefallen, um nach Hause zukommen und dort seine Feuerwehrkameraden zu unterstützen. Er habe zu dieser Zeit angenommen, in seiner Abwesenheit breche die Gruppe auseinander, und er wollte den Kameraden helfen. Der Arzt habe dies verstanden. In der Tat kann man im Bericht des Arztes nachlesen, wie dieser den Patienten immer wieder dazu ermutigte, sich auf der Intensivstation einen eigenen Raum aufzubauen und diesen zu beschützen. So ordnete dann der Patient bei den Besuchen seines Arztes regelrecht an, daß er nicht vom Pflegepersonal gestört werden dürfe. Der Arzt seinerseits unterstützte dieses Verhalten. Aus der scheinbar überwertigen Omnipotenzfantasie erwuchsen auf diese Weise wieder die Kräfte, die es dem Patienten später ermöglichten, trotz mehrfacher Amputationen an beiden Armen und Händen wieder an seinen Arbeitsplatz zurückzukommen und kein PTSD zu entwickeln.

Omnipotenzfantasien sowie der beständige Wunsch nach Autonomie waren bei diesem Patienten die salutogenen Ressourcen.

Gemeinsam mit anderen handeln, die Welt auch unter Extrembedingungen verstehen und gestalten können sowie einen Sinn hinter dem Geschehen spüren, auf dieses Fazit läuft die Psychotherapie bei PTSD hinaus.

2.2.3 Psychopathologie nach Extremtaumatisierungen (politische Verfolgung und Folter)

U. Rauchfleisch

In den europäischen Ländern lebt heute eine große Zahl von Menschen, die in ihren Heimatländern Opfer schwerster Mißhandlungen und systematischer Folter geworden sind und als Folge davon unter einer posttraumatischen Belastungsstörung leiden (nach Schätzungen von Wickler, 1991, haben mindestens 25% der Flüchtlinge systematische Folter erlitten).

2.2.3.1   Ziele der Folter

Sich über den Umgang mit Folteropfern in Beratungen und Behandlungen Gedanken zu machen, setzt voraus, sich zunächst zu vergegenwärtigen, welche Ziele die Folterer anstreben. Die beiden *Hauptziele* der Folter sind, durch Ausübung physischer und psychischer Gewalt den Menschen dahin zu bringen, daß das Opfer nicht mehr politisch tätig sein kann, und die Opfer so weit zu zerstören, daß sie anderen Menschen, die sich gegen das Terrorsystem auflehnen könnten, als *ab-*

schreckendes, angsteinflößendes Beispiel vor Augen stehen.

Um diese Ziele zu erreichen, suchen die Folterer durch körperliche und seelische Mißhandlungen gezielt die *Raum- und Zeit-Orientierung* zu verwirren bis total auszuschalten (Verwirrung in bezug auf die Wahrnehmungsfunktionen und den natürlichen Rhythmus der Lebensabläufe). Ausserdem trachten die Folterer danach, jegliches *Vertrauen* der Opfer in andere Menschen zu zerstören, so daß sie keinerlei Verbindlichkeit und Verläßlichkeit mehr in sich selbst und in Beziehungen zu anderen Menschen erleben können. Dabei wird im allgemeinen auch ganz gezielt das eigene *Norm- und Wertsystem* der Opfer unterhöhlt, und es werden schwerste *Schuldgefühle* bei ihnen induziert, indem den Opfern etwa vermittelt wird, daß durch ihr Verschulden andere Menschen verhaftet, getötet oder auf andere Art geschädigt worden seien.

Das dritte, umfassendste Ziel der Folterung liegt schließlich darin, daß die Opfer sich in ihrem *eigenen Körper* nicht mehr zurechtfinden und so zentral in ihrer *Identität* gestört werden, daß sie im tiefsten Innern den Bezug zu sich selbst verlieren (z.B. durch Botschaften von double bind-Charakter und durch abrupt aufeinander folgende freundliche und feindliche Signale) und schließlich nicht mehr wissen, wer sie sind.

2.2.3.2 Reaktionen auf Folter und politische Verfolgung

Auf Extremsituationen wie Folter reagieren Menschen, wenn sie überhaupt überleben, mit Verhaltensweisen, die von außen gesehen *„pathologisch"* anmuten mögen. Tatsächlich aber stellen sie in derartigen Grenzsituationen, in denen alle bisher tragenden Koordinaten bewußt zerstört worden sind, *Notfallmaßnahmen* dar, die nichts mit Pathologie zu tun haben, sondern darauf ausgerichtet sind, das körperliche und psychische Überleben zu ermöglichen. Die wichtigsten dieser Überlebensstrategien sind: Die *akute Depersonalisation* (völliges Abschalten aller Gefühle, ein allmähliches emotionales Absterben, eine Art affektiver Anästhesie), die optimistische (die Realität in unangemessener Weise positiv umdeutende) und die *pessimistische Abwehr* (hier wird von vornherein nur die Entwicklung zum Schlechtesten angenommen mit der Gefahr, daß die Opfer zu schnell den Kampf aufgeben) sowie die *Identifikation mit dem Aggressor* (in diesem Falle versuchen die Opfer

durch Anlehnung und Identifikation mit den Folterern ihr inneres Gleichgewicht zu bewahren, bezahlen diese relative Sicherheit aber damit, daß sie die Folterer in ihren eigenen Innenraum hineinnehmen und sich später, nach der Entlassung aus der Haft, selber weiter quälen).

Wenn überhaupt eine Überlebensstrategie Aussicht auf Erfolg hat, so scheint es am ehesten die innere *Orientierung an einer religiösen, sozialen oder politischen Idee* zu sein, an einem *„Ideal der persönlichen Autonomie"*, das der Sinnlosigkeit der Foltersituation entgegengestellt wird.

2.2.3.3 Folgen der Extremtraumatisierung

Uns liegt heute ein breites Schrifttum über die verheerenden, lebenslangen, oft sogar über mehrere Generationen sich erstreckenden Folgen vor.

In der modernen medizinischen Diagnostik sprechen wir von einer *posttraumatischen Belastungsstörung.*

Internationale Klassifikation *psychischer Störungen,* ICD-10, 1991: F 43. 1; Diagnostic and Statistical Manual of Mental Disorders, DSM-IV.

Sie umfaßt ein breites Spektrum an Störungen, welche den *körperlichen Bereich* ebenso wie die *psychischen Funktionen* und das *Erleben* betreffen. Diese Verhaltens- und Erlebensweisen imponieren zwar als pathologisch. Wir müssen sie jedoch als *Notfallmaßnahmen* verstehen, die ursprünglich gesunde Menschen in existentiellen Grenzsituationen um des Überlebens willen einzusetzen gezwungen waren.

Wie die Charakterisierungen der Symptome in der ICD-10 und der DSM-IV zeigen, ist der extrem traumatisierte Mensch in seiner *leibseelischen Ganzheit* aufs Schwerste beeinträchtigt. Neben körperlichen Beschwerden der verschiedensten Art finden sich *Kontaktprobleme,* vor allem erhöhtes Mißtrauen und Feindseligkeit (gerade sie waren während Haft und Folter überlebensnotwendige Strategien), *Verwirrtheiten* bezüglich Ereignissen, Raum, Zeit und eigener Person, *Alpträume* sowie Gefühle von *Hoffnungslosigkeit,* immenser *Angst* und Panik oder eine völlige emotionale Abgestumpftheit.

Zu diesen primären Beeinträchtigungen treten aufgrund der sozialen und politischen Unsicherheit, der Schuldgefühle und Ängste bezüglich der im Heimatland zurückgebliebenen Angehörigen sowie nicht zuletzt wegen der Belastungen durch die im Exilland erlebte Feindseligkeit Fremden gegenüber oft noch weitere Störungen hinzu *(Exil-Syndrom)*. Auf diese Weise potenzieren sich, vor allem wenn die Opfer nicht rechtzeitig Hilfe erfahren, die Probleme und führen zu schwersten, das weitere Leben überschattenden Störungen.

2.2.3.4 Hilfe für Opfer von Verfolgung und Folter

Bei der Schwere der körperlichen und psychischen Beeinträchtigungen ist es dringend notwendig, den Opfern von Verfolgung und Folter wirkungsvolle Hilfe zu leisten. „Wirkungsvoll" heißt in diesem Falle zweierlei: *sobald wie möglich*, um sekundäre Folgeschäden und eine Chronifizierung der Störungen zu verhindern, und *Angebote professioneller Hilfe*.

Wir treffen mit Patientinnen und Patienten, die schwerste Folter und andere verfolgungsbedingte Extremtraumatisierungen erlitten haben, in den verschiedensten medizinischen und sozialen Diensten zusammen. Nur an wenigen Orten finden wir jedoch Professionelle, die über spezielle Erfahrung im Umgang mit solchen Patienten verfügen. Oft werden die eigentlichen Ursachen der körperlichen und psychischen Symptomatik nicht erkannt, sei es, weil die Patientinnen und Patienten sich nicht spontan dazu äußern, sei es, weil die Professionellen nicht daran denken, daß sie Opfer von politischer Verfolgung und Folter vor sich haben könnten. Hinzu kommt, daß wir aus Gefühlen der Angst und der Hilflosigkeit die Wahrnehmung dieser furchtbaren Realität häufig auch *aktiv ausblenden*.

Es wird deshalb darauf ankommen, daß die in den medizinischen und sozialen Diensten Tätigen aus den verschiedensten Disziplinen in Zukunft vermehrt für die Probleme extremtraumatisierter Flüchtlinge sensibilisiert werden und *Kompetenz* für den spezifischen Umgang mit den Gewaltopfern erwerben. Neben fundierten Kenntnissen über den kulturellen, politischen und religiösen Hintergrund der Patientinnen und Patienten gehört dazu auch die enge Zusammenarbeit mit Dolmetscherinnen und Dolmetschern, die qualifizierte Übersetzer sein und eng mit dem Behandlungsteam zusammenarbeiten müssen.

Eine große Bedeutung bei der Behandlung von Extremtraumatisierten aus Kriegs- und Krisengebieten kommt den *Therapiezentren für gefolterte*

Flüchtlinge zu, wie wir sie in Europa u.a. in Berlin, London, Kopenhagen und Bern finden. Diese Einrichtungen erfüllen im allgemeinen vier Aufgaben:

• Es sind zum einen Therapiestellen mit einem *interdisziplinären Behandlungsangebot;*

• zum anderen werden *Koordinations- und Vermittlungsaufgaben* (Koordination und Vermittlung von Therapieplätzen, von Gutachtern, Übersetzern etc.) wahrgenommen;

• der dritte Aufgabenbereich betrifft die *Aus- und Weiterbildung* im Sinne eines die Behandlungs- und Betreuungskompetenz erweiternden Multiplikatorenkonzepts;

• der vierte Bereich umfaßt *Forschung und Dokumentation* im Bereich der Behandlung von Extremtraumatisierten aus Kriegs- und Krisengebieten.

Die *Psychotherapie* von Menschen mit einer posttraumatischen Belastungsstörung durch politische Verfolgung und Folter umfaßt vor allem die folgenden Elemente: Im Gegensatz zur Psychotherapie mit anderen Patientinnen und Patienten liegt eine Grundbedingung darin, daß die Therapeutinnen und Therapeuten die sonst übliche Abstinenzhaltung aufgeben und sich ganz ausdrücklich *auf die Seite der Verfolgten stellen*. Es gilt, detaillierte Einsicht in das zu gewinnen, was geschehen ist, und *Zugang zu den verdrängten Gefühlen* zu finden. Dabei ist zu beachten, daß in der Grenzsituation der Verfolgung und Folter ein pathologischer Gleichgewichtzustand, ein „Gleichgewicht der Zerstörung" entwickelt worden ist, das unter den damaligen Bedingungen Schutz geboten hat, sich heute aber pathogen auswirkt.

Immer wieder ist an den verschiedensten Beispielen aus dem Alltag der Patienten aufzuzeigen, daß ein grundsätzlicher *Unterschied zwischen der Extremsituation damals und der heutigen Lebenssituation* besteht, i.S. der Leitlinie „Was damals sinnvoll und notwendig war, ist unter den heutigen Bedingungen nicht mehr hilfreich, sondern im Gegenteil oftmals schädigend". Dabei ist es wichtig, die bestehenden *Ressourcen der Patienten* aufzuspüren und zu aktivieren. Ferner muß in der therapeutischen Arbeit immer wieder aufgezeigt werden, daß das scheinbar Sinnlose in der Foltersituation System hatte. Damit kann *das persönliche Leiden entprivatisiert* werden, was zu einer deutlichen Entlastung der Patienten führt.

Ein Hauptziel der Psychotherapie mit Extremtraumatisierten liegt darin, ihre *Selbstverachtung,* und ihre *Selbstbestrafungstendenzen,* den Folterer im eigenen Inneren, abzubauen. Trotz aller therapeutischen Anstrengungen muß aber realistischerweise von Patienten wie Therapeuten im Prozeß der *Trauerarbeit* die Realität anerkannt werden, daß es eine völlige Gesundung häufig nicht mehr geben wird.

2.2.4 Anpassungsstörungen

H. H. Studt

Definition: Anpassungsstörungen sind durch negative Affekte und *psychische Symptome* belastete Zustände, die sich negativ auf die sozialen Funktionen und Leistungen auswirken. Sie werden durch *belastende Lebensereignisse* ausgelöst.

Synonyme: Trauerreaktion, Kulturschock; ICD-10: F 43.2.

Krankheitsbild: Dies zeigt sich in psychischen Symptomen wie *depressiven Verstimmungen* und *Angstzuständen* und in *Befürchtungen,* den gegenwärtigen Anforderungen nicht mehr gewachsen zu sein. Dabei können auch Suizidgedanken und die Tendenz zu *Suizidversuchen* auftreten.

Bei *Jugendlichen* können aggressive oder sogar dissoziale Verhaltensweisen, bei *Kindern* im Rahmen einer Regression Daumenlutschen und Bettnässen auftreten.

Diese Symptome brechen meist innerhalb eines Monats nach *belastenden Ereignissen* aus und bestehen meist nicht länger als sechs Monate. Die Störungen können aber auch bei einem akuten belastenden Ereignis, wie beispielsweise die Kündigung des Arbeitsplatzes, sofort oder innerhalb weniger Tage auftreten oder können auch länger als sechs Monate andauern, wenn sie eine Reaktion auf eine lang anhaltende Belastung darstellen, beispielsweise bei einer chronischen Krankheit oder anhaltenden Verstimmungen nach einer Scheidung.

Nach dem ICD-10 und DSM-IV werden je nach der Dauer, der Art der psychischen Symptome und des Sozialverhaltens 6 *Untergruppen* der Anpassungsstörungen beschrieben.

Epidemiologie: Diese Störungen kommen *häufig* vor, können in *jeder Altersgruppe* auftreten, wo-

bei Männer und Frauen gleichermaßen betroffen sind. Von *ambulanten Patienten* in psychotherapeutischer bzw. psychiatrischer Behandlung haben etwa *5 bis 20%* als Hauptdiagnose eine Anpassungsstörung.

Ätiopathogenese: Im Gegensatz zu der akuten Belastungsreaktion und auch der posttraumatischen Belastungsstörung ist bei den Anpassungsstörungen eine weniger gesunde, sondern mehr *neurotische prämorbide Persönlichkeit* mit größerer *Verletzbarkeit* und labileren Abwehr- und Bewältigungsmechanismen anzunehmen.

Auslösende belastende Ereignisse können eine schwere körperliche Erkrankung, Verluste durch Trennungen und Todesfälle oder auch Flucht und Emigration sein, die gewöhnlich mit einer Verunsicherung und Abnahme in der sozialen Unterstützung oder den sozialen Werten einhergeht. Die Lebensveränderungen können auch durch *mehrere belastende Ereignisse,* beispielsweise gleichzeitige Konflikte in der Partnerschaft und am Arbeitsplatz, bedingt sein oder in *spezifischen Lebensphasen,* wie Verlassen des Elternhauses, Nicht-Erreichen beruflicher Ziele oder Pensionierung auftreten.

Diagnose: Die Erhebung einer *psychosomatischen Anamnese* führt zur Beurteilung der Art der prämorbiden Persönlichkeitsstruktur, der belastenden Ereignisse und ihrer subjektiven Bedeutung sowie der Erfassung der aktuellen Lebenssituation. In psychodynamischer Sicht ist dann zu entscheiden, ob es sich um eine *Neurose,* eine Exazerbation einer *Persönlichkeitsstörung* oder um eine *somatopsychische Störung* handelt. Bei akuter und kurzfristiger Symptomatik ist auch an eine *Konfliktreaktion* bei einer psychisch stabileren Persönlichkeit zu denken.

Nach den theoriefreien operationalen *Klassifikationssystemen* psychischer Störungen ICD-10 und DSM-IV liegen *Anpassungsstörungen* dann vor, wenn belastende Ereignisse eindeutig nachgewiesen sind und die Kriterien für eine andere spezifische Störung (auf Achse I) nicht erfüllt sind.

Therapie: In den meisten Fällen ist eine *Psychotherapie* und oft auch eine *Pharmakopsychotherapie* indiziert. Dabei ist die *Indikation* zu einer speziellen *Methode* und ihr *Behandlungsrahmen* – stationär oder ambulant – nach dem ermittelten Schweregrad der *psychischen Gestörtheit* und nach den Wünschen und Zielvorstellungen des Patienten zu stellen. Da in psychodynamischer Sicht sehr unterschiedliche Störungsbilder vorliegen können, kann im Einzelfall eine *stützende* oder auch konfliktaufdeckende *analytische Psychotherapie* oder eine *Verhaltenstherapie* die Methode der Wahl sein.

2.3   Neurotische Entwicklungen

2.3.1   Schizoide Neurose

H. H. Studt

Definition: Der Kern der schizoiden Neurose besteht in tief wurzelnden *Kontaktstörungen* und mangelhafter Wahrnehmung der Realität. Außerdem kommen verschiedenartige psychische und auch psychosomatische Symptome vor.

Krankheitsbild: Das Erleben dieser Patienten ist durch *Fremdheitsgefühle* gegenüber Dingen und Menschen und auch den eigenen Gefühlen geprägt. Im Kontakt mit anderen Menschen fühlen sie sich sehr unsicher und schwanken zwischen intensiven *Wünschen* nach enger *Bindung* und deutlicher *Distanzierung,* ein Gefühlszustand, der wahrgenommen und leidvoll erlebt wird.

Ihre *Realitätsprüfung* ist durch Lücken und Einseitigkeiten der Wahrnehmungen sowie durch Fehlwahrnehmungen gestört, die auf Projektionen von Gefühlen beruhen.

Neben diesen Kontakt- und Wahrnehmungsstörungen bestehen häufig *psychische Symptome* wie Gefühle der inneren Leere und Sinnlosigkeit, auch Derealisations- und Depersonalisationserlebnisse sowie hypochondrische und sensitive-paranoische Tendenzen. Häufige *psychosomatische Symptome* manifestieren sich an den Sinnesorganen, der Haut und dem Atem- und Muskel-Skelett-System.

Zum *Verlauf* liegen keine Langzeitbeobachtungen vor. Die *Prognose* ist allgemein als weniger günstig einzuschätzen, da es sich um eine früh entstandene Störung handelt; die Bewertung aller prognostischen Kriterien führt im Einzelfall zur indizierten Psychotherapiemethode.

Epidemiologie: Der Anteil schizoider Persönlichkeitsstrukturen bzw. Neurosen beträgt in der *Allgemeinbevölkerung* 7 % und schwankt bei ambulanten und stationären Patienten einer psychosomatischen Klinik zwischen 5 und 11 %. *Männer* sind häufiger betroffen als Frauen. Eine Zunahme der schizoiden Neurose ist bei den im 2. Weltkrieg und im Jahrzehnt danach Geborenen beschrieben worden.

Ätiopathogenese: Als Ursachen werden *konstitutionelle* oder *Erbfaktoren* und *Umwelteinflüsse* in der frühesten Kindheit angenommen. So sollen Anlagefaktoren wie eine Asthenie, erhöhte Sensibilität und Empfindsamkeit trotz nur mäßig ungünstiger Umwelteinflüsse zur Entstehung einer schizoiden Neurose führen. Dies könnte die Erklärung dafür sein, daß bei Verwandten von Schizoiden gehäuft schizoide Persönlichkeiten vorkommen.

Ungünstige *psychische Einwirkungen* werden bereits in den ersten Lebensmonaten, in der sog. sensorischen Entwicklungsphase angenommen, in der über die Sinnesorgane erste Beziehungen zu den Menschen und Dingen entstehen. Ungünstig wirken die Eigenschaften der Mütter, die häufig eine ambivalente Einstellung zum Säugling und ein *Kontaktverhalten* zeigen, bei dem sie zwischen *schneller Annäherung* und *abruptem Rückzug* hin- und herschwanken. So sind die Mütter kaum in der Lage, eine gleichmäßige gefühlvolle Zuwendung zu bieten und eine zuverlässige Beziehung zu entwickeln. Unter diesen Umständen kann eine Atmosphäre der Geborgenheit zur Entwicklung eines Urvertrauens nicht entstehen.

Wenn die Einflüsse so ungünstig sind, daß eine emotionale Bindung an die Mutter gar nicht erst zustande kommt, so resultiert ein Entwicklungsschaden in Form ich-struktureller Störungen (sog. primäre Schizoidie); entsteht dagegen eine erste Bindung, auf die das Kind aber infolge Enttäuschung mit Rückzug reagiert, so führt dies zu einer weniger schweren Störung (sog. sekundäre Schizoidie).

Aus den konstitutionellen und Umweltfaktoren bildet sich die *schizoide Persönlichkeitsstruktur*, deren Erleben durch Störungen im *Kontaktverhalten* und in der *Realitätswahrnehmung* gekennzeichnet ist: Wegen einer *Angst vor der Hingabe* und der dadurch bedingten Neigung zur Ich-Abgrenzung wird die Nähe zum anderen Menschen einerseits als gefährlich erlebt und andererseits intensiv gesucht, um aus der *Isolierung* herauszukommen. So sind diese Patienten mißtrauisch und fühlen sich schnell zurückgewiesen. *Unsi-*

cherheit besteht auch gegenüber der *Realität*, die fremd und bedrohlich erlebt wird.

Eine oft vorhandene Begabung zur *Intuition* können sie wegen der Angst vor der Nähe und der eingehaltenen Isolierung kaum einsetzen. Entgegen dieser Begabung haben sie oft kein Gespür dafür, wie ihre häufig taktlosen Äußerungen von anderen erlebt werden.

Als Folge der Zurückhaltung bis Isolierung haben sie vage und realitätsferne Vorstellungen und Phantasien, die eine schlechte Grundlage für Entscheidungen und Handlungen sind. Negative Gefühle wie Mißtrauen und Aggressionen werden durch den Abwehrmechanismus der *Projektion* anderen Menschen zugeschoben.

Der psychodynamische Hintergrund der *auslösenden Konfliktsituation* ist meist die *Nähe-Distanz-Problematik*, die durch ganz verschiedene *Ereignisse* mobilisiert werden kann, wie Auszug aus dem Elternhaus, Beginn der Lehre oder des Studiums, Prüfungsversagen oder der Beginn einer sexuellen Beziehung.

Diagnose: Bei der Erhebung der *psychosomatischen Anamnese* führen die Schilderungen des Patienten über die Lebensumstände in der frühen Kindheit und die Beschreibungen der Bezugspersonen zu ersten Hypothesen über mögliche Traumatisierungen. Leicht zu erfassen ist das aktuelle Erleben und Verhalten und die psychodynamische Bedeutung des auslösenden Ereignisses. Andererseits soll es konstitutionell bedingte schizoide Persönlichkeitsentwicklungen ohne traumatisierende Einflüsse in der frühen Kindheit geben.

Differentialdiagnostisch sind die schizoide Persönlichkeitsstörung und die verschiedenen Schizophrenieformen von der schizoiden Neurose abzugrenzen

Therapie: Als Methode der Wahl hat sich die *analytische* oder *dynamische Psychotherapie* bewährt. Dabei ist gemeinsam mit dem Patienten der *Behandlungsrahmen* zu besprechen: Bei Angst vor Nähe und dem Anwachsen der Gefühle bietet eine Behandlung des Patienten im Sitzen mehr Realitätsbezug als im Liegen. Häufig ist auch eine geringere Anzahl von Sitzungen und vom Patienten mitbestimmte Abstände günstiger als ein Angebot über eine regelmäßige Anzahl wöchentlicher Behandlungsstunden. Dabei ist ständig die bei diesen Patienten so wichtige *Nähe-Distanz-Problematik* zu berück-

sichtigen. Durch eine haltbietende und gewährende Einstellung des Therapeuten, der eine zu warme Nähe und zu kühle Distanz wie auch zu frühes Deuten vermeidet, ist eine zunehmende Entfaltung und nachreifende Entwicklung des Patienten bei ausreichend langer Psychotherapie möglich.

Auch eine *analytische Gruppenpsychotherapie* hat sich bewährt, wenn die Gruppenteilnehmer die oft über längere Zeit vorherrschende Passivität des Patienten ertragen und zulassen können, daß er von ihren Konflikten und Interaktionen sowie den Deutungen lernen und schließlich ein neues Verhalten riskieren kann.

2.3.2 Depression

H. Lang, H. Weiß

Fallbeispiel: Frau R., eine 36jährige Erzieherin, klagt, daß sie so nicht mehr weiterleben könne. Sie wäre ständig von Suizidideen gequält. Sie fühle sich ganz minderwertig, wie ein Nichts, alles habe sie falsch gemacht, ihr fehle jeglicher Antrieb, sie könne sich zu nichts mehr aufraffen, fühle sich ständig erschöpft, könne nicht mehr schlafen, kaum mehr etwas essen. Das gehe nun schon über zwei Jahre. Ein ähnliches Beschwerdebild, wenn auch nicht so stark und nicht so lange, habe sie vor 12 Jahren gehabt, als sie mit ihrem Mann, einem Internisten, vom Wohnort der Eltern wegzog. Aber auch schon die Heirat – sie heiratete 21jährig – habe sie ganz unverständlicherweise lange niedergeschlagen gemacht. Sie sei damals von zu Hause ausgezogen, wenn auch zunächst noch am Wohnort der Eltern geblieben.

Krankheitsbild, Definition: Bei Frau R. liegt eine *depressive Neurose* vor. Im Krankheitsbild der depressiven Neurose lassen sich psychische und körperliche Symptome unterscheiden. Auf *psychischer Ebene* finden sich gedrückte Stimmung, Neigung zu Selbstvorwürfen, Selbstanklagen, Minderwertigkeitsgefühle, Rückzug, Hemmung des Antriebserlebens, Suizidgedanken. Auf der *körperlichen Ebene* begegnen uns schnell eintretende Erschöpfbarkeit, Schlafstörungen, Kopfdruck, Schwindelgefühl, funktionelle Magen-Darm-Störungen mit Appetitlosigkeit, auch Heißhunger, Schluckstörungen. Stehen die körperlichen Symptome im Vordergrund und sich eine depressive Verstimmung erst durch ein tiefer explorierendes Gespräch zeigt, spricht man von *larvierter Depression*.

Abzugrenzen ist die depressive Neurose oder neurotische Depression von der *endogenen Depression* oder *Melancholie*. Diese „psychotische"

Depression weist über die bereits genannte Symptomatik hinaus eine stärkere *Vitalisierung* (körperliche Symptomatik) auf, bietet oft ausgeprägte *Tagesschwankungen* (Morgentief), zeigt sich abhängig von der Jahreszeit (vermehrt Frühjahr und Herbst), verläuft häufig in „schweren Phasen", gegebenenfalls zyklisch mit manischen Phasen abwechselnd (Zyklothymie). Charaktaristische *Wahnideen* können sich in einem Schuldwahn, Versündigungswahn und Verarmungswahn finden, wobei der Zeiger der Schuld – im Gegensatz zum Schizophrenen – immer auf das Subjekt zeigt. Kommen *Suizidversuche* vor, sind sie häufig sehr ernst, gewaltsam; der Depressive kann im autistischen Stupor wie versteinert verharren. Andererseits kann sich auch ein *agitiertes* Verhalten finden. Familiäre *Häufungsgipfel* betreffen das 4. und 5. Lebensjahrzehnt, beim depressiv-neurotischen Patienten das 2. und 3. Lebensjahrzehnt.

Traditionellerweise wurde schließlich noch eine *depressive Reaktion* von depressiver Neurose und endogener Depression abgegrenzt. Die depressive Verstimmung ist hier die unmittelbare Antwort auf eine direkte äußere belastende Lebenssituation, ohne daß es der „typischen" Persönlichkeitsproblematik (s. später) als Voraussetzung zur Erkrankung bedarf. Ist diese pathogene Situation bereinigt bzw. bewältigt, schwindet auch die depressive Verstimmung. Der Ablauf ist also mehr von äußeren als von inneren Bedingungen abhängig.

> Diese auch psychodynamisch bewährte diagnostische Einteilung wird heute mehr und mehr durch die am Querschnittsbefund und -verlauf orientierte deskriptive Klassifikation im ICD-10 der WHO und im amerikanischen DSM-IV abgelöst. Man unterscheidet jetzt einerseits zwischen *depressiven Episoden* (F 32) ohne auffällige Vorgeschichte, *rezidivierender depressiver Störung* (F 33) und *Dysthymie* als „leichtere" chronifizierte depressive Erkrankung (F 34); zum anderen werden die Episoden nach Schweregrad in „leicht", „mittelgradig" und „schwer" differenziert.

Bei „schweren" Episoden (*majore Depression*) ist immer eine starke Vitalisierung vorhanden, „psychotische" Symptome werden zusätzlich diagnostiziert. Wechseln „schwere" depressive Episoden mit manischen ab, liegt eine *bipolare affektive Störung* (Zyklothymie) vor. Die *majore Depression* entspricht in etwa

der „unipolaren endogenen Depression", die Dysthymie der depressiven Neurose oder neurotischen Depression, wobei aber der Begriff der neurotischen Depression weiter reicht. Die rezidivierende depressive Störung leichteren und mittelgradigen Verlaufs würde man traditionellerweise wohl auch unter die depressive Neurose rechnen, während einzelne depressive Episoden ohne Vorgeschichte zunächst als depressive Reaktion anzusehen wären.

Differentialdiagnose: Von Depression spricht man grundsätzlich dann, wenn *depressive Symptome* als *Leitsymptome* imponieren. Depressive Symptome finden sich darüber hinaus bei vielen anderen Erkrankungen, z.B. bei *Zwangsneurosen* und *Phobien,* wenn der Lebensraum immer mehr eingeengt wird, bei *Suchtpatienten,* die in ihrer Unfähigkeit, vom Suchtmittel loszukommen, verzweifeln, vor allem bei *organischen Erkrankungen* und schließlich beim „Gesunden" der, gewissermaßen in der Sinuskurve des Lebens, immer auch Phasen von Niedergeschlagenheit durchzustehen hat, ohne daß diese indessen Krankheitswert erhalten.

Epidemiologie und Ätiopathogenese: Depressive Störungen zählen zu den häufigsten Erkrankungen. 1984 fanden Dilling et al. in der Bevölkerung Oberbayerns 1,4 % endogen depressive und 12,9 % nicht endogen, aber ebenfalls behandlungsbedürftige *depressiv Erkrankte.* In unserer psychosomatisch/psychotherapeutischen Ambulanz machen depressive Erkrankungen mit 32 % fast ein Drittel der Gesamtklientel aus.

Psychodynamische und anthropologisch-psychiatrische Konzepte sind sich darin einig, daß der Depressive mit als Bedingung seiner Erkrankung eine charakteristische **prämorbide Persönlichkeitsstruktur** aufweist. Die Psychoanalyse spricht von „depressiver Struktur", die Psychiatrie vom „Typus melancholicus". Tellenbach (1961), der diesen Begriff geprägt hat, sieht als charakteristischen Zug die Neigung zur „Inkludenz", d.h. die Tendenz, „sich mit den Mitmenschen und den Dingen der Nähe einzuschließen". Der „Andere", der quasi *suchtartig gesucht wird,* ist häufig der Lebensgefährte, ein naher Verwandter (z.B. ein Elternteil, ein Geschwister, ein erwachsenes Kind) oder auch ein Vorgesetzter. Dieser „dominant other" kann aber auch auf abstraktem Niveau begegnen: als Firma, bei der der Depressive arbeitet, als Institution oder als eine bestimmte Gruppe, ja als Staat mit seinen Normen. Auf diese Weise wird der zur Depression Disponierte zum „champion du comme il faut". Er ist auf diese Ordnungen festgelegt, mit ihnen, wie Kraus (1977) formuliert, „überidentifiziert". Er braucht diese Rekrutierung des Anderen und seiner Substitute, die bis zur *Überidentifizierung* und Verschmelzung geht, offensichtlich zur Konstitution eigener Identität. Das erklärt zugleich die existentielle Angewiesenheit auf die Realpräsenz der „dominierenden" Objekte, das hartnäckige und zuletzt verzweifelte Bestreben, diesen selbststabilisierenden Versuch unter allen Umständen aufrechtzuerhalten. Nicht nur das auffallende *Fehlen von Aggressivität* in seinen Interaktionen, sondern auch die konstitutiven Wesenszüge, die Tellenbach als *„Ordentlichkeit"* beschrieben hat, sichern diese Eingebundenheit. Auf diese Weise sichert er sich die Anerkennung anderer. Eine solche Strukturierung beinhaltet eine spezifisch zu nennende Gefährdung – Gefährdung nun in bestimmten Situationen, die dann nicht mehr bewältigt werden können und deshalb zur *Auslösesituation* für eine depressive Erkrankung werden.

Wenn in der psychiatrischen und psychodynamischen Tradition im Vorfeld von depressiven Erkrankungen schon immer bestimmte Situationen wie Umzug, Trennungen, Schwangerschaft, Wochenbett, Klimakterium, Pensionierung, Entlassung, Beförderung beschrieben wurden und teilweise der Depression dann selbst ihren Namen gaben, ist zu sehen, daß diese life events bzw. **Schwellensituationen** des Lebens nicht per se pathogen sind, sondern immer nur in Verschränkung mit der Persönlichkeitstruktur dessen, den sie betreffen. Das Beispiel der sog. Umzugsdepression kann illustrieren, wie der Prädepressive durch das Ereignis eines Umzuges aus bisherigen Ordnungen, auf die er festgelegt bzw. in die er eingeschlossen ist, herausgerissen wird und es ihm aufgrund dieser „Inkludenz" nicht gelingt, neue Ordnungen zu erschließen.

Fallbeispiel: Zur Auslösesituation der *jetzt* schon chronisch zu nennenden depressiven Verstimmung von Frau R. war die Entdeckung geworden, daß der Ehemann, mit dem sie sich schon immer in einer ganz engen, harmonischen und konfliktfreien Verbindung glaubte, seit fast zwei Jahren eine außereheliche Beziehung unterhielt. Das zu erfahren, sei für sie eine Katastrophe gewesen. Ihre ganze Welt sei zusammengebrochen, der Boden unter ihr weggezogen. „Ich könnte mir nie vorstellen, ein Verhältnis zu einem anderen Mann zu haben". Die Patientin berichtete weiter, daß sie schon früher unter depressiven Verstimmungen gelitten habe, einmal, als sie zwecks Ausbildung von ihrem Heimatdorf wegmußte. Sie habe es dann aber so einrichten können, daß sie weiterhin zu Hause bleiben konnte. Zum anderen,

als nach der Heirat und schließlich der erfolgten Praxisgründung sie ihrem Mann in eine von zu Hause zwanzig Kilometer entfernte Kleinstadt folgte.

Die Patientin entstammte der Familie eines Postbeamten, aus der neben ihr drei weitere Töchter hervorgegangen sind. Der Vater wird als ruhig, familienzugewandt geschildert. Noch stärker familienzentriert, „gluckenhaft", wird die Mutter beschrieben. Sie mache alles für die Kinder. „Sie hat uns immer gepredigt, daß wir füreinander da sind, daß die Familie zusammenhalten muß. Zu Hause hat es nie Streit gegeben." Der Ehemann – die Patientin heiratete ihren Sandkastenkameraden – sei dann wie selbstverständlich in diese harmonisch-enge Familiengemeinschaft aufgenommen worden. Entsprechend harmonisch und konfliktfrei sei dann auch die Ehe gewesen, aus der – wie in der Ursprungsfamilie – vier Kinder hervorgegangen sind. Die Familie (inklusive Ursprungsfamilie) sei ihr Ein-und-alles. Die übermäßige familiäre Bindung – besonders an die „dominant other" Mutter, die sich dann auf den Ehemann übertrug – zeigte sich auch schon früh darin, daß ein längerer Besuch des Kindergartens nicht möglich war, weil sie dort ständig weinte und nach Hause drängte.

Psychodynamisch ist die neurotische Entwicklung, an deren Ende jetzt eine massive depressive Verstimmung steht, auf der Basis der depressiv-symbiotischen Persönlichkeitsstrukturierung zu sehen, die in ihrer harmonisierenden Intentionalität alles Konflikthafte, Fremde, Sich-Auseinandersetzen ausschloß bzw. vermied. Die Sozialisation erfolgte innerhalb eines „depressiven Familientypus", wo es unerbittlich galt, die Illusion hochzuhalten, daß durch Friedlichkeit und absolute Harmonie das Leben am besten bewältigt werden kann. Der 21jährig geheiratete Ehemann wurde in diesen Schutzraum mitintegriert, ebenso die aus der Ehe hervorgehenden Kinder. Dieses illusionäre Bild zerbrach brüsk, als sich plötzlich herausstellte, daß der Ehemann schon seit zwei Jahren ein außereheliches Verhältnis – und das nicht selten, bei Abwesenheit der Patientin, in den eigenen „heiligen" Räumen – unterhielt. Das macht die aktuelle depressive Verstimmung verständlich. Wie brüchig diese Persönlichkeitsstruktur in einem Sanatoriumsklima indessen schon zuvor war, zeigte sich dann, wenn es jeweils galt, einen Schritt in die als gefahrvoll phantasierte Umwelt zu tun, in Situationen, die als fremd, nicht ganz überschaubar angesehen wurden. Das erklärt auch, daß die Patientin neben der depressiven Leitsymptomatik auch an agoraphobischen Ängsten litt.

Neben konstitutionellen Faktoren, die sicherlich den Schweregrad der depressiven Verstimmung beeinflussen – und die sich bereits auch in der Art und Weise des „Familientypus" niederschlagen können, der dann den Betreffenden zum „Typus melancholicus" sozialisiert – war es hier wohl eine traumatische Erfahrung der Mutter selbst, die diese Art Familienkonstellation strukturierte. Als einzige von sechs Geschwistern war die Mutter als Kind zu „Fremden" weggegeben worden. In übermäßiger „overprotection" wird wohl diese Erfahrung, die sie nie verwunden hat, an den eigenen Kindern „bindend" kompensiert.

Zweifellos liegen nicht alle Auslösesituationen offen zutage. Das hat mehrere Gründe. Gerät ein Patient in eine schwere Depression, versinken im depressiven Denken und Empfinden Erinnerungen dergestalt, daß die Depression die gleiche Funktion erfüllen kann wie in anderen psychischen Verhältnissen der Mechanismus der Verdrängung. Freud verstand die *Melancholie als pathologische Trauerreaktion* dergestalt, daß sich der Depressive mit dem verlorenen Objekt identifiziert und auf diese Weise die Verlusterfahrung gleichsam zum Verschwinden bringt. Nicht zuletzt aus diesem Grunde sind pathogene Situationen im unmittelbaren Vorfeld häufig erst beim Abklingen bzw. während einer längeren psychotherapeutischen Betreuung erfahrbar. Zu berücksichtigen ist hier auch der alexithymische Erlebensmodus des Depressiven. Die *affektiven Qualitäten der* **Auslösesituation** wie Angst, Trauer, Neid, Wut werden ausgeblendet – damit aber ist die Situation als traumatische nicht mehr präsent. Die Schwäche, depressive Emotionen „differenziert" wahrzunehmen, verhindert eine entsprechende Konstatierung oder „Meldung" des Traumas. Zu bedenken ist ferner, daß durch bereits durchgemachte Phasen eine „Bahnung" und damit eine *Erniedrigung der Entgleisungsschwelle* erfolgen kann. Das kann, wie neuere neurophysiologische Untersuchungen gezeigt haben, auch sein organisches Korrelat haben. Während bei ersten Phasen noch eine konkrete Auslösesituation auszumachen war, können sich jetzt die pathogenen Situationen so sehr in einen „imaginativen Raum" zurückziehen, daß insbesondere die Melancholie als autochthones Geschehen imponiert. Das traumatisierende Ereignis braucht auch als solches noch nicht eingetroffen zu sein, es wirkt traumatisch bereits in der Antizipation.

Überhaupt ist zu berücksichtigen, daß der zur Depression Disponierte aufgrund seiner Struktur Lebensereignisse, die der Gesunde ohne weiteres bewältigt, vielleicht registriert, in einem Bedeutungshorizont ansiedelt, der diesen Begebenheiten einen Sinn entnimmt bzw. zuschreibt, der hier eine spezifische Belastung bedeutet. Im Lichte dieses Faktors subjektiver Erlebnisverarbeitung können sich schließlich auch *Mikrotraumen* so summieren, daß sie in Form chronischer Belastung, die ab einem gewissen Grad nicht mehr bewältigt werden kann, zur *Auslösesituation* werden. Zu diesem pathogenen Effekt kann es gerade bei zur Depression Disponierten des-

halb kommen, weil sie in ihrem alexithymen Lebensmodus besonders dazu neigen, Emotionen, die mit Enttäuschungen, Kränkungen, Verlusterlebnissen im umfassenden Sinne verbunden sind, *auszublenden* und sich damit der Möglichkeit begeben, sie in Form der Mitteilung und Trauer abzuarbeiten.

Stehen bei unserer Patientin die Dynamik des „Objektverlustes" und der „narzißtischen Kränkung" durch den „Verrat" des Ehemanns bei entsprechender narzißtisch-symbiotischer Persönlichkeitsstruktur im Vordergrund, stellt die kognitive Verhaltenstherapie als Voraussetzung für eine depressive Erkrankung den *depressiv-kognitiven Lebensentwurf* ins Zentrum ihrer Überlegungen. Diese psychotherapeutische Richtung geht von der Prämisse aus, daß die „Art und Weise zu fühlen, von der Art und Weise zu denken, abhängt" (Beck 1979). „Depressives Denken" ruft insofern entsprechende „depressive Gefühle" hervor; insbesondere ist hier eine *kognitive Triade* anzuschuldigen:

1. negative Selbsteinschätzung,

2. verzerrte Interpretation der Lebenserfahrungen, und zwar derart, daß der Betroffene seine Interaktionen mit der Umwelt als lauter Niederlagen, Enttäuschungen oder Verluste erlebt,

3. negative Zukunftsperspektive. Solche negativen Denkweisen werden früh im Leben entwickelt, verdichten sich schließlich zu einem latenten „Schema" der kognitiven Organisation des Individuums, das dann durch ähnliche Auslösesituationen, wie wir sie schon oben vom psychodynamischen Gesichtspunkt aus beschrieben haben, aktualisiert wird und so in eine Depression führen kann. Eine weitere Möglichkeit eines kognitiven Modells zur Erklärung der Entstehung von Depressionen bildet das Konzept der „gelernten Hilflosigkeit" von Seligman (1979). Depressive haben häufig das Gefühl, ihr Leben selbst wenig beeinflussen zu können. Diese „Hilflosigkeit" kann das Resultat von Lernerfahrungen sein, wo der Betreffende in der Tat keine Kontrolle über seine Umgebung ausüben konnte. Solche Erfahrungen von Hilflosigkeit können sich, sei es tatsächlich oder imaginativ, wiederholen und am Ende eine depressive Verstimmung hervorrufen.

Therapie: Wenn wir hier auf die *Auslösesituation* ausführlich eingegangen sind, so deshalb, weil unserer Auffassung nach Psychotherapie hier zentral anzusetzen hat. Generell gesehen, kann Psychotherapie an drei Punkten greifen:

1. Psychotherapeutisch wäre erstens zu intervenieren, wenn der Patient akut erkrankt ist. Psychotherapie sollte hier helfen, die akute Erkrankung möglichst schnell zu beheben. Das gilt gerade für die schwereren Depressionen. Die Behandlung der *endogenen Depression* scheint heute der Pharmakotherapie und Elektrokrampfbehandlung vorbehalten. Ist aber auch eine endogene Depression ein bio-psycho-soziales Geschehen, worauf ja das häufig anzutreffende Schlüssel-Schloß-Prinzip von pathogener Situation und Persönlichkeit hinweist, dann muß auch der therapeutische Einsatz entsprechend breit gefächert sein. Dafür sprechen inzwischen auch empirische Untersuchungen.

Z.B. zeigte die NIMH Collaborative Study, daß eine Kombination von Psychotherapie und Imipramin einer reinen Pharmakotherapie oder reinen Psychotherapie überlegen ist. Eine spätere Folgeuntersuchung zeigte, daß Patienten, die diese Kombination erhielten, zu 80% keine Rückfälle hatten, während es bei der alleinigen Anwendung von Imipramin nur 60% waren. Mehr noch: Es stellte sich heraus, daß der Erfolg der psychotherapeutischen Intervention entscheidend auf Fokussierung auf interpersonale Probleme beruhte. In Abhebung zur ebenfalls durchgeführten Verhaltenstherapie war es diese *Interpersonale Therapie*, abgeleitet von psychodynamischen Verfahren, die am effektivsten war.

2. In der akuten Phase der endogen Depression wird es neben der thymoleptischen Behandlung zunächst vor allem auf die Bildung einer *tragenden Arzt-Patient-Beziehung* ankommen, die angesichts der „Leere" der Depression wieder Halt geben kann. Eine stabile und tragende „empathische Präsenz" des Arztes bildet vor allem auch einen Schutzfaktor gegen Suizidgefahr. Zeichnet sich eine Remission ab, kommt es jetzt zweitens auf die *Sanierung der pathogenen Situation* an." Je mehr", führt hier Tellenbach aus, „der thymoleptische Effekt sich durchsetzt, desto mehr gelangt der Patient wieder in seine Situation, und das heißt sehr oft in seine pathogene Situation – vor allem nach der Entlassung in die häusliche Umgebung." Ist die Verfassung der *Auslösesituation* in ihrer strukturellen Verschränkung mit der Persönlichkeit bloßgelegt, ist mit dem Patienten (und eventuell auch den Angehörigen oder anderen Be-

zugspersonen) zu erarbeiten, wie er deren Bedingungen – falls sie noch fortbestehen – beseitigen kann bzw., und dies vor allem, wie künftig solche Gefährdungen zu vermeiden sind.

Entscheidend wird dabei sein, die oft *einseitigen* emotionalen Besetzungen (bei unserer Patientin ganz vorrangig Ehemann und Familie) und kognitiven Einengungen so zu amplifizieren, daß die lebensweltliche Verankerung verbreitert wird. Bricht dann eine Stütze, z.B. die familiäre „Bindung" zusammen, kann eine andere, z.B. berufliche Einbindung kompensierend einspringen. Ein Stück weit können auch bei dieser Amplifizierung oder Triangulierung des bisherigen engen, dual-symbiotischen Lebensentwurfs, Techniken hilfreich sein, wie sie von der *kognitiven Verhaltenstherapie* entwickelt wurden.

Die Herausarbeitung der Verfassung der *Auslösesituation* schafft nicht nur Voraussetzungen für eine äußere Änderung, sie „wirkt" als solche schon als Therapie. Die damit einhergehende Konfrontation bringt dazu, daß sich der Kranke mit Belastungen „auseinandersetzt", sich den Veränderungen stellt, Schmerz darüber empfindet, dazu gelangt, den *Verlust,* der den Kern der Auslösesituation bildete – wie immer er auch aussehen mochte – zu „betrauern".

3. Über die Bearbeitung der Auslösesituation kann nun eine Brücke geschlagen werden zur *biographischen Aufarbeitung* überhaupt, zur Aufarbeitung von Situationen und Ereignissen, die in ihrer traumatisierenden Valenz immer wieder wie der Schlüssel ins Schloß der vulnerablen Persönlichkeit paßten. Gelingt es auf diesem Wege, die an diesen Punkten nicht geleistete Trauerarbeit nachzuholen, verlieren diese Momente ihre längst strukturell gewordene Sprengkraft. Das bedeutet – und damit kommen wir zum dritten Punkt möglicher therapeutischer Intervention –, daß die Therapie dazu übergegangen ist, *die strukturelle Disposition selbst zu ändern.*

Zentraler Faktor dieser Disposition bildet die *Abhängigkeit vom dominierenden Anderen* – wie immer auch dieser beschaffen sein mag, sei es eine konkrete oder „juristische" Person und deren jeweilige Idealisierung, der nun seinerseits das Subjekt „idealiter" zu entsprechen hat. Diese existenzielle Abhängigkeit impliziert zugleich, daß ein Verlust dieses Anderen, sei es in Form eines direkten Objektverlusts, z.B. als Rückzug und Verlassen, oder sei es in Form der Entwertung der idealisierten Aspekte des Objekts und des entsprechenden idealisierten Selbsts, zur Auslösesituation wurde. Zu einer solchen pathogenen Situation geriet dieser „Verlust" dadurch, daß der Betroffene ihn nicht adäquat verarbeiten, d.h. „betrauern" konnte. Gelingt es jetzt, diese Trauerarbeit nachzuholen, sie auch auf frühere Erlebnisse analoger Beschaffenheit zu erweitern und auf diese Weise die Verlustthematik überhaupt zu bearbeiten und dadurch zu entschärfen, wird die Abhängigkeit als solche gelockert. Denn Trauer schafft Distanz, autonomisiert, löst von der Identifikation mit dem Verlorenen und deren perniziösen Folgen. Die unmittelbare Angewiesenheit auf die Realpräsenz des dominierenden Anderen läßt nach. Damit kann jetzt die *Abhängigkeit selbst* zum zentralen Thema werden.

Im Zuge der weiter fortschreitenden therapeutischen Arbeit wird unter entsprechender emotionaler Beteiligung der Depressive zu konstatieren haben, wie „selbstvergessen" er sich anpaßte, sich „opferte"; zugleich aber wird er „sehen" lernen, wie er selbst diese *Unterwerfung* mitkonstellierte, dominante Züge des Anderen mitprovozierte und verstärkte – weil ihm nur auf diese kollusive Weise die eigene Existenz gesichert schien. Zu bearbeiten ist jetzt, wie diese Unterwerfung, notwendigerweise Enttäuschung, Kränkungen nach sich zog, berechtigte Gefühle von Ärger und Wut ob dieser Entmündigung, um die Beziehung nicht zu gefährden, massive Schuldgefühle weckten bzw. ausgeblendet wurden oder sich auf einer dem Patienten selbst verborgenen *masochistischen* Weise Ausdruck verschafften und vielleicht gerade deshalb die Beziehung belasten. In der Entdeckung und schließlichen Akzeptanz dieser Nachtseite kann es zu einem Prozeß der Integration bislang gespaltener Gefühlsebenen kommen und damit zu einer Reduktion der charakteristischen Ambiguitätsintoleranz. Konkret bedeutet dies, daß der Patient mehr und mehr in der Lage ist, sich draußen besser – vorrangig gerade auch in Bezug zum dominierenden Anderen – „auseinander-zu-setzen", er die Erfahrung macht, daß Sichdurchsetzen nicht Liebes- oder gar Objektverlust nach sich zieht. Dieser zuletzt beschriebene Modus der Therapie wird zumeist nur beim Neurotisch-Depressiven möglich sein.

So war ganz charakteristisch zunächst für Frau R. deren Formulierung: „Ich schaffe es nicht, Wut auf meinen Mann und seine Freundin zu haben". Ganz im Sinne des depressiv Abhängigen hatte sie ihren erlernten Beruf aufgegeben und war in der Praxis des Ehemanns tätig. „Es gelingt mir nicht, die Chefin zu sein, die anderen Sprechstundenhilfen fahren mich immer wieder an". Auf der Basis eines guten Arbeitsbündnisses und einer „milden" positiven Übertragung gelingt es jetzt der Patientin, im Durcharbeiten dieser Erlebnisse und ihrer biographischen Verankerung, sich mehr und mehr zu behaupten. „In der Therapie habe ich erst gemerkt, daß ich immer zu allen nett bin, immer Harmonie will und gerade dadurch ausgenutzt werde". Sie setzt jetzt durch, daß der Ehemann radikal mit der Geliebten bricht, eine Sprechstundenhilfe, die sie in ihrer Autorität immer untergrub, zu entlassen. Sie verspürt jetzt eine „ungeheure Wut auf den Ehemann". Es wäre falsch, nun anzunehmen, daß der Kern der Therapie in einer Katharsis der Abfuhr eines Affekts bestände, der bislang nie zugelassen worden war. Entscheidend ist vielmehr, daß diese „Aggressivität" jetzt so eingesetzt werden kann, daß die Patientin ihre Beziehungen symmetrisch zu gestalten vermag. Je mehr sie dazu in der Lage war, desto mehr verschwanden die Symptome – und nicht nur die der Depression, sondern auch die der Agoraphobie. Die Behandlung bestand aus einer 60stündigen tiefenpsychologisch fundierten Psychotherapie. Eine 3-Jahres-Katamnese zeigte keinen Rückfall.

In dieser Therapie verblieb der Therapeut in einer triangulierenden Position. Von hier aus war es der Patientin möglich, ihre Außenbeziehungen auf eine neue Basis zu stellen. In anderen, vor allem längeren Therapien, bleibt es häufig nicht aus, daß sich die ausgeprägte Abhängigkeitsbeziehung jetzt auf den *Therapeuten* überträgt, er zum dominierenden Anderen wird. Der Therapeut hat hartnäckig diese Abhängigkeitsbedürfnisse anzusprechen, immer wieder auf den Patienten als letzte Entscheidungsinstanz zu verweisen. Kritische Bemerkungen hinsichtlich des Therapeuten, mögen sie noch so angedeutet sein, negative Übertragungstendenzen sind aufzugreifen. Der Patient kann so in der Therapeut-Patient-Beziehung direkt die Erfahrung machen, daß es möglich ist, die Bindung an einen dominierenden Anderen „aggressiv" zu belasten, ohne daß sich gravierende Schuldgefühle einstellen müssen oder gar die Beziehung zerbricht. Die Möglichkeit der *kritischen Auseinandersetzung* mit dem Arzt wird mitentscheiden, ob das Subjekt sich „auseinander-setzen" kann und so seine Disposition, die zu depressiven Erkrankungen „vorprogrammiert", entschärft.

2.3.3 Zwangsneurose (Zwangsstörung)

H. Lang, H. Weiß

Fallbeispiel Herr E., ein 29jähriger Betriebswirt, wendet sich mi folgender Symptomatik an unsere Ambulanz: Vor zwei Jahren, nach Wegzug aus seinem Geburtsort, Heirat, Geburt des ersten Kindes und Übernahme einer verantwortlichen beruflichen Tätigkeit seien plötzlich vermehrt Ängste und Gedanken aufgetreten, die ihn in geringerer Ausprägung zeitweilig auch schon während des Studiums beschäftigten. Wenn er z.B. einen Stein auf der Straße liegen sah, mußte er denken, es könnte etwas passieren (Unfall) und sich dann stundenlang mit diesen Gedanken auseinandersetzen. Eine flüchtige Wahrnehmung reichte bereits aus, und sofort knüpften sich daran umfangreiche Phantasien über mögliche Gefahrenquellen in seiner Umgebung. Wenn er eine Plastiktüte am Straßenrand liegen sah, drängte sich der Gedanke auf, daß darin ein Baby ausgesetzt sein könnte. Dies ging so weit, daß er mehrfach mit dem Auto zurückkehren, nachkontrollieren, die betreffende Gefahrenquelle wegräumen oder wenigstens die Polizei verständigen mußte, um nicht den ganzen Tag von solchen Gedanken gequält zu werden. Obwohl er die Unsinnigkeit dieser Gedanken einsah, drängten sie sich immer wieder auf. Er könne seit dieser Zeit nur noch sehr kurze Strecken im Auto zurücklegen. Einzig das Angebot der Mutter, er könne zur Not jederzeit wieder „in ihr Nest zurückkehren", habe ihn damals etwas beruhigt.

Vor kurzem sei es nun erneut zu einer massiven Zunahme seiner Beschwerden gekommen: Bei einem Waldspaziergang mit seiner Familie sah er am Wegrand einen verendenden Habicht liegen. Sofort hatte er das Gefühl, dieses Tier töten zu müssen, um sein Leiden zu beenden. Nachdem er seine Familie weggeschickt hatte, schlug er dem Tier mit einem Stock den Kopf ein und trennte ihm nachher noch mit einem Stein den Kopf vom Körper ab, um sicherzugehen, daß das Tier auch wirklich tot war. Bei dieser Aktion verletzte er sich am Finger. Nachdem er sich zu Hause gründlich gereinigt hatte, tauchte der Gedanke auf, er könnte sich womöglich mit Tollwut infiziert haben. Trotz gegenteiliger Versicherung verschiedener Ärzte lasse ihn dieser Gedanke nun nicht mehr los. Zugleich seien auch die alten Gedanken und Zwänge wieder vermehrt aufgetaucht. In einem Kurzurlaub habe ihn der Tollwutgedanke so massiv gequält, daß er zeitweise befürchtete, entsprechende Symptome wie Wasserscheu und Würgegefühle im Halsbereich zu verspüren. Neuerdings habe er sogar Angst, sich mit Aids infiziert zu haben, weil er einige Zeit, nachdem er eine Toilette abgewischt hatte, einmal den Finger in den Mund nahm. Seither starkes Reinigungsbedürfnis, Waschzwang mit bis zu zwanzigmal Händewaschen am Tag, Desinfektion der Toiletten, der Türklinken in der Wohnung etc. Während es ihm nach außen hin gelungen sei, seine Symptome „geheimzuhalten", sei er innerlich manchmal so verzweifelt, daß er schon überlegt hätte, ob es nicht besser sei, „einfach alles hinzuwerfen". Jedoch würde er ihn allein schon die

Sorge um seine Familie davon abhalten, solchen Gedanken weiter nachzugehen.

> Bei Herrn E. liegt eine Zwangsneurose vor. Im DSM-IV wird diese Störung als *Zwangsstörung* (obsessive-compulsive-disorder, OCD 300.3) bezeichnet und unter Angststörungen subsumiert, da Zwänge vorrangig der Angstregulierung dienen. Parallel dazu wird auf Achse II die *Zwanghafte Persönlichkeitsstörung* (301.4) als eigenständige Kategorie geführt. In der ICD-10 lauten die synonymen Bezeichnungen *Anankastische Syndrome*, *Zwangsstörungen* (F 42) bzw. *Anankastische (zwanghafte) Persönlichkeitstörung* (F 60.5). Im älteren Schrifttum wird die schwere Form der Zwangsneurose häufig *Zwangskrankheit* genannt.

Beschwerden und Symptome:

1. Veränderungen des Denkens. Die Patienten müssen unablässig grübeln, bestimmte Gedanken unterdrücken, andere Gedanken wiederholen. Alles im Leben muß sorgfältig überprüft, bedacht, überlegt werden, oft ohne zu einer Entscheidung zu gelangen. Zentral ist bei der Zwangsneurose die alles dominierende Bedeutung des *Zweifels* („maladie du doute"). Die Gedanken werden in der Phantasie oft wie Taten behandelt, ihnen wird eine magische Bedeutung zugesprochen. Das ganze Denken erlangt dadurch die Qualität eines *magischen Abwehrsystems* („Allmacht der Gedanken").

2. Zwangsgedanken: Bestimmte Zwangsvorstellungen oder Zwangsbefürchtungen behaupten sich im Bewußtsein. Der Patient sieht zwar die Unsinnigkeit dieser Gedanken ein, kann sich aber gegen den inneren Drang, diese Gedanken zu denken, nicht wehren. Wie bei den Zwangshandlungen löst der Versuch, die Zwangsgedanken zu unterdrücken, zumeist Angst aus. Inhaltlich handelt es sich oft um aggressive und sexuelle Themen bzw. um Schuldvorstellungen. Zwangsgedanken bilden bei 12 bis 25 % aller Fälle von Zwangsneurose das alleinige Symptom.

3. Zwangsimpulse werden vom Patienten auf quälende Weise so erlebt, als könnte bzw. müßte er etwas tun, wogegen er sich mit seinem ganzen Bewußtsein wehrt: z.B. den eigenen Säugling fallen zu lassen oder jemanden aus der Familie mit einem in der Küche bereitliegenden Messer zu verletzen. Die *Umsetzung der Zwangsimpulse* ist bei der klassischen Zwangsneurose ausgesprochen selten. Kommt es dennoch zur Realisation von Impulshandlungen, so muß diagnostisch an eine Borderline-Störung gedacht werden.

4. Zwangshandlungen sind krankhaft erlebte Handlungen, deren Unterlassung heftige Angst auslösen kann. Freud hat die Nähe zu religiösen *Bußvorschriften* betont („Zwangshandlungen und Religionsübungen"). Magische Rituale dienen oft der Abwehr phantasierter Gefahren, Ordnungszwänge sollen das Chaos der Impulse steuern, *Kontrollzwänge* sind häufig mit Angst- und Schuldvorstellungen verbunden. Bei den *Vermeidungsritualen* sind bestimmte Handlungen verboten oder müssen durch Gegenhandlungen wiedergutgemacht werden. *Reinigungszwänge* wie z.B. der Waschzwang dienen der Vermeidung bzw. Beseitigung von Beschmutzung, Krankheit oder Schuld. Bei etwa 75 % der Patienten liegt eine Kombination von Zwangsgedanken und Zwangshandlungen vor.

5. Ängste, depressive Symtome: Ängste treten entweder begleitend oder häufig auch schon vorauslaufend zur eigentlichen Zwangssymptomatik auf. Eine häufig zu beobachtende Entwicklung führt über freie Angst und phobische Ängste zur Entwicklung von *Zwangssymptomen.* Depressive Symptome sind ebenfalls häufig, entstehen aber meist erst sekundär als Folge der quälenden Zwangssymptome.

Differentialdiagnose: Die klassische Form der Zwangsneurose ist aufgrund der charakteristischen Leitsymptome leicht zu diagnostizieren. Differentialdiagnostische Probleme können entstehen, weil Zwangserscheinungen auch bei anderen Erkrankungen, wie z.B. *depressiven Störungen, Borderline-Syndromen* oder *Psychosen* aus dem schizophrenen Formenkreis im Vordergrund stehen können. Mitunter verdeckt die Zwangssymptomatik eine beginnende Psychose. Stereotypen *Wiederholungshandlungen* im Rahmen von hirnorganischen Prozessen fehlt zumeist der subjektive Leidensdruck und der ich-dystone Charakter der Symptome. Komorbiditätsstudien und Einzelfalldarstellungen zeigen Zusammenhänge der Zwangsstörung mit depressiven und *Angststörungen*, mit einer Reihe von *neurologischen* (extrapyramindale Störungen, Tic, Torticollis, Gilles de la Tourette-Syndrom, Schreibkrampf) und *internistischen Krankheitsbildern* (z.B. entzündliche Darmerkrankungen) sowie mit verschiedenen *psychosomatischen Erkrankungen* (z.B. Störungen des Eßverhaltens) und somatoformen Störungen.

Die Unterscheidung zwischen Zwangsneurose und *zwanghafter Persönlichkeitsstörung* beruht darauf, daß es sich in einem Fall um eine Symptomneurose, im anderen um überdauernde, jetzt aber pathologisch zugespitzte Persönlichkeitszüge handelt. Im Gegensatz zur Symptomneurose werden die Störungen hier als *ich-synton*, d.h. nicht als aufgezwungen oder ich-fremd erlebt. Häufig handelt es sich um eine Steigerung zwanghafter Tendenzen, wie sie uns in leichterer Form auch beim Gesunden begegnen. Im DSM-IV wird unter den diagnostischen Kriterien der zwanghaften Persönlichkeitsstörung ein „tiefgreifendes Muster von starker Beschäftigung mit Ordnung, Perfektion und psychischer sowie zwischenmenschlicher Kontrolle auf Kosten von Flexibilität, Aufgeschlossenheit und Effizienz" genannt. Freud beschrieb *Ordentlichkeit, Sparsamkeit* und *Eigensinn* als typische Merkmale des Zwangscharakters (sog. „anale Trias"). Charakteristisch sind weiterhin Neigungen zum Aufschieben, Zaudern und Zögern, skrupulöse Züge sowie eine Tendenz zu strengen moralischen oder religiösen Überzeugungen. Rigidität, Enge, Sparsamkeit bis hin zum Geiz kennzeichnen den zwanghaft strukturierten Menschen. Gleichzeitig besteht eine Hemmung motorisch-expansiver, sexueller und aggressiver Antriebe. Man kann deshalb den Zwangscharakter (wie auch den Zwangsneurotiker) als „gehemmten Rebellen" bezeichnen. Der Unterdrückung spontaner Gefühlsäußerungen steht eine ausgeprägte Dominanz intellektueller Kontrollbedürfnisse gegenüber. Der Ritualisierung von Lebensgewohnheiten, dem Festhalten am Gewohnten, entspricht eine Restriktion der auf Veränderung und Autonomie zielenden Regungen. Im Extremfall wird das gesamte Leben schließlich starr, mechanisch und verräumlicht. Nicht selten zeigt sich eine Affinität zur Beschäftigung mit Themen wie Tod und Verwesung.

Von Krankheitswert sind die geschilderten Merkmale erst dann, wenn sie eine *Einschränkung der Entfaltungsmöglichkeiten* der Person mit sich bringen, subjektiven *Leidensdruck* erzeugen oder zu Problemen im sozialen und *zwischenmenschlichen Bereich* führen. Obwohl zwischen der Zwangsneurose und der zwanghaften Persönlichkeitsstörung unterschieden werden muß, besteht häufig eine enge Beziehung zwischen Zwangssymptomen und anankastischer Charakterstruktur.

Epidemiologie, Ätiopathogenese: Galt die Zwangsneurose früher als eine ausgesprochen seltene Erkrankung, so werden in neueren Arbeiten Sechs-Monats-Prävalenzraten von 1 bis 2 % der Allgemeinbevölkerung und eine lebenslange Prävalenz von 2 bis 3 % angegeben. In psychiatrischen und psychotherapeutischen Ambulanzen stellt die Zwangsneurose 1 bis 4 % der gestellten Diagnosen dar. Es ist nicht klar, ob die erhöhten Prävalenzraten auf die Verwendung anderer diagnostischer Kriterien, ein verändertes Inanspruchnahmeverhalten oder auf eine echte Häufigkeitszunahme zurückgehen. Im Gegensatz zu früheren Studien zeigen neuere epidemiologische Untersuchungen hinsichtlich der Geschlechtsverteilung keine Unterschiede mehr. Das *Ersterkrankungsalter* wird zweigipflig mit einer Häufung in der Pubertät und den frühen 20er Jahren angegeben.

Als grundlegend für die Psychodynamik der Zwangsneurose wird von psychoanalytischer Seite ein **unbewußter Konflikt** zwischen unterdrückten triebhaften Impulsen einerseits und einer bestrafenden Schuldgefühle induzierenden Gewissensinstanz andererseits angesehen. Durch die *rigide Über-Ich-Struktur* werden sowohl sexuelle als auch aggressive Triebregungen abgewehrt, was zu typischen Kompromißbildungen in Form von Zwangssymptomen führt.

So zeigte sich im Verlauf der Therapie von Herrn E., daß Zwangssymptome bereits in der Kindheit und Pubertät im Zusammenhang mit Glaubenszweifeln und Onanieskrupeln aufgetreten waren. Er entwickelte in dieser Zeit einen regelrechten Beichtzwang. Sexuelle Phantasien, die im Verlauf der Therapie anhand von Traummaterial bewußt wurden, waren mit massiven Schuldgefühlen verbunden. Im Alter von 12 Jahren erfand der Patient für sich selbst ein Ritual, in dem er „Gelübde" ablegte, in denen er versprach, eine Bußhandlung zu vollziehen oder auf eine liebgewordene Gewohnheit, wie das Lesen von Büchern, zu verzichten, wenn ein bestimmtes, von ihm befürchtetes Unheil nicht eintraf – z.B. wenn die Eltern sich verspätet hatten und ihnen nichts zugestoßen war.

In der Behandlung konnten diese kindlichen „Gelübde" als Abwehr von Verlustängsten und schuldbesetzten destruktiven Phantasien verstanden werden. Hinter dem späteren Symptom des Nachschauenmüssens und Ausräumenmüssens von Gefahrenquellen kamen aggressive Zwangsgedanken zum Vorschein, z.B. in Gestalt von Vorstellungen, er könne jemandem etwas antun. Die umfangreichen Kontrollrituale dienten letztlich dem

Schutz vor inneren Gefahren, von denen sich der Patient insbesondere in Form grausam-destruktiver Phantasien bedroht sah. Auch das Symptom „Tollwutphobie" ließ sich als Abwehr aggressiver Impulse verstehen, wohingegen die Aids-Angst dem Schutz vor der Realisierung verpönter sexueller Regungen diente.

Nach klassisch-psychoanalytischem Modell bildet bei der Zwangsneurose der *Ödipuskomplex* den Kernkonflikt, wobei die Abwehr der verpönten Regungen hier eine *Regression auf die analsadistische Stufe* der Libidoentwicklung mit ihrem magischen Weltbild impliziert und dergestalt die spezifische anale Dynamik ins Spiel bringt. Dementsprechend wurde einer forcierten Erziehung zur Sauberkeit (sog. Reinlichkeitsdressur), Ordentlichkeit und Angepaßtheit ein pathogener Stellenwert zugesprochen, und zwar in dem Sinne, daß es bei der Verinnerlichung elterlicher Normvorstellungen und Erziehungsideale zum Aufbau einer *sadistischen Über-Ich-Struktur* kommt. Die als polare Gegenbewegung gegen diese „Verordnung" auftretende Beschmutzungslust, Eigensinn und Protest („Trotzphase") müssen abgewehrt werden und tragen ihrerseits zur Strenge des Über-Ich bei.

Ein weiterer wichtiger Gesichtspunkt betrifft die in diesem Entwicklungsabschnitt in Gang kommenden *Autonomiebestrebungen*, den Aufbau eines Schambereichs und damit auch die zunehmende Entstehung von Eigenständigkeit im Gefühlsleben, im Denken und in der Sprache. Werden diese Tendenzen durch einen überstrengen, ängstlich auf Kontrolle bedachten Erziehungsstil zu sehr restringiert, so können entsprechende Ängste und Schuldgefühle resultieren: Spontaneität, Eigenwille, lebhafte Motorik und Aggressivität müssen früh unterdrückt und mit Angst- und Schuldgefühlen abgewehrt werden – was in der Verwendung entsprechender Abwehrmechanismen, wie Verdrängung, Rationalisierung, Intellektualisierung und Affektisolierung zum Ausdruck kommt. Dadurch entsteht die für die zwangsneurotische Struktur typische *Verselbständigung der Gedankenwelt*, der eine unbewußt als ängstigend und bedrohlich erlebte Gefühls- und Triebwelt gegenübersteht. Werden diese inneren Konflikte in bestimmten auslösenden Situationen aktiviert, so kann es zur Ausbildung der zwangsneurotischen Symptome kommen.

So war das erste Auftreten der Zwangssymptomatik bei Herrn E. mit der Loslösung vom Wohnort der Eltern, dem Eingehen neuer Bindungen und der Übernahme selbständiger beruflicher Verantwortung gekennzeichnet. Der dadurch aktualisierte Autonomiekonflikt wird anschaulich durch die Vorstellung der Mutter illustriert, zur Not könne er wieder „in ihr Nest zurückkehren". Die erneute Auslösesituation, bei der der Patient versuchte, einen sterbenden Habicht von seinem Leiden zu erlösen, brachte hochambivalente, schuld- und angstbesetzte Tötungs- und Rettungsimpulse ins Spiel.

Während klassische psychoanalytische Modelle den Trieb-Abwehr-Konflikt betonen, heben neuere Arbeiten die Bedeutung *prägenitaler Konflikte* und zugrundeliegender *Ich-Störungen* hervor. Meltzer (1966) beschrieb perverse Elemente sowie ein Syndrom der „Pseudo-Reife", das sich onmipotenter Mechanismen bedient und der Abwehr primitiver paranoider Ängste dient. Dieser adaptive bzw. autoprotektive Sinn des Zwangs scheint vor allem bei Zwangsphänomenen in Zusammenhang mit Borderline-Störungen und Psychosen eine wichtige Rolle zu spielen. Dementsprechend können zwanghafte Mechanismen bei Borderline-Störungen Teil eines hochkomplexen Abwehrsystems sein, welches zur typischen Pseudo-Stabilität der Borderline-Persönlichkeit beiträgt und sowohl dem Schutz vor depressiven Ängsten wie auch vor psychotischer Desintegration dient.

Den psychoanalytischen Modellen stehen die lerntheoretischen Ansätze zur Erklärung von Zwangsphänomenen gegenüber. Auch hier wird der enge Zusammenhang von Angst und Zwang betont. Nach dem in Analogie zu den Angststörungen auch hier im Ansatz gebrachten Zwei-Faktoren-Modell spielt für die Entstehung die zeitliche Assoziation mit traumatisierenden, angstauslösenden Bedingungen eine wichtige Rolle, wohingegen für die Aufrechterhaltung von Zwangssymptomen die Angstvermeidung von wesentlicher Bedeutung ist. Dementsprechend lassen sich Zwänge als *ritualisierte Verhaltensweisen* auffassen, die durch Angstreduktion zu einer (negativen) Verstärkung des Zwangsverhaltens führen. Zwangsphänomene können somit sinnvoll als *Modulationsversuche unerträglicher innerer Spannungen* verstanden werden. Neuere kognitive Ansätze haben darüber hinaus die Bedeutung von Unsicherheit und negativen Erwartungen betont. Ferner wurde argumentiert, daß für die Lerngeschichte von Zwangsstörungen länger andauernde Konfliktsituationen eine Rolle spielen könnten, in denen es scheinbar keinen Ausweg gibt.

In Übereinstimmung sowohl mit psychoanalytischen als auch mit lerntheoretischen Ansätzen

wurde auf die Bedeutung *konstitutioneller Faktoren* hingewiesen. Eine erbgenetische Komponente erscheint aufgrund von Familienuntersuchungen und Zwillingsstudien möglich, aber nicht gesichert.

In der von Schwab und Humphrey (1996) in ihrer Übersicht zitierten Fallkontrollstudie von Black et al. (1992) kommen die Autoren zu dem Schluß, daß die genetischen Faktoren vorwiegend in der *Übertragung einer neurotischen Disposition* (z.B. erhöhte Angstbereitschaft), nicht aber in der Zwangserkrankung selbst bestehen. Ein möglicher Vererbungsmodus gilt auch in neueren Untersuchungen noch als weitgehend unbekannt.

Die Suche nach *neurobiologischen Markern* hat sich in den letzten Jahren vor allem auf die Bedeutung von Neuropeptiden und serotoninergen Transmittersystemen konzentriert. Daneben wurde mit modernen bildgebenden Verfahren auf funktionelle und neuroanatomische Veränderungen im Bereich des Nucleus caudatus, des Orbitofrontalcortex und anderer Hirnareale hingewiesen.

Therapie: Therapeutisch leiten sich die *verhaltenstherapeutischen Ansätze* aus dem dargestellten lerntheoretischen Bedingungsmodell ab. Zentrales Behandlungsprinzip sind Exposition und Reaktionsverhinderung (response prevention), wodurch der Angst-Vermeidungs-Zyklus unterbrochen und alternative Bewältigungsstrategien erarbeitet werden sollen. Von Bedeutung ist, daß der Patient möglichst bald selbst die Exposition und Steuerung der Reaktion übernimmt (Therapieziel: Selbstmanagement). In der *kognitiven Verhaltenstherapie* wird die Einsicht des Patienten gefördert, daß er selbst durch seine Bewertungen die Störung erst entstehen läßt. Die Veränderung dieser kognitiven Bewertungen erfolgt mittels verschiedener Verfahren, wie z.B. dem sokratischen Dialog, der kognitiven Umstrukturierung etc. sowie Verfahren zur Verbesserung von Selbstwertgefühl und sozialer Kompetenz. Vor allem von verhaltenstherapeutischer Seite wurden bisher empirische Untersuchungen zu Kurz- und Langzeiteffekten auf die Zielsymptome vorgelegt.

Psychoanalytische Ansätze betonen demgegenüber die Einbettung der Symptomatik in Biographie und Persönlichkeitsstruktur. Zentrales therapeutisches Ziel ist es hier, die zugrundeliegende unbewußte Konfliktdynamik innerhalb des Übertragungsgeschehens (Übertragungsneurose) zu interpretieren und in ihrer pathogenen intrapsychischen Dynamik durchzuarbeiten. Dabei kommt sowohl ödipalem wie auch präödipalem Konfliktmaterial mit den zugehörigen Phantasie- und Abwehrsystemen eine wichtige Bedeutung zu.

So stellte sich bei Herrn E. schnell eine ausgeprägte Übertragungsneurose ein – dergestalt, daß sich der Patient, der sich selbst als den „geborenen Befehlsempfänger" bezeichnet hatte, nun auch in der Behandlungssituation als mustergültiger Analysand präsentierte, der die psychoanalytische Grundregel des Mitteilens und freien Assoziierens im Sinne seiner früheren Beichtrituale zwanghaft befolgte. Er unterwarf sich dem Behandlungssetting, zwang sich geradezu, laufend beschämendes Material zu produzieren – darunter eine längere Serie von Träumen, in denen sadistische und sexuell-inzestuöse Handlungen von Mischgestalten zwischen Schwein und Mensch eine wichtige Rolle spielten. Die Übertragungssituation war in einem dieser Träume durch ein Schwein mit telepathischen Fähigkeiten repräsentiert, welches die verbotenen Absichten und Gedanken der anderen Schweine erriet. So sehr diese Trauminhalte abgewehrte Regungen thematisierten, so sehr diente ihre Mitteilung zugleich der Bemühung um Unterwerfung und Anerkennung durch den Therapeuten.

Die deutliche Besserung der Zwangssymptomatik in dieser ersten Behandlungsphase war insofern auch als Übertragungsgeschenk an den Therapeuten zu verstehen und beruhte darauf, daß der Trieb-Abwehr-Konflikt durch Projektion eines sadistischen Über-Ich auf die Behandlungssituation externalisiert werden konnte. Die zugrundeliegende sadomasochistische Beziehungsstruktur blieb dagegen zunächst unberührt. Erst als auch dieser Teil der Übertragungsbeziehung ins Wanken geriet – zunächst dadurch, daß der Patient destruktive Phantasien als ich-synton erlebte und dadurch in erhebliche Angst geriet, später dadurch, daß er seine bisherige Gefügigkeit aufgab und den Therapeuten zu kritisieren und ansatzweise auch zu attackieren begann (negative Übertragung) – ergaben sich weiterreichende Veränderungen. Parallel hierzu konnte die hochambivalente Beziehung zu den dominanten Elternfiguren bearbeitet werden. Mit der allmählichen Integration der destruktiven Regungen ließen die Abwehrrituale (Kontroll- und Waschzwang) nach. Nach etwa anderthalb Jahren war der Patient weitgehend symptomfrei. In der Schlußphase der Behandlung stand die weitere Bearbeitung von Abhängigkeits- und Autonomiekonflikten im Vordergrund.

Neben der Herstellung eines tragfähigen *therapeutischen Arbeitsbündnisses*, welches die Verbalisierung bislang tabuisierter Vorstellungen ermöglicht und zu ersten Einsichten in die psychodynamischen Verhältnisse der Symptomproduktion führt, geht es in der psychoanalytischen Behandlung vor allem auch um die *Bearbeitung negativer Übertragungsanteile*. Nicht selten wird vom Patienten die Behandlungssituation selbst

wie ein „Zwang" erlebt, dem er sich unterwirft, gegen den er sich aber auch im Sinne ödipal-aggressiver Regungen und des „analen Protests" wehrt. In der Auseinandersetzung mit diesen Regungen können die rigide Abwehrstruktur gelockert und bedrohliche Regungen integriert werden. Obwohl hinsichtlich des Verlaufs immer wieder auf die *Chronifizierungstendenz* maligner zwangsneurotischer Entwicklungen hingewiesen wurde, kann bei entsprechender Indikationsstellung und Behandlungstechnik die *Prognose* im Einzelfall sowohl mit dem klassischen wie auch mit modifizierten psychoanalytischen Verfahren relativ günstig sein. Allerdings wurden von psychoanalytischer Seite bislang noch zu wenige empirische Therapiestudien mit ausreichender Fallzahl vorgelegt. Treten Zwangssymptome im Zusammenhang mit Borderline-Störungen und psychosenahen Entwicklungen in Erscheinung, so wird sich die psychoanalytische Behandlung in erster Linie um eine Bearbeitung und Integration der zugrundeliegenden primitiven Ängste (v.a. Verfolgungs- und Fragmentierungsängste) bemühen. Neben der klassischen Einzelbehandlung wurden eine Reihe von Modifikationen wie Kurztherapie, Gruppentherapie und die Einbeziehung von Angehörigen und Partnern in das Therapiesetting beschrieben. Psychodynamische *Gruppentherapie* kann vor allem dann indiziert sein, wenn es darum geht, die interpersonellen Beziehungen, das „social functioning" zu verbessern.

Medikamentöse Behandlungsansätze haben sich in neuerer Zeit vor allem auf selektive Serotonin-Reuptake-Inhibitoren (SSRI) konzentriert (z.B. Fluvoxamin, Fluoxetin, Sertralin). Da diese trotz höherer Selektivität keine größere Wirkung als Clomipramin zeigen, wurden auch noradrenerge Wirkungsmechanismen diskutiert. Daneben werden bei schweren psychosenahen Ängsten auch Anxiolytika und Neuroleptika eingesetzt.

2.3.4 Angstneurose – Panikstörung – Generalisierte Angststörung

H. H. Studt

Definition: Hauptmerkmal sind plötzlich auftretende Angstzustände mit Furcht vor dem Sterben und eine bunte Vielfalt an psychischen und psychosomatischen Beschwerden. Der meist chronische Verlauf zeigt häufig einen Wechsel zwischen funktionellen, phobischen und hypochondrischen Symptomen.

Synonyme: Herzangstneurose, Herzneurose
u. a.; ICD-10: F 41.0 Panikstörung, F 41.1 generalisierte Angststörung; DSM-IV: 300.01 Panikstörung ohne Agoraphobie.

Krankheitsbild: Die Angstneurose hat Freud in
Abgrenzung von der Neurasthenie in ihrer vielfältigen Symptomatik eingehend beschrieben:
Die Patienten leiden unter einer allgemeinen
Reizbarkeit und ängstlichen Erwartung und erleben plötzlich Angstanfälle, die ins Bewußtsein
hereinbrechen und mit der Furcht vor einem
Schlaganfall, dem Herzversagen, dem Verrückt-
werden oder dem Tod und zugleich mit meist
mehreren Störungen der Körperfunktionen wie
der Herztätigkeit und Atmung einhergehen. Dabei hebt der Patient häufig das eine oder andere
Symptom besonders hervor, indem er über Herz-
krämpfe, Herzstolpern oder Herzjagen, über
Atemnot bis Erstickungsgefühle, über Schweißausbrüche oder ein allgemeines Unbehagen
klagt, eine Darstellung, hinter der das Angstge-
fühl ganz zurücktreten kann. Neben den funktionellen Herz- und Atemstörungen, den oft nachts
auftretenden Schweißausbrüchen sind häufige
Symptome Anfälle von Schwindel, Zittern und
Schütteln und von Parästhesien, auch Übelkeit
und anfallsweise auftretende Diarrhoen und häufig nächtliches Aufschrecken sowie die Entwicklung von Phobien und hypochondrischen Tendenzen. Auch Entfremdungsgefühle wie Depersonalisation und Derealisation kommen vor.

Die Angstanfälle oder Panikattacken dauern
meistens nur einige Minuten, selten auch wenige
Stunden und können täglich oder mehrmals die
Woche auftreten. Diese wiederkehrenden schweren Angstanfälle werden (nach ICD-10) als Panikstörung bezeichnet und von der generalisierten Angststörung unterschieden, bei der das Leitsymptom eine anhaltende Angst ist.

Zwischen den Angstattacken leiden die Patienten oft unter innerer Unruhe, Ängstlichkeit –
auch vor einem erneuten Angstanfall, Phobien,
depressiven Verstimmungen und verschiedenen
funktionellen Störungen, die an fast allen Organsystemen vorkommen. Ein auffälliges Krankheitsverhalten besteht in Tendenzen zur Anklammerung an Angehörige und den Arzt und zur extremen körperlichen Schonung.

Der *Verlauf* des Krankheitsbildes ist *intermittierend*, indem mehr oder weniger lange Pausen

zwischen den Panikattacken auftreten, oder
chronisch über viele Jahre. Dabei kommt es oft
zu einem Wechsel der psychischen und psychosomatischen Symptome, zu einer Zunahme von
Phobien und zur Entwicklung *hypochondrischer
Tendenzen.*

Fallbeispiel: Wegen Angstzuständen wird eine 39jährige
Hausfrau zur stationären Psychotherapie eingewiesen:
Beginnen würden die Beschwerden mit Hitze im Nak-
ken, Druck im Kopf, einem surrenden Geräusch im Ohr
und einem tauben Gefühl an Zunge und Nase. Erst auf
Nachfrage bestätigt sie, daß sie dann fürchterliche Angst
habe. Beim ersten Auftreten der Symptomatik vor 6
Wochen hatte die Patientin auch einen Hyperventilationsanfall. Zwei mehrwöchige Krankenhausaufenthalte ergaben keine organische Ursache. Danach entwik-
kelte die Patientin eine flüchtige Halbseitensymptoma-
tik: Die ganze rechte Seite und Arm und Bein hätten
sich wie taub und ganz schwer angefühlt.

Epidemiologie: Die Häufigkeit der Angstneurose
bzw. generalisierten Angststörung beträgt in der
Bevölkerung etwa 2 bis 4 %, in der medizinischen
Poliklinik 8 % und in der Allgemeinpraxis 10 bis
15 %. Betroffen sind vor allem die Altersgruppe
zwischen 20 und 40 Jahren und die Frauen doppelt so häufig wie die Männer.

Ätiopathogenese: Neben möglichen konstitutionellen oder Erbfaktoren wird als wesentliche
Ursache die Bildung einer *symbiotischen Mutter-Kind-Beziehung* in der frühen Kindheit angesehen. Diese entsteht durch Verwöhnung und
Beschützung bei gleichzeitiger Unterdrückung
von aggressiven und expansiven Impulsen. Diese Entwicklung wird insbesondere bei jüngsten
und Einzelkindern gefördert. Die durch die
Mutter bestimmte Erziehungsatmosphäre der
Verwöhnung wird gelegentlich durch willkürliche und aggressive *Verhaltensweisen* des Vaters
durchbrochen, was zur Verunsicherung des Kindes beiträgt. Bei einem Teil der Kranken sind
auch frühe anhaltende *Traumatisierungen* mit
folgender Schädigung der Ich-Funktionen und
Verlusterlebnisse anzunehmen. Die familiäre
Häufung der Angstsymptomatik beruht wahrscheinlich auf *Symptomtradition* durch unbewußte Imitierung.

Die sich entwickelnde *Persönlichkeitsstruktur*
zeigt depressive und hysterisch-zwanghafte Züge,
die für *Trennungskonflikte* disponiert und insbesondere im Kontaktverhalten durch die Neigung
zu übermäßig engen Beziehungen gestört ist. So
besteht ein Konflikt zwischen den Wünschen
nach Abhängigkeit und zugleich Selbständigkeit,

wobei ständig die bedrohliche Angst gespürt wird, das Leben allein nicht meistern zu können.

Auslösende Situationen werden daher häufig durch Trennungskonflikte verursacht, wie die Trennung vom Elternhaus, Krankheiten, Unfälle oder Todesfälle, auch ein beruflicher Aufstieg, der stets mit Trennungen einhergeht, und ängstigende Störungen des Körpers, die durch momentane körperliche Belastungen oder Erkrankungen verursacht werden.

Die ausgebrochene Angst kann infolge einer Ich-Schwäche in Form unzureichender Abwehrformen nicht beseitigt werden; nur ein Teil der Kranken kann die *frei flottierende Angst* teilweise in die *gebundene Angst* in Form von Phobien verwandeln. Simultan mit dem akuten Angstzustand läuft im körperlichen Bereich ein *sympathikovasaler Anfall* ab, der zu einer Tachykardie, forcierten Atmung, einem Blutdruckanstieg und weiteren funktionellen Organstörungen führt, die als *somatische Angstäquivalente* zu verstehen sind; dabei können die Herzsensationen die Angst sekundär steigern.

Fallbeispiel: Auf die Frage nach dem früheren Leben erwähnt die Patientin zuerst ihren Vater, der ein biederer Beamter sei und der phantasievolle Anlagen gehabt hätte, die er aber habe nicht entfalten können, weil er von der Mutter zu viel beansprucht und unterdrückt worden sei. Es habe eine Symbiose zwischen den Eltern bestanden, die „scheußlich" gewesen sei. Den Vater habe sie immer mehr als die Mutter geliebt. Er sei für die Kinder dagewesen, habe sie immer vor der Mutter geschützt. Meist seien alle 4 Kinder – die Patientin hat 3 Schwestern – um ihn herum gewesen, worüber die Mutter sehr eifersüchtig gewesen sei. Die Patientin schildert ihre Mutter als sehr dominant und klagsam: Jede Belastung sei zuviel gewesen und habe oft zu einem „stundenlangen Geheule" geführt. Eine sexuelle Aufklärung fand nicht statt: Ihr seien mit 13 Jahren heimlich Binden zugesteckt worden. Erste sexuelle Kontakte hatte sie mit 22 Jahren: „Ich war dann irgendwann verheiratet und hab' das gar nicht richtig mitbekommen!" Nach einem Jahr verweigerte sie jeden sexuellen Kontakt und ließ sich nach 3 Jahren scheiden. 2 Jahre später heiratete sie ihren jetzigen Mann, einen Berufschullehrer, den sie als dominant und unbeherrscht charakterisiert. Sie habe nun den Eindruck, sie müsse sich ändern, um mit ihm auszukommen.

Zur auslösenden Situation führte der Tod der Mutter durch ein Herzversagen. Unter Tränen sagt sie, daß sie erst in der letzten Zeit die vergeblich ersehnte Liebe ihrer Mutter gespürt habe. Die Mutter sei schnell ins Krankenhaus gefahren worden. So habe sie keine Zeit mehr gehabt, sich von ihr zu verabschieden.

Diagnose: Eine gründliche körperliche Untersuchung, einschließlich Ableitung des EKGs, ist ebenso unerläßlich wie die Erhebung einer *psychosomatischen Anamnese*. Die erhobenen Fakten und abgeleiteten Erkenntnisse über die Art der auslösenden Situation und der prämorbiden Persönlichkeitsstruktur erübrigen oft weitere Untersuchungen zum Ausschluß einer *Phäochromozytom-Krise* und einer *Hyperthyreose*.

Differentialdiagnostisch ist zu beachten, daß die Angstneurose in ihrer Symptomatik und hintergründigen Psychodynamik der *Herzneurose* bzw. *Herzangstneurose* ähnlich bis gleichartig ist und Überschneidungen mit dem *Hyperventilationssyndrom* und der *neurotischen Depression* zeigt; ebenso ist auch an *die Borderline-Persönlichkeitsstörung*, an *Psychosen* und an *Drogenintoxikationen* zu denken.

Therapie: Die Behandlung besteht in klärenden und *stützenden Gesprächen* sowie in einer ständigen *psychologischen Führung*. Diese kann nur gelingen, wenn der Arzt dabei ständig seine Gegenübertragung beachtet und rechtzeitig aufkommenden Unmut oder gar Ärger wahrnimmt, Gefühle der Gegenübertragung, die oft eine Antwort auf das ängstliche Anklammern und das Drängen der Patienten auf erneute körperliche Untersuchungen sind. Angemessene Informationen und Formulierungen können die Arzt-Patient-Beziehung fördern und einen Behandlungsabbruch und Arztwechsel verhindern.

Psychopharmaka sollten nur eine vorübergehende Ergänzung der psychologischen Führung oder Psychotherapie sein, um Angst, depressive Verstimmungen oder Schlafstörungen zu lindern. Ist der Patient ausreichend für eine ambulante Psychotherapie motiviert, so ist die Methode der Wahl eine konfliktaufdeckende, *analytische Psychotherapie*; dabei hat sich die *Gruppenpsychotherapie* oft besser als die Einzelbehandlung bewährt. Angezeigt ist auch eine *Verhaltenstherapie*, insbesondere dann, wenn der Patient in erster Linie eine Symptombeseitigung anstrebt.

Fallbeispiel: Zu Beginn schildert sie in der analytischen Einzelpsychotherapie die anhaltende Ehekrise: Seit 10 Jahren würden sie ohne körperlichen Kontakt nebeneinander herleben. Der Mann lasse sich nur ungern von ihr anfassen; so versuche sie, ihre Gefühle für ihn zu unterdrücken. Nur während ihrer Anfälle spüre sie ein echtes Mitgefühl! Weiterhin klagt sie über ihre Lebensangst, sie denke, allein nicht richtig leben zu können. Sie habe auch kein Durchsetzungsvermögen, traue sich nicht, jemanden direkt anzusprechen. Damit hatte sie die Problematik umrissen, die Gegenstand der 10-wöchigen stationären Therapie war. Zusätzlich zur Gruppen- und Gestaltungstherapie wurden auch mehrere Paargespräche durchgeführt. Erreicht wurde eine größere Offenheit zwischen den Partnern und eine Wiederannäherung, eine Verbesserung im Kontakt- und Durchsetzungsvermögen und ein völliger Rückgang der Angstsymptomatik.

2.3.5 Phobien

H.H. Studt

Definition: Die Phobie (gr. = Furcht, Angst) ist eine *krankhafte Furcht vor Situationen, Tieren oder Gegenständen.* Sie beruht auf einer unbewußt erlebten Angst vor verpönten Bedürfnissen, die dann auf äußere Situationen oder Objekte verschoben wurde. Sie neigt zu einem chronischen Krankheitsverlauf.

> **Synonyme: ICD-10: F40 Phobische Störung, DSM-IV: Agoraphobie, spezifische Phobie, soziale Phobie.**

Krankheitsbild: Die früher übliche Einteilung in zahlreiche Phobien, wie beispielsweise Agoraphobie (gr. = Platz) oder Platzangst, Klaustrophobie (lat. = Verschließen) oder Furcht vor geschlossenen Räumen oder Tierphobien, ist aufgrund von Forschungsergebnissen einer *Dreiteilung* der Phobien nach ICD-10 gewichen:

1. Agoraphobien

2. soziale Phobien und

3. spezifische oder isolierte Phobien.

Dabei wurde der ursprüngliche Begriff der **Agoraphobie** erweitert: Furcht vor dem Verlassen des eigenen Hauses, vor offenen Plätzen oder vor Gehen auf der Straße, vor Menschenmengen, vor dem Betreten eines Kaufhauses oder vor Reisen allein in öffentlichen Verkehrsmitteln. Die phobische Angst reicht von leichtem Unbehagen bis zu panischen Angstanfällen. Die Patienten fürchten, ohnmächtig zu werden und dann anderen Menschen hilflos ausgeliefert zu sein oder keinen Fluchtweg zur Verfügung zu haben. Durch Vermeidung dieser Situationen oder durch Begleitung durch andere Menschen tritt diese Angst nicht auf oder wird zumindest gemildert. Zu der primär vorhandenen Angst bildet sich gewöhnlich eine sekundäre Angst aus – die *Angst vor der Angst* bzw. vor erneuten Angstanfällen.

Bei den **sozialen Phobien** dominiert die Furcht vor prüfenden Blicken anderer Menschen. Häufig ist die Furcht, in der Öffentlichkeit zu reden oder zu essen oder vor anderen zu erröten (Erythrophobie, gr. = Errötungsfurcht). Diese Phobien können auf eine Situation begrenzt sein oder in fast allen sozialen Situationen außerhalb der Familie auftreten. Die Folge ist die Vermeidung dieser Situationen, die bei starker Ausprägung zu völliger *sozialer Isolierung* führen kann

Spezifische oder **isolierte Phobien** sind auf ganz besondere Situationen oder Objekte beschränkt – auf geschlossene Räume, Höhen, Dunkelheit, Donner, auf den Besuch der Schule oder des Zahnarztes, auf das Fliegen, auf bestimmte Tiere, oder sie sind Befürchtungen vor dem Anblick von Blut oder Verletzungen oder bestimmte Krankheiten zu erleiden.

Die phobische Angst breitet sich immer mehr aus, so daß die Kranken gewöhnlich an mehreren Phobien gleichzeitig leiden. Das notwendige Vermeiden der verschiedenen Angstorte und Angstsituationen führt zu einer anwachsenden *Bewegungs- und Freiheitseinschränkung.* Außerdem leiden die Phobiker oft unter verschiedenen *somatischen Angstäquivalenten*, die als funktionelle Organstörungen insbesondere im Herz-Kreislauf-, Atem- oder auch Magen-Darm-System in Erscheinung treten.

Der *Verlauf* ist *chronisch* oder *wellenförmig* mit angstfreien Intervallen zwischen den Rezidiven.

Im Hinblick auf die *Prognose* gelten Agoraphobien im Vergleich zu anderen Phobien als besonders schwer beeinflußbar

Epidemiologie: Etwa 5–10% der Bevölkerung haben Phobien, aber nur bei wenigen Prozent haben sie einen hohen Schweregrad. Frauen haben deutlich häufiger eine Phobie, insbesondere eine *Agoraphobie,* während soziale Phobien gleich häufig bei Männern und Frauen vorkommen. Der Beginn der einfachen Phobie liegt meist in der *Kindheit* oder wie bei der Agoraphobie im frühen Erwachsenenalter, während die sozialen Phobien oft in der Jugendzeit auftreten.

Ätiopathogenese: Die Phobie beruht ursächlich auf *Entwicklungsstörungen* in der Kindheit, wobei der Schwerpunkt meist im dritten Lebensjahr, also der frühen phallischen Phase liegt. Die Atmosphäre im Elternhaus ist meist durch Sicherheit und zwanghaft gefärbte Erziehungsideale wie Ordnung, Gehorsam und Leistungseinsatz bestimmt. Dabei haben die Väter oft strenge bis autoritäre Züge, während die Mütter passiv und liebevoll sind. Bei der Entstehung der Persönlichkeitszüge scheint die *Einstellung des gleichgeschlechtlichen Elternteils* – meist die Mutter für die Töchter – bedeutungsvoll zu sein: Da sie meist großen Wert auf die gezeigte Liebeszuwendung des Kindes legt, tendiert sie in der Erziehung zur *Verwöhnung*, – dadurch behindert die Mutter die altersgemäße Entfaltung des Kindes und kann ihm daher kein geeignetes Vorbild sein. Für die Symptombildung und hintergründigen Konflikte ist es von Bedeutung, daß die Eltern – mehr die Mütter als die Väter – häufig unter *Ängsten* oder ihren *somatischen Angstäquivalenten* leiden.

Die **Entstehung** des phobischen Symptoms beruht darauf, daß eine *unbewußte Vorstellung* in Angst bzw. Furcht vor bestimmten Situationen oder Tieren verwandelt wird. Bei diesem Vorgang wird zunächst die Angst vor verpönten Impulsen nach außen verschoben und dann der Ort oder das Objekt vermieden. Durch das Vermeiden der äußeren Situation kann die Phobikerin dann relativ frei von Ängsten sein. Doch die Schwäche der inneren Abwehrvorgänge führt gewöhnlich zu immer mehr Verschiebungen der Ängste auf weitere Situationen, so daß die Begegnungsfreiheit zunehmend eingeschränkt wird.

Die *Art der Phobie* ist durch verschiedenartige Einflüsse bedingt, durch die zugrundeliegende Phantasie, die symbolische Bedeutung und physiognomische Qualität der Objekte, die Lebensphase und möglicherweise durch angeborene Bereitschaften:

Bei der *Agoraphobie* sind es häufig Hingabe- und Entblößungsphantasien oder die Angst vor der eigenen Verantwortlichkeit oder vor dem Verlassenwerden, was der Grund für die sofortige Abnahme der Angst sein kann, wenn ein Mensch den Patienten begleitet. Bei der *Erythrophobie* besteht oft die Furcht vor Blamage, Mißachtung oder Ablehnung. Die physiognomische Qualität der Situation spielt insbesondere bei der *Akrophobie* (gr. = Höhenangst) eine Rolle, bei der ein gefürchteter „Sog des Abgrundes" oft erlebt wird. Bei den Tierphobien sind neben der unbewußten symbolischen Bedeutung und der physiognomischen Qualität des Tieres möglicherweise auch angeborene Bereitschaften von Bedeutung, wodurch Insekten oder kleine Tiere als Reizauslöser für Urängste wirken. Der Einfluß der Le-

bensphase ist beispielsweise bei der *Schulphobie* am besten festzustellen.

Bei der **Persönlichkeitsstruktur** dominieren meist *hysterische* und *zwanghafte Züge*. Typische phobische Persönlichkeitszüge sind in einem angstaufhebenden oder angstvermeidenden Verhalten zu sehen. Angst im Verhalten wird dabei durch *Reaktionsbildungen* zu aktiven, forschen und mutigen Verhaltensweisen, die also gegen die Angst gerichtet sind und daher kontraphobisch genannt werden. Dies führt zur Errichtung eines entsprechenden Ich-Ideals. So zeigen die Phobiker *Vermeidungsverhalten* und *mangelndes Durchsetzungsvermögen*. Innerlich werden sie oft durch große Vorstellungskraft, reichhaltige Phantasien und hohe Ansprüche auf Leistung und Anerkennung bewegt. In zwischenmenschlichen Beziehungen neigen sie zur *Vermeidung*, zur *Hilflosigkeit* oder gar zur *Flucht*, während in Partnerbeziehungen meist ambivalente *Abhängigkeitswünsche* und Handlungsunfähigkeit vorherrschen. Diese Verhaltensweisen beruhen wahrscheinlich auf einer entwicklungsbedingten Schwäche der Abwehr- oder Steuerungsvorgänge, was die Neigung zur Anlehnung und Führung durch andere bedingt. Auf diesem Hintergrund werden Wünsche auf ständige Anwesenheit, Schutz und Hilfe an die Angehörigen gerichtet, worin aggressive Tendenzen zum Beherrschen gespürt werden können.

Auslösende **Konfliktsituationen** sind vor allem solche Lebenssituationen, in denen abgewehrte sexuelle, orale oder auch aggressive Impulse mobilisiert werden. Häufig sind es Ereignisse des Sexuallebens, wie Beginn einer sexuellen Beziehung, Heirat, eheliche Disharmonie oder Partnerwechsel.

Diagnose: Die Erhebung einer psychosomatischen Anamnese führt zur Diagnose der Phobie, wobei die einzelnen Abschnitte der neurotischen Entwicklung nachgewiesen werden. Differentialdiagnostisch sind folgende Störungen und Krankheitsbilder gegeneinander abzugrenzen:

- neurotische bzw. *irrationale* Ängste versus *reale* Ängste.

- eine *traumatisch bedingte Angstbereitschaft,*

- *chronische Angstzustände nach Extrembelastungen,*

- eine *beginnende Psychose* in Form der Angst, verrückt zu werden, vor Berührung, Beschmutzung oder Infektion,

- eine *agitierte Depression* in Form ängstlicher Getriebenheit,

- eine *Pseudophobie,* wenn phobische Symptome nach begründeter und bewußt erlebter Furcht weiter bestehen bleiben,

- *Noso- oder Krankheitsphobien* wie *Karzinophobien* u.a. hypochondrische Symptome und die

- *Dysmorphophobie* (gr. = Mißgestaltsfurcht), die zwanghafte Vorstellung, einen mißgestalteten Körperteil zu haben (steht den Beziehungs- oder Wahnideen nahe).

Therapie: Bewährt haben sich in der Behandlung der Phobien die *Verhaltenstherapie* und die *analytische Psychotherapie.* Die Indikation zu den verschiedenen Methoden richtet sich nach der Art der Persönlichkeit und ihrer erwarteten Zielvorstellungen: Ist der Patient darauf aus, möglichst schnell von den Symptomen befreit zu werden, so ist eine *Verhaltenstherapie* angezeigt; hat er dagegen Einsicht in seine inneren Konflikte und leidet auch unter seinen eingeschränkten Erlebens- und Verhaltensweisen, so ist die *analytische Psychotherapie* die Methode der Wahl. Bei einer ausgeprägten, oft chronifizierten Agoraphobie ist es oft notwendig, zuerst eine *stationäre* analytisch orientierte oder verhaltenstherapeutische Psychotherapie durchzuführen, wobei auch häufig Kombinationen der beiden Methoden angewendet werden. Die kurzfristige Gabe von Benzodiazepinpräparaten führt zu einer Linderung der Angst, was für manche Patienten den Einstieg in eine Psychotherapie erleichtern kann.

2.3.6　Die hysterische Neurose

H. H. Studt

Definition: Die hysterische Neurose oder Hysterie (gr. = Gebärmutter) äußert sich in zahlreichen psychischen Krankheitszeichen wie Erregungszuständen und Anfällen in wechselnden Formen und in psychosomatischen Symptomen, den *Konversionssymptomen* wie Lähmungen oder Sinnesstörungen sowie in schillernd und spontan wirkenden stimmungslabilen und geltungsbedürftigen Charakteren.

Synonyme: **Konversionshysterie, Konversionsneurose, Hysterie; ICD-10: F44: Dissoziative Störungen, Konversionsstörungen, DSM-IV: Dissoziative Störungen**

Krankheitsbild: Es besteht in einer bunten Vielfalt von psychischen und psychosomatischen Symptomen: Affektive *Erregungszustände* beruhen auf nicht bewußtseinsfähigen Affekten, die in entstellter Form zum Ausdruck kommen insbesondere als Bewegungssturm oder Totstellreflex oder als lordotische Kreisbogenstellung des Rumpfes mit Hervorhebung des Beckens (Arc de Cercle), einer heute nur noch sehr selten bei Frauen vorkommenden sexuellen Gebärde.

Symptome der Konversion (lat. = Verwandeln) beruhen auf der Umwandlung einer unbewußten Vorstellung in eine körperliche Störung, die insbesondere im Bereich der willkürlichen quergestreiften Muskulatur und der Sinnesorgane auftreten: Schlaffe Lähmung wie Steh- und Gehunfähigkeit (Astasie und Abasie), Störungen des Gefühls, des Sehens und Hörens bis zur Blind- und Taubheit, Stimmstörung (Dysphonie) bis zur Stimmlosigkeit (Aphonie), auch Gedächtnisstörungen (Amnesien) und verschiedenartige Anfälle wie Ohnmachten (psychogene Synkopen), Absencen oder Dämmerzustände.

Diese Konversionsstörungen werden nach der internationalen Klassifikation psychischer Störungen (ICD-10) als *dissoziative* (lat = Zerfall, Trennung) *Störungen* bezeichnet, worunter der teilweise oder völlige Verlust der normalen Integration verstanden wird. Diese Desintegration kann in der Erinnerung, im Identitätsbewußtsein, in den Empfindungen und Körperbewegungen auftreten. Zu diesen Störungen gehören außerdem die *Fugue* (franz. = Flucht), eine meist kurzfristige Ortsveränderung bei bestehender Amnesie, der *Stupor* (lat. = betäubt sein), eine körperliche und auch geistige Regungslosigkeit, das *Ganser-Syndrom* (genannt nach dem Psychiater Ganser), eine scheinbare psychische Störung durch Vorbeireden, falsches Handeln und scheinbares Nicht-Wissen und schließlich das seltene Bild der *multiplen Persönlichkeit*, bei der offensichtlich zwei oder mehr Persönlichkeiten in einem Individuum vorkommen.

Diese dissoziativen oder Konversionssymptome werden durch die Vorstellung geprägt, die der hysterische Patient von seinem Körper hat. Dabei wird die Art der Symptome durch verschiedene Bedingungen mitbestimmt, und zwar durch eine nahe Beziehung zwischen der Art des Konflikts oder des Affektes und der Art des gestörten Organs, durch unbewußte Imitation von Symptomen nahestehender Personen und durch die Bahnung über ein körperlich vorgeschädigtes Organ: So kann beispielsweise das Gefühl der Hilflosigkeit durch plötzliche Blindheit ausgedrückt und im Grunde *jedes Krankheitsbild* nachgeahmt werden.

Psychogene Schmerzzustände kommen am häufigsten in Form von Spannungs- oder Druckkopfschmerz vor. *Sexuelle Funktionsstörungen* sind fast immer vorhandene weitere Symptome, die sich bei der Frau oft als Frigidität in verschieden starker Ausprägung und beim Mann als Erektions- und Ejakulationsstörungen manifestieren.

So besteht das Krankheitsbild in vielfältigen psychischen und *psychosomatischen Symptomen*, mit denen nicht selten ein ausgeprägter sekundärer *Krankheitsgewinn* angestrebt wird.

Die **Prognose** ist im Hinblick auf die Konversionssymptomatik relativ gut, da diese bei der Mehrzahl der Patienten nach mehreren Wochen bis wenigen Jahren abklingt; nur bei einem kleinen Prozentsatz resultiert eine chronische Konversionssymptomatik.

Im späteren **Verlauf** kommt es häufig zu einem *Symptomwechsel*, so daß das Krankheitsbild durch andere Beschwerden und Krankheitszeichen gestaltet wird. So gilt die günstige Prognose für die Konversionssymptomatik nicht für die hintergründige hysterische Entwicklung.

Fallbeispiel Die 21jährige Patientin wird nach neurologischer Abklärung wegen Astasie, Abasie, Schwindel und Ohnmachtsanfällen zur stationären Psychotherapie überwiesen Mittwoch vor 4 Wochen habe sie zunehmend Schwerigkeiten beim Gehen bekommen, verbunden mit Schwindel. Sie habe sich allgemein unwohl gefühlt, gefroren. Am Sonntag habe sie nicht mehr allein stehen und gehen können und sei dann am Montag in Ohnmacht gefallen.

Die Vorgeschichte ergibt, daß die Patientin das erstemal mit 13 Jahren nach einem Sportunterricht Gangstörungen und Ohnmachtsanfälle hatte. Bei zwei stationären Aufenthalten über mehrere Wochen wurden keine Krankheitsursachen gefunden. Diese Beschwerden und auch Übelkeit und Erbrechen traten dann zweimal im Jahr auf, mit Ausnahme eines Zeitraums über drei Jahre, in denen sie völlig beschwerdefrei war. Die Gangunsicherheit dauerte immer ein bis drei Tage und verschwand dann völlig. Zur Zeit bestehen die Beschwerden stärker und länger als sonst.

Epidemiologie: Die hysterische Neurose bricht am häufigsten im zweiten und dritten Lebens-

jahrzehnt und sehr viel häufiger bei Frauen als bei Männern aus. Ihr Anteil beträgt in der Psychiatrischen und Psychosomatischen Klinik etwa 10%, in der Neurologischen Klinik 4% und in der Psychosomatischen Ambulanz 3%.

Der Beginn der Störungen liegt im Jugend- oder frühen Erwachsenenalter, seltener in höheren Altersstufen. Seit Mitte dieses Jahrhunderts wird ein steter Wandel der hysterischen Ausdrucksweisen zu den psychosomatischen Krankheitszeichen beobachtet.

Ätiopathogenese: Bestimmte Umwelteinflüsse im ersten Lebensjahr, in der oralen Phase, und insbesondere im vierten bis sechsten Lebensjahr, in der phallischen bzw. ödipalen Phase, werden als Ursache der hysterischen Neurose angesehen. Die in dieser Zeit vorherrschenden infantilen sexuellen Trieb- und Zärtlichkeitsbedürfnisse sind insbesondere auf den gegengeschlechtlichen Elternteil gerichtet. Durch Erziehungseinflüsse wie Ablehnung, Verbote oder Willkür werden diese Bedürfnisse eingeengt, was schließlich zur Verdrängung dieser inzestuösen Wünsche führt. Die Furcht vor Bestrafung und Liebesverlust führt zu Angst- und Schuldgefühlen. Das Ergebnis dieser Entwicklung ist häufig eine *Fixierung an den andersgeschlechtlichen Elternteil* und eine *Tabuisierung der Sexualität.* Außerdem kommt es zu einer *Minderung der Realitätsprüfung* durch Angst und Abwehrmechanismen und zu einer *Störung der Handlungsvollzüge* durch Verdrängung von Zielvorstellungen der Triebbedürfnisse.

Auf diese Weise wird das Kind gefühlsbewegt und planlos aktiv, auch unsicher und daher anlehnungsbedürftig, was bei einer Orientierung an fremden Idealen und Vorbildern zur Imitation verschiedener Rollen führt.

> Zusammenfassend kommt es meist zur unbewußten inzestuösen Fixierung an den gegengeschlechtlichen Elternteil (Ödipuskomplex) und zur teilweisen Identifikation mit diesem Elternteil, zur Unsicherheit des Selbstwertgefühls und der Geschlechtsidentität, die oft durch Rollenspiel kaschiert wird.

Die **Persönlichkeitsstruktur** zeigt überwiegend *hysterische Züge*, die sich in schillerndem und spontanem Verhalten, in planloser Aktivität, Stimmungslabilität und ausgeprägtem Geltungsbedürfnis zeigt. Auch vorkommende *depressive*

Persönlichkeitszüge liegen den oft deutlichen Abhängigkeitswünschen zugrunde.

Auf dem Hintergrund der gesteigerten Angst, der Propulsivität und der labilen Steuerung entstehen die abnormen Verhaltensweisen: Planlose Aktivität anstelle von angstvoller Erregung, Handeln und Sprechen vor dem Denken, kein vernünftiges Abwägen, kein Verzicht, der Schwäche wäre. Da diese Persönlichkeiten alles begehren, was anderen Menschen Befriedigung verschafft, leben sie nach *fremden Lebenszielen* durch wechselndes *Rollenspiel*.

Die oft gesteigerte sexuelle Erregung wird durch die fehlende Möglichkeit zur Befriedigung meist blockiert. Auf diesem Hintergrund können *sexualfeindliche Verhaltensweisen* entstehen, die sich in Idealen wie Askese oder Unabhängigkeit oder in wahllosem, wechselndem Geschlechtsverkehr zeigen können. Typische Abwehrmechanismen sind vor allem die *Verdrängung, Verschiebung* und *Verleugnung*.

Zusammenfassend kann man nach der Literatur sieben wichtige **Charaktermerkmale** feststellen:

1. *theatralisches Verhalten*

2. *emotionale Labilität*

3. *aktive Abhängigkeitstendenzen* – sich infantil von anderen abhängig machen

4. *Übererregbarkeit*

5. *Egozentrismus*

6. *verführerisches Verhalten* und

7. *Suggestibilität* – durch andere und durch sich selbst.

Der Hauptkonflikt besteht meist in der *Liebe und Sexualität*: Unsicherheit in der eigenen Geschlechtsrolle, nicht gelungene Ablösung ödipaler Bindungen und mangelnde sexuelle Erfüllung.

Zu **auslösenden Konfliktsituationen** führen häufig solche seelischen Belastungen, die als Reifungsanforderung oder Gefährdung des Sicherheitsgefühls erlebt werden: Sexuelle Versuchung, Heirat, Entbindung, Trennung oder Kränkungen.

Fallbeispiel: Die Patientin war als ältere Tochter eines Sportlehrers und einer Angestellten in einer bayerischen Kleinstadt aufgewachsen. Als Kind sei sie viel krank gewesen, sei als 1jährige wegen einer Toxikose ½ Jahr im Krankenhaus gewesen, habe häufig Anginen und Asthma bronchiale gehabt. Der Vater habe sich über ihre Krankheiten lustig gemacht, habe sonst aber viel für sie getan, sei aber nicht zärtlich gewesen. Die Mutter schildert sie als liebe, verständnisvolle Frau. Als Kind sei sie sehr vertrauensselig, artig und verletzbar gewesen, habe sich nicht gegen Mitschüler wehren können. Mit 10 Jahren sei sie von einem 19jährigen Mann sexuell mißbraucht worden, ohne daß es zu einem Geschlechtsverkehr gekommen sei. Darüber habe sie niemandem etwas erzählt. Seit dieser Zeit schrieb sie Geschichten, verschlechterte sich in ihren Schulleistungen und nahm erheblich an Körpergewicht zu bis zum 14. Lebensjahr. Sie fühlte sich oft wie eine Außenseiterin. Nach dem Abitur begann sie Sprachen zu studieren.

Die hübsche, blondgelockte Patientin schildert sich selbst als zurückhaltend, schüchtern und zurückgezogen. Sie sehne sich nach Zärtlichkeit, brauche aber ihren Freiraum. Ihren ersten Freund habe sie mit 14 Jahren kennengelernt. Sie habe ein großes Bedürfnis nach Zärtlichkeit, aber Angst vor Sex gehabt. Der Freund habe schließlich mit Trennung gedroht, wenn sie keine sexuelle Beziehung mit ihm eingehen würde. Unter dem Druck der Eltern und des Freundes habe sie sich wiederholt darauf eingelassen, habe aber keine Glücksgefühle, nur Schmerzen dabei empfunden. In der erneuten auslösenden Situation wurden wahrscheinlich sexuelle Phantasien und Bedürfnisse mobilisiert: Die Patientin sah sich mit ihrer Freundin einen Liebesfilm an, der später im Freundeskreis zu einer Diskussion um das Thema „Herz" führte.

Diagnose: Durch die Erhebung der psychosomatischen Anamnese ist leicht eine *hysterische Neurose* aufzuzeigen, bei der nach der Entwicklung einer hysterischen Persönlichkeitsstruktur in einer auslösenden Konfliktsituation verschiedene psychische und psychosomatische Symptome ausbrechen. Liegen Konversionssymptome vor, so ist neben der internistischen Untersuchung auch eine neurologische, augenärztliche oder HNO-ärztliche Diagnostik erforderlich.

Differentialdiagnostisch sind zu unterscheiden: Die *Konversionsreaktion*, eine psychogene Reaktion bei relativ Gesunden mit nur kurzer Krankheitsdauer, die *hysterische Charakterneurose* bzw. *histrionische Persönlichkeitsstörung*, die hysterische Verhaltensweisen, aber keine Symptome zum Zeitpunkt der Untersuchung zeigt, die *hysterische Psychose*, die mit Erregungs- und Verwirrtheitszuständen auf dem Hintergrund einer hysterischen Persönlichkeitsstruktur einhergeht und schließlich *funktionelle extrapyramidale Erkrankungen* wie Tic, Torticollis spasticus und essentieller Tremor, bei denen auch organische Teilursachen wirksam sind.

Therapie: Angezeigt ist meist eine tiefenpsychologisch fundierte oder *dynamische Psychotherapie* in Einzelform, in der die aktuellen Konflikte auf dem Hintergrund der Erlebens- und Verhaltensweisen und den Ereignissen und Belastungen der früheren Lebensgeschichte durchgesprochen werden. Durch angemessene Konfliktlösungen und eine gewisse Veränderung der Persönlichkeitsstruktur können die Symptome allmählich aufgegeben werden. Eine Gruppenpsychotherapie ist meist weniger geeignet, da diese Patientinnen die Gruppe als eine Art Bühne für ihr Rollenspiel und ihr Geltungsbedürfnis ausnutzen und den sekundären Krankheitsgewinn dadurch steigern können. Bei Patientinnen mit chronifizierter Konversionssymptomatik, die oft weniger introspektionsfähig und differenziert sind, haben sich *beratende* und *klärende Gespräche* und *soziale Hilfen* bewährt, um eine Linderung des Beschwerdebildes und eine Wiedereingliederung ins Berufsleben zu erreichen.

In der *Arzt-Patient-Beziehung* ist es außerordentlich wichtig, stets die Gegenübertragungsgefühle zu beachten: Diese Frauen provozieren durch Spontaneität, schillerndes Rollenspiel und Koketterie zunächst positive Gefühle, die später in negative Affekte bei fehlenden Behandlungserfolgen umschlagen können. Die Gefahr des Arztes besteht also in einer nicht angemessenen verstärkten Zuwendung und dem plötzlichen Übergang zur Zurückweisung und Bestrafung durch nichtindizierte diagnostische und therapeutische Maßnahmen.

Fallbeispiel: Die Patientin konnte sich gut in die analytische Einzel- u. Gruppenpsychotherapie einbringen und hatte Freude an der Gestaltungstherapie. Die Gangstörungen nahmen bei stärkerem Konfliktdruck derart zu, daß sie sich nur mit Unterstützung anderer Patienten fortbewegen konnte. Auffallend war ein schneller Wechsel an Stimmungen und Bildern, die sie bot: Die Schwerstkranke, die flirtende schöne Frau, die Depressive, die Überkritische oder die Apathisch-Stumme. Bei hoher Kränkbarkeit konnte sie die Aggressionen anfangs nur gegen sich selbst wenden, indem sie sich Schnittwunden an Armen und Händen zufügte. Bald konnte sie ihre Wünsche nach Gehalten-Werden und nach Zärtlichkeiten eingehender bearbeiten und die Kontaktschwierigkeiten besser verstehen. Nach 10wöchiger stationärer Behandlung wirkte sie in der Stimmung weniger depressiv und gefestigt und war symptomfrei. Bei ihrer anfänglichen Skepsis gegenüber einer Psychotherapie hatte sie sich gegen Ende des Klinikaufenthaltes bereits erfolgreich um einen ambulanten Behandlungsplatz bemüht.

2.4 Persönlichkeitsstörungen

S. Mentzos

2.4.1 Allgemeiner Teil

2.4.1.1 Deskriptive Definition der Persönlichkeitsstörungen (PS)

> PS sind – nach DSM-IV – *dauerhafte Erlebens- und Verhaltensmuster*, welche deutlich von den Erwartungen der Kultur, der das betreffende Individuum angehört, abweichen. Sie sind beherrschend, inflexibel, beginnen in der Pubertät und verändern sich kaum.

Die einzelnen PS werden im *DSM* und *ICD* deskriptiv operationalisiert. Diese Differenzierung der psychiatrischen *klassifikatorischen Systeme* hat eine *weltweite Vereinheitlichung* wenigstens der deskriptiven Diagnostik psychischer Störungen gefördert.

Die dadurch erreichte Reliabilität bedeutet aber keineswegs zwangsläufig auch eine Erhöhung der Validität. Wir wissen also nicht, ob diese operationalisierte Definition dadurch präziser geworden ist, auch das Wichtige sowie das für die Forschung, Klinik und Therapie Wesentliche erfaßt: Obwohl DSM und ICD in guter Absicht „atheoretisch" sein wollen, suggerieren sie doch durch die implizierte *Erstrangigkeit des Deskriptiven* und der quantitativen Absicherung der Diagnose die Überzeugung, daß dies das Wichtigste und Wesentlichste sei. Im Rahmen der OPD (*Operationalisierte Psychodynamische Diagnostik*) bemüht man sich deswegen um die Ergänzung der DSM- und ICD-Diagnostik durch zusätzliche psychodynamische „Achsen", die insbesondere die *Objektbeziehungen*, die *Konflikte* und die *Charakterstruktur* betreffen.

Ziel des Beitrages ist eine *psychodynamische –* wenn auch klinisch orientierte *– Klassifikation* psychischer Störungen im allgemeinen.

2.4.1.2 Psychodynamische Definition und Klassifikation der Persönlichkeitsstörungen

Ein historischer Überblick über die Entwicklung psychoanalytischer Konzepte der „Charakterstörungen" (so der früher gebräuchliche Terminus für PS) würde den hier gesetzten Rahmen sprengen. Eine zusammenfassende differenzierte Darstellung findet man bei Fiedler (1994). Er zeichnet die Entwicklung von Freuds Arbeit „Charakter- und Analerotik" (1908), in welcher die Eigenarten des Zwangscharakters (Ordnungsliebe, Sparsamkeit und Eigensinn) als Ausdruck der Abwehr psychosexueller Bedürfnisse begriffen werden, bis hin zu den modernen Auffassungen von *PS als Narzißmusstörungen* und/oder *PS als Objektbeziehungsstörungen*. Dazwischen liegt die von Freud (1931) innerhalb des Strukturmodells von Ich-Es-Überich entwickelte *Charaktertypologie*: Nach der vorrangigen Orientierung der Person am Es oder am Über-Ich oder an der eigenen Person, entstünden der „erotische", der „zwanghafte" und schließlich der „narzißtische" Charakter. Wilhelm Reich (1933) wiederum (Charakteranalyse) kehrte auf das topographische Erklärungsmodell zurück, indem er die Charakterbildung als Ausdruck von Triebabwehr durch das Ich beschreibt. Die Diskussion über die Abgrenzung zwischen *Symptomneurosen und Charakterneurosen* ist erneut aktuell geworden, nachdem die Gültigkeit des Hauptkriteriums – Symptomneurosen seien ich-dystone, Charakterneurosen seien ich-syntone Störungen – aufgrund der häufigen Ausnahmen von dieser Regel, hinterfragt werden mußte. Außerdem bei weitem nicht alles, was mit PS gemeint ist, kann als *Charakterneurose* und überhaupt als Neurose begriffen werden. Im Gegenteil, das Gros der jetzigen PS liegt in einem schwer definierbaren Bereich der *nicht-neurotischen,* aber auch noch nicht *psychotischen* Störungen.

Was also heute weltweit als PS konzeptualisiert und bezeichnet wird, faßt nicht nur die früheren *Charakterneurosen* der Psychoanalyse, sondern auch die *Psychopathien* oder *abnorme Persönlichkeiten* oder auch manche „abnorme" – neurotische? – Entwicklungen der älteren Psychiatrie zusammen. Stand früher die Abgrenzung der PS von den Neurosen im Vordergrund der Diskussion, so scheint jetzt die Frage nach der *Abgrenzung von den Psychosen* an Relevanz zu gewinnen. Dies gilt freilich nicht für die relativ „leichteren" PS (histrionische, zwanghafte, dependente), die man unter Umständen noch in der Nähe des Neurotischen ansiedeln könnte, aber sehr wohl für die schweren paranoiden, schizoiden, antisozialen und nicht zuletzt die jetzt zu den PS gehörenden Borderline-Störungen.

Aus der Verwertung von Erfahrungen des Autors bei langfristigen Behandlungen von psychoti-

schen Patienten ist nun ein Modell entstanden, welches sich ohne weiteres und mit großem Nutzen auf die PS extrapolieren läßt. Vieles deutet darauf hin, daß der *psychotische Patient* nicht so sehr durch eine Ich-Schwäche, einen Defekt, eine passiv erlittene Desintegration seines Ichs gekennzeichnet ist, sondern vielmehr dadurch, daß er sich *in unlösbaren Antinomien* verfängt, aus denen er keinen Ausweg findet. Fast alle psychotischen Symptome können – psychodynamisch betrachtet – als eine Abwehr und Kompensation dieser intrapsychischen Gegensätzlichkeiten, dieser quasi „Dilemmata" betrachtet werden.

Diese Auffassung steht nicht im Widerspruch oder Gegensatz zu den nicht anzuzweifelnden erbgenetischen bzw. anderen biologischen Faktoren. Das „Dilemma" entsteht aus zunächst normalen, anthropologisch betrachtet, universell vorgegebenen Bipolaritäten, und zwar durch deren *nachträgliche Konfliktualisierung*. Letztere erfolgt nun unter dem Einfluß von sowohl *biologischen* als auch *psychosozialen* ungünstigen *Konstellationen*, die miteinander interagieren. Diese Konzeptualisierung bietet Ähnlichkeiten zu derjenigen bei den schweren *Psychosomatosen* (somato-psychosomatischer Zusammenhang), so daß man bei den „endogenen" Psychosen (schizophrene und affektive Störungen des DSM und ICD) auch von „Psychosomatosen des Gehirns" sprechen könnte.

Das „Dilemma" ist bei den schizophrenen und bei den affektiven Psychosen ein jeweils anderes. Die ursprünglichen Bipolaritäten basieren zwar in beiden Fällen auf den Gegensätzen zwischen *selbstbezogenen* (autophilen) und *objektbezogenen* (heterophilen) Tendenzen. Im Falle der *Schizophrenie* handelt es sich aber um den Gegensatz zwischen dem Streben nach einer autonomen Selbstidentität einerseits und dem Streben nach Bindung und Beziehung zum Objekt andererseits.

Im Falle der *affektiven Psychose* dagegen geht es um den Gegensatz zwischen Selbstwertigkeit (Selbstliebe) und Objektwertigkeit (Objektliebe). Unter günstigen, normalen Bedingungen kommt es zu einer dialektischen Synthese beider Ziele. Erst unter ungünstigen Bedingungen entsteht das *unlösbare Dilemma,* welches wiederum entweder zu einer pathologischen Extremisierung oder zu pathologischen Kompromißlösungen führt.

Bezeichnenderweise lassen sich alle in der Psychiatrie der letzten 150 Jahre herausgearbeiteten *psychotischen Syndrome* in sinnvoller Weise auf einer Achse einordnen, an deren einem Ende der *Autismus* (totaler Rückzug zum Selbstpol) und an ihrem anderen Ende die *Fusion* (das totale Eingehen in das Objekt, in dem Objektpol) steht. Im Falle der affektiven Psychosen heißen die beiden extremen Positionen: *Manie* und *Depression*, d.h. selbstbezogene künstliche Aufblähung des Selbst versus Selbstentwertung, Selbstverkleinerung, totale Unterwerfung unter das Objekt.

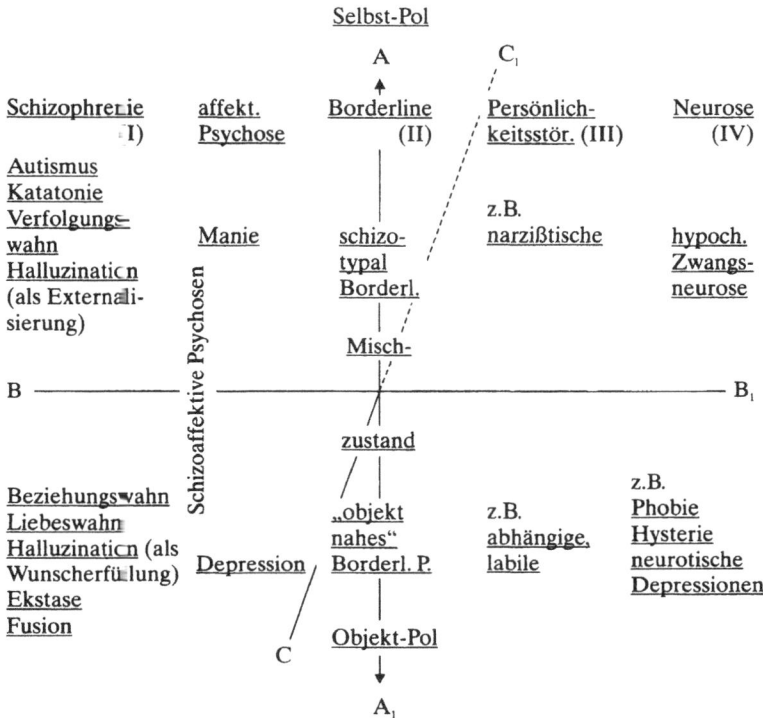

Selbst-Pol

A   C₁

Schizophrenie (I)	affekt. Psychose	Borderline (II)	Persönlich- keitsstör. (III)	Neurose (IV)

Autismus
Katatonie
Verfolgungs-
wahn
Halluzination
(als Externali-
sierung)

Manie

schizo-
typal
Borderl.

z.B.
narzißtische

hypoch.
Zwangs-
neurose

Misch-

B ————————————————— B₁

zustand

Beziehungswahn
Liebeswahn
Halluzination (als
Wunscherfüllung)
Ekstase
Fusion

Schizoaffektive Psychosen

Depression

„objekt
nahes"
Borderl. P.

z.B.
abhängige,
labile

z.B.
Phobie
Hysterie
neurotische
Depressionen

C   Objekt-Pol

A₁

Abb. 2-2: Selbst-versus Objekt- bezogenheit der Abwehr und Kompensation bei den verschiedenen Organisations- stufen: (I-IV)

Abb. 2–2 verdeutlicht die Klassifikation psychotischer Zustände aufgrund dieser zwei Kriterien bzw. zwei Dimensionen: Art des „Dilemmas" (bzw. Konflikts) einerseits und Art der Abwehr bzw. der pathologischen Pseudolösung (Selbst- bzw. Objektbezogenheit). Diese beiden Kriterien erweisen sich als sehr nützlich auch bei der *Klassifikation der PS*. Um jedoch letztere von den Psychosen und den neurotischen Störungen zu unterscheiden, bedarf es eines dritten Kriteriums, nämlich der „Höhe", der „Reife" der Organisationsstufe, auf der sich diese Prozesse jeweils abspielen.

Kernberg (1997) hat als einer der ersten zwischen einer *psychotischen*, einer *borderline* und einer *neurotischen Organisationsstufe* unterschieden. Definiert werden diese Stufen nach dem Grad und Ausmaß der Reifung der Selbst- und Objektrepräsentanzen und der Abwehrmechanismen, auch nach der ausreichenden Integration und der

Reife der Beziehungen (erst dyadische, dann triadische Beziehungen). Im Hinblick auf die nicht zu vernachlässigenden Unterschiede zwischen der Borderline-Organisation und der Organisationsstufe bei den übrigen PS erscheint mir die Einführung einer *vierten Organisationsstufe* erforderlich, so daß man insgesamt von einer psychotischen, einer borderline, einer *die PS betreffende* und einer neurotischen *Organisationsstufe* auszugehen hätte. Die Organisationsstufe der PS wird durch eine bemerkenswerte *rigide Einseitigkeit,* eine Extremisierung gekennzeichnet (das ist der Unterschied zum Borderline, welches gerade durch die Wechselhaftigkeit bzw. stabile Instabilität charakterisiert ist). Abb. 2–3 gibt nun die Einordnung der verschiedenen PS innerhalb des zweidimensionalen Koordinatensystems wider.

Die Einordnung erfolgt auf der senkrechten Achse je nach Grad der Selbst- oder Objektbezogenheit der *Abwehr* und *Kompensation*; auf der hori-

A = Selbst-Pol

Realitätsverlust
durch extremen
narzißtischen Rückzug

| primärer
Denkprozeß
Phantasie

Überstimu-
lation
etc. | C - - - - - - - - - "produktive"
psychotische
Symptomatik - - - - - - - - C₁ | sekundärer
Denkprozeß

Unterstimu-
lation
etc. |

C ----------------------------- C_l

„produktive"

psychotische
Symptomatik

Minus-
Sympto-
matik

Realitätsverlust und
Diffusität durch
Fusion

A_l = Objekt-Pol

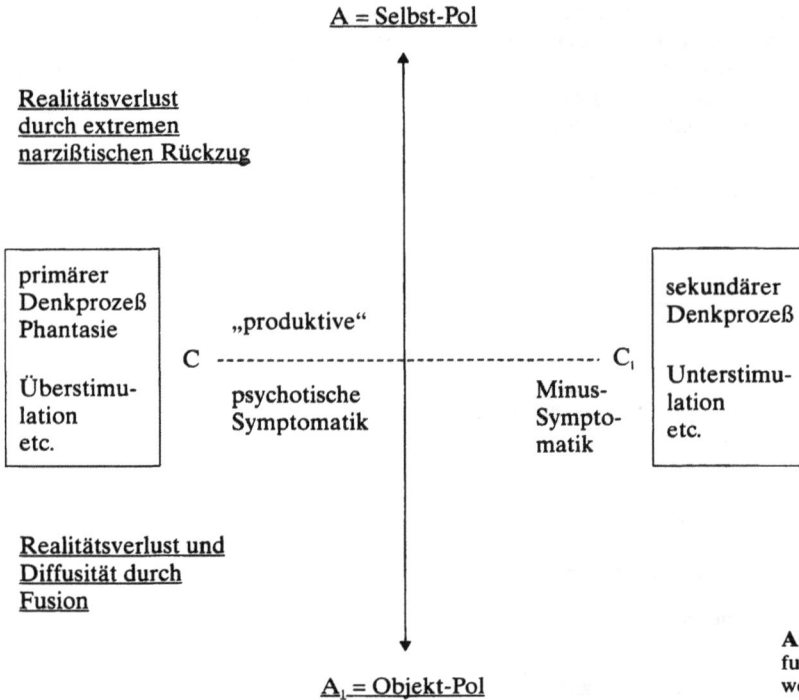

Abb. 2-3: Beziehungs- und Ich-
funktionaler Aspekt der Abwehrmodi

zontalen Achse erfolgt die Einordnung je nach Art und Gewichtung der herrschenden *Dilemmas*: Autonomie, Selbstidentität versus Fusion mit dem Objekt; oder wiederum: Selbstwertigkeit versus Objektwertigkeit. Das Ziel dieses klassifikatorischen Modells ist nicht, den konkreten Menschen in eine – nunmehr psychodynamische-diagnostische „Schublade" einzuzwängen. Schon in der deskriptiven psychiatrischen Klassifikation beginnt man zu akzeptieren, daß es nicht um die Unterteilung von Menschen, sondern von Symptomen oder Verhaltensweisen geht. Fiedler (1994) zählt 128 (!) Bezeichnungen für einzelne PS auf, um schließlich festzustellen, daß „auch wenn das Gegenteil behauptet wird und gelegentlich zutreffen mag: PS zeigen eine situative und zeit-instabile Merkmalsvariabilität".

Umso mehr wird der psychodynamisch orientierte Diagnostiker abgeneigt sein, Patienten ein für allemal diagnostisch zu etikettieren, zumal er die einzelnen Verhaltensmuster und *„Charakterzüge"* nicht als *zufällige Variationen* des Soseins betrachtet, sondern als unter Umständen variable „Verteidigungslinien".

Übrigens: Systematiken in der Psychopathologie, welche von präexistierenden Polaritäten ausgehen, hat es immer schon gegeben. Man denke an das Konzept der

Extraversion versus *Introversion* bei Jung, oder der bei Eysenck hinzukommenden Dimensionen des *Neurotizismus* (versus Stabilität) und des *Psychotizismus* (versus Impuls – oder Antriebskontrolle).

Bemerkenswert schließlich sind die verblüffenden Analogien des Modells von Theodor Millon (1990), eines mehr kognitiv orientierten Autors, zu dem hier dargestellten Modell. Dasselbe gilt auch i.B. auf das *Polaritätsmodell* von M. Linehan (1993) im Rahmen der dialektischen behavioralen Therapie. Nur selten wird allerdings bei solchen Systematiken die den pathologischen Formen zugrundeliegende *Konfliktualisierung* solcher Polaritäten thematisiert.

2.4.2 Spezieller Teil: Die einzelnen Persönlichkeitsstörungen

Die in der Abb. 2–4 vorgeschlagene Klassifikation stellt nur einen groben Bezugsrahmen einer ersten orientierenden Einordnung der einzelnen PS dar. Die weitere, für die konkrete PS-spezifische Charakteristik ergibt sich jedoch erst durch die weiteren Besonderheiten des jeweiligen Modus, also des paranoiden, des histrionischen (hysterischen), des zwanghaften, des dependenten, des schizoiden usw. Diese PS treten oft kombi-

„Dilemma" im Bereich:	„Dilemma" im Bereich:
Selbst-Objektdifferenzierung bzw. Selbstautonomie	Selbstwertigkeit bzw. Selbstwertregulation

Selbst-Pol

dissoziale P.
aggressivsadistische P.

schizo-   schizoide P.   hyperthyme P.
typale P.

narzißtische P.
(i.e. Sinn)

P
s
y   N
c   paranoide P.   passiv-aggressive P.   e
h   zwanghafte P.   u
o   B ———————————————————— B   r
s   o
e   Borderline i.e.S.   zyklothyme P.   s
n   e
                                  phobische   n
                                  (Vermeidungs-) P.

                                  histrionische
                                  (hysterische) P.

masoch.-selbstschäd. P.

depressive P.

selbstunsichere P.

abhängige P.

Objekt-Pol

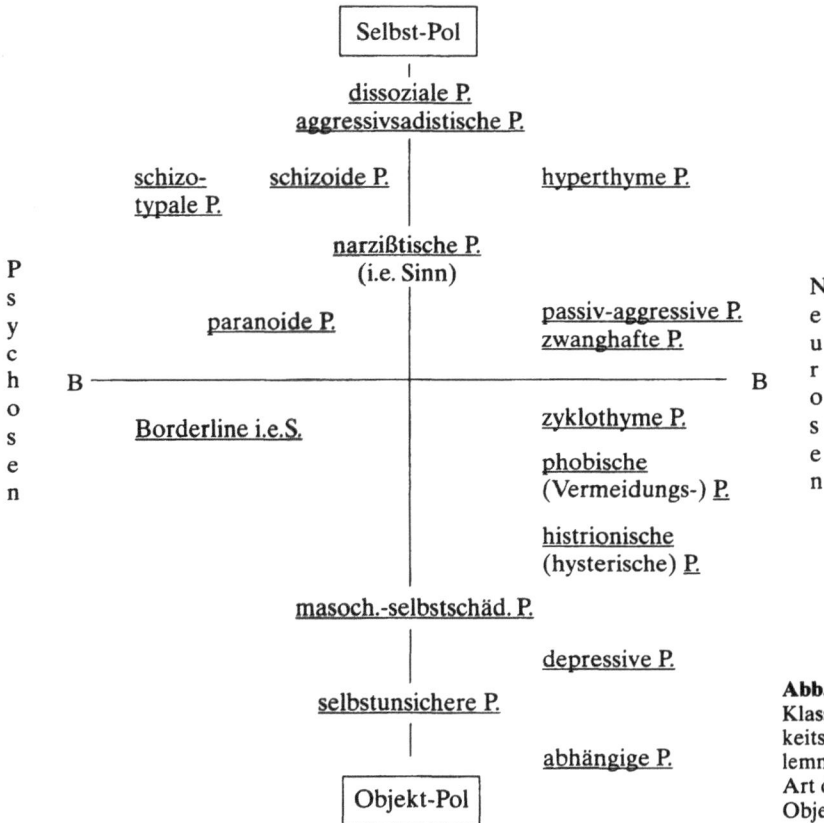

Abb. 2-4: Psychodynamische Klassifikation der Persönlichkeitsstörung nach Art des „Dilemmas" (B-B.) und nach der Art der Abwehr (Selbst- oder Objektbezogenheit (A-A.))

niert auf, wofür DSM und ICD die Bezeichnung *Komorbidität* festgelegt haben. Dieser Begriff stellt aber einen Kunstgriff dar, welcher die Tatsache verschleiert, daß es scharf abgegrenzte PS kaum gibt. Diese unterstützt die psychodynamische Sichtweise, welche eine gewisse Unspezifität der Modi der Konfliktverarbeitung ohnehin postuliert. Wenn die einzelnen PS, gleich ob ihre Anzahl 9, 11 oder 128 ist, Variationen der Bewältigung vor einigen *wenigen zentralen Konflikten* sind, so wundert es nicht, daß je nach den Bedingungen des psychosozialen Feldes andere Modi „eingesetzt" werden. Der per definitionem defensive Charakter dieser Verarbeitungsmodi, genannt PS, impliziert die Annahme, daß hinter dem Abgewehrten gleichzeitig auch das Gegenteile enthalten ist.

Beispiel: Ein stark selbstbezogener, schizoider, zurückgezogener Mensch wehrt mit diesem seinem So-Sein wahrscheinlich besonders starke Abhängigkeitswünsche ab, weil sie ihm aufgrund seiner frühen Erfahrungen zu „gefährlich" sind. Er könnte sich verlieren, oder – wieder! – fallengelassen werden. Da es sich hier bei den PS um besonders konstante und widerstandsfähige defensive Muster handelt, ist zwar nicht so oft mit dramatischen Umschwüngen wie bei dem „Syndromwechsel" der Psychosen zu rechnen. Dennoch beobachtet man auch bei PS ähnliche, spontane oder innerhalb erfolgreicher Therapien stattfindende Veränderungen. Versucht man trotzdem, weiterhin an den DSM oder ICD Kriterien festzuhalten (oder ist man dazu z.B. durch seine Tätigkeit in einem Klinikbetrieb gezwungen), so muß man immer häufiger „Komorbiditäten" diagnostizieren!

Dabei wäre es sinnvoller, neue, sich erst später offenbarende „Seiten" des Patienten u.U. als Resultat einer Änderung der Psychodynamik und des Modus der Abwehr zu verstehen.

Trotz dieser Relativierung des Wertes strenger Klassifikationen ist es aber schon aus didaktischen Gründen sinnvoll, eine gewisse Übersicht anzustreben. Im folgenden werden zuerst Varianten von PS beschrieben, bei denen die *Selbstbezogenheit* vorherrscht; alsdann werden PS beschrieben, bei denen die *Objektbezogenheit* (oder eine kompromißhafte Mischung) im Vordergrund steht. Eine solche Einteilung erscheint mir viel befriedigender und einleuchtender zu sein, als die schon im DSM-III (1980) vorgeschlagene Unterteilung der PS in folgende drei Hauptgruppen:

- **Hauptgruppe A** – mit der gemeinsamen Charakterisierung: „sonderbar und exzentrisch". Darunter fallen die paranoiden, die schizoiden und die schizotypen PS.

- **Hauptgruppe B** – mit der gemeinsamen Charakteristik: „dramatisch, emotional, launisch". Darunter fallen die histrionischen, die narzißtischen, die antisozialen und die borderline PS.

- **Hauptgruppe C** – mit der gemeinsamen Charakteristik: „ängstlich und furchtsam". Darunter fallen die selbstunsicheren, die dependenten, die zwanghaften und die depressiv-aggressiven PS.

Jede dieser drei Gruppen enthält m.E. schon auf der deskriptiven Ebene und noch viel mehr auf der psychodynamischen Dimension so viel Heterogenes, daß man die Nützlichkeit dieser Dreiteilung stark anzweifeln muß. An Stelle dieser Gruppierung wird folgende Einteilung vorgeschlagen:

A. vorwiegend selbstbezogene Formationen:

a) paranoide PS (F 60.0 im ICD-10 bzw. 301.0 im DSM-IV).

b) schizoide PS (F 60.01 im ICD-10 bzw. 301.20 im DSM-IV.

c) schizotypische PS (im ICD-10 nicht vorgesehen – siehe weiter unten; im DSM-IV: 301.22).

d) dissoziale PS (im ICD-10 unter F 60.2; im DSM-IV als antisoziale PS – 301.7).

e) narzißtische PS (im ICD-10 nicht vorgesehen; im DSM-IV: 301.81)

f) hyperthyme PS (weder im ICD-10 noch im DSM-IV vorgesehen)

g) aggressiv-sadistische PS (weder im ICD-10 noch im DSM-IV vorgesehen).

B. kompromißhafte, sowohl selbst- als auch objektbezogene Persönlichkeitsstörungen:

a) borderline PS (im ICD-10 als der Borderlinesubtypus – F 60.31 – der „emotional instabilen PS" – neben dem „impulsiven Typus" – F 60.30; im DSM-IV. 301.83)

b) histrionische (hysterische) PS (ICD-10: F 60.4; DSM-17. 301.50)

c) selbstunsichere, ängstlich-vermeidende PS (ICD-10: F 60.6; DSM-IV: 301.82)

d) zwanghafte PS (ICD-10: F 60.5; DSM-IV: 301.4)

e) passiv-aggressive PS (weder im ICD-10 noch im DSM-IV enthalten)

f) zyklothyme PS (weder im ICD-10 noch im DSM-IV enthalten)

g) selbstschädigende, sogenannte masochistische PS (weder im ICD-10 noch im DSM-IV enthalten)

C. Vorwiegend objektbezogene Persönlichkeitsstörungen

a) abhängige PS (ICD-10: F60.7; DSM-IV: 301.6)

b) depressive PS (weder im ICD-10 noch im DSM-IV enthalten).

2.4.2.1 Paranoide Persönlichkeitsstörung

Deskriptive Definition: Charakteristisch für diese PS ist eine *konstant mißtrauische Haltung* verbunden mit einer starken Neigung, Erlebtes so zu empfinden und zu deuten, daß auch neutrale oder sogar freundliche Handlungen Anderer als aggressiv oder feindlich oder verächtlich erscheinen. Menschen mit dieser *Haltung* neigen dazu, alles auf sich zu *beziehen*, und zwar so, als ob die *Umwelt* mehr oder weniger gegen sie eingestellt wäre. Sie sind sehr kritisch Anderen gegenüber, reagieren übertrieben empfindlich auf Zurückweisung und sind nachtragend. Sie bestehen streitsüchtig auf eigenen Rechte. Die hier herrschende *Selbstbezogenheit* wird oft auch von einer Neigung, Ereignisse in der näheren Umgebung als *Verschwörung* zu deuten, begleitet. Diese mißtrauische Haltung erreicht aber nicht die Intensität des Wahnerlebens der paranoiden psychotischen Zustände.

Deshalb ist Fiedler (1994) zuzustimmen, wenn er meint, daß die Bezeichnung „paranoid" etwas unglücklich gewählt wurde, zumal in den Merkmal-Auflistungen von ICD und DSM neben dem Mißtrauen andere Charakterzüge im Vordergrund stehen. Der Terminus hat sich jedoch ab der Mitte des 20. Jahrhunderts gegenüber anderen Bezeichnungen (z. B. expansiv bei Kretschmer 1921, querulatorische noch bei Schulte und Tölle 1977, fanatisch bei Kurt Schneider 1950), die alle Verwandtes meinen, durchgesetzt.

Psychodynamische Definition: Die klassische psychoanalytische Auffassung ging davon aus, daß ein solcher „Charakter" das *Resultat von Projektionsmechanismen* sei, bei denen Aggression, das „Böse" in einem selbst, nach außen projiziert werde. Dieser Modus der Verarbeitung aggressiver Konflikte werde bei einem weiten Spektrum von Konflikten, Strukturen und Situationen angewandt, von den alltäglichen Projektionen der sogenannten Gesunden angefangen bis hin zu der paranoiden Haltung und schließlich bis hin zu paranoiden Psychosen.

Die eigenen klinischen und psychotherapeutischen Erfahrungen des Autors sowohl bei paranoiden PS als auch bei paranoiden schizophrenen Psychosen weisen allerdings auch auf eine andere „Funktion" dieses Modus hin, welche innerhalb der psychoanalytischen Literatur bis jetzt vernachlässigt wurde, obwohl sie Sigmund Freud (1908) selbst sehr früh gesehen und beschrieben hat. Der „paranoide Modus" – objektbeziehungstheoretisch betrachtet – impliziert sowohl *Distanz* als auch *intensiven Bezug zum Objekt*: Freud (1911) hat im Falle Schreber gezeigt, daß der Wahn der (pathologischen) Rekonstruktion der Beziehung zum Objekt dient. Man kann heute darüber hinausgehend vermuten, daß der Wahn, sogar der Verfolgungswahn, dadurch, daß er simultan sowohl einen Bezug als auch eine Distanzierung vom verfolgenden Objekt herstellt, eine pathologische Pseudolösung des Grundkonfliktes darstellt, einen scheinbaren Ausweg aus dem unüberwindlichen *Dilemma* zwischen Objektattraktion und der Angst vor den bei Annäherung des Objektes antizipierten Gefahren.

Diese *Funktion des Paranoiden* im Bereich psychotischer Störungen haben wir an anderer Stelle durch klinisches Material belegt. Das nachfolgende kurze Beispiel dient der Illustration dieser Funktion auch im Bereich des Nichtpsychotischen bzw. der PS. Davor aber folgende Erläuterung, um einem Mißverständnis vorzubeugen: Eine mißtrauische, überall „böse" Absichten und Verschwörungen vermutende Wahrnehmung und Haltung ist zwar in vielen Lebenssituationen und Konstellationen, die mit einer realen Gefährdung, Isolierung, Destabilisierung usw. einhergehen, eine fast natürliche und normale Reaktion, so etwa bei den bekannten paranoiden Reaktionen in fremdsprachiger Umgebung. Denn hier handelt es sich offensichtlich um die Mobilisierung eines – evolutionstheoretisch betrachtet – frühen, im Prinzip nützlichen Erlebens- und Verhaltensmusters. Wollte man aber den Wahn im allgemeinen auf diese Weise begreifen, so würde eine solche Auffassung bei weitem nicht ausreichen, um insbesondere die Hartnäckigkeit, die Vehemenz und fast Leidenschaftlichkeit zu erklären, mit der der Paranoide unkorrigierbar an dieser seiner Art der Weltwahrnehmung festhält und andere Mitmenschen von der Richtigkeit seiner Sichtweise zu überzeugen versucht.

Gerade diese klinischen Tatsachen meinte nun die Psychoanalyse durch die Hypothese erklären zu können, daß hier eine *Projektion* des eigenen Negativen, des Aggressiven, des Inakzeptablen, nach außen (zwecks eigener Entlastung und auch um eine *berechtigte* Aggressionsabfuhr zu ermöglichen) stattfinde. Diese Erklärung ist nur z. T. richtig. Es gibt sowohl im Bereich des psychotischen als auch des nicht-psychotischen Paranoiden eine große Anzahl von Fällen (vielleicht stellen sie sogar die Mehrheit dar), bei denen das Aggressive eine sekundäre, periphere Rolle spielt, während im Vordergrund die oben skizzierte zweite Funktion steht, nämlich das Paranoide als pathologisches Regulativ der zum Konflikt erstarrten Selbst-Objekt-Polarität.

Fallbeispiel: Ein 48jähriger Akademiker suchte den Therapeuten auf, weil er trotz zweifelsfrei vorhandener fachlicher Kompetenz bei den verschiedenen Arbeitsstellen entweder gekündigt wurde oder selbst kündigte, wobei diesen Kündigungen immer aggressive Auseinandersetzungen und Streit mit den Vorgesetzten vorausgingen. Über diese sprach der Patient immer negativ, bitter, ironisch, kritisch, abwertend, indem er deren Kompetenz, Integrität und Rechtschaffenheit in Frage stellte. Darüber hinaus vermutete er ständig, daß sie ihm nichts Gutes wollten. Er war sehr mißtrauisch.

Das Bild, das der Patient von diesen Vorgesetzten, von diesen Vater-Figuren in seinen tendenziösen Wahrnehmungen und Deutungen zu malen pflegte, hatte aber große Ähnlichkeiten zu dem des eigenen Vaters, mit dem der Patient seit jeher ein gestörtes Verhältnis hatte. Er sei vom Vater immer schon nicht nur uneinfühlsam und streng, sondern auch ungerecht, feindlich und regelrecht sadistisch behandelt worden. Daß solche negativen Erfahrungen zu einer übertrieben mißtrauischen und vorsichtigen Haltung in allen späteren Beziehungen führten, ist verständlich und in gewisser Hinsicht auch „normal". Bemerkenswert war aber, daß dieser Mann allmählich eine Leidenschaft und gleichzeitig auch die Fähigkeit entwickelte, tatsächlich vorhandene, schlechte, negative Komponenten der Persönlichkeit seiner Vorgesetzten zu „entdecken". Er war regelrecht auf der Suche und auf der Jagd nach Indizien, um sein negatives Bild von den Vater-Figuren zu zementieren.

Als ihn der Therapeut eines Tages vorsichtig zunächst auf den positiven Anteil dieser „Leidenschaft", nämlich auf die sehr gut entwickelte Fähigkeit, die Fehler der anderen zu entdecken, aufmerksam machte, lachte der Patient kurz und sagte: „Diese Schärfung meiner Wahrnehmung erinnert mich an die Schuhfetischisten, die ja in der Lage sind, überall die geeigneten Schuhe zu entdecken, wo ein anderer sie nicht so schnell hätte sehen können". Dieser Einfall, erwiderte der Therapeut, könnte ihn auf die Idee bringen, sich zu fragen, ob er nicht fast süchtig nach solchen Situationen geworden sei, welche ihm erlauben, die damalige Sohn-Vater-Interaktion mit allen implizierten negativen, aber auch positiven Erwartungen immer wieder zu erleben, ohne das „Risiko" eines unerwarteten, positiven Ausgangs einzugehen. In späteren Stunden war es möglich, dieses Positive und diese Erwartung als jene uralte Sehnsucht des Patienten nach einer positiven Beziehung zu dem Vater zu begreifen, welche aber mit der Zeit als etwas Neues und Unbekanntes auch gefürchtet wurde.

Die *paranoide Haltung* findet man nicht nur bei den individuellen psychotischen und nichtpsychotischen paranoiden Symptomatiken, sondern auch bei *kollektiven psychosozialen Prozessen*, so etwa z.B. bei der Entstehung von Feindbildern. Hier machen sich – psychodynamisch betrachtet – zwei weitere Funktionen des Paranoiden bemerkbar: Es geht nicht nur um die Projektion der eigenen Aggressionen, es geht nicht nur um die kompromißhafte Pseudolösung des mit der Selbst-Objekt-Polarisierung zusammenhängenden „Dilemmas", sondern auch sehr oft um die *Stärkung einer brüchig gewordenen Selbstwertregulation*: Jemand, dem es gelingt, sich selbst und die Umgebung davon zu überzeugen, daß die Anderen, die Feinde, die Gegner „schlechter" seien als er selbst, sichert sich – innerlich und äußerlich – eine „bessere" Position. Zum zweiten dienen diese paranoiden Feindbilder der *Stärkung der Identitätsbildung* durch kontrastierende Abgrenzung.

2.4.2.2 Schizoide Persönlichkeitsstörung

Deskriptive Definition: Bei dieser PS steht Ungeselligkeit, *Introvertiertheit*, die Tendenz zu *Distanzierung* und *Isolierung* sowie eine Unfähigkeit, gefühlsmäßige „Wärme" auszustrahlen, im Vordergrund.

Psychodynamik: Auch diese „PS" stellt einen Modus der *Abwehr von Gefahren* und damit zusammenhängender Angst und Unlust innerhalb zwischenmenschlicher Beziehungen dar. Der Unterschied zu der „vermeidenden PS" (s. w. u.) besteht darin, daß die schizoide Haltung offensichtlich eine bei weitem tiefergehende Festlegung auf die selbstzentrierte Pseudolösung des ersten „Dilemmas" (des Gegensatzes zwischen Selbstidentität und Fusion mit dem Objekt) impliziert. Daß es oft auch um eine *Selbstwertregulationsproblematik* geht, zeigt sich in der Tatsache, daß sich hinter den oft schroffen, abweisenden und schwer durchschaubaren Verhaltensweisen eine ausgeprägte *Empfindsamkeit* verbirgt. Es ist ja auch nicht nur theoretisch zu erwarten, sondern ebenfalls klinisch – bei längeren Behandlungen – zu bestätigen, daß trotz extremer Abspaltung und Verleugnung objektaler Bindungswünsche und Sehnsüchte in Wirklichkeit ein übergroßer „Objekthunger" besteht. Die psychodynamische Konstellation erinnert also in ihren wesentlichen Zügen an diejenige bei der Schizophrenie. Allerdings ist es offenbar hier (beim Fehlen der entsprechenden biologischen Vulnerabilität sowie der gravierenden ungünstigen psychosozialen Faktoren) möglich gewesen, durch Konstanz und Stärke der beschriebenen defensiven Muster psychotische Entgleisungen bzw. Dekompensationen zu vermeiden.

Das Verständnis für die geschilderte Psychodynamik ist bei der Therapie u.a. deswegen von großer Bedeutung, weil *voreilige Deutungen* der hinter der Fassade tatsächlich bestehenden extremen Bedürftigkeit vermieden werden sollten: Der Therapeut sollte lange mit solchen Deutungen abwarten oder vielleicht auch überhaupt auf sie verzichten, weil es gerade bei dieser Störung gilt, daß nicht die Deutung der Abwehr, sondern die *neuen positiven Erfahrungen* innerhalb der therapeutischen Beziehung hauptsächlich die therapeutische Wirkung haben.

2.4.2.3 Schizotypische Persönlichkeitsstörung

Deskriptive Definition: In der heutigen psychiatrischen Klassifikation ist es umstritten, ob es sich hier um eine PS (DSM-III R und DSM-IV) oder wiederum um ein psychotisches Syndrom (ICD-10) handelt. Zu den von DSM-IV vorgesehenen Kriterien gehören: *Beziehungsideen*, ohne regelrechten *Beziehungswahn*, extremes *Unbehagen in sozialen Situationen*, seltsame Verhaltensweisen und *Glaubensinhalte*, ungewöhnliche Wahrnehmungen und *exzentrisches Erscheinen, Mangel an Freunden* oder Vertrauten, vage oder übermäßig abstrakte, eigenartige Sprache, allerdings ohne Lockerung der Assoziationen und ohne Inkohärenz, *inadäquate Affekte,* gelegentlich einige paranoide Vorstellungen.

Während noch in den 40iger Jahren solche klinischen Bilder entweder als schizophrene Psychosen oder als Borderline-Störungen bezeichnet wurden, neigte man später dazu, innerhalb des zu breiten Rahmens des Borderlines eine Unterscheidung zwischen den *instabilen Borderline-Persönlichkeiten* und denjenigen, die mehr an *Schizophrenie* erinnern, zu unterscheiden.

Der Autor findet es konsequenter, die schizotypale Persönlichkeitsstörung dem Borderline i. w. Sinne zuzuordnen, und zwar als dessen *„Schizo-Borderline" Variation* (s. w. u. unter Borderline).

Psychodynamik: Wie noch im Abschnitt über Borderline zu zeigen sein wird, läßt sich zwanglos annehmen, daß die unter der Bezeichnung „schizotypale PS" laufenden Bilder auch *Grenzfälle* (also Borderline) zu schizophrenen Psychosen darstellen, welche mit guten Gründen von den mehr an die affektiven oder schizoaffektiven Psychosen angrenzenden „klassischen" Borderline-Fällen (Kernberg, Gunderson, etc.) abgegrenzt werden müssen. Der Unterschied zu der schizoiden Persönlichkeitsstörung besteht darin, daß sich die Abwehr bei den schizotypalen PS nicht in der einfachen Distanzierung und Isolierung erschöpft, sondern durch zusätzliche projektive Mechanismen „verstärkt" wird.

2.4.2.4 Dissoziale bzw. antisoziale Persönlichkeitsstörung

Deskriptive Definition: Hier kann nicht auf die geschichtliche Entwicklung eingegangen werden, die schließlich zu der heutigen Bezeichnung einer *antisozialen* (DSM-IV) bzw. einer *dissozialen* (ICD-10) PS geführt haben. Delinquentes und kriminelles Verhalten im Rahmen der Kurt Schneiderschen stimmungslabilen, explosiblen und gemütlosen psychopathischen Persönlichkeiten gehört dazu. Die von Anfang an mit diesem Komplex verknüpfte Problematik bestand insbesondere darin, daß Begriffe wie *Psychopathie* und *Soziopathie* sehr schnell zu Synonymen für *Delinquenz* und *Kriminalität* wurden. Dabei steht es heute fest, daß delinquentes und kriminelles Verhalten keineswegs immer, nicht einmal regelmäßig, das Vorliegen einer PS zur Voraussetzung haben.

Psychodynamik: Die ursprünglich vorwiegend triebtheoretisch orientierten Hypothesen traten ab den 40er Jahren zugunsten der Auffassung zurück, daß es sich hier um eine „Ich-Erkrankung" bzw. eine *narzißtische Pathologie* handelt. Auch die ursprüngliche Tendenz der Psychoanalyse, bei den dissozialen Persönlichkeiten das *Fehlen eines Über-Ichs* in den Vordergrund zu stellen, machte allmählich der Einsicht Platz, daß hier eine *spezifische Über-Ich-Pathologie* vorliegt. Kernberg (1988, 1996) beschreibt ein Kontinuum von Über-Ich-Pathologien, deren schwerste Form bei der *dissozialen PS* anzutreffen sei. Auf der nächsten Stufe finde man Patienten, welche zwar noch eine ungezügelte Aggression und Sadismus, aber nicht jene für die dissoziale PS charakteristische *Abgebrühtheit* und *schadenfrohe Unehrlichkeit* zeigten. D.h., auf dieser zweiten Ebene machen sich diskret subtile Abhängigkeitstendenzen bemerkbar.

In einer weiteren Variation, die Kernberg *paranoide Regression* und *bösartigen Narzißmus* nennt, stehe die Selbstdestruktivität als Triumph über den Analytiker oder ein offener sadistischer Triumph über ihn im Vordergrund, d.h. auch hier bestehe ein gewisser Bezug zum Objekt.

Die von Kernberg auf diese Weise geschilderten Schweregrade der Störung und die dadurch entstehenden Typen überzeugen durch ihre Kliniknähe. Man fragt sich nur, ob zu ihrer theoretischen Begründung die (von Jacobsen übernommene) komplizierte Konstruktion erforderlich ist. Seine von der Objekt-Beziehungstheorie inspirierten Formulierungen leuchten aber wiederum ein.

Nach Kernberg übernimmt der Betreffende die in seiner frühen Entwicklung *erlebten grausamen Vorbilder* und macht sie sich zu eigen, weil ihm dies als die einzig mögliche *Überlebensstrategie* erscheint.

Arnold Groen (1987) bietet eine andere Hypothese an. Er geht davon aus, daß der Betreffende das alternative, also das *gute Objekt* ausschaltet oder sogar eliminiert, um die Wiederholung des damaligen Schmerzes zu vermeiden (des Schmerzes aus dem Mangel oder der Feststellung des Mangels an einem guten Objekt). Groen meint z.B., daß Lustmörder ihre Opfer – meistens „gute", gefühlvolle Frauen – deswegen töten müssen, weil sie (die Frauen) jene intensiven, abgespaltenen und verleugneten Bedürfnisse und Sehnsüchte bei dem Täter mobilisieren und damit das narzißtische Gleichgewicht in Gefahr bringen.

Die beiden Hypothesen sind aber nicht inkompatibel, man könnte sie auch als komplementär verstehen. Meloy hat – z.T. Kernberg folgend – in seiner großen Monographie mit dem Titel: „The Psychopathic mind" (1988) auch mit eigenem reichlichen klinischen Material die Auffassung untermauert, daß bei dieser PS eine *primitive Identifikation mit dem Bösen* stattfinde – ganz anders als bei den Borderline-Patienten, bei denen zwar ein böses Introjekt im Zustand der Unintegriertheit vorhanden ist, welches aber ständig nach außen projiziert wird, so daß keine Identifikation mit ihm stattfindet. Man könnte dies auch so formulieren: Aufgrund von schwersten frühen Traumatisierungen und Enttäuschungen durch das Objekt kommt es unter bestimmten Bedingungen zu einer extrem narzißtischen pathologischen und *selbstbezogenen Pseudolösung* derart, daß das *Böse als das Eigene* und das zu Bejahende gleichsam definiert wird. Es ist eine Art sehr früher, primitiver Identifikation mit dem Angreifer. Hierbei handelt es sich m.E. also nicht – wie gelegentlich psychoanalytischerseits behauptet wird – um den Verlust der Kontrolle über den angeblich primären sadistischen Trieb, sondern um die Überkompensation einer unsicheren und brüchigen *narzißtischen Homöostase* und um die *Abwehr von objektbezogenen Sehnsüchten* und Bindungsbedürfnissen, welche von dem Betreffenden aufgrund seiner früheren Erfahrungen als besonders gefährlich für seine Selbstintegrität, Selbstidentität und sein Selbstwertgefühl empfunden werden.

Unter Berücksichtigung dieses neuen Verständnisses der Psychodynamik ergeben sich vielleicht – therapeutisch – etwas optimistischere Möglichkeiten.

2.4.2.5 Narzißtische Persönlichkeitsstörung

Deskriptive Definition: Da die Reliabilität dieser Diagnose sich als niedrig erwies, entschloß man sich, sie nicht im ICD-10 zu übernehmen. Dagegen behält sie im DSM-IV eine wichtige Position. Deskriptiv betrachtet stehen hier durchgehend Verhaltensmuster *der Grandiosität*, des Bedürfnisses, bewundert zu werden und des *Mangels an Empathie* im Vordergrund. Des weiteren reagieren Menschen mit dieser PS auf Kritik mit Wut, Scham oder Demütigung, sie übertreiben die eigenen Fähigkeiten und Talente, sie nutzen die zwischenmenschlichen Beziehungen für egoistische Ziele aus. Sie sind der Meinung, daß die eigenen Probleme einzigartig seien, legen ein Anspruchsdenken an den Tag und verlangen nach ständiger Aufmerksamkeit.

Psychodynamik: Die Problematik der deskriptiven Eingrenzung der narzißtischen PS hängt wahrscheinlich damit zusammen, daß der Terminus Narzißmus recht unterschiedlich, zu eng oder zu breit ausgelegt werden kann. Wenn man mit Kernberg den *psychodynamischen Kern* in einer *Übertriebenen Idealisierung des eigenen Selbst* sieht, so kann man einen leicht abgrenzbaren Typus definieren. Folgt man dagegen Kohut (1971, 1977), der alles, was die Entwicklung und die Ausdifferenzierung des Selbst betrifft, narzißtisch nennt, so gelangt man zu einer viel breiteren Kategorie, die praktisch das gesamte Spektrum der selbstbezogenen (in unserem Modell) PS umfaßt. Letzteres ist sicher weder sinnvoll noch nützlich. Denn es gibt viele andere Variationen einer selbstbezogenen Abwehr und Kompensation, die nicht – wie hier – die Regulation des Selbstwertgefühls betreffen, oder, wenn sie es tun, so doch mittels anderer Modi, z.B. bei der hyperthymen, der querulatorischen, der fanatischen usw. Persönlichkeit.

Kernberg (1975) geht davon aus, daß durch die konstant übertriebene Idealisierung des eigenen Selbst die Instabilität eines Borderlines als gleichsam niedrigerer Integrationsstufe vermieden bzw. überwunden wird. Man müßte nur hier ergänzen: Diese Überwindung geschieht auf Kosten der zwar sehr instabilen und problematischen, aber immerhin *vorhandenen Objektbezogenheit* des Borderlines und zugunsten einer nunmehr festgefahrenen extremen Rigidität in der Nähe des „Selbstpols".

Im Verlauf psychoanalytischer Behandlungen zeigt sich übrigens, daß die Selbstüberschätzung und die Verachtung des Objektes nur an der Oberfläche herrschen und daß darunter zunächst oft *halbbewußte Minderwertigkeitsgefühle* bestehen. Diese werden meistens erst im geschützten Raum der Therapie, nach Aufhebung der Verleugnung richtig bewußt, was auch dann als positives Zeichen einer Lockerung der narzißtischen Abwehr zu bewerten ist.

2.4.2.6 Andere selbstbezogene Persönlichkeitsstörungen

Die einfache klinische, psychiatrische Beobachtung und Intuition hat früher eine Reihe anderer Typen von PS erfaßt, welche mit dem Dilemma *Selbstwert versus Objektwert* zu tun haben. Sie sind in der heutigen Fassung von DSM und ICD nicht mehr als besondere Kategorien berücksichtigt.

A) Der Begriff des **Hyperthymen** als Bezeichnung eines Temperamenttypus oder eines Persönlichkeitstypus hat eine große Tradition. z.B. Kurt Schneider (1950) oder auch Leonhard (1968) haben die hyperthymen Persönlichkeiten als Menschen beschrieben, bei denen mehr oder weniger konstant das Erleben und Verhalten durch eine *heitere Stimmung*, einen *Tätigkeitsdrang* mit Tendenz zum *Rededrang* charakterisiert ist. Akiskal (1992) schildert ebenfalls einen fröhlichen, überoptimistischen, redseligen, selbstsicheren, großspurigen, hochaktiven, überengagierten, ungehemmten, risikosuchenden und zu Promiskuität neigenden Typus. Man könnte zunächst vermuten, daß dieser Typus deswegen nicht in der heutigen Klassifikation enthalten ist, weil er eine geringe klinische Relevanz aufweist. Nach unserer Erfahrung jedoch tendieren Menschen mit dieser keineswegs so seltenen PS dazu, beim Abklingen der biologischen Vitalität *in der Involution depressiv zu dekompensieren*. Einige der Merkmale dieses Typus entsprechen den von Zerssen (1991) beschriebenen *Typus Maniacus*.

Psychodynamisch stellt wohl die Hyperthymie einen Modus der *Selbststabilisierung* und *Komplettierung* dar, der durch seine Prägnanz auch für den aufmerksamen Laien unverkennbar ist. Das Negative, das Nachteilige, das Schwache, das Minderwertige des eigenen Selbstbildes werden systematisch verleugnet.

B) Aggressive und aggressiv-sadistische Persönlichkeitsstörung. Die hier gemeinten Charakterzüge betreffen ein breites Spektrum von dem einfachen, ständig kritisierenden, anklagenden, verächtlichen Verhalten zu den körperlichen oder seelischen Grausamkeiten, sadistischen Erniedrigungen usw. Psychodynamisch handelt es sich auf jeden Fall auch hier um einen *Modus der*

Abwehr und Kompensation, der wegen seiner großen Häufigkeit als auch wegen der implizierten therapeutischen Aspekte bedeutend ist. Versteht man nämlich solche Charakterzüge und Symptome nicht als Äußerungsformen eines primär gesteigerten energetisch konzipierten Aggressions (geschweige Todes-)triebes, sondern in einer anderen Weise (Fehlen einer adäquaten Lösung des intrapsychischen Konfliktes), so gelangt man zu einem klinknahen Verständnis von Wut, Haß, Neid, Destruktivität und Sadismus. Dadurch gelingt es auch, auf die Auffassung zu verzichten, wonach die unterschiedliche Ausprägung solcher Merkmale bei verschiedenen Persönlichkeiten auf konstitutionelle Variationen jenes – behaupteten – Aggressionstriebes zurückzuführen sei.

Biologisch vorgegeben ist lediglich nur das *primär sinnvolle Aggressionsmuster*, welches der Sicherung der Befriedigung von objektalen und narzißtischen Bedürfnissen dient. Die Variationen der Ausprägung und der jeweiligen „Menge" der Aggression läßt sich durch die Unterschiedlichkeit der jeweiligen *intrapsychischen und psychosozialen Konstellation* erklären. Die „innere Produktion" von Aggression basiert auf den notgedrungen entstandenen inadäquaten, „vereinseitigten" Pseudolösungen der Grundkonflikte. Pathologische selbstbezogene Modi führen zu Frustration der objektalen Bedürfnisse; objektbezogene Modi führen zur Frustration der Bedürfnisse nach Autonomie, Selbständigkeit, Expansion, Selbstsicherheit.

Die bei verschiedenen PS zu beobachtende offene aggressive Komponente dient der Entlastung von der sich akkumulierenden Aggression, so etwa z.B. bei konstant streitsüchtigen Persönlichkeiten. Eine andere Funktion – und dies gilt insbesondere für die aggressiv-sadistischen Verhaltensweisen –, besteht in einer *narzißtischen Stabilisierung durch Erniedrigung*, Verkleinerung, Verachtung, Drangsalierung, psychische oder körperliche Folterung von Anderen. Diese so gewonnene „Überlegenheit" wird oft von einem triumphalen Gefühl begleitet, wodurch sich auch süchtiges Verlangen danach entwickeln kann.

2.4.2.7 Borderline-Persönlichkeitsstörungen

Vorbemerkung: Der Terminus *Borderline* (Grenzfall) entstand zunächst aus der Notwendigkeit, alle jene psychopathologischen Syndrome zu erfassen, die nicht mehr *neurotisch*, aber auch noch nicht *psychotisch* sind. Dies führte jedoch zunächst zu einem inflationistischen Mißbrauch des Terminus: Keineswegs alles, was nicht neurotisch ist, grenzt an Psychose. Aber auch die tatsächlichen Grenzfälle erwiesen sich als recht unterschiedlich, und zwar je nach dem, ob es sich um die „Grenze" zur Schizophrenie oder zu den affektiven und schizoaffektiven Psychosen handelt.

Es ist u. a. das Verdienst von Otto Kernberg (1975, 1977) mit seiner positiven Definition des Borderlines, die größere und charakteristischere Gruppe erfaßt zu haben. Diese psychodynamisch inspirierte Definition beeinflußte maßgebend auch die klassifikatorischen Systeme von DSM und ICD. Im deutschsprachigen Raum hat Rohde-Dachser (1986) wesentlich zur Bekanntmachung und Verbreitung sowie weiterer Differenzierung dieses psychodynamischen Konzeptes beigetragen.

Da es sich um relativ dauerhafte Verhaltens- und Erlebensweisen handelt, entschloß man sich im Rahmen des DSM dazu, die Borderline-Störungen im Bereich der PS anzusiedeln, was allerdings nicht unstrittig geblieben ist. Im ICD-10 stellt übrigens die *Borderline-PS nur eine Untergruppierung der „emotional instabilen PS"* dar (bei letzteren unterscheidet man also zwischen einem „impulsiven" und einem „borderline"- Typus).

Deskriptive Definition: Folgende Merkmale sind charakteristisch: Eine Tendenz, Impulse ohne Berücksichtigung von Konsequenzen auszuagieren, eine launenhafte Stimmung, die mangelnde Fähigkeit vorauszuplanen, ein unklares und gestörtes Selbstbild, die Neigung zu intensiven aber unbeständigen Beziehungen sowie Suizidalität. Die mehr von Kernberg beeinflußte Definition stellt folgende Merkmale in den Vordergrund: *Stabile Instabilität*, Ich-Diffusität bei erhaltener Realitätsprüfung, Schwarz-weiß-Denken, Angst-Intoleranz, Beeinträchtigung der Arbeitsfähigkeit und der Beziehungen. Ständig abrupt wechselnde Werteinschätzung von sich und vom Objekt bei gut erhaltener Kontaktfähigkeit, unvermittelt erscheinende Wutanfälle und Raserei, unverständlich erscheinende Kränkungen, Stimmungswechsel, paradox erscheinende Reaktionen und schnelles emotionales Shifting sind ebenfalls charakteristisch.

Psychodynamik: Rohde-Dachser (im wesentlichen Kernberg folgend, 1986), nimmt eine *spezifische Ich-Störung* an, in deren Zentrum die Unfähigkeit zur Verdrängung und – damit eng verknüpft – zum Aufbau reiferer, ambivalent erlebbarer Objektbeziehungen steht. Man kann nun darüber streiten, ob diese „Ich-Störung" einen Defekt oder, wie der Autor glaubt, einen auf Spaltungs-Prozessen basierenden Abwehrmodus darstellt, welcher freilich neben der defensiven Funktion auch gewisse dysfunktionale „Nachteile" impliziert und deswegen auch als „Störung" imponiert. Für diese Auffassung spricht auf jeden Fall die Tatsache, daß der bei dieser Störung dominierende Vorgang der *Spaltung* von fast allen Autoren als ein *Abwehrmechanismus* betrachtet wird.

Während die „Spaltung" den wichtigsten Abwehrmechanismus bei der Borderline-PS darstellt, scheint im Falle der schizotypischen PS die Projektion im Vordergrund zu stehen. Deswegen trifft man bei Letzteren auf paranoide Ideen, magisches Denken, Sinnestäuschungen sowie Entfremdungserlebnisse. Einige weitere differentialdiagnostische Feststellungen sind von theoretischer und praktischer Bedeutung:

A) Die bei Kernberg, Rohde-Dachser und anderen immer wieder auftauchende Bezeichnung *Identitätsdiffusion* zur Charakterisierung eines der Hauptmerkmale des Borderlines kann zu gewissen Mißverständnissen führen. Betrachtet man die von diesen Autoren zur Illustration dargestellten Fälle, so fällt auf, daß es hier um eine *Instabilität* und um eine Diffusität der Vorstellung des Patienten in Bezug auf *seine Selbstwertigkeit* geht, und nicht um die – mehr für die schizotypale PS und insbesondere für die Schizophrenie typische – Störung der Selbst- und Nicht-Selbst-Unterscheidung. Der Borderline-Patient ist lediglich erheblich instabil und unsicher in Bezug auf den eigenen Wert und den Wert des Objektes, weswegen er auch ständig zwischen *Über-* und *Unterschätzung* von sich selbst und dem Objekt wechselt.

Diese Beobachtung wird durch die Ergebnisse empirischer Untersuchungen aus neuester Zeit unterstützt, welche die in klassischer Weise von Kernberg u. a. umschriebene Patientengruppe *als Grenzfälle zu den affektiven Psychosen* und nicht wie früher angenommen – zu den schizophrenen Psychosen erscheinen läßt. Genauer genommen handelt es sich wohl *um die Grenze zu den schizoaffektiven Psychosen*. Dies erklärt auch den bemerkenswerten und sonst nicht erklärbaren statistischen Befund von Spitzer und Mitarbeitern, daß eine Mehrheit der dort diagnostizierten Borderline-Patienten die Kriterien sowohl der instabilen wie der schizotypischen PS zeigt (54 %). D.h. die „klassischen" (gleichsam Kernbergschen) Borderline-Patienten stehen an der „Grenze" zu den *schizoaffektiven* Psychosen. Sie stellen die größere bzw. die Kerngruppe dar. Es gibt nun darüber hinaus eine eindeutiger *schizophrenieforme* und eine eindeutiger *affektiv gestörte* Gruppe von Borderline-Fällen. Die ersten würden der schizotypalen PS, die zweiten der in der letzten Zeit erneut diskutierten zyklothymen PS entsprechen.

B) Die *Projektion der schizotypalen Störung* ist zwar ein stabiles, dafür aber auch gleichsam „pathologischeres" defensives Muster als die Instabilität des Borderlines (im engeren Sinne), bei dem immerhin eine, wenn auch wechselhafte *Beziehung zum Objekt* möglich ist.

C) Wenn Rohde-Dachser vermutet, daß die Spaltung u.a. dazu diene, das existenzerhaltende *Objekt* vor der Wut der eigenen *Aggression zu schützen*, so muß man sich überlegen, ob nicht derselbe Mechanismus, also die Spaltung, die Voraussetzungen dafür schafft, daß auch objektale *Wünsche*, wenigstens kurzfristig und im Wechsel mit aggressiven Distanzierungen befriedigt werden können. Darin besteht ja auch das relativ adaptative Potential und der Vorteil der Instabilität des Borderlines. Die Instabilität ist also sehr wahrscheinlich nicht so sehr als Folge einer Ich-Schwäche, sondern vielmehr als eine kompromißhafte „Pseudolösung" zu verstehen.

2.4.2.8 Histrionische Persönlichkeitsstörung

Schon bei DSM-III wurde die Bezeichnung hysterisch in Klammern gesetzt. Im nachfolgenden DSM-III R und dem jetzigen DSM-IV, als auch im ICD-10, wurden die Termini „Hysterie", „hysterische Neurose" und „hysterische Persönlichkeit" gestrichen. Stattdessen findet man bei beiden Klassifikationssystemen jetzt eine *histrionische PS*.

Der Grund für diese Entwicklung war die im Laufe der letzten Jahrzehnte immer deutlicher gewordene Problematik des Hysteriebegriffes, und zwar nicht nur außerhalb, sondern auch innerhalb der Psychoanalyse. Des weiteren wollte man Konnotationen mit Sexualität und mit weiblichem Geschlecht (Hystera = Gebärmutter) vermeiden.

Deskriptive Definition: Sowohl DSM-IV als auch ICD-10 beschreiben den Patienten mit einer histrionischen PS als jemanden, der ständig von anderen Bestätigung und Anerkennung verlangt und durch *Dramatisierung, theatralisches Verhalten, Egozentrik* und impressionistischen Sprachstil auffällt. Beim ICD-10 fehlen bestimmte Attributionen des DSM-IV (verführerisch im Äußeren und im Gehabe, übertrieben besorgt um das Äußere u.ä.), welche eine Prävalenz dieser Störung bei Frauen hätte suggerieren können. Hier, beim ICD-10, hat man sich also noch mehr darum bemüht, die frühere geschlechtsspezifische Einseitigkeit zu Ungunsten der Frauen zu beseitigen. Im übrigen gehen jedoch beide Klassifikationen davon aus, daß es sich um egozentrische, *stimmungslabile* und affektvolle, *leicht kränkbare*, zu *manipulativem Verhalten* neigende Persönlichkeiten handelt.

Dennoch ergeben sich schon auf dieser deskriptiven Ebene Schwierigkeiten: Empirische Untersuchungen zeigen, daß die Unterscheidung der histrionischen, z.B. von der Borderline-PS, nur schwer möglich ist. Man versucht zwar, sich hier mit der Annahme von Komorbiditäten zu helfen. Es fragt sich nur, ob eine diagnostische Kategorie nützlich ist, wenn die mit ihr erfaßte Störung über 50prozentige Überlappungen mit anderen wichtigen diagnostischen *Kategorien* aufweist.

Psychodynamik: Die klassische Psychoanalyse sah das Hysterische (sei es als Symptom oder als Charakterzug) immer im Zusammenhang mit dem Ödipalen. Hysterische Symptome und Verhaltensmuster findet man jedoch auch bei anderen Konfliktkonstellationen und im Rahmen anderer PS (z.B. Borderline- oder narzißtische Störungen). Der Modus der hysterischen Konfliktverarbeitung scheint also relativ *konfliktunspezifisch* zu sein, wenn auch eine gewisse statistische Anhäufung der Charakteristika einer hysterischen (histrionischen) Störung bei der sog. ödipalen Problematik vorliegt. Daß Hysterische (bzw. Histrionische) ist ein Abwehrmodus, der zwar mit Affektualisierung, Identifikation, Verdrängung u.ä. Mechanismen „arbeitet", jedoch nicht dadurch spezifisch definierbar ist. Das Spezifische und gleichzeitig Gemeinsame aller hysterischen Phänomene scheint die *unbewußte Inszenierung* zu sein, mit dem „Ziel", anders zu erscheinen, sich anders zu erleben, als man ist. Eine solche Hypothese hat u.a. den Vorteil, daß sie den Fehler vermeidet, jede Impulsivität, jede

Stimmungslabilität, jede abrupte emotionelle Entladung, jede Instabilität, jede Verdrängung hysterisch bzw. histrionisch zu benennen.

Auch die charakteristische Gegenübertragung in der Begegnung mit dem hysterischen Patienten, also die gefühlsmäßige Reaktion des Therapeuten auf eine unechte Selbstdarstellung weist in die gleiche Richtung. Übrigens geht es hier nicht, wie DSM und ICD suggerieren und wie auch Karl Jaspers meinte, immer um ein „mehr Erscheinen" als man ist, sondern generell um *anders*, also auch schwächer, kränker, hilfloser.

Die Mobilisierung von Affekten spielt zwar eine sehr große und zentrale Rolle; oft „arbeitet" aber „der Regisseur" gerade mit dem Fehlen von Affekten! Der hysterische Modus impliziert zu komplizierte intrapsychische und insbesondere interaktionelle Prozesse, als daß er durch die Annahme der bloßen Aktivierung von Grundaffekten verstanden werden könnte. Das durch die unbewußte Inszenierung erreichte *Anderserscheinen* und *Sich-anders-Erleben* dient der Abwehr von Schuld- und Schamgefühlen, von Angst, von Unsicherheit, von innerer Leere usw. Besonders verkompliziert wird die Diagnostik auf diesem Gebiet oft dadurch, daß es sehr häufig zur *sekundären Hysterisierung* kommt, nämlich zu dem Vorgang, bei dem tatsächliche psychosoziale Belastungen **sekundär** in die unbewußte Inszenierung mit aufgenommen und mit verwertet werden, so daß man oft schließlich nicht mehr eindeutig zwischen real erzeugtem Leiden und darauf aufgepfropften Inszenierungen unterscheiden kann.

2.4.2.9 Selbstunsichere, ängstliche, vermeidende Persönlichkeitsstörung

Deskriptive und psychodynamische Definition: Nach DSM-IV liegt hier ein Muster vor, welches aus einer *sozialen Hemmung*, aus *Minderwertigkeitsgefühlen* und einer Übersensibilisierung negativen Äußerungen von anderen gegenüber besteht. Die Betroffenen wünschen zwischenmenschliche Nähe, vermeiden jedoch enge Beziehungen, um nicht abgelehnt zu werden. Ebenfalls meiden sie unabhängige Entscheidungen, um sich nicht lächerlich zu machen. Nach unseren Erfahrungen kann allerdings die durch ein solches ängstlich-vermeidendes Verhalten abgewehrte Angst aus unterschiedlichen intrapsychischen Konflikten und äußeren Belastungen stammen.

2.4.2.10 Zwanghafte Persönlichkeitsstörung

Deskriptive Definition: Diese PS wird im ICD-10 als „anankastische PS" aufgeführt. Es handelt sich wohl um einen der schon früher prägnant geschilderten Typen, der auch dem Laien sehr gut bekannt ist. Die Hauptmerkmale: Übertriebene *Ordentlichkeit, Pedanterie, Ordnungssinn, Geiz, Perfektionismus,* vermehrtes Bedürfnis nach *Absicherung*, übertriebene *Gewissenhaftigkeit, Eigensinn,* eingeschränkte Fähigkeit, Wärme und Gefühle der Zärtlichkeit auszudrücken, Leistungsbezogenheit usw. Diese Störung entspricht praktisch der früheren Charakterzwangsneurose und kann mit vielen anderen PS kombiniert auftreten.

Psychodynamik: Der zwangsneurotische Modus der Konfliktverarbeitung wird oft zur *Abwehr des Konfliktes* „Gehorsam versus Ungehorsam" eingesetzt. Da diese Thematik im Kapitel über die Zwangsneurose näher geschildert wird, kann hier auf weitere Ausführungen verzichtet werden. Lediglich kurz erwähnen muß man die Tatsache, daß sowohl das zwangsneurotische Syndrom als auch die zwangsneurotische PS vielfach auch einer *narzißtischen Stabilisierung* „dienen" und somit nicht, wie früher angenommen, nur bei „reiferen" Konflikten, sondern auch bei der Abwehr tiefergehender „Dilemmata" sowie bei drohender Dekompensation und Desintegration des Ichs mobilisiert werden können. Der nicht seltene Syndromwechsel zwischen zwangsneurotischem Syndrom und Psychose ist in dieser Hinsicht bezeichnend.

2.4.2.11 Passiv-aggressive Persönlichkeitsstörung

Diese, im ICD-10 nicht vorgesehene und im DSM-IV jetzt ausgeschiedene Kategorie entspricht zwar einem sehr gut bekannten Verhaltensmuster, welches jedoch dadurch an Spezifität verliert, daß es mit einem breiten Spektrum anderer PS kombiniert auftritt. Aus diesem Grunde wurde in den USA (und im DSM) diese früher dort so beliebte Kategorie zunächst aufgegeben. Es geht um ein *konstantes Verhaltensmuster eines passiven Widerstandes,* welcher sich in „Versäumnissen", Verlangsamung und Protrahierung bei der Erfüllung von Wünschen oder Befehlen des Anderen usw. ausdrückt.

Psychodynamisch handelt es sich um eine der häufigsten *Kompromiß- „Lösungen" aggressiver Konflikte,* wobei Aggressivität, Feindseligkeit,

Groll in der Interaktion agiert, aber im Erleben kaum bewußt erlebt wird.

2.4.2.12 Zyklothyme Persönlichkeitsstörung

In der älteren deutschsprachigen psychiatrischen Literatur wurde die Bezeichnung Zyklothymie und zyklothym nicht nur zur Bezeichnung der manisch-depressiven Psychosen, sondern gelegentlich auch zur Charakterisierung eines Persönlichkeitstypus oder einer für die affektiven Psychosen spezifischen prämorbiden Persönlichkeitseigenart benutzt. Heute wird dieses zwischen Depressivität und hypomanischer Heiterkeit wechselnde Verhalten als zu den *bipolaren Syndromen* gehörend betrachtet (Achse I). Lediglich Akskal (1992) und Mitarbeiter haben mit ihren Arbeiten eine „US-amerikanische Neuauflage der konstitutionsbedingten affektiven Temperamente" (Fiedler 1994) initiiert.

Vom **Psychodynamischen** her kann man wohl hier von Abwehr und Kompensationsmechanismen bei *Störungen der Selbstwertgefühlregulation* ausgehen, welche denjenigen bei den bipolaren affektiven Psychosen entsprechen, wenn auch mit einer geringeren Ausprägung.

2.4.2.13 Selbstschädigende, sog. masochistische Persönlichkeitsstörungen

Auch hier handelt es sich um sehr verbreitete Lebens- und Verhaltensmuster, welche nicht die Abgrenzung einer spezifischen PS zulassen. Der Autor geht davon aus, daß der sog. Masochismus keineswegs das Resultat eines primärmasochistischen „Triebes" ist, sondern daß er vielmehr eine recht häufige, wenn auch mit unterschiedlicher Ausprägung auftretende *unbewußte Strategie* darstellt.

2.4.2.14 Abhängige (dependente) Persönlichkeitsstörung

Deskriptive Definition: Im ICD-10 wird in Klammern auch die Bezeichnung „asthenische" hinzugefügt, wodurch die historische Verbindung zu der „asthenischen Persönlichkeit" der älteren Literatur angedeutet werden soll. Gemeint sind hier Menschen, die Verantwortung für wichtige Bereiche des Lebens anderen überlassen, eigene Bedürfnisse unter die anderer Personen unterordnen, unverhältnismäßig nachgiebig sind, sich selbst als hilflos, *inkompetent* und *schwach* erleben, *Ängste* vor Verlassenwerden haben, und die sich alleine meist unwohl und hilflos fühlen.

Psychodynamisch handelt es sich um einen ausgesprochen *objektbezogenen* (s. Allgemeiner Teil) *Modus* der schützenden Abwehr. Der Grundkonflikt und seine Variationen werden zugunsten einer *Unterwerfung unter das Objekt* bei Vernachlässigung der eigenen Selbstbedürfnisse „pseudogelöst".

2.4.2.15 Depressive Persönlichkeitsstörung

Eine solche Kategorie ist weder im ICD-10 noch im DSM-IV vorgesehen. Lediglich im DSM-IV wird die depressive PS (neben der passiv-aggressiven PS) als möglicher Gegenstand zukünftiger Forschung erwähnt. Dabei sind die vorliegenden Entwürfe von der älteren psychiatrischen Literatur beeinflußt worden.

Heute werden diese häufig langandauernden, depressiven Verstimmungen von analytisch orientierten Diagnostikern als *neurotische Depressionen*, im Rahmen des ICD-10 als *Dysthymien* (F34.1) diagnostiziert, letztere unter dem Oberbegriff der Zyklothymia (F34.0).

Die zu vermutende Psychodynamik entspricht wohl derjenigen einer neurotischen Depression (unter Umständen z. T. auch einer unipolaren Depression) und wird ausführlicher an anderer Stelle in diesem Band besprochen.

2.4.3 Zur Therapie von Persönlichkeitsstörungen

Die einzelnen Therapieverfahren, die auch bei PS zur Anwendung kommen, werden an anderen Stellen in diesem Buch dargestellt. Hier sollen lediglich kurz nur die *Indikation* und die *Aussichten* einer Therapie betreffenden Gesichtspunkte erwähnt werden.

Es läßt sich wohl mit Recht behaupten, daß die Psychotherapeuten Schwierigkeiten im Umgang mit den PS haben. Speziell die Psychoanalytiker zeigen sich besonders im Bezug auf die dissoziale PS recht pessimistisch. Auf der anderen Seite darf jedoch nicht übersehen werden, daß viele der heutigen PS seit Jahrzehnten von Psychoanalytikern mehr oder weniger erfolgreich behandelt werden, allerdings unter anderen Diagnosen, insbesondere früher auch unter der Diagnose *Charakterneurose*. Des weiteren darf nicht vergessen werden, daß im Laufe der Jahrzehnte viele Psychoanalytiker oder psychoanalytisch orientierte

Psychiater psychoanalytische, wenn auch z.T. abgewandelte Therapien bei *jugendlichen Delinquenten* oder *erwachsenen Kriminellen* durchgeführt haben und daß in den letzten Jahren eine Reihe von psychodynamisch orientierten Therapeuten über Behandlungen nicht nur bei *Borderline-PS*, sondern auch über andere schwerste Varianten *narzißtischer PS* veröffentlicht haben.

Weiterhin muß auch berücksichtigt werden, daß tatsächlich die *kognitive Therapie* im Bezug auf die Chronifizierung und Fixierung der Verhaltensmuster, welche die PS ausmachen, einen gewissen Vorteil hat: Auch wenn PS im wesentlichen Modi der schützenden *Abwehr und Kompensation von Konflikten* und ihren Folgen sind, so spielen auf die Dauer und bei Abnehmen dieses dynamischen Hintergrundes Gewohnheit und andere Lernfaktoren eine maßgebende Rolle, so daß *kognitive Therapie* und *übende Verfahren* von Nutzen sein können.

Ins Gewicht fällt auch, daß die strenge orthodoxe Abstinenz bei der psychoanalytischen Standard-Behandlung gerade bei schweren PS sich als antitherapeutisch erweist. In dieser Hinsicht hat sich allerdings auch schon innerhalb der Psychoanalyse in den letzten Jahren vieles verändert, in gewisser Hinsicht findet dort sogar eine entscheidende Wendung statt. Umgekehrt zeichnet sich eine erfreuliche Dynamisierung der kognitiv-behavioralen Therapie ab. In unserer therapeutischen Erfahrung aus den letzten Jahren, die allerdings noch nicht ausreichend statistisch untermauert werden konnte, war eine psychoanalytisch orientierte Psychotherapie mit der Bereitschaft einer Abschwächung der therapeutischen Asymmetrie zwischen Therapeuten und Patienten und mit Hilfe einer die narzißtischen und selbstpsychologischen Aspekte berücksichtigende Technik bei PS am erfolgreichsten.

Zusammenfassung: In diesem Beitrag wurden die in den neueren psychiatrischen Klassifikationen von DSM-IV und ICD-10 deskriptiv operationalisierten PS auch psychodynamisch betrachtet und als *Modi der Abwehr intrapsychischer Spannungen* (welche durch die verschiedenen Grundkonflikte entstehen) sowie als *Modi der Kompensation* der durch diese Abwehr entstehenden Defizite und Mängel konzeptualisiert. Einzelne PS können nur selten ausreichend abgegrenzte Diagnosen darstellen; Kombinationen mehrerer solcher „Störungen" überwiegen. Die auf breiter Front praktizierte Annahme von „Komorbiditäten" suggeriert die falsche Vorstellung, daß es sich dabei um verschiedene additiv kombinierbare „Krankheiten" handelt. In Wirklichkeit handelt es sich aber, wie schon eben erwähnt, um *Abwehr-*

und Kompensationsmechanismen. Diese lassen sich sinnvoller aufgrund ihrer *Psychodynamik* klassifizieren, und zwar je nachdem, ob dabei *selbstbezogene* oder wiederum *objektbezogene Modi* überwiegen bzw. ob vorwiegend eine *Autonomie versus Bindung*, oder eine *Selbstwertigkeits- versus Objektwertigkeits-Problematik* zugrundeliegt.

Weitere Differenzierungen ergeben sich aus den Besonderheiten der jeweiligen Modi. Die *Psychotherapie* der PS muß sich zwar im Hinblick auf die Chronifizierung und Fixierung sowie die Festlegung auf bestimmte Verhaltensmuster unter Umständen auch übende Verfahren zu Nutze machen. Das zentrale Anliegen dürfte aber die Förderung des *Verständnisses für die zugrunde liegenden Konflikte* sowie die Ermöglichung *von neuen Beziehungserfahrungen* innerhalb der therapeutischen Beziehung sein.

2.5   Andere neurotische Störungen

2.5.1   Neurasthenisches Syndrom

Ch. H. Röder, G. Overbeck

Definition: Neurasthenie bezeichnet *die Erschöpfung nach leichtester geistiger oder körperlicher Anstrengung.* Zusätzlich kommen unspezifische körperliche und neuropsychologische Beschwerden wie Muskelschmerzen, mangelnde Konzentrationsfähigkeit oder Schlaflosigkeit hinzu.

Die Neurasthenie stellt insofern eine Besonderheit dar, als sie in ihrem Verständnis stark von soziokulturellen und von historischen Aspekten abhängig ist. In die medizinische Begriffswelt inauguriert wurde sie 1869 in den USA durch Beard.

Freud rechnete die Neurasthenie mit der Hypochondrie und der Angstneurose zu den *Aktualneurosen.* Nachdem sich die Diagnose über Jahrzehnte bei Patienten und Ärzten großer Beliebtheit erfreut hatte, geriet sie mehr und mehr in Vergessenheit, wurde bei der Revision des DSM-II zum DSM-III als Diagnose gestrichen und trotz erneuter Diskussion nicht in das DSM-IV aufgenommen (Ware 1994). Im *ICD-10* hingegen firmiert die *Neurasthenie* weiterhin als *Krankheitsentität.* Für Diskussion sorgte die Neurasthenie in den letzten zehn Jahren in Zusammenhang mit dem *Chronic-Fatigue-Syndrom* (CFS), resp. der *myalgischen Enzephalomyelitis* (ME), und der Frage, ob das Konzept des CFS und der ME in dem der Neurasthenie aufgehen könne.

In Ländern wie China und Japan hat der Begriff Neurasthenie die Funktion, schwerere psychiatrische Diagnosen wie Schizophrenie oder Depression, die dort sozial noch geächteter sind als in westlicher Ländern, zu kaschieren.

Im intellektuellen Einflußbereich der ehemaligen Sowjetunion stand die Neurasthenie synonym für den Begriff „Neurose".

Beschwerden und Symptome: Als führendes Symptom sind die andauernden Klagen über enorme *Abnahme der geistigen und körperlichen Leistungsfähigkeit*, die zu großer Erschöpfung nach geringster Anstrengung führen, zu nennen. Ergänzend kommen *diffuse körperliche Symptome* wie Myalgien, Zephalgien, Schwindel, Schlafstörungen und Konzentrationsstörungen hinzu, aber auch *depressive* und *phobische Symptome*. Im ICD-10 heißt es dazu, daß die psychischen Symptome „nicht anhaltend und schwer genug" sein dürfen, um die Kriterien für eine andere psychische Störung zu erfüllen. Patienten mit CFS oder Myalgischer Enzephalomyelitis geben meist an, vor der Erkrankung besonders leistungsfähig und bis an ihre Grenzen tätig gewesen zu sein.

Verlauf: Über den Verlauf gibt es keine gesicherten Untersuchungen. Gold berichtet über eine Besserung in der Hälfte einer kleinen Gruppe von Patienten bei einer Nachuntersuchung. Der Tenor der meisten Studien spricht von einem *chronischen Verlauf*. Auch Ermann (1995), der die Neurasthenie unter den „psychovegetativen Störungen" abhandelt, sieht eine Neigung zur Chronifizierung. Nach seiner Meinung läßt sich ein *hypochondrischer* und *ein phobischer Verarbeitungsmodus* unterscheiden, wobei für die Neurasthenie wohl eher der phobische Modus gilt.

Prognose: Die Neigung zur Chronifizierung macht die Prognose *ungünstig*. Butler und Sharpe konnten zeigen, daß die Prognose bei Patienten mit chronischer Erschöpfung um so schlechter ist, je mehr sie psychische Faktoren als Ursache ablehnen.

Psychopathologie: Freud (1895) sah die Ursachen der Aktualneurosen in einem mechanischen Aufstau von Libido. Ermann unterscheidet *psychovegetative Störungen* entweder *als Folge narzißtischer Störungen* durch Selbstwertkonflikte, Triangulierungskonflikte oder Autonomiekonflikte oder *als Folge klassisch-neurotischer Störungen* durch mißlungene Konfliktabwehr. In beiden Fällen kommt es durch pathologische Affekte zu einer *Affektsomatisierung* und zum psy-

chovegetativen Symptom der Erschöpfung mit den genannten Begleiterscheinungen.

Nach Meinung von Hoffmann (1987) und Mentzos (1984) hat die Neurasthenie als eigenständige Entität in der Neurosenlehre keine Bedeutung mehr, sie wird meist unter den *depressiven Neurosen* oder den *funktionellen Syndromen* subsumiert oder erhält Namen wie „Erschöpfung durch neurotischen Lebenswandel".

Differentialdiagnosen: Abzugrenzen ist sie von der *Angstneurose*, der *Hypochondrie*, dem *chronischen Müdigkeitssyndrom* und anderen funktionellen Störungen.

Therapie: Wie bei so vielen neurotischen Störungen, die sich in somatischen Symptomen ausdrücken, verweigern sich viele Patienten mit Neurasthenie einer Psychotherapie, da sie der *Meinung* sind, *an einer somatischen Erkrankung zu leiden*. Auch wenn, insbesondere bei *narzißtischer Störung* eine *analytische Therapie* als sinnvoll anzusehen ist, wird man nur wenige der Patienten zu einer solchen bewegen können. Leichter sind sie von *verhaltenstherapeutischen Maßnahmen* wie *Entspannungsübungen* und *Biofeedback* zu überzeugen, da hier der Körper thematisiert wird. Aufgabe des Hausarztes sollte sein, dem Patienten unnötige Behandlung und Diagnostik zu ersparen.

2.5.2 Hypochondrisches Syndrom

Ch. H. Röder, G. Overbeck

Definition: *Hypochondrie* bezeichnet die Überzeugung, an einer oder mehreren Krankheiten zu leiden, *ohne daß sich ein somatisch-pathologischer Befund* erheben läßt. Diese Überzeugung ist auch durch wiederholte Untersuchungen und Versicherungen nicht zu revidieren.

Die Hypochondrie ist wahrscheinlich so alt wie die Menschheit, trotzdem stellt sie ein bis heute ungelöstes Problem dar. Aus psychodynamischer Sicht ist sie nicht als nosologische Einheit zu klassifizieren. Hypochondrische Symptome können Merkmale einer vorübergehenden *Anpassungsstörung*, einer *hypochondrischen Neurose*, einer *Charakterneurose* und zuletzt von *psychotischer Erkrankung* sein. Trotzdem findet sie als Krankheitsentität in den führenden Klassifikationsschemata ICD-10 und DSM-IV Berücksichtigung.

Beschwerden und Symptome: Die Symptome der Hypochondrie sind vielgestaltig und wechselhaft.

Sie können *jedes Organ* betreffen. Typische Ausprägungen sind der Herz-, der Magen- und der Schmerzhypochonder. Die Symptome sind meist *diffus* und nehmen physiologische Unregelmäßigkeiten körperlicher Funktionen als Zeichen schwerer Erkrankung. Dazu gesellen sich *magische und konkretistische Vorstellungen* über die Anatomie des eigenen Körper, die als subjektive Erfahrung über das theoretische Wissen des Arztes gestellt werden. Häufige Arztbesuche mit immer neuen oder rezidivierenden Symptomen sind typisch. Hypochondrische Symptome manifestieren sich häufig in bedeutsamen *Umbruchphasen des Lebens*, wie Pubertät, Midlife-Crisis und im Alter.

Verlauf: Unter Berücksichtigung des oben Gesagten läßt sich ein einheitlicher Verlauf nicht charakterisieren. Während hypochondrische Symptome als Ausdruck einer *Anpassungsstörung* sich spontan zurückbilden, hypochondrische Symptome im Verlauf einer *Psychose* im wesentlichen durch die Abfolge der psychotischen Störung bestimmt werden, kann der *Verlauf* bei der hypochondrischen Neurose oder Charakterneurose chronisch bis chronisch progredient sein. Er ist nicht zuletzt von der Interaktion zwischen Arzt und Patient abhängig, da die Fokussierung auf die somatische Genese von Beschwerden eine entsprechende Organisation der Krankheit bewirken kann.

Prognose: Die Prognose richtet sich ebenfalls nach der Störung, die sich mit hypochondrischen Symptomen manifestiert. Die beste Prognose haben vorübergehende hypochondrische Symptome, während die schlechteste bei der hypochondrischen Charakterneurose zu erwarten ist.

Psychopathologie: Um den verschiedenen Aspekten der Hypochondrie gerecht zu werden, ist es sinnvoll, sich von den einzelnen Körpersymptomen und Krankheitsängsten zu lösen und stattdessen die *interaktionellen Merkmale der Störung* zu thematisieren, die „intersubjektive Form der Leiblichkeit", wie Küchenhoff (1985) sie nennt. Diese sind abhängig von dem *Strukturniveau* (charakterisiert durch Abwehrmechanismen, Objektbeziehungen und Identitätsintegration), auf dem sich das hypochondrische Syndrom manifestiert.

Die hypochondrische Neurose als *Symptomneurose* läßt sich auf einem höheren Strukturniveau verorten und zeigt Abwehrmechanismen wie Projektion und Introjektion. Als *Ursache* findet sich oft ein *Trennungskonflikt*; das als aggressiv erlebte Objekt wird introjiziert, und das daraus entstehende hypochondrische Symptom ermöglicht eine konfliktfreie Objektbeziehung, während das verloren gegangene Objekt im Symptom erhalten bleibt.

Manifestiert sich das hypochondrische Syndrom als *Charakterneurose*, i.e. als Zeichen einer *Persönlichkeitsstörung*, fungiert das Syndrom als *Abwehr einer tiefgreifenden Identitätsdiffusion*. Strukturell liegt dann eine *narzißtische* oder *Borderline-Persönlichkeitsstörung* vor. Führende Abwehrmechanismen sind hier die Spaltung und die projektive Identifikation.

Kommt es beim hypochondrischen Syndrom zum Verlust der Realitätsprüfung, so liegt eine *isolierte Wahnstörung*, abzugrenzen von der wahnhaften Dysmorphophobie (siehe dort), eine *schizophrene*, nicht selten auch eine *depressive Psychose* vor.

Diagnose: Abzugrenzen ist die Hypochondrie gegen *Konversionsstörungen*, die *Dysmorphophobie,* generalisierte Angsterkrankungen und das Koryphäen-Killer-Syndrom.

Therapie: Ziel jeder Therapie muß es sein, unnötige körperliche Eingriffe – auch diagnostischer Art zu ersparen. Bei der Heterogenität der psychopathologischen und psychodynamischen Mechanismen ist es von großer Bedeutung, *Sinn und Funktion des hypochondrischen Symptoms* individuell zu erkennen. Dient es der Kompensation eines Objektverlustes und der Aufrechterhaltung der Objektbeziehung, so bedeutet der Verlust des Symptoms einen doppelten Objektverlust. Ebenso kann das wahnhafte hypochondrische Syndrom als Abwehr gegen die vollständige psychotische Desintegration fungieren.

Unter Berücksichtigung der jeweiligen Bedeutung in objektbeziehungstheoretischem Verständnis und der Beziehungsfähigkeit des Patienten kann die Indikation zu einer *analytischen Psychotherapie* resp. Analyse gestellt werden.

2.5.3 Dysmorphophobie

Ch. H. Röder, G. Overbeck

Definition: Dysmorphophobie bezeichnet die Überzeugung, an einem Defekt oder Mangel der äußeren Erscheinung zu leiden.

Erstmalig wurde der Begriff Dysmorphophobie in den achtziger Jahren des letzten Jahrhunderts von dem Chirurgen Morselli gebraucht.

Er findet sich im ICD-10 unter der Hypochondrie oder anhaltenden wahnhaften Störungen subsumiert, und als Body Dysmorphic Disorder und Delusional Disorder, Somatic Type im DSM-IV.

Manche Autoren sprechen auch von monosymptomatischer Hypochondrie. Der Gebrauch des Begriffes ist nicht einheitlich, wie die unterschiedliche Einordnung in ICD und DSM zeigt. Obwohl die Dysmorphophobie als Symptom anderer psychischer Störungen, z.B. der Anorexie auftreten kann, soll der Begriff im folgenden entsprechend der Kriterien der Body Dysmorphic Disorder gebraucht werden, und dann als Ausdruck einer neurotischen Erkrankung.

Beschwerden und Symptome: Die Beschwerden und Symptome können sehr vielfältig sein, charakteristisch ist die Überzeugung, an einem *Defekt* oder *einem Mangel* eines *äußeren Körpermerkmals* zu leiden. Diese können offen sichtbare wie die Nase, der Mund, die Augenbrauen oder die Ohren, verdecktere wie die Brüste, Gesäß oder Beine, aber auch der Penis sein. Meist ist dies das einzige klinische resp. neurotische Symptom, das als *überwertige Idee* beinahe wahnhaften Charakter erlangen kann. Der Beginn der Störung liegt meist in der zweiten oder dritten Lebensdekade.

Verlauf: Der Verlauf ist meist *chronisch*, da die Patienten sich selten in psychotherapeutische oder psychiatrische Behandlung begeben und sie ihre vermeintliche körperliche Mißgestalt nicht selten *chirurgischen Eingriffen* unterziehen lassen. Da es sich hierbei nur um eine Kompromißbildung handelt, kann der beruhigende Effekt, den die Körperveränderung hervorruft, nur vorübergehend sein.

Prognose: Die Prognose für das Syndrom ist insgesamt *schlecht*, je mehr die Beschäftigung mit dem Symptom die Patienten okkupiert, und sie sich aus Scham sogar partiell vor der Außenwelt zurückziehen.

Psychopathologie: Eine gesicherte Ätiologie oder Nosologie der Dysmorphophobie läßt sich nicht beschreiben; bis auf wenige Ausnahmen finden sich in der Literatur nur kursorische *Fallberichte*. Eine systematische Untersuchung unter psychodynamischen Aspekten ist den Autoren nicht bekannt und ist bei dem Widerstand von Pa-

tienten mit Dysmorphophobie auch schwer durchzuführen.

Trotzdem finden sich einige Gemeinsamkeiten in der Beschreibung *psychischer Merkmale* dieser Patienten. Das Elternhaus wird als streng und leistungsorientiert beschrieben, die Patienten selbst als *perfektionistisch* und *erfolgsorientiert* mit Zeichen *narzißtischer, schizoider* oder *zwanghafter Persönlichkeitszüge*. Andererseits weisen sie ein geringes Selbstwertgefühl, Scham, sensitive Züge und eine Isolationstendenz auf.

Unter psychodynamischem Aspekt kommt es in der Adoleszenz zu einer *Veränderung des Körperschemas*, dem Gewahrwerden als sexuelles Wesen. In dieser Zeit auftretende äußere wie innere Konflikte, insbesondere solche, die mit der körperlichen Entwicklung in Verbindung stehen, können sich dann an einem Körperteil fixieren, das in Folge als *dysmorph* erlebt wird.

Nach Küchenhoff (1984) leiden Patienten mit Dysmorphophobie an einer *Störung des Körperschemas*, des *Selbstkonzeptes* und der interpersonalen *Beziehungen*.

Dosuzkov (1969) sieht die *Scham als Ausdruck unbewußter Kastrationsphantasien* in Reaktion auf urethrale Wünsche, die Organwahl als Folge der Libidofixierung und die Beziehungsvorstellungen als Folge der Projektion aktiver und passiver sexueller Wünsche, die Schaulust zu verbergen. Ein verdeckter *narzißtischer Aspekt* liegt in dem Wunsch, andere übertrumpfen zu wollen. Für Dosuzkov ist Dysmorphophobie eine sekundäre Neurose, die einer primären kindlichen folgt. Er betont, daß eine spezifische Pathogenese nicht vorliegt.

Hirsch (1989) erkennt Ängste und Konflikte bei der Übernahme der *Geschlechtsidentität*, wobei das Organ zum Repräsentant des verlassenen Selbstobjektes wird, das im Symptom bei sich behalten werden kann.

Differentialdiagnose: Ausgeschlossen werden müssen insbesondere *psychotische Störungen*, aber auch Anorexie, *Operationssucht, Transsexualismus* und Zwangsstörungen.

Therapie: Eine Therapie der Wahl gibt es nicht. Selten genug nehmen die Patienten überhaupt die Möglichkeit einer Psychotherapie an. Die in der Literatur geschilderten Fallberichte zeigen uneinheitliche Resultate. Positive Ergebnisse von *Analysen* berichtet Dosuzkov, aus *psychoanaly-*

tisch fundierter Psychotherapie. Bloch und Mester schildern, daß eine Patientin sich nach Abbruch der Psychotherapie aus äußeren Gründen sofort operieren ließ.

2.5.4 Depersonalisationssyndrom

S. Mentzos

Definition: Unter *Depersonalisationssyndrom* (DS) versteht man einen meistens zeitlich abgegrenzten, vorübergehenden oder aber auch gelegentlich länger anhaltenden *psychischen Zustand,* währenddessen der Betroffene sich „entfremdet", von der Realität entfernt und in gewisser Hinsicht *„unwirklich"* vorkommt. Seine Gedanken, Vorstellungen, Erinnerungen und Gefühle, oft auch sein Körper, kommen ihm fremdartig vor – wie, wenn sie ihm nicht gehören würden. Der Zustand ist oft mit einer *Derealisation* kombiniert, d. h. einem Zustand, bei dem auch die Außenwelt ihm unwirklich, irreal, künstlich, wie auf einer Bühne vorgetragen erscheint.

Psychodynamisch läßt sich das DS als ein *schützender Abwehrmechanismus* verstehen, welcher durch die selektive Herabminderung des Erlebens der „Meinhaftigkeit" aller psychischer Inhalte eine gewisse Entlastung bei unerträglichen bzw. für die innere *Kohäsion des Selbst* bedrohlichen Spannungen ermöglicht. Die Depersonalisation findet man in einem breiten nosologischen Spektrum von den neurotischen bis zu den psychotischen Störungen, wenn man auch erst in Fällen, wo die Depersonalisation dominierend ist, eine *selbständige Störung,* nämlich das DS diagnostiziert.

> Das Depersonalisationssyndrom zählt man im DSM-IV unter der Bezeichnung Depersonalisationsstörung zu den dissoziativen Störungen. Dagegen wird es im ICD-10 in der Abteilung F48, d. h. unter „anderen neurotischen Störungen" aufgeführt.

Krankheitsbild: Während das DS oft nach einem lebensbedrohlichen Ereignis auftritt, schildert die nachfolgende *Kasuistik* die Depersonalisationszustände im Rahmen einer neurotischen bzw. einer Persönlichkeitsstörung, was ebenfalls häufig vorkommt.

Fallbeispiel: Eine ca. 25jährige Frau suchte psychotherapeutische Hilfe auf, weil sie in der letzten Zeit, besonders wenn sie nachts wach wurde, sich in einem bemerkenswerten Zustand befand, in dem sie ihre Gedanken und Gefühle als fremd empfand; wie wenn sie eine andere Frau gewesen wäre, welche dies alles gedacht und empfunden hätte. Die Patientin sprach sogar gelegentlich in der dritten Person, über diese „andere" Frau. Man konnte aber trotzdem nicht von einer multiplen Persönlichkeit bzw. einer geteilten Identität sprechen, weil sie sich schon während des Zustandes dieser Teilung bewußt war. Darüber hinaus empfand sie die Entfremdung als recht unangenehm.

Bei der Anamneseerhebung erfuhr man u. a., daß sie zwar mit einem Mann befreundet war, mit dem sie aber keine sexuelle Beziehung hatte, obwohl die beiden öfters nebeneinander im Bett lagen. Der Interviewer gewann schon im ersten Gespräch den Eindruck, daß diese Patientin mit Sicherheit nicht psychotisch, auf der anderen Seite aber auch sonst diagnostisch nicht leicht einzuordnen war. In der nachfolgenden Behandlung ergaben sich aber zunehmend Hinweise dafür, daß es sich um eine vorwiegend hysterische Störung handelte.

Leichtere Formen von Depersonalisation findet man häufig bei *depressiven, phobischen* und *Zwangsstörungen.* Meyer (1959) betrachtet allerdings die Depersonalisation und den Zwang als gegensätzliche Störungen und betont, daß beide Störungen nie gleichzeitig auftreten, daß aber einem DS ein ebenso schweres Zwangssyndrom vorausgehen könne, und zwar besonders bei selbstunsicheren und labilen Individuen. In unseren heutigen psychodynamischen Bezugsrahmen übersetzt, würde dies heißen:

In Fällen, bei denen der zwangsneurotische Modus nicht ausreicht, tritt im Rahmen eines Syndromwechsels (vgl. Mentzos 1992) der Depersonalisationsmodus auf, allerdings erst dort, wo eine *selbstunsichere, labile Persönlichkeitsstörung* präexistiert. Deswegen trifft man die Depersonalisation nicht bei „reifen" zwangsneurotischen, hysterischen, neurotisch-depressiven und angstneurotischen Psychoneurosen. Die Mobilisierung dieses Reaktionsmusters setzt wahrscheinlich doch meistens entweder intensive und *akut eintretende Gefahren* (posttraumatisches Syndrom), oder eine präexistierende *Unreife der Abwehr* voraus.

Epidemiologie: Die genaue Prävalenz des DS im engeren klinischen Sinne ist nicht bekannt. Im Kommentar des DSM-IV wird lediglich geschätzt, daß vielleicht die *Hälfte aller Erwachsenen* irgendwann in ihrem Leben einmal eine *flüchtige Episode* einer Depersonalisationserfahrung durchmachen. Eine vorübergehende Depersonalisationssymptomatik trete bei einem Drittel der Reaktionen nach *lebensbedrohlichen Ereignissen* auf.

Ätiopathogenese: Die obige Definition geht davon aus, daß es sich bei der Depersonalisation um ein *schützendes Abwehrreaktionsmuster* handelt. Bei vielen Autoren findet man allerdings die Tendenz, den Terminus zur Bezeichnung eines viel breiteren Spektrums von *Beeinträchtigungen des Selbst und der Ich-Funktionen* anzuwenden, als die gegebene Definition vorsieht. Unter Depersonalisation verstehen diese Autoren nicht nur einen defensiven Prozeß, sondern auch erlittene *Störungen der Wahrnehmung der inneren Realität*. Eigentlich sollte man aber den Gebrauch der Bezeichnung Depersonalisation auf die *Ich-Erlebensstörung* einschränken, weil man sonst, indem man alle schweren Veränderungen des Selbst unter diesem Begriff subsumiert, das Spezifische des Abwehrmechanismus der Depersonalisation verkennt. Nach Meinung des Autors handelt es sich um einen *aktiven defensiven Mechanismus*, mit Hilfe dessen schmerzliche, ängstigende oder sonst unerträgliche Emotionen und Kognitionen dadurch „erträglicher" werden, daß sie die wichtige Attribution der „Meinhaftigkeit" verlieren. Auch Hoffmann und Hochapfel (1987) sind der Meinung, daß „die Gleichsetzung von Depersonalisationserscheinungen und der Diagnose einer Psychose, wie sie mancherorts praktiziert wird, sicher unzulässig ist".

Die defensive Funktion der Depersonalisation besteht darin, das Unangenehme, das Verbotene, das Ängstigende dadurch abzuschwächen, daß es zu etwas verwandelt wird, was nicht zu einem selbst gehört. Während also bei der einfachen Verdrängung die Emotionen oder/und die kognitiven Inhalte unbewußt werden, findet hier bei der Depersonalisation eine *Abkopplung vom Gefühl der Selbstzugehörigkeit* derselben statt. Die Verdrängung impliziert also nur eine lokalisierte, eingegrenzte Ich-Beschränkung, während die Depersonalisation letzlich mit einer gravierenden und generalisierten, wenn auch vorübergehenden *Ich-Erlebensstörung* einhergeht.

Diagnose/Differenzialdiagnose: Wichtig erscheint dem Autor die *Unterscheidung* vom echten *psychotischen Erleben*: Wenn schizophrene Patienten davon berichten, daß ihre Gedanken und ihre Bewegungen von „fremden Kräften gemacht" werden, wenn sie sich als Automaten, als Holzpuppen, welche von außen gelenkt werden, erleben, wenn sie sich hypnotisiert fühlen, so ist dies alles keine Depersonalisation mehr. Bei letzterer ist nämlich die Realitätswahrnehmung und -prüfung noch erhalten. Das unangenehme Ich-dystone in der De-

personalisation setzt ja gerade eine *realitätsgerechte Wahrnehmung des Ich* voraus. Man kann nur spekulativ annehmen, daß dort, wo die Depersonalisation (als Abwehrmuster) nicht „ausreicht", um extrem ängstigende oder sonst unerträgliche Zustände abzuwehren, andere psychotisch-projektive Mechanismen einspringen (Abgleiten in die Psychose).

Diese psychotische „Lösung" ist eine offenbar viel radikalere und im Hinblick auf das Ziel der Abwehr „erfolgreichere!", wenn auch vom adaptionellen Gesichtspunkt aus eine bei weitem ungünstigere und, metaphorisch gesprochen, eine „kostspieligere": Sie *opfert die Realitätswahrnehmung* und Realitätsprüfung! Diese Feststellungen ermöglichen eine Abgrenzung des DS von regelrecht psychotischen Störungen. Schwieriger ist die Abgrenzung am anderen Ende des breiten Spektrums, nämlich bei den neurotischen Störungen. Man gewinnt den Eindruck, daß auch beim Vorliegen einer eindeutig „späteren", also ödipalen Konfliktkonstellation das Auftreten von Depersonalisation ein Hinweis für die *relative Unreife der Ich-Struktur* ist.

Problematisch ist die psychodynamische Einordnung von Depersonalisationserscheinungen bei *hirnorganischen Störungen* (wie Epilepsien und Intoxikationen bzw. bei Drogenabhängigen), desweiteren auch bei den gleichsam *„normalen" Entfremdungserlebnissen*, also bei extremer Müdigkeit, bei langanhaltender Beschäftigung mit einer monotonen Tätigkeit, oder unter einer ausgeprägten sensorischen Deprivation (etwa bei Astronauten). Man hat auch hier eine schützende Abwehrfunktion der Depersonalisation in Erwägung gezogen (werde z.B. im Falle einer extremen Müdigkeit als ein schützender Filter gegen weiter einströmende Reize eingesetzt). Zwar mag diese Erklärung für einige bestimmte Situationen zutreffen, insgesamt muß man annehmen, daß außer des bis jetzt beschriebenen, aktiven, defensiven Modus der Depersonalisation auch eine passive, eine erlittene Entfremdung und Depersonalisation existiert, welche mit einer tatsächlichen Abschwächung und Erschöpfung der involvierten Ich-Funktionen (und neuronalen Systeme) zusammenhängt. Für diese Fälle könnte tatsächlich die Depersonalisation auf den von Janet angenommenen Verlust der „Function du reell" basieren bzw. aus einer Herabsetzung der psychischen Spannung (Abaissement de la Tension mentale) resultieren.

Therapie: Wie bei allen defensiven Abwehrmustern kann auch hier das Ziel der Therapie nicht die direkte Bekämpfung dieser defensiven Symptomatik sein, sondern vielmehr ihr Überflüssigmachen durch Aufdeckung und Bearbeitung des Konflikts und/oder Behebung oder Milderung der sonstigen ätiologischen Faktoren (Müdigkeit, Isolierung etc.). Die *psychodynamisch orientierte Einzeltherapie* (allerdings nicht im Liegen und nicht mit mehreren Stunden in der Woche, wegen der bestehenden Regressionstendenz) erscheint am besten geeignet, um dieses Ziel zu erreichen. Im Hinblick aber auf die oft sich in solchen Fällen zusätzlich entwickelnden sekundären circuli vitiosi, welche zu einer Bahnung und Chronifizierung des defensiven Musters der Depersonalisation führen, können oft auch *verhaltenstherapeutische Techniken* zur Unterbrechung dieser Kreise nützlich und erforderlich sein.

2.5.5   Sucht

M. Krausz, H.-L. Kröber

Definition: Das dem heutigen Verständnis süchtigen Verhaltens zugrundeliegende Konzept, das auch im ICD-10 seinen Niederschlag gefunden hat, ist insbesondere Ergebnis einer seit den fünfziger Jahren geführten Debatte, die wesentlich von dem Alkoholismusforscher Jellinek beeinflußt wurde.

1964 entschloß sich die WHO, *Drogenabhängigkeit* als Rahmenbegriff zu empfehlen. Sie wurde definiert als „ein Zustand, der sich aus der wiederholten Einnahme einer Droge ergibt, wobei die Einnahme periodisch oder kontinuierlich erfolgen kann. Ihre *Charakteristika* variieren in Abhängigkeit von der benutzten Substanz." Wenig später wurde das Mißbrauchskonzept präzisiert als „andauernder oder gelegentlich übermäßiger Drogengebrauch, der mit einer akzeptablen ärztlichen Anwendung nicht übereinstimmt bzw. mit dieser nicht in Beziehung steht". Da dieses Konzept zu allgemein war, wurden *vier neue Konzepte* eingeführt:

1. *Unerlaubter Gebrauch* (unsanctioned use), d.h. ein Gebrauch, der von der Gesellschaft oder einer sozialen Gruppe nicht gebilligt wird;

2. *Gefährlicher Gebrauch* (hazardous use), d.h. ein Gebrauch, der wahrscheinlich für den Konsumenten schädliche Folgen zeitigen wird;

3. *Dysfunktionaler Gebrauch* (dysfunctional use), d.h. ein Gebrauch, der die Erfüllung psychischer oder sozialer Anforderungen beeinträchtigt;

4. *Schädlicher Gebrauch* (harmful use), d.h. ein Gebrauch, von dem man weiß, daß er beim Konsumenten bereits manifeste Schäden hervorgerufen hat. Dies geht in die Richtung, verschiedene Konsumformen inhaltlich zu beschreiben.

Krankheitsbild: Das klinische Bild wird wesentlich von der *Art der Substanz*, der Konsumgeschichte, dem Konsummuster sowie der *Koinzidenz mit anderen psychischen Störungen* beeinflußt. Die aufgrund ihrer Verbreitung relevantesten Substanzen in Europa sind Alkohol, Nikotin, Cannabis, Beruhigungsmittel, Opiate u.a. illegale Drogen, wobei Alkohol mit Abstand die relevanteste Substanz darstellt. Konstituierend für die Diagnose des *Alkoholismus* sind u.a. die klassischen *Entzugssymptome*, zu deren Bekämpfung der Alkoholabhängige erneut Alkohol einsetzen muß. Sie umfassen insbesondere die gesamte *vegetative Symptomatik* mit Tremor, Hyperhidrosis, Tachykardie, verbunden mit einer Hypersensitivität, dysphorischen-ängstlichen Verstimmungen sowie Störungen des Magen- und Darmtraktes, Übelkeit, Erbrechen u.a. Eine gravierende psychiatrische Komplikation ist das *Delirium tremens*, an der etwa 15 % der Alkoholiker im Verlauf erkranken. Unbehandelt führt es in 15–20 % der Fälle zum Tode.

Die Pathogenese ist nach wie vor unzureichend geklärt. Meist geht ihm ein schweres *Alkoholentzugssyndrom* mit vermehrter Unruhe, Reizbarkeit und flüchtigen optischen Halluzinationen voraus. Es kann aber auch bei fortgesetztem Trinken (Kontinuitätsdelir) auftreten, z.B. im Kontext somatischer Erkrankungen wie Operationen, Infektionserkrankungen oder Unfällen.

Es kommt zu Bewußtseinstrübungen, Desorientiertheit und motorischer Unruhe. Optische Halluzinationen sind meist szenischer Art. Der Patient sieht die typischen „weißen Mäuse". Klassisch ist die Suggestibilität, in deren Rahmen der Patient von einem leeren Blatt Papier Texte vorträgt oder Dinge illusionär verkennt. Die Grundstimmung ist ängstlich, meist gespannt bis paranoid. In der Regel dauert das Delirium 2–5 Tage.

Die *vitale Gefährdung* geht vor allem von begleitenden Herz-Kreislauf-Komplikationen und Infektionen aus. Eine andere Alkoholpsychose, die *Alkoholhalluzinose* verläuft weniger dramatisch. Sie äußert sich vor allem in Form akustischer Halluzinationen. Die Stimmung ist ängstlich und wahnhaft. Sie verschwindet unter Abstinenz nach einem bis sechs Monaten.

Das *Amnestische* oder auch *Korsakow-Syndrom* in Folge von Alkoholabhängigkeit ist geprägt durch Schädigung des Kurzzeitgedächtnisses. Das Langzeitgedächtnis ist manchmal beeinträchtigt, während das Immediatgedächtnis erhalten ist. Störungen des Zeitgefühls und des Zeitgitters sind meist deutlich, ebenso wie die Beeinträchtigung des Lernens. Andere kognitive Funktionen können gut erhalten sein und ermöglichen einigen Betroffenen eine funktionierende „Fassade". Darüber hinaus können *Persönlichkeitsveränderungen*, einhergehend mit Apathie und Initiativverlust sowie der Tendenz zur Verwahrlosung auftreten. Ein weiteres wesentliches Merkmal ist die hohe *Suizidalität* unter Süchtigen. Ca. 15 % der Alkoholabhängigen sterben durch Suizid. 40–50 % unternehmen im Verlauf mindestens einen Suizidversuch.

Die Behandlung von *Opiatentzügen* ist kompliziert durch den von Opiatabhängigen oft betriebenen Beikonsum von Stimulanzien, Benzodiazepinen, Cannabis und Alkohol. Das klinische Bild ist oft geprägt von *körperlichem Verfall*, bedingt durch Konsum- und Lebensbedingungen. So leiden bis zu 70 % der Heroinabhängigen an Hepatitiden oder direkten Folgen unsauberer Injektionstechniken.

Hauptwirkungen an den Opiatrezeptoren sind Euphorie, Analgesie, Atemdepression, Engstellung der Pupillen, verminderte Darmaktivität. Anfangs kann Übelkeit und Erbrechen auftreten. Die Schwere des Entzugssyndroms hängt von Menge und Dauer des Konsums sowie der Erwartungshaltung des Süchtigen ab. Das *Entzugssyndrom* beginnt mit subjektivem Unwohlsein verbunden mit anwachsender Angst und Agitiertheit sowie Schweißausbrüchen nach 8–12 Stunden. In den folgenden 12–24 Stunden treten Schmerzen, exzessive Schweißausbrüche, Magen-Darm-Beschwerden mit Durchfall und Übelkeit auf, die sich in den folgenden 36–48 Stunden noch verschlimmern können. In der Regel ist nach 72 Stunden der schlimmste Teil des Syndroms überstanden. Währenddessen treten normalerweise keine Bewußtseinsstörungen auf. Durch den *Bei-*

konsum kann das Entzugssyndrom ausgeprägter und die Rate der körperlichen Komplikationen höher sein.

Verlauf: Nach heutigem Wissensstand bzgl. des *Langzeitverlaufes* kann davon ausgegangen werden:

• daß es sich bei der Abhängigkeit von *psychotropen Substanzen* um einen i.d.R. chronischen, aber in sich bzgl. des Verlaufs sehr differenzierten Prozeß handelt,

• der mit *Übersterblichkeit, Suizidalität* und vielfachen somatischen und psychiatrischen *Komplikationen* verbunden ist und

• die *Biographie* der Betroffenen sowie seiner *Familie* stark beeinflußt oder gar dominiert;

• *Ausstiegs- und „Maturing out"-Prozesse* brauchen mehrere Jahre, in denen das Überleben der Süchtigen gesichert werden muß.

Prognostisch ist – abhängig von der Substanz und Zielsetzung – auch nach vielen Jahren der Abhängigkeit stabile Abstinenz bzw. wo dies unrealistisch ist, Stabilität bei gering ausgeprägtem Substanzkonsum erreichbar.

Epidemiologie: Fragen des Alkoholkonsums sind am besten in den USA untersucht. 1988 wurden dort 52 % als Alkoholkonsumenten (Current Drinkers) eingstuft und ca. 9 % erfüllten die DMS III-R-Kriterien für *Alkoholmißbrauch oder -abhängigkeit.* Die 1-Jahres-Prävalenz für Alkoholmißbrauch und -abhängigkeit in jeder Altersstufe war größer für *Männer* (13,3 %) als für Frauen (4,3 %) [Regier et al. 1990].

Die europäischen Länder lagen weltweit bezüglich des Alkoholkonsums in der Spitzengruppe mit über 10 Litern reinem Alkohol pro Kopf und Jahr. Deutschland war 1992 das Land mit dem *höchsten Alkohol-Pro-Kopf-Konsum* mit 12, knapp gefolgt von Frankreich mit 11,8 und Spanien mit 10,9 Litern.

In den Vereinigten Staaten und Europa gibt es seit den achtziger Jahren eine Lebenszeitprävalenz von Opiatkonsum von ca. 1 %.

Ätiopathogenese: Hinsichtlich der Entwicklung einer Abhängigkeitserkrankung gibt es in der Wissenschaft je nach Spezialdisziplin und Analyseebene erhebliche Divergenzen. Einigkeit besteht in der These einer multifaktoriellen bzw. *multikonditionalen Entwicklung.* Das Konzept der einheitlichen Persönlichkeitsstruktur wurde aufgegeben.

Biochemische-Theorien sehen für die Genese des Alkoholismus eine der Ursachen in einer genetisch bedingten Störung des Alkoholmetabolismus. *Neurobiologische-Theorien* gehen davon aus, daß Störungen der neuronalen Schaltungen bzw. im Neuropeptidhaushalt des Belohnungssystems zur Entwicklung süchtigen Verhaltens führen. Damit im Zusammenhang stehen *lerntheoretische Auffassungen*, nach denen exzessives Trinken ein erlerntes, deviantes Verhalten darstellt und Verstärkungs- und Vermeidungslernen für die Manifestierung einer Abhängigkeit verantwortlich gemacht werden.

In *psychoanalytischen Theorien* wird Sucht als Störung der Ich-Identität und der *Selbstheilungscharakter der Sucht* als eine Leistung des Ichs gegen eine drohende Desintegration angesehen. Alkohol müsse für das Individuum eine große Anzahl von Problemen ökonomisch lösen.

Diagnose, Differentialdiagnose und dazu etablierte Instrumente: Der diagnostische Aufwand hinsichtlich Suchterkrankungen, der im Versorgungssystem betrieben wird, ist gering. Dabei ist es durch einfache *Screening-Verfahren* möglich, Verdachtsmomente zu objektivieren, um in deren Bewertung eventuell zu weiteren ausführlicheren diagnostischen Verfahren zu greifen:

• *Psychometrische Screening-Verfahren* existieren im deutschsprachigen Raum in reliabler Form nur im Alkohol-Bereich. Das wichtigste dieser Instrumente ist der Münchener Alkoholismus-Test (MALT), der eine schnelle Beurteilung einer evtl. vorliegenden Alkoholproblematik ermöglicht.

• *Biochemische Screening-Verfahren*, mit denen sowohl anamnestischer als auch aktueller Konsum psychotroper Substanzen nachgewiesen werden kann, entweder über den direkten Nachweis der Substanzen im Blut oder Urin oder ihrer Metaboliten bzw. das Screening spezifischer körperlicher Schädigungen (MCV, Leberwerte, CD-Transferrin).

Therapie: Die Therapie Abhängiger gliedert sich in *Entzugsbehandlung*, die im deutschsprachigen Raum bei Alkoholentzügen mit Clomethiazol (Distraneurin), Benzodiazepinen oder auch zunehmend mit Carbamazepin durchgeführt wird und in eine *„Entwöhnungsbehandlung"*, die an-

schließend ambulant, teilstationär oder stationär erfolgen kann. Bezüglich der Behandlung müssen folgende *suchtspezifische Aspekte* genannt werden:

In der *Phase der Entgiftung* ist eine alleinige somatische Versorgung unzureichend. Darüber hinaus sollte versucht werden, den Patienten mittels verhaltenstherapeutischer Motivations- und Behandlungsprogramme („Qualifizierte Entgiftung") weitere Behandlungsmöglichkeiten zu erschließen. *„Entwöhnungsbehandlungen"* werden in mehrwöchigen psychoanalytisch oder verhaltenstherapeutisch orientierten Behandlungsprogrammen durchgeführt.

Psychotherapeutische Behandlungskonzepte sind effektiv. Sie sind auch notwendig:

Die Behandlung süchtiger Patienten, insbesondere mit einer weiteren schweren psychiatrischen Störung, erfordert ausgearbeitete, integrierte Behandlungskonzepte, wie es sie in den USA schon lange, aber auch in Europa gibt.

2.5.6   Suizidversuch – Suizid

W. Milch

Definition: Jede Handlung, die darauf abzielt, das eigene Leben aktiv oder durch Unterlassung (z. B. Absetzen lebensnotwendiger Medikamente) zu beenden, muß als *Suizidhandlung* angesehen werden.

Eine Suizidhandlung mag objektiv harmlos erscheinen, wesentlich ist die Beurteilung der *Suizidintention*. Synonyme für Suizid sind Selbstmord und Freitod. Der Suizidbegriff wurde zunehmend ausgedehnt, wie in den Begriffen „protrahierter Selbstmord" oder „Selbstmordäquivalent" zum Ausdruck kommt. Deswegen wird vom Suizid der *Parasuizid* unterschieden, der ein selbstinitiiertes, gewolltes Verhalten eines Patienten darstellt, der sich verletzt oder eine Substanz in einer Menge nimmt, die die therapeutische Dosis oder sein gewöhnliches Konsumniveau übersteigt und von welcher er glaubt, sie sei pharmakologisch wirksam.

Einen Sonderfall stellt der *erweiterte Selbstmord* oder Selbstmordversuch dar, der durch *Mitnahme anderer Personen* in das eigene suizidale Geschehen definiert ist (z. B. die Mitnahme eigener Kinder bei wahnhaft-depressiven Müttern). Bei *Doppelsuiziden* oder *Suizidpakten* besteht eine mehr oder weniger freiwillige Übereinkunft, nach Überlegung und z.T. sorgfältiger Planung gemeinsam aus dem Leben zu scheiden.

Von *Massensuizid* wird dann gesprochen, wenn innerhalb kürzester Zeit in einem lokal abgegrenzten Gebiet eine die normale Schwankungsbreite weit überschreitende Häufung von Selbstmorden auftritt (z.B. Selbstmord aus politischen oder religiösen Gründen).

Beschwerden und Symptome: Subjektiv beschreiben sich suizidale Menschen als *verzweifelt*, innerlich aufgelöst, und sie nehmen sich als *überflüssig* und *unwert* wahr. Das Leben kommt ihnen sinnlos vor. Das Vertrauen in eine Zukunft und in die Verläßlichkeit von Mitmenschen ist ihnen verlorengegangen. Suizidideen können das Ergebnis von *bilanzierenden Überlegungen* sein, sie können sich aber auch wie quasi *fremde Ideen* aufdrängen und werden als quälend empfunden, wobei es zunehmend schwerer werden kann, sich ihrer zu erwehren. Meistens nicht bewußt intendiert und manchmal als *Fehlleistung* tritt ein selbstschädigendes Verhalten gegenüber sich selbst, dem eigenen Körper oder im zwischenmenschlichen und sozialen Bereich auf. Patienten berichten über Alpträume von Stürzen aus großer Höhe oder Unfällen. Andere verspüren den Impuls, vor einen Brückenpfeiler zu fahren, Tabletten zu schlucken oder aus großer Höhe zu springen. Zwanghaft können die *Gedanken um Suizidmethoden* kreisen oder die Erinnerung an bewunderte oder geliebte Menschen, die Suizid begingen, wird immer stärker.

Die quälende Ambivalenz gegenüber dem Suizid wird meistens indirekt, manchmal aber auch direkt der Umgebung mitgeteilt. Häufig ist für Außenstehende die *verschlüsselte Botschaft* in ihrer Ernsthaftigkeit nur schwer zu verstehen. In den Tagen und Stunden vor dem Suizid suchen viele Menschen ihren *Hausarzt* auf und deuten ihre Verzweiflung an, ohne daß allerdings die akute Suizidgefahr vom Arzt bewußt wahrgenommen und diagnostiziert wird, so daß er darauf reagieren kann. Als akuter Auslöser geht dem Suizid häufig eine *narzißtische Kränkung* voraus. Selbst Patienten in laufenden Psychotherapien verschweigen manchmal ihre Suizidideen und suchen eher Rat bei der Telefonseelsorge. Nachdem der *Entschluß zum Suizid* feststeht, beschreiben Patienten eine „Ruhe vor dem Sturm", eine innere Verfassung, in der alle Probleme relativiert

werden. Die innere Verfassung von akut Suizidalen wird als *präsuizidales Syndrom* beschrieben, das aus der Trias *Einengung, Aggressionsumkehr* und *Todesphantasien* besteht.

Verlauf und Prognose: Bei drohendem Suizid sind alle Anstrengungen notwendig, dem suizidalen Menschen Hilfe zukommen zu lassen. Dazu muß ggf. ein Notarzt, Polizei oder Feuerwehr hinzugezogen werden. Nach Rechtsgüterabwägung ist das Leben eines Menschen sogar, höher zu bewerten als die ärztliche Schweigepflicht. Die notwendigen, aktiven Entscheidungen können Psychotherapeuten dazu zwingen, vertrautes, professionelles Verhalten hintanzustellen. Auch bei eindeutigen Abschiedsbriefen müssen bewußtlose Patienten wiederbelebt werden, da sie mittlerweile ihre Absicht geändert haben könnten. Die professionelle Hilfe für Hinterbliebene nach einem Suizid ist eine wesentliche Prophylaxe weiterer Suizide.

Geht ein Suizid nicht letal aus oder besinnt sich der Patient anders, wenn ihm der Ernst der Lage bewußt wird, muß das Suizidrisiko trotzdem ernstgenommen werden. Auch wenn die Ernsthaftigkeit der Tötungsabsicht angezweifelt werden muß, besagt das nichts über die Gefahr einer Wiederholung mit letalen Folgen. Besonders zu beachten ist, daß in den Stunden nach dem Suizidversuch die größte Gesprächsbereitschaft besteht. Wird diese Chance nicht genutzt, so verschließen sich die Suizidalen zunehmend, so daß nach Ablauf von drei Tagen kaum noch ein offenes Gespräch über den Suizidversuch möglich ist.

Das Erleben der eigenen Rettung und die Reaktion der Umwelt auf den Suizidversuch können einen nachhaltigen Eindruck vermitteln, so daß eigene Über-Ich-Ansprüche relativiert werden und die Umgebung Leistungsanforderungen stellt oder Verbote weniger unnachgiebig vertritt. Ohne innere Bewältigung lernen Menschen allerdings auch, daß sie durch eine suizidale Handlung zumindest für einen bestimmten Zeitraum *Aufmerksamkeit und Zuwendung* ihrer Umwelt erhalten, wodurch dieses Verhalten verstärkt werden kann. Die Krisenverlaufsforschung hat zeigen können, daß Krisen auch unbehandelt ihre akute Brisanz verlieren und die Patienten in ihrer Abwehr rasch einen Zustand scheinbarer Remission erreichen, damit aber *rückfallgefährdet* bleiben. Ohne eine ausreichende Krisenbewältigung macht ein *Drittel* der Patienten innerhalb eines

Jahres einen weiteren Suizidversuch und zehn Prozent versterben in den Jahren danach durch Suizid. Die Suizidgefahr steigt, wenn bereits Suizidversuche aus der Vorgeschichte bekannt sind. Da die psychischen Abwehrmechanismen nach einem Suizidversuch schnell wieder einsetzen und Situationen, die die Bewältigungsstrategien überfordern, wieder auftreten können, ist die Prognose nur schwer abzuschätzen, sollte aber ohne Krisenintervention eher skeptisch beurteilt werden.

Epidemiologie: Die Häufigkeitsangaben in epidemiologischen Untersuchungen wechseln mit den unterschiedlichen Definitionen von Suizid und Suizidversuch. Die amtlichen Statistiken geben erfahrungsgemäß eine zu niedrige Suizidziffer an, weil viele Suizide offiziell nicht erfaßt werden. 1992 betrug die Zahl der Suizide in den alten Bundesländern 10087 und in den neuen Ländern 3342. Im Geschlechterverhältnis kommen auf den Suizid einer Frau ungefähr ca. 2,5 Suizide von Männern. In den letzten Jahren ist besonders ein Anstieg von Suiziden bei alten Menschen zu beobachten.

Die *Suizidmethoden* unterliegen erheblichen regionalen und kulturellen Einflüssen und sind von der Verfügbarkeit der Suizidmittel abhängig. So ist ein Rückgang der Suizidhäufigkeit zu beobachten, wenn bestimmte Suizidmethoden nicht mehr zur Verfügung stehen. Die häufigsten Suizidmethoden in Deutschland sind Erhängen, Vergiftung mit festen und flüssigen Stoffen, Vergiftung mit Gasen und Dämpfen, Tod durch Schußwaffen, Erstechen/Schnitte, Sturz aus Höhe und Ertrinken.

Bei hoher Dunkelziffer muß als grober Anhaltswert von einer fünf- bis zehnmal höheren Zahl bei den Suizidversuchen im Vergleich zu den Suiziden ausgegangen werden.

Eine besondere Risikogruppe für Suizidversuche sind *Adoleszenten* und *jüngere Erwachsene.* Frauen machen ca. dreimal mehr Suizidversuche als Männer. Wenn in einer sozialen Gemeinschaft (z.B. einer Schule) ein Mitglied Suizid begeht, so können in der Folge weitere Suizide ausgelöst werden. Es handelt sich um Menschen, die sich in einer ähnlichen Situation befinden und sich mit dem Verstorbenen identifizieren. Es wird dann auch von „Kontagiosität" des Suizides gesprochen. Dieses Imitationsverhalten, das sich an „Modellsuiziden" orientiert, wird auch „Werther-Effekt" genannt.

Ätiopathogenese:

1. Psychopathologische Konzepte

Vor allem in der Psychiatrie vertretene Vorstellungen gehen davon aus, daß die primäre Ursache des Suizids Ausdruck der zugrundeliegenden *Krankheit* ist. Für diese Theorien spricht, daß bei bestimmten psychiatrischen Krankheiten Suizide häufig vorkommen, so daß der Suizid als symptomatisch angesehen werden kann. Bei Patienten mit *schweren Depressionen* sind z.B. Suizide in bestimmten Lebensabschnitten die häufigste Todesursache. Im Laufe ihres Lebens töten sich ca. 10% der Patienten mit der Diagnose *endogene Depression.* Krankheiten, die häufig mit Suizidalität einhergehen, sind depressive Zustände jeglicher Ätiologie, alle Formen *süchtigen Verhaltens, schizophrene Erkrankungen, Borderline-Erkrankungen, narzißtische Persönlichkeitsstörungen* und *hirnorganische Krankheiten.* Es ist deshalb ratsam, jeden Patienten nach einem Suizidversuch sorgfältig auf Anhaltspunkte einer beginnenden psychiatrischen Krankheit zu untersuchen.

2. Konzepte der kognitiven Psychotherapie

Bei der Behandlung von *depressiven Patienten* konnte beobachtet werden, daß diese dazu neigten, alles, was in ihrem Leben geschah, unter der negativen Perspektive von *Selbstvorwürfen* und *Katastrophendenken* zu sehen. So ziehen Depressive unlogische Schlüsse, die sie zu einer negativen Selbstbewertung auch der momentanen Situation führt. Diese Theorien wurden durch die *Theorie der gelernten Hilflosigkeit* ergänzt. Danach tritt zwar Angst als erste Reaktion auf eine belästigende Situation auf, aber eine Depression kann sich erst dann entwickeln, wenn der Betroffene zu der Überzeugung gelangt, keinerlei Kontrolle über die Ereignisse zu besitzen. Gerade Suizidale ziehen leicht Schlußfolgerungen aus Ereignissen ohne ausreichende Begründung, nehmen negative Einzelheiten selektiv wahr, überschätzen andere Personen und müssen sich selbst entwerten. Negative Einzelerlebnisse werden generalisiert oder persönlich genommen, Fehlverhalten wird durch ein hartes moralisches Denken streng verurteilt. Der *therapeutische Fokus* wird auf die Wahrnehmung und die Verarbeitung von Ereignissen gelegt, und dadurch können auch Emotionen beeinflußt werden. Im therapeutischen Gespräch werden die dem suizidalen Verhalten zugrunde liegenden pathologischen Vorstellungen herausgearbeitet und durch alternative Denkweisen ersetzt. Dazu gehört die Neubewertung der zur Suizidalität führenden Situationen, die Auflistung der Gründe, die für oder gegen ein Weiterleben sprechen und auch Hilfen bei dem Erwerb sozialer Fertigkeiten, wie ein Selbstsicherheits- und soziales Training.

3. Psychoanalytische Konzepte

Sigmund Freud (1917) nahm sowohl für das Verständnis der Melancholie als auch des Selbstmordes an, daß *aggressive Energie gegen die eigene Person* gerichtet wird (keine Selbstmordimpulse ohne Mordimpulse). Die Psychodynamik der Suizidalität ist danach folgende: Auf eine Enttäuschung seitens eines Liebesobjekts tritt eine Erschütterung in dieser Beziehung ein. Normalerweise würde jetzt die Liebe von der enttäuschenden Person abgewandt und ein neuer Partner gesucht. Stattdessen wird bei Depressiven die freigewordene Libido ins Ich zurückgezogen und dient *der Identifizierung des Ichs mit der verlorenen Person.* Vom Über-Ich wird das Ich nun wie dieser Mensch beurteilt. Selbstvorwürfe können damit als Vorwürfe gegen das Liebesobjekt identifiziert werden, die auf diese Weise auf das eigene Ich abgewälzt wurden. Voraussetzung dafür ist eine starke *Fixierung auf das Liebesobjekt* und eine große Störanfälligkeit der Beziehung. Beim Verlust muß die geliebte Person zwar aufgegeben werden, aber die Liebe zu ihr kann in einer narzißtischen Identifizierung bewahrt werden. Nach späteren Ich-psychologischen Überlegungen wurden die Konflikte bei suizidalen Patienten nicht mehr auf ein besonders strenges Über-Ich zurückgeführt, sondern auf eine relativ dazu stehende „Ich-Schwäche" als besondere Disposition. Diese Überlegungen konnten erklären, daß das Ich z.B. aggressive Impulse auf primitive Weise regulieren muß, und daß häufig eine niedrige Frustrationstoleranz besteht. Nach Henseler (1974) setzt der Lösungsversuch des Aggressionskonfliktes schon eine *narzißtisch gestörte Persönlichkeit* voraus. Selbstmord ist für ihn psychodynamisch als *narzißtische Krise* zu verstehen. Narzißmus bedeutet hier die libidinöse Einstellung zum Selbst, das sich bei Suizidalen im Sinne von einem falschen Selbst an fremden Ansprüchen orientiert, wegen des Mangels an selbstregulierenden Strukturen nicht ausgewogen ist oder an *Selbsthaß* leidet.

Nach den Erkenntnissen der psychoanalytischen Selbstpsychologie und der modernen Säuglings-

forschung ist das Selbst in seiner Entwicklung und Aufrechterhaltung von bestimmten Objekterfahrungen abhängig, die verkürzt Selbstobjekte genannt werden. In schweren inneren Krisen kann es zu einer *Lockerung der Selbststruktur* kommen, die der betreffende Mensch als Verlust der Selbstachtung, als Mangel an Identität, als Gefühl der Leere, der Depression, der Wertlosigkeit oder der Angst erlebt. Bei schweren psychischen Krisen ermöglicht das Wissen um Selbstzustände und die Bedeutung der haltenden Funktionen von Selbstobjekten ein Verständnis für die Ursachen der Krise und helfen dabei, stabilisierende Beziehungen wiederherzustellen.

Diagnose: Neben der Feststellung eines Suizides oder Suizidversuchs sollte ergänzend entweder die zugrunde liegende *psychische Krankheit* oder, falls es sich nicht um eine Störung von Krankheitswert handelt, die *Art der psychischen Krise* angegeben werden. Durch genaue Anamnese und psychischen Befund müssen (heimliche) *Selbstmißhandlungen, Münchhausensyndrom, Risikopersönlichkeiten* und *Störungen der Impulskontrolle* abgegrenzt werden.

Therapie: Wenn eine psychische Krankheit dem Suizidversuch zugrunde lag, so muß das therapeutische Vorgehen danach ausgerichtet werden. Bei allen depressiven Zuständen ist eine begleitende medikamentöse Behandlung mit einem *nicht aktivierenden Antidepressivum* (z.B. Amitryptilin, Doxepin) zu erwägen.

Die besonderen Probleme im Umgang mit suizidalen Menschen bestehen in dem *ambivalenten Beziehungsangebot.* Zurückweisungen durch suizidale Patienten können als provokative Mechanismen verstanden werden, mit denen der aufs Äußerste bedrohte Mensch versucht, sich zu stabilisieren. Hinter der Arroganz oder der Provokation steht eine Verletzlichkeit, die jede Annäherung an Therapeuten gefährlich macht. Jeder Therapeutenwechsel kann alte Verlusterfahrungen reaktivieren und sollte möglichst vermieden werden. Die suizidalen Patienten sind in der *Interaktion* so *verletzend,* weil sie selbst nicht weiter verletzt werden wollen. Die Wendung des Erlittenen ins Aktive ist als verzweifelter Versuch anzusehen, den letzten Rest an gutem Selbstgefühl zu schützen.

Helfer ihrerseits können allerdings auch deutliche negative Affekte gegenüber Suizidalen haben, die aus den persönlichen Problemen der

Helfer resultieren. Das hohe Maß an Frustration bei der Behandlung Suizidialer kann im Helfer eine *untergründige Aggressionsbereitschaft* mobilisieren. Da ein Helfer in seinem Selbstverständnis aggressive Gefühle nicht zulassen darf, werden diese durch die Abwehr verändert.

Das Gefährlichste sind eigene, nicht erkannte suizidale Impulse, die ins Gegenteil verkehrt werden und den Helfer dahin treiben, „therapeutische" Aktionen zu starten, die wegen der geteilten – im Falle des Helfers allerdings unbewußten – Todeswünsche delitäre Auswirkungen haben. Wenn starke Abwehrmechanismen in der Gegenübertragung auftreten, können sich auch *partielle Realitätsverkennungen* einstellen, in dem das psychisch auffällige Verhalten des Patienten übersehen oder auch Fakten aus der Krankengeschichte vergessen oder verdreht werden. Deshalb ist eine abwartende, offene Haltung einem suizidgefährdeten Patienten gegenüber am angemessensten. Aggressionen können dann besser wahrgenommen werden, und die Gefahr wird vermindert, provokative Äußerungen des Patienten persönlich zu nehmen.

Mit jedem auftretenden Konflikt ist es für den Helfer eine schwierige Aufgabe abzuwägen, ob die Beziehung schon genügend Tragfähigkeit besitzt, um die Konflikte gemeinsam zu bewältigen. Eine tragfähige Beziehung läßt sich häufig am ehesten durch Interventionen herstellen, die dem Patienten seine innere Situation spiegeln. Der Therapeut verarbeitet die mitempfundenen Gefühle in seinem Inneren und gibt das von ihm Erlebte wieder, wobei seine Anteilnahme spürbar wird. Es handelt sich keineswegs um ein bloßes Imitieren des Patienten, eine solche Erfahrung ließe diesen eher zurückschrecken. Die Imitation wäre eine unverarbeitete, direkte Wiedergabe des Vernommenen, während das *Spiegeln* durch die innere Bewältigung des Therapeuten geprägt ist. Die dabei entstehende Spannung zwischen dem inneren Erleben des Patienten und der Spiegelung des Therapeuten setzt bei dem Patenten eine Entwicklung in Gang. Das erfordert von dem Behandler ein hohes Maß an *Empathie*, d.h. die Fähigkeit, die Welt aus dem Blickwinkel des Patienten zu erleben, allerdings ohne sich selbst und den eigenen Standpunkt aufzugeben. Die geteilte Erfahrung läßt ein Gefühl von Gemeinschaft und tragender Nähe entstehen. Angesichts gelungener Kommunikation entsteht eine neue Dimension zwischen Patient und Behandler, die die Problematik des Patienten relativiert.

3 Psychosomatische Krankheiten

3.1 Herz-Kreislauf-Störungen

3.1.1 Rhythmusstörungen des Herzens

Ch. Herrmann

Definition: Von Herzrhythmusstörungen oder kardialen Arrhythmien spricht man, wenn der physiologische, relativ gleichmäßige Sinusrhythmus durch Störungen der elektrischen Erregungsbildung bzw. -leitung oder durch ektope Aktivität zeitweise oder dauerhaft unterbrochen wird.

Tachykarde Herzrhythmusstörungen sind charakterisiert durch das Auftreten vorzeitiger Erregungen (Extrasystolen) supraventrikulären oder ventrikulären Ursprungs, die einzeln oder konsekutiv (Salven, Tachykardien) auftreten können, bis hin zum Vorhof- bzw. Kammerflimmern.

Bradykarde Herzrhythmusstörungen entstehen durch Unterbrechungen oder Verzögerungen von Erregungsbildung oder -leitung und resultieren im Ausfall einzelner oder mehrerer Herzaktionen, Reduktion der Herzfrequenz bzw. beim Versagen auch nachgeordneter Erregungsbildungszentren im Extremfall in einer Asystolie.

Von diesen regelhaft elektrokardiographisch nachweisbaren Störungen sind subjektive Empfindungen einer Störung des Herzrhythmus, die *Palpitationen,* abzugrenzen, für die sich in der Mehrzahl der Fälle kein elektrokardiographisches Korrelat findet.

Beschwerden und Symptome: Viele kardiale Arrhythmien verlaufen völlig *asymptomatisch.* Den Patienten können beim Pulsfühlen Aussetzer, ungewöhnlich schnelle oder langsame Herzschläge oder ungleichmäßige Schlagfolgen auffallen. Gelegentlich werden *Herzstolpern* oder *Herzjagen* unmittelbar wahrgenommen. Mit ausgeprägter Tachy- oder Bradykardie kann es zur *hämodynamischen Beeinträchtigung* mit *Schwäche, Luftnot, Schwindel* und *Synkope* kommen, bei mehr als wenige Sekunden dauernder Asystolie oder Kammerflimmern zum Kreislaufversagen mit *plötzlichem Herztod.* Beim intermittierenden

Vorhofflimmern werden nicht selten *thorakale Schmerzen* berichtet. Chronisches Vorhofflimmern begünstigt durch die Bildung von Vorhofthromben die Entstehung *arterieller Embolien* mit der entsprechenden z.B. zerebralen Symptomatik.

Palpitationen werden häufig von den Patienten als sehr unangenehm und ängstigend erlebt, ohne daß allerdings eine eindeutige Beziehung zwischen der Art der Mißempfindung und der objektivierbaren Rhythmusstörung bestünde. Nicht selten finden sich bei Patienten mit Palpitationen *unauffällige EKG-Registrierungen,* jedoch *auffällige psychische Befunde.*

Verlauf: Der Verlauf der Herzrhythmusstörungen ist extrem *variabel.* Er hängt ab von der *Art* einer eventuellen *kardialen Grunderkrankung,* metabolischen und *psychovegetativen Begleitumständen* sowie der Art der *Rhythmusstörung* selbst. Dabei sind zwischen harmlosen und unbemerkten Episoden über jahrelange chronische Verläufe bis zum dramatischen Sekundenherztod alle Varianten möglich.

Auch die *psychische Reaktion* auf die Rhythmusstörungen ist sehr *variabel.* So können bereits harmlose Extrasystolen bei Patienten mit *hoher Angstbereitschaft* zu massivem Leidensdruck mit Angst vor dem Vorliegen einer gravierenden Herzerkrankung und häufigen *Arztbesuchen* führen. Andererseits können kürzere ventrikuläre Tachykardien trotz ihrer ungünstigen prognostischen Bedeutung zunächst unbemerkt und damit ohne Einfluß auf das psychische Befinden bleiben. Eine aktuelle Übersicht von Stankoweit und Muthny (1996) zeigt allerdings, daß unter Patienten mit bekannten malignen Rhythmusstörungen bzw. überlebtem plötzlichen Herztod etwa jeder zweite Symptome einer *Angsterkrankung* und/oder (reaktiven) *Depression* aufweist.

Prognose: Variabel ist auch die prognostische Bedeutung der Arrhythmien. Während eine gewisse Herzfrequenzvariabilität, etwa im Sinne der (physiologischen) respiratorischen Sinusarrhythmie, nicht eigentlich als Störung des Herzrhythmus zu verstehen ist (sondern eher die Funktionsfähigkeit der autonomen Innervation des Herzens anzeigt und somit sogar prognostisch günstig ist), sind höhergradige *ventrikuläre Tachyarrhythmien* z. B. bei Koronarpatienten ein unabhängiger *Mortalitätsprädiktor*. Den Versuch einer prognostischen Einteilung der ventrikulären Herzrhythmusstörungen stellt die bekannte Klassifikation nach Lown dar.

Epidemiologie: Das gelegentliche Auftreten einzelner supraventrikulärer oder ventrikulärer *Extrasystolen* findet sich bei vielen Gesunden. Auch *Sinustachykardien* unter körperlicher oder psychischer Belastung sind ein physiologisches Phänomen ohne Krankheitswert. Dagegen versterben 25–50 % aller Infarktpatienten noch vor Erreichen eines Krankenhauses, und zwar in der Regel an *Herzrhythmusstörungen*. Nach der offiziellen Todesursachenstatistik versterben an Herzrhythmusstörungen in Deutschland pro Jahr 12.000 bis 13.000 Menschen, meist im Lebensalter *über 65 Jahre* und mit leichtem Überwiegen der *Frauen*. Hinzu kommt eine sehr viel größere Zahl von arrhythmischen Todesfällen im Rahmen von Myokardinfarkten.

Ätiopathogenese: Prognostisch bedeutsamen Herzrhythmusstörungen liegt in den allermeisten Fällen eine strukturelle Herzerkrankung, am häufigsten eine *koronare Herzkrankheit,* zugrunde. Daneben können auch die meisten anderen Herzerkrankungen wie Klappenfehler, Kardiomyopathien, Myokarditiden oder Systemerkrankungen mit kardialer Beteiligung mit Rhythmusstörungen einhergehen. Auch *genetische Faktoren*, etwa bei den long-QT-Syndromen, oder konnatale Präexzitationssyndrome (z. B. WPW-Syndrom) können zu klinisch bedeutsamen Rhythmusstörungen führen. *Metabolisch-toxische Auslöser* von Rhythmusstörungen können z. B. die *Thyreotoxikose* sowie Überdosierungen von *Medikamenten* (z. B. Digitalis, Antiarrhythmika) oder *Alkohol* sein. Daneben steigt die Anfälligkeit für tachykarde Rhythmusstörungen mit höheren myokardialen *Katecholaminkonzentrationen* an. Hier wird auch ein Mechanismus für die immer wieder beobachteten Häufungen maligner Rhythmusstörungen unter *psychosozialem Streß* vermutet.

Seit langem liegen zahlreiche kasuistische Berichte darüber vor, daß *psychische Streßbelastungen* das Auftreten von Herzrhythmusstörungen

bis hin zum plötzlichen Herztod begünstigen. Entsprechende empirische Befunde an größeren Kollektiven sind dagegen vergleichsweise selten. So fanden z. B. Leor, Poole und Kloner (1995) am 17.1.1994, dem Tag eines großen *kalifornischen Erdbebens*, eine signifikante *Häufung plötzlicher Todesfälle* mit erniedrigten Sterberaten in den Folgetagen. Sie folgerten hieraus, daß bei bestimmten vulnerablen Patienten offenbar der Streß des Erdbebens die tödlichen Rhythmusstörungen auslöste, zu denen es sonst erst zu einem späteren Zeitpunkt gekommen wäre.

Auch hinsichtlich der *erhöhten Sterblichkeit depressiver Infarktpatienten* wird eine besondere Anfälligkeit für tachykarde ventrikuläre Rhythmusstörungen angenommen.

Ein Indiz hierfür stellt die aktuelle kanadische CAMI-AT-Studie dar, die belegt, daß die Übersterblichkeit in der depressiven Subgruppe durch das Klasse-III-Antiarrhythmikum Amiodaron komplett beseitigt wird.

Als möglicher Mechanismus für den Einfluß der Depression auf die Arrhythmogenese wird eine Störung der autonomen Herzinnervation mit Reduktion der physiologischen Herzfrequenzvariabilität diskutiert.

Während allerdings die Klärung des exakten psychophysiologischen Pathomechanismus für die Auslösung maligner Rhythmusstörungen noch aussteht, liegt die Psychogenese der oft harmlosen *Palpitationen*, z. B. als *physiologisches Angstäquivalent*, oft auf der Hand. Hier werden z. B. objektiv unbedeutende kardiale oder extrakardiale Mißempfindungen über eine ängstliche Verarbeitung zu Triggern einer sympathischen Reaktion mit nachfolgender supraventrikulärer Tachykardie, die ihrerseits wiederum im Sinne eines *Circulus vitiosus* die Angst verstärkt. Besonders belastend ist dieser Mechanismus für Patienten mit bekannten malignen Rhythmusstörungen und reaktiver Verunsicherung, da hier zwischen einer harmlosen Sinustachykardie und einer lebensbedrohlichen Ventrikeltachykardie klinisch nicht immer unterschieden werden kann.

Diagnose: Differentialdiagnostisch sind zunächst *dokumentierbare Arrhythmien* von *Palpitationen* ohne elektrokardiographisches Korrelat abzugrenzen. Auch die verschiedenen Formen *tachy- bzw. bradykarder Rhythmusstörungen* sind wegen unterschiedlicher Behandlungsoptionen voneinander zu unterscheiden. Hierfür bietet sich neben der klinischen Untersuchung in erster Linie das EKG, ggfs. mit Belastung oder Hochverstärkung bzw. als kontinuierliche *Langzeit-EKG-Registrierung,* an. Weitere differentialdiagnostische Klärung erbringt die invasive *elektrophysiologische Untersuchung* mit Bestimmung der Überleitungszeiten und/oder *programmierter Ventrikelstimulation.* Hierbei wird der Versuch unternommen, die klinisch beobachtete Rhythmusstörung zu reproduzieren. Es kann dabei typischerweise zum Auftreten maligner Rhythmusstörungen kommen. Diese können zwar im elektrophysiologischen Labor zuverlässig, notfalls mittels Defibrillation, beendet werden, sie tragen jedoch zu der *erheblichen psychischen Belastung* bei, die Patienten im Zusammenhang mit dieser Untersuchung immer wieder berichten.

Therapie: Im Mittelpunkt der Behandlung steht fast immer die jeweilige *Grunderkrankung.* Bei *Palpitationen* im Rahmen psychischer Störungen ist die *psychotherapeutische Behandlung* der meist zugrundeliegenden Angsterkrankung oder somatoformen Störung indiziert. Dabei kann eine begleitende *Betablockergabe* zur Durchbrechung des Circulus vitiosus vorübergehend hilfreich sein. Bei *Koronarpatienten* ist eine entsprechende Behandlung der KHK und ggfs. auch der Postinfarkt-Depression erforderlich.

Zur Behandlung der *Rhythmusstörungen* selbst bzw. ihrer Komplikationen stehen diverse *medikamentöse* (Antiarrhythmika, Antikoagulantien), *interventionelle* (Katheterablation arrhythmogenen Myokardgewebes oder bestimmter Erregungsleitungsstrukturen), *rhythmuschirurgische* und *apparative Verfahren* zur Verfügung. Unter letzteren ist vor allem die *Herzschrittmachertherapie* (siehe dort) sowie die Versorgung mit *implantierten Cardioverter-Defibrillatoren (ICD)* von Bedeutung. Diese mittlerweile hochentwickelten Geräte erkennen ventrikuläre Tachykardien und Kammerflimmern recht zuverlässig und können diese über eine Ventrikelsonde mittels Überstimulation oder Abgabe eines Gleichstrom-Schocks terminieren. Damit vermitteln sie den meisten Patienten ein *Gefühl von Sicherheit* vor der sonst allgegenwärtigen Bedrohung durch den plötzlichen Herztod und wirken sich positiv auf die gesamte Lebensqualität aus.

Andere Patienten, insbesondere solche mit häufigen Schockabgaben, die fast regelhaft als äußerst unangenehm erlebt werden, reagieren dagegen mit diversen *Ängsten, Abhängigkeitsgefühlen* und

depressivem *Rückzug,* wodurch ihre Lebensqualität erheblich beeinträchtigt wird. Diese Patienten profitieren neben einer kontinuierlichen Anbindung an einen Arzt ihres Vertrauens im kardiologischen Zentrum von psychosozialer Unterstützung im Rahmen *supportiver Gruppentherapie.* Einzelne Patienten benötigen allerdings auch eine *tiefenpsychologische* oder *kognitive Einzelpsychotherapie.* Für deren Indikationsstellung ist insbesondere bei der Behandlung von ICD-Patienten wie auch bei anderen Patienten mit Palpitationen bzw. dokumentierten Arrhythmien eine enge Zusammenarbeit von Kardiologen und Psychosomatikern sinnvoll.

3.1.2 Funktionelle Herzstörungen – Herzneurose

H. H. Studt

Definition: Die Herzneurose äußert sich in *akuten Ängsten* vor einem Herzinfarkt und in begleitenden *vielfältigen funktionellen Störungen* des Herz-Kreislauf- und Atemsystems. Bei meist *chronischem Verlauf* mit häufigem Symptomwechsel entstehen auch phobische und *hypochondrische* Symptome.

> **Synonyme: Herzphobie, Angstneurose, Effort-Syndrom, neurozirkulatorische Asthenie, irritable heart u. a., ICD-10: F 45.30 somatoforme autonome Funktionsstörung des kardiovaskulären Systems.**

Krankheitsbild: Im Mittelpunkt des Erlebens steht der *plötzliche Angstanfall* mit der Furcht vor einem Herzinfarkt oder dem Tod und vielfältige körperliche Beschwerden, wie Schmerzen über dem Herzen, Herzstolpern, Herzjagen, Schweißausbrüche, Parästhesien und Atemnot, die sich bis zu einer *Hyperventilationstetanie* steigern kann. Pulsbeschleunigung und Blutdruckerhöhung sind Ausdruck *des sympathikovasalen Anfalls,* der als körperliches Geschehen gleichzeitig mit dem Angstzustand abläuft. Die zahlreichen körperlichen Beschwerden können in fast allen Organsystemen auftreten.

Psychisch leiden die Kranken außerdem unter innerer Unruhe, gedrückter Stimmung, allgemeiner Ängstlichkeit und Phobien. Dabei kann die ängstliche Erwartung eines erneuten Herz-Angst-Anfalls zu einer Mißempfindung des Herzens führen, deren Wahrnehmung zur Verstärkung der Angst und wiederum der Herzbeschwerden führen kann. Auf diese Weise wird die primäre Angst durch sekundäre Ängste verstärkt.

Nach Ausbruch der Symptomatik bildet sich schnell ein *typisches Krankheitsverhalten* aus, das in den Tendenzen zur *extremen körperlichen Schonung* und zur *Anklammerung* an Angehörige und den Arzt besteht. Diesem Verhalten der Patienten liegt die Angst zugrunde, sie könnten durch Betätigungen ihrem Herzen schaden, und die tiefe Angst, sie könnten ohne den Beistand anderer nicht existieren.

Der meist *chronische Verlauf* geht mit einem häufigen *Symptomwechsel* und der zunehmenden Ausbildung von *Phobien* und *hypochondrischen Tendenzen* einher. Dabei gibt es keinen Übergang der funktionellen Herzbeschwerden in eine organische Herzkrankheit.

Die *Prognose* ist bei ausbleibender Behandlung entsprechend ungünstig.

Epidemiologie: Die Herzneurose kommt häufiger bei Männern vor und tritt vor allem in den Altersgruppen zwischen 20 und 40 Jahren auf. Etwa 30 bis 40 % der Patienten, die über Herzbeschwerden klagen, haben funktionelle Herzstörungen. In der Bevölkerung leiden etwa 5 bis 10 %, in der Allgemeinpraxis 10 bis 15 % unter diesen Beschwerden.

Ätiopathogenese: Es gibt zwar Annahmen über eine genetisch determinierte Regulationslabilität und eine Reaktionsdisposition im Hinblick auf die Art der Symptombildung, doch sichere somatische Ursachen sind nicht bekannt. Auch ein früher angenommener ursächlicher Zusammenhang mit einem Mitralklappenprolaps hat sich nicht bestätigt.

Entscheidend sind *psychische Ursachen*, die in den Entwicklungsbedingungen der *frühen Kindheit* liegen. Die oft ängstliche und auch dominierende Mutter verwöhnt das Kind durch übermäßiges Beschützen und Beseitigung von Schwierigkeiten einerseits und unterdrückt aggressive und expansive Impulse andererseits, wodurch das Streben des Kindes nach Ablösung und zunehmender Selbständigkeit behindert wird. Dadurch entsteht eine *symbiotische Mutter-Kind-Beziehung*. Diese Entwicklung wird bei jüngsten oder Einzelkindern, die häufiger männlich sind, gefördert. Da die Mütter sehr häufig auch an einer

Herzneurose leiden, fordern sie oft Ruhe und Rücksicht, was dem Kind Schuldgefühle bereitet und seine Ablösung behindert.

Die eher verwöhnende Einstellung der Mutter kontrastiert mit dem oft willkürlichen und *aggressiven Verhalten des Vaters*, was zur Verunsicherung und Unselbständigkeit beiträgt. Die nachgewiesene *familiäre Häufung* der Herzneurose, wonach die Hälfte der Kinder von Herzneurotikern auch an dieser Störung erkranken, ist wahrscheinlich durch *unbewußte Imitation* bedingt, wodurch eine *Symptomtradition* in diesen Familien entsteht.

Die sich entwickelnde *Persönlichkeitsstruktur* zeigt überwiegend *depressive*, aber auch *hysterisch-zwanghafte Züge*. Insbesondere wegen der depressiven Strukturanteile haben die Patienten Angst vor Trennungen und Verlusten. So wird ihr Erleben durch einen Konflikt zwischen dem Wunsch nach Abhängigkeit und zugleich nach Selbständigkeit und durch die bedrohliche Angst bestimmt, allein nicht leben zu können. Außerdem leiden sie unter einer tiefen *Selbstunsicherheit* und Selbstzweifeln, äußern offen ihre Ängste und Abhängigkeitswünsche und neigen zu engem anklammernden Verhalten, was zur Belastung der Beziehungspersonen werden kann. Eine andere Gruppe wehrt die hintergründigen Abhängigkeitswünsche und Unsicherheiten durch betontes Autonomiestreben, Pseudounabhängigkeit, Leistungswillen und kontraphobisches Verhalten ab.

Nach testpsychologischen Untersuchungen (mit dem MMPI)zeigt die erste Gruppe den *A-Typ*, der etwa bei der Hälfte der Herzneurotiker vorliegt, während die zweite Gruppe den *B-Typ* bei etwa einem Drittel der Herzneurotiker darstellt.

Auslösende Situationen beruhen häufig auf der Konfrontation mit Krankheiten, Todesfällen oder Unfällen, auch phantasierten oder realen Trennungen und auf beunruhigenden Beobachtungen am eigenen Körper. Diese Erlebnisse provozieren meist unbewußte Aggressionen gegenüber den Beziehungspersonen, die den Patienten auf die eine oder andere Art „verlassen" haben, und Phantasien über Krankheit und Tod, was die Ängstlichkeit zur Angst vor dem Alleinsein steigert und so den Angstanfall auslöst.

Diagnose: Zu Beginn ist eine gründliche körperliche Untersuchung, einschließlich EKG und Enzymdiagnostik, zum *Ausschluß einer Herzerkran-*

kung notwendig. Durch die Erhebung einer *psychosomatischen Anamnese* werden Erkenntnisse über die Persönlichkeit und auslösende Situation gewonnen, so daß die Diagnose einer Herzneurose positiv gestellt werden kann. Wiederholungsuntersuchungen, auch EKGs, auf Wunsch der nach Sicherheit strebenden Patienten sind sachlich nicht begründet. Zu warnen ist auch vor einer Überinterpretation minimaler Abweichungen im EKG als „mögliche Ursache" der Störungen, was beim Patienten zu einer *iatrogenen Herzkrankheit* führen könnte. *Differentialdiagnostisch* ist insbesondere an das *Roemheld-Syndrom* (gastrokardialer Symptomenkomplex), eine Hyperthyreose und Phäochromozytom-Krise zu denken.

Therapie: Eine ständige *psychologische Führung* und *stützende* und *klärende Gespräche* sind die Hauptaufgaben bei der Behandlung des körperlich gesunden Herzneurotikers. Trotz der Mitteilung, daß alle Untersuchungen keine Hinweise auf eine körperliche Erkrankung ergeben haben, drängt der Patient in seiner Angst und dem Streben nach Sicherheit oft auf eine erneute EKG-Abnahme und auf ständige Ansprechbarkeit des Arztes, worin die *Anklammerungstendenzen* sichtbar werden. Eine aufkommende *negative Gegenübertragung* in Form von Unmut bis Aggressivität sollte der Arzt rechtzeitig erkennen können, damit nicht diese Gefühle, sondern sachlich begründete Entscheidungen sein Handeln bestimmen.

Begleitend zur psychologischen Führung können vorübergehend *Psychopharmaka* indiziert sein, um zu starke Ängste oder auch depressive Verstimmungen zu dämpfen. Die anzustrebende Behandlung besteht in einer *analytischen Psychotherapie* oder in einer *Verhaltenstherapie*. Die Indikation zu dem einen oder anderen Verfahren ist nach der Persönlichkeit des Patienten und seinen Zielvorstellungen an die Psychotherapie zu treffen: Hat der Patient ein gewisses Einsichtsvermögen in seine Konflikte und möchte er seine eingeengten Erlebens- und Verhaltensweisen verändern, so wäre die konfliktaufdeckende *analytische Psychotherapie* indiziert; dabei hat sich die *Gruppentherapie*, die vom Patienten mehr Auseinandersetzungen fordert, besser bewährt als die Einzeltherapie, die den Erwartungen nach einer „verwöhnenden" Zweierbeziehung zu sehr entgegenkommt. Wünscht der Patient dagegen „nur" eine möglichst schnelle Linderung oder *Beseitigung der Symptome* und leidet er unter keinen belastenden Konflikten, so ist eine *Verhaltenstherapie* die Methode der Wahl.

3.1.3 Koronare Herzkrankheit: Angina pectoris und Myokardinfarkt

Ch. Herrmann

Definition: Die koronare Herzerkrankung (KHK) ist charakterisiert durch chronische atherosklerotisch bedingte *Verengungen* sowie akute, meist thrombotische *Verschlüsse der Koronararterien*. Hierdurch kommt es zur myokardialen *Ischämie*. Diese kann passager, etwa unter gesteigertem myokardialem Sauerstoffbedarf auftreten und zu reversiblen Störungen der ventrikulären Wandbewegung sowie des elektrischen Erregungsablaufs führen. *Akute Koronarverschlüsse* führen dagegen meist nach relativ kurzer Zeit zum *Myokardinfarkt*, einer irreversiblen Myokardnekrose im Versorgungsareal der betroffenen Kranzarterie.

Beschwerden und Symptome: Die myokardiale *Ischämie* ist in rund 25 % von *subjektiven Beschwerden*, typischerweise Angina pectoris, begleitet. Daneben können Luftnot und Herzrhythmusstörungen auftreten. Der akute *Myokardinfarkt* geht oft mit massiver kardialer (Vernichtungsschmerz, Luftnot, Synkope) *und vegetativer Symptomatik* einher. Er kann vorwiegend akut, aber auch noch in der chronischen Phase zum *Tod* durch maligne Rhythmusstörungen oder myokardiales Pumpversagen führen.

Psychisches Befinden und Lebensqualität: Koronarpatienten ohne Infarktanamnese wirken zum Zeitpunkt der Diagnosestellung psychisch vergleichsweise *wenig beeinträchtigt*. Hierdurch unterscheiden sie sich z.B. von Patienten mit psychogenen Thoraxschmerzen und freien Kranzgefäßen. Im Krankheitsverlauf kommt es aber bei einer Reihe der Patienten zur *zunehmenden Verunsicherung* mit nachfolgend vermehrter Angabe petanginöser und unspezifischer Beschwerden sowie *abnehmender Lebensqualität*. Dabei ist deutlich, daß die Lebensqualität vorwiegend vom psychischen Befinden und beide nur vergleichsweise wenig von kardialem Organbefund oder körperlicher Symptomatik abhängen.

Post-Infarkt-Depression und Verleugnung: Etwa jeder sechste Infarktpatient entwickelt während der Akutklinikbehandlung Zeichen einer **major depression**. Diese kann dynamisch als Ausdruck des erlebten Verlusts an *körperlicher Integrität* sowie sozialer und sexueller *Potenz* („ego-infarction") verstanden werden, zumal bei Menschen, in deren Leben Leistungsfähigkeit und Selbstkontrolle eine zentrale Rolle in der Regulierung des *narzißtischen Gleichgewichts* spielen. Auslösend wirken dabei oft Schwellensituationen wie die Verlegung von der Intensivstation oder die *Entlassung* nach Hause („homecoming depression"). Hier müssen die Patienten einerseits den Entzug der meist als sehr positiv erlebten oral-versorgenden Stationsumgebung hinnehmen und sehen sich andererseits mit zunehmenden Realitätsanforderungen konfrontiert. Diese führen ihnen die initial oft verleugneten Konsequenzen ihrer chronischen Erkrankung unausweichlich vor Augen.

Die **Verleugnung** ist in der *Akutphase* ein häufiger und in Maßen durchaus *adaptiver Verarbeitungsmodus*, der den Patienten nach Abklingen des oft dramatisch erlebten akuten Infarktschmerzes suggeriert, nun könne das Leben wie bisher weitergehen. Viele Infaktpatienten neigen in dieser Phase allerdings zu besonders *demonstrativ-aktivem Verhalten*, z.B. mit Laptop am Bett, körperlichen Übungen oder sexuellen Anspielungen gegenüber den Krankenschwestern. Langfristig scheint die Verleugnung allerdings einem angemessenen Krankheitsverhalten im Weg zu stehen.

Insofern wird die *Depression*, deren Anlaß ja gut nachvollziehbar erscheint, von den behandelnden Ärzten oft als unvermeidliches Übergangsphänomen angesehen und nicht gesondert behandelt. Mittlerweile ist jedoch erwiesen, daß die Depression unbehandelt zu *Chronifizierung* oder *Rezidiven*, verstärkter kardialer Symptomatik, *schlechter Lebensqualität* und erheblich *erhöhter Mortalität* führt.

In einer kanadischen Studie waren von den in der Akutphase depressiven Patienten nach einem Jahr nur ein Viertel am Leben und frei von Depression (Lesperance et al. 1996). Besonders schlecht war in dieser Studie die *Prognose der Depression*, wenn die Patienten bereits vor dem Infarkt einmal eine depressive Episode durchgemacht hatten. Dagegen fand sich bei Patienten mit früherer Depression, die zwischenzeitlich offenbar neue Bewältigungsmodi erlernt hatten und auf den Infarkt nicht mehr depressiv reagierten, die beste Prognose. Dieser Befund legt nahe, daß die depressive Reaktionsweise möglicherweise veränderbar ist und die Veränderung mit einer besseren Prognose einhergeht.

Epidemiologie: Die koronare Herzkrankheit gehört in Deutschland noch heute mit deutlich über

20 % zu den *häufigsten Todesursachen* (Statistisches Bundesamt 1996).

Zwar ist in den meisten westlichen Ländern die Todesrate – vermutlich aufgrund besserer Behandlungsmöglichkeiten – rückläufig, die jährliche Inzidenz ist jedoch fast unverändert geblieben. Somit kann weiterhin von etwa 200.000 bis 250.000 Myokardinfarkten pro Jahr in Deutschland ausgegangen werden. Dabei sind insbesondere im Alter unter 65 Jahren *Männer* bezüglich Morbidität und Mortalität etwa viermal so häufig betroffen wie Frauen.

Die hohe Koronar-Morbidität führt zu umfangreichen *diagnostischen und invasiv-therapeutischen Maßnahmen*. Dabei nimmt Deutschland bei Herzkatheteruntersuchungen (360.000/Jahr), Koronardilatationen (88.000/Jahr) und Bypassoperationen (47.000/Jahr) den europäischen Spitzenplatz ein. Ob dieses aggressive Vorgehen allerdings eine Verbesserung des Überlebens mit sich bringt, ist unklar.

Ätiopathogenese

Koronare Risikofaktoren: Aus epidemiologischen Daten sind seit langem *Risikofaktoren* identifiziert worden, die die Entstehung der Atherosklerose, das Auftreten von Myokardinfarkten sowie die koronare Mortalität begünstigen. Neben den klassischen somatischen Risikofaktoren *Rauchen, Hyperlipoproteinämie* und *Hypertonus* sowie *Diabetes mellitus* und *Adipositas* wurden zahlreiche weitere somatische und psychosoziale Risikofaktoren diskutiert. In jüngster Zeit hat insbesondere die *Infektionshypothese* mit Nachweis von Chlamydien in den atherosklerotischen Läsionen große Beachtung gefunden.

Persönlichkeitsfaktoren: Unter den psychosozialen Risikofaktoren spielte in den 60er bis 80er Jahren das Konzept des koronargefährdenden sogenannten *Typ-A-Verhaltens* die größte Rolle.

Eine großangelegte Untersuchung bei amerikanischen Männern mittleren Alters hatte damals gezeigt, daß das Vorhandensein dieses Verhaltensmusters unabhängig von somatischen Risikofaktoren mit einem mehr als zweifach erhöhten Risiko einer KHK-Erstmanifestation einherging. Bei dem Typ-A-Konzept handelt es sich um ein beobachtbares *habituelles Verhalten*, das geprägt ist durch ein hartnäckiges und intensives *Bemühen, hochgesteckte, aber schlecht definierte Ziele* zu erreichen; die betroffenen Menschen fühlen sich ständig unter *Zeitdruck* und treten im Streben nach Vorwärtskommen und *Anerkennung* in heftige *Konkurrenz* zu Menschen ihrer Umgebung. Im Rahmen intensiver Forschungen zum Typ-A-Verhalten konnten zwar einerseits diverse Beziehungen zu physiologischen Parametern (z.B. neurohumoralen und neuroimmunologischen Reaktionen) und Risikofaktoren dokumentiert werden, die prognostische Bedeutung des Konzepts ließ sich aber insgesamt nicht bestätigen.

Auch die psychoanalytisch ausgerichtete Forschung nach einer Koronar- oder Infarktpersönlichkeit bzw. spezifischen inneren Konflikten als pathogenetischen Faktoren hat letztlich *keinen einheitlichen Typus* identifizieren können.

Weiterhin werden jedoch einzelne Komponenten des Typ-A-Verhaltens, insbesondere chronische negative Emotionen wie *Feindseligkeit* und *Ärger* als Infarkt-Auslöser und möglicherweise auch als *längerfristige Risikofaktoren* beschrieben. Auch die Notwendigkeit, beruflich oder auch örtlich (etwa bei Berufskraftfahrern) vorwärtszukommen, wurde wiederholt mit koronaren Ereignissen assoziiert gefunden. Dagegen liegen zu anderen beruflichen Belastungsfaktoren, etwa den als pathogen vermuteten „high demand-low control"-Berufen, widersprüchliche Befunde vor.

Wiederholt wurde bis in jüngste Zeit eine Häufung von Infarkten bei *depressiven Patienten* beschrieben. Andere Autoren fanden bei Patienten vor Infarkten vermehrt Gefühle von *vitaler Erschöpung, Hilf- oder Hoffnungslosigkeit*. Bislang ist jedoch nicht eindeutig geklärt, ob es sich hierbei um kausale Risikofaktoren oder eher um Prodromalsymptome handelt, die eine Reaktion z.B. auf körperliche Infarktvorboten wie nachlassende Leistungsfähigkeit oder progrediente Angina pectoris darstellen könnten.

Psychosoziale Faktoren bei Myokardischämie und Angina pectoris: Auch in der chronischen Phase der koronaren Herzkrankheit kommt psychosozialen Faktoren eine erhebliche Bedeutung zu. Häufig untersuchte Bereiche sind die *Auslösung myokardialer Ischämien* durch *psychischen Streß*, die subjektive Wahrnehmung der Ischämie als Angina pectoris, die Beeinträchtigung durch *herzbezogene Angst* und unspezifische Symptome sowie Einflüsse auf kardiale autonome Innervation und Auftreten von *Rhythmusstörungen.*

Die *Auslösbarkeit pektanginöser Beschwerden* durch psychische Belastung wurde bereits Anfang des 19. Jahrhunderts von Black (1816) beschrieben und in jüngster Zeit intensiv untersucht. Dabei war ein Schwerpunkt die Auslösbarkeit elektro- oder echokardiografisch bzw. nukle-

armedizinisch dokumentierter myokardialer Ischämien durch Alltags- oder Laborstressoren (wie das Halten öffentlicher Ansprachen emotional relevanten Inhalts). Zusätzlich wurde die z.B. endorphinvermittelte psychische Modulation der Anginaschwelle bei Ischämien, die etwa durch körperliche Belastung ausgelöst wurden, untersucht. Die Ergebnisse können vereinfachend so zusammengefaßt werden:

1. **Psychische Stressoren** sind bei Koronarpatienten in der Lage, regionale linksventrikuläre *Wandbewegungsstörungen* als Ischämiezeichen im Areal stenosierter Kranzgefäße hervorzurufen. Dieser Effekt korreliert sowohl mit einer gegenüber Normalpersonen *gesteigerten zerebralen Erregung* als auch mit einer ungünstigen kardialen Prognose.

2. Auch der **Effekt psychischer Faktoren** auf die *Wahrnehmung myokardialer Ischämien* als Angina pectoris kann als gut gesichert gelten. Bekannt ist, daß nur in rund 25% eine *objektiv nachgewiesene Ischämie* tatsächlich auch Angina pectoris erzeugt, wobei sowohl Patienten mit durchweg stummen Ischämien als auch stumme neben symptomatischen Ischämien bei derselben Person gefunden werden.

In den vorliegenden Untersuchungen wird sowohl die Rolle von *Verleugnung* bei der Symptomunterdrückung als auch die Bedeutung von *Angst, Depressivität* und *Hypochondrie* für die verstärkte *Symptomwahrnehmung* in den Mittelpunkt gestellt. Vermutlich handelt es sich um eine kontinuierliche Beziehung zwischen chronisch negativen Emotionen und der Häufigkeit symptomatischer Ischämien, wofür diverse lokale und insbesondere zentralnervöse Faktoren angegeben werden.

Diagnose: Differentialdiagnostisch ist die Koronarerkrankung gegenüber *nichtischämischen Herzerkrankungen* sowie zahlreichen Erkrankungen oder Funktionsstörungen anderer thorakaler Organe wie Ösophagus, Aorta, Lunge oder Pleura abzugrenzen (siehe Lehrbücher der Inneren Medizin). Schwierig ist häufig die Abgrenzung von einer *somatoformen kardiovaskulären Störung*, insbesondere bei älteren Patienten mit erhöhtem kardialen Risiko. Häufig gelingt eine zuverlässige *Differentialdiagnose* erst mittels Koronarangiografie, da die nichtinvasiv-kardiologische Diagnostik eine erhebliche Fehlerquote aufweist. Auch das bei Patienten mit *funktionellen*

Herzbeschwerden sehr viel häufigere Vorliegen einer psychischen Störung, insbesondere einer *Angsterkrankung*, sowie *multipler unspezifischer Körpersymptome* kann im Einzelfall lediglich als Hinweis gelten und schließt eine Koronarerkrankung keineswegs sicher aus.

Therapie: Die Behandlung der KHK erfolgt somatischerseits zunächst *medikamentös*, insbesondere mit β-Rezeptorenblockern, Acetylsalicylsäure, ACE-Hemmern und Nitraten. Daneben kommen multiple andere Pharmaka zum Einsatz. Auch der *Risikofaktorkontrolle* kommt große Bedeutung zu. Der Einsatz *invasiver Therapien* unterliegt starken regionalen Schwankungen, da nur für einige Patienten-Subgruppen hiervon eine Prognoseverbesserung zu erwarten und der subjektive Nutzen oft ungewiß ist. Während der Wartezeit auf eine *Koronarbypass-Operation* steigen *Angst* und *Depressivität* vieler Patienten massiv an. Auch wenn die Anspannung nach erfolgreicher Operation wieder deutlich abnimmt, ist doch unklar, ob bei Patienten ohne prognostische Indikation der *Nutzen von Bypassoperation* oder *Angioplastie* für psychisches Befinden und Lebensqualität aus mehr besteht als dem Nachlassen der präoperativen Belastung.

In diesem Zusammenhang hat sich eine perioperative *supportive Therapie* und eine sorgfältige *Rehabilitation* bewährt. Unzulässig ist es dagegen, aus der Reduktion der kardialen Symptomatik ungeprüft eine Verbesserung der globalen Lebensqualität abzuleiten. Damit ist auch die Indikation für nicht prognostisch relevante Koronarinterventionen zurückhaltend zu stellen. Insbesondere sind sie nicht indiziert „zur Beruhigung des Patienten". Zeigen sich Patienten beunruhigt, ist vielmehr zuallererst ein ausführliches Gespräch im Sinne *psychosomatischer Grundversorgung* angezeigt, in dem die Gründe der Beunruhigung geklärt werden sollten. Zusätzlich können von einem *Fragebogenscreening* Hinweise auf eine psychische Beeinträchtigung gewonnen werden und ggfs. zur Einleitung einer *fachpsychotherapeutischen Behandlung* führen.

Psychotherapeutische Interventionen nach Myokardinfarkt: Es liegen eine Reihe von Untersuchungen vor, die belegen, daß bereits mit relativ einfachen *supportiv-psychotherapeutischen Interventionen* eine deutliche Besserung der Postinfarkt-Depression erreicht werden kann. Zwei Metaanalysen konnten darüber hinaus zeigen, daß un-

terschiedliche *psychosoziale Interventionen* bei Infarktpatienten mit einer substantiellen Reduktion der Mortalität einhergehen. Diese liegt z. T. über derjenigen, die für etablierte körperliche Behandlungsverfahren gefunden wurde. Unklar bleibt dennoch, ob dieser Effekt auf eine Besserung depressiver Symptome oder auf andere Mechanismen, etwa ein Gefühl größerer sozialer Unterstützung, zurückzuführen ist. Bekannt ist jedenfalls, daß auch *soziale Unterstützung* zu den bedeutsamen *Prognosemarkern* bei Infarktpatienten zählt.

Aufschluß hierüber ist von einer großangelegten amerikanische Studie (ENRICHD-Trial) zu erwarten. Diese überprüft seit 1996, ob bei Infarktpatienten mit Depression oder mangelhafter sozialer Unterstützung eine *kognitive Verhaltenstherapie* in der Lage ist, die Sterblichkeit zu senken.

Nicht zu klären ist bislang auch die Frage nach der optimalen Therapieform für Infarktpatienten mit Depression oder anderen Problemen der Krankheitsverarbeitung. Während in der *Akutphase* supportive Gespräche, Informationsvermittlung und Transparenz der körperlichen Behandlung wichtig sind, kommen in der *postakuten Phase* meist *multimodale Konzepte* zum Einsatz. Diese umfassen tiefenpsychologisch oder kognitiv ausgerichtete Einzel- und Gruppenbehandlungen, sinnvollerweise unter partieller Hinzuziehung des Lebenspartners, maßvolle Bewegungstherapie, Informationsangebote zur Complianceförderung und Risikofaktorkontrolle, Diät, sowie Yoga- oder Entspannungsübungen. Sie können sowohl im Rahmen der *stationären Rehabilitation* als auch *primär ambulant* angeboten werden.

Für einen anhaltenden Effekt scheint zwar eine längerfristige ambulante Rehabilitation einer rein stationären Kurzzeitbehandlung überlegen zu sein; sie wird aber bislang leider in Deutschland jenseits einiger Pilotprojekte kaum praktiziert. Teilweise ist es gelungen, die weit verbreiteten, zunächst überwiegend somatisch ausgerichteten *ambulanten Herzgruppen* um eine *psychosoziale Komponente*, etwa im Sinne themenzentrierter Interaktion, zu erweitern.

Zu erwähnen ist schließlich die Möglichkeit eines Einsatzes von *Antidepressiva* bei Infarktpatienten. Aufgrund der vor allem kurzfristig stark beeinträchtigten Prognose ist bei Patienten mit *ausgeprägter Depression* und unzureichendem primären Ansprechen auf psychotherapeutische Interventionen eine *Pharmakotherapie* zu erwägen, auch wenn hierfür bislang keine Prognoseverbesserung gesichert werden konnte und für trizyklische Antidepressiva wegen ihrer chininartigen Wirkung am Herzen besondere Zurückhaltung geboten ist. Wegen der geringeren Rate kardialer Nebenwirkungen sind hier das Mianserin sowie die selektiven Serotonin-Wiederaufnahmehemmer bevorzugt eingesetzt worden.

3.1.4 Psychosomatische Aspekte bei Herzschrittmacher und Herzoperation

S. Zipfel, G. Bergmann

3.1.4.1 Herzschrittmachertherapie

Die *Implantation* antibradykarder *Schrittmacher* stellt eine weitverbreitete Therapieform zur Behandlung bradykarder Rhythmusstörungen dar. Diese erfolgt in Lokalanästhesie, so daß heute eine Anwendung bis ins hohe Alter möglich ist.

Präoperativ sollte eine ausreichende, patientenorientierte *Aufklärung* über den minimalchirurgischen Eingriff erfolgen, um frühzeitig Angst vor der Implantation selbst und den weiteren Folgen abbauen zu können.

Postoperativ kommt es nur bei einer kleinen Subgruppe zu Problemen mit der *Akzeptanz* des Gerätes. Diese bedarf einer frühzeitigen, supportiven, psychotherapeutischen Intervention.

Interne Cardioverter/Defibrillatoren (ICD): Bei lebensbedrohlichen *tachykarden* Herzrhythmusstörungen kommt zunehmend ein spezifisches *Schrittmachersystem*, der sog. „*interne Cardioverter/Defibrillator*" kurz ICD, zum Einsatz. Durch die technische Weiterentwicklung der Geräte muß seit einigen Jahren keine Thorakotomie für die Implantation mehr durchgeführt werden, sondern kann ähnlich wie bei einem herkömmlichen Schrittmachersystem *transvenös* erfolgen. Diese Modifikation hat zu einer deutlichen Senkung der Komplikationsrate geführt, so daß der ICD heute als ein etabliertes Verfahren anzusehen ist.

Präoperativ sind bei diesen Patienten bereits deutlich *erhöhte Angstwerte* nachweisbar, die bedingt sind durch das Wissen um die Gefährlichkeit der zugrundeliegenden Rhythmusstörungen. Diese Patienten, bei denen häufig kombiniert eine Herzinsuffizienz vorliegt, erleben bereits in der präoperativen Phase eine massive Abhängigkeit von den lebensnotwendigen Überwachungssystemen.

Postoperativ wurden erhöhte *Angst* und *Depressivität* sowie *psychovegetative Symptome* wie z.B. Schlafstörungen bis hin zu Panikattacken beobachtet. Dennoch ist insgesamt die Akzeptanz des ICD gut, da die überwiegende Mehrzahl der Patienten dieses Gerät als einen *Garanten für ihre Sicherheit* ansehen. Untersuchungen zu Bewältigungsmodi nach einer Schockabgabe des ICDs haben ergeben, daß zumindest kurzfristig nach einem solchen Ereignis Verdrängungsmechanismen als adaptive Bewältigunsstrategien anzusehen sind. Insgesamt kommt es, beeinflußt durch die Angst vor einer Schockabgabe des Gerätes, zu einem *Aktivitätsrückgang*. Auch die soziale, vor allem berufsbezogene Integration nimmt ab, da die Hälfte der Patienten nicht mehr an den Arbeitsplatz zurückkehren kann. Bedingt durch die latente Angst sind gehäuft *Rückzugstendenzen* und Beeinträchtigungen der Sexualität zu beobachten. Angesichts dieser sowohl für den Patienten, als auch für sein familiäres Umfeld deutlich erhöhten Belastungssituation, erscheint zumindest für eine Subgruppe eine *psychotherapeutische Begleitung* in Form von Gruppen- oder Einzelkontakten notwendig.

3.1.4.2 Operationen am Herzen

Bypass-Chirurgie: Die *aorto-koronare Bypass-Chirurgie* gilt bei Patienten mit Koronarer Herzerkrankung, die nicht medikamentös oder durch eine Ballondilatation (PTCA) zu behandeln ist, als *Standardtherapie*.

Präoperativ ist eine Häufung von *Ängstlichkeit* und *Depressivität* zu bemerken, die besonders bei Koronarpatienten eher in versteckter und *kontraphobischer Weise* zum Ausdruck kommt. Eine psychotherapeutische Intervention sollte gerade in dieser Phase *supportiven Charakter* haben. Eine mittelgradige Angstausprägung und stabile Abwehrmechanismen sind zunächst förderlich für einen erfolgreichen Operationsverlauf.

Früh-postoperativ können, besonders *transiente psychotische Episoden* bzw. *passagere Delirien* auftreten. Bei einer kleinen Anzahl von Patienten sind auch im weiteren Verlauf *neuropsychologische Defizite* mit einer Beeinträchtigung der Kognition und Konzentration sowie Stimmungsschwankungen nachweisbar, die von reaktiven Störungen abzugrenzen sind. Durch eine Verkürzung der Operationszeiten und adaptierte Narkoseverfahren konnte insgesamt der Anteil der beschriebenen Störungen reduziert werden.

Herztransplantation: Bereits im Dezember 1967 wurde von Barnard in Kapstadt die erste erfolgreiche Herztransplantation durchgeführt. Der endgültige Durchbruch dieser Methode gelang allerdings erst Anfang der 80iger Jahre nach Einführung des Immunsuppressivums Cyclosporin. Heute stellt die Herztransplantation für Patienten mit *terminaler Herzinsuffizienz* ein etabliertes Verfahren dar. Nach Angaben der „International Society for Heart and Lung Transplantation" betragen die *Überlebensraten* derzeit nach 1 Jahr *81%, nach 5 Jahren 70%.* In der überwiegenden Zahl der Fälle leiden die Patienten an einer idiopathischen dilatativen oder ischämischen *Kardiomyopathie.* Eine Organentnahme darf nur nach der Diagnosenstellung eines *irreversiblen Hirntodes* durchgeführt werden. Die Kriterien zur Festlegung des Hirntodes wurden durch die Kommission der Bundesärztekammer festgelegt (1991). Das Konzept des Hirntodes ist im Rahmen der Diskussionen um die Transplantionsmedizin der am stärksten umstrittene Punkt (Vollmann 1996).

Phasenmodell des Transplantationsprozesses: In Anlehnung an Kuhn (1990) ist der Verlauf einer Transplantation idealtypisch in *mehrere Phasen* gegliedert. Die einzelnen Zeitabschnitte sind dabei mit einer Vielzahl unterschiedlicher Stressoren und *Krisen* für den Patienten verbunden, die sowohl von ihm selbst, aber auch seinen Angehörigen und dem behandelnden medizinischen System spezifische *Adaptationsprozesse* verlangen.

Präoperativ: Die Ankündigung einer notwendigen Transplantation trifft den Patienten wie ein Schock und häufig folgt daraufhin zunächst eine unterschiedlich lang anhaltende Phase der *Verleugnung.* Nach Realisierung der lebensbedrohlichen Prognose seiner Grunderkrankung treten im Rahmen der folgenden Evaluationsphase gehäuft *Angstreaktionen* auf. Albert (1993) hat diese Phase mit der von Kübler-Ross beschriebenen Todesbedrohungen verglichen. Dabei kann die initiale Phase des „Nichtglaubenwollens", der Verleugnung, gefolgt sein von *Ärger und Wut,* bei weiterhin inadäquater Verarbeitung steht am Ende dieser Entwicklung eine *depressive Resignation.* Bei einem positiv verlaufenden Verarbeitungsprozeß steht die *Wiedererlangung von Hoffnung.*

Bei der *Emfängerauswahl* müssen neben einer Vielzahl somatischer Kontraindikationen auch eine Reihe von psychiatrischen und psychosomatischen Aspekten berücksichtigt werden:

Indikatoren für einen komplikationsreichen Outcome (adaptiert nach Freeman 1988, Olbrisch 1991):

* floride, psychiatrische Erkrankungen
* Drogenabhängigkeit
* hirnorganische Einschränkungen
* fehlende familiäre und soziale Unterstützung
* Persönlichkeitsstörungen (z.B. antisoziale u. narzißtische)

Aus psychotherapeutischer Sicht besteht ein weitgehender Konsens, daß nur in seltener Einzelfällen eine primäre Ablehnung aufgrund von psychosomatischen Aspekten alleine erfolgen sollte. Gerade diesen Patienten sollte eine weitere psychotherapeutische Behandlung angeboten werden. Während der *Wartephase* sind sowohl die Patienten, als auch deren Angehörige einem hohen *Maß an Disstress* ausgesetzt. Magni und Borgherini (1992) diagnostizierten bei den von ihnen präoperativ untersuchten Patienten 35% Angststörungen, 20% litten unter ausgeprägten depressiven Symptomen. Ein Großteil der Patienten leidet in dieser Phase unter massiv *desynchronisierten Schlafrhythmen.* Ein zunehmender Mangel an Spenderorganen und eine hiermit verbundene Verlängerung der Wartezeit führt zu einer weiteren Zuspitzung dieser Situation.

Postoperative Zeit: Nach einer erfolgreichen Transplantation und dem Ende der zermürbenden Wartephase tritt bei der Mehrzahl der Patienten ein Gefühl des Wohlbefindens auf, das Kuhn (1990) auch als *flying high* bezeichnet hat. Neben der akuten Bewältigung der existentiell bedrohlichen Situation ist ein Teil des Hochgefühls auch durch die initial hochdosierten Kortikoiddosen bedingt. Diese *euphorische Phase* weicht zumeist während des initialen Klinikaufenthaltes einer realistischeren Einschätzung. Untersuchungen zum postoperativen, psychiatrischen Outcome nach Herztransplantation zeigen neben den eher *reaktiven emotionalen Störungen* einen bis zu 20%igen Anteil an medikamenteninduzierten und postoperativen *hirnorganischen Psychosyndromen,* die zumeist gut therapierbar sind. Albert konnte zeigen, daß jene Patienten, die eher *gefühlsdistanziert* strukturiert sind und das Herz nur als Muskelpumpe ansehen, das fremde Organ initial leichter integrieren. Jene

Gruppe von Patienten mit eher depressiv-ängstlicher Struktur erleben primär ein hohes Maß an *Abhängigkeit* vom neuen Organ und leiden gehäuft unter Schuldgefühlen gegenüber dem unbekannten Spender.

Zur Bewältigung der einzelnen Belastungsfaktoren hat sich das Angebot eines *abgestuften Behandlungs- und-Betreuungskonzepts* mit Einbeziehung der Angehörigen als hilfreich erwiesen. Eine notwendige Voraussetzung hierfür ist ein frühzeitiger Erstkontakt mit einem psychosomatischen Konsiliarius.

3.1.5   Essentielle Hypertonie

H. Speidel, E. Fenner

Definition: Eine arterielle Hypertonie liegt vor, wenn der arterielle *Blutdruck* konstant *über 160/*

95 *mmHg* gemessen wird. Die Höhe des Blutdrucks, von der an eine Hypertonie definiert wird, ist durch Konventionen festgelegt, z.B. durch die WHO (1993, s. Tab. 3–1), ebenso wie die Stadieneinteilung anhand der Organveränderungen (s. Tab. 3–2).

Tab. 3-1: Hypertonie (Definition WHO 1993)

	systolisch	diastolisch
Normaler Blutdruck	<140 mmHg	<90mmHg
„Hochnormaler" Blutdruck	130–139 mmHg	80–89 mmHg
Milde Hypertonie	140–180 mmHg	90–105 mmHg
Grenzwerthypertonie	140–160 mmHg	90–95 mmHg
Mäßige oder schwere Hypertonie	>180 mmHg	>105 mmHg
Isolierte systolische Hypertonie	>160 mmHg	<90 mmHg

Tab. 3-2: Hypertonie-Stadien/Organveränderungen (WHO 1993)

I Keine Organveränderungen	
II Einer der folgenden Schäden:	– Linksherzhypertrophie – Generalisierte und fokale Verengung der Netzhautarterien – Proteinurie und/oder leicht erhöhte Serum-Kreatinin-Konzentration (106–177 µ mol/l) – Arteriosklerotische Plaques (Aorta, Aa. Carotes, illiacae, femorales)
III Zwei Symptome für Schäden in folgenden Organen:	– Herz (Angina pectoris, Myokardinfarkt, Herzinsuffizienz) – Gehirn (vorübergehendes ischämisches Ereignis, Apoplexie, hypertensive Enzephalopathie) – Auge (retinale Hämorrhagien, Exsudate) – Niere (Serum-Kreatinin-Konzentration über 177 µ mol/l, Niereninsuffizienz) – Blutgefäße (dissoziative Aneurysmen, Verschlußkrankheit)

Während der **sekundären Hypertonie** (weniger als 10% aller Hypertonien) renale, endokrine Ursachen oder eine Aortenisthmusstenose zugrunde liegen können, ist die **essentielle Hypertonie** (mehr als 90% aller Hypertonien) eine *multifaktoriell bedingte Störung der Blutdruckregulation.* Mit erhöhtem systolischen und diastolischen Blutdruck steigt das Risiko einer *Komplikation* an Herz (Linksherzinsuffizienz), Gehirn (Hirninfarkt, Massenblutung, Enzephalopathie), Blutgefäßen (Arteriosklerose) und Niere (Schrumpfniere).

Krankheitsbild: Eine Hypertonie wird häufig erst im fortgeschrittenen Stadium erfaßt, weil *typische Beschwerden* wie frühmorgendlich auftretender *Kopfschmerz, Schwindel,* Nervosität, *präkordiale Schmerzen,* Nasenbluten oder Belastungsdyspnoe fehlen. Der *Verlauf* einer Hypertonie hängt davon ab, ob der erhöhte systolische und der dia-

stolische Blutdruck langfristig in den Normbereich eingestellt werden können.

Die *Prognose* der Hypertonie wird bestimmt durch *Risikofaktoren* wie Hyperlipidämie, Nikotinabusus, Diabetes mellitus und Übergewicht sowie einen hohen Plasmareninspiegel und vermutlich auch durch eine ungünstige Persönlichkeitskonstellation. Die *Mortalität* hängt von der Organkomplikation ab. 66% aller Hypertoniker sterben an den Folgen einer Linksherzinsuffizienz und koronaren Herzkrankheit: Die Gefäßkomplikationen können durch eine wirksame und frühzeitige Therapie reduziert werden. Zu den wichtigsten prognostischen Faktoren gehört die *Güte der Arzt-Patient-Beziehung,* von der es z.B. abhängt, ob der Patient seine Medikamente vorschriftsmäßig einnimmt.

Epidemiologie: Für Deutschland muß ähnlich wie in anderen Industrieländern mit einer *Präva-*

lenz von 20% gerechnet werden. Frauen sind etwas weniger häufig als Männer betroffen. In den siebziger Jahren stand in den USA die essentielle Hypertonie an der Spitze der Todesursachen vor Malignomen und Unfällen.

Ätiopathogenese: In 60% der Fälle ist bei der essentiellen Hypertonie eine *genetische Komponente* nachweisbar, u.a. durch die Mutation des Gens für das Angiotensin-Konversions-Enzym auf Chromosom Nr. 17. Kinder hypertoner Eltern weisen verstärkte Reaktionen von Blutdruck und Herzfrequenz auf. Auch haben Personen, bei denen ein Elternteil Hypertoniker ist, ein größeres Hypertonierisiko.

Ernährung und Stoffwechsel: Die Wechselwirkung zwischen *Adipositas* und Hypertonie ist belegt. Bei Reduktion des Körpergewichts um ein Kilogramm sinkt der Blutdruck systolisch um 2 mmHg und diastolisch um 1 mmHg.

Der *Alkoholkonsum* ist mit 5–10% an der Prävalenz der Hypertonie beteiligt. Ein Alkoholkonsum von mehr als 25 g/Tag steigert den Blutdruck um 2–10 mmHg systolisch und 1–5 mmHg diastolisch. Ob es sich hierbei um einen kausalen Faktor handelt oder ob genetische oder psychosoziale Faktoren intervenieren, ist noch ungeklärt.

3.1.5.1 Psychologische Befunde beim Menschen

Experimentelle *Streßbedingungen* (z.B. Zeitdruck) bewirken die Erhöhung des arteriellen Druckes, die Beschleunigung der Herzfrequenz, ein vermehrtes Herzminutenvolumen und eine stärkere Durchblutung der Muskeln bei gleichzeitiger Verminderung der Durchblutung des Gastrointestinaltraktes, der Nieren und der Haut. Hypertoniker reagieren stärker, und zwar schon in Situationen, welche bei Normotonikern keine Blutdruckreaktion zur Folge haben. Normotone Kinder hypertoner Eltern reagieren stärker als Kinder nicht hypertoner Eltern. Die vermehrte Reagibilität von Hypertonikern betrifft speziell das *kardiovaskuläre System* und nicht generell das sympathische Nervensystem.

Unabhängig von der Genese der Hypertonie führen langanhaltende und häufige Blutdruckerhöhungen in den Widerstandsgefäßen (Ateriolen) zu einer *Hypertrophie der glatten Muskulatur*. Das veränderte Verhältnis zwischen der vergrößerten Arteriolenwand und dem verringerten Lumen erzeugt einen strukturell bedingten erhöhten Widerstand. Der reaktive Widerstand ist bei Vasokonstriktion verstärkt und bildet einen wichtigen peripheren Mechanismus schon im Frühstadium der Hypertonie. Die Niere hat eine wichtige Funktion als *Langzeitbarostat* und stellt sich mit ihrer Ausscheidungsfunktion auf das erhöhte Blutdruckniveau ein, das damit erst aufrecht erhalten werden kann. Unter *psychischem Streß* reduziert die Niere die Natriumausscheidung und damit diejenige der Körperflüssigkeit.

Die psychophysiologischen Untersuchungen bei Menschen legen nahe, daß die Erhöhung des Blutdrucks und der Pulsfrequenz bei erhöhter Anstrengung als *Stimulusbarriere* zum Schutz vor einer Überflutung mit *unbewältigten Informationen* verstanden werden kann. Damit können auch Befunde über die geringere Wahrnehmung negativer sozialer Situationen im Experiment durch Hypertoniker wie auch der Einfluß chronischer, z.B. *unbewußter Problemsituationen* auf den Blutdruck verstanden werden.

Grenzwerthypertoniker sind durch eine verstärkte sympathische kardiale Stimulation und eine verminderte vagale Hemmung ausgezeichnet. Stärkere kardiovaskuläre Reaktionen unter Streßbedingungen sind von einer rascheren Hypertonieentstehung gefolgt. Eine permanente bzw. *vermehrte Alarmbereitschaft* führt zu einem vermehrten sympathischen Einfluß auf Herz- und Gefäßsystem mit erhöhtem Blutdruck und Herzminutenvolumen. Über die strukturelle Autoregulation mit einer Hypertrophie der Arteriolenmuskulatur und dem Anstieg des peripheren Gefäßwiderstandes kommt es zu einer Abnahme des Herzminutenvolumens.

3.1.5.2 Soziale Faktoren

Untersuchungen der Beziehungen von Hypertonikern haben gezeigt, daß ein bestimmtes *Muster der Aggressionsäußerung* mit einem *Mangel an Wahrnehmung äußerer Aggression* zusammentrifft. In experimentellen Filmen mit Arzt-Patienten-Interaktionen bemerkten Hypertoniker seltener aggressives Verhalten als Normotoniker. In Familien mit einem hypertonen Vater fanden sich mehr ablehnende und negative Interaktionen mit Verneinung, Kritik, Unterbrechungen, Entschuldigungen, Kopf-zur-Seite-Drehen, Antwortschuldig-Bleiben, Grimassieren und fehlendem Blickkontakt insbesondere bei konflikthaften

Auseinandersetzungen. Dieser Interaktionsstil betraf die ganze Familie.

Nichtverwandte Personen in einer Hypertonikerfamilie hatten häufiger eine Hypertonie als die Durchschnittsbevölkerung. Zwischen den Blutdruckwerten von *Ehepartnern* gibt es eine positive Korrelation. In einer Untersuchung mit *Grenzwerthypertonikern* fanden Berbalk et al. (1991) eine *mimische Erstarrung* unter psychischer Belastung, der eine Verringerung der mimischen Aktivität der studentischen Interviewerinnen bei zunehmendem Streß der Grenzwerthypertoniker entsprach. Grenzwerthypertoniker verschaffen sich also offenbar durch ihr Interaktionsverhalten negative Bedingungen.

Auch außerhalb der Familie sind *soziale Faktoren* bei der Entstehung von Hypertonie bzw. höherem Blutdruck vielfach nachgewiesen: ruhige, streßarme *Wohngebiete* sind mit niedrigeren Blutdruckwerten der Bevölkerung korreliert, so bei Schulkindern einer Innenstadt gegenüber Schülern einer Vorstadt und bei einer schwarzen Bevölkerung in Detroit. *Langzeitarbeitslosigkeit, Überfüllung von Gefängnissen, Lärm, erhöhte Arbeitsbelastung, Schichtarbeit* sind weitere Einflüsse, die mit Blutdruckerhöhung korreliert sind.

Eine Reihe von Untersuchungen belegen, daß der Anstieg des Blutdrucks mit zunehmenden Alter ein *soziokulturelles Phänomen* ist, das Gruppen mit vermehrten sozialen Spannungen und Konflikten in sogenannten instabilen Kulturen mit wechselnden sozialen Bedingungen charakterisiert, während in Gruppen und Kulturen mit fester Tradition und stabilen sozialen Strukturen der Blutdruck im Durchschnitt der Bevölkerung über die Lebensalter weitgehend gleich bleibt. Es handelt sich offenbar um einen Effekt, der aus der Diskrepanz zwischen dem Anpassungsdruck gegenüber veränderten Verhältnissen und der im Alter nachlassenden Anpassungsfähigkeit zu erklären ist.

3.1.5.3 Persönlichkeit und Psychodynamik

Die Beschreibung der Hypertonie ohne die Betrachtung der Persönlichkeit wäre, wie sich aus dem Bisherigen ergeben hat, unvollständig. Unter einem persönlichkeitsstrukturellen Gesichtspunkt können Hypertoniker mit Bastiaans (1963) im Sinne einer *„Fassadenstruktur"* beschrieben werden: sie verbergen ihre Unsicherheit, Verletzlichkeit und Abhängigkeit nach außen mit Hilfe von *anankastischen Tugenden* (beherrscht, perfektionistisch, gewissenhaft, zuverlässig, pflichtbewußt, genau, ehrlich) und *sozialer Erwünschtheit* (charmant, loyal, freundlich, aktiv); dem entspricht ihre *friedensstiftende Haltung*, hinter der sich ein Bild von sich und anderen verbirgt, in dem Streit und Krieg dominieren. Eine andere Beschreibung setzt die Persönlichkeitszüge in Relation zu der kardiovaskulären Hyperreaktivität, die es zu vermeiden gilt: Hypertoniker schirmen sich gegen Konflikte ab und filtern unangenehme Wahrnehmungen aus.

Eine andere Beschreibung leitet die Persönlichkeitszüge der Hypertoniker von ihrer *Objektabhängigkeit* ab: sie dürfen Gefühle wie Wut, Haß und Neid nicht wahrnehmen, weil diese zu bedrohlich wären. Schuldgefühle und Angst vor vermeintlicher Trennung sind die begleitenden Probleme.

Gaus et al. (1983) beschrieben vor allem die Konfliktkonstellation zwischen widersprüchlichen Haltungen und Wünschen (Aggression vs. Unterwerfung, Gewährung vs. Versagung) auf der Grundlage oraler Bedürfnisse und von Objektverlustangst. Die Sozialisationsbedingungen von Hypertonikern wurden von Perini et al. (1985) im Sinne von *überfürsorglichen Familien* geschildert. Auf der Ebene der Betrachtung der Gewissens- und Idealfunktionen (Über-Ich) wurde die Strenge und Starre der Gewissensinstanz beschrieben, durch welche die die Abhängigkeitsbedürfnisse bedrohende Aggressivität in Schach gehalten werden muß. Bastiaans (1963) spricht von einem „law and order"-Über-Ich. Andere Autoren haben eine *perfektionistische* Einstellung der Hypertoniker zur eigenen Leistung beschrieben. Entsprechend ihrer Objektabhängigkeit erleben sie ihre Tätigkeit als eine von einer äußeren Autorität auferlegte Pflicht, was auch auf die Ähnlichkeit der Beschreibungen der Hypertoniker gegenüber dem sogenannten Typ-A-Verhalten aufmerksam macht.

Als ernstzunehmende *Kritik* müssen zwei Gesichtspunkte betrachtet werden: bei den Beschreibungen könnte es sich um *Effekte der Selektion* von solchen Hypertonikern handeln, welche zum Gegenstand der ärztlichen Beobachtung werden. Der zweite Einwand stammt von Perini et al. (1985). Sie fanden, daß die Gruppe der Hypertoniker mit einem hohen Plasmareninspiegel Frustrationen nicht wahrnehmen und sich schlechter behaupten konnten; sie waren weniger aggressiv und eher geneigt, sich zu unterwerfen. Hypertoniker würden danach weder psychologisch noch physiologisch eine homogene Gruppe bilden.

Auslösende Situationen: Ereignisse, die emotional als Bedrohung, Kränkung oder Beeinträchtigung erlebt werden, gegen die sich der Betreffende aber nicht zur Wehr setzen kann, erzeugen eine *Situationshypertonie.* Derartige Blutdruckanstiege können Minuten, Stunden, Tage, Monate und Jahre andauern; sie kommen auch als Reaktion auf eine Krankenhauseinweisung vor. Bei Soldaten an der Front und bei Rekruten wurden solche situativen Blutdruckerhöhungen ebenfalls beobachtet. Gaus et al. (1983) fanden, daß bei fast allen Patienten mit nicht einstellbarem Hypertonus *psychosoziale Faktoren* ursächlich waren, deren Nichtberücksichtigung die antihypertensive Behandlung zum Scheitern verurteilte.

Die spezifische Problematik von Hypertonikern wirkt sich auch in ihrem *Umgang mit ihrem Arzt* aus (Dominanz-Submissivitätsproblematik, Unsicherheit und narzißtischer Protest, Feindseligkeit und Complianceproblematik).

Therapie: Die Basis jeder guten Hypertoniebehandlung ist deshalb eine *gute Arzt-Patient-Beziehung*, welche die Hypertonikerpersönlichkeit in Rechnung stellt (Bemühung um Normalität, gefährdete Selbstsicherheit, untergründige Feindseligkeit, Schuldgefühle). Die Herstellung einer vertrauensvollen Beziehung mit Vermeidung von Autoritätskonflikten ist die wichtigste therapeutische Maßnahme, weil nur 50 % der Hypertoniker ihre Medikamente regelmäßig einnehmen. Die persönlichkeits- und beziehungsbedingte *schlechte Compliance* ist das wichtigste Hindernis für eine gute Hypertoniebehandlung.

An zweiter Stelle stehen die von der WHO empfohlenen *Basismaßnahmen*: vor der Anwendung von Medikamenten muß das Potential nichtmedikamentöser Verfahren ausgeschöpft werden. Dies betrifft Änderungen im *Ernährungsverhalten*, ausreichende *körperliche Aktivität* und eine ausgeglichene *Lebensführung* (Schlaf, Streßreduktion). Mit Hilfe einer *Diät* soll das Übergewicht reduziert werden, die *körperlichen Risikofaktoren* (Übergewicht, Cholesterin, LDL) müssen normalisiert werden, und soweit es sich um salzsensitive Patienten handelt, ist auch eine Reduktion der *Kochsalzzufuhr* erforderlich. Ein regelmäßiges *Ausdauertraining* (z. B. täglich 10–15 Minuten) senkt sowohl Ruhe- wie Belastungs-

druckwerte. Der Wechsel von Anspannungs- und Entspannungsphasen, ausreichende körperliche Bewegung, Lebensgenuß ohne Genußmittelabusus erfordern einen engen Kontakt des Arztes zu seinem Patienten mit einer fortlaufenden, behutsamen Beratung, welche die aggressiven und Rückzugstendenzen des Patienten berücksichtigen muß.

Erst an dritter Stelle steht die Verabreichung von *Antihypertensiva.*

Im Falle von erkennbaren erheblichen Konfliktkonstellationen, selbstdestruktivem Verhalten und neurotischen Zeichen ist eine *Psychotherapie* notwendig. Je nach Situation kommen *Entspannungsverfahren* (autogenes Training, progressive Muskelrelaxationen nach Jacobson) in Frage, deren Wirksamkeit belegt ist. Der Effekt solcher Verfahren ist aber in der Regel flüchtig, wenn nicht therapeutische Gespräche, entweder im Sinne einer *tiefenpsychologisch orientierten Konfliktbearbeitung* oder einer *kognitiven Verhaltenstherapie* durchgeführt werden. An der Stelle von Entspannungsverfahren kann *Biofeedback* benutzt werden, das mehr apparativen Aufwand erfordert, aber keine Vorteile bietet.

3.1.6   Synkopen

Ch. Herrmann

Definition: Die Synkope ist ein meist aus aufrechter Körperhaltung heraus auftretender kurzfristiger und in den meisten Fällen voll reversibler *Verlust von Muskeltonus und Bewußtsein.* Es handelt sich hierbei nicht um eine definierte nosologische Einheit, sondern um einen *Symptomkomplex,* der die gemeinsame Endstrecke unterschiedlicher physiologischer bzw. psychischer Störungen darstellt.

Beschwerden und Symptome: Dem eigentlichen, obligaten Bewußtseinsverlust geht meist eine Sekunden bis Minuten dauernde *Prodromalsymptomatik* voraus. Diese kann sich als allgemeines *Unwohlsein* und *Schwächegefühl* äußern. Begleitend können *Schwindel, Schweißausbruch, Erblassen, Gähnen, Verschwommensehen* bzw. *Schwarzwerden* vor *den Augen, Ohrgeräusche, Übelkeit* und evtl. *Erbrechen* auftreten. Durch *rasches Hinlegen* kann in diesem Prodromalstadium die Bewußtlosigkeit noch in vielen Fällen abgewendet und die Erholung eingeleitet werden. Während es insbesondere bei *kardialen Synko-*

pen mit sehr kurzer Prodromalphase gelegentlich zu bedrohlichen *Stürzen* kommen kann, sind diese bei Synkopen anderer Genese selten. Die typische Dauer der *Bewußtlosigkeit* beträgt einige *Sekunden bis Minuten*, teils aber auch länger. Der Muskeltonus ist erheblich reduziert, gelegentlich können kurzdauernde Muskelkloni auftreten. Die Kontinenz ist in der Regel erhalten.

Verlauf: In den meisten Fällen kommt es spontan zur *Restitutio ad integrum*. Bei anhaltender zerebraler Minderperfusion, etwa aufgrund einer Rhythmusstörung, kann allerdings eine irreversible Schädigung bis zum *Tode* resultieren. Ernsthafte Stürze können insbesondere bei älteren Menschen vorkommen und zu Knochenbrüchen oder Schädel-Hirn-Traumata führen. Auch bei unkompliziertem Verlauf können häufig *rezidivierende Synkopen* im Sinne eines Circulus vitiosus zu einer Verunsicherung der Patienten, Beeinträchtigung der Lebensqualität und umfangreicher medizinischer Diagnostik führen. Hieraus resultieren nicht selten schlecht indizierte körpermedizinische Behandlungen ohne subjektiven Nutzen, was zur weiteren Verängstigung und damit evtl. sogar vermehrtem Auftreten der Synkopen beiträgt.

Prognose: Die Prognose kardialer Synkopen wird bestimmt durch die Art der zugrundeliegenden *Herzerkrankung bzw. Rhythmusstörung*. Die 1-Jahres-Mortalität liegt hier um 20–30%, bei anderen Synkopenformen dagegen wesentlich niedriger. *Orthostatische Synkopen* können z.B. bei persistierender Schädigung des autonomen Nervensystems rezidivieren. Besonders häufig neigen *psychogene oder vasovagale Synkopen* zu Rezidiven.

Epidemiologie: Synkopen treten im Laufe des Lebens bei vielen Menschen (ca. 10–30%) auf und bedingen etwa 3% aller Aufnahmen in Kliniken und Notfallstationen. Während sich die *somatisch* verursachten Formen vorwiegend bei *älteren Menschen* finden, werden *vasovagale und psychogene Synkopen* gehäuft bei *Jugendlichen und jungen Erwachsenen* beobachtet. Die Prävalenz psychischer Störungen liegt bei Patienten mit Synkopen offenbar nicht wesentlich über derjenigen anderer Klinikspatienten. Das Vorliegen einer *psychischen Störung*, insbesondere einer Angsterkrankung, geht bei Patienten nach einer Synkope jedoch mit vermehrter vegetativer Begleitsymptomatik und häufigeren *Rezidiven* einher.

Ätiopathogenese: Der Synkope können *rein körperliche Vorgänge* ohne nachweisbaren psychischen Auslöser zugrundeliegen. Hierzu gehört ein *Abfall des Herzzeitvolumens* durch Herzrhythmusstörungen oder anderweitig bedingte *Störungen* der kardialen *Auswurfleistung* (z.B. bei Aortenstenose). Daneben finden sich z.B. verschiedene *autonome Regulationstörungen* (Orthostasereaktion, Karotissinussyndrom, Miktionssynkope). Auch eine *rein psychische Ätiologie* ohne erkennbare körperliche Veränderungen wird beobachtet. Häufig ist allerdings das Ineinandergreifen *psychischer, somatischer und situativer Faktoren*. Dies trifft besonders für die häufige *vasovagale Form* zu. Diese tritt klassischerweise bei körperlich geschwächten Personen unter Einfluß von Schmerzreizen oder emotionaler Belastung in warmen, stickigen und überfüllten Räumen auf. Hierbei kommt es zum drastischen *Abfall von peripherem Gefäßwiderstand und arteriellem Blutdruck*. Eine physiologische Gegenregulation durch Steigerung des Herzzeitvolumens bleibt aus. Unter Vagusreiz kann es sogar zur Bradykardie mit weiterer Senkung der zerebralen Durchblutung und damit zur Bewußtlosigkeit kommen.

Auslösende Situation: Auslöser kardialer Synkopen können *körperliche Belastungen, Herzinfarkte* sowie gelegentlich auch *psychische Streßsituationen* sein. *Orthostatische Synkopen* treten typischerweise beim Aufstehen, gelegentlich beim Wasserlassen und besonders nach längerer Bettlägerigkeit bzw. unter antihypertensiver Medikation auf. Typisch für die Auslösung *vasovagaler Synkopen* ist eine Kombination von *Angst und Schmerz,* der sich die Patienten in der konkreten Situation ohne Fluchtmöglichkeit ausgeliefert sehen. Ein häufiges Beispiel hierfür sind kleinere *ärztliche Eingriffe* wie Blutentnahmen. Auch der Aufenthalt in warmen, überfüllten Räumen kann auslösend wirken. Für psychogene bzw. vasovagale Synkopen wurden wiederholt Auslösungen durch *suggestive Mechanismen* bis hin zu „epidemischem" Auftreten, z.B. in Schulklassen, berichtet. Sowohl bei den vasovagalen als auch bei den psychogenen Synkopen im engeren Sinne ist eine weitergehende psychische Erkrankung für das Auftreten zwar begünstigend, jedoch keineswegs erforderlich. Häufig finden sich jedoch umschriebene *Konflikt- oder Belastungssituationen*.

Diagnose: Die wichtigsten differentialdiagnostischen Hinweise sind in der Regel aus einer *sorg-

fältigen Anamnese (auslösende Situation, tatsächliche Bewußtlosigkeit, Begleitsymptomatik?) und *körperlichen Untersuchung* zu gewinnen. Abzugrenzen ist die Synkope einerseits von Bewußtseinsverlusten anderer Genese. Hier sind zu nennen *metabolisch bzw. toxisch bedingte Komata* (Blutzuckerbestimmung, Nieren- und Leberwerte, Elektrolyte, Drogenscreening u. a.), daneben komatöse Zustände bei *ZNS-Schädigung* (CCT/MRT, Lumbalpunktion), hypovolämischem oder anaphylaktischem *Schock* sowie *Krampfanfälle* (Zungenbiß, Urin-/Stuhlabgang, EEG). Andererseits ist die Abgrenzung geboten gegenüber Kollaps- bzw. Präkollapszuständen ohne Bewußtseinsverlust.

Beim Vorliegen einer echten Synkope ist eine Abklärung der Ursache beispielsweise mittels Valsalva-Manöver, Kipptischuntersuchung, (Langzeit-) EKG oder elektrophysiologischer Untersuchung möglich. Eine *Ursache* der Synkope läßt sich aber meist nur in gut der *Hälfte der Fälle* nachweisen. Beispielsweise belegt allein der Nachweis einer asymptomatischen Herzrhythmusstörung nicht ihre Relevanz für die Synkopenentstehung.

Zur Abklärung der fraglichen Synkope gehört auch ein *psychosomatisches Interview*. Dieses sollte idealerweise vom behandelnden Somatiker geführt werden. Eine Überweisung zum Fach-Psychotherapeuten ohne vorheriges ausführliches Gespräch wird von vielen Patienten (zu Recht) als kränkend empfunden und daher verweigert. In dem Gespräch ist neben *aktuellen Belastungsfaktoren* insbesondere das Vorliegen einer *Depression*, einer *Angsterkrankung* oder einer *Somatisierungs- oder dissoziativen Störung* zu erkunden. Diese gehen in der Regel zwar nicht mit einem vollständigen Bewußtseinsverlust einher; allerdings können die vegetativen Angstsymptome den Prodromalzeichen einer Synkope sehr ähneln. Bei Panikattacken sind *Depersonalisations- und Derealisationserleben* sowie das Gefühl einer bevorstehenden Ohnmacht häufig, ein tatsächlicher Bewußtseinsverlust jedoch selten. Er kann z. B. als Folge einer ausgeprägten *Hyperventilation* mit den hierfür typischen Begleitsymptomen (periorale Parästhesien, Gefühl der Luftnot, Pfötchenstellung) auftreten. Die im Rahmen dissoziativer Störungen auftretenden *Stupor- oder Trancezustände* gehen typischerweise zwar mit einer Bewußtseinsstörung, nicht aber mit einem vollständigen Bewußtseinsverlust einher. Der Muskeltonus ist meist erhalten.

Psychogene Synkopen im engeren Sinne gleichen vom Aspekt her einer vasovagalen Synkope, treten jedoch bei *normalen Herzfrequenz- und Blutdruckwerten* auf. Es findet sich hierbei keine einheitliche psychische Störung, häufig aber ein *situativer* oder *sozialer Auslöser*. Psychogene Synkopen können gelegentlich durch Suggestion nicht nur ausgelöst, sondern auch wieder beendet werden.

Therapie: Die Therapie der Synkope ist vergleichsweise einfach und kann sich, falls keine ihrerseits behandlungsbedürftige Grunderkrankung oder Herzrhythmusstörung besteht, auf die *Flachlagerung* des Patienten, evtl. mit zusätzlicher *Beinhochlagerung*, beschränken. Hierunter kommt es in der Regel zur raschen Wiederkehr des Bewußtseins. Eventuelle *Sturzfolgen* sind entsprechend abzuklären und zu behandeln.

Eine Psychotherapie ist oft nicht erforderlich. Bei umschriebenen Ängsten, etwa vor Spritzen oder zahnärztlichen Behandlungen, kann eine kurze *Verhaltenstherapie* sinnvoll sein. Bewußtseinsnahe Belastungs- oder Konfliktsituationen können durch Ernstnehmen des Patienten und einige *klärende Gespräche* oft ausreichend gelöst werden. Bei rezidivierenden Synkopen und / oder tieferliegenden Konflikten (z. B. sexuellen, Ablösungs- oder Identitätskonflikten) kann allerdings eine *tiefenpsychologisch fundierte oder analytische Psychotherapie* indiziert sein. Aufgabe des behandelnden Arztes ist es dabei zunächst, dem Patienten mit seiner Krankheit ein akzeptierender und verläßlicher Ansprechpartner zu sein. Im Behandlungsverlauf kann dann allmählich die psychische Auslöse- und / oder Folgeproblematik thematisiert und damit die Überweisung zum *Psychotherapeuten* vorbereitet werden.

3.2   Atemstörungen

H. C. Deter

3.2.1   Nervöses Atemsyndrom (Hyperventilationstetanie)

Definition: Das nervöse Atemsyndrom ist eine Beeinträchtigung der Atemregulation im Sinne einer *Hyperventilation* bei intaktem Atemapparat. Hierdurch werden die arteriellen Blutgase verändert (Alkalose, erniedrigtes pCO_2). Das nervöse Atemsyndrom ist *psychisch bedingt* und geht in der Regel mit einer Hyperventilation einher. *Vier Formen* werden unterschieden:

1. Bei der **Seufzeratmung** findet sich ein regulärer Atemrhythmus, in den Seufzer eingestreut sind, die vergrößertes Atemvolumen zeigen.

2. Bei der **ruhigen Hyperpnoe** handelt es sich um eine inadäquate Steigerung der Atemgröße. Sie entspricht der Arbeitshyperpnoe des Gesunden, da sich die Person aber in Ruhe befindet, wird sie als Ausdruck einer dynamogenen Einstellung angesehen.

3. Bei der **unruhigen Hyperpnoe** kommt es ebenfalls zur Steigerung der Atemgröße, allerdings finden sich hier Mittellageschwankungen mit Seufzeratmung, Phasen von hoher Atemfrequenz bei kleinen Atemzugsvolumen und Phasen von geringer Atemfrequenz und großer Atemtiefe.

4. Die **Hyperventilationstetanie** ist der akute Fall des nervösen Atemsyndroms. Durch Hyperventilation kommt es zur *respiratorischen Alkalose* mit erniedrigtem pCO_2. Dieses führt zu einer Verschiebung des ionisierten Serumkalziums aus dem Gefäßsystem und zu einer *neuromuskulären Übererregbarkeit* (Tetanie der Muskulatur). Akroparästhesien gehen dem muskulären Symptom voraus und sind Zeichen einer neuronalen Übererregbarkeit. Dauert die Hyperventilation lange, so kann es über eine *verminderte Hirndurchblutung* zu Schwindelerscheinungen, Benommenheit oder auch zur Ohnmacht kommen (CO_2-Mangel).

Krankheitsbild: Die Hyperventilation wird vom Patienten meist nicht bewußt wahrgenommen, er erlebt lediglich die als sehr unangenehm empfundene *Atemnot* und die sekundär durch die Verringerung des pCO_2 entstehenden Symptome. Die durch die *Hyperventilation* ausgelösten *sekundären Symptome* (*neuromuskuläre Übererregbarkeit, tetanische Symptome, verstärkte Angst*) verstärken und verlängern wiederum die Hyperventilation.

Verlauf und Prognose: In Einzelfällen kommt es zu schweren, über längere Zeit bestehenden Störungen, die die Patienten massiv belasten. Die *Prognose* ist ansonsten eher *günstig*.

Epidemiologie: Frauen zwischen dem *20. und 40. Lebensjahr* sind häufiger als ältere Frauen und Männer betroffen. 5 % der Patienten einer Psychosomatischen Universitätsklinik waren Kranke mit nervösem Atemsyndrom oder Hyperventilationstetanie.

Ätiopathogenese: Für die Entstehung der körperlichen Symptomatik der Hyperventilation spielen bei den meisten Patienten *Angstaffekte* eine Rolle. Es können auch Gefühle von *Schmerz* oder *Wut* vorangegangen sein. Viele Patienten wirken vegetativ stigmatisiert mit ganz unterschiedlichen Beschwerdeangaben. Je länger die Störung besteht, desto geringere und unspezifischere Anlässe können einen Hyperventilationsanfall auslösen.

Die Hyperventilation wird als Ausdruck eines *neurotischen Konfliktes* beschrieben, bei dem unbewußt ambivalente Gefühle gegenüber einer wichtigen Bezugsperson erlebt werden. Der ungelöste Konflikt, der Gefühle von *Aggressivität* und *Angst* entstehen läßt, führt zu einer beschleunigten Atmung als vegetatives Korrelat einer aggressiven oder anderen Auseinandersetzung mit wichtigen Bezugspersonen, die real nicht erfolgen kann.

Verhaltensmedizinisch gesehen, werden Reize, die eine Symptomatik auszulösen vermögen, *generalisiert*. Die durch Anfälle provozierten Reaktionen der Umgebung können zu sich selbst *verstärkenden Prozessen* führen, die die Symptomatik längerfristig unterhalten können.

Diagnose: *Differentialdiagnostisch* ist bei dem akuten Geschehen und der Angabe kardialer Beschwerden auch an eine *Herzneurose*, an einen *Herzinfarkt* oder eine *Panikattacke* zu denken. Gehirnerkrankungen, Infekte, metabolische Störungen, Hypoxämien oder endokrine und Elektrolytstörungen müssen unter Umständen ausgeschlossen werden.

Therapie: Die Beruhigung des Patienten durch eine *Klärung der auslösenden Bedingung* des Hyperventilationsanfalls steht im Vordergrund. Der Patient soll hierbei verstehen, wie er in die Situation gekommen und die schwere Angstsymptomatik entstanden ist. So verringert sich die Fixierung auf die Atmung und durch die kognitive Klärung und die beruhigenden Worte des Arztes kann der Circulus vitiosus von Angst, *Hyperventilation, Hyperventilationssymptomen* und erneuter Angst unterbrochen werden.

Zusätzlich wird meist die *Rückatmung in einen Beutel* empfohlen, bei dem der Kohlendioxyd-Partialdruck durch die wiedereingeatmete Luft und hierdurch die Konzentration des freien proteingebundenen Serumkalziums erhöht wird. Diese Behandlung sollte nie allein, sondern mit den zuvor besprochenen Maßnahmen durchgeführt werden. Nach Beruhigung des Patienten kann neben der Rückatmung eine manuelle Atemhilfe nützlich sein. Wesentlich wirksamer bei länger bestehendem Hyperventilationssyndrom sind spezielle *atemtherapeutische Angebote.*

Spezielle Psychotherapiemethoden: Patienten mit schweren psychosozialen Konflikten oder inneren psychischen Problemen, bei denen die Hyperventilationsanfälle unbeeinflußbar erscheinen, erhalten eine *konfliktorientierte Einzel- oder Gruppen-Psychotherapie.* Bei Partnerproblemen kann eine *Partnertherapie* und in schweren Fällen eine *stationäre Psychotherapie* erfolgen. Eventuell können auch *verhaltenstherapeutische Techniken* eingesetzt werden. Ob eine längerfristige *Psychopharmaka-Therapie* mit Anxiolytika, Antidepressiva oder Betablocker durchgeführt werden soll, hängt von der Schwere der zusätzlich vorhandenen psychischen Störung (schwere Angstsymptome, depressive Symptome oder kardiovaskuläre Begleitreaktion) ab. Die subjektive Vorstellung von der Entstehung und Veränderbarkeit der Hyperventilationssymptomatik durch eine effiziente Psychotherapie ist in die Indikationsentscheidung mit einzubeziehen.

Pharmakotherapie: In *schweren Fällen*, bei denen die Aufklärung über die Symptomatik und die Behandlung mit klärenden und unterstützenden Gesprächen akut keinen Erfolg zeigt, kann die orale Gabe eines *Tranquilizers* hilfreich sein (z.B. 5 bis 10 mg Diazepam), die bei sehr hartnäckiger Symptomatik auch als Injektion (5 bis 10 mg Diazepam i. v.) gegeben werden. Die Behandlung mit Kalzium oder Vitamin D ist aus psychotherapeutischen Gründen obsolet.

3.2.2 Husten

Definition: Wir unterscheiden das *Verlegenheitshusten*, das *Protesthusten*, das *demonstrative Husten*, das störende *Massenhüsteln* oder das laute, sich lang hinziehende Husten im kaum unterbrechbaren *Hustenanfall.*

Krankheitsbild: So kann es zu minuten- bis stundenlangen *trockenen Hustenanfällen* über Jahre kommen. Länger andauernder psychogener Husten führt manchmal zu einer chronischen *Bron-* *chitis* und/oder *Tracheitis.* Tickartiges *Hüsteln*, das mitunter in psychotherapeutischer Behandlungen auftritt, dürfte prognostisch gutartig sein.

Ätiopathogenese: Psychogener Husten kann *unwillkürlich* oder *willkürlich* aus vielen Gründen ausgelöst werden. Der Hustenreiz kann als *Konversionssymptom* oder *Tick-Symptomatik* imponieren, wenn keine somatischen Ursachen vorhanden sind. Er tritt auch auf dem Boden einer chronischen Bronchitis auf.

Patienten mit psychogenem Husten scheinen unter einer massiven *aggressiven Problematik* zu stehen. Gefühle von *Wut* und *Aggressionen* werden nicht offen, sondern durch Hustenanfälle ausgedrückt. Intensive Wünsche nach Zuwendung und Fürsorge einschließlich einer Tendenz zum sekundären Krankheitsgewinn spielen eine Rolle. Im Rahmen einer psychoneurotischen Fehlentwicklung wird der primäre psychogene Husten als Konversionssymptom aufgefaßt. Durch unbewußte Identifizierung mit hustenden Personen kann es zur *Symptomimitation* oder durch magische Vorstellungen zum „Aushusten" innerlich nicht akzeptierter Emotionen oder Gedanken kommen. Auch wird der psychogene Husten mit den „Ticks" in Zusammenhang gesehen.

Auslösende Situation: Die Erkrankungssituation kann durch *Streitigkeiten, Enttäuschungen* oder *Demütigungen* in der familiären oder beruflichen Lebenssituation ausgelöst werden.

Therapie: Die *Patienten* wirken *freundlich, ja fast demütig,* und lösen bei längerer Anwesenheit (z.B. im Warteraum) ein hohes Maß an *Ärger*, Aggressivität und Intoleranz aus, da sich die Umgebung durch das Husten *gestört*, aber auch *bedroht fühlt.*

Ist ein erheblicher *psychosozialer Konflikt* für die Symptomatik verursachend und diese im Rahmen der üblichen allgemein- und fachärztlichen Behandlung nicht zu bessern, sollte der Patient eine *Psychotherapie* erhalten. Methode der Wahl ist (klinisch, aber nicht durch Studien abgesichert) eine *analytische Kurzpsychotherapie*, bei der das Symptom und die zugrundeliegende Fehlverarbeitung aggressiver Impulse, aber auch sekundäre Versorgungswünsche gezielt bearbeitet werden. Bei chronifizierter Symptomatik und der Notwendigkeit, auslösende Bedingungen und soziale Effekte der Symptomatik genau zu gewichten, kann auch eine *Verhaltenstherapie* indiziert sein. Der Arzt muß abwägen, ob ein sekundärer

Krankheitsgewinn besteht (Rentenbegehren) und welche Hilfestellungen er hierbei vertreten oder nicht mehr vertreten kann.

3.2.3 Asthma bronchiale

Definition: Asthma ist eine *reversible Atemwegsobstruktion* mit *Schleimhautschwellung* und *Mukushypersekretion*, die durch eine Hyperreaktivität der Atemwege ausgelöst wird.

Krankheitsbild: Die Patienten erleben anfallsweise schwerste *Zustände von Atemnot* mit Brummen und Giemen über den Lungen und *forcierter Exspiration*. Häufig bestehen *Unruhe* und *Angst*.

Verlauf: Das Asthma im *Kindesalter* gilt als prognostisch günstig. Bekommen Patienten später Asthma bronchiale, haben sie in 30 % der Fälle die Chance einer Remission, aber auch dann bleibt das empfindliche Bronchialsystem als Risikofaktor erhalten.

Erwachsene Asthmapatienten haben in einem hohen Prozentsatz der Fälle eine *schlechte Compliance*, die durch eine verbesserte Information, Einüben in ein adäquates Krankheitsverhalten und durch einen höheren Grad von Zufriedenheit mit der ärztlichen Behandlung verbessert werden kann. Gründe für ein *schlechtes Krankheitsmanagement* sind:

1. die Schwierigkeit mancher Patienten, die Krankheit innerlich zu akzeptieren,

2. eine chronische Angstbereitschaft,

3. die Tendenz der Kranken, die Verantwortlichkeit für eigene Gefühle und eigenes Verhalten außerhalb ihrer eigenen Einflußmöglichkeiten zu sehen,

4. eine schlechte Compliance mit dem medikamentösen Regime.

Die *psychosoziale Situation* spielt je nach Alter und Geschlecht für etwa 30 % der Patienten bei der *Aufrechterhaltung der Erkrankung* eine bedeutsame Rolle. Starke Überempfindlichkeit, *psychische Labilität, Anlehnungsbedürfnis* und ausgeprägte Gefühle von *Scham* und *Schuld* werden berichtet. 30 % der Klinikstichprobe von Asthmapatienten erhielten wegen ihrer psychischen Symptomatik *Psychopharmaka*.

Ein kleiner Teil von Asthmapatienten zeigte sogenannte *Syndromshifts* zwischen Asthma und

exogen ausgelöster paranoid-halluzinatorischer *Psychose*.

Prognose: Die Analyse von Todesfällen macht das *Einwirken psychischer Faktoren auf die Prognose* deutlich. Die Situation des sich Aufgebens bzw. des Aufgegebenseins oder auch Gefühle von starker Angst in aussichtsloser Situation oder Gefühle von Hoffnungslosigkeit und Enttäuschung waren für verschiedene untersuchte Asthmapatienten vor ihrem Tod von großer Bedeutung

Epidemiologie: *Asthmaprävalenz* wird in der Bundesrepublik Deutschland mit 6 %, in den USA mit 3 % und in Großbritannien mit bis zu 1,0 % geschätzt.

Ätiopathogenese: Wir unterscheiden verschiedene Asthmaunterformen: Das allergisch ausgelöste *Extrinsic-Asthma*, das häufig mit viralen Infekten in Zusammenhang stehende *Intrinsic-Asthma* sowie das *chemisch irritative Asthma*, wobei körperliche Belastungen (belastungsinduziertes Asthma), unspezifische inhalative Noxen (reizende Dämpfe, Gase, Rauch, Stäube und Kälte), Virus- und andere Infekte (Rhino-Sinobronchiales Syndrom), Schmerzmittel (Analgetikaasthma) und psychische Faktoren Asthmaanfälle auslösen können. Auch die Bedeutung von genetischen Faktoren wurden nachgewiesen.

Der *primären Krankheitsursache* kann sich im Laufe der Erkrankung eine 2. oder 3. Ursache hinzugesellen (sog. *Mixed asthma*), wobei psychische Mechanismen als Ergebnis einer krankheitsabhängigen Persönlichkeitsentwicklung eine größere Rolle für die Anfallsauslösung spielen.

In 50–70 % der Fälle sind *psychische Faktoren* (positive wie negative emotionale Erregung) als Auslöser für einzelne Astmaanfälle zumindestens beteiligt. In Studien konnte belegt werden, daß Ärger- und Angstinduktion (durch Erinnerung biographischer Szenen oder Suggestion) bei asthmatischen Patienten zur Erhöhung der Obstruktionswerte führten.

Situationen, in denen für die Asthmapatienten Gefühle von *Wehrlosigkeit, Verzweiflung* und ohnmächtiger *Wut* im Vordergrund standen, erhöhten den oszillographisch gemessenen Atemwegswiderstand während eines analytischen Interviews.

Konflikt: Für die *Asthmaentstehung* findet sich nicht ein spezifischer, sondern eine größere Anzahl unspezifischer Konflikte, die Ausdruck emotionaler Abhängigkeitsprobleme sind. Die Konflikte sind „notwendige, aber nicht hinreichende Bedingungen in der Erklärung für einige Formen der Erkrankung".

Nach Alexander (1971) sind als Ursache für die emotionalen Probleme eine exzessive *Mutterbindung* anzunehmen, wobei die Mutter das Kind offen oder verdeckt ablehnt und dieses mit erhöhter Unsicherheit und verstärktem Anlehnungsbedürfnis reagiert.

Persönlichkeitsstruktur: Die Abwehr gegenüber dem emotionalen Konflikt kann zu Persönlichkeitszügen wie *Aggressivität, Ehrgeiz,* Überempfindlichkeit, allerdings nicht zu einem charakteristischen Persönlichkeitsprofil führen.

Asthmapatienten lagen in ihren *Neurotizismuswerten* in verschiedenen psychodiagnostischen Untersuchungen zwischen denen der Normalbevölkerung und Neurotikern. Asthmakinder waren gegenüber einer normalen Kontrollgruppe unsicherer und abhängiger, unterschieden sich aber nicht von Kindern mit kardialen Erkrankungen.

Erwachsene Asthmatiker stellten sich in einer Vergleichsstudie mit anderen Gruppen *reizbarer* dar, sie erlebten *sich innerlich gespannter, gehemmter* und weniger aktiv. Asthmatiker waren *sensibler* und zeigten weniger nach außen gerichtete, aber erhöhte, gegen die eigene Person gerichtete Aggressivität.

Clusteranalytische Befunde weisen auf erhebliche Unterschiede bei Teilgruppen von Asthmapatienten hin.

Kranke mit hoher, mittlerer und geringer *charakterologischer Angst* zeigten ein unterschiedliches Krankheitsverhalten: Patienten mit ausgeprägter Angst nahmen ihre Medikamente zu häufig, Kranke mit niedriger charakterologischer Angst verleugneten ihre Atembeschwerden und nahmen zu wenig Asthmamittel. Patienten mit hohen Angstwerten und Patienten mit niedrigen Angstwerten wurden häufiger rehospitalisiert als die „normal ängstlichen" Kranken. Patienten mit hohen Angstwerten erhielten vom Arzt eine stärkere Medikamentendosis als weniger ängstlich wirkende Asthmatiker, wobei der Schweregrad der Erkrankung der Patienten, aber auch das Ausmaß der Empathie der Ärzte keine Rolle spielten.

Auslösende Situation: Der Asthmaanfall sei eine akute Reaktion auf eine innere Konfliktsituation,

die der Kranke nicht bewältigt und bei der seine psychische Abwehr versagt. Der Patient fühle sich plötzlich einer Situation ausgeliefert (z. B. aggressiv werden zu wollen), die die Angst, die Mutter zu verlieren, stark ansteigen läßt. Die Unentschiedenheit des Konfliktes zwischen dem Drang, sich an die Mutter anzuklammern, und dem Bedürfnis, sich von ihr zu trennen, sei hierbei entscheidend.

In psychoanalytischer Sicht ist neben der Art und Stärke des innerpsychischen Konfliktes auch bedeutsam, wie ein Mensch mit diesen Konflikten fertig wird, d.h. in welcher Weise seine psychischen *Abwehrmechanismen* funktionieren. Diese haben nicht nur Einfluß darauf, ob die Krankheit Asthma überhaupt entsteht oder später ein Asthmaanfall auftritt, sondern auch, wie die Persönlichkeit mit der Tatsache fertig wird, eine chronische und belastende Krankheit zu haben.

Für die *Auslösung des ersten Anfalls* spielte in der Studie von Alexander et al. 1968 bei bis zu 50 % aller Asthmapatienten unabhängig vom Alter die (aktuelle oder phantasierte) Trennung oder der Verlust von einem Menschen eine wichtige Rolle. *Weitere Anfälle* können von vielen emotionalen Stimuli ausgelöst werden, wobei die Art des Erlebens von Emotionen (angenehme wie unangenehme) die Entstehung der Anfälle mit beeinflußt. Hierbei ist die *Stärke der Stimuli* (emotionale, physikalische, chemische) und die *Empfindlichkeit des Bronchialsystems* von Bedeutung: Depressionen, Schuld und Trauer, Aufregung, Lachen und Schreien fanden sich bei unterschiedlichen Patientengruppen am Beginn eines Asthmaanfalls.

Studt (1974) ermittelte bei 86 Patienten 115 verschiedene objektivierbare Situationen, in denen es zum Asthmaanfall kam: *90 %* von diesen waren normale *Schwellenerlebnisse,* 10 % neurotische Arrangements oder Schicksalserlebnisse. Bei Männern standen Themen wie Beruf und Arbeit, bei Frauen Sexualität und häusliche Konflikte als auslösende Situationen im Vordergrund.

Der Fall einer Frau, die beim Anblick einer Papierrose Asthmaanfälle bekam, oder der Asthmatiker, der beim Anblick einer rauchenden Lokomotive im Film eine anfallsartige Atemnot erlebte, weisen auf *lerntheoretisch bedeutsame Entstehungsmechanismen* hin.

Dosieraerosolstudien bei Asthmapatienten, die am ersten Tag Sympathikomimetika, einen Tag später reines Wasser im Spray bekamen und ihren Atemwegswiderstand dennoch verringerten, belegen die *Konditionierbarkeit der Atemfunktion* bei einem einmal bestehendem Asthma bronchiale. Wichtig dürften auch *operante Lernprozesse* sein, da Asthmaanfälle manchmal je nach sozialen Konsequenzen vermehrt oder vermindert werden. Das Asthma kann allerdings nicht durch klassische oder operante Lernprozesse erworben werden.

Therapie: Der Arzt oder Psychotherapeut sollte die Angst des Patienten, seine Sorge, einen neuen Anfall zu bekommen, und sein Angewiesensein auf den Arzt als Helfer in Notlagen verstehen und aushalten können. Bei den *unterschiedlichen Einflußfaktoren* auf die Entstehung und den Verlauf der Asthmaerkrankung ist es von Vorteil, wenn der Psychotherapeut eine möglichst breite Palette von Behandlungsverfahren und Therapiemöglichkeiten kennen und anbieten kann. Hierbei sollte die Therapie des Patienten in Absprache mit dem behandelnden somatischen Arzt erfolgen, da die antiasthmatische Pharmakotherapie und die Atemgymnastik als Therapieprinzipien einen hohen Stellenwert haben.

Besonderheiten der Arzt-Patienten-Beziehung sind durch folgende Aspekte geprägt:

* die Schwierigkeit, Vertrauen zu fassen,
* die Exaktheit und Realitätsnähe der ärztlichen Information und Verhaltensanweisungen,
* die Angst vor der einengenden Beziehung und das Wechselspiel von emotionaler Nähe und Distanz,
* die Ambivalenz libidinöser und aggressiver Gefühle,
* der offene und verdeckte Ärger,
* die Angst vor der Trennung,
* das Wissen des Arztes und seine Erfahrung mit der Krankheit Asthma bronchiale.

Spezielle Psychotherapiemethoden: Die *Rolle der Angst* für die Auslösung der Symptomatik sollte dem Patienten erklärt werden, wobei die Stärkung der inneren Krankheitsverarbeitung und die Förderung eines *adäquaten Krankheitsverhaltens* die Grundlage einer erfolgreichen Symptomkontrolle darstellt. Hierfür ist es wichtig, daß der Patient über seine Erkrankung informiert ist (Informationen wiederholen oder mit dem Ehepartner durchsprechen). Diese Klärung vermittelt dem Patienten innere Sicherheit und emotionale Unterstützung. Darüber hinaus sollte

der Kranke bestimmte krankheitsnotwendige Verfahren lernen und erreichbare Ziele der Symptomkontrolle erhalten. Dazu gehört auch, über mögliche Krankheitsausgänge informiert zu sein. Entscheidend wichtig ist die *Aussöhnung* mit dem Schicksal, *eine schwere chronifizierende Erkrankung* zu haben. Eine verstehende, unterstützende und ermutigende Haltung des Arztes gegenüber seinem Patienten bewirkt häufig schon eine Besserung der Symptomatik.

Nach Jores und Kerekjarto (1967) wird das Symptom des Asthmaanfalls zum Ausgangspunkt der gemeinsamen *Untersuchung der Auslösesituation:*

* Die aktive *Beruhigung* im Asthmaanfall und eine bewußt eingesetzte *Zuwendung* und persönliche *Unterstützung* des Patienten ist die Grundlage der Therapie.

* Um den Anfällen ihre Unberechenbarkeit zu nehmen, sollten *persönliche Belastungen*, die den Anfällen vorausgegangen sind, geklärt werden. Das verringert die Ängste des Patienten vor neuen Anfällen.

* Der Patient sollte durch die Gespräche in die Lage kommen, sein *Schicksal anzunehmen*, eine chronisch rezidivierende, belastende Krankheit zu haben.

* Das bedeutet auch, eine *realistischere Lebensperspektive* und entsprechende Lebensziele zu entwickeln. Die allgemeine Persönlichkeitshaltung von Machen-Wollen, Erreichen und Ankämpfen sollte in eine Haltung umgestaltet werden, in der das *Geschehenlassen* und *Akzeptieren* im Vordergrund steht, was gleichzeitig auch für die persönliche Art zu atmen eine große Bedeutung hat.

* Gefühle von *Wut* und *Ärger* sollten angesprochen werden, um dem Patienten die Möglichkeit zu geben, derartige verdeckte Gefühlsqualitäten zu äußern.

* Die *Vermeidung der passiven Schutzhaltung* sollte durch das Gespräch zu tatsächlichen Änderungen in der Familie, im Berufsleben, in Freizeit-und Urlaubsgestaltung oder beim Genußmittelverbrauch (Nikotin, Alkohol) der Patienten führen.

Bei Patienten mit akut aufgetretenem Asthma bronchiale ohne Sekundärfolgen und oraler Steroidpflichtigkeit, bei denen *psychische Faktoren* bei Beginn der Erkrankung oder als Auslösung einzelner Anfälle deutlich vorhanden sind, und die im Rahmen der Arzt-Patienten-Behandlung nicht ausreichend stabilisiert werden können, kommen unter der medikamentös symptomatischen Behandlung eine *analytisch orientierte Einzeltherapie* in Frage.

Bei diesen Kranken kann auch eine *analytisch orientierte Gruppentherapie*, eine *psychosomatische stationäre Behandlung* oder eine *Verhaltens-*

therapie (systemische Desensibilisierung von Angstzuständen) indiziert sein. Neben den nachgewiesenen Wirkungen der *Entspannungstherapie* (autogenes Training, progressive Muskelrelaxation) können *Biofeedback-Techniken* zur Verbesserung der Atmung eingesetzt werden, wobei Atmungs- oder Muskel-Biofeedback benutzt werden. Durch *Selbstsicherheitstraining* konnten bei Asthmapatienten soziale Ängste verringert werden, die Asthmaanfälle auslösten.

Kombinierte Therapieverfahren wie die *krankheitsorientierte Gruppentherapie* (Coping-Gruppentherapie), in der individuelle Informationen, Verhaltensanweisungen und Entspannungstechniken vermittelt werden und durch die freie Interaktion der Mitglieder ein gruppentherapeutischer Prozeß entsteht, konnten sowohl positive Effekte auf die Lungenfunktion als auch auf die Coping-Fähigkeit der Patienten und ihre medizinische Inanspruchnahme von Krankenhaustagen und Arbeitsunfähigkeit ausüben. Ähnliche Behandlungen wurden auch in Japan und in den Niederlanden erfolgreich durchgeführt.

Einige Allgemeinärzte und Pneumologen haben homogene *Informationsgruppen* für Asthmapatienten eingerichtet (Programm der Fa. Boehringer, Ingelheim), in denen die wichtigsten Grundkenntnisse zur Diagnose und Behandlung des Asthma bronchiale mittels Folien vermittelt werden.

Eine *Kombination* von *internistischer Therapie, Informations- und Übungsseminaren* sowie *Gesprächsgruppen* wurden insbesondere für Patienten mit *chronisch-obstruktiven Erkrankungen (COLD)* eingeführt. Hierbei sollten den Patienten mehr Einsicht und Verantwortung für ihre Krankheit übertragen werden, so daß psychosomatische Behandlungsansätze, die früher für die allgemeine Asthmabehandlung als begrenzt angesehen werden mußten, eine stärkere Bedeutung erlangt haben. Dies ist auch für die *Asthmakinder-Behandlung* wichtig geworden, insbesondere durch Informations- und Übungsseminare für Mütter mit Asthmakindern. In diesem Zusammenhang hat sich auch die Familientherapie bewährt.

Soziotherapie: Die Bedeutung der *sozialen Umgebung bei Asthmakindern* konnten Studien zeigen, in denen Kinder mit schwerem Asthma für ein bis zwei Jahre in eine Asthmaklinik einige 1.000 km von zu Hause fortgeschickt worden wa-

ren. Diese wurden zu fast 100 % relativ bald wieder *asthmafrei*. Bei Kindern besteht naturgemäß eine stärkere soziale Bindung an die Außenwelt, aber auch bei erwachsenen Asthmapatienten lassen sich Beispiele für die Bedeutung der sozialen Situation bei der Aufrechterhaltung des Asthmas finden, die besonders durch *Kurbehandlungen* (Herausnahme aus der sozialen Situation) beeinflußt werden können.

3.2.4   Rhinitis vasomotorica (Allergische Rhinitis)

H. C. Deter, H. H. Studt

Definition: Die vasomotorische Rhinitis ist eine Erkrankung, die durch wiederkehrende paroxysmale Anfälle von *wäßriger Rhinorrhoe, Niesen* und *nasaler Verstopfung* charakterisiert ist. Obwohl die allergische Genese als hauptsächlicher ätiologischer Faktor angesehen wird, werden auch psychische Faktoren bei der Entstehung diskutiert.

Krankheitsbild: Bei der allergischen Rhinitis handelt es sich um eine *Reaktion der Schleimhäute der Nase*, aber auch der *Konjunktiven*, mit Schwellung, Rötung und Flüssigkeitsabsonderung, die durch Stoffe hervorgerufen werden, auf die der Betroffene allergisch reagiert. Als *Heuschnupfen* wird die Form der allergischen Rhinitis bezeichnet, die *saisonal* durch „Heu"/„Gräserpollen", im weiteren aber auch durch andere Blütenpollen hervorgerufen wird. Die Erkrankung wird zu den *Atopien* (Asthma, atopisches Exzem, Heuschnupfen) gerechnet und ist durch eine teilweise genetisch festgelegte allergische Reaktionsbereitschaft gekennzeichnet.

Prognose: Im Vergleich zu anderen atopischen Erkrankungen erscheint die Rhinitis vasomotorica klinisch weniger bedeutungsvoll als leichtere, prognostisch wesentlich günstigere Störung.

Epidemiologie: Der Heuschnupfen hat in den letzten 70 Jahren deutlich *zugenommen*, 14,2 % *aller Menschen* sind betroffen. Als Ursache für die erhöhte Prävalenz wird u.a. die ständig zunehmende Luftverschmutzung angesehen.

Ätiopathogenese: Die Bewertung der allergischen Rhinitis (oder wie sie früher bezeichnet wurde: Rhinitis vasomotorica) ist durch die wissenschaftliche Entwicklung der letzten fünfzig Jahre einerseits leichter und andererseits schwerer geworden, leichter, weil sich das Gebiet der psychoimmunologischen Forschung sehr stark entwickelt hat und die Literatur zum Thema Psychosomatik und Allergie relativ viele Befunde zusammengetragen hat. Schwerer, weil in den letzten Jahren wenig spezifische Arbeiten zur vasomotorischen Rhinitis erschienen sind. Es gibt eine Reihe von psychosomatischen Fallbeschreibungen, die anhand der Anamnese einzelner Patienten das Auftreten der Rhinitis vasomotorica von *psychsozialen Belastungen* bzw. Streßsituationen belegen konnten. Aufgrund der damaligen unvollständigen Allergiediagnostik bleibt die heutige wissenschaftliche Einordnung dieser Befunde allerdings zweifelhaft, da oft nicht eindeutig zwischen entzündlicher und allergischer Rhinitis unterschieden werden konnte.

Persönlichkeit: In einer kontrollierten Studie konnte Rees 1959 an einer Gruppe von 50 *Heuschnupfen-Patienten*, die eine englische allergologische Klinik aufgesucht hatten, zeigen, daß diese gegenüber einer Kontrollgruppe keine höhere neurotische Prädisposition und keine spezifischen Persönlichkeitstypen hatten. Insgesamt spielten bei den Heuschnupfen-Patienten in 36 % der Fälle *emotionale Faktoren* bei der Heuschnupfenauslösung eine Rolle. Bei 10 % bestand in der Zeit der Auslösung oder drei Monate zuvor eine extrem starke emotionale Belastung, bei 26 % eine emotionale Spannung, die der Krankheit vorausgegangen war. Bei den Patienten, bei denen emotionale Störungen am Beginn der einzelnen Heufieberschübe standen, zeigten sich verstärkt *neurotische Tendenzen und Persönlichkeitsprobleme.* Rees vermutete bei diesen Patienten eine Interaktion von emotionalen und allergischen Reaktionen. In einer ganz ähnlichen Studie an 68 Patienten mit *vasomotorischer Rhinitis*, die die allergologische Klinik in Cardiff aufgesucht hatten und mit 100 Appendektomie- und Herniotomie-Patienten verglichen wurden, zeigte es sich, daß 49 % der Rhinitis-Patienten auf Hautteste *allergisch* reagierten (wobei dies keine Aussage über die Reaktivität der nasalen Schleimhaut erlaubt). Insgesamt wurden *allergische Faktoren* bei 30 % als wichtig, 26 % als weniger wichtig, Infektfaktoren in 15 % als wichtig und 42 % als weniger wichtig und *psychologische Faktoren* in 22 % als wichtig und 35 % als weniger wichtig eingeschätzt. Patienten, bei denen *psychologische Faktoren* für die Auslösung der vasomotorischen Rhinitis dominant waren, zeigten höhere Prozentsätze von

Kindheitsneurosen, mäßiger bis sehr *unstabiler Persönlichkeit, Sensivität* und *Ängstlichkeit.* Bei dieser Teilgruppe von 16 Patienten waren allen Schüben einer vasomotorischen Rhinitis emotionale Belastungen vorausgegangen. Diese Kranken zeigten in einem hohen Prozentsatz Ängstlichkeit (75 %), Anspannung (75 %), inadäquate Äußerungen von Gefühlen (56 %) und inadäquate Lösungen bei Problemkonfrontationen (50 %). Beim Vergleich aller vasomotorischen Rhinitis-Patienten mit chirurgischen Patienten zeigten erstere signifikant mehr Ängste (46 %) und depressive Verstimmungen (60 %).

Auslösende Situation: In der Studie von Rees zeigte sich, daß *Angst,* aber auch *Ärger, Entrüstung* und *Beschämung,* besonders wenn die Gefühle von Konflikten herrührten, die die Unterdrückung einer individuellen Reaktion in einer bedrohlichen Situation verhinderten, Anfälle von vasomotorischer Rhinitis entstanden. Rees vermutete unabhängige *allergische, infektiöse und emotionale Faktoren* bei der Entstehung der vasomotorischen Rhinitis.

Die oben zitierten, relativ alten Arbeiten zur Psychosomatik der vasomotorischen Rhinitis wurden u. E. in neuerer Zeit mit modernen allergologischen Methoden nicht repliziert. Allerdings fällt dem Kliniker und auch dem Psychotherapeuten immer wieder auf, daß *emotionale Belastungssituationen* (in denen Angst oder depressive Verstimmungen entstehen) zu einer Nasenverstopfung im Sinne einer *Rhinitis vasomotorica* führen. Ob hierbei die Reaktion auf ein Allergen nicht primär und unkonditioniert, sondern als quasi konditionierte Reaktion, die erst unter der Bedingung bestimmer affektiver Zustände (unterdrückte aggressive Gefühle wie Wut und Ärger) ausgelöst wird, konnte nur hypothetisch vermutet werden. Nach Holmes (1951) dürften sich allergische und emotionale Auslöser in ihrer Wirkung potenzieren.

Während die *Wirkung von Affekten* auf die Pathomechanismen bei der Rhinitis vasomotorica als belegt gelten können, sind Untersuchungen zur Persönlichkeit und Psychodynamik eher auf Einzelfälle beschränkt und lassen aufgrund der Untersuchungen von Rees (1964) eher auf eine *geringere Psychopathologie* von Rhinitis-Patienten schließen.

Maass kommt bei der psychoanalytischen Untersuchung von sechs Patienten mit chronischer Rhinopathia vasomotorica zu dem Ergebnis, daß Trennungskonflikte in der Beziehung zu Elternobjekten, von denen die Trennung entweder aus idealisierender ödipaler Liebe oder aus unbewußter Haßliebe (Ambivalenz) nicht vollzogen werden konnte, eine Ursache der Störung darstellen könnte. Von seinen untersuchten Patienten zeigten alle eine neurotische Fehlentwicklung, einen realen, drohenden, symbolischen oder phantasierten Objektverlust, die damit einhergehende Stimmung der Hilf- und Hoffnungslosigkeit und eine Resomatisierung von Affekten.

Psychophysiologie: Auch aus heutiger Sicht beeindruckend bleiben die Studien von H.G. Wolf et al. (1950), die in einem auch heute noch beispielhaften Design die Rhinitis-Patienten experimentellen *psychophysiologischen Laborstudien* unterzogen: Hierbei konnte belegt werden, daß die Nasenschleimhaut hinsichtlich Farbe, Schwellung und Sekretion sowohl auf *reizende Substanzen*, auf *Allergene*, auf künstlich erzeugte Kopfschmerzen, aber auch in einem *Interview*, in dem der *Patient Ärger erlebte*, ausgelöst werden. Im Interview kam es auch zu einem Anstieg der eosinophilen Zellen im Blut und im Nasensekret. Wurden Pollen und ein entsprechendes Interview zusätzlich angeboten, erhöhte sich die Schleimhautreaktion (Abb. 3–1). Eine linksseitige Blockade des Ganglion stellatum ergab eine deutlich verminderte Reaktion auf die Pollenexposition an der Schleimhaut. In diesen Studien konnte auch belegt werden, daß die Rhinitis in den *lebensgeschichtlich relevanten Situationen* aufgetreten war, die als deutliche psychosoziale Belastung für die entsprechenden Patienten imponierten.

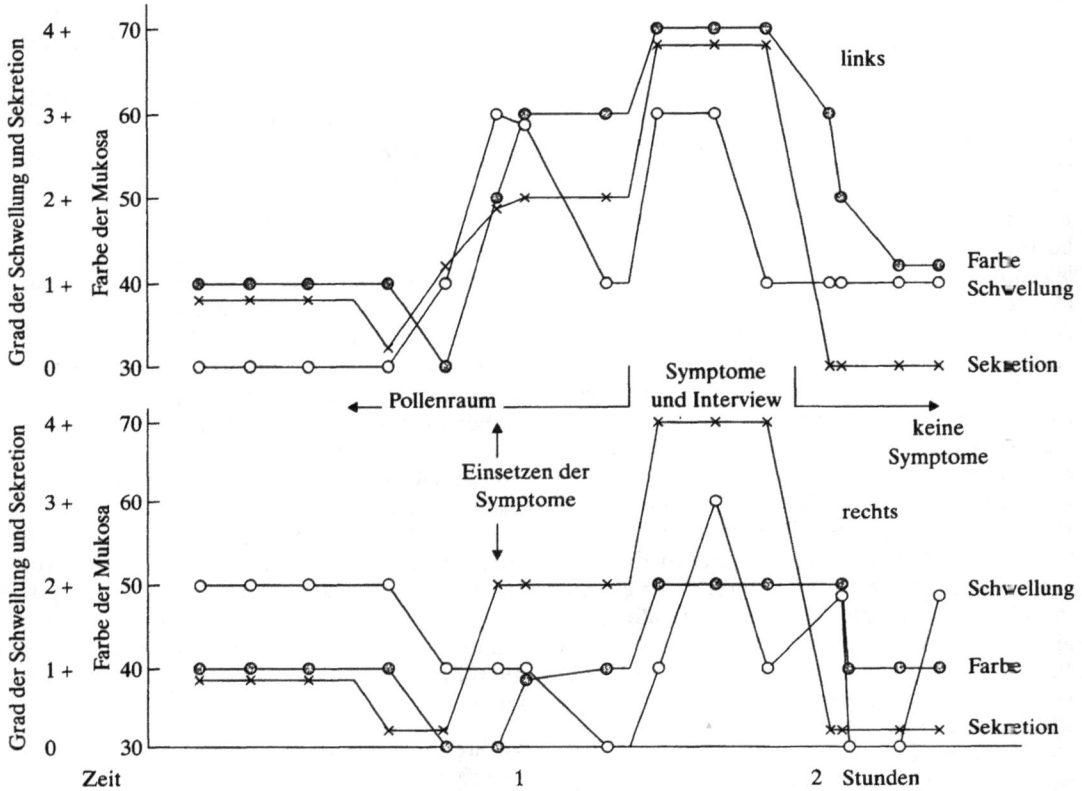

Abb. 3-1: Veränderungen von Schleimhautschwellung, Sekretion und Rötung der Nasenschleimhaut bei einer Patientin mit chronischer Rhinitis nach Polleninhalation, einem zusätzlichen Gespräch über persönliche Konflikte und einer nachfolgenden Entspannungsübung bei weiterer Polleninhalation

Unterschiedliche emotionale Zustände können unterschiedliche **Effekte** an der nasalen Schleimhaut haben; während starke Furcht ähnlich wie ein Sympathikomimetikum (Adrenalin, Ephedrin) mit einer verringerten Durchblutung der Schleimhaut einhergeht, führt eine sympathische Blockade am Ganglion stellatum zu Hyperämie, Schwellung und Hypersekretion in der nasalen Mukosa, was durch das Überwiegen der parasympathischen Aktivität bedingt ist. So führten Ärger und Beschämung zu einer entsprechenden Schleimhautschwellung.

Diagnose: Sie erfolgt einmal durch die *Anamnese* (regelhafte Auslösung durch bestimmte Stoffe, saisonale Symptomatik), durch Bestimmung der *unspezifischen (IgE-) Antikörper* (RIST-Test) oder *spezifischen Antikörper* (RAST-Test). Hinzu kann eine *Hauttestung* (Prick-Test) durchgeführt werden. Beweisend sind Provokationsteste an der Nasenschleimhaut.

Therapie: Neben der üblichen hals-, nasen-, ohrenfachärztlichen Behandlung mit *Sympathikomimetika* lokal zeigte auch die Behandlung mit *Hypnose* an 47 Patienten (Asthma oder Heuschnupfen) auf die allergische Reaktionsbereitschaft, die durch Prick-Teste vor und nach den Übungen getestet wurde, eine Wirkung. Hypnotisierte hatten gegenüber nicht hypnotisierten Patienten eine deutlich geringere allergische Reaktion. Die Art der Hypnose spielte hierbei keine Rolle. Ähnliche Wirkungen sind auch von anderen *Entspannungstechniken* (autogenes Training) zu erwarten, auch wenn hierzu Studien bisher fehlen. Durch verschiedene Formen der *Psychotherapie* sind die Reduktion von emotionalen Konflikten (s.o.) und eine entsprechende Verringerung der allergischen Reaktionsbereitschaft bzw. Ansprechen der Schleimhautgefäße zu erwarten, so daß in schweren chronischen Fällen von Rhinitis vasomotorica ein entsprechender Behandlungsversuch unternommen werden sollte.

3.3 Stimm- und Hörstörungen, Schwindel

U. Lamparter

3.3.1 Dysphonie

Definition: Dysphonien sind in ihrer Manifestation wie ihrer Ätiologie verschiedenartige Störungen. Sie äußern sich insgesamt durch eine Veränderung des Stimmklangs (Heiserkeit) oder in einer Leistungsminderung der Stimme. Oft bestehen zusätzlich Symptome in Form lokaler Mißempfindungen („rauher Hals", Muskelkater, Globus, Räusperzwang). Die üblichen Einteilungen sind nicht eindeutig definiert und gehorchen klinischer Praktikabilität. Synonym: *Stimmstörungen*.

ICD-10:R 49: Störungen der Stimme als Symptom, R 49.0 Dysphonie (Heiserkeit), R 49.1 Aphonie (Stimmlosigkeit). *Symptomatische*

Dysphonie: Klassifikation nach der zugrundeliegenden Grunderkrankung. *Funktionelle Dysphonie:* I 38 „Krankheiten der Stimmbänder und des Kehlkopfes, andernorts nicht klassifiziert". Durch den Zusatz von F 54 können ätiologisch relevante psychische Faktoren bezeichnet werden. *Psychogene Dysphonie:* Überwiegt die „Psychogenie", kommt eine Klassifikation unter F 44.4 (dissoziative Bewegungsstörung) in Betracht.

Krankheitsbild: Klinisch werden Stimmstörungen unterteilt in *konstitutionell, habituell, phonogen, psychogen,* und *symptomatisch bedingte Dysphonien*. Weitere Unterteilungen nach der Natur der Störung in *symptomatische Dysphonien* (eine organische Krankheit liegt zugrunde), *funktionelle Dysphonien* (keine organische Krankheit liegt zugrunde: situativer oder habitueller Fehlgebrauch der Stimmwerkzeuge) und *psychogene Dysphonien* (psychisch motivierte Fehlinnervation der Stimmwerkzeuge als Konfliktreaktion).

In der kategorialen Bestimmung psychischer Einflußfaktoren wird sinnvollerweise unterschieden zwischen einer *psychogenen* und einer *psychosomatischen* Ätiologie: Bei einer psychogenen Ätiologie der Stimmstörung liegen keine organischen Befunde vor. Bei der psychosomatischen Ätiologie ist es unter dem Einfluß psychischer Faktoren zu einer organisch nachweisbaren Veränderung gekommen, z.B. einem sog. Kontaktgranulom (ulzerös-granulomatöse Veränderung der Stimmlippen bei chronischer Überanstrengung der Stimme).

Beschwerden und Symptome: Auf der Symptomebene lassen sich die *hypofunktionelle* und die *hyperfunktionelle* Stimmstörungen unterscheiden. *Hypofunktionelle Stimmstörung:* zu leise Stimme, verhaucht, matte Klangfarbe; geringe dynamische Modulation, geringe oder aufgehobene Steigerungsfähigkeit. *Hyperfunktionelle Stimmstörung:* zu hohe und zu laute Stimme, manchmal kippelnd; harte Stimmansätze mit schlechter Vokalausformung, rauher Stimmklang, eingeschränkte Lautstärkenmodulation.

Prognose: Bei organisch bedingten Stimmstörungen richtet sich die Prognose nach der Grunderkrankung. Die Prognose der funktionellen und der psychogenen Stimmstörungen gilt als gut.

Epidemiologie: Funktionelle oder psychogene Stimmstörungen gelten als eher selten und sollen

2–6% aller Kehlkopferkrankungen betragen. Bei etwa einem Drittel bis etwa zur Hälfte aller zur Diagnostik kommenden Stimmstörungen ergibt sich kein organischer Befund. Hypofunktionelle Stimmstörungen kommen häufiger bei Männern vor, hyperfunktionelle häufiger bei Frauen. Psychogene Dysphonien im engeren Sinne treten vor allem bei Frauen auf, die psychosomatische Ätiologie betrifft mehr Männer.

Ätiopathogenese: Entsprechend der Heterogenität der Störungen vielfältig. Hyperfunktionelle Stimmstörungen treten häufiger bei Angehörigen von Sprechberufen mit langdauernder Überlastung der Stimme auf und zeichnen sich durch eine lange Anamnese bis zum Auftreten der ersten Beschwerden aus *(Berufsdysphonien)*.

Erbfaktoren/Dispositionen: Der Klang der Stimme ist ein hochpersönliches Ausdrucksgebaren, in das feinste Schwankungen der Befindlichkeit, Stimmung und Vitalität eingehen. Der Atemstil (im Sinne einer flachen Brustatmung) kann möglicherweise die Entwicklung einer Stimmstörung mit begünstigen. Auch lokale Faktoren in der Anatomie und Physiologie des Kehlkopfes werden in Betracht gezogen (primär hohe Stimme, Asymmetrie des Kehlkopfes, primäre Überempfindlichkeit der oberen Luftwege, Sulcus glottidis). Umwelteinflüsse in der Kindheit.

Das vermehrte Auftreten psychogener Stimmstörungen bei Frauen läßt die Frage aufkommen, inwieweit bestimmte Erziehungsstile, die zu sozialer Überangepaßtheit besonders bei Frauen führen, für dieses Phänomen mit ursächlich sind. Immer noch gehört es vielerorts zur Rollenzuschreibung der Frau, in der Öffentlichkeit die Stimme nicht zu erheben oder Konflikte oder Benachteiligungen geduldig schweigend zu ertragen.

Persönlichkeitsstruktur/psychische Struktureigentümlichkeiten/Interaktionsverhalten: Allgemein wird bei funktionellen und besonders bei psychogenen Stimmstörungen eine *Überangepaßtheit* betont. Sie geht so weit, daß auch Fragebögen bevorzugt im Sinne sozialer Erwünschtheit ausgefüllt werden. Die vorrangige Orientierung an Umgebungsnormen und die eingeschränkte Fähigkeit zur realistischen Selbstkritik hat sich dabei auch im Vergleich mit einer stimmgesunden Kontrollgruppe nachweisen lassen. Ganz im Gegensatz zu ihrer tatsächlichen Dominanz glauben die Patienten oft, sich nicht durchsetzen zu können, fühlen sich in einem ohnmächtigen Spannungszustand, einer inneren Hab-Acht-Stellung.

Typischer Konflikt: Auch wenn die funktionellen Stimmstörungen grundsätzlich als eine unspezifische Reaktion auf jedwede emotionale Belastung gelten, werden Überlastungs-und Durchsetzungskonflikte betont. Bei der hypofunktionellen Stimmstörung ergeben sich besondere Beziehungen zu depressiven Zuständen, z.B. im Sinne einer „eingeklemmten" Trauer.

Fallbeispiel: Nach einem Infekt entwickelte eine junge Sängerin eine chronische Heiserkeit. Ihr Bruder hatte sich aufgrund einer unheilbaren Erkrankung suizidiert. Doch um seinen Tod hatte die außerordentlich um Prestige und äußeren Glanz bemühte Familie ein Geheimnis errichtet, niemand sollte erfahren, wie der Bruder gestorben war. Auch innerhalb der Familie durfte nicht darüber gesprochen werden, nicht einmal in einem gemeinsamen Urlaub, in welchem die Patientin einen massiven Infekt entwickelte, mit der Folge einer chronischen Heiserkeit.

Auslösende Situation: Häufig besteht eine bestimmte Konfliktsituation, über die nicht gesprochen werden darf oder kann (*conflict over speaking out*). Das typische Bild setzt eine Situation voraus, in welcher der Patient stark engagiert ist (Pflegesituation, Arbeitsstelle, Familie) und in der viel von ihm abhängt. Der Patient steht unter dem Druck, etwas zu sagen, was ihm die Fortsetzung seines Engagements ermöglichen könnte, gleichzeitig aber zu befürchten, daß dadurch nur alles noch schlechter und schwieriger würde.

Die typische Konfliktsituation wird von den Autoren an einem Beispiel aus dem Krieg veranschaulicht: Obschon die Niederlage unausweichlich ist, hat der Kommandeur die Kapitulation noch nicht akzeptiert. Der tapfere Soldat muß Dinge sagen und tun, die die Fortsetzung des Kampfes ermöglichen, ohne aussprechen zu können, daß nur noch die weiße Fahne helfen würde.

Affekte/Psychophysiologie/Wege der Symptombildung: Das Gefühl der Überforderung führt zu einer untergründigen Ohnmachtswut. Gegen deren massive aggressive Wucht wird aus Angst gegengesteuert, oder: eine tiefe Selbstunsicherheit wird aggressiv abgewehrt. Es kommt zu einer angstvollen Hemmung.

Diagnose/Differentialdiagnose: Zum Ausschluß einer organischen Erkrankung im Bereich des Kehlkopfes wird eine Laryngoskopie durchgeführt. Die Stroboskopie als spezielle phoniatrische Untersuchung ermöglicht eine Darstellung der Funktion der Stimmbänder.

Die Differenzierung einer funktionellen oder psychogenen Dysphonie von einer symptomatischen Stimmstörung ist naturgemäß besonders dann schwierig, wenn die Dysphonie von einer körperlichen Erkrankung begleitet wird, die möglicher- jedoch nicht notwendigerweise eine Stimmstörung bedingt (z. B. entzündlicher Reizzustand des Kehlkopfs). Emotionale Befangenheit im Kontakt und Redehemmung in Kontaktsituationen sprechen eher für Stimmfunktionsstörungen nichtorganischer Genese. Bei den psychogenen Stimmstörungen sind die anderen laryngealen Funktionen intakt (z. B. Husten).

Abzugrenzen sind vor allem folgende *symptomatische Dysphonien*:

* *Erkrankungen im Bereich der Stimmbänder una des Kehlkopfs:* Entzündungen, (Laryngitis), Tumoren, Zysten, Intubationstraumen, Lähmungen

* *Internistische Erkrankungen:* Struma, Recurrensparese, Pancoast-Tumor)

* *Neurologische Erkrankungen:* Bulbärparalyse, Myasthenia gravis, Multiple Sklerose, Parkinson Fokale Dystonie (Spasmodische Dysphonie).

Die *posttraumatische funktionelle Dysphonie* ist nach Hülse ein klar abgegrenztes Krankheitsbild, das bei typischer Unfallanamnese im Sinne eines Halswirbelsäulentraumas auftreten kann. Sie wird von einem funktionellen Defizit (manualtherapeutisch zu erfassen) im Bereich der Halswirbe gelenke bei C2/3 begleitet.

Therapie

* *Arzt-Patient-Beziehung*: Wichtig: Geduld, keine Konzentration auf die Symptomatik. Ausführliche Beratung. Auch bei negativer organischer Ätiologie Behandlung anstreben.

* *Spezielle Psychotherapiemethoden*: Die Indikation zur Psychotherapie richtet sich nach der sich darbietenden (Konflikt-)Situation, der persönlichen Neigung und den Möglichkeiten des Patienten. Funktionelle Stimmstörungen sind die Domäne der logopädischen Behandlung. Diese Behandlung sollte über ein isoliertes Training hinausgehen, und auch Übungen zur Atmung und zur Entspannung beinhalten. Auch bei der logopädischen Behandlung kann es zur Entwicklung einer therapeutischen Beziehung mit intensiven Übertragungs- und Gegenübertragungsreaktionen kommen. Atemtherapie, Feldenkrais und Konzentrative Bewegungstherapie stellen wichtige psychothera-

peutische Ergänzungsverfahren dar, die das therapeutische Spektrum erweitern.

* *Physikalische Maßnahmen*: Physiotherapie mit Übergängen zu Körperselbstwahrnehmung ist in manchen Fällen sinnvoll.

* *Pharmakotherapie* kommt vor allem zur Anwendung bei zugrunde liegenden medikamentös behandlungpflichtigen Störungen bzw. zur Lokalbehandlung, selten zur medikamentösen Unterstützung der Entspannung.

3.3.2 Spasmodische Dysphonie

ICD-10: G24.8 andere fokale Dystonien

Definition: Die Spasmodische Dysphonie, das sog. Stimmstottern, ist ein Sonderfall unter den Dysphonien: Diese Erkrankung geht auf eine zentrale *Programmstörung* zurück und wird heute zusammen mit dem Schreibkrampf, dem Torticollis spasmodicus, dem Blepharospasmus und weiteren Störungen zur Gruppe der *fokalen Dystonien* gerechnet. Es handelt sich um eine zwar seltene, aber theoretisch bedeutsame Erkrankung, die viele Fragen im Grenzbereich zwischen *psychogen* und *organogen* aufwirft.

Krankheitsbild: Es entwickelt sich eine schwere Stimmstörung mit ausgeprägten „Verkrampfungen" der Atmungs- und Phonationsmuskulatur, stöhnend-ächzender und stark gepreßter Stimmgebung und gequält-mühsamer Sprechweise. Dabei kann der nicht kommunikative Stimmgebrauch (z. B. singen) nur wenig gestört sein. Diese seltene Erkrankung tritt vor allem im mittleren Erwachsenenalter auf.

Ätiopathogenese: Multilokulär bedingte Störung der koordinativen Funktion des Zusammenspiels in der Gestaltung der Innervation der Larynxmuskulatur beim Sprechakt, die in einer tonischen Stimmritzenverengung resultiert. Die Erstmanifestation kann durch psychische Faktoren getriggert sein, oft sogar durch massive Ereignisse im Sinne eines schweren emotionalen Traumas. Einschlägige Untersuchungen fanden dagegen nur wenig umgrenzte emotionale Belastungssituationen, eher länger hingezogene Belastungen. Kaum bestritten ist, daß es in Phasen emotionaler Belastung zu Verschlimmerungen kommen kann. Das Ausmaß der Symptomatik ist situativ abhängig, oft auch von bestimmten Aktivitäten, z. B. Telefonieren. Beschämungs- oder andere starke Affekte wirken typischerweise verschlechternd, besonders, wenn sie abgewehrt werden.

Diagnose/Differentialdiagnose: Das fokal-dystone klinische Bild kann ebenso wie andere fokale Dystonien *psychogen* imitiert werden. Vor dem Einleiten einer Behandlung mit Botulinumtoxin muß dies besonders bedacht werden.

Therapie: *Symptomatisch:* Injektionsbehandlung mit Botulinumtoxin in die verspannten Stimmmuskeln. Supportive psychotherapeutische Begleitung mit dem Ziel, sozialen Rückzugstendenzen entgegenzuarbeiten und emotionale Krisen zu bewältigen. Psychotherapie allein ist bei der Beeinflussung der pathologischen Sprechweise wenig erfolgreich.

3.3.3   Psychogene Aphonie

ICD-10: Psychogene Aphonie: F44.4

Definition: Unmöglichkeit zur Phonation, plötzliches Wegbleiben der Stimme.

Krankheitsbild

- *Beschwerden und Symptome:* Das Krankheitsbild kann als Extremfall einer psychogenen Dysphonie verstanden werden. Es kann nur noch tonlos geflüstert werden. Hypofunktionelle Form: häufig schlagartig als Reaktion auf äußere Ereignisse. Hyperfunktionelle Form: „Krampfartige Aphonie".

- *Verlauf:* kann sich spontan zurückbilden, kann jedoch wiederkehren, wenn der zugrundeliegende Konflikt nicht beseitigt ist.

- *Prognose:* eher gut.

Epidemiologie: Die rein psychogene Aphonie im Sinne einer Konversionsreaktion ist selten. Frauen sollen häufiger als Männer betroffen sein.

Ätiopathogenese:

- *Erbfaktoren/Dispositionen:* Oft geht ein Infekt der oberen Luftwege voraus.

- *Umwelteinflüsse* in der Kindheit sind in spezifischer Weise nicht vorhanden.

- *Persönlichkeitsstruktur/psychische Struktureigentümlichkeiten/Interaktionsverhalten:* Es gibt wahrscheinlich eine Subgruppe von Patienten mit einfacher psychischer Struktur.

Typischer Konflikt: Eine junge Patientin, deren Mutter die Familie wegen ständiger Frauengeschichten des Vaters abrupt verlassen hatte, entwickelte eine fast vollständige Aphonie, als der Vater ihr deutlich machte, nun wolle er am Wochenende mit ihr in die Diskothek gehen und ihr eindeutig sexuelle Avancen machte.

- *Auslösende Situation:* Sie besteht meist in einer für den Patienten unerträgliche Situation, über die nicht gesprochen werden kann oder darf. Die psychogene Aphonie gehört zu den „Kriegsneurosen", d.h. sie kann nach oder unter besonders belastenden Bedingungen (Trauma, Vertreibung, Massaker, schwerer Verkehrsunfall, Vergewaltigung) im Sinne einer akuten Belastungsreaktion auftreten.

- *Affekte/Psychophysiologie/Wege der Symptombildung:* Angst spielt eine große Rolle. Man kann von einem Wutschrei sprechen, der aus Angst massiv gehemmt wird (Perkins 1957). Dem Patienten hat es buchstäblich die Sprache verschlagen. Es kommt zu einer unwillkürlichen Abschaltung der Phonation, ähnlich wie beim Wispern bei der Mitteilung eines Geheimnisses.

Diagnose/ Differentialdiagnose: Charakteristisch für psychogene Stimmstörungen sind blander laryngoskopischer Befund, typischer Stimmbefund und akuter Beginn.

Therapie

- *Arzt-Patient-Beziehung:* Der Arzt sollte seiner Überzeugung Ausdruck geben, daß die Stimme wiederkommt, es nur eine Frage der Zeit ist, ohne Druck auszuüben. Kein Zwang zur Besserung.

- *Spezielle Psychotherapiemethoden:* Über die Bedeutung des suggestiven Einflusses hat bereits Arthur Schnitzler 1889 berichtet. Über ursächlich wirkende Konflikte muß gesprochen werden, gegebenenfalls im Flüsterton. Soweit möglich, sollte aktiv Einfluß genommen werden, die Konfliktsituation zu beseitigen.

- *Physikalische Maßnahmen:* Bei den logopädischen Maßnamen ist besonders wichtig, nicht nur die Phonation zu üben, sondern auch die innere Situation des Patienten in die Behandlung einzubeziehen. Auch die Einbeziehung des Körpers (z.B. Atemtherapie) kann nützlich sein.

- *Pharmakotherapie* nur bei anderer spezifischer Indikation.

3.3.4 Hörsturz

Definition: Plötzliche Hörminderung (Hörverlust) im Sinne einer akuten Schallempfindungsschwerhörigkeit aus guter Gesundheit und ohne nachweisbare körperliche Ursache, meist einseitig.

ICD-10: H.91.2, F54 – bei wichtiger Rolle psychischer Faktoren

Synonyme: idiopathischer Hörsturz, sudden deafness, sudden hearing loss.

Krankheitsbild

- *Beschwerden und Symptome:* Meist plötzlicher Beginn, aber auch schleichende Entwicklung über einige Tage möglich, subjektiv Erleben eines Drucks, Knalls oder von „Watte im Ohr". Zusatzsymptome: Tinnitus, gelegentlich Kopfschmerzen. Drehschwindel bei zusätzlicher vestibulärer Beteiligung. Der Grad der Hörstörung reicht von leichter Hörminderung bis zur völligen Ertaubung (selten). Verzerrung der Hörwahrnehmung und des Lautheitsausgleichs (Recruitment).

- *Verlauf:* Meist kommt es zu einer Hörverbesserung. Relativ gute Tendenz zur Spontanremission. Oft bleibt eine relative Hörminderung. Rezidive sind nicht selten. Häufig bleiben Beschwerden: Neigung zu situativen Vertäubungen, vor allem Tinnitus.

- Die *Prognose* gilt als günstiger bei raschem Therapiebeginn nach dem Ereignis. Komplikation: sekundäre geräuschphobische Entwicklung bei Hyperakusis.

Epidemiologie: Der Hörsturz kommt am häufigsten im mittleren Lebensalter (Anfang 40 bis Mitte 40 Jahre) ohne wesentliche Geschlechtsunterschiede vor; er gilt als typische Zivilisationskrankheit, die vermehrt in großstädtischen Lebenszusammenhängen auftritt. Man geht von 15.000 Neuerkrankungen im Jahr in Deutschland aus.

Ätiopathogenese: Üblicherweise wird eine Perfusionsstörung im Corti-Organ angenommen, die zur Schädigung des Sinnesepithels führt. „Streß" könnte über psychovegetative Einflüsse auf das Innenohr bzw. die zuführenden Gefäße eine solche Perfusionsstörung hervorrufen. Als andere pathogenetische Wege kommen in Frage: direkte zentrale neurovegetative Beeinflussung des Corti-Organs. Thrombozytenaggregation (Sludge-Bildung) in den Haargefäßen des Corti-Organs.

- *Erbfaktoren/Dispositionen:* Über Erbfaktoren ist nichts bekannt. Möglicherweise spielen bei den über eine Perfusionsstörung vermittelten Hörstürzen anatomische Varianten der Gefäßverzweigung eine Rolle.

- *Umwelteinflüsse in der Kindheit:* Häufig finden sich in der Biographie Leitmotive der Entwicklung eines ausgeprägten Pflichtgefühls oder der Einstellung, für andere da sein zu sollen oder zu müssen, z.B. die frühe Übernahme von Pflichten.

- *Persönlichkeitsstruktur/psychische Struktureigentümlichkeiten/Interaktionsverhalten:* Hörsturzpatienten beschreiben sich in charakteristischer Weise als sensibel, verantwortungsbereit und gewissenhaft, mit Neigung zu Schuldgefühlen, mit Freude an ihrer Arbeit. Sie können nicht oder nur schwer „Nein" sagen, können nicht offen gegen andere aggressiv sein, sich nur schwer abgrenzen, sie sind oft musisch orientiert oder musikalisch.

- *Typischer Konflikt:* Typischerweise besteht eine berufliche Überlastung durch vermehrten Arbeitsanfall, Termindruck, drohende Prüfungen oder andere Bewährungsproben, nicht zuletzt „Kommunikationsstreß", z.B. durch ständiges Telefonieren. Im privaten Bereich resultiert die Überlastung oft aus der Fürsorge für alte oder kranke Angehörige oder ein behindertes Kind. Der Über-Ich-Druck („Du mußt") konfligiert mit regressiven Tendenzen (Wunsch nach Ruhe, „Ich kann es nicht mehr hören").

- *Auslösende Situation:* Kann Alltagssituation sein (z.B. Telefonat, Erwartung eines bestimmten Ereignisses), die erst auf dem Hintergrund einer biographischen „Resonanz" (Aktivierung biographisch angelegter Konfliktlinien) psychodynamisch relevant wird.

- *Affekte/Psychophysiologie/Wege der Symptombildung* (siehe Abb. 3–2).

Diagnose/Differentialdiagnose: Die Diagnose eines Hörsturzes erfordert die Feststellung einer Innenohrschwerhörigkeit durch HNO-ärztliche Untersuchung, verbunden mit dem Ausschluß anderer Ursachen der akuten Schallempfindungsschwerhörigkeit. Das Ausmaß des Hörverlustes wird im Audiogramm festgestellt. Darüber hinaus empfiehlt sich eine gezielte Untersuchung der Funktion der Halswirbelsäule. Diese sollte

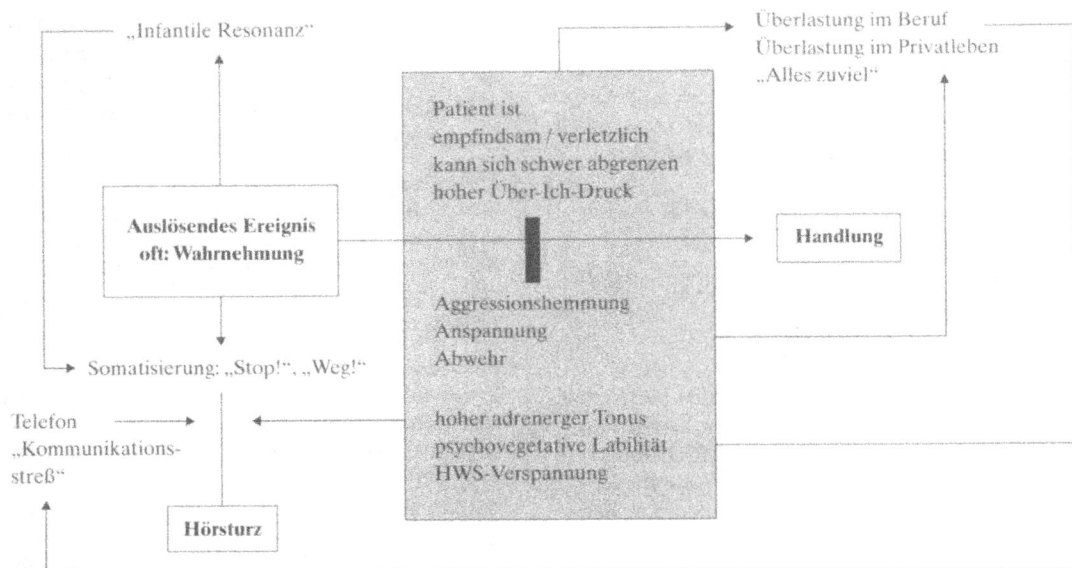

Abb. 3-2: Der Hörsturz als psychosomatische Reaktion

neben dem HWS- Röntgen in vier Ebenen und Funktionsaufnahmen in einer zusätzlichen funktionellen physiotherapeutischen Untersuchung der HWS-Funktion bestehen. Der Ausschluß einer Allgemeinerkrankung (z.B. Hypertonus, Diabetes mellitus) ist weiter erforderlich.

Differentialdiagnose

- Schalleitungsstörungen (Mittelohr),
- Andere Erkrankungen des Innenohrs oder des Hörnerven,
- z.B. Virusinfekte, toxische Schädigungen (Gentamycin),
- Progrediente Innenohrschwerhörigkeit, die schubweise verlaufen kann,
- Ruptur der Membran des runden Fensters (Tympanoskopie),
- Morbus Menière,
- Regelrechte frühe akustisch evozierte Potentiale machen ein Akustikusneurinom unwahrscheinlich, im Zweifel Kernspintomographie,
- Psychogene Hörstörung.

Therapie

- *Arzt-Patient-Beziehung:* Die Betroffenen reagieren unterschiedlich auf den Hörverlust: mancher bestürzt und ängstlich, andere eher dissimulierend bzw. verleugnend. Der Hörsturz als „Modekrankheit" hat zur Folge, daß viele Patienten Halbwissen haben („kleiner Herzinfarkt"). Beratung und Aufklärung im Sinne von Informationsvermittlung ist sehr wichtig. Besonders wichtig wird die Arzt-Patient-Beziehung, wenn Taubheit droht. Hier muß der Patient das Gefühl bekommen, daß alles getan wird, was in der Macht des Arztes steht.

> **Wichtige Therapiebausteine** sind: Herauslösen aus der aktuellen Überlastungssituation, Krankschreibung bei beruflicher Belastung, Urlaub und freies Wochenende bei häuslicher Belastung, Vermeidung von „Therapie-Streß", Erarbeitung einer korrekten Krankheitsvorstellung des Patienten, Erarbeitung eines psychosomatischen Verständnisses, Besprechung des zugrunde liegenden Konflikts und seiner lebensgeschichtlichen Wurzeln, Vermittlung von Entspannung und Sicherheit, ausreichend lange Krankschreibung, bis wirklich Erholung eingesetzt hat, Vermittlung langfristiger Entlastung (Rp.: ein freier Nachmittag in der Woche).

- *Spezielle Psychotherapiemethoden:* Grundsätzlich erscheinen Entspannungsverfahren sinnvoll, die möglichst zeitnah zum Hörsturz eingesetzt werden sollten. Es gibt aber noch keine Untersuchungen, die hier einen günstigen Effek- nachweisen. Es liegen auch noch keine systematischen psychotherapeutischen Interventionsstudien zur eiligen konfliktorientierten Psychotherapie möglichst rasch nach dem Hörsturzereignis vor. Im mittelfristigen Verlauf ist häufig eine aufdeckende, konfliktorientierte Psychotherapie notwendig, die über Angebote wie *biomentales Streßtraining, Streßmanagement, Streßimmunisierung* hinausgeht.

* *Physikalische Maßnahmen:* Krankengymnastik kann hilfreich sein. Immer wieder berichten Patienten von guten Effekten einer Manualtherapie, wenn auch die häufig anzutreffende Vorstellung einer Einklemmung der Arteria vertebralis durch die HWS nicht mit der biomechanischen Wirklichkeit übereinstimmt. Wahrscheinlich gibt es jedoch Einflüsse von *Reflexschaltungen* zwischen den kurzen und tiefen HWS-Muskeln und dem Innenohr. Da die Hörsturzpatienten oft unter Spannungen stehen, kann auch der Nacken sehr stark verspannt sein, eine tiefeingeleitete Entspannung kann sich auch über die „Psyche" dem Ohr „mitteilen".

* *Pharmakotherapie:* Beim Hörsturz ist die übliche Gabe von plasmaexpandierenden Substanzen in den letzten Jahren in die Kritik geraten. wird jedoch weiter empfohlen und angewandt. Je früher die Behandlung einsetzt, umso günstiger sollen die Resultate sein, so daß zwar beim Hörsturz nicht von einem Notfall. so doch von einem *Eilfall* gesprochen wird. Erwünschter Nebeneffekt der Infusionsbehandlung ist, daß der Patient durch das ruhige Liegen über mehrere Stunden in seiner Alltagsaktivität gebremst wird, insbesondere bei einer Behandlung im stationären Rahmen aus seinem Umfeld herausgenommen wird. Wenn der Patient sich allerdings in einer schweren Konfliktsituation befindet, kann das Liegen zur Qual werden.

* *Hyperbare Sauerstofftherapie:* In den letzten Jahren hat sich als neues Prinzip der Behandlung die sog hyperbare Sauerstofftherapie etabliert. Dabei werden in einer Tauchkammer Drucke erzeugt, die bei einem realen Tauchgang auftreten würden, wodurch sich die eingeatmeten Gase im Körpergewebe anreichern. Durch eine hohe Sauerstoffsättigung der Einatmungsluft wird zusätzlich eine maximale Sauerstoffkonzentration im Gewebe erreicht.

Besonders wenn der Patient nicht zur Ruhe kommt oder nur schwer entspannen kann, kann die Gabe von Benzodiazepinen sinnvoll sein, unter Beachtung der üblichen Kauteln (kurzzeitige Gabe, nicht bei zur Sucht disponierten Persönlichkeiten). Da Hörsturzpatienten meist eher das Gegenteil sind, besteht die Aufgabe des Arztes häufig darin, eine übertriebene Angst vor einem Medikament zu nehmen. Bei gestörtem Schlaf, etwa durch begleitenden Tinnitus, können auch gezielt andere Schlafmittel gegeben werden (z.B. Chloraldurat).

3.3.5 Tinnitus

Definition: Tinnitus ist ein vorübergehendes oder dauerndes Ohrgeräusch unterschiedlicher Lautstärke, das nicht durch ein simultanes mechano-akustisches oder elektrisches Signal hervorgerufen wird. Intensitätszunahme und Persistenz können zu einer dekompensierenden psychischen Verarbeitung führen.

ICD-10: H.93.1, F54

Krankheitsbild

* *Beschwerden und Symptome:* Das Geräusch wird unterschiedlich laut, unterschiedlich stark, in unterschiedlicher Charakteristik (Pfeifen, Sausen, Brummen), unterschiedlich belästigend, peinigend bzw. verfolgend wahrgenommen. Es kann seitendifferent in den Ohren oder auch im Kopf insgesamt empfunden werden. Auch verschiedene Geräusche können nebeneinander gehört werden. Dabei ist das Ausmaß des subjektiven Leidens nicht linear an die empfundene Lautheit gekoppelt.

> Für das Ausmaß der Beeinträchtigung und das Leiden des Patienten ist entscheidend die subjektive Bedeutung bzw. die Funktion, die das Symptom im Erleben und im allgemeinen psychischen Funktionieren des Patienten annimmt.

* *Verlauf:* Der Verlauf ist unterschiedlich, undulierend, vielfach wird eine Zunahme unter Streß berichtet. Die meisten Betroffenen adaptieren nach drei Monaten an das Geräusch und nehmen es nur noch in Krisenzeiten oder Zeiten der Anspannung bewußt wahr. Ab drei Monaten nach Auftreten spricht man vom chronischen Tinnitus. Der Verlauf kann aus

Messungen der Cochleafunktion oder Hörprüfungen nicht vorhergesagt werden .

- Die *Prognose* ist unterschiedlich, auch in sog. verzweifelten Fällen nicht aussichtslos. Auch nach vielen Jahren kann der Tinnitus verschwinden.

Epidemiologie: Viele Menschen berichten, unter passagerem oder chronischem Tinnitus zu leiden. Es handelt sich um ein Alltagsphänomen wie Jukken oder Schmerzen. Erst das subjektive Erleben gestaltet das Symptom zur Krankheit aus. Neue Schätzungen des National Center for Health Statistics in den USA aus dem Jahr 1968 ergaben, daß 20 % der Bevölkerung im Laufe ihres Lebens einmal Tinnitus entwickeln, 4 % der Bevölkerung sind durch das Problem ernsthaft beeinträchtigt. Nach anderen Angaben soll unter den Lebensbedingungen einer Industriegesellschaft bei 35 bis 45 % aller Erwachsenen über 17 Jahren zu irgendeinem Zeitpunkt ein vorübergehendes oder dauerndes Ohrgeräusch unterschiedlicher Lautheit auftreten.

Bei 6.804 aus verschiedenen Städten Großbritanniens zufällig gefragten Personen gaben 17% einen länger dauernden Tinnitus an, aber nur für 1 % war damit ein Verlust der Lebensqualität verbunden. Rechnet man die letztere Zahl der Bevölkerung in Deutschland um, so ergibt sich eine vermutliche Prävalenz von 750.000 ernstlich Tinnitus-Betroffenen . Bei lärmexponierten Personen ist die Prävalenz doppelt so hoch.

Ätiopathogenese: Allgemein wird bei den Konzepten zur Erklärung der Entstehung von Tinnitus von einem peripheren Störreizgenerator ausgegangen. Dieser kann im Sinnesepithel des Corti-Organs oder im peripheren Verlauf des Hörnerven lokalisiert sein. Im Corti-Organ selbst wird dann von einer schädigungsbedingten Störung des Zusammenspiels von äußeren und inneren Haarzellen ausgegangen. Sogenannte Opsillationen (spontan entstehende Signale) im Innenohr könnten ebenfalls die Rolle eines Generators von Störreizen spielen. Die empfundene Lautheit und Intensität des Geräusches hängt vor allem von der weiteren zentralen auditorischen Verarbeitung des Störreizes und seiner kognitiven und affektiven Bewertung ab.

Das Modell der Tinnitusentstehung, das Jastreboff (1990) vorgeschlagen hat, stellt die Wichtigkeit der zentralen Hörbahnen bei der Verstärkung der Signalentdeckung und der Verarbeitung von Reizeindrücken im auditorischen Subcortex in besonderer Weise heraus. In diesen Bahnen wird die in der Peripherie entstehende *Tinnitusaktivität* verstärkt. Entsprechend der subjektiven Bedeutung des Tinnitus und seines emotionalen Status kommt es zu sukzessiven Veränderungen in der Aktivität des Limbischen Systems und zu entsprechenden Zuflüssen aus dem Hippocampus, die teilweise schon gemessen worden sind. Insgesamt entsteht also die Tinnitus-Krankheit in einem negativen Zirkel von Selbstaufmerksamkeit, Anspannung, Tinnituslautheit, Tinnitusintensität und dem Leiden am Tinnitus. Umgangssprachlich: Wenn auf den Tinnitus „gehorcht" wird, wird er lauter. Je lauter der Tinnitus wird, um so angespannter wird der Patient. Je angespannter der Patient ist, um so mehr wird auf den Tinnitus gehorcht. Diese miteinander multipel vernetzten Regelkreise können auf verschiedenen Ebenen erklärt werden. Über folgende efferente Mechanismen kann der Tinnitus z. B. lauter werden:

- Vorspannung der membrana tectoria im Innenohr,

- Erhöhung der Durchlässigkeit des auditiven Filters,

- Erhöhung der Vigilanz, der *Wachsamkeit gegenüber dem Tinnitus,*

- Negative Kognitionen lassen den Tinnitus als lauter bewerten.

Die Rolle des auditorischen Subcortex bei der Entstehung von Tinnitus ist so tragend, daß Tinnitus auch ohne peripheren Störreizgenerator entstehen kann: der zentrale Tinnitus. Phänomenologisch ist es nicht möglich zu differenzieren, ob es sich um einen Tinnitus aurium oder einen zentralen Tinnitus handelt, auch nicht dadurch, wo das Geräusch subjektiv lokalisiert wird, „im Kopf" oder „im Ohr" oder „in der Außenwelt".

- *Erbfaktoren/Dispositionen*: Erbfaktoren und Dispositionen spielen keine besondere Rolle bzw. sind bislang nicht nachgewiesen worden, sind auch sehr unwahrscheinlich, da Tinnitus ja ein Allgemeinsymptom ist.

- *Umwelteinflüsse in der Kindheit:* Die Art, wie mit dem Tinnitus umgegangen wird und damit eben auch die Entstehung einer Tinnituskrankheit, hängt von den in der Kindheit eingeprägten Modalitäten der Affektverarbeitung und kognitiven Bewertungsmechanismen ab.

- *Persönlichkeitsstruktur/psychische Struktureigentümlichkeiten/Interaktionsverhalten:* Patienter, bei denen der Tinnitus im Rahmen eines alter Hörverlustes auftritt, sollen besser in der Lage sein, mit dem Tinnitus fertigzuwerden, als jüngere Patienten, die plötzlich und unvorhergesehen vom Tinnitus befallen werden (Reich u. Johnson 1984). Der Tinnituspatient erscheint oft allgemein angespannt, „unter Druck". Auch Patienten mit einer Fixierung auf das Geräusch kommen vor, bei sonst fast vollständiger Gefühlsabwehr, diese sind sehr schwer psychotherapeutisch zu behandeln.

- *Ein typischer Konflikt* im Sinne des Spezifitätkonzeptes läßt sich nicht beschreiben. Das auditive Störsignal kann aber besonders Über-Ich- Aspekte repräsentieren und in eine funktionelle Entsprechung zu bewußten und unbewußten Schuldgefühlen geraten.

- *Auslösende Situation:* Ähnlich wie beim Hörsturz: Belastungssituation, Prüfung, Reaktion auf Überforderung oder Reaktion auf nicht zu leistende Umstellunganforderung.

Fallbeispiel: Einer 60jährigen Patientin, die hochengagiert über viele Jahre die Filiale einer Firma geführt hat und dort die Seele des Betriebes war, soll plötzlich gekündigt werden wegen einer Verlagerung des Betriebs.

Plötzlich sieht sie sich Feindseligkeiten und einer extrem schroffen Behandlungsweise ausgesetzt. Tendenzen zu flüchten geraten in Widerstreit mit dem Wunsch, es „denen zu zeigen". Das Kränkungserleben verschränkt sich mit dem Ohnmachtserleben gegenüber dem Tinnitus, der als Reaktion auf die schriftliche Kündigung aufgetreten war.

Affekte/Psychophysiologie/Wege der Symptombildung: Tinnitus kann eine Funktion als Spannungssignal gewinnen. "Tinnitus-erfahrene" Patienten setzen ihn in diesem Sinn sogar bewußt ein („Mein Tinnitus sagt mir, wenn ich mich einmal wieder übernehme"). Immer wieder lassen sich klinische Beziehungen zu Schuldgefühlen entdecken. Bei primären depressiven Störungen kann der Patient nicht nur wegen des Tinnitus depressiv sein, sondern er reagiert im depressiven Sinne auf den Tinnitus: indem der Tinnitus zum Verfolger und Quäler wird, bekommt die Depression einen Namen und einen Grund. Auditive Filterfunktion und Aufmerksamkeitsfokussierung auf den Tinnitus spielen in der Symptombildung eine zentrale Rolle.

Diagnose/Differentialdiagnose: Diagnostisch lassen sich folgende Merkmale des Tinnitus unterscheiden:

Merkmale von Tinnitus	Untersuchungsmethode
Dauer (konstant, intermittierend)	Anamnese
Charakter (pfeifend, sausend, hämmernd, rauschend)	Anamnese
Identität (Intensität)	Vergleich mit Sinustönen, Schmalbandrauschen, weißem Rauschen
Lautheit	Vergleich mit Tönen unterschiedlicher Lautstärke, visuelle Analogskala, Rating
Unannehmlichkeit	Tinnitusfragebogen nach Hallam

Die audiologische Untersuchung des Tinnitus geschieht in der Audiometrie. Neben der Intensität und Lautstärke läßt sich dort auch die Verdeckbarkeit durch andere Geräusche bestimmen.

Da das Vollbild des Costen-Syndroms (Synonym temporomandibuläre Myoarthropathie, myofaciales Schmerzdysfunktionssyndrom) mit Tinnitus einhergeht, kann zusätzlich zur HNO-ärztlichen Untersuchung sinnvoll sein, einen gnathologisch ausgebildeten Zahnarzt zu konsultieren, der in der Lage ist, eine klinische und instrumentelle Funktionsanalyse der Kiefergelenke durchzuführen.

In der klinischen Diagnostik unterscheidet man den kompensierten vom dekompensierten bzw. rekompensierten Tinnitus, je nach dem Ausmaß,

in dem der Patient mit seinem Tinnitus zurechtkommt.

Diagnostische Gesichtspunkte zur Tinnitusverarbeitung:

- Anspannung (Gesicht, Hals, Nacken, Kiefergelenk),
- Zeit der „Ruhe vor dem Tinnitus",
- Tinnitus bei Umgebungsstille,
- Tinnitus und Schlaf bzw. Schlaflosigkeit,
- Konzentration auf den Tinnitus,
- Tinnitus als Vordergrunds-/oder als Hintergrundsphänomen,
- Tinnitus als gedankliche Inhaltsbildung bei Depressionen,

– Tinnitus als verfolgendes Objekt,

– Angst, verurteilt zu sein: „Immer Tinnitus",

– Irrige Vorstellung über den Tinnitus.

Nicht zuletzt, weil die Entstehung von Tinnitus „ohne daß da etwas ist", von den Betroffenen kaum nachvollzogen werden kann, bilden sich oft angstbesetzte Vorstellungen aus, die jedoch nicht spontan geäußert werden.

Irrige Vorstellungen über den Tinnitus:
– Der Tinnitus wird mich taub machen.

– Tinnitus bedeutet, daß ich einen Schlaganfall hatte.

– Tinnitus ist durch einen Tumor verursacht.

– Tinnitus wird immer schlechter werden.

– Durch Tinnitus kann man verrückt werden.

– Es gibt keine Behandlung.

3.3.6   Psychogene Hörstörung

ICD-10: F44.6 Dissoziative Sensibilitäts-und Empfindungsstörungen

Definition: Berichtete oder empfundene Hörbeeinträchtigung, die nicht durch eine organische Schädigung hervorgerufen ist.

Krankheitsbild

Beschwerden und Symptome: Die Patienten klagen, entweder nichts oder nur schlecht zu hören. Oft wird dies als Begründung für etwa ein Versagen oder die Vermeidung einer geforderten Aktivität angeführt.

Verlauf: Meist bessert sich das Störungsbild spontan.

Prognose: günstig, wenn der Krankheitsgewinn nicht zu groß ist.

Epidemiologie: Die psychogene Hörstörung ist vergleichsweise *selten*.

Ätiopathogenese

Erbfaktoren/Dispositionen: sind nicht bekannt.

Umwelteinflüsse in der Kindheit: sind in spezifischer Weise nicht bekannt und auch nicht zu erwarten.

Persönlichkeitsstruktur/ psychische Struktureigentümlichkeiten/Interaktionsverhalten: Häufig dürfte eine hysterische Persönlichkeitsstruktur vorliegen.

Typischer Konflikt: Überforderungskonflikt, Rollenkonflikt, Konflikte aus einer interkulturellen Spannungssituation heraus.

Auslösende Situation: Streit, ängstigende Wahrnehmung, eingetretenes oder befürchtetes Erlebnis zu versagen, Ohrfeige oder böswillig zugefügtes Knalltrauma, z.B. mit Feuerwerkskörpern.

Fallbeispiel: Eine türkische Patientin, die von ihrem Vater gesehen worden war, als sie sich entgegen seinem Verbot mit einem jungen Mann traf, der nicht der von der Familie bestimmte Schwiegersohn war (an den sie zur Sanierung der Finanzen der Familie verkauft worden war), wurde von dem Vater rüde geschlagen. Er gab ihr in diesem Zusammenhang eine heftige Ohrfeige. Dabei drohte er mit Mord, er werde sie umbringen, wenn sie sich noch einmal mit dem jungen Mann treffen würde, was die Patientin auch glaubte. Sie suchte notfallmäßig unter der Angabe eines massiven Hörverlustes die HNO-Klink auf.

Affekte/Psychophysiologie/Wege der Symptombildung: reines Konversionsgeschehen.

Diagnose/Differentialdiagnose: Die Diagnose ergibt sich einerseits aus der subtilen Beobachtung, in der deutlich wird, daß der Patient mehr hören kann, als er schildert bzw. selbst merkt. Die Diagnose ergibt sich zudem aus der Entdeckung einer passenden Konfliktsituation.

Differentialdiagnostisch kommen alle Formen der organisch bedingten Hörstörung in Betracht, insbesondere der Hörsturz.

Therapie

Arzt-Patient-Beziehung: Der Patient mit einer psychogenen Hörstörung ist genau so ein Patient wie jeder andere auch. Es handelt sich nicht um eine eingebildete Störung, sondern um eine auf psychischem Wege unbewußt motivierte Blockade, die der Patient selbst nicht durch eine eigene Willensanstrengung aufheben kann. Es ist immer zu bedenken, daß die *Aufgabe des Symptoms* für den Patienten mit einem *Gesichtsverlust* verbunden sein kann; dies ist unbedingt zu vermeiden. Man muß entsprechende „Brücken bauen", damit er sich nicht in seinem Symptom verhärtet. Es besteht immer die Gefahr, daß der psychische Motivierungszusammenhang aus den Augen verloren wird.

Spezielle Psychotherapiemethoden: Suggestive Beeinflussung ist möglich, besonders bei geringerem Reflexionspotential und vordergründig motivierten Störungen. Ansonsten richten sich die psychotherapeutischen Möglichkeiten nach dem Konflikt und den Möglichkeiten des Patienten.

Physikalische Maßnahmen: kommen kaum in Betracht

Pharmakotherapie: kommt allenfalls als Placebo-Behandlung in Betracht.

3.3.7 Schwindel

> **ICD-10: R 42 Schwindel und Taumel als Symptom, exkl. Schwindel durch Störung der Vestibularfunktion H 81, exkl. Schwindel bei anderenorts klassifizierten Krankheiten H 82**

Definition: Unangenehme Verzerrung der Raum- und Bewegungswahrnehmung mit Gleichgewichtsstörungen.

> „Schwindel" ist weder eine Krankheitsentität noch ein definiertes körperliches Symptom. Im allgemeinen Sprachgebrauch beschreibt Schwindel ein Gemeingefühl ähnlich dem Schmerz. Das Wort „Schwindel" kann zur Beschreibung körperlicher, psychischer und sozialer Phänomene verwendet werden.

In der Medizin selbst werden unter "Schwindel" vielfältige und *verschiedenartige Phänomene* subsumiert:

- Drehschwindel: Karusselschwindel, Liftschwindel
- Schwankschwindel: Der Boden schwankt, die Wände wackeln.
- Lagerungsschwindel vs. Lageschwindel
- Gang- und Standunsicherheit
- Benommenheitsschwindel
- Allgemeines Unsicherheitsgefühl
- Desorientierung im Raum
- Empfindung des Unechten

> *Synonyme:* In der angloamerikanischen Literatur finden die Begriffe „vertigo" (eher für Drehschwindel im Sinne einer illusionären Scheinbewegung) und „dizziness" (eher für diffus schwindelig „Maddeligkeit", „Dusseligkeit") Verwendung. „Lightheadedness" bezeichnet ebenfalls „eigenartig diffuse Gefühle" im Kopf.

Epidemiologie: Schwindel ist eines der häufigsten Symptome überhaupt. 20 % der Männer und 40 % der Frauen gaben bei einer Befragung der Allgemeinbevölkerung Neigung zu Schwindel an. 18 % aller zu ihren Symptomen in den letzten 12 Monaten befragten Patienten einer Allgemeinpraxis berichteten von „Schwindel".

Der *psychogene Schwindel* hat eine längere Krankheitsdauer als die organisch bedingten Schwindelzustände. Sein *Anteil* wird auf *25–30 %* geschätzt.

Ätiopathogenese: Die Empfindung von "Schwindel" entsteht, wenn die im Hirnstamm stattfindende Integration der multimodalen gleichzeitig eintreffenden Afferenzen über die Lage des Körpers im Raum nicht gelingt (mismatch). Dies wird auf der kortikalen Ebene als Schwindel wahrgenommen.

Enge funktionelle Verknüpfungen der Zentren der Raumorientierung mit dem *Limbischen System* führen zu der Empfindung des „Stark-Unangenehmen", der typischen „Unlust".

Nausea (Übelkeit) und Erbrechen werden über eine begleitende Aktivierung des medullären Brechzentrums hervorgerufen.

Nystagmus entsteht durch eine mangelnde Aussteuerung des vestibulo-okulären Reflexes, der Taumel durch eine mangelnde Überlagerung des vestibulär-spinalen Reflexgeschehens, jeweils durch den Wegfall übergeordneter Integrationsleistungen.

Diagnose/Differentialdiagnose: Über 300 Erkrankungen sollen Schwindel auslösen können. Wichtig ist zu unterscheiden, ob in der Patientenbeschwerde das Wort „Schwindel" lediglich als Metapher gebraucht wird, oder ob es sich um eine echte Störung in der Raumorientierung handelt. Die genaue phänomenologische Analyse des Schwindels gibt der Diagnostik die weitere Richtung vor. Die Erhebung des psychosomatischen Hintergrunds und der allgemeinen Lebenssituationen gehört angesichts der zahlreichen psychosomatischen Interdependenzen grundsätzlich mit zur Anamnese. Empfehlenswert ist die schriftliche Dokumentation der Formulierung der Schwindelbeschwerde.

Zur *organischen Schwindeldiagnostik* gehören

- HNO-ärztliche Untersuchung, Kalorische Nystagmusprüfung, Rotationsprüfung, Prüfung unter der Frenzelbrille, verschiedene Gleichgewichtsprüfungen, Elektronystagmographie,

- Unterberger Tretversuch, Stehen mit geschlossenen Augen, Gehen mit geschlossenen Augen.

Organisch bedingte Schwindelformen

- **Drehschwindel** (vertigo) entsteht durch eine Störung im *vestibulären System* (Vestibularorgan, Nervus vestibulocochlearis, zentrale Bahnen), die zu einer falschen Bewegungsmeldung führt. Er ist meist organisch bedingt.

- **Paroxysmaler Lagerungsschwindel**

ICD-10: H81.1

Er entsteht durch spontan degenerativ oder traumatisch *abgelöstes Otolithenmaterial*, das zur Irritation der Kupula des Bogengangs durch Druck oder Sog führt (Cupulolithiasis). Es kommt zu einem typischen Lagerungschwindel (Drehschwindel bei Lageänderung, ca. 10 bis 60 Sekunden lang, mit Latenz einsetzend, habituierbar).

Epidemiologie: Häufigste organische Schwindelform des mittleren Erwachsenenalters, kann aber in allen Alterstufen auftreten.

Cave: Verwechslung mit psychogenem Schwindel.

Therapie: Durch ein spezielles Lagerungstraining oder ein Deliberationsmanöver wird angestrebt, das die Cupula irritierende Material abzulösen.

- **Akute Vestibulariskrise /„Neuronitis vestibularis"**

Synonyma: akute Vestibulopathie, Neuropathia vestibularis ICD-10: H81.2

Sie ist eine akute, im Verlauf von Tagen allmählich abklingende *peripher-vestibuläre* (im Innenohr bzw. im Nervus vestibulocochlearis oder Vestibulariskern lokalisierte) *Störung*.

Symptome: Akut einsetzender, heftiger Drehschwindel, Fallneigung zum betroffenen Ohr, oft vegetative Symptome mit Übelkeit, Erbrechen und Schweißausbrüchen, Nystagmus, ggfs. Geh- und Standunfähigkeit. Keine im Gegensatz zum M. Menière (oder nur in Ausnahmefällen) Hörstörung, DD Labyrinthfistel.

Klinische Befunde sprechen gelegentlich für eine psychosomatische Reaktion (körperliche Reaktion auf psychosoziale Auslöser im Sinne des Somatisierungs-Konzeptes).

Cave: Verwechslung mit psychogener Störung. Die Symptome einer Vestibulariskrise können

durch psychisch-funktionelle Ursachen nicht imitiert werden. Nystagmus ist zumindest unter der Frenzel-Brille nachweisbar.

Wie jedes massive Schwindelerlebnis stellt auch eine Vestibulariskrise eine *schwere leibseelische Erschütterung* dar, die zu *sekundären psychischen Komplikationen* führen kann.

Eagger et al. (1992) untersuchten 54 Patienten 3–5 Jahre nach einer festgestellten peripheren vestibulären Störung. Bei 18 % der Patienten hatte sich mittlerweile eine Panik-Störung entwickelt.

Therapie: Wie bei allen peripher-vestibulären Störungen sollen die Patienten ermutigt werden, so rasch wie möglich zu normaler Lage zurückzukehren, um dem Gehirn zu helfen, die Beziehungen zwischen visuellen, propriozeptiven und vestibulären Signalen neu zu integrieren.

- **Menière-Krankheit**

ICD-10: H 81.0

Trias: massiver *Drehschwindel, Tinnitus, Innenohrschwerhörigkeit*, anfallsartig, rezidivierend auftretend. Dauer des Anfalls: Minuten bis Stunden, selten Tage.

Die *Erstmanifestation* kann wahrscheinlich durch *psychische Faktoren* mit ausgelöst werden, der einzelne Anfall scheint sich aber im Verlauf der Erkrankung mehr und mehr von psychischen Auslösern abzukoppeln. Die Bedeutung psychischer Faktoren bei der Menière-Krankheit ist insgesamt umstritten und wenig erforscht. „Spannung" und „Rigidität" im Sinne eines massiven Über-Ich-Drucks scheinen wichtige Persönlichkeitsfaktoren zu sein.

Fallbeispiel: Ein Menière-Patient rechnet in seiner Zeiteinteilung nicht nur mit Minuten, sondern mit „halben Minuten".

Therapie: Bei gegebener Motivation ist im Einzelfall eine probatorische psychotherapeutische Behandlung (tiefenpsychologisch fundiert oder analytisch) gerechtfertigt.

- **Der organisch bedingte nicht vestibuläre Schwindel bei Allgemeinerkrankungen**
Z.B. bei der Arteriosklerose oder beim akuten Hochdruck entspricht eher einem allgemeinen Unsicherheitsgefühl bzw. Schwierigkeiten in der kognitiven Verarbeitung von räumlichen Informationen (tanzende Buchstaben, schwere Besinnlichkeit).

- **Sog. Altersschwindel:** Dieser unspezifische Schwindel im Sinne von Dizziness ist ein häufiges Symptom im Alter.

Oft bestehen *psychische Probleme* (Angst, Depression, Anpassungsstörung), die in die Schwindelbeschwerde hineinformuliert werden. Die Patienten klagen jedoch dann nicht über Angst oder über depressive Gefühle, sondern über Schwindel.

Schwindel wird auch zur *quasi objektiven Klage über das Alter* bzw. die Auflehnung gegen das Erleben der unvermeidlichen Altersveränderungen und den immer näher rückenden Tod. Häufig besteht eine massive *Angst vor dem Hinfallen*, die ihrerseits wieder zu vermehrter Unsicherheit führt. *Krankengymnastik mit Bewegungsschulung* ist therapeutisch besonders wichtig.

Nicht organisch bedingte Schwindelformen

- **Psychogener Schwindel:** Diesem Schwindel liegt eine *Störung in der Relation Mensch-Umwelt* zugrunde. Er tritt auf als *psychogener Reizschwindel* (z.B. Höhenschwindel, phobischer Attackenschwankschwindel) und als *neurotischer Schwindel*, d.h. als psychisch motivierter Schwindel. Er entspricht in allen diesen Formen einer „realen Schwindelempfindung".

Immer wieder finden sich im Lichte einer psychoanalytischen Psychosomatik *das „innere Gleichgewicht" destabilisierende* lebensgeschichtliche *Situationen* und *Phantasien* im Hintergrund der Symptomentwicklung. Oft wird eine allgemeine psychische Unsicherheit und Irritation als „Schwindel" erlebt.

Fallbeispiel: Eine junge Studentin, deren Eltern sich scheiden ließen, als sie vier Jahre alt war, erlebt nun Schwindel und Kopfdruck in dem Versuch einer Entscheidung zwischen zwei Männern und zwei Städten, die ihr immer wieder entgleitet.

Besonders eng ist die Verknüpfung von *Schwindel mit Angst*.

Fallbeispiel: Eine 35jährige Patientin arbeitet in einem großen Arbeitsamt am Empfang. Von morgens bis abends muß sie, die von Natur eher scheu und ängstlich ist und sich nach einem ruhigen Arbeitsplatz sehnt, auf die Fragen und Beschwerden der andrängenden Besucher reagieren. Eigentlich habe sie etwas ganz anderes beruflich machen wollen, nur aus Absicherungsgründen diesen Job angenommen. Das alltägliche Elend rührt sie mehr an, als sie bewältigen kann. Sie beginnt, ängstlich zu dekompensieren. Der Boden beginnt zu schwanken, sie erlebt dies als Schwindel. Subjektiv wird die Angst als *Angst vor dem Schwindel* erlebt. Deswegen vermeidet sie zunehmend öffentliche Verkehrsmittel oder

Warteschlangen. Es entwickelt sich eine ausgedehnte Angststörung mit generalisierter Vermeidungstendenz, welche die Patienten immer mehr als „Angst vor dem Schwindel" begründet.

Angst kann in allen neurosenpsychologischen Modalitäten im Zusammenhang mit Schwindel auftreten. Weiter finden sich Schwindelphänomene im Rahmen der *Konversion*, der *Depression*, als *psychisches Grenzflächenphänomen*, als *regressives Phänomen*. Auch eine *hypochondrische Fixierung* auf das Schwindelerlebnis kommt vor. Der Schwindel wird dann zum Beispiel als drohender Schlaganfall oder beginnende Demenz erlebt.

Nicht zuletzt ergibt sich eine Symptombedeutung des psychogenen Schwindels im Sinne von *Lügen und Betrügen*. Oft steht hinter dem psychogenen Schwindel ein *Geheimnis*, das massiv geschützt werden muß.

- **Phobischer Attackenschwankschwindel:** Es handelt sich um einen *Benommenheitsschwindel* mit subjektiver *Stand- und Gangunsicherheit* in Verbindung mit *Crescendo-Vernichtungsangst*. Der Schwindel tritt im Umfeld typischer Reizkonstellationen auf (Sinnesreize, soziale Konstellationen). Die Patienten fühlen sich körperlich krank.

Er gilt als die *häufigste klinische Erscheinungsform des psychogenen Schwindels* und entsteht, indem aktive Kopf- und Körperbewegungen als passive Beschleunigungen oder Scheinbewegungen erlebt werden. Dabei spielt die *ängstliche Selbstbeobachtung* eine wichtige Rolle. *Psychosoziale Stressoren* begünstigen das Auftreten. Sie sollten im einzelnen im Gespräch aufgesucht und mit dem Patienten besprochen werden.

Die Abgrenzung zu Angststörungen (Panikattacken, Agoraphobie) ist umstritten. Die Patienten berichten jedoch nicht von Angst, sondern von Schwindel.

Therapeutisch muß zum aktiven Üben ermutigt werden; entwickelt der Patient dagegen Hemmungen oder sekundäre Ängste, ist eine *Verhaltenstherapie* angezeigt. Bei schwer auflösbaren Konfliktsituationen muß an eine *analytisch orientierte Psychotherapie* gedacht werden.

- **Schwindel bei Angststörungen:** Ein *Angstanfall* im Sinne einer Panikattacke wird oft als Schwindel erlebt und geschildert. Entsprechend zeigen verschiedene Untersuchungen in neurologischen und HNO-Kliniken oder Praxen, daß zahlreiche *Patienten mit primären Schwindelbeschwerden an Angststörungen* leiden. Deswegen empfiehlt sich bei Schwindelpatienten grundsätzlich parallel zur Abklärung des Schwindels eine *psychologische Diagnostik.*

Wie kompliziert die Beziehungen zwischen Angst und Schwindel sind, zeigt der Begriff der *Raum- und Bewegungsphobie.* Es gibt Patienten, bei denen es bei einer bestehenden *vestibulären Dysfunktion* unter bestimmten Bedingungen zu einem *panischen Angstanfall* kommt mit sekundären *Vermeidungsreaktionen* im Sinne einer Agoraphobie.

Die *Auslösebedingungen* sind exzessive vestibuläre Stimulation bei *plötzlichen Kopfbewegungen* etwa beim Tanzen oder Sport, auch beim Beschleunigen im Auto, beim Liftfahren, inkongruente oder komplexe Reizbedingungen (Bewegung sowohl der Umwelt als auch des eigenen Körpers), Reizarmut visueller Schlüsselreize (cues) in der Umgebung.

- **Schwindel bei somatoformen Störungen:** Schwindel ist eine sehr *häufige Nebenbeschwerde* bei somatoformen Funktionsstörungen aller Art, besonders kardiovaskulärer Art, und sog. Somatisierungsstörungen, besonders bei hoher emotionaler Labilität und „Neurotizismus".

Therapie

Arzt-Patient-Beziehung: Gerade beim Schwindel in seiner irrlichternden und irritierenden Auswirkung ist die Etablierung einer stabilen und *tragfähigen Arzt-Patienten-Beziehung* besonders wichtig. Sie ermöglicht die Erarbeitung eines adäquaten Krankheitskonzeptes des Patienten, das ihm verständlich macht, wo sein Schwindel „herkommt". Wichtiges Zwischenziel ist die *Entängstigung* des Patienten. Bei der Besprechung der Lebenssituation und des psychosomatischen Hintergrundes ist gezielt nach Angstmanifestationen zu fragen. Auch andere starke, möglicherweise somatisierte Affekte, z.B. Wut, sollten aufgespürt werden.

Auf die Rolle von *Kontrollüberzeugungen* im Sinne fatalistischer Externalität ist zu achten, ebenso auf die sekundären Konsequenzen einer schweren organisch bedingten Schwindelerkrankung: Empfindung der Stigmatisierung (hier liegt ein Betrunkener), Gefühle schwer erträglicher Abhängigkeit von Angehörigen, Neigung zum sozialen Rückzug. Gefühle allgemeiner Enttäuschung und Beengung wachsen.

Auch nach ergebnisloser organischer Diagnostik sollte der Patient zur Beobachtung der Symptomentwicklung und zur weiteren Beratung und Begleitung wieder einbestellt werden. Gerade im Zusammenhang mit einer durchgeführten *Ausschlußdiagnostik* muß eine iatrogene Chronifizierung vermieden werden.

Günstig ist die Zielvorstellung einer Überwindung der Symptomatik in kleinen Schritten. Dabei können neben der *Physiotherapie* Techniken aus der *Verhaltenstherapie* hilfreich sein.

Spezielle Psychotherapiemethoden: Mit Schwindel einhergehende psychische Störungen können gewöhnlich *ambulant* psychotherapeutisch behandelt werden. Bei chronifizierten Störungen bzw schwerer psychischer Problematik kommt eine *stationäre* psychotherapeutische Behandlung in einer geeigneten Einrichtung in Betracht.

Physikalische Methoden: Gezieltes *Training zur Gleichgewichtsstabilisierung* und zur *Erlangung von Sicherheit* ist im Rahmen der Physiotherapie sinnvoll. Die Physiotherapie sollte eingebunden sein in ein *integratives Behandlungskonzept* und keine isolierte Maßnahme darstellen, besonders nicht beim psychogenen Schwindel.

Pharmakotherapie: Die Indikation zu sogenannten *Antivertiginosa* (z.B. Dimenhydrinat) ist nur gegeben beim akuten *organisch bedingten Schwindelanfall* mit Nausea und der Prävention der Bewegungskrankheit. Keine Indikation für Antivertiginosa stellen die psychogenen und psychosomatischen Schwindelzustände dar.

Die Gabe von *Benzodiazepinen* beinhaltet die Gefahr der Gewöhnung und unerwünschten Dosissteigerung. *Antidepressiva* sind nur bei umschriebenen depressiven Störungen sowie bestimmten Angststörungen indiziert.

Für die sog. *Antivertiginosa* (das Antihistaminikum Dimenhydrinat, durchblutungsfördernde Medikamente wie Cinnarizin und Flunarizin, zentral angreifende Pharmaka wie Scopolamin, Sulpirid und das Phenothiazin Thicthylperazin) ergeben sich *nur drei Indikationen* zur symptomatischen Behandlung von Schwindel und Nausea: die akute Labyrinthfunktionsstörung mit Nausea, die akute vestibulariskernnahe Hirnstammläsion mit Nausea sowie die Prävention der Bewegungskrankheit.

3.4 Eßstörungen

3.4.1 Appetitstörung

W. Köpp

Um die Jahrhundertwende fanden Publikationen über das Appetitverhalten größtes wissenschaftliches Interesse. Pawlow (1894) erhielt für seine Arbeiten darüber 1904 den Nobelpreis. Heute werden Appetitstörungen in den Puplikationen nur am Rande erwähnt, weil sie unspezifisch und daher von geringem diagnostischen Wert sind. Für die *Einschätzung des Verlaufs* einer bereits diagnostizierten Krankheit verhält es sich jedoch umgekehrt. Leider wird im medizinischen Alltag wenig beachtet, daß das Appetiterleben der Patienten ein sehr sensibler Indikator für den Verlauf verschiedener Erkrankungen sein kann.

Definition: Zwischen *Hunger* und *Appetit* wird definitorisch nicht immer streng unterschieden. *Hunger* meint aber mehr das physiologische, triebhafte Drängen nach Nahrung, während *Appetit* Aspekte von Begehren und ästhetischem Interesse beinhaltet (z. B. auch im allgemeinen Gebrauch des Wortes „appetitlich").

Krankheitsbild: In der Regel wirken sich Appetitmangel oder gesteigerter Appetit auf das Eßverhalten aus, wenn nicht bewußte oder unbewußte Unterdrückung der jeweiligen Eßimpulse praktiziert wird.

Physiologisch betrachtet unterliegt das Appetiterleben einem *komplexen zentralnervösen Steuerungsmechanismus*: Das Sättigungszentrum (im ventromedialen Hypothalamuskern) steht in Wechselwirkung mit dem Hungerzentrum (laterale Kerngebietsanteile); die Funktion beider Zentren wird durch das limbische System und die Hirnrinde (Neocortex) zusätzlich moduliert. Chemische Substanzen wie Glukose, freie Fettsäuren und Cholezystokinin sowie sensorische (optische, olfaktorische u. gustatorische) Reize interagieren zusätzlich. Dieses komplexe *Regelkreissystem* ist außerdem verknüpft mit dem gesamten *Motivations- und Triebsystem*. Geschmacksveränderungen können auch endogen oder medikamentös zustande kommen.

Epidemiologie: Da Störungen des Appetiterlebens kein eigenes Krankheitsbild darstellen und das Symptom auch ohne Krankheitswert vorkommen kann, erübrigt sich die Angabe seiner Verbreitung. Sinnvoll wäre allerdings die quantitative Erfassung von Appetitstörungen und deren Bedeutung im Kontext spezieller Krankheitsbilder.

Ätiopathogenese: Appetitstörungen treten nicht isoliert auf. Deswegen geht es bei allen diagnostischen Maßnahmen um das Herausfinden des *zugrundeliegenden Krankheitsbildes*. Daran müssen sich auch die therapeutischen Anstrengungen orientieren; denn eine Ernährungsberatung alleine kann zwar hilfreich sein, ist aber selten ausreichend.

Differentialdiagnose des anhaltenden Appetitmangels

- Hirnanatomische Strukturveränderung (posttraumatisch, Raum-fordernde Prozesse)
- Gastrointestinale Störungen (Entzündungen, Tumore)
- Herzinsuffizienz (gastrointestinaler Blutstau)
- Niereninsuffizienz (zentrale Wirkung harnpflichtiger Substanzen)
- Endokrinopathien (z. B. Frühsymptom bei diabetischem Koma)
- Anämie
- Fieber bzw. Flüssigkeitsverlust
- Infektionserkrankungen
- Chemische Toxine bzw. Medikamente (z. B. Digitalisintoxikation, Zytostatika)
- Schmerzzustände
- Depression
- Angstzustände
- Anorexia nervosa

Differentialdiagnose der anhaltenden oder rezidivierenden Appetitsteigerung

- Hirnanatomische Strukturveränderungen (posttraumatisch Raum-fordernde Prozesse)
- Hyperthyreose
- Hyperinsulinismus
- Genetisch bedingter Leptinmangel
- Reaktion auf depressive Verstimmung
- Psychogene Freßsucht

Therapie: Die Therapie richtet sich nach der *Grunderkrankung*. Das gilt für die internistische genauso wie für die psychotherapeutische Behandlung. Handelt es sich bei einer Appetitstörung um ein überwiegend konversionshysterisches Geschehen, so ist eine *analytische Behandlung* die Methode der Wahl.

Eine der frühesten Krankengeschichten Freuds (1892) handelt von einer Wöchnerin mit Appetitstörung, die nach der Geburt jedes ihrer drei Kinder zunächst darunter seelisch litt, daß sie ihre Kinder nicht richtig anlegen konnte und im weiteren einen „bedenklichen Widerwillen gegen die Nahrungsaufnahme" entwickelte. Freud interpretierte das als Ausdruck einer unbewußten „Kontrastvorstellung" zum bewußten Vorsatz der Mutter, eine gute Nährerin ihrer neugeborenen Kinder sein zu wollen: „Die Hysterica ... ist sich ihrer Furcht vielleicht nicht bewußt, hat den festen Vorsatz es (das Säugen, W.K.) durchzuführen und geht ohne Zögern daran. Dann benimmt sie sich so, als ob sie den Willen hätte, das Kind auf keinen Fall zu säugen, und dieser Wille ruft bei ihr all jene subjektiven Symptome hervor, welche eine Simulantin angeben würde, um sich dem Säuggeschäft zu entziehen: Die Appetitlosigkeit, den Abscheu vor der Speise, die Schmerzen beim Anlegen des Kindes und außerdem, da der Gegenwille der bewußten Simulation in der Beherrschung des Körpers überlegen ist, eine Reihe von objektiven Zeichen am Verdauungstrakt, welche die Simulation nicht herzustellen vermag."

3.4.2 Funktionelle Schluckstörung

W. Köpp

Definition: Jegliche Störung des Schluckaktes wird als Schluckstörung bzw. *Dysphagie* bezeichnet. Bei der *oropharyngealen Dysphagie* ist die Passage zwischen Pharynx und Ösophagus gestört. Davon abgegrenzt werden nach kausalen Prinzipien die *ösophageale* und die *gastrale Dysphagie*.

Krankheitsbild: Meistens veranlassen erst Druckgefühl, *retrosternale* oder *gastrale Schmerzen während des Schluckaktes* die Betroffenen, ärztliche Hilfe zu suchen. Leichtere Funktionsstörungen führen nur dann zum Arztbesuch, wenn massive Angst hinzutritt, die die Funktionsstörung übrigens verschlimmern kann.

Der Schluckakt findet – anatomisch betrachtet – in einer *Übergangszone zwischen willkürlicher und unwillkürlicher Innervation und Motorik* statt. Nur die oropharyngeale Phase des Schluckaktes ist willkürlich steuerbar (nervus glossopharyngeus), wohingegen die Ösophaguspassage unwillkürlich abläuft (nervus vagus). Der Ösophagus weist eine komplexe, spiralige Muskelfaserarchitektur auf. Es gibt zwischen Ösophagus und Magen keinen anatomischen Sphinkter. Durch das ösophageale Muskelspiel entsteht ein funktioneller Sphinkter: Muskuläre Kontraktion führt zur Lumenerweiterung, muskuläre Erschlaffung zur Lumeneinengung (ähnlich dem Prinzip einer spiraligen Federmechanik). Bei der funk-

tionellen Dysphagie kommt es (so wie bei der anders verursachten Achalasie) nicht zur ausreichenden muskulären Kontraktion im unteren Ösophagusdrittel und damit bleibt die Lumenerweiterung aus. Das läßt sich auch manometrisch nachweisen.

Epidemiologie: In den USA leiden nach repräsentativen Erhebungen in der Normalbevölkerung 8,5 % der Frauen und 6,3 % der Männer unter funktionellen Schluckstörungen.

Ätiopathogenese: Ist die Einstellung zur *Nahrungsaufnahme konflikthaft*, so kann bereits der willkürliche Teil des Schluckakts gestört sein und es kommt zu häufigem *Verschlucken*. Balzer (1990) weist auf den Beziehungsaspekt von Schluckstörungen hin und betont, daß Schlucken ein Ausdruck der *Zustimmung* und Ausspucken primitiver Ausdruck der Verneinung sei.

Die spärliche Literatur zur Ätiopathogenese erscheint insgesamt uneinheitlich. Während Weiss (1944) die psychogene Schluckstörung vor allem als somatischen Ausdruck einer *Depression* versteht, beschreiben andere Autoren eine abweichende Psychodynamik: Kibler (1948/49) beschreibt eine Patientin, deren Schluckstörung deutlicher Ausdruck von (somatisierter) *Wut* auf den Ehemann ist. Lorenzer und Thomä (1964/65) berichten über die konversionshysterische Schluckstörung eines Mannes, der den Verlust seines Armes verleugnete. Balzer (1990) rückt Schluckstörung bzw. Schluckangst bei den von ihm beobachteten Fällen vor allem in die Nähe der Herzphobie bzw. der Hypochondrie und betont, daß es sich keinesfalls um die regressive Verschiebung eines genitalen Konfliktes von unten nach oben handele, sondern um den Ausdruck basaler ungemeisterter *oralsadistischer Konflikte*. Unter diesem Aspekt kann auch der folgende Fallbericht (s. u.) gesehen werden.

Fallbeispiel: Eine ca. 45 jährige Frau litt seit dem Tod ihres asthmakranken Vaters drei Jahre vor dem ersten Beratungsgespräch unter der Angst, an zugeführter Nahrung oder am eigenen Speichel zu ersticken. Gelegentliches Verschlucken löste heftige Angst aus und im weiteren bildete sie eine Schluckangst aus, die zur Einschränkung der Nahrungszufuhr führte. Angsterleben und Eßverhalten waren mehrfach determiniert: Identifiziert mit dem Vater fürchtete die Patientin, bald so sterben zu müssen wie er; andererseits trat die Eßangst vor allem dann auf, wenn sie mit ihrem Ehemann zusammen war (symbolischer Ausdruck des unbewußten Wunsches, Bett und Tisch zu trennen). Im Verlauf der Therapie konnten prägenitale, oralsadistische Symptomdeterminanten klar von reiferen, konversionneurotischen geschieden werden. Erstere waren aber viel schwerer therapeutisch zu beinflussen.

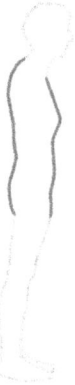

Abb. 3-3: Seitliche Silhouette zu Beginn der Behandlung

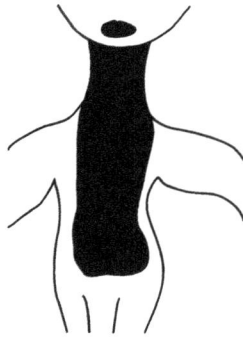

Abb. 3-4: Zeichnerische Darstellung der Speiseröhre (von der Patientin selbst angefertigt)

Wie sehr sich die Schluckstörung auf das Körperbild der Patientin auswirkte, ist in den Abb. 3–3 und 3–4 zu sehen: Die Abb. 3–3 zeigt eine (zu Beginn der stationären Therapie angefertigte) Fotografie ihrer seitlichen Silhouette, bei der der fett umrandete Teil von der Patientin mit roter Farbe ausgemalt worden war, als Ausdruck maximaler Unzufriedenheit mit dieser Körperregion. Die Schluckstörung wurde nach und nach bestimmend für das gesamte Körpererleben im Bereich des Rumpfes. Die Abb. 3–4 zeigt dann, wie die Patientin zeichnerisch ihre Speiseröhre, die das gesamte (Körper-)Bild beherrscht, darstellt. (Die Strichführung der Patientin ist lasertechnisch nachgezeichnet.) Der Ösophagus wird als blind endender Sack erlebt und füllt große Teile beider Leibeshöhlen aus, was auch bedeutet, daß er psychisch quasi überrepräsentiert ist.

Die Diagnose der psychogenen Schluckstörung ergibt sich vor allem aus der Anamnese und der Schilderung der Beschwerden. Sie wird nicht durch den Ausschluß organischer Befunde gestellt, sondern ist das Ergebnis positiver Befunde im Rahmen der *psychosomatischen Untersuchung*. Sie kann durch zusätzliche gastroenterologische Untersuchungen (ösophagoskopisch, manometrisch und radiologisch) erhärtet (nicht gesichert!) werden. Bei der Differentialdiagnose der funktionellen Schluckstörung spielen vor allem *raumfordernde Prozesse* wie Tumoren, Entzündungen – etwa Tonsillitis – Hämatome oder ein festsitzender Bolus oropharyngeal, ösophagal und manchmal auch gastral eine Rolle.

Zusätzlich muß an Mißbildungen, Stenosen oder Divertikel sowie an diaphragmale Funktionsstörungen gedacht werden. Daneben kommen funktionelle Schluckstörungen nicht primär psychogener Genese bei folgenden

Krankheitsbildern vor: Myasthenia gravis, Dermatomyositis, Multiple Sklerose, Poliomyelitis, Sklerodermie, Lupus erythematodes, diabetische oder alkoholische Neuropathie.

Therapie: Therapeutisch kommen *übende und suggestive Verfahren* in Frage. Wenn aber ein klarer psychodynamischer Konflikt erkennbar und eine ausreichende Introspektionsfähigkeit vorhanden ist, sollte einem *psychoanalytischen Therapieverfahren* der Vorzug gegeben werden.

3.4.3 Aerophagie

W. Köpp

Üblicherweise gelangen beim Schlucken unmerklich kleinere Luftmengen in den Magen, die als „Magenblase" auch sonografisch oder radiologisch nachweisbar sind.

Definition: Unter Aerophagie versteht man das gewohnheitsmäßige, übermäßige *Luftschlucken*. Der Vorgang läuft unbewußt ab.

Krankheitsbild: Bei der Aerophagie (Luftschlukken) gelangen so große Luftmengen in den Magen, daß die Betroffenen vermehrt laut aufstoßen müssen oder von *Meteorismus* bzw. Flatulenz gequält werden. In einzelnen Fällen kommt es sogar zu *Regurgitationen* oder Erbrechen.

Epidemiologie: In den USA leiden nach repräsentativen Erhebungen in der Normalbevölkerung 22 % der Frauen und 24,9 % der Männer unter Aerophagie. Daß die Betroffenen dennoch nicht so oft in den Praxen gesehen werden, hängt damit zusammen, daß nur etwa die *Hälfte* wegen der Beschwerden *ärztliche Hilfe in Anspruch nehmen*. Es dürfte sich dabei um jene Patienten handeln, die chronifizierter bzw. schwerer krank sind oder jedenfalls einen stärkeren Leidensdruck haben.

Ätiopathogenese: Psychodynamisch scheinen aus der insgesamt recht spärlichen Literatur zwei Überlegungen zur Persönlichkeit der Betroffenen erwähnenswert:

1. Dührssen (1948/49) beschreibt die Aerophagie als somatisierten Ausdruck des Konfliktes zwischen *Willkür* und dem *unwillkürlichen Verhalten der Organe* – also als Kampf des Neurotikers mit sich selbst, bzw. seiner der eigenen Willkür entzogenen Triebseite. Dührssen verknüpft in ihren Überlegungen psychische und physische Aspekte der Willkürmotorik und führt dabei an, daß es sich anatomisch um ein

Übergangsgebiet zwischen willkürlicher und unwillkürlicher Innervation handelt.

2. Schwidder (1965) fand in tiefenpsychologischen Untersuchungen bei Luftschluckern als psychischen Befund immer wieder die Stimmung des *Unbefriedigtseins* und der *inneren Leere* mit tief verankerten *Insuffizienzgefühlen*. Diese Grundstimmung, deren Entstehung ihm aus der Vorgeschichte verständlich wurde, versuchten die Patienten meist übermäßig zu kompensieren. Schwidder schildert das intensive Streben der Betroffenen nach Anerkennung und beschreibt die enorme Kränkbarkeit, wenn erwartete Bestätigungen ausblieben. Sie klagten dann gelegentlich, daß sie viel „herunter schlucken" müßten. Er vermutet, daß man die Aerophagie in diesem Zusammenhang als eine Art verhinderten Heißhungers bei „armen Schluckern" ansehen könne, die sich weder das ursprüngliche Bedürfnis noch die Kompensation zugestehen können.

Zu beiden psychodynamischen Überlegungen paßt das folgende **Fallbeispiel:** Ein 52 jähriger Mann kommt nach mehrmonatiger Krankschreibung und nach Ablehnung seines Rentenbegehrens mehr auf Drängen seines Hausarztes als auf eigenen Wunsch zur psychosomatischen Beratung. Die Aerophagie begann sieben Jahre zuvor nach der Geburt seiner körperbehinderten Tochter. Er selber war in benachteiligten sozialen Verhältnissen aufgewachsen, war in eine „Pflege-"Familie gegeben worden, in der er wegen seiner Enuresis geschlagen wurde. Mit seiner Frau ist er seit 20 Jahren verheiratet und das Familienleben verläuft streng religiös und asketisch. Aus tiefenpsychologischer Sicht ergeben sich Hinweise dafür, daß der Patient sich mit seiner behinderten Tochter (unbewußt) identifiziert und wie sie versorgt werden will. Das Symptom macht auch mit Hilfe der Körpersprache deutlich, daß er etwas nicht schlucken und dagegen rebellieren will. Die Folgen der Aerophagie (lautes Aufstoßen, Regurgitationen und Flatulenz) gestalten zunehmend die Beziehung zu seiner Frau schwierig, die sich angewidert von ihm abwendet, woraufhin er abwehrend mit Gleichgültigkeit reagiert. Da eine Trennung von seiner Frau wegen seiner religiösen Einstellung nicht in Frage kommt, ist seine Situation in hohem Maße festgefahren. Die Aerophagie ist einmal durch den Versorgungswunsch und zum anderen durch die verdrängte Aggressivität gegenüber seiner Frau determiniert. Zu einer angebotenen Therapie kann sich der Patient leider nicht entschließen. Es entsteht der Eindruck, daß dem Patienten nicht mehr genügend Flexibilität zur Verfügung steht, seine Rolle als „armer Schlucker" mit Hilfe anderer zu verändern.

Diagnose: Für die Diagnose kommt es vor allem darauf an, herauszufinden, ob es sich um *leichtere Formen* bei einer passager streßreichen – aber

zeitlich eingrenzbaren – Lebensführung handelt oder ob im Rahmen der biografischen, tiefenpsychologisch erweiterten Anamnese eine *relevante Psychopathologie* mit dem Krankheitsbild in Verbindung gebracht werden kann.

Beispielsweise kann hastiges Essen zur Aerophagie führen und es kommt dann – vor allem ein für therapeutische Erwägungen – sehr darauf an zu unterscheiden, ob die „Hast" Ausdruck einer charakterlichen bzw. neurotischen Störung ist oder ausschließlich situativ und daher willentlich leicht beeinflußbar ist.

Differentialdiagnostisch müssen organische Störungen ausgeschlossen sein, bei denen teils mechanisch, teils nerval-reflektorisch eine Aerophagie hervorgerufen werden kann: Hepato- und Pankreatopathien, Hiatushernien etc. Oft treten dann auch begleitend kardiale Symptome hinzu (gastrokardiales Syndrom bzw. Roemheld-Syndrom).

Therapie: Eine *frühzeitige Beratung* scheint prognostisch besonders wichtig, weil chronifizierte Formen der Aerophagie meistens nur noch schwer therapeutisch zu beeinflussen sind. Es kommt nämlich – abgesehen von der zugrundeliegenden Psychodynamik – teilweise zur *Reflexbahnung des gestörten Verhaltens*. In sozialer Hinsicht haben sich die Betroffenen dann oft mit den Folgen (z.B. soziale Isolation) arrangiert und können dann nur noch schwer für verändernde Maßnahmen motiviert werden. In solchen Fällen sind die therapeutischen Anstrengungen auf *übende Verfahren* wie das autogene Training bzw. Biofeedback-Versuche begrenzt.

3.4.4 Psychogenes Erbrechen

W. Köpp

Definition: Erbrechen ist in erster Linie ein *Schutzreflex*. A. E. Meyer (1981), der die Wechselwirkung psychosozialer und physiologischer Faktoren zusammenfassend dargestellt hat, spricht von einem „angeborenen, unwillkürlichen, *psychosomatischen Bioprotektiv-Mechanismus*". Dabei kommt es durch *auslösende Reize* (s. u.) zur Erregung des Brechzentrums in der Medulla oblongata und im weiteren zur gastroösophagealen Retroperistaltik mit Emesis des gastroduodenalen Inhaltes.

Krankheitsbild: Die Symptomatik ist eigentlich leicht zu erkennen bzw. zu beschreiben, jedoch sollten detailliert *zeitliche Zusammenhänge* und die *Art des Erbrechens* erfaßt werden (s. u.).

Epidemiologie: Die *Dunkelziffer* ist *sehr groß*, und viele Betroffene werden gar nicht von Ärzten gesehen (z. B. auch Kinder!). Wie häufig psychogenes funktionelles Erbrechen ist, ist schlechterdings unbekannt.

Ätiopathogenese: Meistens handelt es sich um ein (oft unbewußtes) *Affekt-Äquivalent* (Ekel oder Aggression) gegenüber bestimmten Menschen bzw. bestimmten Lebensereignissen. (Hierher gehört auch das im Rahmen des vomitus gravidarum psychodynamisch wirksame Ambivalenz-Ieben gegenüber der Leibesfrucht.)

Bisweilen kann psychogenes Erbrechen auch als Symbolisierung bzw. als *konversionsneurotisches Symptom* verstanden werden, wobei Verschiebungen sexueller Fantasien oder Erlebnisse (von genital nach oral) bzw. orogenitale Erfahrungen eine Rolle spielen können.

Ferenczi (1919) berichtete von einem Knaben, der einen heftigen Ekel vor dem Frühstück entwickelte und dann auch erbrach, wenn er zum Essen gedrängt wurde. Die Analyse brachte zum Vorschein, daß es sich um einen verschobenen Ekel vor den Händen der Mutter handelte, die mit denselben Händen, mit denen sie – vom Kind heimlich beobachtete und dann verdrängte – sexuelle Handlungen ausgeführt hatte, das Frühstück bereitete.

Vorstellbar, aber bislang nur im Rahmen einzelner Kasuistiken belegt, ist auch, daß *sexuelle Mißbrauchserlebnisse* in der Kinder- und Jugendzeit zum psychogenen Erbrechen führen können. Als weitere Möglichkeit erwähnt Meyer (1981), daß Erbrechen zu einem *lustvollen Akt* werden kann und dann als eine *oral-expulsive Perversität* bezeichnet werden kann.

Diagnose: Beim kurzfristigen akuten Erbrechen kann oft nicht zwischen psychogenem und nicht psychogenem Erbrechen unterschieden werden. Beim anhaltenden oder rezidivierendem Erbrechen muß eruiert werden, um welche *organisch* oder *psychisch auslösenden Reize* es sich handelt: Überfüllung des Magens, toxisch wirkende Substanzen (exogen: z. B. Alkohol, Medikamente oder verdorbene Nahrung; endogen: beim beginnenden diabetischen, urämischen oder hepatischen Koma), Irritation des Gleichgewichtsorganes, zerebrale Prozesse (z. B. Meningitis), aber auch durch widerliche Gerüche, Anblicke oder Vorstellungen oder Erfahrungen.

Differentialdiagnostisch ist weiterhin wichtig, ob das Erbrechen *unbewußt* oder *selbst induziert* (bzw. wenigstens gewollt) ist, weil im letzteren

Fall es sich u. U. um *eine subklinische Anorexie oder Bulimie* handeln könnte. Weiterhin müssen *Wahnvorstellungen* gegenüber dem Essen (z. B. Vergiftungswahn) ausgeschlossen werden.

Therapie: Bei einzelnen, akut auftretenden Episoden psychogenen Erbrechens ist oft eine *einfache Beratung* mit dem Hinweis auf *seelische Mitverursachung* schon hilfreich. Bei unklaren Fällen und Tendenz zur Rezidivierung bzw. Chronifizierung sollte unbedingt eine *fachpsychotherapeutische Abklärung und ggf. Behandlung* erfolgen. Übende Verfahren kommen eher bei leichteren Fällen infrage und können ausnahmsweise auch medikamentös (zeitlich befristet) unterstützt werden. Eine *konfliktorientierte Therapie* (z. B. Psychoanalyse) bzw. *Ressourcen-orientierte Therapie* (z. B. systemische Familientherapie) sollte aber in den hartnäckigeren Fällen bevorzugt werden.

3.4.5 Anorexia nervosa

W. Herzog

Definition: Die Anorexia nervosa oder Magersucht ist durch einen ausgeprägten, selbstinduzierten *Gewichtsverlust* charakterisiert. Die Patientinnen haben eine *Körperwahrnehmungsstörung* und erleben die Bedrohlichkeit der Abmagerung, die auch heute noch zum Tode führen kann, nicht. Lasègue und Gull beschrieben die Anorexia nervosa 1873 erstmals als psychosomatische Krankheit im heutigen Sinne.

Fallbeispiel: Die knapp 15-jährige Claudia L. wird notfallmäßig mit einem Gewicht von 32 kg entsprechend 63 % des Normgewichtes wegen fortschreitenden Gewichtsverlustes stationär aufgenommen. Die Gewichtsreduktion entwickelte sich über anderthalb Jahre durch exzessives Fasten. Anamnestisch werden stationäre Aufenthalte in der Kinderklinik berichtet, dabei eine Appendektomie mit 13 Jahren „wegen Bauchweh", bei der letztlich keine Entzündung vorgelegen habe. Die jetzige Verlegung kommt auf Drängen des behandelnden Klinikarztes zustande. In der Eingangsszene greift die Patientin ihre Mutter heftig an: Diese sei zu konventionell, verbiete ihr tanzen zu gehen oder sich zu schminken, statt dessen bedränge sie sie ständig mit Essen und sei in der Familie das beherrschende Element. Später nimmt Claudia diese Angriffe zurück und wird sehr still.

Beschwerden und Symptome (ICD-10, WHO 1993):

- Das tatsächliche *Körpergewicht* liegt mindestens 15 % unter dem Erwartungsgewicht oder

der Quetelet-Index (Körpergewicht [kg]/Körpergröße[m²]) beträgt 17,5 oder weniger.

- Der Gewichtsverlust wird durch *Fasten*, selbstinduziertes *Erbrechen* oder *Abführen*, übertriebene körperliche *Aktivität*, den Gebrauch von Appetitzüglern oder Diuretika herbeigeführt.

- Es liegt eine *Körperschemastörung* im Sinne einer spezifischen psychischen Störung vor. Dabei besteht auch bei Untergewicht eine Angst vor Gewichtszunahme und eine Wahrnehmungsstörung von Körpergewicht und -form.

- Eine *endokrine Störung* auf der Hypothalamus-Hypophysen-Gonaden-Achse besteht über mindestens drei Monate. Sie manifestiert sich bei Frauen als *Amenorrhoe*, bei Männern als Libido- oder Potenzverlust. Eine Amenorrhoe wird auch angenommen, wenn eine Menstruationsblutung nur nach Hormongabe, z.B. von Östrogenen, erfolgt.

Eine **restriktive Form der Anorexie** (ICD-10 F50.00, Synonyme: asketische oder passive Form) ohne aktive Maßnahmen zur Gewichtsabnahme wird von einer **bulimischen Form** (ICD-10 F50.01) mit Erbrechen oder Laxantienabusus, evtl. mit Heißhungerattacken, unterschieden.

Leichtere Formen anorektischer Symptomatik können als *anorektische Reaktionen* bezeichnet werden. Die *Verleugnung* ist von zentraler Bedeutung: Selbst wenn die Patientinnen einräumen, untergewichtig zu sein, so wird doch die damit verbundene Gefahr ausgeblendet. Subjektive Beschwerden und körperliche Schwäche werden in frühen Stadien nicht wahrgenommen, vielmehr erleben sich viele Magersüchtige als *aktiv* und *voller Energie*. Das Selbstwertgefühl ist engstens mit einem niedrigen Gewicht bzw. der Gewichtsregulation verbunden.

Verlauf: Unbehandelt ist der Verlauf der Anorexia nervosa *ungünstig*. Auch muß mit langwierigen Verläufen gerechnet werden: Nach 5–6 Jahren wird bei 50% der Patientinnen eine Symptomheilung berichtet. Ein Viertel der Patientinnen sind mit Restsymptomatik langfristig gebessert, die restlichen weisen *chronisch anorektische Verläufe* auf oder *versterben* (etwa 10%). Todesursachen sind Akutkomplikationen (Elektrolytverschiebungen, Infekte) und Suizide. Eine ausgeprägte bulimische Symptomatik kommt – zumindest zeit-weise – bei mehr als 50% der Patientinnen im Verlauf vor.

Prognose: Als prognostisch *ungünstig* erwiesen sich ein präpubertärer bzw. später Krankheitsbeginn, eine ausgeprägte narzißtische Störung, familiäre Konflikte, die sich z.T. über mehrere Generationen entwickelten, erfolglose frühere Behandlungsepisoden. Ein *extrem niedriges Körpergewicht* (<60% des Erwartungsgewichtes) ist in Kombination mit einem *niedrigen Serum-Albumin* (<36g/l) ein Alarmzeichen für einen tödlichen Verlauf

Epidemiologie: Die Prävalenz der Anorexia nervosa beträgt mit zunehmender Tendenz *0,5–1%* *der Risikopopulation* der 15- bis 25-jährigen Mädchen und Frauen. Männer erkranken im Verhältnis 1:10 bis 1:20 seltener. Ein Krankheitsbeginn nach dem 40. Lebensjahr ist selten. Bei Leistungssportlerinnen wurde die „female athletes triad" (Eßstörung, Amenorrhoe und Osteoporose) eigens beschrieben.

Ätiopathogenese: Bei der Entstehung und Aufrechterhaltung der Erkrankung spielen *psychische* Faktoren im Zusammenwirken mit *biologischer* Vulnerabilität, *soziokulturellen* und *familiären* Aspekten eine zentrale Rolle.

Soziokulturelle Faktoren: Die Anorexia nervosa tritt in Gesellschaften mit einem Überfluß an verfügbarer Nahrung und spezifischen *weiblichen Rollenkonflikten* auf. Während Übergewicht hier zu einem zentralen Problem wurde, verschob sich gleichzeitig das weibliche Schönheitsideal zu zunehmender Schlankheit. Vor diesem Hintergrund können Fasten und Abnehmen zur Steigerung des Selbstwertgefühls beitragen.

Erbfaktoren: In Zwillingsstudien wurde eine *höhere Konkordanz* der Anorexia nervosa bei *eineiigen Zwillingspaaren* gegenüber zweieiigen gefunden. Verwandte ersten Grades von Anorexiepatientinnen weisen ein höheres Erkrankungsrisiko auf.

Fallbeispiel: Zur Auslösesituation: Die Großmutter mütterlicherseits, die Claudia – ein Einzelkind – bis zum 6. Lebensjahr betreut hatte, war an Unterleibskrebs verstorben, als Claudia 13 war. Dem Beginn der Gewichtsabnahme ging dann eine Fehlgeburt der Mutter unmittelbar voraus. Die familiäre Situation wurde als harmonisch und „normal" geschildert. Der Vater war Handwerker, eher ruhig, die Mutter wohl bestimmend. Die Heirat der Eltern war gegen den Willen der Großmutter mütterlicherseits erfolgt. Erst nachdem die Mutter mit der Patientin schwanger wurde, stimmte sie einer „Mußehe" zu. Da die Mutter weiter arbeitete, wuchs Claudia bei den Großeltern mütterlicherseits auf. Die ambivalente Haltung der Mutter gegenüber ihrer Tochter drückte sich nicht nur in der frühen Kindheit der Patientin aus: Ihre aggressiven Impulse kamen auch in der beginnenden Pubertät ihrer Tochter (Appendektomie „zur Beruhigung", Begründung des späten eigenen Kinderwunsches: Man weiß ja nie, ob Claudia es so richtig schafft …) zum Ausdruck.

Umwelteinflüsse in der Kindheit, Persönlichkeitsstruktur und Interaktionsverhalten: Wenn auch keine einheitliche Persönlichkeitsstruktur der magersüchtigen Patientinnen vorliegt, so wurde doch die „Wunschlosigkeit" magersüchtiger Patientinnen als reaktiver Identitätsentwurf auf eine *primäre Ohnmachts- und Mangelsituation* hervorgehoben. Indem Wünschen, Begehren, Lieben negiert werden, kann die damit verbundene *Abhängigkeit* von anderen, die für die Anorexiepatientin unerträglich war und ist, *vermieden* werden. Das primäre Gefühl der Ohnmacht und Hilflosigkeit empfinden jetzt in einer Umkehrsituation im Sinne projektiv-identifikatorischer Prozesse die anderen: Die Mutter wünscht, daß die Patientin ißt, die Eltern und der Hausarzt wollen die Therapie etc. Darüber hinaus werden Magersüchtige oft als *sensibel, leistungsfähig, intelligent*, manchmal zwanghaft beschrieben. Familiendynamisch wurden die durch Loyalitätskonflikte schwierige Position von Mutter oder Vater der Patientin in der Mehrgenerationen-Perspektive betont.

Typische Konflikte: Vor dem Hintergrund einer ererbten und erworbenen Vulnerabilität und ihrer familiären Situation gelingen den Patientinnen die mit der mittleren und späten Pubertät verbundenen Entwicklungsschritte – zum einen die Integration der *Reifung ihres Körpers* und erste partnerschaftliche *erotisch-sexuelle Erfahrungen* und zum anderen der Beginn eines autonomen, von der Herkunftsfamilie *abgegrenzten Lebens* – nicht.

- Aus *psychoanalytisch triebtheoretischer Sicht* dient die Magersucht der *Vermeidung sexueller Wünsche* und einer genitalen Sexualität bei *Fixierung auf die orale Entwicklungsphase*. Die körperlichen Veränderungen der Pubertät mit Reifung der sekundären Geschlechtsmerkmale und dem Beginn der Menstruation werden durch die Anorexie rückgängig gemacht. Sexuelle Beziehungen sind selten, und die *adoleszente Ablösung* wird *vermieden*. Die Magersüchtige „hält die Zeit an", sie wird zur „ewigen Tochter". Damit verbunden ist eine *narziß-*

tische Befriedigung: In der Phantasie kann sie sowohl für den Vater als auch für die Mutter das absolut wichtigste Objekt sein.

- *Objekttheoretisch* läßt sich die Magersucht als ein *Ringen um Autonomie* verstehen, bei dem eher überangepaßte Kinder durch die Pubertät und Adoleszenz eine erneute Überwältigung und Nichtbeachtung ihrer Bedürfnisse erleben. Die intrapsychische und interpersonelle *Selbstbehauptung* reduzieren sie in der Folge auf die (erfolgreiche) Kontrolle von Hunger und Körpergewicht.

- Gleichzeitig bilden die aktuellen familiären Beziehungen ein Kraftfeld, das den Umgang mit dem Autonomiekonflikt der Patientin beeinflußt. Auch aus *familiendynamischer Perspektive* stellen Pubertät und Adoleszenz kritische Entwicklungsphasen der Familie dar. Die Fähigkeit der Eltern, die Ablösung einer Heranwachsenden mit ihren ambivalenten, launenhaften, z.T. zeitlich rasch wechselnden Bedürfnissen zu begleiten, hängt von eigenen Erfahrungen und Regeln der Familie ab. *Latente familiäre Konflikte*, wie z.B. die Verwischung von Generationsgrenzen durch das „Hineinregieren der Großeltern" oder latente Konflikte zwischen den Eltern können einen solchen Entwicklungsschritt komplizieren.

- Neben den spezifischen Konflikten der Anorexie wurde immer wieder hervorgehoben, daß die Magersucht zunächst auch als eine *Verselbständigung des Abnehmenwollens* und als Automatisierung des damit verbundenen Verhaltens verstanden werden kann. In der „Starvationsliteratur" wurde zudem herausgearbeitet, daß Hungern per se mit unspezifischen psychischen Folgen einhergeht.

Auslösende Situation: Typische auslösende Situationen sind solche der realen oder phantasierten *Trennung* (wie das Ende der Schulzeit und Verlassen des Elternhauses, ein Schüleraustausch, der Tod von Großvater oder Großmutter) oder *Verunsicherung* infolge alterstypischer erotisch-sexueller Kontakte oder Phantasien, die nicht selten durch beiläufige *Bemerkungen über die körperliche Reifung* und zunehmende Körperfülle angestoßen werden.

Diagnose/Differentialdiagnose: Anamnese und Interview sichern die Diagnose. Somatisch sind differentialdiagnostisch abzugrenzen *chronisch konsumierende Erkrankungen* wie Malabsorbtionssyndrome (M. Crohn, Colitis ulcerosa etc.), *Infekte* (Tuberkulose etc.), *endokrine Störungen, Malignome* jeder Art (insbesondere auch Hirntumoren) vor allem bei später Erstmanifestation, psychisch bzw. psychopathologisch die *depressive Eßhemmung, Brechneurosen*, verminderte Nahrungsaufnahme als Symptom einer (Borderline-) Persönlichkeitsstörung oder einer Wahnbildung. Zur Diagnostik gehört die *internistische Untersuchung*, die Erhebung der Symptomatik im engeren Sinne (Eßverhalten, selbstinduzierte Maßnahmen zur Gewichtsabnahme, Ausmaß des Suchtverhaltens, Einstellung zur Krankheit), ein psychodynamisches Verständnis einschließlich der *Auslösesituation,* der Beschreibung der Abwehrmechanismen und der Übertragungs-/Gegenübertragungsphänomene. Zur Einschätzung der familiären Situation ist – vor allem bei jüngeren Patientinnen – ein *Familiengespräch* erforderlich.

Fallbeispiel: Die psychotherapeutische Behandlung der Patientin verlief in der Anfangsphase chaotisch. Die Eltern ermutigten die Tochter unbewußt mehr oder weniger direkt zu Behandlungsabbrüchen. Während die Eltern ihre Ehe als harmonisch und normal beschrieben, kam es stellvertretend bei den behandelnden Therapeuten zur Rekonstellierung latenter elterlicher Konflikte: Zwar wurde ein Setting mit ambulanter Behandlung durch eine Therapeutin und – falls erforderlich – stationärer Aufnahme durch einen männlichen Therapeuten vereinbart, andererseits wurden jedoch wenig freundliche Ansichten über die/den jeweils anderen Therapeuten an Dritte weitergegeben, so daß sich fast ein Wettbewerb der Helfer um die Patientin entwickelte. Auch die Überweisung der Patientin an eine entfernte Klinik führte dazu, daß die Patientin nur um so dringlicher zu ihrer Familie zurück wollte und einen Therapieabbruch erzwang. Während der dreimonatigen stationären Psychotherapie wurde ein Gewichtsanstieg von 5 kg erreicht. Wichtiger war jedoch, daß es in mehreren Familiengesprächen möglich war, Verantwortlichkeiten der Patientin und der Eltern abzugrenzen und so Voraussetzungen für die ambulante Therapie zu schaffen.

Therapie: Für die *Therapieplanung* sind zunächst drei Fragen richtungsweisend:

• Besteht ein akuter Handlungsbedarf?
• In welcher Phase der Erkrankung befindet sich die Patientin?
• Wie ist das Arbeitsbündnis?

Notfallaufnahmen sind bei akuter Suizidalität, sowie bei extrem niedrigem Gewicht (<60% des Erwartungsgewichtes), rapidem Gewichtsverlust (>30% in den letzten 3 Monaten), aus

geprägten Elektrolytstörungen, ventrikulären Herzrhytmusstörungen, hämodynamischen Störungen (Schwindel, verwaschene Sprache) indiziert. Auch bei akuten (Infekte) und chronischen *Zweiterkrankungen* (Diabetes, entzündliche Darmerkrankungen) ist die Indikation zu stationären Aufnahme großzügig zu stellen.

Die *Phase der Erkrankung*, die Erkrankungsdauer, Zahl, Art und Ergebnis früherer Behandlungen beeinflußt die *Differentialindikation* (psychoanalytische, tiefenpsychologisch-fundierte, streng verhaltensorientierte, supportive, sozialpsychiatrische Therapie, Suchtbehandlung).

Die apellative, z.T. *lebensbedrohliche Symptomatik* der Magersucht, der zentrale *Autonomie-Konflikt* mit „Wunschlosigkeit" der Patientin und projektiv identifikatorischen Behandlungswünschen beim Arzt führen nicht selten zu einer *paradoxen Arzt-Patienten-Beziehung*, einer Ausgangssituation, die zusammen mit dem erheblichen Druck aus dem familiären und sozialen Umfeld die *Herstellung eines Arbeitsbündnisses* erheblich erschwert. Während erfahrenen Psychotherapeuten auch unter diesen schwierigen Ausgangsbedingungen die Einleitung einer ambulanten Therapie gelingen kann, wird in vielen Fällen die *Erstbehandlung stationär* begonnen. Nach der diagnostischen Abklärung in der stationären Psychotherapie *multimethodale Therapieelemente* verwirklicht. Spezifisch wird die Symptomorientierung als *verhaltenstherapeutisches Prinzip* mit guten Ergebnissen in das Behandlungssetting integriert: „Verträge" über die Gewichtszunahme, Eßtagebücher und symptomzentrierte Gruppen entlasten die Patientin und das therapeutische Team durch Transparenz und können – wie schon früher die therapeutische Spaltung – als die Einführung des Dritten im Sinne einer Triangulierung verstanden werden. Im Anschluß an die stationäre Behandlung erwies sich eine *längerfristige ambulante Psychotherapie* als günstig. Hierbei bedarf es einer modifizierten Interventionstechnik. Wenn die Anorexie als ein „narzißtischer Lösungsversuch für frühe Abhängigkeitskonflikte oral-symbiotischer Art mit ausgeprägten Objekt- und Selbstverlustängsten" verstanden wird, mit dem Ziel, Mangel, Wunsch und Begehren aus der eigenen Existenz zu eliminieren, dann bedarf es einer *ersten Behandlungsphase*, die diesen *Grundkonflikt nicht thematisiert* und daraus resultierend einer Interventionstechnik, bei der Beobachtungen und Ideen eher beiläufig einfließen, so, wie man aus der Zeitung etwas Interessantes vorliest oder wie man sich mit einem Kollegen unterhält. Dabei geht es zunächst um die *Etablierung* einer vertrauensvollen und zuverlässig *tragenden Beziehung.* Erst wenn diese entwickelt und erprobt ist, wird die übliche, konfliktorientierte Arbeit einschließlich der Analyse der Übertragung, die in dieser zweiten Behandlungsphase sehr heftig sein kann, und einer Integration des Wünschens und Begehrens möglich.

Fallbeispiel: Nach einer stützenden Psychotherapie, einer bulimischen Phase bei relativer Gewichtsstabilisierung, gelang es der Patientin schließlich, eine mehrjährige Psychoanalyse durchzuführen. Sie konnte ihre Berufsausbildung zur Fachkrankenschwester abschließen und einen Partner kennenlernen, den sie nach mehreren Jahren heiratete und mit dem sie inzwischen zwei Kinder hat. Bei der Nachuntersuchung zwöf Jahre nach der Akutbehandlung konnte die Heilung mit geringer Restsymptomatik nach langwierigem und wechselhaftem Verlauf bestätigt werden. Zwischenzeitliche Krisen – z.B. nach der Geburt des zweiten Kindes – wurden adäquat bewältigt.

3.4.6 Bulimia nervosa

W. Köpp

Lange Zeit wurden bulimische Symptome als Ausdruck einer Sonderform der Anorexia nervosa verstanden. Nach der Arbeit von Russel (1979) wurde dann erstmals 1980 die Bulimia nervosa als eigenständiges Krankheitsbild angesehen. Dem ging voraus, daß in den 70er Jahren immer häufiger die bulimische Symptomatik (s. u.) bei normalgewichtigen Frauen beobachtet worden war, so daß die Diagnose einer Anorexia nervosa nicht mehr gestellt werden konnte.

Definition: Die Bulimia nervosa ist eine psychosomatisches Krankheitsbild, bei dem ein übermäßiges *Eßbedürfnis* zu unabweisbaren *Eßanfällen* führt. Danach werden Maßnahmen ergriffen, um eine mögliche *Gewichtszunahme abzuwenden:* meist selbst induziertes Erbrechen, aber auch Fasten oder durch die Einnahme von Laxantien, Diuretika oder Appetitzüglern.

Krankheitsbild

Die Bulimia nervosa ist gekennzeichnet durch:
* wiederkehrende Heißhungerattacken (>1×/Wo),
* konsekutive Eßanfälle mit Kontrollverlust,
* Maßnahme(n), die Gewichtszunahme zu verhindern,
* anhaltende überwertige Sorge um Körperumfang und Gewicht.

Die Nahrungsmenge während eines Eßanfalles kann mehrere tausend Kalorien betragen. Manchmal münden Eßanfälle in quälende „Freßorgien" ein, denen die Betroffenen hilflos ausgeliefert sind.

Über *Verlauf* und *Prognose* läßt sich momentan noch wenig sagen, weil entsprechende Langzeitstudien z.Z. noch nicht abgeschlossen sind bzw. ausgewertet werden. Eine vorläufige Einschätzung ist, daß die Lebensbedrohung anscheinend geringer als bei der Anorexie ist, sofern eine wesentliche körperliche oder seelische Komorbidität fehlt.

Fichter u.a. (1992) fanden im Rahmen einer longitudinalen Bulimia nervosa-Studie an 241 Frauen und 9 Männern, daß bei 53,5% der (verhaltenstherapeutisch stationär) behandelten Patientinnen beim follow-up nach zwei Jahren keine Eßstörung mehr bestand. Andere Autoren weisen aber darauf hin, daß bei der Mehrzahl der Betroffenen über Jahre hinweg Eßstörungssymptome auch nach der Therapie persistieren, auch wenn keine klassifizierbare Eßstörung mehr vorliegt.

Epidemiologie: Die Bulimie tritt typischerweise in der *späten Adoleszenz* (17/18. Lj.) auf. Betroffen sind hauptsächlich *Frauen* der technisch hochentwickelten Länder. Sie zeigt keine ausgeprägte Schichtspezifität. Der Anteil männlicher Patienten liegt zwischen 5 und 10%. Mit dem Vollbild der Bulimie ist in Deutschland bei ca. *3% der Frauen zwischen dem 15. und 35 Lj.* zu rechnen.

Gelegentlich selbst induziertes Erbrechen und Einnahme von Laxantien zum Zwecke der Gewichtsregulation tritt aber noch häufiger auf: 3,5% der gesamten weiblichen Bevölkerung in der alten BRD sollen davon betroffen sein.

Ätiopthogenese: Ganz zweifellos sind *soziokulturelle Faktoren* von großer Bedeutung, denn die Bulimie ist eine Erkrankung, die fast ausschließlich bei Frauen in den technisch *hochentwickelten Ländern* vorkommt.

Die extreme Widersprüchlichkeit im Erleben und Verhalten der Betroffenen wirft die Frage auf, inwieweit sie Ausdruck für bzw. Hinweis auf *widersprüchliche Anforderungen unserer Kultur an Frauen* ist. Von der „modernen" Frau wird einerseits erwartet, daß sie den Leistungserwartungen, die auch für Männer gelten, entspricht. Andererseits soll sie auch weiterhin die traditionelle Frauenrolle ausfüllen, die durch Hausarbeit und Mutterschaft charakterisiert ist.

Die Bulimie tritt oft im Rahmen eines ambivalent getönten, spannungsreichen *Ablösungskonfliktes* während der späten Adoleszenz auf. In dieser Lebensphase sind Heranwachsende seelisch besonders vulnerabel. Sie müssen ihre Rolle als Erwachsene finden und sie ichgerecht gestalten. Sie müssen sich abgrenzen gegenüber ihrer Herkunftsfamilie und deren Normen, die z. T. nicht mehr zu den neuen Erfordernissen in der Gesellschaft und in der Gruppe der Gleichaltrigen passen. Gleichzeitig wird erwartet, daß sie sich loyal zu ihrer Herkunftsfamilie verhalten. Die Coping-Fähigkeiten werden dabei auf eine harte Probe gestellt. Manche müssen dabei ihren *inneren Konflikt,* der sich ja auch aus verschiedenen äußeren Umständen speist, auf einem *oral akzentuierten, regressiven Niveau* zum Ausdruck bringen.

Das *Körpererleben* bzw. die *Unzufriedenheit mit dem Erscheinungsbild des eigenen Körpers* scheint bei den bulimischen Frauen im Rahmen der Krankheitsdynamik eine entscheidende Rolle zu spielen. Im Sinne sozialer Erwünschtheit internalisieren Bulimikerinnen ein (propagiertes) *Schönheitsideal* in so starker Weise, daß manche Patientinnen sogar auf chirurgische Operationen drängen, die ihre Anatomie verändern sollen. Das Ziel, sportlich und schlank zu sein, wirkt für viele Betroffene (übrigens auch zunehmend Männer) wie ein Akzeptanz-Zertifikat unserer Kultur. Wer mit bulimischen Patientinnen psychotherapeutisch gearbeitet hat, ist immer wieder beeindruckt von der *ichsyntonen Entwertung des eigenen Körpers.* Weil sie nicht aussehen können wie Katalog-Mannequins, hassen sie ihre eigenen Körperformen (insbesondere die natürlichen Vorwölbungen des Bauches und des Gesäßes).

Interessanterweise zeigen die Befunde, daß fast 50 % der bulimischen Frauen eine *Anorexie* in der Vorgeschichte aufweisen. Während aber den Anorektikerinnen die asketische Triebunterdrückung noch weitgehend gelingt, finden wir bei den Bulimikerinnen einen ständigen *Kampf zwischen Triebkontrolle und Triebdurchbruch.* Die Unterlegenheit gegenüber dem eigenen Trieb wird als beschämende Schwäche bzw. Niederlage erlebt und schuldgefühlshaft verarbeitet. Das verstärkt wiederum die Neigung zur Selbstentwertung.

Obwohl das Erscheinungsbild der Bulimie sich als *orale Symptomatik* präsentiert, kann nicht ohne weiteres davon ausgegangen werden, daß dies auch der Schwerpunkt der Psychopathologie ist. Im Rahmen der Regression ist die Oralisierung abgewehrter analer oder genital-sexueller Impulse keineswegs selten. Entsprechend weisen Schulte und Böhme-Bloem (1990) darauf hin, daß der Bulimie keine einheitliche psychostrukturelle Genese zugrunde liegt. Demnach reicht das persönlichkeitsstrukturelle Spektrum der Bulimikerinnen von der *hysterisch akzentuierten* bis hin zur *narzißtischen Persönlichkeit.*

Von verschiedenen Untersuchern wurde immer wieder behauptet, daß unter den Bulimikerinnen *Persönlichkeitsstörungen-* insbesondere Borderlinestörungen- gehäuft aufträten. In einer eigenen Untersuchung wurde bei 6 von 32 Patientinnen (16 %) eine Borderlinestörung festgestellt. Herzog u. Mitarb. (1995) fanden bei 11 % der Bulimikerinnen eine Borderlinestörung und korrigierten mit ihrer sorgfältig durchgeführten Untersuchung das Vorurteil, daß die meisten Bulimiepatientinnen auch Borderlinepatientinnen seien. Überraschenderweise ließ sich bei dieser Studie allerdings auch nicht die an sich plausible Erwartung bestätigen, daß bei Bulimiepatientinnen mit Borderlinestörung das Ausmaß des pathologischen Eßverhaltens ausgeprägter wäre als bei den Bulimikerinnen ohne Borderlinestörung.

Diagnose: Solange das *pathologische Eßverhalten* dem Arzt – meist aus Scham – verheimlicht wird, kann die Diagnose oft nur indirekt mittels medizinischer Folgeerscheinungen (s. u.) gestellt werden. Allerdings besteht auch die Gefahr, daß die geschilderten Beschwerden den Arzt auf falsche diagnostische Fährten locken, weil sie ziemlich unspezifisch klingen.

Die *Differentialdiagnose* ist meistens dann kein Problem, wenn die Patientinnen offen über ihr Verhalten sprechen können. Bei den Eßanfällen sollten *zerebrale Ursachen* (z. B. raumfordernde Prozesse) und *Hypoglykämien* unterschiedlicher Genese ausgeschlossen sein.

Das Erbrechen ist die von den Betroffenen am häufigsten praktizierte Maßnahme zur „Prävention" einer Gewichtszunahme. Die Differentialdiagnose ist vielfältig (z. B. endogene und exogene Vergiftungen, Magen-und Ösophaguserkrankungen etc.).

Das Erbrechen muß nicht unbedingt selbst induziert sein; denn es kommt durchaus vor, daß es im Sinne eines „gebahnten Reflexes" postprandial stattfindet; viel wichtiger ist differentialdiagnostisch, ob es (zur Gewichtsreduktion) gewünscht ist. Es liegt dann aber in der Regel kein Kontrollverlust beim Essen und auch keine Körperbildstörung (s.o.) vor.

Therapie

1. Therapiephase: Im Grunde beginnt die Therapie bereits mit dem ersten Arzt-Patienten-Kontakt, bei dem es verhüllt oder offen um die Bulimie geht. Dies ist auch dann der Fall, wenn es sich um hausärztliche Anamnese- und Befunderhebung handelt. Schon die ersten vertrauensbildenden Momente beim anamnestischen Gespräch können darüber entscheiden, ob die Patientin den Einstieg in die Therapie ihrer Eßstörung zu diesem Zeitpunkt schafft oder erst später. In den ersten Monaten der Erkrankung glauben die Patientinnen oft noch, mit der Eßstörung allein fertig werden zu können. Sie sind daher zunächst ambivalent und skeptisch gegenüber Therapieempfehlungen.

Es ist nach dem ersten Kennenlernen durchaus möglich, die Patientin „abwartend" über einige Wochen zu begleiten, um das Wachsen-Lassen einer hilfreichen therapeutischen Beziehung zu ermöglichen. Denn dieses Zuwarten – obgleich bereits Teil der therapeutischen Maßnahmen – soll die eigentliche Psychotherapie vorbereiten. Das bedeutet *zunächst* auch, ärztlicherseits die Symptomatik stillschweigend zu dulden. Mittelfristig müssen aber – die Symptomatik betreffend – *Orientierungshilfen* gegeben werden, die die eigenen ärztlichen Grenzen unterstreichen und darüber hinaus klarmachen, daß die Behandlung nicht bedingungslos und die Mitarbeit der Patientin unerläßlich ist.

In der ersten Phase der therapeutischen Bemühungen steht die *Realitätsprüfung* – also die genaue Erfassung der körperlichen und psychischen Symptomatik – ganz im Vordergrund. Es geht dabei nicht nur darum, daß der Arzt die verschiedenen Dimensionen des Beschwerdebildes erkennt und versteht, sondern auch darum, der *Patientin ihre Situation näherzubringen*. Die bereits zu diesem Zeitpunkt notwendige therapeutische *Arbeit an den Verleugnungstendenzen* der Patientin kann zurecht als psychodynamisch bezeichnet werden. Denn diese Arbeit stellt einen therapeutischen Umgang mit der Abwehr (eigener Selbstwahrnehmung) der Patientin und ihrem Widerstand (gegen die Therapie) dar.

2. Therapiephase: In dieser Phase steht die Arbeit am Symptom im Vordergrund. Manche Patientinnen sind in so starkem Maße in ihr pathologisches Eßverhalten verstrickt, daß sie sich über viele Stunden ununterbrochen in einem ständigen Wechsel zwischen Essen und Erbrechen befinden (sog. Freß-Brech-Orgien). In solchen Situationen ist die stationäre Einweisung meistens nicht zu vermeiden.

Zu diesem Zeitpunkt bedeutet „Arbeit am Symptom" in der Regel, daß *verhaltensmodifikatorische Techniken* stärker die Therapie bestimmen als psychodynamische: Eßtagebuch, Pläne über Frequenz und Zusammensetzung der Mahlzeiten sowie die Organisierung anderer, vom Essen unabhängiger Maßnahmen sollen die fehlende Selbstkontrolle durch *vorübergehende Außensteuerung* substituieren (Hilfsich-Funktion des Arztes).

3. Therapiephase: In dieser Phase findet eine Psychotherapie statt, die im engeren Sinne *psychodynamisch* ist – d.h. einsichtsorientiert im Kontext bearbeiteter, bislang verdrängter Affekte. Das heißt auch, daß nun die reine Symptomebene verlassen (nicht vergessen!) werden kann. Stattdessen werden stärker eigene Verhaltens- und Erlebnisweisen innerhalb und außerhalb der Therapie beleuchtet. Die in der Psychoanalyse so wichtig gewordene therapeutische Arbeit mit *Übertragung* und *Gegenübertragung* ist dabei von großer Wichtigkeit und erleichtert das Verständis außertherapeutischer Kontakte bzw. Konflikte.

Ob mehr eine psychodynamische Arbeit am Trieb-Abwehrkonflikt stattfindet oder die Entwicklung des Selbst bzw. des Ich das eigentliche Therapieziel ist, hängt vom Vorliegen einer zur Modifikation zwingenden Komorbidität (z.B. Borderlinestörung) ab.

Vor allem im stationären Bereich, aber auch zunehmend bei ambulanten werden nach und nach verschiedene, sich teilweise ergänzende psychodynamische Therapieverfahren gleichzeitig oder konsekutiv eingesetzt. Dem liegt die Erkenntnis zugrunde, daß intrapsychisch mit Hilfe von *körperorientierten Therapien* rascher körperliche Aspekte des Selbst-Erlebens thematisiert werden können. Analoges gilt für den *gestaltungstherapeutischen* Umgang mit Bildern der Patienten, durch die sich manchmal eine lebendigere Nähe zu den zugrunde liegenden Fantasien herstellen läßt. So konnte Feiereis (1989) zeigen, daß von eßgestörten Frauen gehäuft *fragmentierte Körperdarstellungen* gemalt werden. Der Befund konnte an eigenen Patientinnen repliziert werden.

Der psychodynamische, systemische Ansatz der *Paar- und Familientherapie* (als Milieutherapie) hat sich in den beiden letzten Jahrzehnten als besonders wirksam erwiesen. Die Familientherapie ist vor allem dann indiziert, wenn die Patientin noch zu Hause wohnt.

Wenn verschiedene Therapieverfahren gleichzeitig oder konsekutiv eingesetzt werden, ist allerdings zu beachten, daß es sich immer um *verschiedene Therapeuten* handeln muß. Führte zum Beispiel der Einzeltherapeut einer bulimischen Patientin auch zusätzlich die therapeutischen Gespräche mit der Familie, so wäre ein Loyalitätskonflikt unausweichlich.

Die meisten Kranken können ambulant behandelt werden. Medizinische Gründe für eine stationäre Behandlung sind die Folgeerscheinungen der Freß-Brech-Anfälle. Daneben können zusätzlich vorliegende organische Erkrankungen wie Diabetes mellitus, Epilepsie oder Asthma bronchiale die Einleitung einer Behandlung unter stationären Bedingungen notwendig machen.

Medizinische Indikationen für stationäre Behandlung

- Elektrolytstörungen
- Herzrhythmusstörung
- Kreislaufstörungen
- Synkopen
- starkes Unter- oder Übergewicht

Psychosoziale Indikationen für eine stationäre Therapie sind meistens Ausdruck der Chronizität und von anhaltenden, jetzt zugespitzten Konflikten.

Psychosoziale Indikationen für stationäre Behandlung

- Suizidalität
- Depression
- festgefahrene familiäre Situation
- Beendigung einer Partnerschaft
- Schulden und Diebstahlsdelikte
- Krise einer ambulanten Therapie

3.4.7   Adipositas

W. Köpp

Definition: Eine aspektmäßige deutliche Vermehrung des Körperfettes verbunden mit einem um *mehr als 20 % erhöhten Körpergewicht* (Referenz: Broca-Sollgewicht[1] oder BMI[2]) erlauben in

---

1 Broca-Sollgewicht: Körpergröße in cm-100.
2 In der Fachliteratur hat sich Body Mass Index durchgesetzt (BMI; Körpergew. in kg./Körpergr. in m[2]).

der Regel ausreichend sicher die Diagnose einer Adipositas.

BMI-Gewichts-Klassifizierung[2] (Modifiziert n. Dt. Ges. f. Adipositasforschung, 1995):

- Untergewicht unter 20
- Normalgewicht 20-24,9
- Übergewicht (Adipositas Grad 1) 25-29,9
- Adipositas (Adipositas Grad 2) 30-39,9
- extr. Adipositas (Adipositas Grad 3) ab 40

Krankheitsbild: Der Zustand „Adipositas" ist nicht ohne weiteres mit Krankheit gleichzusetzen. Klotter (1990) hat detailliert nachweisen können, daß bei der Bestimmung medizinischer Definitionskriterien immer auch eine ästhetische Dimension den Diskurs mitbestimmt hat.

Es hat sich allerdings herausgestellt, daß mit zunehmender Übergewichtigkeit gehäuft *Adipositas-assoziierte Gesundheitsrisiken* auftreten: Fett- und Glukosestoffwechselstörungen und kardiovaskuläre Erkrankungen (z.B. Arteriosklerose, Hypertonie) erhöhen das Risiko, von Herzinfarkt, Schlaganfall, Gallenleiden, Gelenkbeschwerden und sogar verschiedenen Karzinomen betroffen zu werden.

Andererseits leiden sehr viele Übergewichtige – offenbar Frauen stärker als Männer – reaktiv unter schweren *depressiven Verstimmungen,* die oft mit erheblichen narzißtischen *Selbstwertkrisen* einhergehen.

In einer eigenen Untersuchung an 1179 Ambulanz-Patieninnen aus dem Jahre 1991 zeigte sich, daß 74 % der adipösen Frauen (vs. 52 % der nicht adipösen Frauen) und 33 % der adipösen Männer (vs. 46 % der nicht adipösen Männer) zum Untersuchungszeitpunkt unter einem schweren depressiven Verstimmungszustand litten.

Bei der Einschätzung der **Prognose** muß man unterscheiden zwischen der Adipositas per se und der seelischen Komorbidität. Der Körperzustand Adipositas ist insgesamt in hohem Maße therapieresistent. In einer Zusammenschau der wichtigsten Adipositas-Verlaufsstudien zwischen 1974 und 1990 konnte Wadden (1993) zeigen, daß die Patienten bereits ein Jahr nach erfolgter Gewichtsreduktion mehr als 1/3 des reduzierten Gewichtes wieder zugenommen haben. Im *Langzeitverlauf* muß bei mehr als 80 % der Betroffenen die Behandlung (im Hinblick auf die angestrebte Gewichtsreduktion) als *Fehlschlag* bezeichnet werden. Bei der *Prognose der seelischen Symptomatik* ist entscheidend, ob sie *reaktiv auf* die Adipositas entstanden ist oder *primär* vorhanden sogar die Entwicklung der Adipositas begünstigt hat. Reaktive seelische Beschwerden sind in der Regel günstiger, weil sie meistens charakterich weniger verankert bzw. organisiert sind.

Epidemiologie: Gemäß den Angaben der Deutschen Gesellschaft für Ernährung sind in Deutschland *15-20 % der Menschen* adipös. Die Ergebnisse der Midtown-Manhattan-Studie konnten darüber hinaus zeigen, daß – insbesondere bei *Frauen* – Adipositas und *niedriger sozialer Status* in den USA miteinander assoziiert sind. Eine repräsentative Untersuchung der Deutschen Gesellschaft für Ernährung aus dem Jahre 1979 führte für die (alte) Bundesrepublik zu einem vergleichbaren Ergebnis.

Ätiopathogenese: Die Frage nach einer *erblichen Disposition* am Erscheinungsbild der Adipositas hat in der Forschung der letzten zwanzig Jahre immer mehr an Bedeutung gewonnen.

Bereits in der Auflage von 1981 des Lehrbuchs „Die klinischen Syndrome" führten Leiber und Olbrich insgesamt 57 Syndrome auf, die mit Adipositas einhergehen. Für einen großen Teil dieser Syndrome werden chromosomale Erbgänge vermutet oder sind bereits nachgewiesen. In der Regel finden sich bei den Betroffenen dann aber weitere Dysmorphiezeichen, die auf eine chromosomale Störung bzw. auf eine Mutation auf Genebene hinweisen.

Zwillingsstudien aus den letzten Jahren haben klare statistische Hinweise dafür erbracht, daß der Anteil *genetischer Faktoren* an der Entwicklung einer Adipositas weit über 50 % liegt. Ein Durchbruch der genetischen Adipositasforschung gelang Zhang und Mitarbeitern 1994 mit der Klonierung des menschlichen *ob-Gens*.

Das Gen veranlaßt im Fettgewebe die Expression eines Proteins, das dem Gehirn die Größe des Fettdepots rückmeldet und damit u.U. Sättigungs- bzw. Eßverhaltenverhalten und Bewegungsdrang mitsteuert.

Zwar werden die Ergebnisse der genetischen Forschung unsere pathogenetischen und therapeutischen Vorstellungen umwälzen. Jedoch warnen die Adipositas-Zwillingsforscher vor der Überschätzung dieser Befunde. Z.B. relativierten Meyer und Stunkard (1993) ihre eigenen Ergebnisse (S. 148): „Wir interpretieren diese Befunde folgendermaßen: Genetische Faktoren legen in hohem Maße fest, ob ein Mensch adipös werden *kann*, aber die Umgebung ist dafür verantwortlich, ob und in

welchem Ausmaß er es tatsächlich wird" (Übersetzung W.K., Hervorhebung durch die Autoren).

Eine einheitliche, mit der Adipositas korrelierte **Persönlichkeitsstruktur** gibt es nicht. Testpsychologisch finden sich bei Adipösen häufiger Hinweise für *Depressivität*. Für einen Teil der adipösen Patienten gilt, daß sie stärker als andere Patienten auf enge, fast *symbiotische Beziehungen* angewiesen sind und entsprechend auch Trennungen und Verluste schwerer verkraften können. Es ist auch bekannt, daß die Adipositas eine *kontradepressive* oder sogar eine *kontrapsychotische Funktion* haben kann. Dies muß auch bei Versuchen der Gewichtsreduktion beachtet werden

Hauptformen der Adipositas nach Bruch (1973): In ihrem noch immer richtungsweisenden Buch „Eating Disorders" hat Bruch drei Formen der Adipositas unterschieden. Diese Einteilung ist auch heute noch sinnvoll und im übrigen auch mit neueren Erkenntnissen der genetischen Forschung kompatibel.

1. Bei der *konstitutionellen Adipositas* fand sie keine psychopathologischen Veränderungen. Unter Berücksichtigung neuerer genetischer Erkenntnisse wird man hierbei von einem *Überwiegen der Anlagefaktoren* für die adipöse Phänomenologie ausgehen können.

2. Für die *Entwicklungsadipositas* nahm Bruch an, daß schon in früher Kindheit z.B. durch eine Störung der innerfamiliären Kommunikation oder außergewöhnliche indiviuelle Belastungen nicht kompensierbare *Behinderungen der seelischen Entwicklung* auftreten. Weitere Reifungsschritte werden dann nur partiell vollzogen und die Betroffenen verharren quasi in einer *Fixierung auf oralem Niveau*.

Bei einer so entstandenen Adipositas findet man in der biographischen, tiefenpsychologisch erweiterten Anamnese in der Regel keine auslösende Situation, die ja in der Neurosen-Diagnostik ansonsten wichtige Schlüsse auf die Art der Störung erlaubt. Stattdessen läßt sich in allen Entwicklungsstadien eine durchgehende und meistens zunehmende Psychopathologie darstellen. Primäre und sekundäre – d.h. auf die Adipositas reaktive – Psychopathologie durchdringen sich bei dieser Adipositasgenese gegenseitig und überlagern so die Charakterentwicklung.

3. Bei der *reaktiven Adipositas* läßt sich in der Regel eine *auslösende Situation* nachweisen. Die genetische Disposition ist bei dieser Adipositasform wahrscheinlich weniger ausschlaggebend – insbesondere dann, wenn der Beginn der Übergewichtigkeit in die Zeit nach der Pubertät fällt. Es handelt sich oft um *Schwellensituationen* oder auch um *traumatische Erlebnisse.*

In der Regel steht das *Eßverhalten* für Verhaltens- und psychotherapeutische Medizin im Zentrum der Bemühungen, obwohl unterschiedliche Mechanismen zur Adipositas-Entwicklung beitragen (z. b. erniedrigter Grundumsatz, Bewegungsmangel etc.). Nach Deter (1979) leiden 10% der Patienten unter dem Syndrom *nächtlicher Eßanfälle* und 5% unter *anfallsartigen Freßorgien* (binge eating). Das bedeutet umgekehrt, daß die meisten Adipösen eher gleichmäßig, also kontinuierlich über ihren Bedarf hinaus essen.

Bei einer eigenen Untersuchung von Adipösen, die sich mit dem Wunsch nach einer Magenballonimplatation in unserer Ambulanz vorstellten, litten 20 von insgesamt 32 Patientinnen – überwiegend mit Adipositas per magna – seit Jahren unter unabweisbaren Eßanfällen. Situativ auslösend waren Spannungs- und Konfliktsituationen, *Angst- und Verlassenheitsgefühle,* aber auch Gefühle von *innerer Leere bzw. Langeweile.*

Wenn *Freßattacken* auftreten, so sind sie meistens als sog. *impulsneurotisches Äquivalent* zu verstehen. Jegliche innere Unruhe wird in Form einer Eßattacke motorisch umgesetzt. Es handelt sich um ein komplexes, primärprozeßhaftes intrapsychisches Geschehen, das unabweisbar die Eßattacke nach sich zieht.

Bei den *kontinuierlichen Mehressern* liegt ein *sedierendes Moment* vor allem in der Gleichmäßigkeit und damit in der Ausgeglichenheit des Essens.

Diagnose: Da die Adipositas in besonderem Maße multifaktoriell verusacht ist, ist die *Anamnese* für Diagnose und Differentialdiagnose der Hauptbaustein. Laboruntersuchungen untermauern lediglich die anamnestische Einschätzung und helfen bei der Klärung der Adipositas-Folgeerscheinungen (z. B. kardialer Risikofaktoren).

Eßverhalten und Bewegungsgewohnheiten, Familienanamnese, Stoffwechselerkankungen (z. B. Hypothyreose), Medikamenteneinnahme (z. B. können manche Psychopharmaka sowohl Eßverhalten als auch Fettutilisation beeinflussen!), aber auch die Lebensereignisse im Rahmen der biographischen Anamnese müssen sorgfältig erhoben werden.

Therapie: Wenn eine *Gewichtsreduktion* im Vordergrund steht und therapeutisch begleitet werden soll, so haben sich *verhaltenstherapeutische Verfahren* als besonders wirksam erwiesen. Ein Programm könnte etwa so aussehen: Verhaltensbeschreibung, Kontrolle der Eßstimuli, bewußte Verlangsamung des Eßvorgangs, Verstärkung der vom Patienten im Rahmen der Therapie durchgeführten Bemühungen, kognitives Durcharbeiten. Zusätzlich ist es aber nötig, den Patienten zu tragfähigen, ihre Aktivitäten strukturierenden Beziehungen außerhalb der Therapie zu verhelfen. Diese Funktion kann oft von *Selbsthilfegruppen* ausgefüllt werden.

Leider wird auch von ärztlichen und psychologischen Therapeuten Behandlungserfolg oft mit Gewichtsreduktion gleichgesetzt. *Konfliktfähigkeit, Entscheidungsfähigkeit* und *Lebensfreude* treten dahinter als Therapieziele zurück. Die beiden nun folgenden kurzen Fallberichte sollen zeigen, daß eine einseitig medizinische Sichtweise den Patienten nicht gerecht werden kann und daß sich die Therapieziele an den *Möglichkeiten der Patienten* und nicht am Ehrgeiz der Therapeuten orientieren müssen. Es muß *zusammen mit den Patienten* erarbeitet werden, ob im Fokus der Therapie die *Bearbeitung eines inneren Konfliktes* stehen soll oder ob primär verhaltensorientiert der *Umgang mit inneren und äußeren Stimuli* neu gelernt werden soll. Unter stationären Bedingungen lassen sich allerdings oft beide Ansätze miteinander verbinden.

Die erste Patientin, 40 J. alt, wurde uns von ihrem Hausarzt wegen einer neurotischen Depression überwiesen. Gleichzeitig litt sie unter Heißhungerattacken und konsekutiven Eßanfällen. Als auslösende Situation für die Eßanfälle konnte bei der biographischen, tiefenpsychologisch erweiterten Anamnese eine 10 Jahre zurückliegende Interruptio eruiert werden. Bei einer Körpergröße von 164 cm stieg ihr Gewicht innerhalb von 2 Jahren von 70 auf 92 kg an. Das entspricht einem Anstieg des BMI von 26 auf 34 (entsprechend einem dann erreichten Übergewicht von 44% nach Broca). Zwischenzeitlich litt sie immer wieder unter Rückenschmerzen und im Rahmen ärztlich verordneter Analgetika-Medikation hatte sie Duodenalulzera entwickelt. Die Patientin arbeitete im gehobenen Dienst einer Behörde. Aus unserer Sicht handelte es sich bei ihr um eine reaktive Adipositas nach Bruch.

Diese Patientin litt unter ihrem impulsiven Verhalten. Wenn sie mit Freunden in einem Restaurant war, spürte sie den Zwang, die Reste von den Tellern der anderen aufzuessen. Nach ihrem 40. Geburtstag wurde sie zunehmend depressiv. Eigentlich wollte sie noch ein Baby bekommen, aber ihr um 25 J. älterer Partner stimmte ihrem Wunsch nicht zu.

Während ihrer stationären Psychotherapie kam sie in Kontakt mit ihrer Selbstwert-Störung und ihrem Wunsch nach Geborgenheit. Sie merkte, wie es ihr einfach nicht gelang, mit dem Leben fertig zu werden. Jede Frustration mündete ein in innere Unruhe. Diese innere Unruhe war ein von ihr körperlich erlebter Spannungszustand, der schließlich mit einer Eßattacke endete.

Zwei Jahre nach der stationären Psychotherapie nahmen wir erneut mit ihr Kontakt auf. Sie berichtete uns folgendes: „Während der Therapie habe ich begonnen, über mein Leben nachzudenken. Einige Wochen danach habe ich entschieden, auf eine Schwangerschaft zu verzichten. Die Beziehung zu meinem Freund ist jetzt besser geworden und gleichzeitig fühle ich mich dennoch unabhängiger. Ich bin sogar allein in die Ferien gefahren. Mir ist auch bewußt geworden, daß mein Freund wahrscheinlich vor mir sterben wird und ich dann ohne ihn leben muß. Das alles waren wichtige Schritte …"

Die Patientin hatte seinerzeit das Angebot für eine weiterführende ambulante Therapie nicht angenommen. Sie ging zu einer Selbsthilfegruppe. Zwei Jahre nach der Therapie betrug ihr Gewicht nur noch 81 kg (bei Therapiebeginn waren es 92 kg) und sie sagte, daß sie dieses Gewicht problemlos halten würde. Dieses Therapieergebnis kann sowohl aus internistischer als auch psychotherapeutischer Sicht als Erfolg angesehen werden.

Schwieriger ist die Einschätzung des Therapieergebnisses der zweiten Patientin:

Die zweite Patientin war 35 Jahre alt und wurde von ihrem Hausarzt wegen eines Übergewichts von fast 100% geschickt. Sie wog 136 kg bei 168 cm Körpergröße (BMI 48). Bei ihr begann die Adipositas bereits in der frühen Kindheit: mit 13 Jahren wog sie dann 80 kg. Ihr Körpergewicht stieg nach der Geburt ihres ersten Kindes im 26. Lebensjahr enorm an.

Der Vater der Patientin war Alkoholiker. Ihre Mutter litt ebenfalls unter Adipositas. Sie selber arbeitete im Schichtdienst als Arbeiterin. Laborchemisch bestanden bei ihr keine nachweisbaren Adipositas-assoziierten Risikofaktoren.

Zu Beginn der stationären Psychotherapie war sie depressiv, dachte nur an ihr Gewicht. Die familiären Schwierigkeiten hatte sie völlig aus den Augen verloren. Nach und nach entdeckte sie ihre eigenen Wünsche. Sie realisierte, daß ihre Wünsche nicht automatisch identisch sein mußten mit den Wünschen ihrer Familie bzw. ihres Ehemannes. Sie entwickelte so etwas wie „eigene Kraft" und versuchte, sich stärker durchzusetzen. Zunehmend gelang es ihr, eigene Interessen von den Interessen der anderen abzugrenzen. Dies probierte sie zunächst im stationären Zusammenhang aus und setzte es dann auch gegenüber ihrer Familie fort.

2 Jahre nach der stationären Psychotherapie hatte sie sich endgültig von ihrem Ehemann wegen dessen Alkoholproblems getrennt, nachdem er gewalttätig geworden war. Sie nahm an Fortbildungskursen teil, die von der Gewerkschaft organisiert wurden. Weiterhin be-

suchte sie regelmäßig eine Selbsthilfegruppe. Obwohl sie nun eine allein erziehende Mutter für ihre beiden Kinder war, fühlte sie sich besser als früher. Sie meinte selber, daß sie durch die stationäre Therapie und die anschließende Selbsthilfegruppe die Kraft gewonnen habe, lebenswichtige Entscheidungen zu treffen. Ihr Gewicht allerdings blieb mit 133 kg ziemlich konstant.

Aus internistischer Sicht ist die Therapie ein Fehlschlag, aus psychotherapeutischer Sicht muß man allerdings anders urteilen: Die Patientin hat ihre familiären Verhältnisse unter großen seelischen Schmerzen neu geordnet. Sie hat ihre eigenen Interessen entdeckt und kann sich besser gegenüber anderen abgrenzen.

Wie der letzte Fallbericht zeigt, gelingt die Gewichtsreduktion nicht immer. Sie ist auch nicht immer ein sinnvolles Ziel für den Patienten. Unabhängig von der Frage der Gewichtsregulation kann Psychotherapie aber auch bei adipösen Patienten helfen, ihre pathologischen Konflikte zu lösen. Darüber hinaus verhält sich die Psychotherapie subversiv gegen den Meinungsterror von Werbung und sog. Frauenzeitschriften, die ein unerfüllbares Schlankheitsideal propagieren.

3.5 Magen-Darm-Störungen

3.5.1 Funktionelle Oberbauchbeschwerden (Reizmagen)

R. Grabhorn, G. Overbeck

Definition: Unter dem Begriff der funktionellen Oberbauchbeschwerden werden andauernde oder episodische Schmerzen und Beschwerden zusammengefaßt, die im oberen Verdauungstrakt lokalisiert sind, ohne daß morphologische, biochemische oder infektiöse Ursachen nachgewiesen werden können. **Synonyme:** *Nervöser Reizmagen, Gastritis, Magenneurose, Gallenwegsdyskinesie, vegetative Dystonie, funktionelle Dyspepsie, Non-Ulcer Dyspepsie, psychogene Oberbauchbeschwerden.*

Krankheitsbild: Als *Leitsymptome* treten Schmerz und/oder *Druck- bzw. Völlegefühl im Oberbauch* oder retrosternal auf. Die Schmerzen werden als brennend oder dumpf geschildert, meist von unbestimmtem Charakter, mittelstark und strahlen selten aus. Darüber hinaus klagen die Patienten gehäuft über Mundtrockenheit, Aufstoßen, Sodbrennen, Übelkeit, Erbrechen, Appetitlosigkeit und über Unverträglichkeit von bestimmten Speisen und Getränken. Neben den gastrointestinalen Beschwerden wird von den Patienten vermehrt über *vegetative Symptome* wie Kopfschmerzen, Schwindel, Palpitationen und Schwitzen berichtet. Um eine größere Übereinstimmung im Hinblick auf die Symptomvielfalt zu erzielen, wurde in Abhängigkeit von vorherrschenden *Symptomkomplexen in Untergruppen* von Patienten unterschieden: Dyspepsien vom Typ des gastroösophagealen Refluxes, der Ulkuskrankheit, der Motilitätsstörung, der Aerophagie und einer unspezifischen Gruppe.

Der *Krankheitsverlauf* hat einen rezidivierenden Charakter und läßt Tendenzen zur Chronifizierung erkennen. Follow-up-Untersuchungen weisen auf einen hohen Prozentsatz von Patienten mit weiterhin bestehenden Beschwerden hin, so daß die *Prognose* nicht sehr optimistisch ist.

Fallbeispiel: Die 27 Jahre alte Patientin klagt bei der Aufnahme zur stationären psychosomatischen Behandlung über seit einem Jahr bestehende krampfartige Schmerzen im Oberbauch. Vorwurfsvoll und enttäuscht berichtet sie, daß eine Vielzahl von Untersuchungen und Medikamenten „nichts gebracht" hätten. Sie habe keine richtige Lebensfreude mehr, sei lustlos und am Arbeitsplatz unzufrieden. Sie betont, daß in ihrem Leben sonst alles in Ordnung und normal sei. Sie habe vor 1 ½ Jahren vor allem wegen eines Kinderwunsches geheiratet. Seit dem Abitur arbeite sie ganztags in einem Büro, da sie sich ein Studium nicht zugetraut habe. Lebensgeschichtlich zeigt sich eine problematische Kindheit. Die Mutter sei Alkoholikerin gewesen, der Vater habe sich anderen Frauen zugewandt. Sie sei meist bei den Großeltern gewesen und habe früh für sich alleine sorgen müssen. Erst in weiteren Gesprächen erfährt man, daß ihr Ehemann nach der Heirat vermehrt getrunken habe, danach arbeitslos geworden sei und sie gemeinsam im Haus der Schwiegereltern leben würden.

Epidemiologie: Funktionelle Bauchbeschwerden ist die häufigste Zuweisungsdiagnose an Internisten und Gastroenterologen. Eine Auftretenshäufigkeit findet sich bei *Kindern* und *Jugendlichen* sowie im *dritten Dezennium.* Die Prävalenz dyspeptischer Beschwerden wird in der *Gesamtbevölkerung* westlicher Industriestaaten mit circa *30 %* angegeben. Davon suchen maximal ein Drittel einen Arzt auf. Der Prozentsatz erkrankter *Frauen* scheint insgesamt höher zu liegen als der der Männer. Da die Medizin über keinen wirklichen Verständnisansatz für Patienten ohne pathologischen Organbefund verfügt, führt dies rasch zu einem „Überweisungsritual" von Arzt zu Arzt. Patienten mit funktionellen Oberbauchbeschwerden sind daher in ihrem Verhalten durch häufige Arztbesuche, Arztwechsel und einen ausgeprägten Medikamentenkonsum gekennzeichnet.

Ätiopathogenese: Es erscheint nicht gerechtfertigt, nur eine einzige Ursache als Erklärung der funktionellen Oberbauchbeschwerden zu vermuten. Vielmehr muß von einem *psychosomatischen Zusammenwirken mehrerer Faktoren* ausgegangen werden, wobei deren Wechselwirkung noch nicht ausreichend geklärt ist.

Es werden eine Reihe *pathophysiologischer Hypothesen* intensiv diskutiert, wie z. B. eine pathologische Motilität, eine abnorme Säuresekretion oder Säureempfindlichkeit bzw. eine gestörte Schmerzwahrnehmung des Magens, ohne daß damit die zugrunde liegenden Funktionsstörungen bisher hätten geklärt werden können. *Psychologische Hypothesen* betonen die Einflüsse von *lebensbelastenden Ereignissen* oder von *Streß* auf die Entstehung der funktionellen Oberbauchbeschwerden. Über den Einfluß solcher psychosozialer Faktoren könnten dann über humorale Mechanismen sowie das autonome Nervensystem die gastrointestinalen Aktivitäten und Empfindlichkeiten verändert werden.

Psychogenetisch scheint der *Affektentwicklung,* deren Wahrnehmung und Versprachlichung im Krankheitsgeschehen eine besondere Bedeutung zuzukommen. Ist dieser Prozess in der Entwicklung primär unzureichend gewesen, treten gravierende Mängel in der Fähigkeit auf, Affekte wahrzunehmen und diese auszudrücken. In einer für den Patienten nicht mehr zu bewältigenden äußeren oder inneren *Konfliktsituation* werden die Affekte dann in Form von *Körperbeschwerden* gespürt.

Trotz einer Vielzahl empirischer Studien zur Persönlichkeit läßt sich eine einheitliche *Persönlichkeitsstruktur* nicht nachweisen. Im Vergleich zu gesunden Kontrollpersonen sind Patienten mit funktionellen Oberbauchbeschwerden ängstlicher, neurotischer und depressiver. Aus psychodynamischer Sicht formulierte Alexander (1934) ein orales *Konfliktthema* zwischen dem Wunsch nach Versorgung und dessen Abwehr bzw. Frustration.

Zur *Krankheitsauslösung* kommt es vor allem dann, wenn die Patienten sich in ihren Erwartungen gekränkt, von ihrer Umwelt *schlecht versorgt fühlen* und sich nicht ausreichend mitteilen und durchsetzen können. *Psychodynamisch wirkt die körperbezogene Symptomatik erst einmal entla-*

stend nicht lösbar erscheinende psychosoziale Konflikte treten in den Hintergrund. Die Beziehungs- und Arbeitswelt wird somit als weitgehend konfliktfrei erlebt.

Fallbeispiel: Die infantile Entwicklung der oben beschriebenen Patientin war geprägt von heftigen familiären Spannungen, die letztlich zur Scheidung der Eltern führten. Beide Eltern standen als ausreichend stabile, verläßliche und versorgende Objekte nicht zur Verfügung. Die Patientin wurde dadurch in eine forcierte Selbstständigkeitsentwicklung gezwungen bei einer narzißtischen Grundstörung, die wenig Spielraum für eine eigene Entwicklung und die Integration ambivalenter Gefühle ließ. Insbesondere die Wünsche nach Versorgung mußten massiv abgewehrt werden. Diese infantile Konfliktsituation reinszenierte die Patientin mit ihrem Ehemann im Haus der Schwiegereltern und am Arbeitsplatz, so daß eine psychosomatische Dekompensation mit Ausbildung von Oberbauchbeschwerden die Folge war.

Diagnose: Da prinzipiell nahezu alle gastrointestinalen Erkrankungen funktionelle Abdominalbeschwerden imitieren können, ist es notwendig, das funktionelle Oberbauchsyndrom gegenüber folgenden Erkrankungen *differentialdiagnostisch* abzugrenzen: Tumoren, Ulkus, Ösophagitis, Refluxkrankheit, Pankreas-, Gallenwegs- und Lebererkrankungen, postoperative Folgezustände, metabolische Ursachen wie z.B. diabetische Neuropathie. Das Ziel des diagnostischen Vorgehens muß jedoch eine *positive Diagnosestellung* sein. Wesentliche Elemente stellen dabei in erster Linie die ausführliche *Anamnese* und die Analyse der *Arzt-Patient-Beziehung* im Einzelfall dar, wobei ein zeitlicher Zusammenhang zwischen belastenden Lebensereignissen oder Beziehungsstörungen und dem Auftreten der Beschwerden erste Anhaltspunkte geben können.

Therapie: Das vordringliche Therapieziel ist die Herstellung einer *vertrauensvollen und hilfreichen Arzt-Patient-Beziehung.* Der Arzt sollte auf das Festhalten des Patienten am körperlichen Symptom oder auf Vorwürfe über zuwenig bzw. unzureichende Behandlung vorbereitet sein. Ein Eingehen auf eine sogenannte *Laien-Ätiologie* der Patienten hat sich bewährt, ebenso die vorsichtige Verknüpfung von Lebensereignissen und Symptomen. Nach der behutsamen Mitteilung der Diagnose ist eine regelmäßige Wiedereinbestellung sinnvoll, um die Führung und Beratung der Lebensweise des Patienten in die Behandlung mit einzubeziehen.

Spezifische *psychotherapeutische Therapieverfahren zur* Behandlung der funktionellen Ober-

bauchbeschwerden sind bisher nicht beschrieben worden. Unter Berücksichtigung des Einzelfalls empfiehlt sich *tiefenpsychologisch fundierte Einzel- oder Gruppentherapie.* Bei entsprechender Indikationsstellung und in chronifizierten Fällen kann an einen *stationären* psychosomatischen Behandlungsversuch gedacht werden. *Verhaltenstherapeutisch* haben sich vor allem entspannende und übende Therapieverfahren sowie kognitive Gruppentherapie bewährt. Die Ergebnisse der *medikamentösen Therapie* werden kritisch bewertet, und sie hat in der Behandlung eher eine ergänzende Bedeutung.

Fallbeispiel: Die Schwierigkeit der psychotherapeutischen Behandlung bestand darin, daß die o.g. Patientin von Anbeginn an einen massiven Druck auf die Behandler ausübte, die körperlichen Beschwerden doch endlich zu beseitigen. Mit der rationalisierten Begründung, die Behandlung vorzeitig zu beenden, weil sie ihren Ehemann nicht sich selbst überlassen könne, konnte in der analytisch orientierten Einzeltherapie ihre eigene Enttäuschung über eine „ungenügende" Versorgung auf Station thematisiert werden. Dies führte dazu, daß sie sich mit ihrem Festhalten an überhöhten Erwartungen auseinandersetzen konnte. Erstmals sprach sie über Gefühle von Einsamkeit, Selbstunsicherheit und ihrer Traurigkeit darüber, an der beruflichen wie privaten Situation nichts ändern zu können. Von diesem Zeitpunkt an entspannte sich die Beziehung zu den Behandlern, so daß sie sowohl die erlebnisorientierten Verfahren wie z.B. die Körper- oder Musiktherapie als auch das Autogene Training für sich zu nutzen begann. Die Ein-Jahres-Katamnese zeigte, daß die Patientin nun ihre Grenzen realistischer einschätzen konnte. Durch Veränderungen in der Ehe und Trennung vom Arbeitsplatz fand sie eine angemessene Lösung ihrer inneren Situation. Wie für diese Patientengruppe typisch, gewann sie dadurch ihr psychosomatisches Gleichgewicht wieder, was mit einer weitgehenden subjektiven Beschwerdefreiheit verbunden ist.

3.5.2 Ulcus pepticum

G. Overbeck, R. Grabhorn

Definition: Als Ulcus pepticum bezeichnet man *benigne Ulzerationen* im präpylorischen Abschnitt des Magens und im Zwölffingerdarm (Ulcus duodeni), also jenen Abschnitten, die der gastralen Säuresekretion besonders ausgesetzt sind.

Krankheitsbild: Es werden krampfartige *epigastrische Schmerzen* angegeben, die besonders bei *nüchternem Magen* auftreten, ferner *Sodbrennen,* Völlegefühl und Unverträglichkeiten bestimmter Speisen. Das peptische Ulkus heilt heutzutage unter diätetisch-medikamentöser Behandlung recht gut ab, bei ungefähr 50% kommt es jedoch erneut zu einem Rezidiv.

Epidemiologie: Für die Ulkuskrankheit wird eine *Prävalenz* von circa 2% angegeben. Während früher (selektionsbedingt) eine Häufung in bestimmten Berufen beschrieben wurde, geht man heute davon aus, daß nicht der Beruf selber, sondern die *spezifische Interaktion zwischen Arbeitsplatzsituation, beruflicher Position und Persönlichkeit* konflikterzeugend sein kann. So fanden Eckensberger et al (1976) u. a. eine Gruppe von „jungen, karriereorientierten Meistern und Graduierten in mittleren Führungspositionen". Des weiteren ist offensichtlich der *Verlust der Zugehörigkeit zu einer Gruppe* bedeutsam, wie z. B. bei Gastarbeitern, Flüchtlingen, Arbeitslosigkeit, Berufswechsel, sozialem Aufstieg.

Ätiopathogenese: Für die meisten Patienten gilt zwar nach wie vor der Satz „Kein Ulkus ohne Säure", in schwer abschätzbarer Weise kommt aber anderen *somatischen Faktoren* (genetischen, gastrointestinalen Hormonen, protektiven Schleimhautschutzfaktoren, Helicobacter etc.) wie auch *psychischen Faktoren* innerhalb einer multifaktoriellen *bio-psycho-sozialen Pathogenese* zusätzliche Bedeutung zu. Daß emotionale Faktoren zu vegetativen Fehlsteuerungen und dysfunktionalen Störungen der Magentätigkeit (Motilität, Schleimhautdurchblutung, Sekretion) führen können, wurde in experimentellen psychophysiologischen Untersuchungen bestätigt. Die Ergebnisse bezüglich der *krankheitsrelevanten Affekte* (Wut, Neid, Angst, Versorgungswünsche) sind jedoch unterschiedlich und zeigen eine hohe *individuelle Variabilität*. Der komplexe Zusammenhang von genetisch bedingter *Disposition,* Entwicklung einer bestimmten *Persönlichkeit* und zirkulärer Krankheitsgefährdung durch entsprechende körperliche und seelische *Belastungen* wurde in einer empirisch-prospektiven Studie belegt und theoretisch durch den somatopsychisch-psychosomatischen Zirkel und durch den Situationskreis von v. Uexküll beschrieben.

Psychodynamik und krankheitsauslösende Situation: Nach Alexander (1951) ist der *Grundkonflikt* von Ulkuskranken, daß sie unbewußte oral-rezeptive (Verwöhnung, Nähe, Zuwendung) oder oral-kaptative Bedürfnisse (Besitzstreben, aggressive Impulse) abwehren müssen. Teils müssen Schamgefühle abgewehrt werden, die z. B. durch die Unverträglichkeit o. g. Bedürfnisse mit

dem eigenen Selbstbild entstehen, oder weil solche Wünsche auf ambivalent besetzte Personen gerichtet sind und durch Schuldgefühle gehemmt werden (z. B. Geschwisterneid). Die bewußt abgewehrten, aber unbewußt latent vorhandenen Bedürfnisse können sich über die „Hunger", Gier, Wut etc. (z. B. als Hyperazidität, Spasmen, Durchblutungsstörungen) als unzeitgemäße vegetative Bereitstellungen auswirken und zu *Dysfunktionen* führen. Krankheitsauslösend finden sich entsprechend häufig in der biographischen Anamnese Situationen, in denen die o. g. Wünsche zu *inneren Konflikten* führten (z. B. bei Reifungsanforderung, Angst vor Verantwortung, gehemmten Konkurrenzansprüchen), oder wo durch *äußere Anlässe* Versagungen, Enttäuschungen, Geborgenheitsverluste, ausgelöst wurden (z. B. bei Beförderungen, Trennung vom Elternhaus, Heirat, Scheidung, Migration, etc.).

Persönlichkeitsstruktur: Bei der großen Verbreitung der Krankheit verwundert es nicht, daß es *die* Ulkuspersönlichkeit nicht gibt.

*   Der „psychisch gesunde", aber somatisch disponierte Ulkuspatient ist wahrscheinlich der häufigste (Typ 1). Von einer *psychopathologischen Mitbedingtheit* zur Ulkuskrankheit kann man aber mit großer Wahrscheinlichkeit bei den Patienten ausgehen, die *chronisch krank* werden. Liegt ein „oraler" Abhängigkeitskonflikt vor, kann wiederum die Abwehr und damit die Persönlichkeitsstruktur sehr unterschiedlich ausgebildet sein.

*   Der *neurotische* Ulkuskranke kann z. B. mit seinen Wünschen entweder überkompensatorisch umgehen, indem er sich übertrieben unabhängig, selbstständig, ehrgeizig gibt (Typ 2),

*   oder er zeigt sich eher anhänglich, passiv und verarbeitet seine Enttäuschungen mit depressiven Reaktionen (Typ 3).

*   *Soziopathische* Ulkuskranke sind dagegen zu einer inneren Verarbeitung ihrer oralen Wünsche kaum in der Lage, sie agieren sie als Alkoholiker oder querulatorisch und rentenneurotisch aus (Typ 4).

*   Bei anderen Ulkuskranken muß man davon ausgehen, daß spezifische Konflikte nicht die wesentliche psycho-pathogenetische Ursache sind. Es sind eher *„überangepaßte" Patienten.*

*   Die sich entweder selbst in *psychosozialen Streß* bringen – oder durch äußere Faktoren

wie z.B. Schichtarbeit hineingeraten und dann in gewissen Abständen mit Ulkusrezidiven dekompensieren (Typ 5).

• Sowie *„psychosomatische" Patienten* (Typ 6), die habituell in verschiedensten Lebenskrisen somatoforme Reaktionsmuster unterschiedlichster Art zeigen.

Diagnose und Differentialdiagnose: Von der Ulkuskrankheit müssen differentialdiagnostisch das akute *Streßulkus* (z.B. bei Verbrennungen), das *Ulcus ventriculi* und die *funktionellen Oberbauchbeschwerden* unterschieden werden. Dies ist aufgrund der klinischen Symptomatik allein oft kaum möglich, die Diagnose ist aber gastroskopisch leicht zu sichern.

Therapie: Dadurch, daß die akute Krankheitsphase relativ rasch abklingt und heutzutage wirksame Medikamente zur Verfügung stehen, erscheint vielen Patienten (und Ärzten) die Psychotherapie scheinbar überflüssig. Das Ulkus allein führt daher immer seltener in die psychosomatische Sprechstunde als eher die Verhaltensauffälligkeiten bestimmter Ulkuspatienten (z.B. eine Suchtproblematik, ein depressives Syndrom u.a.). Es ist empfehlenswert, daß der behandelnde Arzt selbst in der unmittelbaren Nachsorgephase mit der *psychosomatischen Grundversorgung* beginnt. Als weiterführende Psychotherapie scheint sich danach bei bestimmten Patienten (Typ 5 und 6) die homogene *themenzentrierte Gruppe* am besten zu eignen, wobei besonders auf die Bewältigung aktueller psychosozialer Konflikte abgezielt wird. Je mehr die Erkrankung dagegen durch unbewußte neurotische Persönlichkeitskonflikte mitbedingt wird (Typ 2 und 3), desto mehr kommt die *tiefenpsychologisch/psychoanalytische Therapie* in Frage. Die wenigen verfügbaren Therapiestudien mit Erfolgsergebnissen beziehen sich auf diese Gruppe von meist gut therapiemotivierten Ulkuskranken. Bei geringer psychischer Krankheitseinsicht (Typ 6), oder geringer Frustrationstoleranz (Typ 4) bietet die *stationäre psychosomatische Behandlung* größere Chancen, indem sie zum einen durch Verfahren der „Körperpsychotherapie" vielen Patienten überhaupt erst eine psychosomatische Krankheitseinsicht eröffnet, zum anderen kann unter stationär kontrollierten Bedingungen mit der Reinszenierung von Konflikten, die bei ambulanter Behandlung meist zum Therapieabbruch führen, besser umgegangen werden. Am

häufigsten wird der oral-aggressive Konflikt in der *Arzt-Patient-Interaktion* psychodynamisch wirksam, so daß die Patienten entweder selbst zu vorschnellen Enttäuschungsreaktionen neigen oder im Arzt durch ihr forderndes Verhalten ärgerliche und abweisende Gefühle mobilisieren.

3.5.3 Obstipation

W. Keller

Definition: Als Obstipation bezeichnet man einen Symptomenkomplex, der durch eine *unregelmäßige Stuhlentleerung* gekennzeichnet ist, die in Verbindung mit einem *kleinen Stuhlvolumen*, einer *vermehrten Stuhlkonsistenz* und dem Gefühl der unvollständigen Entleerung nach Defäkation steht.

Die Stuhlentleerung erfolgt weniger als 3 × in der Woche.

Die Kriterien der Obstipation unterliegen großen *individuellen Schwankungen* und unterschiedlichen Bewertungsmaßstäben. Hinzukommen *kulturelle, geographische* und *ethnische Faktoren*. In westlichen Industrieländern bei üblicher faserarmer und hochkalorischer Kost werden mindestens drei Stuhlentleerungen pro Woche, ein Defäkationsintervall von weniger als drei Tagen, ein Stuhlgewicht zwischen 35 und 225 g, ein Stuhlwassergehalt von etwa 70% und eine gastrointestinale Transitzeit von 1–5 Tagen als normal betrachtet. Demnach werden Abweichungen von diesen Werten im Sinne einer geringeren Stuhlfrequenz oder eines geringeren Stuhlgewichtes oder Wassergehaltes, eines verlängerten Defäkationsintervalls und einer verlängerten Kolontransitzeit als Hinweise für eine Obstipation angesehen.

Die medizinische Definition der Obstipation stimmt nicht immer mit der der Patienten überein. Insbesondere vom Colon irritabile kann das monosymptomatische Krankheitsbild der Obstipation abgegrenzt werden.

Krankheitsbild: Speziell der niedergelassene Arzt wird häufig mit dem Problem der Stuhlunregelmäßigkeiten seiner Patienten konfrontiert. Viele Patienten, die über eine Obstipation klagen, haben nur das Gefühl einer *unvollständigen Entleerung*. Die Obstipation ist weit verbreitet und nimmt mit dem Alter zu, überwiegend sind Frauen davon betroffen. Zum Teil stehen Patienten mit Obstipation unter *erheblichem Leidensdruck*, die Lebensqualität kann beträchtlich eingeschränkt sein. Dies gilt auch für die *anale Inkontinenz*, welche mit einer Prävalenz von 0,5-1% weit seltener ist. Sie wird tabuisiert, viele verschweigen dies ihrem Arzt und sprechen lediglich von „Problemen mit der Verdauung". Zu einem hohen Prozentsatz ist die *Ursache funktionell*. Organische Ursachen kommen relativ selten vor, müssen jedoch differentialdiagnostisch in Erwägung gezogen werden.

Der *Krankheitsverlauf* ist sehr unterschiedlich, von leichten reversiblen Störungen bis zu schweren, kaum beeinflußbaren chronischen Verläufen, verbunden mit starkem Leidensdruck. Psychisch zeigen die Patienten nicht selten *hypochondrische Tendenzen*. Die Arbeitsfähigkeit, Morbidität und Mortalität wird durch die Obstipation nur unwesentlich beeinflußt. Für die Kosten im Gesundheitswesen spielt die Obstipation jedoch durch den erhöhten Laxantienkonsum und der diagnostischen Maßnahmen eine erhebliche Rolle. Schätzungen belaufen sich auf 300 Mio. DM/Jahr.

Unterschieden wird die *idiopathische habituelle* oder *funktionelle Obstipation*, die *situative Obstipation* (z.B. bei Reisen, Schwangerschaft, nahrungsmittelinduzierte Obstipation, iatrogene Obstpation durch Medikamente, „emotional" bedingte Obstipation) und die *organisch bedingten Funktionsstörungen im Rektosigmoidbereich*.

Epidemiologie: 1986 betrug die Prävalenz der Obstipation in der amerikanischen Bevölkerung 1,9%, sie entspricht damit dem häufigsten gastroenterologischen Beschwerdebild. In England betrug die Prävalenz 1980 u. 81 0,9%. Je 1.000 Einwohner fanden 12 Arztbesuche wegen einer Obstipation statt. In 86% der Fälle wurde eine medikamentöse abführende Therapie verordnet. Es muß von einer *hohen Dunkelziffer* ausgegangen werden, da diese Patienten eine Selbstmedikation bevorzugten und sich nie wegen einer Obstipation in ärztliche Behandlung begeben. Schätzungen zufolge leiden etwa 30% der Bevölkerung an Obstipation. Nach einer Umfrage bezeichneten sich 12,8% der Amerikaner im Alter zwischen 12 und 74 Jahren und 30% in der Altersgruppe zwischen 65 und 93 Jahren als obstipiert. Nach dem 65. Lebensjahr kommt es, unabhängig von Geschlecht und Rasse , zu einer exponentiellen Zunahme der Obstipation. *Frauen* kla-

gen dreimal häufiger als Männer über Obstipation. In den USA findet sich bei Patienten mit niedrigem Familieneinkommen, einer kurzen Schulausbildung und in ländlichen Wohngebieten vergleichsweise höhere Obstipationsraten als bei Patienten mit höherem Einkommen, längerer Ausbildungszeit und städtischer Umgebung. Dies deutet auf den *Einfluß psycho-sozialer Faktoren* hin.

Ätiopathogenese: Aus psychodynamischer Sicht wird die Obstipation zurückgehend auf Sigmund Freud in Verbindung gebracht mit *zwanghaften Persönlichkeitszügen*. Bedeutsam ist in diesem Zusammenhang die Trias Ordentlichkeit, Eigensinn und Sparsamkeit. Im *Interaktionsverhalten* werden diese Charaktereigenschaften in der Regel von den Patienten selbst nicht als störend erlebt, vielmehr fühlen sich vielfach die Menschen der sozialen Umgebung des Patienten durch diese Charakteristika eingeengt oder gar dominiert, so daß sie sich unter Umständen zurückziehen, was die Verlustängste des Patienten verstärken kann und die Tendenz „festzuhalten" noch verstärkt. Die Entwicklung dieser Persönlichkeitszüge wird durch *psychosoziale Einflüsse in der Kindheit* gesehen. Dies wird in Verbindung gebracht mit emotionalen Konflikten, die sich entwicklungspsychologisch auf die *anale Entwicklungsphase* im 2. bis 3. Lebensjahr zurückführen lassen. In diesem Lebensalter wird die Sphinkterkontrolle im Rahmen der Sauberkeitserziehung erlernt. Gleichzeitig steht die Ich-Entwicklung im Vordergrund, einhergehend mit einer trotzigen Abgrenzung oder Verweigerungshaltung gegenüber elterlichen Geboten. Ein zu rigider, auf Macht und Unterwerfung ausgerichteter Erziehungsstil in dieser Lebensphase begünstigt die Entwicklung zwanghafter Persönlichkeitszüge. Die Konflikte beziehen sich auf das „Hergeben" bzw. „Zurückhalten".

Es bestehen enge Beziehungen der chronischen Obstipation zum *Reizdarm*. Das Besitzstreben mit forcierter Retentivität und unbewußten Verlustängsten sowie unterdrückte Aggressivität wird *psychodynamisch* in Zusammenhang mit der Darmfunktion für bedeutsam gehalten. Unter Retentivität ist das Zurückhalten nicht nur von Fäzes sondern auch im übertragenen Sinne die Zurückhaltung von Gefühlen und verbalen Mitteilungen überhaupt zu verstehen.

In der lebensgeschichtlichen Entwicklung solcher späterer Patienten hat oft eine Behinderung von *retentiven*

Impulsen durch elterliche Gebote stattgefunden. Die Kinder wurden oft überkontrolliert gegen ihren Willen zur Hergabe und zum Verschenken gezwungen. Die Obstipation kann so *psychodynamisch* auf der organischen Ebene als *chronifizierte Protesthaltung* gegen internalisierte elterliche Gebote verstanden werden.

Bei Patienten mit einer zwanghaften Persönlichkeitsstruktur besteht daher die Disposition zur chronischen habituellen Obstipation.

Eine *auslösende Situation* ist bei der in der Regel schleichend chronifizierten Entwicklung der Symptomatik meist schwer zu eruieren. Auslösend für eine Symptomverstärkung sind Konfliktkonstellationen im psychosozialen Umfeld des Patienten, die die oben erwähnte innere *Protesthaltung* gegen übermäßige Kontrolle, *Verlustängste* oder die Neigung zum *Eigensinn* ansprechen. Je nach Ausmaß der zwanghaften Aspekte finden wir bei diesen Patienten auch fließende Übergänge zu *hypochondrischem Erleben*. In diesem Zusammenhang werden Befürchtungen geäußert, wie „nicht entschlackt" zu sein oder durch Stuhlretention „Gifte" im Körper zu behalten oder Ängste, durch Obstipation könnte eine Krebserkrankung ausgelöst werden. Wegen der schwierigen Objektivierbarkeit einer geklagten Obstipation muß der Arzt sich im Routinebetrieb auf die Angaben der Patienten verlassen, gerade bei hypochondrischen Fällen ist daher das Vorliegen einer Obstipation im oben definierten Sinn keineswegs trotz entsprechender Klagen immer gegeben. Diese Patienten neigen nicht selten zu einem Laxantienabusus, der oft nicht berichtet wird.

Organische Ursachen: Zahlreiche *Medikamente* und manche *toxische Substanzen* haben eine direkte oder indirekte Wirkung auf die Struktur und Funktion des autonomen Nervensystems und der glatten Muskulatur der Darmwand sowie auf die Motilität des Darmes und können dadurch unerwünscht zu einer Obstipation führen.

Die klinische Bedeutung der *Motilitätsstörungen* für die funktionelle Obstipation ist bisher noch nicht ausreichend geklärt. Bei manchen Fällen chronischer, meist auch therapieresistenter Obstipation ist die rektale Sensibilität und die Perzeption der rektalen Dehnung herabgesetzt. Die Einnahme unterschiedlicher Medikamente, metabolische *endokrine und neurologische Erkrankungen* sind mit einer Obstipation assoziiert. Darüber hinaus können lumenverengende, stenosierende und entzündliche *Erkrankungen des Dickdarms*, des Anorektums von einer symp-

tomatischen Obstipation begleitet sein (s. Tab. 1). In der Mehrzahl der Fälle ist eine organische Ursache der Obstipation jedoch nicht bekannt.

Soziale, kulturelle Einflüsse: In Abhängigkeit von Lebensstil, Berufstätigkeit, Reisen, Alter, körperlicher oder geistiger Behinderung, Schwangerschaft, kann es durch *Gewohnheiten, Bewegungsmangel* und *Ernährungsgewohnheiten* in den Industrieländern wie ballaststoffarme Ernährung, eine zu geringe Flüssigkeitsaufnahme oder durch willkürliche Unterdrückung des Defäkationsreizes zu einer Obstipation kommen. Menschen, die „keine Zeit" haben, bei Stuhldrang die Toilette aufsuchen, die Angst vor Schmerzen bei der Defäkation haben, z.B. bei Hämorrhoiden, Analfissuren oder nach Bauchoperationen, können am Beginn der *Entwicklung einer habituellen Obstipation* stehen. Allerdings haben diese Ursachen für die Entstehung einer habituellen funktionellen Obstipation vermutlich die Bedeutung von Manifestationsfaktoren. Eine Unterdrückung der Defäkation bei Freiwilligen führte zur reduzierten Stuhlfrequenz und einer verlängerten Oro-Anal- sowie Kolon-Transitzeit.

Diagnose/Differentialdiagnose: Die Diagnose der Obstipation beruht in der überwiegenden Zahl der Fälle auf den *Angaben der Patienten*: Zu wenig oder zu harter Stuhl, seltener oder schmerzhafter Stuhlgang, fehlender Stuhldrang, das Gefühl der unvollständigen Entleerung, die Notwendigkeit der manuellen Untersuchung oder der digitalen Ausräumung, das Gefühl eines tiefsitzenden Hindernisses und eine Verstärkung der Beschwerden beim Pressen. Aus dem *Alter* und der *Anamnese* ergeben sich weitere Hinweise, die zu differentialdiagnostischen Überlegungen hinsichtlich *psychosomatischer* oder *organischer Ursachen* führen: eine *neurotische Entwicklung*, eine zwanghafte Persönlichkeitsstruktur mit Betonung retentiver Tendenzen, auslösende Konflikte. Hinsichtlich einer organischen Ursache ist die Entwicklung und Dauer der bestehenden Beschwerden wichtig, die kurzfristige Änderung der Stuhlgewohnheiten, die Einnahme von *Medikamenten*, die Symptome anderer *organischer Erkrankungen*, zusätzlich bestehende *Begleitsymptome* z.B. Gewichtsabnahme, Fieber, Wechsel von Obstipation mit Diarrhoe oder Schmerzen, die nicht mit dem Stuhlgang in Verbindung stehen, *Änderung der Lebensgewohnheiten*, der Ernährung, der Flüssigkeitsaufnahme oder körperlichen Aktivität sind wichtige anamnestische Hinweise für die Diagnose und Differentialdiagnose der verschiedenen Formen einer chronisch-funktionellen Obstipation oder der seltenen organischen Ursachen einer Obstipation.

Bei der *körperlichen Untersuchung* werden klinische Veränderungen im Bereich des Anus und des Rektums diagnostiziert, eine Prüfung des Sphinktertonus, sowie der analen Sensibilität. Weitergehende Maßnahmen sind Stuhlinspektion sowie *klinisch-chemische Untersuchungen*, wie Bestimmung der Serumelektrolyte, BKS, Blutbild, Kalzium, Kreatinin und des Hämocculttestes sowie zum Ausschluß einer Hypothyreose der TRH-Test sowie der Gesamtporphyrine im Urin zum Ausschluß einer Porphyrie. Bei anhaltender Obstipation, insbesondere wenn unspezifische Laborparameter auffällig werden, besteht die Indikation zu einer invasiven Endoskopie bzw. Koloskopie zum Ausschluß pathologischer Veränderungen im Analkanal und im Kolonbereich. Die Messung des Kolontransits dient der Objektivierung der anamnestischen Angaben des Patienten und der Differenzierung verschiedener Ursachen einer chronisch-funktionellen Obstipation, hat jedoch für die Routinebehandlung keine Bedeutung.

Bei der *Bewertung der Obstipation* kommt den subjektiven Begleitbeschwerden, dem Leidensdruck eine große Bedeutung zu. Es ist nur schwer möglich, das Ausmaß der Obstipation objektiv festzulegen. Man muß daher von der subjektiven Beschwerdeschilderung ausgehen und das Ausmaß des Leidensdrucks mit dem Ausmaß der geklagten Obstipation in Beziehung setzen. Die Aufmerksamkeit sollte besonders auf die meist nebenbei berichteten *psychosozialen und interpersonellen Aspekte* der Mitteilungen der Patienten gerichtet werden.

Hinzuweisen ist auf die Gefahr eines chronischen *Laxantienabusus,* der bei einem hohen Prozentsatz der chronisch obstipierten Patienten vorliegt.

Folgende Formen der Obstipation werden von den Gastroenterologen unterschieden:

• Die *idiopathische Obstipation* (Anismus) wird häufig bei jungen Frauen beobachtet. Die Erkrankung tritt meist in der Pubertät oder gelegentlich im Anschluß an die Entbindung auf, nach Abdominaloperationen oder als Folge von seelischen Traumata. Ursächlich wird eine mangelnde Erschlaffung der Beckenbodenmuskulatur angesehen.

• *Obstipation als Begleitsymptom des irritablen Darmsyndroms:* Dieses Krankheitsbild, das häufiger bei Frauen als bei Männern auftritt, ist wahrscheinlich die häufigste Ursache für eine Obstipation bei Patienten im jungen bis mittleren Lebensalter (s. Kap. 3.5.5 Funktionelle Unterbauchbeschwerden). Kennzeichnend sind begleitende Abdominalschmerzen, der gelegentliche Wechsel mit einer Diarrhoe, häufiger Stuhldrang und Absetzen eines harten schafkotartigen Stuhles in Verbindung mit dem Gefühl einer unvollständigen Entleerung. Die Transitzeit durch den gesamten Magen-Darm-Kanal ist verlängert, liegt aber bei den meisten Patienten noch im Normbereich.

• Die *Anorektale Obstipation* beruht auf gesteigerter anorektaler Motorik, veränderter Sensibilität des Rektums, partieller mechanischer Verlegung des Analkanals oder einer funktionellen Obstruktion des Analkanals, z.B. bei Rektozele oder innerem Rektumprolaps.

Weitere seltenere Formen der Obstipation werden unterschieden: das kongenitale Megakolon (Morbus Hirschsprung), das idiopathische Megakolon, sowie der Rektumprolaps.

Differentialdiagnose: Bei der überwiegenden Zahl der Patienten mit chronischer Obstipation besteht keine organische Ursache. Meistens sind die angegebenen Begleitbeschwerden psychosomatischer Genese. In den Tabellen (3–3 und 3–4) sind die differentialdiagnostisch abzugrenzenden *Erkrankungen* bzw. *Medikamente,* die mit einer chronischen Obstipation einhergehen können, aufgeführt. Insbesondere müssen anamnestisch weitere psychosomatische und psychiatrische Erkrankungen wie ein *depressives Syndrom* oder depressive Erkrankung, die *Anorexia nervosa,* ein Colon irritabile, die senile Demenz, eine Schizophrenie oder verschiedene *neurologische Erkrankungen* wie multiple Sklerose oder M. Parkinson abgegrenzt werden. Aber auch *gastroenterologische Erkrankungen* wie Duodenalulzera, Gallen- und Nierenkoliken, Pankreatitis, Cholezystitis, Adnexitis oder Peritonitis können mit Obstipation einhergehen. Wegen der Neuropathie ist die Obstipation ferner bei Diabetes mellitus ein häufiges Problem.

Therapie: Bei organischen Ursachen führt die *Behandlung der Grunderkrankung* zu einer Verbesserung der Symptomatik. Die meisten Patienten mit funktioneller Obstipation, die beim Arzt

Tab. 3-3: Differentialdiagnose der gewöhnlich chronischer Obstipation und des Reizdarmes (in Anlehnung an Fahrländer 1990)

Übersehene Darmerkrankungen
  Ileitis terminalis Crohn
  Proctitis ulcerosa
  Kolonkarzinom

Funktionelles Begleitsymptom extrakolischer Tumoren
  Magenkarzinom
  Retroperitoneale Tumoren
  Prostatakarzinom
  Bronchuskarzinom

Schmerzhafte Analerkrankungen (Fissuren, Perianalthrombose, Analekzem, Hämorrhoidalprolaps)

Hormonale und metabolische Erkrankungen
  Hypothyreose
  Hyperparathyreoidismus
  Diabetes mellitus
  Porphyrien
  Bleivergiftung

Neurologische Erkrankungen
  Multiple Sklerose
  Morbus Parkinson
  Hirntumoren

Angeborenes Megakolon (Morbus Hirschsprung), Erworbenes Megakolon, infantile und adulte Form

Idiopathische chronische Obstipation (Ausschlußdiagnose)

Psychosomatische und psychiatrische Erkrankungen
  Anorexia nervosa
  Zwangsneurose
  Irritables Colon
  Depressives Syndrom
  Schizophrenie

Tab. 3-4: Medikamete, die gewöhnlich zu einer Obstipation führen können (n. Gregor und Riecken 1992)

Stoffgruppe	Medikament
Analgetika	Opiate, Kodein, Aspirin
Antazida	Aluminium- u. Kalzium-haltige Medikamente
Antiarrhythmika	Amiodaron
Anticholinergika	Atropin
Antidiarrhoika	Loperamid, Methylzellulose
Antihistaminika	H_1- und H_2-Blocker
Antihypertensiva	Methyldopa, Clonidin, Prazosin
Antikonvulsiva	Hydantoin
Anti-Parkinson-Medikamente	Amantadin
Chemotherapeutika	Isoniazid
Diuretika	Thiazide
Kalziumantagonisten	Verapamil
Psychopharmaka	
Antidepressiva	Trizyklische Antidepressiva, MAO-Hemmer
Hypnotika	Barbiturate
Neuroleptika	Chlorpromazin
Tranquilizer	Benzodiazepine
Zytostatika	Vincaalkaloide
Verschiedene	Bariumsulfat, Eisensalze, Lithium, Arsen, Blei, Quecksilber, Wismutsalze

vorstellig werden, haben bereits in der Vergangenheit verschiedene Möglichkeiten versucht, ihr Problem zu lösen; dies sollte im Erstgespräch daher Berücksichtigung finden.

In der Behandlung werden *allgemeine, pharmakologische* und *psychotherapeutische Maßnahmen* unterschieden.

Grundsätzlich hängt der Erfolg einer Behandlung mehr oder weniger davon ab, ob es gelingt, den Patienten zu überzeugen und Möglichkeiten an die Hand zu geben oder zu erlernen, mit deren Hilfe er die Erfahrung machen kann, daß er die Obstipation selbst positiv beeinflussen kann (Selbstwirksamkeit). Im Rahmen von *Allgemeinmaßrahmen* in der hausärztlichen Praxis sollten die Patienten daher im Rahmen von *gesundheitsedukativen Maßnahmen* über das Krankheitsbild informiert und auf einer kognitiven Ebene dazu

angehalten werden, ihre zur Obstipation führenden Lebensgewohnheiten zu reflektieren und zu verändern. Im Vordergrund psychosozialer Maßnahmen steht eine *Veränderung der Lebensführung* und Lebensgestaltung. Zur positiven symptomatischen Beeinflussung der Obstipation wird eine faserreiche Kost, vermehrte Flüssigkeitszufuhr, Kaffee, Bewegungstraining, Eintrainieren des Defäkationsreizes und Einübung eines Defäkationsrhythmus über ein *Darmaufbautraining* empfohlen. Dabei werden Laxantien abgesetzt, das Kolon vollständig entleert, faserreiche Diät und osmotische Laxantien gegeben. Zu einer bestimmten Zeit sollte regelmäßig die Toilette aufgesucht werden, ohne den Zwang zu produzieren.

Psychotherapeutische Maßnahmen: Besteht die Qualifikation zur psychosomatischen Grundversorgung, sollte in einer supportiven Psychotherapie die längerfristige Sensibilisierung des Patienten für psychosoziale Zusammenhänge und Konflikte angestrebt werden, um der Fixierung auf eine organische Ursache entgegenzuwirken. Bei ausgeprägten zwanghaften oder hypochondrischen Persönlichkeitszügen oder/und evidenter psychosozialer Konflikte sollten diese Patienten mittelfristig für eine weitergehende *Psychotherapie* motiviert und vorbereitet werden. Zusätzlich verordnete Entspannungsverfahren wie Autogenes Training, Progressive Muskelrelaxation oder Funktionelle Entspannung unterstützen über vegetative und muskuläre Entspannung den Heilungsprozeß. Bei chronischen, therapieresistenten Verläufen und insbesondere bei Vorliegen weiterer psychischer Begleitsymptome und psychosozialer Konflikte sollte durch einen Facharzt für psychotherapeutische Medizin oder einen Fachpsychotherapeuten mittels einer tiefenpsychologisch orientierten Anamnese ein neurotisches Geschehen, eine zusätzliche psychogene Symptomatik, eine psychiatrische Komorbidität geklärt werden.

Als *spezielle Psychotherapiemaßnahmen* haben sich sowohl konfliktorientierte tiefenpsychologische als auch verhaltenstherapeutische Behandlungverfahren klinisch bewährt. In kontrollierten Studien wurde die Wirksamkeit bisher allerdings nur für das Colon irritabile nachgewiesen. Erfolge werden auch durch den Einsatz von hypnotherapeutischen Verfahren genannt.

Psycho-edukative, verhaltentherapeutisch orientierte *Problembewältigungsstrategien* wurden besonders bei chronischen und therapieresistenten Verläufen entwickelt. Ein stationär durchzuführendes gestuftes Behandlungsprogramm unter Einbeziehung von Biofeedback über ein EMG soll sich bewährt haben.

Pharmakologische Behandlung: Helfen die allgemeinen Maßnahmen nicht, so ist die zusätzliche Gabe von Abführhilfen indiziert, jedoch sollte immer auf schonende Mittel wie Ballast-, Quell- und Füllstoffe zurückgegriffen werden. Allgemein ist die Einnahme von Abführmitteln weit verbreitet. Es ist dabei von einer großen Dunkelziffer auszugehen (13 % der Männer und 25 % der Frauen nehmen schätzungsweise mehr oder weniger Abführmittel ein, Hotz 1993). Die Wirksamkeit von *Quell- und Ballaststoffen* wurde in mehreren Studien inzwischen gut belegt. Bei nicht ausreichendem Erfolg kann auf osmotisch wirksame Laxantien zurückgegriffen werden (salinische- oder zuckerhaltige Wirkstoffe). Es kann jedoch dauerhaft zu Störungen des Wasser- und Elektrolythaushaltes und zu Resorptionsstörungen von Vitaminen kommen. Andere Wirkstoff-

gruppen wie antiresorptiv oder sekretorisch wirksame Laxantien sollten jedoch nur unter größter Zurückhaltung und vorrübergehend verordnet werden. Weitere Maßnahmen bestehen in der Kolon-Lavage und Einläufen.

In der *Arzt-Patient-Beziehung* spielt besonders die Eskalation des Arzt-Patient-Dialogs be fehlendem Therapieerfolg eine große Rolle. Es erfordert viel Geduld und Langmut seitens der behandelnden Ärzte, langwierig darauf einzuwirken, bei diesen Patienten ihre anale Fixierung zu verändern und die Wahrnehmung auf die meist vorliegenden psychosozialen Konflikte zu öffnen. Allzu leicht entgleist der Dialog und der Arzt versucht, den immer drängender vorgebrachten Klagen über die unwirksame bisherige Behandlung durch eine Steigerung von Laxantien zu begegnen. Eine zunehmend *negative Gegenübertragung* kann den Arzt veranlassen, sich gegenüber dem Patienten zunehmend abweisend zu verhalten, was wiederum dessen Symptomklage verstärken kann. Nicht selten versucht der Arzt, auf dem Boden einer negativen Gegenübertragung den Patienten „loszuwerden" oder nicht indizierte invasive diagnostische Untersuchungen zu veranlassen.

3.5.4 Diarrhoe

W. Keller

Definition: Die Diarrhoe stellt kein eigenständiges Krankheitsbild dar, sondern ein Symptom, das bei vielen verschiedenen somatischen Erkrankungen, jedoch auch monosymptomatisch als *funktionelle Diarrhoe* auftreten kann (s. Differentialdiagnose der Diarrhoe). Von Durchfällen wird ausgegangen bei einer abnorm *häufigen Stuhlfrequenz* und breiigen bis *wässerigen Stuhlbeschaffenheit*. Dies geht einher mit einer Konsistenzverminderung (Stuhlwassergehalt >85 %), der Zunahme der Frequenz auf mehr als 3 Stühle/Tag oder der Stuhlmenge (über 200 g/Tag). Eine somatische Ursache muß auf jeden Fall sorgfältig ausgeschlossen werden, ehe eine funktionelle Diarrhoe angenommen werden kann.

Synonym werden die Begriffe *„emotionale Diarrhoe"*, *Colica mucosa* oder *nervöse Diarrhoe* verwendet.

Beschwerden und Symptome: Bei der *funktionellen Diarrhoe* handelt es sich um eine habituell auftretende motorische-funktionelle Störung des

Dickdarmes mit unregelmäßigen, wäßrigen bis schleimigen Durchfällen. Die Patienten klagen über einen plötzlichen oft imparativen Stuhldrang, verbunden mit Durchfällen mehrfach am Tag. Die Stuhlkonsistenz wird als ungeformt, breiig bis wässerig beschrieben. Die Durchfälle sind häufig begleitet von Ängsten vor Stuhlinkotinenz, was jedoch nicht die Regel ist. Schmerzen, Krämpfe, Blähungen oder andere Zeichen einer Verdauungsstörung werden nicht angegeben. Die Patienten fühlen sich insbesondere bei der Arbeit mit Kundenkontakt oder in Arbeitssituationen, die eine Unterbrechung nur schwer erlaubt, wie z.B. bei Busfahrern, erheblich unter psychischem Druck. Das kann zu einer ausgeprägten Einschränkung der Mobilität, zur Vermeidung entsprechender, als riskant eingeschätzter Situationen und schließlich zur Arbeitsunfähigkeit mit sozialem Rückzug führen. Eine Gewichtsabnahme oder Anzeichen einer Resorptionsstörung gehören nicht zu dem Krankheitsbild der funktionellen Diarrhoe.

In der Regel sind eher *jüngere Patienten* betroffen. In der Anamnese können meist weitere *Allgemeinbeschwerden* wie Erschöpfung, Konzentrationsstörungen, Kopfschmerzen eruiert werden. Es lassen sich jedoch auch gelegentlich weitere *psychische Begleitsymptome* finden. Bei länger anhaltender Symptomatik kommt es zu einer ängstlich getönten Beschäftigung mit Fragen des Stuhlganges, der Ernährung und der Anwendung von Medikamenten. Dies kann sich bis zu einer *hypochondrisch* getönten Einengung des Denkens steigern.

Vom zeitlichen Verlauf her läßt sich eine *akute Diarrhoe* von einer *chronischen Diarrhoe* (>3 Wochen) unterscheiden. Die *Prognose* bei der funktionellen Diarrhoe ist im Prinzip gutartig. Es besteht kein Übergang in eine körperliche Erkrankung, die Lebenserwartung ist nicht eingeschränkt. Studien über Langzeitverläufe sind nicht bekannt. Ausgeprägte *psychsoziale Beeinträchtigungen* können jedoch erhebliche sozialmedizinische Auswirkungen nach sich ziehen. Ein *Syndromwandel* zu psychischen oder anderen funktionellen Beschwerden ist im Verlauf, z.B. im Rahmen einer Psychotherapie, möglich.

Epidemiologie: Nach Drossman (1993) geben etwa ≤ % *der Normalbevölkerung* in den USA an, an *Durchfällen* zu leiden. Vergleichbare Zahlen für die BRD liegen nicht vor.

Ätiopathogenese: Pathophysiologisch findet sich eine *Beschleunigung der Transitzeit* durch eine verstärkte Motilität des Dünn-und Dickdarmes oder eine Zunahme osmotisch wirksamer Substanzen im Darmlumen durch verminderte Resorption, durch Sekretion von omotisch wirksamen Teilchen in das Darmlumen oder durch Ingestion nicht resorbierbarer osmotisch wirksamer Substanzen.

Erbfaktoren und Disposition: In der Gastroenterologie werden angeborene *Transport- und Enzymdefekte* im Darmepithel beschrieben. Durchfälle können durch Veränderungen des *Schleimhautreliefs* verursacht werden und zu dem Krankheitsbild der einheimischen oder tropischen Sprue (Zöliakie) führen. Die *Nahrungsmittelunverträglichkeit*, vor allem die Laktoseintoleranz, scheint in den letzten Jahren an Bedeutung zuzunehmen. Dies steht sicherlich auch im Zusammenhang mit den verbesserten Untersuchungsmethoden. Der Krankheitswert der einzelnen Störungsbilder scheint letztlich jedoch noch nicht ausreichend gesichert. Viele Patienten fixieren sich auf eine nahrungsbedingte Ursache ihrer Verdauungsbeschwerden. Der Übergang zu einem *Colon irritabile* scheint vielfach fließend.

Umwelteinflüsse in der Kindheit: Aus psychosomatischer Sicht wird eine Störung in der *Entwicklungsphase des 2.-3. Lebensjahres* angenommen. In dieser Phase der Ich-Entwicklung wird zeitgleich die *Sphinkterkontrolle* erlernt. Eine übermäßig strenge, kontrollierende und unempathische Handhabung der Reinlichkeitserziehung und des Umganges mit dem „Trotzalter", z.B. durch fragwürdige pädagogische Maßnahmen wie „den Willen des Kindes brechen", kann die freie Entfaltung des Ichs nachhaltig behindern und diese Patienten auf der organischen Ebene an den Darm fixieren. Das Kind bleibt dann unselbständig, abhängig und nach dem Vorbild der Eltern oder eines Elternteils angepaßt an die Vorgaben der „Mächtigen".

Persönlichkeitsstruktur: Patienten mit funktioneller Diarrhoe haben häufig *zwanghafte Züge*. Sie sind aggressionsgehemmt, hergabebereit und angepaßt. Die Konfliktdynamik ist geprägt durch abgewehrte aggressive und retentive Impulse, z.B. sich durchzusetzen, abzugrenzen oder selbstbewußt eigene Interessen oder die eigene Leistung zu vertreten, etwas für sich behalten und andererseits der Abwehr dieser Impulse durch Reaktionsbildung oder Verkehrung ins Gegenteil inform von Wiedergutmachung aus einem Verpflichtungsgefühl, Hingabe, Selbstlosigkeit und Unterwerfung. In ihrem *interpersonellen Verhalten* geben sich diese Patienten angepaßt an vorgegebene Normen, unterwerfen sich anderen als Autorität fraglos akzeptierten Personen und zeigen sich selbstlos, altruistisch, her- und hingabebereit. Durch dieses Verhalten neigen diese Patienten dazu, immer wieder von außen gesehen infantile *Abhängigkeitsverhältnisse* mit ihren Partnern und/oder auch Vorgesetzten herbeizuführen. Nicht selten leben sie auch mit einem Elternteil bis weit in das eigene Erwachsenenalter hinein zusammen. Die Durchfallsymptomatik kann sowohl als Äquivalent für Angst und aggressive Impulse verstanden werden, was sich entsprechend auf die Darmmotilität auswirkt.

Typischer Konflikt: In der Persönlichkeit besteht ein *Konflikt* zwischen dem unbewußte Wunsch nach Geltung, Anerkennung, Durchsetzungsvermögen und Leistung und andererseits von Schwäche, Ohnmacht, Überforderung und der „Abhängigkeit von mächtigen Objekten mit rezeptiven und oral aggressiven Wünschen".

Auslösende Situation: Zu *auslösenden Situationen* führen psychosoziale Konflikte, in denen Angst, Ohnmacht oder das Gefühl von Überforderung gegenüber Personen oder einer Aufgabe mehr oder weniger bewußt wahrgenommen wird. Die oben dargestellte Konfliktdynamik solcher Versuchungs-/Versagungssituationen wird häufig in Schwellensituationen ausgelöst, die diese latenten Impulse ansprechen. Situationen mit vermehrter Verantwortung, mit Selbständigkeits- oder Leistungsanforderungen, Situationen, in denen das Besitzstreben, mehr Verbindlichkeit oder oralaggressive Forderungen in der Partnerbeziehung (Verlobung, Heirat) angesprochen werden, können den Beginn der Durchfallsymptomatik auslösen.

Diagnose/Differentialdiagnose: Ist die Symptomatik akut aufgetreten, wird zunächst *symptomatisch* behandelt. Bei länger bestehender Symptomatik (>3 Wochen) wird die Diagnose funktionelle Diarrhoe durch *Ausschluß einer organischen Ursache* gestellt. Bei chronischer Diarrhoe läßt sich differentialdiagnostisch zu einer organischen Ursache schon durch die Anamnese das Spektrum der in Frage kommenden Krankheiten deutlich eingrenzen. Von Bedeutung sind u.a. die Dauer der Erkrankung, frühere Operationen, das Ge-

wichtsverhalten, Blut-, Schleim- und Fettbeimengungen im Stuhl, Auslandsaufenthalte, Einnahme von Medikamenten. An diagnostischen Untersuchungsmethoden zum Ausschluß einer organischen Ursache hat neben dem Routinelabor die Erregerbestimmung im Stuhl, der H2-Exhalationstest zur Diagnose einer bakteriellen Fehlbesiedlung, das Stuhlgewicht, die Chymotrypsinbestimmung, der Xylosetest, der Nachweis von Blut im Stuhl, die Oberbauchsonographie, Rö-Sellinkdarstellung des Dünndarmes, die Koloskopie und schließlich die Histologie Bedeutung.

Das Krankheitsbild der funktionellen Diarrhoe wird in der Praxis oft nur sehr ungenau vom *Colon irritabile* bzw. *Reizdarm* unterschieden, so daß die Begriffe gelegentlich synonym verwendet oder generell unter dem Begriff *funktionelle Unterbauchbeschwerden* mit anderen funktionellen Krankheitsbildern zusammengefaßt werden. Die Kriterien für das Vorliegen eines Colon irritabile (Wechsel von Diarrhoe und Obstipation, funktionelle Unterbauchschmerzen, Flatulenz) sind bei genauer Betrachtung jedoch nicht gegeben.

In einer *tiefenpsychologisch orientierten Anamnese* sollen die typischen Persönlichkeitszüge herausgearbeitet werden und anhand der auslösenden Situation der dynamisch wirksame Konflikt aufgezeigt werden, so daß zusammen mit den lebensgeschichtlichen Informationen eine *positive psychosomatische Diagnose* gestellt werden kann.

Differentialdiagnostisch ist die ganze Palette der *somatischen Erkrankungen* auszuschließen:

Differentialdiagnose der Diarrhoe

– Unspezifische Gastroenteritiden
– Spezifische Gastroenteritiden
– Chronisch entzündliche Darmerkrankungen
– Gärungs- und Fäulnisdyspepsie
– Gastrogene Durchfälle
– Sprue (primäre und sekundäre Form)
– Malabsorptionssyndrom
– Pankreasaffektionen
– Hormonale Störungen (Hyperthyreose, Nebennnierinsuffizienz, Insuffizienz der Nebenschilddrüsen, Diabetes mellitus, Karzinoid)
– Portale Hypertension und Aszites
– Anaphylaktische Durchfälle
– Toxisch bedingte Veränderungen der Darmwand (Urämie, schwere allgemeine Infektionserkran-

kungen, Quecksilber- und Arsenintoxikationen, Antibiotika)

- Wurminfektionen
- Exsudative Enteropathie
- Entero-enterale Fisteln
- Laktoseintoleranz
- Störungen der Darmflora
- Nahrungsmittelallergie
- Lupus erythematodes
- Panarteriitis nodosa
- Virusinfekte
- Herzinsuffizienz
- Colon irritabile (Reizdarm)
- Colitis ulcerosa
- Morbus Crohn
- Funktionelle Durchfälle („emotionale Diarrhoe")
- Streß

Patienten mit einem *Abführmittelabusus* finden sich relativ häufig unter der Leitsymptomatik Durchfälle unter den Patienten der Allgemeinpraxis. Differentialdiagnostisch sollte daher ein Laxantienabusus beim Leitsymptom Durchfall immer ausgeschlossen werden. Weiterhin sollten Diarrhoen, die im Zusammenhang mit einer *Antibiotikagabe* stehen, oder eine *Nahrungsmittelunverträglichkeit* ausgeschlossen werden.

Therapie

Arzt-Patient-Beziehung: Den meisten Patienten mit funktionellen Durchfällen fehlt ein Konfliktbewußtsein hinsichtlich ihres interpersonellen Verhaltens auf dem Hintergrund der beschriebenen Konfliktdimensionen. Sie neigen dazu, in der Untersuchungssituation ihre Beziehungen konfliktfrei und ideal zu beschreiben. Ihre selbstlose, auf den anderen ausgerichtete Haltung wird meist ichsynton als eine gesellschaftlich wertvolle Einstellung berichtet. Entsprechend liegt der Leidensdruck eher im somatischen Bereich. Eine primäre Psychotherapiemotivation ist daher in den meisten Fällen nicht gegeben. Am ehesten sind diese Patienten für eine psychische Dimension ihrer Erkrankung zu sensibilisieren durch die Besprechung der somato-psychischen und interpersonellen Auswirkungen der Symptomatik im Sinne einer eingeschränkten Mobilität und deren Folgen für die berufliche oder soziale Situation.

In der *Arzt-Patient-Situation* neigen diese Patienten häufig dazu, entsprechend ihrem habituellen

Beziehungsmuster sich vordergründig zu unterwerfen und an die Erwartungen des Arztes anzupassen. Durch ihr *Interaktionsmuster* können sie u. U. den Arzt dazu provozieren, sich autoritär oder fordernd zu verhalten und dem Patienten die Verantwortung abzunehmen, was die unbewußt vom Patienten angestrebte Abhängigkeitsposition bestätigen würde. Als allgemeine ärztliche Maßnahmen steht nach Ausschluß einer somatischen Genese der Symptomatik die Krankheitsinformation und Aufklärung über den Zusammenhang von seelischem Erleben und der Darmmotilität im Vordergrund.

Je nach Qualifikation des Hausarztes sollte im Rahmen der *psychosomatischen Grundversorgung* zunächst eine längerfristig angelegte Sensibilisierung für die soziale und psychische Dimension der Symptomatik und des habituellen Erlebens und Verhaltens im aktuellen Lebenszusammenhang angestrebt werden. Unterstützend kann das oder die progressive Muskelrelaxation eingesetzt werden.

Spezielle Psychotherapiemethoden: Die Überweisung zu einem Fachpsychotherapeuten ist in solchen Fällen indiziert, bei denen eine zusätzliche relevante psychische Symptomatik oder evidente psychosoziale Konflikte vorliegen oder/ und sich die Symptomatik unter den bisherigen therapeutischen Maßnahmen über längere Zeit nicht bessert. Bei schwierigeren Fällen hat sich zur Einleitung einer tiefenpsychologisch orientierten ambulanten Langzeitbehandlung eine *stationäre psychosomatische Behandlung* bewährt. Bei einer stationären Behandlung erfolgt die Therapie mehrdimensional, d.h. die Kombination unterschiedlicher Behandlungsverfahren wie tiefenpsychologisch orientierte Einzelgespräche, analytisch orientierte Gruppentherapie, Konzentrative Bewegungstherapie und Entspannungsverfahren. Durch die höhere Therapiedosierung, die Kombination der Therapieverfahren und die vorübergehende Herausnahme aus dem aktuellen sozialen Milieu fördert die Zugänglichkeit dieser Patienten für psychische Zusammenhänge.

Pharmakotherapie: Als symptomatisch wirksam gegen die Diarrhoe hat sich Loperamid (Immodium) und Diphenoxylat (Reasec) bewährt. Die Stuhlfrequenz wird reduziert, der Stuhldrang nimmt ab und die Stuhlkonsistenz nimmt zu. Eine Dauermedikation mit diesen Substanzen sollte jedoch vermieden werden.

3.5.5 Funktionelle Unterbauchbeschwerden (Reizkolon)

G. Schmid-Ott

Definition: Funktionelle Unterbauchbeschwerden im Sinne eines Reizkolons sind definiert durch *chronische* oder *wiederkehrende gastrointestinale Symptome* des *Unterbauchs*, die nicht durch strukturelle oder biochemische Abweichungen erklärt werden können.

(ICD-10: somatoforme autonome Funktionsstörung des unteren Gastrointestinaltrakts, F45.32) – Synonyme: Colon irritabile, Irritable Bowel Syndrome (IBS).

Beschwerden und Symptome: Drossmann et al. (1990) geben folgende Symptomkriterien für funktionelle Unterbauchbeschwerden an: Zum einen die folgenden kontinuierlichen oder wiederkehrenden Symptome für mindestens 3 Monate: *Abdomineller Schmerz* oder Unbehagen, Erleichterung durch Defäkation oder Assoziation mit einer *Veränderung der Frequenz* des Stuhlgangs oder der *Konsistenz des Stuhls.* Zum anderen muß ein unregelmäßiges Muster der Defäkation für wenigstens 25 % der Zeit vorliegen, bestehend aus 3 oder mehr der folgenden Faktoren: Veränderte Frequenz des Stuhlgangs, veränderte Stuhlkonsistenz (hart oder weich und wäßrig), veränderte Stuhlpassage (anstrengend oder drängend, Gefühl einer unvollständigen Entleerung), Entleerung von *Mukus* oder *Blutung* bzw. *abdominelles Spannungsgefühl.*

Klinisch sinnvoll ist eine Unterteilung der funktionellen Unterbauchbeschwerden in drei Gruppen mit den folgenden vorherrschenden Symptomen: 1. *Diarrhoe*, 2. *Obstipation* und 3. *Schmerzen*, abdominellem Spannungsgefühl bzw. Blähungen.

Verlauf und Prognose: Der *Verlauf* der funktionellen Unterbauchbeschwerden ist häufig *chronisch* bei fehlender krankheitsspezifischer Letalität: Nach 5 Jahren wird für ca. 50 % der Patienten eine Symptomfreiheit bzw. eine Besserung angegeben.

Epidemiologie: Die *Prävalenz* in westlichen Industriestaaten wird auf 15–20 % der Bevölkerung geschätzt, Frauen sind etwas überrepräsentiert: nur 25 % der Betroffenen suchen einen Arzt auf und nur ein Viertel von diesen müssen ständig von einem Spezialisten behandelt werden. das wären ca. 1–1,25 % der Gesamtbevölkerung.

Ätiopathogenese: Bei Patienten mit funktionellen Unterbauchbeschwerden geht man inzwischen von einer generalisierten *motorischen Affektion des Darms* aus, vom Konzept des „unhappy smooth muscle"; dies erklärt die häufige Kombination dieser Beschwerden mit funktionellen *Störungen im oberen Gastrointestinaltrakt*, zum Beispiel der Nonulcus-Dyspepsie. Darüber hinaus wird vermehrt die *pathophysiologische Bedeutung* der (im Vergleich zu den efferenten sehr viel häufigeren) *afferenten Nervenfasern* diskutiert. Denkbar ist eine Sensibilisierung des enterischen Nervensystems (ENS) oder eine Veränderung der Erregbarkeit der zentralen Neurone („zentrale Sensibilisierung") durch einen persistierenden viszeralen Input.

Personen, die an einem Colon irritabile leiden und medizinische Hilfe in Anspruch nehmen, zeigen folgende Merkmale im Vergleich zu gesunden Menschen: Größere symptomatische *Reaktionen auf Stressoren*, eine höhere Anzahl *psychiatrischer Diagnosen*, mehr *Ängste* und häufiger *Depressionen*; ihre Tendenz, sich vermehrt um eine medizinische Behandlung zu bemühen, kann eine nicht indizierte Diagnostik oder nicht notwendige eingreifende Therapien nach sich ziehen. Nach Drossmann und Thompson (1992) lassen sich *drei Intensitätsgrade* der Beschwerden von Patientinnen und Patienten mit einem Colon irritabile unterscheiden, denen unterschiedliche Ausprägungsgrade verschiedener klinischer Merkmale zugeordnet werden können (vgl. Tab. 3–5)

Es gibt inzwischen mehrere Untersuchungen, in denen Frauen mit funktionellen Unterbauchbeschwerden gehäuft von einem sexuellen Mißbrauch oder von physischen Mißhandlungen in der Kindheit berichten.

Creed (1988) fand, daß Patienten mit gastrointestinalen Beschwerden vor Beginn ihrer Symptomatik im Vergleich zu einer Kontrollgruppe deutlich mehr *Trennungen von nahestehenden Personen* erlitten hatten. Bei einer kontrollierten Therapiestudie des Colon irritabile konnten Patienten mit anamnestisch (medikamentös) therapieresistenten Beschwerden erfolgreich durch eine psychodynamische Kurztherapie, die als Fokus die genannten Probleme hatte, behandelt werden.

Tab. 3-5: Spektrum der klinischen Merkmale von Patientinnen und Patienten mit funktionellen Unterbauchbeschwerden (nach Drossmann und Thompson 1992)

Intensität der Beschwerden	gering	mittelschwer	stark
Geschätzte Prävalenz (%)	70	25	5
Behandelnde Institution	primär	sekundär	tertiär
Korrelation mit physiologischen Befunden	+++	++	+
Symptomkonstanz	–	+	+++
Beeinträchtigung täglicher Aktivität	–	+	+++
Inanspruchnahme des Gesundheitswesens	+	++	+++
Krankheitsverhalten	–	+	+++
Psychiatrische Diagnosen	–	+	+++

–	=	grundsätzlich nicht vorhanden
+	=	gering ausgeprägt/selten
++	=	mittelgradig ausgeprägt/öfter
+++	=	stark ausgeprägt/häufig

Die Diagnose kann aufgrund der o. g. Kriterien nach dem *Ausschluß einer organischen Ursache* der Beschwerden (z.B. Nahrungsmittelunverträglichkeiten, Laktose-Malabsorption, M. Crohn, Colitis ulcerosa, Karzinome) gestellt werden. Beachtet werden sollte jedoch, daß funktionelle Unterbauchsymptome auch im Rahmen von sogenannten *funktionellen Syndromen* auftreten; in diesem Fall klagen die Patienten nicht nur über abdominelle Symptome, sondern z.B. auch über paroxysmale Tachykardien, Migräne, Schlafstörungen oder Tinnitus. In der klinischen Erfahrung führen die multiplen Beschwerden dieser Patienten zu häufigen Arztwechseln, was – vor allem in Bezug auf die Weiterbehandlung der Patienten – bei der Diagnosemitteilung Berücksichtigung finden sollte. Nach der „erfolgreichen" Behandlung eines Symptoms treten öfter weitere an anderen Organsystemen auf.

Therapie: Bei der Planung der Therapie für Patientinnen und Patienten mit funktionellen Unterbauchbeschwerden ist zu bedenken, daß die *längerfristige Verordnung von Medikamenten*, die spezifisch auf die gastrointestinale Symptomatik einwirken, wegen der Chronizität der Erkrankung, möglicher Nebenwirkungen und der Fixierung des Patienten auf eine rein somatische Genese der Beschwerden *immer problematisch* ist.

Wichtig ist, vor allem bei wenig motivierten Patienten der primäre *Aufbau einer Objektbeziehung*, um die therapeutische Beziehung zu stabilisieren. Oft ist es hilfreich, wenn das subjektive Erleben der Patienten, mit seiner Erkrankung in einer „Sackgasse" zu stecken, die damit verbundenen Beziehungsabbrüche, aber auch der

Schutzaspekt, den das Aufsuchen dieser „Sackgasse" bietet, thematisiert werden.

Mit Freyberger und Freyberger (1996) kann festgehalten werden, daß sich in kontrollierten Studien sowohl für *psychodynamisch orientierte* wie für *verhaltenstherapeutische (Kurz-) Psychotherapien* aber auch für *Hypnotherapien* eine erfolgreiche Behandlung der funktionellen Unterbauchbeschwerden sowie eine Verbesserung des seelischen Befindens – auch in katamnestischen Untersuchungen – ergab.

3.5.6 Colitis ulcerosa

G. Jantschek

Definition: Die Colitis ulcerosa ist eine *unspezifische, chronische Entzündung des Dickdarms* unklarer Genese. Meist beginnt die Erkrankung im Rektum und breitet sich oralwärts bis zum Zökum aus.

Krankheitsbild: Es ist gekennzeichnet durch bis zu 30 blutigschleimige Durchfälle pro Tag. *Symptome* sind Appetitlosigkeit, Übelkeit, Erbrechen, Gewichtsabnahme, Fieber, allgemeine Schwäche. Systemische Begleitentzündungen der Gelenke, Haut oder der Augen sind selten. In der *Remission* kommt es zur völligen Beschwerdefreiheit mit Normalisierung des Stuhlverhaltens.

Am häufigsten (90 %) ist die schubweise auftretende *chronisch-rezidivierende Verlaufsform* der Colitis ulcerosa. Die Abstände zwischen den Schüben können Wochen und Monate, teilweise auch Jahre betragen. Bei der *chronisch-kontinuierlichen Form* kommt es trotz intensiver Behandlung nicht zu einer Remission.

Die Prognose ist von der Häufigkeit und Schwere der Schübe ebenso wie vom Zeitpunkt der Operation mit Kolektomie abhängig. *Letale Verläufe* sind möglich. Bei seltenen und leichten Schüben ist die Prognose ausgesprochen günstig. Unter konservativer Therapie beträgt das kummulative Risiko für ein kolorektales *Karzinom 8 %* bei extensiver Colitis und mehr als 20 Jahren Krankheitsdauer. Zur Karzinomprophylaxe wird eine regelmäßige koloskopische Kontrolle nach 10 Erkrankungsjahren empfohlen.

Epidemiologie: Für Deutschland ergibt sich eine Inzidenz von 4–6 Neuerkrankungen/Jahr und eine *Prävalenz* von 40–60/100000 Einwohner. Männer und Frauen sind gleich häufig betroffen. Diese Zahlen entsprechen den Häufigkeitsangaben für die Colitis ulcerosa in Nordamerika und Nordwesteuropa.

Ätiopathogenese: Die Ätiologie ist unbekannt. Verschiedene Hypothesen zu Infektionen, Immunerkrankungen, Umwelt- und Ernährungsfaktoren und psychosomatischen Theorien ließen sich bisher nicht verifizieren. Pathophysiologisch findet sich eine überschießende *Aktivierung* des *intestinalen Immunsystems*, die zur Bildung von Zytokinen, Immunglobulinen und zur Immigration von Leukozyten und Makrophagen führt. Dadurch werden Leukotriene und andere Mediatoren freigesetzt. Möglicherweise spielen verschiedene *Autoimmunphänomene* eine Rolle bei der Aktivierung des Zytokinsystems in der chronisch entzündeten intestinalen Mukosa.

Erbfaktoren/Dispositionen: Etwa 10 bis 20 % der Patienten haben in der näheren Verwandtschaft Betroffene mit einer *Colitis ulcerosa* oder einem *Morbus Crohn*. Eine direkte Vererbung ist bisher nicht bekannt.

Umwelteinflüsse/psychische Struktureigentümlichkeiten: Die ätiologische und pathogenetische Bedeutung der dokumentierten Befunde über psychodynamisch wirksame Prägungen und Persönlichkeitsmerkmale wie *Depressivität* und *Aggressionsgehemmtheit* bleibt unklar, weil die psychoreaktiven Symptome schwer davon abzugrenzen sind.

North et al. (1990) akzeptierten in einer Metaanalyse von Studien über die Assoziation von psychischen Störungen und Colitis ulcerosa lediglich 7 von 138 als wissenschaftlich ausreichend und fanden in diesen keine Zusammenhänge.

Moderne Forschungskonzepte berücksichtigen *Lebensqualitätsaspekte* und die Bedeutung wichtiger *Lebensereignisse* für die Erkrankung. Bei 108 Patienten mit Morbus Crohn oder Colitis ulcerosa fanden wir nicht mehr belastende Lebensereignisse als in der Kontrollgruppe. Die wenigen Studien über *familiäre Zusammenhänge* bei chronisch-entzündlichen Darmkrankheiten lassen eine Familienspezifität mit feststehenden Interaktionen, Verhaltensweisen und Mustern nicht erkennen. Die Krankheitsverläufe und die psychosoziale Entwicklung bei Kindern werden hauptsächlich durch die somatischen Daten beeinflußt. Eine spezifische *Persönlichkeitsstruktur* oder ein spezifischer *Konflikt*, die zur Krankheit disponieren, sind nicht zu finden. Bei Untersuchungen an Colitis ulcerosa- und Morbus Crohn-Patienten in Remission konnten wir die Persönlichkeitsmerkmale Nervosität, Depressivität, Gehemmtheit und emotionale Labilität nicht nachweisen. Psychologische Untersuchungen sollten daher die Schwere der körperlichen Erkrankung zum Untersuchungszeitpunkt ausreichend berücksichtigen.

Diagnose: Die somatische Diagnostik umfaßt die *Koloskopie* und differentialdiagnostische Abklärung infektiöser und maligner Erkrankungen. Eine gleichzeitige psychologische bzw. *psychodynamische Diagnostik* eventuell notwendiger psychotherapeutischer oder psychosozialer Maßnahmen ist zu fordern. Dazu gehört eine ausführliche *biographische Anamnese*, der derzeitige *psychosoziale Befund* mit Fragen der Schul- und Berufsausbildung, Länge und Dauer der Krankschreibungen, Schwerbehinderteneinschätzung und die Frage nach Rentenanträgen.

Therapie

Arzt-Patienten-Beziehung: Die Behauptung, Patienten mit chronisch entzündlichen Darmerkrankungen seien weniger einsichtsfähig und würden sich daher nicht in Psychotherapie begeben, wird durch eine Umfrage der Selbsthilfeorganisation Deutsche Morbus Crohn/Colitis ulcerosa Vereinigung (DCCV) bei ihren Mitgliedern aus dem Jahre 1995 nicht unterstützt. Von 1490 Patienten, die über 18 Jahre alt waren, hatten 363 eine Colitis ulcerosa. 7,3 % gaben psychische Symptome an. 40 % nahmen Medikamente gegen Angstzustände, Depressionen oder Schlafstörungen. Insgesamt gingen *16,2 %* regelmäßig oder gelegentlich zu einem *Psychotherapeuten.*

Therapiemethoden: Sinnvoll ist eine integrierte Therapie mit Berücksichtigung der körperlichen Erkrankung und der psychosozialen Belastung.

1. Pharmakotherapie:

Die medikamentöse Therapie steht ganz im Vordergrund. Je nach klinischem Schweregrad ergeben sich verschiedene therapeutische Möglichkeiten (Tab. 3–6).

Tab. 3-6: Pharmakotherapie der Colitis ulcerosa (5-AS=5-Aminosalizylsäure)

Schwere der Erkrankung	Therapie
Mild	Distal: Lokaltherapie mit 5-AS-Suppositorien bzw. Klysmen oder Hydrocortison-Schaum. Ausgedehnt: 5-Aminosalizylate (3 gr.) oder Salazosulfapyridin (1,5 gr.) oral
Schwer	Distal: wie bei milder Erkrankung. Ausgedehnt: zusätzlich orale Glukokortikoide; falls therapierefraktär: Azathioprin oder 6-Mercaptopurin
Fulminant	Glukokortikoide intravenös. Evtl. Cyclosporin A intravenös (Lichtiger 1994) Bei Versagen der konservativen Therapie nach 3 Tagen: Kolektomie mit ileoanalem Pouch
Remission	Aminosalizylate (5-AS) oder Salazosulfapyridin rektal oder oral. Evtl. Azathioprin

Durch eine effektive Therapie kann die schwere Colitis ulcerosa gut behandelt werden. Nach Korrbluth et al. (1995) erreichten 62 % eine klinische Remission, 38 % wurden kolektomiert. Die Remission konnte in 38 % bis 71 % aufrecht erhalten werden.

2. Operationen: Indikationen für Operationen sind:

• *Akute Erkrankung:* Perforation oder toxisches Megakolon mit oder ohne Blutung.

• *Chronische Erkrankung:* Nicht kurable Erkrankungen mit Fehlernährung und chronischer Aktivität nach Reduktion der Kortikosteroide. Hohes Karzinomrisiko.

Psychologische Operationsvorbereitung: Bei schwerwiegenden Entscheidungen zu notwendigen chirurgischen Eingriffen kann die Familie unterstützend mit einbezogen werden. In unserem Krankengut waren von 2300 Colitis-Patienten bis 1993 immerhin 521 unter 20 Jahre alt (22,7 %). Die Aufklärung muß die Möglichkeiten der einzelnen Operationstechniken und deren Ergebnis wie

Stoma oder kontinenzerhaltene Resektion beinhalten. Heute werden vorwiegend pouchanale Anastomosen nach totaler Kolektomie angelegt.

Postoperative Situation: Bei suffizientem Analring werden nach der Kolektomie mit analer Anastomose im Durchschnitt 5 bis 8 dünne Stühle abgesetzt. Postoperative *Komplikationen* sind: Nahtinsuffizienz, Fistelbildung oder Pouchitis (etwa 30 bis 40 %). Die ileo-analen Pouch-Operationen erbringen jedoch die beste Lebensqualität mit den geringsten Einschränkungen. Bei zerstörtem Sphinkterapparat ist die Alternative ein permanentes konventionelles Ileostoma.

Maßnahmen bei der Rehabilitation: Nach der Akutbehandlung im Krankenhaus sollten bei Anschlußheilbehandlungen (AHB) oder Rehabilitationsmaßnahmen Langzeitkonzepte unter Einbeziehung von psychosozialen Diensten und Selbsthilfegruppen erarbeitet werden. Für die berufliche Rehabilitation und Eingliederung sind die Patienten über die möglichen Hilfen (Schwerbehindertengesetz, berufliche Wiedereingliederung, Umschulung, Hilfe zur Sicherung der beruflichen Existenz usw.) zu informieren. Zwischen 1982 und 1986 erhielten in der Bundesrepublik Deutschland 766 Beschäftigte wegen einer Colitis ulcerosa eine Berufsunfähigkeits- oder Erwerbsunfähigkeitsrente. Das Verhältnis von Frauen zu Männern betrug 1:1, das von Angestellten zu Arbeitern 1:6.

3. Psychotherapiemethoden:

Trotz widersprüchlicher Ergebnisse zur ätiopathogenetischen Bedeutung emotionaler Faktoren bei der Colitis ulcerosa stellen Krankheitsbelastung und Krankheitsfolgen häufig eine *Indikation zur Psychotherapie* dar.

– Bewährt haben sich dabei Entspannungsverfahren wie autogenes Training und progressive Muskelrelaxation, stützende Gespräche, Einzelpsychotherapie (tiefenpsychologisch oder verhaltenstherapeutisch orientiert), verschiedene Gruppenpsychotherapien, Paar- und Familiengespräche sowie nonverbale kreative Gestaltungstherapien. Indikationen für die *Entspannungsbehandlung* sind chronische abdominelle Schmerzen, häufiger imperativer Stuhldrang und innere Anspannung.

– *Verhaltenstherapeutische Techniken* wie Erkennen und Bewältigung individueller Streßfaktoren für Stuhldrang und -frequenz, Angstreduktionstechniken und Fähigkeiten der Selbstregulation sind ebenso hilfreich.

– In den kreativen Therapieformen wie *assoziatives Malen* und *Töpfern* können Patienten mit geringer verbaler Ausdrucksfähigkeit angstbesetzte Themen wie Krankheit, Operationen, Versagens- und Isolationsängste, aber auch Wünsche nach Ruhe, Entspannung und Geborgenheit in Partnerschaft oder Familie darstellen.

– *Psychotherapie im engeren Sinn*, unabhängig von tiefenpsychologischer oder verhaltenstherapeutischer Orientierung, kann in ihren verschiedenen Methoden sowohl während der stationären Behandlung als auch längerfristig ambulant durchgeführt werden. Die Art der Therapie ist nicht für die Erkrankung spezifisch, sondern richtet sich nach den Möglichkeiten der Klinik oder Praxis.

Spezielle Probleme im Kindes- und Jugendalter: Familiengespräche tragen dazu bei, Anpassungsmöglichkeiten der Familie an die veränderte Lebenssituation zu fördern. Viele Familien entwickeln in der gemeinsam zu bewältigenden Aufgabe einen viel engeren Zusammenhalt, der entlastend und stabilisierend wirkt.

4. Spezielle psychosomatische Aspekte in der Klinik:

Aus der Zunahme der Patienten zur kombinierten *internistischen und psychosomatisch-psychotherapeutischen* Behandlung an unserer Klinik ist abzulesen, daß ein erheblicher Bedarf an Psychotherapie besteht. Von 2404 Patienten mit Colitis ulcerosa im Zeitraum 1948 bis 1995 kamen nur 28% aus Lübeck und 72% aus Schleswig-Holstein oder anderen Bundesländern. Das Konzept der *integrierten Diagnostik und Therapie* berücksichtigt die begrenzte Motivation zur Inanspruchnahme psychologischer Interventionen und Psychotherapie akut erkrankter und behandlungsbedürftiger Patienten. Etwa 2/3 der Patienten, die eine Colitis ulcerosa haben, sind für eine derartig modifizierte Therapie zugänglich.

Die Ansätze psychosomatisch-psychotherapeutischer Behandlung sind bei der Krankheitsbewältigung mit akuten psychosozialen Krisen und den Krankheitsfolgen zu sehen. Die *Effekte* der angewendeten Psychotherapie auf das körperliche Befinden und Einflüsse auf die Krankheit selbst sind schwer zu beurteilen und dürften etwa bei 10

bis 30% liegen. Trotz fehlender ausreichender Vergleichsuntersuchungen liefern die gesammelten Erfahrungen an über 2400 Patienten mit Colitis ulcerosa wichtige Ergebnisse. Bei einer Nachuntersuchung von 268 Colitis-Patienten mit einem Schweregrad III über einen Zeitraum von 0–30 J. (mittl. Zeit 12,2 Jahre) bestand bei mehr als der Hälfte über 10 bis 15 Jahre *keine stationäre Behandlungsbedürftigkeit* mehr. Von 180 Patienten unter 60 J. standen 64% im Berufsleben, 8% erhielten eine Zeit- und 3% eine Dauerrente.

5. Spezielle psychosomatische Aspekte in der Praxis:

Das Konzept einer *integrativen Somato- und Psychotherapie* ist sinnvoll bei langjährigem chronischen Verlauf. Um dies zu erreichen, sollten die behandelnden Krankenhaus- und Allgemeinärzte sowie Internisten und Gastroenterologen eine Grundausbildung in *psychosomatischer Grundversorgung* erhalten. Die behandelnden Psychotherapeuten müssen eine gewisse Kompetenz in der Behandlung von Patienten mit chronisch-entzündlichen Darmerkrankungen besitzen. Eine engere und vertrauensvollere Zusammenarbeit von *Selbsthilfegruppen* und Ärzten ist nachhaltig zu fordern.

3.5.7   Enteritis regionalis Crohn

W. Keller

Definition: Der M. Crohn wird zusammen mit der Colitis ulcernsa zu den *chronisch entzündlichen Darmerkrankungen* gerechnet. Es handelt sich um eine Systemerkrankung, die im Gegensatz zur Colitis ulcerosa den gesamten Gastrointestinaltrakt vom Mund bis zum After betreffen kann. Der entzündliche Prozeß durchsetzt alle Darmwandschichten. Dies kann zu entsprechenden Komplikationen führen (s.u.). Der Prädilektionsort ist das terminale Ileum. Die Symptomatik und der Verlauf wird stark durch die Lokalisation und die Komplikationen geprägt.

Krankheitsbild: Die Krankheit verläuft *rezidivierend* in akut entzündlichen Schüben oder *chronisch persistierend* und ist bisher nicht heilbar. Es lassen sich relativ blande Verläufe, in denen u.U. die Erkrankung nach einem einzelnen Schub nicht wieder auftritt, von schweren, meist durch Komplikationen bestimmten, gelegentlich lebensbedrohlichen Verläufen mit zahlreichen belastenden Eingriffen unterscheiden. Die *Krank-*

*heits*aktivität wird über Aktivitätsindizes gemessen, von denen der CDAI (Crohn's Disease Activity Index) international am weitesten verbreitet ist. Er wird als Summenwert aus subjektiven und objektiven Angaben bzw. Krankheitsdaten gebildet. Ein Wert >150 wird als akuter Schub bewertet. Zur Beurteilung der *Krankheitsschwere* bekommt die krankheitsbezogene Lebensqualität eine immer größere Bedeutung.

Beschwerden und Symptome

Die Leitsymptome sind:

- Fieber
- allgemeine Abgeschlagenheit
- Gewichtsabnahme
- krampfartige Bauchschmerzen
- Labor: uncharakteristisch (Anämie, BSG-Erhöhung, Leukozytose, Thrombozytose, C-Reaktives Protein erhöht,Orosomukoid erhöht)

Aufgrund des komplexen Krankheitsbildes und der anfänglich uncharakteristischen Symptomatik kann es zu Verzögerung in der Diagnosestellung bis zu mehreren Jahren kommen; nicht selten verbirgt sich hinter einer früheren Appendizitis der Beginn eines M. Crohn, der zu diesem Zeitpunkt noch nicht erkannt wurde. Die Diagnosestellung kann auch dadurch erschwert werden, daß der gastroenteralen Symptomatik u.U. jahrelang eine *extraintestinale Symptomatik* (10–20%) in Form von rheumatischen Gelenksentzündungen, Iridozyklitis oder ein Erythema nodosum vorausgehen können.

Komplikationen

- Extraintestinale Krankheitszeichen:
  - Iridozyklitis
  - Uveitis
  - Arthritis
  - Aphtöse Stomatitis
  - Erythema nodosum
  - Sklerosierende Cholangitis
- Entzündliche Konglomerattumoren, Abszeße
- Narbige oder entzündliche Stenosen des Darmes
- Mechanischer Ileus
- Gedeckte Perforation
- Fisteln

- Malabsorptionssyndrom bei Dünndarmbefall bzw. ausgedehnten Dünndarmresektionen
- Unterernährung
- Sekundäre Amyloidose
- Leberbeteiligung (Pericholangitis)
- Wachstumsretardierung (bei Kindern)
- Toxisches Megakolon

Häufig finden wir Fisteln zwischen benachbarten Organen (z.B. entero-enteral, entero-cutan, entero-vesical- oder vaginal, oder auch blind im Gewebe endend) oder entzündliche Konglomerattumoren. Entzündliche oder narbige Darmstenosen führen zum Teil zu erheblichen Beeinträchtigungen, stationären Behandlungen (z.B. wegen Subileus) und rezidivierenden Operationen (Ileus) u.U. mit der Spätfolge von Ernährungsstörungen bzw. eines Malabsorptionssyndroms, wenn die Resorptionsfläche des Dünndarmes nicht mehr ausreicht.

Verlauf

M. Crohn ist eine chronische Erkrankung, die auf die psychischen und sozialen Funktionen und die Kontakte des Patienten Einfluß nimmt. Der Krankheitsverlauf ist bei M. Crohn sehr unterschiedlich und im wesentlichen durch die Zahl und Schwere der Schübe sowie den Komplikationen bestimmt. Eine Vorhersage über den Zeitpunkt und die Häufigkeit der Schübe ist nicht möglich. Etwa 20% der Patienten weisen kontinuierlich Zeichen entzündlicher Aktivität auf. Diese Patientengruppe ist dann meist dauerhaft auf eine Kortisontherapie angewiesen. Außerhalb des akuten Schubes hat eine medikamentöse Therapie nach bisherigen Erkenntnissen keinen sicheren Einfluß auf die Häufigkeit von Rezidiven. 5-Aminosalyzilsäure (Mesalazin) scheint allerdings die Rezidivhäufigkeit günstig zu beeinflussen.

Die Wahrscheinlichkeit einer erneuten Operation betrug nach 5 Jahren 21% und ist stark beeinflußt von der Lokalisation, am höchsten bei Ileocolitis (50%), am niedrigsten bei Ileitis (28%), 80–90% der M. Crohn-Patienten müssen während eines 20jährigen Krankheitsverlaufes operiert werden. Patienten mit Dünndarmbefall haben in 25% mit Fisteln zu rechnen, bei Rektumbefall bis zu 100%.

Endoskopisch ist 1 Jahr nach OP bei 73% ein Rezidiv nachzuweisen, allerdings haben nur 20%

von ihnen Symptomatik. Das Befinden der Patienten wird nicht nur durch die krankheitsbedingten Symptome beeinträchtigt, sondern auch durch die Nebenwirkung der Medikamente und durch die psychosozialen Probleme als Folge der Erkrankung. Häufige ambulante und stationäre Behandlungen besonders in der Frühphase der Erkrankung unterbrechen immer wieder die Berufsausbildung und die Entwicklung der persönlichen Beziehungen bei jüngeren Patienten.

Prognose

Das Mortalitätsrisiko verbesserte sich kontinuierlich seit den 70iger Jahren und nähert sich dem der Normalbevölkerung an. Während einige Studien kein erhöhtes Mortalitätsrisiko im Vergleich zur Kontrollbevölkerung sehen, ist es in anderen um den Faktor 2 erhöht. Die krankheitsbedingten letalen Komplikationen können durch eine adäquate internistische bzw. chirurgische Therapie weitgehend verhindert werden.

Epidemiologie: Die *Inzidenz* liegt in Europa um 3–5,3 pro 100 000 Einwohner. Ein früher beschriebener Nord-Süd-Gradient mit einer höheren Rate in den nördlichen Ländern ist jetzt nicht mehr nachweisbar, insgesamt ist die Inzidenzrate in den letzten 25 Jahren stabil geblieben. Der *Erkrankungsgipfel* liegt zwischen dem 15–30. Lebensjahr. Das Geschlechtsverhältnis ist etwa ausgeglichen.

Ätiopathogenese: Die Ätiopathogenese wird heute als *multifaktoriell* angenommen. Neben einer *familiären (genetischen) Disposition* sowie sozioökonomischen, ethnischen und geographischen Faktoren werden heute von den Gastroenterologen den *immunologischen Faktoren* größte Bedeutung beigemessen. Viele Befunde sprechen für eine überschießende *lokale Immunreaktion des darmassoziierten Immunsystems*, möglicherweise auf Mikroben oder Virusbestandteile des Darmes. Neuere Befunde verweisen auf einen möglichen Zusammenhang mit persistierenden Masernviren. Als weitere Faktoren zur Krankheitsentstehung werden Ernährungseinflüsse (z.B. Zucker), Nikotin und Medikamente diskutiert.

Konzepte einer psychodynamischen Krankheitsgenese

Psychologische, biologische und soziale Faktoren einer Krankheit stehen in enger Wechselbeziehung zueinander und beeinflussen gemeinsam den Krankheitsverlauf auch beim M. Crohn. Dieses *bio-psycho-soziale Krankheitsmodell* berücksichtigt sowohl die biologischen Voraussetzungen, die körperliche Krankheitsentwicklung, den lebensgeschichtlichen Hintergrund der Persönlichkeit, die prämorbiden psychischen Voraussetzungen als auch die psychischen Folgen der Erkrankung mit ihren sozialen Dimensionen.

Für die *Krankheits- und Schubauslösung* sind neben den somatischen Dispositionen aus psychosomatischer Sicht die Aktualisierung von biographisch erworbenen *Konfliktkonstellationen* verantwortlich. M. Crohn-Patienten bleiben innerlich an lebensgeschichtlich bedeutsame „Schlüsselfiguren" (Objekte) gebunden. Im Gegensatz zu Colitis-ulcerosa-Patienten, deren Objektabhängigkeit deutlicher ist, weist das Verhalten von M. Crohn-Patienten häufig eher auf eine forcierte Objektunabhängigkeit unter Dissimulation der Angewiesenheit auf eine „Schlüsselfigur". Im Vordergrund steht so ein Autonomie-Unabhängigkeitskonflikt. Er ist bestimmend für die Lebens- und Beziehungsgestaltung dieser Patienten und zeigt sich häufig durch einen abrupten Wechsel von Nähe und Distanz. Ein strafendes Über-Ich wird oft auf „die Krankheit" projiziert, sobald Ansätze einer Separation von der „Schlüsselfigur" intendiert werden. Loyalitätskonflikte aus der früheren Elternkonstellation werden nicht selten in den aktuellen Beziehungen zu wichtigen Bezugspersonen unbewußt wiederholt. Dies wird in der Literatur als „in-between- Situation" beschrieben als Ausdruck einer *ungenügenden Selbst-Objekt-Trennung* und einer nicht vollzogenen frühen Triangulierung.

> Häufige krankheits- oder schubauslösende Konstellationen sind:
>
> - Drohender oder realer Verlust eines nahestehenden Menschen („Schlüsselfigur")
> - Aktualisierung von Loyalitätskonflikten („In-between-Situationen")
> - Starke Gewissensangst bei Verständigungsschritten

Psychische Störung und Persönlichkeitsmerkmale anhand empirischer Studien

Die Befunde in der Literatur über das Ausmaß psychischer Störungen bei M. Crohn-Patienten sind uneinheitlich und hängen von der Selektion der Patienten und der Untersuchungsmethode ab. Andrews et al. (1987) fanden in 33% psychische Auffälligkeiten, nach DSM-III-Kriterien vorwiegend *Angstsyndrome* und *Depression.* Die Häufigkeit einer psychiatrischen Diagnose liegt nach diesen Kriterien jedoch in der Remissionsphase nicht höher als bei Patienten mit anderen körperlichen Erkrankungen. Eine deutliche Zunahme psychischer Störung findet sich in vielen Studien im Krankheitsschub im Vergleich zur Remissionsphase (50% vs 8% bei Andrews 1987). Dies kann psychodynamisch als ein Zusammenbrechen der Abwehr gegen eine Objektabhängigkeit verstanden werden.

Eine einheitliche oder typische M. Crohn-Persönlichkeit konnte in empirischen Studien nicht belegt werden. Es werden verschiedene *Patientenuntergruppen* hinsichtlich ihres Krankheitsverhaltens- oder ihrer Persönlichkeitsmerkmale unterschieden. Häufig werden sie als *depressiv, ängstlich* und *aggressionsgehemmt* beschrieben. Als weitere Merkmale werden *zwanghafte Persönlichkeitszüge*, ein hoher Selbstanspruch und Perfektionsneigung, verbunden mit einer großen *Kränkungsbereitschaft* genannt, gefolgt von Rückzugstendenzen, weiterhin ein „pseudounabhängiges" Verhalten und eine Neigung zur *Dissimulation.* Phänomenologisch kann aus diesen Verhaltensweisen – besonders während der Krankheitsremission – ein sogenanntes „pseudonormales" Verhalten resultieren, so daß diese Patienten nach außen psychisch eher unauffällig wirken und sich in Testuntersuchungen als „übernormal" beschreiben.

Krankheitsauslösende Ereignisse

Der Häufigkeitsgipfel der Erkrankung in der Adoleszenz bzw. jungen Erwachsenenalter fällt zeitlich in die Phase der *Selbständigkeitsentwicklung* und des Aufbaus einer eigenen Erwachsenenidentität. Das Fortbestehen abhängiger Beziehungsmuster im Erwachsenenalter macht diese Menschen vulnerabel gegenüber realen oder befürchteten Trennungserlebnissen. Vielfach scheitert dieser Bewältigungsversuch und läßt bisher wirksame Kompensationsmechanismen zusammenbrechen, was aus psychosomatischer Sicht zur Erkrankung bzw. Schubauslösung führt. Ein solcher Ursachenzusammenhang ist klinisch evident auch nach Aussage vieler Betroffenen, wissenschaftlich jedoch schwer zu belegen, da entsprechende Studien meist retrospektiv durchgeführt wurden und methodisch auf äußere (bewußtseinsfähige) „life-events" eingeschränkt sind. In den prospektiv angelegten „life-event"-Studien ist ein Zusammenhang zwischen vorausgehenden life-events und einer Krankheits- oder Schubauslösung nicht nachweisbar.

Aber auch *behandlungstechnische Faktoren* scheinen von Bedeutung: Neuere Untersuchungen verweisen auf einen Zusammenhang zwischen der Gabe nicht-stereoidhaltiger Antiphlogistika und einer Schubauslösung.

Krankheitsverhalten und Krankheitsverarbeitung

Der M. Crohn als eine chronisch rezidivierende Erkrankung bindet die Betroffenen u.U. ein Leben lang an das medizinische Versorgungssystem. Ein Schub oder eventuell auftretende Komplikationen sind meistens nicht vorauszusehen, so daß diese Patienten mit dieser Unsicherheit leben lernen müssen. Bei der somatischen Behandlung ergeben sich oft Schwierigkeiten, die mit der Persönlichkeit der Patienten, der Art und Weise wie sie ihre Beziehungen gestalten, ihrem Krankheitsverhalten und ihrem Medikamenteneinnahmeverhalten in Zusammenhang stehen.

Psychische Belastungsfaktoren durch die Erkrankung

Wie bei anderen chronischen Erkrankungen sind M. Crohn-Patienten durch die Erkrankung einer Vielfalt von *psychischen Belastungsfaktoren* ausgesetzt:

Belastungsfaktoren bei chronischen Erkrankungen

- Weitgehende Irreversibilität oder Progredienz der Erkrankung
- Unvorhersehbarkeit des Krankheitsverlaufes
- Reduzierte körperliche Leistungsfähigkeit
- Bedrohung der körperlichen Integrität
- Abhängigkeit von medizinischen Spezialisten
- Häufige Hospitalisierungen und Trennung von Angehörigen
- Begrenzte Zukunftsperspektive

Hinzu kommen *krankheitsspezifische Belastungen:*

Spezifische Belastungsfaktoren bei chronisch entzündlichen Darmerkrankumgen

- Heftige, oft wenig beeinflußbare Schmerzzustände

- Eingeschränkte Mobilität durch die Durchfallssymptomatik

- Beeinträchtigung der körperlichen Attraktivität (Gewichtsabnahme, Fisteln, Anus praeter, Medikamentennebenwirkungen z.B. Kortison)

- Notwendigkeit von Diätmaßnahmen

- Drohende Gefahr einer im Krankheitsverlauf notwendig werdenden OP

- Invasive Untersuchungsverfahren mit Verletzung des körperlichen Intimbereiches

- Komplikationen bei Schwangerschaft und Geburt

M. Crohn-Patienten müssen sich daher in einem längeren Prozeß psychisch an die Erkrankung adaptieren. Die Anpassungsarbeit wird beeinflußt durch die Persönlichkeit, das soziale Netz und die lebensgeschichtlichen Erfahrungen der Patienten (krankheitsdependente psychische Störungen).

Formen der Krankheitsverarbeitung (modifiziert nach Küchenhoff 1993)

1. Der akute Schub führt zunächst zu einer psychischen Krise, im weiteren Verlauf jedoch zu einer Neuorientierung.

2. Die Krankheit ermöglicht es, gegen die eigenen strengen Über-Ich-Anforderungen regressive Wünsche zu erfüllen und mehr Selbstfürsorge zu entwickeln.

3. Ein Teil der Patienten hat trotz körperlicher Einschränkungen die Erkrankung psychisch nicht verarbeitet. Sie ignorieren, bagatellisieren oder verleugnen das Ausmaß und die Schwere ihrer Erkrankung (Dissimulation). Symptomatik wird beispielsweise als Ausdruck einer Verschlechterung der Erkrankung nicht wahrgenommen. In bezug auf die Schwere der Erkrankung oder des gegenwärtigen Krankheitsstadiums schätzten M. Crohn-Patienten mit einer Störung des Krankheitsverhaltens häufig die ärztlichen Maßnahmen falsch ein und weisen diese offen oder verdeckt zurück. Dies wirkt sich auf die Dauer höchst nachteilig auf den Krankheitsverlauf bzw. die Dauer eines akuten Schubes aus.

4. Das Krankheitserleben führt zu Hoffnungslosigkeit und Mutlosigkeit. Diese Patienten ziehen sich angesichts ihrer Erkrankung aus ihren Beziehungen zurück und haben immer weniger Antrieb. Sie verlagern ihr Interesse mehr auf eine ängstliche Selbstbeobachtung und Überwachung der Körperfunktionen und Absicherung durch Fachleute (hypochondrische Tendenzen).

Einige Fallbeispiele für Patienten mit Problemen der Krankheitsverarbeitung

Ein 34-jähriger Crohn-Patient mit einer massiv sezernierenden viszero-kutanen Fistel lehnt die indizierte Operation ab und verleugnet die massive Beeinträchtigung durch Geruch, mangelnde Hygiene und ästhetischen bzw. die interpersonellen Auswirkungen.

Eine 38-jährige Patientin mit seit 5 Jahren bestehendem M. Crohn, der in zeitlichem Zusammenhang mit einer Partnertrennung ausbrach, hatte innerhalb von 5 Monaten 3 stationäre Aufenthalte wegen eines akuten Schubes. Bei der Röntgendarstellung des Dünndarms fanden sich jedes Mal nur geringgradige entzündliche Veränderungen im terminalen Ileum, die sich im Verlauf nicht änderten, eine Darmverengung konnte nicht nachgewiesen werden, die Laborbefunde waren blande. Trotzdem klagte sie über behandlungsresistente abdominelle Schmerzen, sobald sie von der parenteralen Ernährung auf orale Nahrungszufuhr umgestellt wurde. Schließlich wurde eine Resektion des terminalen Ileums in Erwägung gezogen, da alle sonstigen Behandlungsmöglichkeiten ausgeschöpft schienen und die Patientin massiv zu einer Operation drängte. In dieser Situation wurde in einer psychosomatischen Konsiliaruntersuchung der psychodynamische Zusammenhang mit dem kurz vor dem ersten stationären Aufenthalt erfolgten Tod der Schwiegermutter deutlich, die für die Patientin Ersatz für die früh verstorbene eigene Mutter darstellte, an die sie ambivalent gebunden blieb.

Bei einer weiteren Crohn-Patientin berichtete der behandelnde Gastroenterologe über heftigen Ärger und Ablehnung einer weiteren Behandlung, als deutlich wurde, daß die Patientin eigenmächtig die Kortisondosis veränderte oder absetzte und damit einen ungünstigen Krankheitsverlauf bewirkte, da sie selbst beurteilen könne, ob es ihr gut oder schlecht ginge und die Ärzte ihr sowieso nicht helfen könnten. In der Gruppe berichtete sie später über ihre Ängste, „überwältigt" zu werden, bei einer notwendigen stationären Aufnahme immer passiver zu werden und von ihrem Partner, an den sie symbiotisch gebunden war, für diese Zeit getrennt zu sein.

Diagnose/Differentialdiagnose: Die Diagnose erfolgt klinisch, röntgenologisch (Röntgenkontrastuntersuchung des Dünndarmes n. Sellink), endoskopisch und anhand des histologischen Befundes durch Probeexzision bei der Koloskopie.

Differentialdiagnose des M. Crohn

- Infektionen: unspezifische Gastroenteritiden (viral, bakteriell)
- Colitis ulcerosa
- Ischämische Colitis
- Irritables Colon
- Strahlenenteritis
- Appendizitis
- Sprue
- Divertikulitis
- Darmkarzinom, Karzinoid, Polyposis, malignes Lymphom
- Sarkoidose
- M. Behçet
- Nebenwirkung von Medikamenten

Therapie

Somatische Therapie

Die *medikamentöse Therapie* erfolgt im akuten Schub mit *Glukokortikoiden,* im schweren akuten Schub zusätzlich *parenterale- oder Sondenernährung,* Vitaminsubstitution mit nachfolgendem Kostaufbau. Eine prophylaktische Wirkung im Intervall hat das Salazosulfapyridin bei ausschließlichem Befall des Kolons. Neuere Untersuchungen deuten auch auf eine Wirksamkeit und Verlängerung der Remissionsphase bei Lokalisation im Ileum durch *5-Aminosalizylsäure.* Bei Versagen der Glukokortikoidtherapie bzw. vorherrschenden Komplikationen (Fisteln) oder extraintestinalen Manifestationen können alternativ *Immunsuppressiva* (Azathioprin), 6-Mercaptopurin oder Metronidazol über einen längeren Zeitraum gegeben werden. Als weitere, rein symptomatische Therapie werden Antidiarrhoika und Spasmolytika eingesetzt.

Psychotherapie bei M. Crohn

Die Psychotherapie bei M. Crohn-Patienten ist immer als eine *Ergänzung* zu der gastroenterologisch- internistischen bzw. chirurgischen Behandlung zu verstehen. Das therapeutische Vorgehen muß an den Bedürfnissen und Möglichkeiten der Patienten orientiert sein. Nicht jeder M. Crohn-Patient braucht psychotherapeutisch behandelt zu werden. In den akuten Krankheitsphasen ist eine seelische Unterstützung jedoch für die meisten Patienten empfehlenswert. In dieser Krankheitsphase sind die Patienten in der Regel psychisch labilisiert, so daß die bisherigen Bewältigungsmechanismen meist nicht mehr wirksam sind. Die Patienten sind jetzt depressiver, ängstlicher, das Ausmaß der Erkrankung wird weniger dissimuliert. In dieser Erkrankungsphase sind M. Crohn-Patienten daher leichter auf seelische Aspekte ansprechbar. Eine stützende, von Empathie getragene Begleitung (supportive Psychotherapie) erlaubt zu diesem Zeitpunkt eine Beziehungsaufnahme ggf. für eine spätere *konfliktorientierte psychotherapeutische Behandlung,* besonders bei denjenigen Patienten, die später nur noch sehr schwer für psychotherapeutische Maßnahmen zu gewinnen sind, obwohl aus psychotherapeutischer Sicht eine Behandlungsindikation besteht.

Die psychologische Führung durch den Hausarzt

Der empathischen kontinuierlichen Betreuung durch den Hausarzt kommt eine große Bedeutung zu. Die verantwortliche Zusammenführung und Bewertung der Befunde der über die Jahre aufgesuchten Spezialisten, verbunden mit der Fähigkeit, dem Bemühen der Patienten, die Krankheit psychisch zu bewältigen, Verständnis entgegenzubringen, unterstützt die Entwicklung einer vertrauensvollen Beziehung trotz vielfach vorhandener Nähe-Distanz-Probleme von M. Crohn-Patienten. Eine solche Behandlung ist am besten im Rahmen der *psychosomatischen Grundversorgung* möglich. Hier können auch, soweit es die Praxisstruktur erlaubt, Probleme des Krankheitsverhaltens, Aspekte der Krankheitsverarbeitung und -bewältigung besprochen werden.

Bei Vorliegen tiefergehender psychosozialer oder lebensgeschichtlicher Probleme oder zeitlicher oder fachlicher Überforderung sollte der Patient nach entsprechender Vorbereitung einem Facharzt für psychotherapeutische Medizin oder einem entsprechend versierten Psychotherapeuten zur erweiterten *psychodynamischen Diagnostik* und ggf. *Psychotherapie* zugeführt werden. Die Motivation eines Patienten für eine weitergehende Diagnostik oder Psychotherapie wird sehr stark beeinflusst durch die Einstellung seines behandelnden Hausarztes gegenüber psychosozialen Faktoren. Es bedarf in der Regel einer längeren Motivationsarbeit, den Patienten für psychosoziale Zusammenhänge zu sensibilisieren.

Indikation für eine erweiterte Psychodiagnostik bzw. psychotherapeutische Behandlung

Welche Patienten sollten eine Psychotherapie erhalten? Einige Anhaltspunkte für eine erweiterte psychodynamische Diagnostik und Behandlungsindikation sind im folgenden aufgeführt:

Indikation zur psychosomatischen Diagnostik und Behandlung

- Probleme mit der Krankheitsverarbeitung
- Auffälliges Krankheitsverhalten
- „Schwierige" Patienten
- Complianceprobleme
- Evidente psychosoziale Konflikte
- Schwerwiegende Lebensereignisse, Krisen
- Evidente psychische Symptomatik
- Schwerer Krankheitsverlauf
- Häufige und schwere Schübe
- „Kortisonabhängigkeit"
- Chronisches Krankheitsverhalten
- Psychotherapiewunsch

Eine psychotherapeutische Behandlung ist bei Patienten indiziert, bei denen Probleme mit der Krankheitsverarbeitung bestehen oder die *psychische Symptomatik* evident ist, weiterhin bei Patienten mit krankheitsreaktiver psychischer Symptomatik oder *Verhaltensauffälligkeiten*, „schwierigen" Patienten, die eine vertrauensvolle Arzt-Patient-Beziehung beeinträchtigen oder die Problemen mit der Einnahme von Medikamenten oder der Wahrnehmung notwendiger Untersuchungen (Compliance) haben, bei Patienten mit *psychosozialen Konflikten*, schweren Krankheitsverläufen, Patienten, die schwerwiegenden Lebensereignissen und Krisen ausgesetzt waren, bei Patienten mit Psychotherapiewunsch und schließlich Patienten mit einem chronischen Krankheitsverhalten:

Verhaltensmerkmale bei chronischem Krankheitsverhalten (nach Zielke 1993)

- zunehmende Passivität und Hilflosigkeit
- Verlust an Selbsthilfemöglichkeiten
- zunehmende Beanspruchung medizinisch-diagnostischer Maßnahmen

---

- Verlust an Vertrauen in die Funktionstüchtigkeit des eigenen Körpers (physische Bedrohung)
- Verlust an Vertrauen in die Funktionstüchtigkeit der eigenen Person (Selbstwertbedrohung)
- körperliches Schonverhalten – körperlicher Trainingsmangel
- Einschränkung passiver Entspannungsmöglichkeiten
- soziale Beziehung durch Krankenrolle stabilisiert
- erhöhter Verfügbarkeitsdruck nach medizinischen Interventionen
- Mißbrauch von Medikamenten bzw. Abhängigkeitsgefährdung
- zunehmende Abhängigkeit vom medizinischen Versorgungssystem

---

Für diese Patientengruppen sollte eine entsprechende *konsiliarische Untersuchung* veranlaßt werden, mit dem Ziel, die psychosoziale Situation zu klären und sie für eine weitergehende psychotherapeutische Behandlung zu motivieren.

Die krankheitsorientierte Gruppentherapie

Die krankheitsorientierte Gruppentherapie hat sich als ein besonders *günstiges Verfahren* erwiesen in der Behandlung der spezifischen Schwierigkeiten von M. Crohn- Patienten. Ein zunächst *symptomzentriertes Vorgehen* wird später durch ein psychodynamisches, *tiefenpsychologisch fundiertes Vorgehen* abgelöst. Die krankheitsorientierte Gruppentherapie beinhaltet folgende Elemente:

1. Krankheitsinformation und Gesundheitserziehung.
2. Klärung des individuellen Krankheitsverhaltens.
3. Das „offene" Gespräch und der Erfahrungsaustausch.
4. Entspannungsverfahren (Autogenes Training, funktionelle Entspannung, progressive Muskelrelaxation, Massagen, Atemtherapien.
5. Tiefenpsychologisch orientierte Gruppentherapie. Die Behandlung erstreckt sich etwa über 1 Jahr mit wöchentlichen Sitzungen von 90 Min. Dauer, vorausgehend 30 Min. eines der genannten Entspannungsverfahren.

Psychotherapieergebnisse bei M. Crohn

Seit längerer Zeit werden in zahlreichen Institutionen und Kliniken Patienten mit M. Crohn ergänzend zur internistisch-chirurgischen Behandlung psychosomatisch mitbetreut.

Künsebeck et al (1987) konnten in einer kontrollierten Studie einen *positiven Effekt supportiver Psychotherapie* auf psychosoziale Faktoren und die Krankheitsaktivität nachweisen im Vergleich mit einer Kontrollgruppe. Eine weitere Untersuchung von Milne et al (1986) beschreibt einen positiven Einfluß eines *Streß-Management-Programms* auf psychosoziale Faktoren und die Krankheitsaktivität über 1 Jahr.

Den psychodynamischen Verlauf, krankheitsspezifische Abwehrmechanismen und positive klinische Ergebnisse einer *Gruppenpsychotherapie* auf eine homogen zusammengesetzte M. Crohn- und Colitis ulcerosa-Gruppe beschreiben im deutschsprachigen Raum Heigl-Evers und Ponesicky (1988), Fröhlich (1988) sowie Wienen und Janssen (1989) aus dem Blickwinkel einer intrapsychischen Perspektive.

In einer multizentrischen Interventionsstudie bei M. Crohn konnte im Vergleich zu einer nicht psychotherapeutisch behandelten Kontrollgruppe bei vergleichbarer somatischer Behandlung auf testpsychologischer Ebene nach einem Jahr kein sicherer Unterschied zwischen beiden Gruppen gefunden werden. Andererseits wird von der psychotherapeutisch behandelten Patientengruppe in hohem Maße ein *positiver Einfluß* auf die *Krankheitsverarbeitung*, das *Wohlbefinden* und die zwischenmenschlichen *Kontakte* angegeben. Auf der somatischen Ebene zeigt sich eine statistische Tendenz zu weniger Schüben und Operationen in der psychotherapeutisch behandelten Gruppe.

3.6 Urogenitalstörungen

P. Diederichs

Die *Psychosomatik* des *Urogenitaltrakts* ist ein *Stiefkind* der psychosomatischen Medizin geblieben. Das verwundert, weil schon ein altes chinesisches Sprichwort besagt, daß *die Blase der Spiegel der Seele* ist und in der Alltagssprache urologisch-psychosomatische Zusammenhänge bekannt sind (z.B. „es geht mir an die Nieren").

3.6.1 Ätiopathogenetische Grundlagen

Für das klinische Verständnis psychosomatischer Störungen des Urogenitaltrakts sind folgende ätiopathogenetischen Konzepte zu berücksichtigen:

- *Libidotheorie* (Urethralerotik)
- *Sphinkterkontrolle* im Rahmen der Selbst- und Objektbeziehungspsychologie
- *Psychophysiologie* (Affektkorrelate, Streßmodell)
- Theorien zur Entwicklung der *Geschlechtsidentität*

Weiterhin setzt das klinische Verständnis psychosomatischer Miktionsstörungen das Wissen um die Komplexität des Urogenitaltrakts voraus. Erst die Berücksichtigung seiner drei ineinandergreifenden und von einander abhängigen Funktionsaspekte als *Produktions-, Reproduktions-* und *Lustorgan* macht seine besondere Anfälligkeit für seelische Einflüsse verständlich.

3.6.1.1 Libidotheorie (Urethralerotik)

Indem die Psychoanalyse auf die Bedeutung der Blase und Harnröhre als Lust- und Triebzone hinwies, hat sie schon früh den dritten Funktionsbereich des Urogenitaltrakts als *Lustorgan* gewürdigt. Die Schleimhaut der Harnröhre besitzt ebenso wie die des Mundes, der Vagina, des Penis und des Afters erogenen Charakter. Der *urethrale Partialtrieb* oder die „Harntriebhaftigkeit", wie ihn Christoffel (1944) plastisch benannte, weist bereits die drei wesentlichen Charakteristika einer infantilen Sexualäußerung auf (Freud 1905): Die urethrale Lust entsteht 1. in *Anlehnung* an eine der lebenswichtigen Körperfunktionen, die *Miktion*. Sie kennt noch kein Sexualobjekt, ist also 2. *autoerotisch*, und ihr Sexualziel, die Entspannung oder Befriedigung, steht 3. unter der Herrschaft einer *erogenen Zone*. Masturbationspraktiken an der Harnröhre sind daher keine Seltenheit. Gelegentlich müssen sogar Fremdkörper chirurgisch aus der Blase entfernt werden. Die urethrale Lust kann durch den warmen Urin auf der eigenen Haut gesteigert werden, was z.B. bei Bettnässerkindern eine Rolle spielt.

3.6.1.2 Sphinkterkontrolle

Die Beherrschung der Harn- und Stuhlausscheidung als die erste vom Kind selbst verlangte

Triebeinschränkung setzt auf dem Höhepunkt des von M. Mahler beschriebenen normalen *Entwicklungskonfliktes zwischen Individuation und Separation* bzw. des Kampfes um die Ich-Abgrenzung ein. Die Mutter schränkt bei der Sauberkeitserziehung nicht nur einen Triebimpuls ein, sondern sie reagiert auch auf das sich bildende Selbst bzw. Körper-Selbst ihres Kindes. Eine Störung des urethralen Partialtriebes muß also eine unvollständige entsprechende Körperrepräsentanz zur Folge haben, und umgekehrt wird der unempathische Umgang einer Mutter mit der urogenitalen Körperzone ihres Kindes, z.B. bei der Körperpflege und später der Sauberkeitserziehung, auch negative Auswirkungen auf den Partialtrieb haben. Das Zusammentreffen von *Sphinkterkontrolle* und *Selbstentwicklung* weist auf die Bedeutung der *Objektbeziehungen* hin.

Die Berücksichtigung dieser entwicklungspsychologischen Prozesse macht verständlicher, was bei einem ein- bis dreijährigen Kind seelisch-körperlich abläuft, wenn es beschämt worden ist, wieder in die Hosen gemacht zu haben. Bei wiederholter Beschämung wird es das Gefühl schmutziger Schlechtigkeit entwickeln, das es zunächst auf die Miktions- und Defäkationshandlung beschränkt. Das negative Gefühl kann sich dann auf die Empfindungen beim Durchgang des Urins (Kots) durch Blase und Harnröhre (Enddarm) und die Ausscheidungsprodukte selbst erstrecken. Schließlich kann dadurch der gesamte urogenitale Bereich negativ besetzt werden.

Diese Beeinträchtigung des gesamten *urogenitalen Körper-Selbst* führt zu einer *Störung* des elementaren Organmodus des *Ausstoßens* (Elimination) und *Zurückhaltens* (Retention). Durch zu frühe und rigide Sauberkeitserziehung kann es im kleinen Becken und Enddarmbereich zu einer Störung des biologischen Rhythmus von „Loslassen" und „Festhalten" mit der entsprechend zentralnervösen Kopplung kommen.

> Diese Störung führt auf dem Hintergrund eines defekten Körperschemas und dem Konzept der erogenen Zonen (Urethralerotik) zu Verspannungen der Sphinkter- und gesamten Beckenbodenmuskulatur und beeinträchtigt die normale Kontraktion des Blasenmuskels (M. detrusor).

Letzteres wird dann als *Detrusor-Dyssynergie*, Urge-Inkontinenz, instabile Blase usw. beschrieben. Offen bleibt die Beantwortung der wissenschaftlich interessanten Frage, warum es zu unterschiedlichen Miktionsstörungen kommen kann,

warum z.B. bei manchen Frauen oder Männern das „Festhalten" oder „Zurückhalten" wie bei der *Reizblase*, der chronischen *Blasenentzündung*, *Prostatitis* und vor allem der *Harnverhaltung* im Vordergrund steht, bei anderen dagegen das ständige „Los- und Laufenlassen" wie bei der *Harninkontinenz*.

3.6.2 Zur Klinik psychosomatischer Störungen und Erkrankungen des Urogenitaltrakts

Der Übersicht halber wird sich zunächst an der Topographie orientiert (*Niere, Harnblase* und *Harnröhre*), um dann die psychosomatisch-urologischen Störungen des *Mannes* gesondert und zusammenhängend darzustellen, weil die zur Frau unterschiedlich strukturierte Anatomie und Physiologie des männlichen Urogenitaltrakts eigene Krankheitsbilder entstehen läßt.

3.6.2.1 Niere

Die *Niere* ist ein *nerval, humoral* und *immunologisch* beeinflußtes Organ. Über alle drei Mechanismen können psychosomatische Störungen entstehen.

Überblick psychosomatisch bedingter Symptome und Erkrankungen der Niere:

Diurese (Polyurie).	– zentral-nervös
pathol. Harnbestandteile	– humoral
Harnsteine	
Nierenkoliken	
Nierenschmerzen	
Glomerulonephritis	– immunologisch

Diurese: Daß Affekte wie Zorn, Wut oder Angst die Nierendurchblutung – und damit die Diurese (Harnsekretion) – beeinflussen können, ist seit langem bekannt und tierexperimentell schon 1926 an Hunden nachgewiesen worden. Die Auswirkung von Affekten auf die Nierendurchblutung bei Menschen läßt sich gut unter Hypnose beobachten.

Differentialdiagnostisch ist die *Diurese* bzw *Polyurie* von der *Trinksucht* (Polydypsie) abzugrenzen. Darüber hinaus ist zu bedenken, daß manche Menschen viel trinken, weil der Urin für sie etwas Schmutziges bedeutet. Sie leiden u.U. unter der zwanghaften Vorstellung, den Urin aus Niere und Blase spülen zu müssen.

Pathologische Harnbestandteile (Eiweiß, Zucker und Phosphate) und *Harnsteine* können nach akutem bzw. chronischem *Streß* auftreten, worauf schon die grundlegenden psychophysiologischen Streßexperimente von Cannon aufmerksam gemacht haben.

Für die *Ätiopathogenese der Harnsteine* werden neben einer körperlichen Disposition zu eiweißreicher Ernährung auch körperlicher und seelischer Streß angenommen. Die Streßreaktion führt u. a. zu vermehrten Ausschüttungen der Nebennierenmarkhormone und bewirkt über die Beeinflussung der Nierenfunktion eine Veränderung der Harnzusammensetzung im Sinne eines Steinbildungsrisikos. Ein aus lithogenen und litholytischen Harnparametern gebildeter Quotient läßt sich zu einer Streßformel zusammenfassen, die Kalzium-Oxalat-Stein-Patienten ein deutlich höheres Steinbildungsrisiko unter Streßeinwirkung zuordnet.

Epidemiologische Untersuchungen weisen darauf hin, daß Berufsgruppen mit vermehrtem Streßrisiko häufiger zur Steinbildung neigen; z. B. fliegendes Personal im Gegensatz zum Bodenpersonal. Während der Zeitpunkt der Steinbildung nicht genau kontrollierbar ist, kann das Auftreten von *Nierenkoliken* und *Nierenschmerzen* in Abhängigkeit von seelischen Belastungssituationen klinisch gut beobachtet werden. Insbesondere können *akute Koliken* bei Steinträgern nach psychischen Krisen auftreten. Nierenschmerzen als körperliches Korrelat von unspezifischen Paar-Konflikten werden häufiger bei Frauen beobachtet.

In diesem Zusammenhang muß auf den „Mythos" der *Senk- oder Wanderniere* hingewiesen werden, der früher sowohl von Seiten der Ärzte als auch erst recht der Patienten für psychosomatische Störungen im Urogenitaltrakt, z. B. Nierenschmerzen oder Miktionsstörungen, herhalten mußte. Ob es sich bei der Senkniere um eine echte urologische Erkrankung handelt, wird inzwischen von den Urologen bezweifelt und die früher zu großzügige Op-Indikation (Nephrostose) problematisiert.

Untersuchungen zur *Glomerulonephritis*, einer Autoimmunerkrankung stehen von psychosomatischer Seite bisher aus.

3.6.2.2   Harnblase

Die Hauptfunktion der Blase ist zum einen die Urinsammlung *(Kontinenz)* und zum anderen die Urinentleerung *(Miktion)*. Die intensive nervliche Versorgung der Blasenmuskulatur mit den entsprechenden Verbindungen über das Rückenmark zum Kortex erklärt die seelische Einfluß-

nahme auf die Miktion. Das unkoordinierte Zusammenwirken der verschiedenen Anteile der Blasenmuskulatur *(Dyssynergie)* – und vermutlich auch der Beckenbodenmuskulatur – ist der pathophysiologische Mechanismus der im folgenden diskutierten Miktionsstörungen. Bei der chronischen Blasenentzündung kommen noch die Schleimhäute des Urogenitalsystems als pathogener Faktor hinzu. Besonders bei der Frau – aber auch beim Mann – reagiert häufig der gesamte Urogenitaltrakt auf *Konflikte*, so daß Miktionsstörungen mit anderen Symptomen des Urogenital- oder Darmtrakts wie Unterbauchbeschwerden, Sexualstörungen, Schmerzen über der Symphyse oder Diarrhoen verbunden sein können.

Symptome und Erkrankungen der Harnblase aus psychosomatischer Sicht

- Harnverhaltung (Harnretention)

- Ungewollter Urinabgang (Harninkontinenz)

- Einnässen (Enuresis diurna u. nocturna)

- Weibl. Ejakulation

- Reizblase

- Chronische Blasenentzündung

Epidemiologische Daten liegen mit Ausnahme für die Harninkontinenz nicht vor. Relativ häufig ist die postoperative Harnverhaltung der Frau, wobei ihre Zunahme in Relation zur Nähe der Operationswunde im Urogenitalbereich steht. Praktizierende Urologen geben an, daß die in der Tabelle aufgeführten Symptome und Krankheitsbilder der Harnblase – mit Ausnahme der weiblichen Ejakulation – sowohl bei Männern als auch Frauen vorkommen können. Da in der Fachliteratur und eigenen klinischen Erfahrungen die *Miktionsstörungen der Frau* überwiegen, beziehen sich die folgenden Ausführungen in erster Linie auf die weiblichen urologischen Symptome und Erkrankungen.

Harnverhaltung

Krankheitsbild: Bei der Harnverhaltung handelt es sich um ein vom Willen nicht steuerbares Zurückbleiben von Urin in der Blase. Der/die Patient/in ist also unfähig, bewußt und willkürlich spontan Wasser zu lassen.

Ätioathogenese: Die *Persönlichkeitsstruktur* von Frauen mit Harnretention ist *heterogen*. Entsprechend den Angaben in der Fachliteratur überwiegen nach eigenen Erfahrungen Frauen mit einem *strukturellen Ich-Defizit*, die neben ihrer *aggressiven Gehemmtheit* durch eine Störung der inneren Körperwahrnehmung auffallen. Die ungenügende libidinöse Besetzung des eigenen Körpers oder einzelner Teile führt zu *diffusen Körperselbstrepräsentanzen* bzw. unklaren Vorstellungen über den internen Körperraum, Körperhöhlen oder einzelne Organe. Gerade bei Harnblase und weiblichem Genitale handelt es sich ja um Hohlräume, die unbewußte Phantasien begünstigen. Von Allen (1972) stammt die treffende Formulierung, daß es sich bei der Harnverhaltung um ein *aktiv-aggressives Verweigerungsphänomen*, sozusagen eine Trotzreaktion auf eigene Hilflosigkeit oder Sich-Ausgeliefert-Fühlen handelt. Die dazugehörigen abgewehrten Affekte sind Scham und Wut.

Differentialdiagnostisch sind Patienten abzugrenzen, die nur an einer Zwangsvorstellung leiden, nicht Wasser lassen zu können.

Auch die *Harnverhaltung* von *Männern* auf öffentlichen Pissoirs hat einen anderen psychodynamischen Hintergrund: Neben dem Verlust der zum lustvollen Urinieren nötigen Intimsphäre dürfte hier die Angst vor der Konkurrenz (Wer hat den Größten, oder Wer kann den höchsten Bogen?) eine Rolle spielen, ebenso die Abwehr von homosexueller Versuchung.

Therapie: Während in früheren Jahren die Katheterisierung oder Blasenhalsresektion (!) im Vordergrund stand, wird jetzt die *medikamentöse Therapie* vorgezogen, insbesondere bei der postoperativen Harnverhaltung (u. a. Diazepam oder intravesikale Prostaglandin-Instillationen, E2). Von psychotherapeutischer Seite: *Hypnose* und *Verhaltenstherapie* (die Methode der verlängerten Darbietung und der Desensibilisierung). Eindeutige therapeutische Erfolge sind nicht zu verzeichnen, bzw. es fehlen hier katamnestische Untersuchungen. Über einen erfolgreichen psychotherapeutischen Zugang zu dieser Patientengruppe berichtet Buddeberg (1985) mit einer besonderen Form des *zirkulären Explorierens*.

Ungewollter Urinabgang (Harninkontinenz)

Krankheitsbild: Der unfreiwillige Urinverlust ist zwar nur ein Symptom mit unterschiedlicher Ätiologie, er kann jedoch die Schwere eines eigenen Krankheitsbildes annehmen und zu erheblichen subjektiven Beeinträchtigungen führen. Die betroffenen Frauen müssen ständig Vorlagen tragen, mehrmals täglich die Unterwäsche wechseln und Angst haben, nach Urin zu riechen.

Nach dem Vorschlag der International Continence Society (ICS) werden vier Formen der Harninkontinenz unterschieden:

1. Die *Streßinkontinenz:* Folge eines organisch bedingten (Beckenbodenschwäche) insuffizienten Blasenverschlußmechanismus.
2. Die *Drang-(Urge-) Inkontinenz:* Unwillkürlicher Urinabgang, der mit imperativen Harndrang, häufigem und nächtlichem Wasserlassen verbunden ist. Der Blasenverschlußmechanismus ist im Gegensatz zu 1. intakt. Für die urologische Psychosomatik ist diese Inkontinenzform, insbesondere die sensorische Drangirkontinenz, von besonderer Bedeutung.
3. Die *Reflexinkontinenz* und
4. die *Überlaufinkontinenz* . 3. und 4. haben neurologische Ursachen.

Epidemiologie: Lange und Höfling (1994) fanden in ihrem gynäkologischen Praxis-Klientel bei 765 urodynamisch gut untersuchten Frauen für die psychogene Harninkontinenz eine Prävalenz von 5 %.

Ätiopathogenese: Anhand der in der Literatur berichteten Fallbeispiele und den eigenen klinischen Beobachtungen ist die psychosomatische Harninkontinenz in den meisten Fällen als die *Somatisierung* einer *verleugneten Depression* zu verstehen.

Im Mittelpunkt der Psychodynamik stehen in erster Linie *Störungen* der *prägenitalen Bedürfnisse*, d. h. diese Frauen sind schon in der frühen Kindheit (vor dem 5. und 6. Lebensjahr) in ihrem Suchen nach Sicherheit, Geborgenheit, Anerkennung und Berücksichtigung ihrer kindlichen Triebe (oraler, analer und urethraler Natur) auf Ablehnung gestoßen. Aufgrund ihrer ichschwachen Persönlichkeit können sie diese Wünsche als Erwachsene nicht mehr adäquat artikulieren, sondern drücken ihre chronische Unzufriedenheit und Enttäuschung in den körperlichen Symptomen aus. Der Harn ist an die Stelle der *Tränen* getreten. Auch die weiteren bei ihnen gefundenen Symptome wie Kopfschmerzen und Rückenschmerzen deuten auf Anspannung bzw. Zurückhalten von Gefühlen hin.

Bei den *auslösenden Konfliktsituationen* handelt es sich dementsprechend meist um Situationen, in denen die Frauen sich abgelehnt oder zurückgewiesen fühlten. Manche wurden auch konkret verlassen (*Objektverlust*). Sie haben keine prospektiven Ziele und betrachten sich selbst in einer Falle gefangen.

Therapie: Die Heilung der Harninkontinenz ist für jeden behandelnden Arzt/Therapeuten eine große Herausforderung. Für die meisten Frauen bedeutet die analytische, d.h. konfliktaufdeckende Psychotherapie eine Überforderung. Erfolgversprechender dagegen ist die *symptomatische Therapie*. Dabei zeitigen die kleine Psychotherapie, übende Verfahren (Biofeedback, Autogenes Training, Hypnose) sowie spezifische Medikamerte (Anticholinergika) wechselnde Erfolge. Durch das Blasentraining kann der Teufelskreis: Angst vor Inkontinenz – früher Harndrang – häufige Miktion – reduzierte Blasenkapazität – mit dem Ziel durchbrochen werden, die Miktionsintervalle schrittweise auszudehnen.

Einnässen (Enuresis diurna und nocturna)

Krankheitsbild: Die Enuresis ist eine Sonderform der Harninkontinenz, d.h. es kommt auch hier zu unwillkürlichem Urinabgang, der aber einer kompletten Blasenentleerung entspricht. Die Harnblase ist dabei kontinent. Dieses urologische Symptom tritt in erster Linie bei Kindern auf und verliert sich meistens in der Pubertät. Aber auch erwachsene Menschen sind von diesem Symptom nicht verschont. Manche leiden seit ihrer Kindheit darunter (persistierende Primordialsymptomatik). Viele haben sich mit ihrem Symptom arrangiert. Aus Gründen der Scham wird es oft verheimlicht. Prävalenz und Inzidenz sind daher für das Erwachsenenalter unbekannt.

Ätiopathogenetisch gesehen ist das Symptom – ebenso wie bei den Kindern – mehrfach determiniert. Es dient meistens der *Spannungsabfuhr* als Folge sehr unterschiedlicher Konflikte.

Die weibliche Ejakulation

Definition: Die beim lustvollen Geschlechtsverkehr auftretende weibliche Ejakulation, umgangssprachlich häufiger „Harnorgasmus" genannt, stellt keinen Spezialfall der Harninkontinenz dar. Bei der ausgestoßenen Flüssigkeit handelt es sich weder um Urin noch um die übliche Scheidenfeuchte (Lubrikation). Der Harnröhrenverschluß ist intakt. Weder in den Standardwerken der Sexualmedizin noch in den Lehrbüchern der Gynäkologie und Urologie wird dieses Phänomen beschrieben und erklärt. Sabine zur Nieden (1994) hat kürzlich in einer Monographie im Rahmen der Beiträge zur Sexualforschung alle wesentlichen Aspekte zur Embryologie, Anatomie und Physiologie der weiblichen Harnröhre zusammengestellt. Für die Mehrheit der Frauen ist dieses *seltene Phänomen* (weniger Krankheitsbild) *schambesetzt*, da es große feuchte Flecken im Bettlaken hinterläßt. Der Arzt/Therapeut kann durch Aufklärung und Information das Über-Ich bzw. Ich-Ideal dieser Frauen entlasten und behilflich sein, die *weibliche Ejakulation* in die Sexualität zu integrieren.

Die Reizblase

Krankheitsbild: Klinisch ist die Reizblase durch einen vermehrten, gelegentlich quälenden *Harndrang* charakterisiert, der zu *häufigen Miktionen* mit entsprechend kleinen Urinmengen führt. Die gehäufte Miktion kann von *Schmerzen* in der Blasengegend begleitet sein, die dann in die Harnröhre oder nach aufwärts beiderseits in die Leistengegend ausstrahlen.

Eine *Sondervariante* der Reizblasensymptomatik besteht in brennenden oder pochenden Schmerzen, die auf die Harnröhre und den Übergang der Harnröhre in die Scheide (klitorisnah) beschränkt sind. Sie können unabhängig von der Miktion oder am Ende der Miktion auftreten und dann längere Zeit anhalten. Dieser „brennende Schmerz" kann sich sogar zu einem zermürbenden Dauerzustand steigern.

Die Reizblasensymptomatik tritt *akut, schleichend* oder *intermittierend* auf. Ca. 50% der betroffenen Frauen zeigt eine Chronifizierung der urologischen Symptomatik (mehr als 2 Jahre) und weist *psychopathologische Symptome* in der Kindheit und Jugend auf. Auch aktuell ist die Reizblase selten das einzige Symptom, sondern sie wird mehr oder minder häufig von migräneartigen Kopfschmerzen, Nacken-Schulter-Beschwerden und Hautirritationen begleitet. Häufig werden *Sexualstörungen* angegeben, wobei diese auf dem Hintergrund der Beziehungsstörung dieser Frauen verstanden werden müssen.

Synonyma für Reizblase sind irritable bladder, urethralsyndrome, vesical neuralgia, cystalgie à urines claires oder psychosomatic cystitis.

Ätiopathogenese: Die *pathophysiologische Grundlage* der Reizblase ist aus psychosomatischer Sicht eine durch *Affekte* (z.B. Enttäuschungswut oder Angst) und *sexuelle Konflikte* ausgelöste Dyssynergie im gesamten Beckenbereich, besonders aber des Blasen-Sphinkters und des Blasenmuskels. Hinsichtlich der unterschiedlichen *Psychodynamik* bei Frauen mit Reizblasensymptomatik deuten sich bisher drei *Untergruppen* an:

1. Die Reizblasen-Symptomatik als Korrelat einer versteckten Sexual-bzw. Hingabestörung (Regresssion auf die urethrale Stufe).

2. Als körperliches Äquivalent oder Signal für eine *phobische Erkrankung*. Diese Frauen berichten, daß sie ihre Wohnung nur noch in der Richtung verlassen können, in der sie eine Toilette finden. Ihr charakteristischer Ausspruch lautet: „Ich kenne alle Toiletten dieser Stadt".

3. Die urologische Symptomatik als *Affektkorrelat* (die Abwehr der durch eine narzißtische Kränkung entstan-

denen Enttäuschungswut). Der Terminus „Reizblase" weist schon auf abgewehrte Aggressionen hin. Hierzu paßt, daß viele Frauen mit Reizblasen-Symptomatik über Begleitsymptome mit Spannungscharakter klagen und in ihrer Partnerbeziehung zu einer eher „kämpferischen Kollusion" neigen.

4. Die Reizblase als psychosomatisches *Begleitsymptom* einer agitierten *Depression*.

Empirische Untersuchungen bezüglich der einzelnen Subgruppen liegen noch nicht vor. Während nach den Beobachtungen eines niedergelassenen Urologen in der urologischen Praxis die angstkranken Frauen zwischen 40 und 60 Jahren überwiegen, werden in der psychotherapeutischen Praxis mehr Frauen aus der dritten Untergruppe gesehen.

Therapie: Wegen der potentiell selbstdestruktiven Seite urologisch-psychosomatischer Symptome empfiehlt sich aus psychotherapeutischer Sicht Zurückhaltung im Hinblick auf operative Eingriffe. Häufiges Bougieren der Harnröhre oder Katheterisieren ebenso wie die Harnröhrenschlitzung können die ohnehin labilisierte körperliche Integrität erneut verletzen und zu iatrogenen Chronifizierungen dieser Beschwerden beitragen. Ständiges Katheterisieren kann im Sinne der Urethralerotik Ersatzbefriedigungscharakter bekommen.

Die *medikamentöse Therapie* ist oft unbefriedigend. *Analytisch orientierte Psychotherapie* ist nur bei einem Teil der Patientinnen indiziert. Erfolge werden mit *Biofeedback* und vor allem *Blasentraining* berichtet.

Die chronische Blasenentzündung (BE)

Definition: Mindestens drei Blasenentzündungen innerhalb eines Jahres.

Krankheitsbild: Charakteristisch sind schlagartiger Beginn der Beschwerden: Harndrang und erhebliche *Schmerzen beim Urinieren (Dysurie)*, weiterhin *häufiges Wasserlassen (Pollakisurie)*, Schmerzen im Unterbauch, manchmal auch Schmerzen nach Miktionsende und Blut im Urin (Hämaturie). Die BE kann sich zu einem schweren, die Frau sehr beeinträchtigenden Krankheitsbild entwickeln. Antibakterielle Behandlung bringt meist schnell Linderung. Bei Rezidiven kann die Symptomatik gemilderter ablaufen. Aber auch ohne Bakteriurie kann die urologische Erkrankung genauso schmerzhaft und subjektiv belastend einsetzen wie mit Bakterienbefall. Die Abgrenzung zur Reizblase ist dann nicht immer möglich.

Synonyma: Rezidivierende und rekurrierende Harnwegsinfekte, rezidivierende Zystitis bzw. Urethrozystitis.

Eindeutige *epidemiologische* Daten fehlen genau wie bei der Reizblase. Wie man aber aus der Häufigkeit der Artikel in urologischen Fachzeitschriften und allgemeinärztlichen Fortbildungsjournalen über die Harnwegsinfekte der Frau wie auch der Antibiotika-Reklame entnehmen kann, muß es sich neben der Reizblase um die häufigste psychosomatisch-urologische Erkrankung besonders bei jüngeren Frauen handeln.

Ätiopathogenese: Die Durchsicht der urologischen Arbeiten in den letzten 20 Jahren über die Ätiopathogenese der chronischen Blasenentzündung der Frau zeigt, daß nacheinander *anatomische, mechanische, urodynamische, bakteriologische* und *hormonelle* Faktoren für die Miktionsstörung verantwortlich gemacht wurden. Insbesondere wird immer wieder dem *Geschlechtsverkehr* eine ätiopathogenetische Rolle eingeräumt (s. der „augenzwinkernde Hinweis" der Urologen auf die „Honeymoon-Zystitis"). Da bei einer Reihe von Frauen die Zystitis ziemlich genau 36 Stunden post coitum auftritt, wird angenommen, daß durch den Geschlechtsverkehr Mikrotraumen im Urethrabereich entstehen, die das Aufsteigen von Keimen begünstigen. Nach Huland et al. (1984) ist die Anfälligkeit für die chronische BE nach neuerem Forschungsstand weder ein anatomisches, mechanisches, hormonelles noch rein bakteriologisches Problem, sondern ein biologisch immunologisches, genauer gesagt ein *psychoimmunologisches Problem*. Die chronische Blasenentzündung ist nämlich fast immer auf dem Hintergrund einer *subtilen Beziehungsstörung* zu verstehen.

Die rezidivierende Zystitis kann als eine typische psychosomatische Erkrankung verstanden werden. Zusammenfassend können *vier Faktoren* im Sinne eines bio-psycho-sozialen Modells für die Ätiopathogenese der chronischen BE herausgearbeitet werden:

1. Eine *biologisch-organische Disposition* (erhöhte Bakterienadhärenz auf der Vaginal- und Blasenschleimhaut).

2. Eine frühe *psychosomatische Fixierungsstelle* (retentives Miktionsverhalten im Kindesalter).

3. Ein *unbewußter zentraler Beziehungskonflikt* (Hingabe-Angst bzw. Nähe-Distanz-Problem).

4. Der Einfluß *gesellschaftlicher Entwicklungen* auf die *Instabilität von Paarbeziehungen* (z.B.

durch Geschlechtsrollenwandel, Reduktion der Kleinfamilie auf einen Elternteil und Kinder).

Therapie: Neben notwendiger symptomatischer Organbehandlung sollte immer eine sorgfältige biographische Anamnese besonders des Beziehungsbereichs erhoben werden. Die Sexualität dieser Frauen leidet meist erst infolge der wiederholt auftretenden urologischen Beschwerden. Der sekundäre Krankheitsgewinn durch die BE bzw. das Vermeiden des sexuellen Kontaktes besteht darin, daß die körperliche Distanz zum Partner wieder hergestellt wird. Die Methode der Wahl ist eine *frequente analytische Einzelpsychotherapie*. Nur in diesem Setting ist der zentrale unbewußte Beziehungskonflikt mit Hilfe der konsequenten Übertragungs- und Gegenübertragungsanalyse zu deuten und zu bearbeiten. Im Behandlungsverlauf dieser Patientinnen stellt sich bald heraus, daß hinter dem vordergründigen ödipalen Beziehungskonflikt die Auseinandersetzung mit einer mächtigen Mutter-Imago steht. Die *Prognose* der BE ist im allgemeinen gut. Spontanremissionen sind nicht selten.

3.6.2.3 Harnröhre

Die Trennung der Harnröhre von der Blase ist aus anatomischer Sicht sicherlich etwas künstlich. Im Gegensatz zu den Frauen (kurze Harnröhre) kann diese bei den Männern isoliert betroffen sein. Die *Urethritis des Mannes* äußert sich in Schmerzen, Brennen oder Jucken beim Wasserlassen und einem morgendlichen Ausfluß.

Ätiopathogenese: Die eben beschriebene Symptomatik tritt auch dann auf, wenn keine Erreger nachgewiesen werden. Als Ursache wird eine allgemeine *Dysregulation* im Urogenitalbereich angenommen. Diese führt zu einer Tonussteigerung der Blasen- und Harnröhrenmuskulatur, die sich zu Spasmen steigern kann. Der Tonus der kleinen Blutgefäße soll ebenfalls verändert sein und die lokalen Drüsen vermehrt sezernieren. Gastarbeiter, die selten Geschlechtsverkehr haben, sollen besonders häufig unter dieser Symptomatik leiden. Nach den Erfahrungen von Rechenberger (1979) handelt es sich gelegentlich um Männer, die massiv *masturbieren*. Da sie aber ihre Harnröhre hypochondrisch besetzt haben, nehmen sie nach der Masturbation aus unbewußten Ängsten vor einer Beschädigung Manipulationen an der Harnröhre vor, die von der Inspektion bis zur Spülung und Desinfektion reichen. Schon geringe physiologische Sekretabsonderungen werden als Krankheitssymptom interpretiert.

3.6.3 Psychosomatische Symptome und Erkrankungen des männlichen Urogenitaltrakts

Für das klinische Verständnis psychosomatischer Störungen des männlichen Urogenitaltrakts ist es zusätzlich sinnvoll, sich die symbolische Bedeutung des *Phallus* und des *Urinieren* zu vergegenwärtigen. Der Phallus steht in patriarchalischen Gesellschaften nachwievor für *Potenz, Macht* oder *Grandiosität*. Auch die *männliche Miktion* ist symbolisch mit Geltung und Leistung verbunden. Im folgenden wird ein Überblick gegeben der urologischen Symptome und Erkrankungen des Mannes, bei denen seelische Faktoren in der Ätiopathogenese eine Rolle spielen können:

- Chronische spezifische und unspezifische Entzündungen der Genitalschleimhäute (unspezifische Entzündung der Eichel, Mykosen, Herpes genitalis und Kondylome)

- Chronische Entzündung der Hoden und Nebenhoden

- Chronische Entzündung der Harnröhre

- Schmerzzustände im Urogenitalbereich

- Entzündungen der Vorsteherdrüse (Prostatitis)

- Psychosomatisches Urogenital-Syndrom (PUS)

- Sexualstörungen

Bis auf das psychosomatische Urogenital-Syndrom und Sexualstörungen liegen zu den anderen Krankheitsbildern des Urogenitaltrakts bisher nur klinische Beobachtungen vor, z.B. daß bei einzelnen Patienten ein zeitlich korrelativer Zusammenhang zwischen Konfliktsituationen und Auftreten der urologischen Symptome konstatiert werden kann. An dieser Stelle soll daher auf das PUS als das vermutlich häufigste männliche psychosomatische Krankheitsbild in der Urologie fokussiert werden.

Das psychosomatische Urogenital-Syndrom (PUS)

Krankheitsbild: Der typische Beschwerdekomplex umfaßt *Schmerzen* (im Damm- und Kreuzbeinbereich, in der Leistengegend, über der Blase, in den Hoden oder bei der Ejakulation), *Miktionsstörungen* (vermehrter Harndrang, häufiges Wasserlassen, Brennen und Startverzögerung bei der Miktion) und *Sexualstörungen* (Erektionsschwierigkeiten, Schmerzen beim Samenerguß oder Ejaculatio praecox). Die Symptome werden häufig nur vage beschrieben. Bei den Schmerzen handelt es sich oft nur um ein unangenehmes Druckgefühl im Dammbereich. Manche können deswegen nicht mehr in Ruhe sitzen oder bringen zur Untersuchung ein Kissen mit. Die urologische Untersuchung ist weitgehend unauffällig. Die Prostata zeigt normale Größe, Konsistenz und Abgrenzung. Erreger sind im Prostataexprimat meist nicht nachweisbar. Die Erhöhung der Zellzahl (Leukozyten) im Prostataexprimat ist kein Hinweis auf ein entzündliches Geschehen.

Synonyma sind u.a. chronische Prostatitis, Prostatopathie, Prostatodynie oder Prostatose.

Das PUS scheint über Jahrhunderte hinweg stabil geblieben zu sein. Christoffel (1944) hat nämlich den ersten Fall in der Weltliteratur schon 1767 ausgemacht. Rousseau beschrieb in seinen *„Bekenntnissen"* an sich selbst die Symptome eines psychosomatischen Urogenital-Syndroms. Darüber hinaus scheint diese typische psychosomatisch bedingte urologische Erkrankung des Mannes auch transkulturell weit verbreitet zu sein.

Hinsichtlich der *Arzt-Patienten-Interaktion* ist hervorzuheben, daß Männer mit dieser Symptomatik bei den Ärzten wegen ihrer klagsam hypochondrischen anspruchsvollen Haltung und Therapieresistenz negative Gegenübertragungsgefühle auslösen.

Ätiopathogenese: In der urologischen Fachliteratur steht die Suche nach neuen Erregern im Vordergrund (Infektiologie). Von psychosomatischer Seite ist gefunden worden, daß die seelische Störung der Männer mit PUS häufig auf dem *zwangsneurotischen* Niveau liegt. Dahinter verbirgt sich eine allgemeinere *Retentivität*, ein Nicht-loslassen-und Sich-hingeben-Können. Das körperliche Korrelat kristallisiert sich in einer Verspannung der Beckenbodenmuskulatur mit dem entsprechenden unangenehmen Druck oder den Schmerzen *(Myalgie)*. Auch die Blasenhalsmuskulatur wird davon betroffen *(Blasenhalsspastizität)*, welche die Ursache für den verringerten Uroflow dieser Patienten ist. Hinter der zwangsneurotischen Fassade sind häufig ausgeprägte Störungen des Selbstgefühls zu beobachten. Ein indirekter Hinweis dafür sind die häufig zu beobachtenden hypochondrischen Befürchtungen bei Patienten mit PUS. Die Hypochondrie kann als ein Signal für die Fragmentierungsgefahr des Selbst und damit für eine narzißtische Krise verstanden werden.

Auf diesem theoretischen Hintergrund wird die *Psychodynamik* der *auslösenden Konfliktsituation* für Männer mit dieser psychosomatisch urologischen Erkrankung verständlicher. Sie liegt häufig im Kränkungsbereich, z.B. Scheitern im Beruf oder Verlassen-Werden von den Frauen. Männer mit PUS haben das Gefühl, im „Zentrum" getroffen zu sein.

In diesem Zusammenhang ist von Interesse, daß das Durchschnittsalter des beobachteten Patientenkollektivs relativ hoch lag, mit einem Gipfel um 40 Jahre. Die Schwellensituation um das 40. Lebensjahr besteht wohl darin, daß Männer an die Grenze ihrer beruflichen und sexuellen Leistungsfähigkeit gelangen, was auch ihr Körpererleben verändert. Psychodynamisch geht es um Verluste von bisher narzißtisch hochbesetzten Objekten wie Schönheit bzw. Körperbild (beginnende Glatze, mehr oder weniger kleiner Bauch usw.), Kraft, sexuelle Potenz, Karriere und die aus dem Haus gehenden Kinder.

Viele dieser Patienten haben in ihrer Vorgeschichte konfliktbeladene Vaterbilder und eine unsichere männliche Identität ausgebildet.

Therapeutische und interaktionelle Aspekte: Die Selbstwert- und Identitätsstörung dieser Patienten zwingt sie unbewußt, ihre männliche Unversehrtheit bestätigt zu bekommen. Der neurotische Wiederholungszwang veranlaßt sie jedoch, den Urologen immer wieder in die Position des Schädigers zu bringen, indem sie ihn zu wiederholten diagnostischen Untersuchungen und Therapiemaßnahmen provozieren. Letztlich werden sie jedoch enttäuscht, entwerten ihre Behandler und suchen sich neue Ärzte. Manche dieser Patienten werden zu regelrechten „Koryphäenkillern".

> Jeder diagnostische Eingriff, der invasiven Charakter hat, sollte daher genau indiziert sein, da er unbewußt wieder als genitale Verletzung erlebt wird und zur Chronifizierung der Symptomatik bzw. des gestörten Körpererlebens beitragen kann.

Darüber hinaus sollten ungerechtfertigte Maßnahmen, wie die Verordnung von Chemotherapeutika bei fehlendem Bakteriennachweis oder die noch von einigen Urologen praktizierte Prostatamassage vermieden werden, um die Patienten nicht auf eine Organerkrankung zu fixieren. Flankierende Maßnahmen von urologischer Seite, wie die Durchblutung des kleinen Beckens fördernde Ichthyol-Zäpfchen oder Sitzbäder können durchaus hilfreich sein. Zur Unterstützung kann vorübergehend eine medikamentöse Therapie eingesetzt werden, um die Beckenbodenmuskulatur zu entspannen. Daneben können andere Verfahren wie z.B. das Autogene Training bei ihnen nicht nur muskuläre Entspannung herbeiführen, sondern darüber hinaus einen Schritt hin zu einer ersten Körper-Selbsterfahrung bedeuten. Leider liegen Erfahrungen mit gezielter Körpertherapie bei Patienten mit PUS noch nicht vor.

3.7 Funktionelle Sexualstörungen des Mannes

U. Clement

Definition: *Erektions-und Ejakulationsstörungen* sind als passagere Störungen beim Verkehr oder beim Versuch, Geschlechtsverkehr zu haben, ubiquitär. Sie sind, als situative Ereignisse, weit verbreitet, in eben beginnenden wie langjährigen Partnerschaften, in außergewöhnlichen wie in alltäglichen sexuellen Konstellationen. Als *krankheitswertige Störungen* gelten sie aber erst dann, wenn sie *chronifiziert* und mit einem *Leidensdruck* verbunden sind. Im folgenden geht es ausschließlich um solche chronifizierten Sexualstörungen. Es lassen sich Störungen der *Appetenz*, der *Erregung* und des *Orgasmus* sowie *Schmerzstörungen* unterscheiden.

3.7.1 Krankheitsbilder

* **Störungen der sexuellen Appetenz**
  Sexuelle Inappetenz (sexuelle Lustlosigkeit): Ich-dystones chronisches sexuelles Desinteresse kann als spannungsarme sexuelle Lustlosigkeit oder als eher aversiv getönte Vermeidung sexuell gestimmter Situationen beschrieben werden. Die Symptomatik ist meist *partnerbezogen*, wobei der Problemdruck durch eine unzufriedene Partnerin verstärkt wird. Sexuelles Desinteresse kann auch Symptom einer *depressiven Entwicklung* sein. Das ist nicht selten der Fall bei kontaktarmen Männern ohne Partnerin, die ihre Kontaktschwierigkeiten und Einsamkeit sexualisiert als „Trieblosigkeit" erleben.

  Sexuelle Aversionsstörung: Darunter wird eine extrem ausgeprägte Abneigung gegen jeglichen genitalen sexuellen Kontakt verstanden, freilich nur dann, wenn diese mit einem Leidensdruck verbunden ist und wenn die Aversion das zentrale symptomatische Merkmal ist.

* **Erektionsstörung (erektile Dysfunktion)**
  Wenn trotz ausreichender Appetenz und trotz adäquater Stimulation der Penis nicht genügend, nicht lange genug oder gar nicht steif wird, um den Geschlechtsverkehr zu ermöglichen, und wenn diese Störung dauerhaft ist, läßt sich eine Erektionsstörung diagnostizieren.

* **Orgasmusstörungen**
  Vorzeitige Ejakulation (Ejaculatio praecox): Wann eine Ejakulation (Samenerguß) als vor- oder frühzeitig zu bezeichnen ist, läßt sich nicht sinnvoll objektivieren. Das relevante diagnostische Kriterium ist ein primär subjektives, nämlich das *Gefühl einer mangelnden Kontrollierbarkeit* der eigenen sexuellen Erregung. Dieses subjektive Erleben unterscheidet die vorzeitige Ejakulation auch vom schnellen Geschlechtsverkehr, den manche Männer bevorzugen und der nicht mit einem Leidensdruck verbunden ist.

  Ausbleibende Ejakulation (Ejaculatio deficiens, Orgasmusstörung): Bei diesem Symptom kommt es trotz intensiver Stimulation des erigierten Penis nicht zur Ejakulation. Es ist eine schwerere Form der verzögerten Ejakulation (ejaculatio tarda), bei der es nach sehr langer und als mühsam erlebter Reizung dann doch noch zur Ejakulation kommt. Die Erregungsfähigkeit ist in der Regel hier nicht beeinträchtigt.

  Retrograde Ejakulation: Von der ausbleibenden Ejakulation zu unterscheiden ist die nur äußerlich ähnliche retrograde Ejakulation („trockener Orgasmus"), bei der das Ejakulat nicht nach außen, sondern in die Harnblase gelangt. Das Orgasmuserleben ist dabei nicht beeinträchtigt. Die Ursache ist hier ausschließlich körperlich, meist tritt diese Störung als Folge einer Prostata-Adenom-Operation auf.

  Ejakulation ohne Orgasmus (Befriedigungsstörung): Schließlich kann die Ejakulation ohne jedes Orgasmusgefühl erlebt werden. Damit ist nicht die von manchen Männern berichtete Unzufriedenheit mit der Orgasmusintensität gemeint, sondern das völlige Fehlen eines Orgasmus- und Befriedigungsgefühls. Dieses seltene Symptom tritt praktisch nie isoliert auf, sondern im Kontext einer generalisierten Störung des emotionalen Erlebens.

- **Schmerzstörung (Dyspareunie)**
Gemeint sind hier Schmerzen beim Geschlechtsverkehr, die sich nicht auf andere medizinische Gründe zurückführen lassen.

3.7.2 Epidemiologie

Zwei Repräsentativuntersuchungen in Frankreich und den USA kommen auf vergleichbare Prävalenzschätzungen von 7–10 % chronischer Erektionsstörungen und 7–8 % chronischer Orgasmusstörungen. Dies entspricht den Prävalenzschätzungen, die Spector and Carey (1990) aus einer Sekundäranalyse von 23 Studien erhalten, aus denen sie eine recht zuverlässige Größenordnung von 4–9 % Erektionsstörungen und 4–10 % Orgasmusstörungen ermitteln. Die Schätzungen für die frühzeitige Ejakulation divergieren weit mehr (10 % bzw. 38 %), was daran liegen dürfte, daß dieses Symptom erheblich ungenauer definierbar ist.

Erektionsstörungen sind stark *altersabhängig* und nehmen im sechsten Lebensjahrzehnt deutlich zu. In der Studie von Laumann et al. (1994) verdoppelt sich die Inzidenz von chronischen Erektionsstörungen von 10 % bei 40–49jährigen Männern auf etwa 21 % bei 50–59jährigen. Nach den Daten der Massachusetts Male Aging Study verdreifacht sich die Wahrscheinlichkeit einer „kompletten Impotenz" zwischen 40 und 70 Jahren von 5 % auf 15 %.

Die Prävalenz der frühzeitigen Ejakulation, von der in früheren Studien berichtet wird, daß sie bei jüngeren Männern häufiger auftrete, zeigt in der nordamerikanischen Studie von Laumann et al. keinen eindeutigen Alterstrend.

3.7.3 Ätiopathogenese

- **Körperliche Ursachen**
In einer Übersichtsarbeit unterscheiden Buvat et al. (1990) *klassische* und *verdeckte* Ursachen. Zu den *klassischen Ursachen,* die nach Schätzung der Autoren für 5–10 % der Patienten zutreffen, rechnen sie *allgemeine* (Alkoholismus, Zirrhose, Diabetes, Nierenversagen), *iatrogene* (v. a. blutdrucksenkende Medikamente und Psychopharmaka), *endokrine* (Hypogonadismus, Über- und Unterfunktion der Schilddrüse, Akromegalie, Cushing-Syndrom, Nebennierensuffizienz), *vaskuläre* (Aortengabelver-

schluß) und *neurologische* (Temporallappentumoren, Rückenmarkserkrankungen und -verletzungen, periphere Neuropathien). In den letzten zwei Jahrzehnten wurden durch verbesserte Meßmethoden verschiedene Befunde identifizierbar, die Sexualstörungen verursachen können. Diese Befunde, die Buvat et al. „verdeckte" Ursachen nennen, sind bei 25–75 % der Patienten diagnostizierbar. Dabei handelt es sich um *endokrine, arterielle und venöse Insuffizienzen* sowie um Schädigungen in den somatischen oder autonomen Beckennerven, im Rückenmark oder Hirnstamm. Buvat et al. (1990) weisen darauf hin, daß bei „organischen Fällen" meist mehrere dieser Faktoren zusammenkommen.

Bei all diesen „Ursachen" ist zu bedenken, daß sie selten allein ausreichende Gründe für Erektionsstörungen sind und daß ein Befund als solcher noch keine Ursache darstellen muß. Das heißt auf der Ebene der diagnostischen Logik, daß organische und psychische Ursachen sich nicht ausschließen, sondern gemeinsam auftreten können. Auf der Ebene der diagnostischen Praxis heißt dies, daß auch bei positiven organischen Befunden eine ausführliche Sexualanamnese unverzichtbar ist.

- **Psychische Ursachen**
Psychotherapeutisch interessant ist sowohl die Erstmanifestation als auch der Chronifizierungsprozeß der Symptomatik. Als *Auslösesituationen* der ersten Symptommanifestation lassen sich häufig Kränkungen oder Bedrohungen des männlichen Selbstwertgefühls und ängstigende Veränderungen der Partnerschaft identifizieren. Mindestens so relevant wie die Erklärung der Erstmanifestation ist das Verständnis des Chronifizierungsprozesses. Zu einer *Chronifizierung* kann es aus verschiedenen Gründen kommen, die hier nur gestreift werden können:

– wenn durch sexuelle Aktivität oder sexuelle Phantasien tiefere Ängste und Konflikte aktualisiert und abgewehrt werden (*Konfliktmodell*). Inhaltlich kann es sich um Triebängste, Beziehungsängste, Gewissensängste und Geschlechtsidentitätsängste handeln;

– wenn durch sexuelle Aktivität oder sexuelle Phantasien eine wenig integrierte psychische Struktur gefährdet wird und die Abwehr bedrohlicher Gefühle nicht mehr gelingt (*Strukturmodell*);

- wenn durch einen *Selbstverstärkungsmechanismus* die Erwartungsangst aufrechterhalten wird *(kognitives Modell)*. Dieser positive Rückkopplungsprozeß kann bei chronifizierten Störungen fast immer beobachtet werden;

- wenn in der Paardynamik der beiden Sexualpartner das sexuelle Symptom eine stabilisierende Funktion hat *(systemisches Modell)*. Bei Paaren können sich *sexuelle Kollusionen* entwickeln, in denen ein gemeinsamer Konflikt auf der Symptomebene an einen Partner delegiert und bei diesem manifest wird.

3.7.4 Therapie

- Körperliche Behandlungsverfahren
Die dramatischen Veränderungen in der somatischen Diagnose und Therapie männlicher Sexualstörungen, v. a. der Erektionsstörungen hat in den letzten 10–15 Jahren zu einer Relativierung der Bedeutung von Psychodiagnostik und Psychotherapie bei diesen Störungen geführt. Unter dem Gesichtspunkt der Fachkonkurrenz hat hier die Psychosomatik Terrain verloren und muß ihre Position in einem neu konstellierten Kräftefeld definieren. Sehr kenntnisreich sind diese Fragen von Langer und Hartmann (1992) diskutiert worden.

Von den körperlichen Behandlungsverfahren soll die Schwellkörper-Autoinjektionstherapie (SKAT) etwas ausführlicher behandelt werden, weil sie das gegenwärtig wohl meistangewandte urologische Verfahren ist.

Schwellkörper-Autoinjektions-Therapie (SKAT): Die SKAT dient diagnostischen und therapeutischen Zwecken. Dabei wird unter zunächst stationären Bedingungen eine vasoaktive Substanz (Papaverin, gelegentlich in Kombination mit Phentolamin) in den Schwellkörper injiziert. Das führt – wenn keine venösen oder arteriellen Störungen vorliegen – im Regelfall zu einer *Erektion*, die dosisabhängig 30 bis 90 Minuten anhält. So werden auch bei direktem Ansprechen auf die Injektion sowohl arterielle Einflußstörungen wie venöse Abflußstörungen ausgeschlossen. Wenn SKAT sofort wirkt und keine anderen körperlichen Befunde hinzukommen, wird in der Regel auf eine psychogene Störung geschlossen. Kommt es erst relativ spät zu einer Erektion oder nur zu einer semirigiden Erektion, wird eine arterielle Einflußstörung angenommen und weiter geprüft. Kommt es zu einer relativ schnellen Detumeszenz, wird der Verdacht auf ein venöses Leck überprüft.

Trotz verschiedener Nebenwirkungen (schmerzhafte Dauererektionen, Fibrosierungen) ist festzuhalten, daß die SKAT bei einem Großteil der Patienten wirkt und

zudem als relativ attraktive Methode deshalb erlebt wird, weil sie unkompliziert viele der mit Erektionsstörungen verbundenen Konflikte, Beschämungen und Ängste umgeht und die Abwehr schont. SKAT ist für die meisten Patienten so attraktiv, daß eine Psychotherapie-Indikation allein nur in seltenen Fällen angenommen wird. Sie kann sich aber zu einem anderen Zeitpunkt durchaus ergeben, nicht selten nach enttäuschenden Erfahrungen mit SKAT.

Auf andere körperliche Verfahren (Penisprothesen, arterien- und venenchirurgische Operationen, mechanische Hilfsmittel und medikamentöse Behandlung) sei nur hingewiesen. Sie werden ausführlicher von Sigusch (1995) kommentiert.

- Psychotherapie
Für eine Psychotherapieindikation stellt sich in der Praxis oft folgendes Dilemma: Wendet sich der Patient zuerst an einen Psychotherapeuten und schätzt dieser nach seiner Anamnese die Störung als psychogen ein, wird der Patient wahrscheinlich noch „zur Absicherung" zur urologischen Untersuchung gehen wollen. Es gibt keinen guten Grund, dem Patienten davon abzuraten. Nach dem dortigen diagnostischen Ablauf und dem anschließenden Therapieangebot, das sich ja auf somatogene und psychogene Störungen bezieht, ist es oft so, daß der Patient nicht wieder beim Psychotherapeuten auftaucht. Die Frage einer differentiellen Psychotherapieindikation stellt sich dann gar nicht mehr. Allerdings gibt es immer wieder Patienten, die zu dem Ergebnis kommen, daß die SKAT für sie keine akzeptable Perspektive darstellt. Die Bedingungen für eine Psychotherapie sind dann günstiger, weil diese Patienten die Option einer körperlichen Behandlung selbst geprüft haben und sich die Bereitschaft erhöhen kann, sich auf eine Psychotherapie einzulassen.

Die einzeltherapeutische Behandlung von Männern mit Erektions- und Ejakulationsstörungen ist zwar im Prinzip möglich, meist liegt aber eine problematische Therapiemotivation vor, wenn Männer entweder ohne Wissen der Partnerin eine Behandlung machen wollen oder wenn die Partnerin eine Paartherapie ablehnt. In beiden Fällen ist davon auszugehen, daß eine konflikthafte Paarbeziehung durch ein Einzelsetting vermieden werden soll. Solche Therapien verlaufen erfahrungsgemäß unbefriedigend. Das dürfte auch ein Grund dafür sein, daß über solche Einzeltherapien keine systematischen Therapieergebnisse vorliegen.

Dagegen haben *Paartherapien* eine gute Prognose. Von verschiedenen Vorgehensweisen, die sich unter dem Begriff der „Sexualtherapie" durchgesetzt haben, spielt die von Masters und Johnson (1970) entwickelte Paartherapie mit ihren Varianten eine zentrale Rolle. Dieses *verhaltenstherapeutisch begründete Konzept* baut auf „Übungen" auf, die das Paar zuhause ausführt und die in den Therapiesitzungen besprochen werden. Die Übungen sind gestuft, beginnend mit dem „Sensate focus", also entspannungsbetontem, nicht genitalem Streicheln schrittweise bis zu genitalen, erregungsbetonten Übungen. Die Übungen werden mit einer zeitlichen Begrenzung aufgegeben (30 Minuten/Tag) und mit einer zunächst strengen Trennung von aktiver und passiver Rolle, die mehrfach gewechselt werden soll. Während der Therapie besteht ein vorübergehendes Koitusverbot, um das Paar von der sexuellen Mißerfolgsangst zu entlasten. Die ursprünglich primär verhaltenstherapeutische Konzeption der Therapie ist von vielen Therapeuten erheblich erweitert worden. So lassen sich die „Übungen" nicht nur unter *lerntheoretischem*, sondern auch unter *konflikttheoretischem Aspekt* sehen: Im Umgang mit den Übungsvorgaben inszenieren die Paare ihre Konflikte, die dann psychodynamisch aufgegriffen und weiter bearbeitet werden können. So kann das Aushandeln über die Durchführung der Übungen *Dominanzkonflikte* offenlegen, die Trennung zwischen aktiver und passiver Rolle kann *Regressions-Kontroll-Konflikte* sichtbar und damit therapeutisch zugänglich machen, und eine Abgrenzungs- und Autonomiethematik durchzieht gewissermaßen als Dauerthema die Dynamik der Übungen. Neben einem lerntheoretischen ist also ein konflikttheoretischer Zugang zu dieser Therapie möglich und sinnvoll. Die *Kombination dieser beiden Konzepte* ist im Detail in der von der Hamburger Arbeitsgruppe um Schmidt entwickelten Modifikation detailliert bei Arentewicz und Schmidt (1993) beschrieben.

3.8   Weibliche Sexualstörungen

U. Brandenburg

Das Ziel dieses Kapitels, die weiblichen Sexualstörungen in ihren unterschiedlichen Symptomatiken zu beschreiben und in ihren ursächlichen *Entstehungszusammenhängen* verstehbar zu machen, ist – wie bei vielen anderen psychosomatischen Krankheitsbildern – nur unter Einbeziehung *soziokultureller Perspektiven* möglich. Eine

aktive, autonome weibliche Sexualität ist bis in unsere heutige Zeit im Rahmen gültiger *Sexualnormen* eher nicht erwünscht und wird dementsprechend wenig gewertschätzt. Bei individueller Betrachtung bestimmter weiblicher Sexualprobleme bleibt daher manchmal unklar, ob es sich dabei wirklich um „Sexualpathologien" oder vielmehr um eine, über das sexuelle Symptom ausgedrückte Abgrenzung der betroffenen Frauen vom bestehenden koitusfixierten, heterosexuellen Sexualkonzept handelt.

Auch die Orientierung des DSM-IV am *sexuellen Reaktionszyklus* ist für das Verständnis der weiblichen Sexualstörungen nicht unproblematisch, da auch sie auf der normativ, gültigen Sexualordnung basiert, die möglicherweise auf weibliche, sexuelle Bedürfnisse zu wenig eingeht. Auf eine solche „scheinbare Ordnung" wird in den folgenden Kapiteln bewußt verzichtet. Im Gegenteil, die etwas wahllos wirkende Aneinanderreihung der Beschreibung weiblicher sexueller Symptombilder ist intendiert, um implizierte Bewertungen, wie sie zum einen durch die Aneinanderreihung einzelner sexueller Interaktionen und zum anderen durch die Benennung bestimmter Phasen entstehen, zu vermeiden. So kann das Wort „Vorspiel", – obwohl es wie eine nicht ganz ernst zu nehmende Vorspeise klingt –, gemessen am subjektiven Genuß vieler Frauen durchaus das sexuelle Hauptmenü darstellen.

Zur *aktuellen Prävalenz* von weiblichen Sexualstörungen seien die Zahlen der Hamburger Abteilung für Sexualforschung präsentiert:

Frauen	1975–77 (N = 384)	1992–94 (N = 251)
Lustlosigkeit	8%	58%
Erregungs- und Orgasmusstörungen	80%	29%
Vaginismus	12%	13%

3.8.1   Sexuelle Schmerzstörungen

3.8.1.1   Vaginismus

Fallbeispiel: Frau M. ist 32 Jahre alt und Krankenschwester von Beruf. Seit sieben Jahren ist sie verheiratet. Ihr Mann ist Einzelhandelskaufmann. Vor Anbeginn ihrer Beziehung ist es dem Paar nicht möglich, den Koitus zu vollziehen. Jeder Versuch, das Glied einzuführen, löst bei Frau M. starke Schmerzen aus. In den vergangenen drei Jahren haben sie nur noch ca einmal jährlich einen Versuch unternommen, miteinander zu schlafen. Auch berichtet Frau M., daß dieselben

Schmerzen auftreten, wenn sie versucht, einen der Finger oder einen Tampon in ihre Scheide einzuführen. Auch vaginale Untersuchungen beim Frauenarzt seien bisher nicht möglich gewesen. Erstmalig bemerkte Frau M. diese Beschwerden, als sie mit Einsetzen der Regel Tampons benutzen wollte.

Definition: Unter Vaginismus versteht man die *unwillkürliche Verkrampfung des Scheideneinganges* wie der *Beckenbodenmuskulatur.* Diese Verkrampfung tritt bei dem Versuch auf, etwas in die Scheide einzuführen, sei es den Finger, einen Tampon oder auch den Penis. Sie kann unterschiedlich stark ausgeprägt sein. In schweren Fällen ist es den betroffenen Frauen unmöglich, sich vaginal untersuchen zu lassen oder auch den Finger oder einen Tampon einzuführen. In anderen Fällen ist Letztgenanntes möglich, nicht aber das Einführen des Penis. Bei geringer Ausprägung der vaginistischen Symptomatik kann es vorkommen, daß das Einführen des Penis in seltenen Fällen möglich ist, dann aber meist nur unter Schmerzen. Eine vaginistische Problematik kann *primär,* d.h. vom Beginn des Sexuallebens an, oder *sekundär,* d.h. nach einer symptomfreien Phase auftreten.

Die vaginistische Störung ist immer eine *psychogene Angst-* und damit *Abwehrreaktion.* Häufig steht sie im Zusammenhang mit unbewältigten *Nähe-/Distanz- und Abhängigkeits-/Unabhängigkeitskonflikten.* Im allgemeinen steht die vaginistische Problematik in keinerlei Zusammenhang mit einer Abnahme von Lust und entsprechender sexueller Aktivität.

3.8.1.2 Dyspareunie

Fallbeispiel: Frau L. ist 29 Jahre alt, Apothekenhelferin und lebt seit vier Jahren zusammen mit ihrem Freund, einem Betriebswirtschaftsstudenten, der derzeit mit seiner Promotion beschäftigt ist. Sie klagt über ausgeprägte Schmerzen bei und nach dem Verkehr. Die Mißempfindungen nach dem Verkehr äußern sich nicht nur in Schmerzen, sondern häufig auch in einem Brennen in der Scheide, und halten oft bis zu zwei Stunden an. Mittlerweile hat Frau L. eine generelle Abneigung gegen jegliche Art von sexueller Aktivität mit ihrem Partner entwickelt.

Definition: Unter Dyspareunie versteht man *Schmerzen vor, beim oder nach dem Geschlechtsverkehr,* die sowohl *organisch* (Infektionen, Atrophien) als auch *psychogen* ausgelöst sein können. Am häufigsten sind dyspareunische Beschwerden auf mangelnde oder *ausbleibende Lubrikation* zurückzuführen. Nicht selten entwickeln Frauen mit chronischen dyspareunischen Beschwerden sexuelle Luststörungen bis hin zur sexuellen Aversion.

3.8.2 Sexuelle Phobien

3.8.2.1 Koitusphobie

Fallbeispiel: Frau B., 43 Jahre alt, lebt allein und arbeitet als Abteilungsleiterin einer Werbefirma. Sie hat eine Beziehung zu einem verheirateten Mann, der sie alle vier bis sechs Wochen für ein Wochenende besucht. Seine Familie weiß von dieser Liaison nichts. Dennoch hofft Frau B., daß er sich auf die Dauer für sie entscheidet. Seit Beginn ihrer Beziehung (vor ca. einem Jahr) bekommt sie regelmäßig, wenn er mit ihr schlafen will, panische Angst. Solange sie angezogen ist, sie miteinander zärtlich sind, sich küssen, sich streicheln, kann sie die erotische Begegnung mit ihm genießen und fühlt sich auch erregt. Sobald er beginnt, sie auszuziehen und sie im Genitalbereich zu berühren, wird sie starr vor Angst und reagiert fast regelmäßig mit Fluchttendenzen, indem sie ins Bad läuft, Unwohlsein vortäuscht oder ihn einfach wegstößt. Deutlich spürt sie, wie die Angst vor dem Koitus, vor der Penetration, sie mehr und mehr beherrscht. Immer häufiger passiert es, daß sich ihr schon bei Umarmungen der Gedanke an den möglicherweise folgenden und von ihr so gefürchteten Koitus aufdrängt und sie panisch werden läßt. In ihrer Vorgeschichte berichtet Frau B. darüber, daß sie im Alter von 9 bis 12 Jahren regelmäßig vom Vater sexuell mißbraucht wurde.

Definition: Koitus-Phobien sind reine *Angstreaktionen.* Vom Vaginismus unterscheiden sie sich insofern deutlich, als daß sie mit keinerlei Scheidenkrampf und Schmerzen einhergehen. Aufgrund *unbewußter Konflikte* hat sich bei den betroffenen Frauen eine extreme Koitus-Angst entwickelt. Jeder Versuch und oft auch schon der Gedanke daran, den Geschlechtsverkehr durchzuführen, versetzt sie in eine panische Angst, auf die sie im allgemeinen mit Fluchttendenzen reagieren.

3.8.3 Erregungsstörungen

Fallbeispiel: Frau S., eine 57jährige Hausfrau, ist seit 32 Jahren mit einem Fabrikanten verheiratet. Die Familie ist äußerst wohlhabend und hat zwei erwachsene Kinder. Seit sie sich erinnern kann, war Sexualität für sie mehr ein notwendiges Übel. Zu Beginn ihrer Beziehung, als sie verliebt gewesen sei, habe sie durchaus ein Gefühl der Erregung verspürt, nicht so sehr gebunden an sexuelle Berührung, sondern mehr an erotische Fantasien, Gedanken und Gefühle über sich und ihren Mann. Seit der Geburt ihres ersten Kindes sei die Lust wie auch die Erregung völlig verschwunden. So verspüre sie nichts, egal, ob ihr Mann sie an den Brüsten oder im Bereich des Genitale stimuliere oder mit ihr schlafe. Letzteres lasse sie ca. einmal die Woche zu, um ihre Ehe nicht zu gefährden. Um Schmerzen aufgrund der trockenen Scheide zu verhindern, benutzt das Paar Gleitcreme. Frau S. glaubt, noch nie einen „richtigen

Orgasmus" gehabt zu haben. Die Frage, ob sie Masturbationserfahrungen habe, verneint sie. Für sie war ihr Mann der erste Sexualpartner, er hatte bereits einige sexuelle Beziehungen zu anderen Partnerinnen vor der Ehe gehabt.

Definition: Unter Erregungsstörungen der Frau wird das *Ausbleiben* oder die *Beeinträchtigung der Lubrikations-Schwell-Reaktion* verstanden. Gemeint ist damit, daß es zu einer nur unzureichenden genitalen Hyperämie kommt. Das wiederum führt zu einer ausbleibenden oder reduzierten Lubrikation der Scheide. Zudem kommt es nicht oder nur wenig zum Anschwellen der großen und kleinen Schamlippen wie auch der Klitoris. Außerdem entwickelt sich die ballonförmige Ausweitung der hinteren Scheide nicht in vollem Umfang. Entsprechend berichten betroffene Frauen, daß sie die genitale Stimulation sehr viel mehr als eine etwas sterile Berührung erleben als einen erregenden und lusterzeugenden Akt.

Interessanterweise ist das subjektive Erleben aber durchaus nicht immer konkordant mit der sexualphysiologischen Reaktion. So haben Laan et al. (1994) z.B. beobachtet, daß die Korrelationen zwischen dem subjektiven Erleben von sexueller Erregung gesunder Frauen beim Betrachten „erotischer" Filme und ihrer photoplethysmographisch gemessenen vaginalen Vasokongestion nicht signifikant waren. So waren einige Frauen z.T. sehr erregt, hatten aber eine nur geringe Lubrikations-Schwell-Körper-Reaktion. Andere wiederum fühlten sich subjektiv nur wenig erregt, reagierten aber auf sexualphysiologischer Ebene ausgesprochen heftig. Zu diesem Ergebnis paßt auch die Tatsache, daß eine Vielzahl von Untersuchungen beschreibt, daß Frauen sogar nach großen organmedizinischen Eingriffen wie ausgedehnten Scheidenoperationen oder bei fortgeschrittenem Diabetes mellitus oder nach Klitorektomie über sehr befriedigende sexuelle Erregung und Orgasmusfähigkeit berichten.

Diese Ergebnisse machen deutlich, daß Störungen der sexuellen Erregung nur im Zusammenhang mit dem *subjektiven Erleben und Empfinden* der betroffenen Frau beurteilt werden können. Erregungsstörungen stehen in engem Zusammenhang mit *Störungen der sexuellen Appetenz* wie auch *Orgasmusstörungen*. Manchmal ist nicht zu klären, ob sich aus einer bestehenden Erregungsstörung eine sekundäre sexuelle Lustlosigkeit oder umgekehrt entwickelt hat.

3.8.4 Orgasmusstörungen

Fallbeispiel: Frau T., 29 Jahre alt, Ärztin im Praktischen Jahr, lebt zusammen mit ihrem Freund, einem Chemiker. Sie klagt darüber, mit ihm zusammen keinen Orgasmus erleben zu können. Weder, indem er ihre Klitoris stimuliert, noch indem sie miteinander schlafen, kommt sie zum Höhepunkt. Zwar wird sie sexuell erregt, wird auch feucht, auch hält die Erregung durchaus an, jedoch führt sie nicht zum Orgasmus. Sie selbst verbindet dieses „Nicht-Funktionieren" damit, als Frau in ihrer Weiblichkeit, bzw. in ihrer weiblichen Potenz nicht vollkommen zu sein, fühlt sich minderwertig. Seit einigen Monaten schleicht sich auf ihrer Seite mehr und mehr eine sexuelle Lustlosigkeit ein. Aus Angst vor erneuter Enttäuschung beginnt sie, die sexuellen Zusammenkünfte zu fürchten und vermeidet sie. Ihr Partner reagiert darauf mit Kränkung und Gedanken an Trennung. Frau T. befriedigt sich regelmäßig selbst. Dabei wird sie schnell erregt und kommt im allgemeinen innerhalb weniger Minuten zum Orgasmus.

Definition: Unter Orgasmusstörungen versteht man das *völlige oder teilweise Ausbleiben des Orgasmus.* Insbesondere die Orgasmusstörungen treten sehr häufig *partner-, situations- und praktikbezogen* auf.

Angesichts dessen, daß auch heutzutage immer noch der Mythos um den „richtigen" weiblichen, nämlich den *vaginalen Orgasmus*, weibliches sexuelles Erleben zu be- bzw. entwerten versucht, ist es wichtig, noch einmal deutlich zu sagen, daß es keine unterschiedlichen Arten von weiblichem Orgasmus gibt. Es handelt sich immer um *ein- und dieselbe orgasmische Reaktion*, die lediglich unterschiedlich ausgelöst wird. Die meisten Frauen berichten, daß sie über eine klitorale Stimulation sehr viel leichter zum Orgasmus gelangen als über eine vaginale Stimulation. Viele der Orgasmusstörungen imponieren nach genauer Exploration nicht mehr als Störungen, sondern als *Varianten*, die völlig im Normbereich liegen. Häufig sind Orgasmusstörungen Folge von mangelnder Lust und Erregung. Insbesondere bei einem Ausbleiben des Orgasmus auf der Ebene der partnerschaftlichen Sexualität spielt häufig ein über die Sexualstörung kompensierter *Paarkonflikt* eine auslösende Rolle.

Im Zusammenhang mit Orgasmus sei die „nachorgastische Reaktion" in Kürze beschrieben. Hierbei handelt es sich um eine Befriedigungsstörung, die sich direkt oder einige Zeit nach dem Orgasmus einstellt. Die betroffenen Frauen berichten über insbesondere *psychische* wie auch z.T. *genitale Mißempfindungen*.

3.8.5   Störungen des sexuellen Begehrens

3.8.5.1   Sexuelle Lustlosigkeit

Fallbeispiel: Frau A., 32 Jahre, ist derzeit tätig als Hausfrau und Mutter und verheiratet mit einem 34 Jahre alten Lehrer. Das Paar hat zwei Kinder im Alter von 3 ½ und 1 Jahr. Seit Geburt des zweiten Kindes hat Frau A. keine Lust mehr, mit ihrem Mann zu schlafen. Wenn es nach ihr ginge, so könnte sie ganz auf die gemeinsame Sexualität verzichten. Zärtlichkeiten wie einander umarmen, sich liebevoll küssen, mag sie ganz gern. Der Gedanke an gemeinsame sexuelle Erregung aber löst in ihr nichts als eine bleierne Unlust und infolgedessen körperlichen Rückzug von ihrem Partner aus.

Definition: Sexuelle Lustlosigkeit ist per se *keine sexuelle Störung*. Sie ist keineswegs als generelle Libidostörung zu verstehen. Unbedingt muß sie, wie viele andere Sexualprobleme, *partner-, situations- und praktikbezogen* betrachtet und verstanden werden. Während generelle Libidostörungen, wie sie z. B. im Rahmen von depressiven Erkrankungen auftreten, die gesamte sexuelle Lust betreffen, so bezieht sich die sexuelle Lustlosigkeit oder Unlust von Frauen im allgemeinen primär auf die *Paarebene*. Viele der Frauen, die wegen sexueller Lustprobleme Beratungsstellen und Sexualambulanzen aufsuchen, berichten von *sexuellen Phantasien* wie auch davon, daß sie sich regelmäßig selbstbefriedigen. An diesem Splitting wird die Gebundenheit der sexuellen Lustlosigkeit vieler Frauen an die Paarebene deutlich.

3.8.5.2   Sexuelle Aversion

Fallbeispiel: Frau M., 43 Jahre, drei Kinder im Alter von 21, 18 und 6 Jahren, ist verheiratet mit einem 52jährigen kaufmännischen Angestellten. Seit Beginn ihrer Ehe (d. h. seit nunmehr 25 Jahren) empfindet sie ausgeprägten Ekel und Widerwillen gegenüber dem sexuellen Kontakt mit ihrem Mann. Oft ist ihr körperlich schlecht nach dem Verkehr, manchmal muß sie sich übergeben. Eigene Erregung empfindet sie dabei nie. Sie glaubt, noch nie einen Orgasmus gehabt zu haben. Selbstbefriedigung praktiziert sie nicht. Seit ca. 10 Jahren trinkt sie regelmäßig Alkohol. Um ihren Mann, der sowieso schon – wie sie findet – sehr rücksichtsvoll mit ihr umgeht, nicht über die Maßen zu frustrieren, schläft sie trotz ihres Widerwillens ca. alle zwei Monate mit ihm. Diese Abende plant sie im voraus und betrinkt sich, bevor sie mit ihm ins Bett geht.

Definition: In Abgrenzung zur sexuellen Unlust ist die Abwehr, die sich im *Widerwillen* und im *Ekel* der sexuellen Aversion gegenüber Sexualität, insbesondere partnerschaftlicher Sexualität,

ausdrückt, sehr viel vitaler und offener. Zum Teil drückt sie sich auch in körperlichen Gefühlen, wie z. B. Übelkeit, aus. Einige Patientinnen übergeben sich regelmäßig nach dem Sexualverkehr. Wie die sexuelle Unlust bzw. Lustlosigkeit ist auch die sexuelle Aversion *keine sexuelle Funktionsstörung*, sondern wichtige Beschreibungsmerkmale von Männern und Frauen mit sexuellen Problemen. Nicht selten berichten Frauen mit sexueller Aversion über sexuelle Übergriffe in ihrer Biographie.

3.8.6   Larvierte Sexualstörungen

Fallbeispiel: Frau D., 38 Jahre, hat einen erwachsenen Sohn, ist Krankenschwester und verheiratet mit einem 42jährigen Außenhandelsvertreter. Seit 1½ Jahren leidet sie unter rezidivierenden Vaginalmykosen. Alle Versuche, dem Krankheitsbild medikamentös beizukommen, sind bisher fehlgeschlagen. Die Beschwerden der Patientin sind so heftig in Form von Schmerzen und Jucken im Bereich der Scheide, daß sie oft kaum sitzen kann. Die sexuelle Beziehung zu ihrem Ehemann ist seit Beginn der Erkrankung so gut wie zum Erliegen gekommen. Ein- bis zweimal haben sie seither noch versucht, miteinander zu schlafen, was aber für die Patientin mit heftigen Schmerzen verbunden war. Bei der genauen Exploration im Paargespräch wird ein Paarkonflikt deutlich. Seit der Sohn ausgezogen ist, kommuniziert das Ehepaar kaum noch miteinander. Außerdem hat Frau A. seit Jahren das Gefühl, daß ihr Mann auf seinen Reisen Affären habe, von denen er ihr nichts berichtet. Auf der einen Seite fühlt sie sich betrogen, auf der anderen Seite traut sie sich nicht, dieses schwierige Thema mit ihrem Mann anzusprechen. Vielmehr vergräbt sie sich in das Gefühl, als Frau aufgrund ihres Alters körperlich zunehmend unattraktiver und damit wertloser zu sein.

Definition: Larvierte bzw. maskierte Sexualstörungen sind *psychosomatische Störungen*, deren Ursachen *Konflikte* sind, die im Bereich des Sexuellen liegen. Sie können vielfältigste Ausprägungen haben. Zu den häufigsten weiblichen maskierten Sexualstörungen gehören die *unklaren Unterleibsschmerzen* (z. B. Pelvipathie), für die sich organisch keinerlei Ursachen finden lassen. Diese können aufgrund der häufig mit ihnen verbundenen Anspannung im Bereich des Beckenbodens einhergehen mit Schmerzen beim Geschlechtsverkehr. Oft entwickeln die betroffenen Frauen eine *reaktive sexuelle Lustlosigkeit*. Weitere typische larvierte Sexualstörungen können sein: rezidivierende *Adnexitiden*, *Vaginalmykosen*, unspezifischer *Pruritus vulvae* wie auch *Zystiden* bis hin zur Harnblaseninkontinenz.

3.8.7 Ätiologie weiblicher Sexualstörungen

3.8.7.1 Körperliche Ursachen

Sexuelle Störungen als *Begleitsymptome von organisch bedingten Allgemeinerkrankungen* sind keine Seltenheit. Im Gegensatz zu funktionellen Sexualstörungen stehen sie natürlich angesichts der allgemeinen lebensbedrohlicheren Symptomatik der Allgemeinerkrankungen nicht im Vordergrund, sondern eher am Rande. Dennoch ist gerade für einen schwerkranken Menschen neben der allgemein existentiell bedrohlichen Lebenssituation ein Versiegen oder Nachlassen der Sexualität, über das im allgemeinen zusätzlich noch geschwiegen wird, äußerst beängstigend. Insofern ist es sehr wichtig, über die möglichen sexuellen Einschränkungen von körperlichen Erkrankungen zu wissen, um mit der Patientin zum einen darüber sprechen, wie zum anderen Bewältigungsstrategien im Umgang mit ihrer sexuellen Problematik finden zu können.

An eine sexuelle Beeinträchtigung der Frau muß bei jeder Art von *endokriner Erkrankung* (z.B. Diabetes mellitus, Hypophysenerkrankungen, Schilddrüsen- und Nebennierenerkrankungen), *kardiologischen Erkrankungen* (z.B. Herzinfarkt, Koronarsklerose, Arteriosklerose, Hypertonie), *gynäkologischen Erkrankungen* (Vulva-, Ovar- und Hysterektomie, vaginalen Fehlbildungen, schweren Infektionen im Unterleibsbereich), wie auch im *allgemeinchirurgischen Bereich* (z.B. Nierentransplantation, Kolon- und Rektum-Operationen) gedacht werden. Desweiteren haben eine Reihe von Medikamenten Nebenwirkungen, die die sexuellen Funktionen einschränken (z.B. Antihypertonika, Antidepressiva, Diuretika).

Sigusch (1996) weist allerdings darauf hin, daß der gegenwärtige Forschungsstand kaum eine Aussage darüber zuläßt, welche Medikamente und in welchem Ausmaß einschränkende Auswirkungen auf weibliche Sexualfunktionen haben. Während sicher und vielfach nachgewiesen worden ist, daß viele Arzneimittel beim Mann sexuelle Dysfunktionen auslösen, gibt es umgekehrt zu diesen Korrelationen auf seiten der Frauen bisher kaum Untersuchungen.

Eine entscheidende Bedeutung in seiner Sexualität beeinträchtigen Funktion kommt *Alkohol in höheren Dosen* zu. Gesichert ist, daß er die genitale Durchblutung sowohl bei Männern als auch bei Frauen reduziert, was zu einer Abnahme der sexuellen Erregbarkeit führt. Neben *Alkohol, Medikamenten* und *Drogen* muß beim Vorliegen einer sexuellen Störung auch an *Chemikalien* und *Umweltgifte* als mögliche Ursache gedacht werden.

3.8.7.2 Psychosoziale Ursachen

Wie bei den Männern spielen auch bei den Frauen *psychodynamische, systemische, kognitive* und *selbstverstärkende Mechanismen* bei der Entstehung und Aufrechterhaltung von weiblichen Sexualstörungen eine Rolle. Auf die spezifischen Besonderheiten, die von Bedeutung für die Entwicklung *weiblicher* Sexualstörungen sind, sei hier in Kürze eingegangen.

Die Geschichte der weiblichen Sexualität ist recht bedrückend, gezeichnet von Enteignung, Übergriffen und Entwertung. Das Ringen der Frauen um Subjektivität, um sexuelle Autonomie, um ein eigenes, aktives sexuelles Begehren ist jahrhundertealt. Viele der zuvor beschriebenen weiblichen Sexualstörungen spiegeln es wider, bilden die Bühne, die vordergründige Inszenierung dieses Konfliktes der Frauen zwischen dem *Annehmenwollen ihrer Weiblichkeit* und dem *Nichtannehmenwollen der ihnen zugeschriebenen Rolle*. Dieses Zerrissensein zwischen der Sehnsucht nach Hingabe und der Angst davor, die eigene Autonomie und damit Integrität zu verlieren, wird besonders deutlich als Grundkonflikt vieler Frauen mit vaginistischen Beschwerden. Bei Frauen mit einer sexuellen Aversion lassen sich ähnlich wie bei Frauen mit chronischen Unterleibsschmerzen häufig *sexuelle Übergriffe* in der Biographie finden. Lust- und Erregungsstörungen resultieren oft aus Kommunikationsschwierigkeiten in der *Paarbeziehung*. Erregungs- und Orgasmusstörungen sollten unbedingt in ihrer Partner-, Situations- und Praktikbezogenheit analysiert werden.

Neben der analytischen ist *die systemische Betrachtungsweise* sehr hilfreich für das Verständnis weiblicher Sexualstörungen. Bei individueller Betrachtung jeder Störung läßt sich regelmäßig die *stabilisierende Wirkung des Symptoms* – sei es für das intrapersonelle oder das interpersonelle – System erkennen. Immer hat die Sexualstörung neben allem Leid auch eine *Schutzwirkung* für das System. Das wird besonders deutlich bei den „lustlosen Paaren", bei denen es ja im allgemeinen die Frau ist, die sich unbewußt zur Indexpatientin macht. Damit schützt sie das Paarsystem davor, mit den eigentlich brennenden Konflikten in Kontakt zu kommen und daran möglicherweise zu zerbrechen.

Eine *stabilisierende und chronifizierende Wirkung* auf die weiblichen genauso wie auf die männlichen Sexualstörungen hat der Teufelskreis des *Selbstverstärkungsmechanismus*. Eine Frau, die im Rahmen des partnerschaftlichen-sexuellen Zusammenseins mehrfach bemerkt, daß trotz sexueller Erregung ihre Scheide nicht feucht wird, entwickelt eine hohe Erwartungsangst dahingehend, daß sie bei den nächsten sexuellen Begegnungen mit ihrem Partner wieder nicht „funktioniert". Aufgrund dieser nun sehr hohen Erwartungsangst steigert sie ihre Selbstbeobachtung und damit die Furcht davor, erneut in ihrem Sinne „defizitär" zu reagieren. Diese Furcht vor dem Versagen wiederum blockiert sie umso mehr darin, entspannt und spontan zu reagieren, erhöht dadurch ihre bereits bestehende Erwartungsangst und chronifiziert den bereits bestehenden Selbstverstärkungsmechanismus.

3.8.8 Diagnostik und Therapie weiblicher Sexualstörungen

Das **diagnostische Gespräch** kann in seiner Bedeutung für die betroffene Patientin gar nicht hoch genug bewertet werden. In der Mehrzahl der Fälle sprechen Patienten und Patientinnen während dieses Gespräches das erste Mal wirklich offen und ausführlich über ihre sexuelle Problematik und die damit verbundenen Einschränkungen, Befürchtungen und Kränkungen. Angesichts der mit Sexualität nach wie vor verbundenen *Schuld und Scham* stellt das „Sprechen über Sexualität" und damit über „Intimität" immer noch ein *Tabu* für Ärztinnen, Psychologinnen auf der einen Seite wie Patientinnen auf der anderen Seite dar. In der *entlastenden Wirkung*, die ein solches Gespräch nach oft jahrelangen Odysseen von an Scham gebundener Geheimhaltung auf seiten der Patientin hat, liegt mit Sicherheit eine bereits *therapeutische Potenz*.

Im Allgemeinen ist es hilfreich, den *Partner* der Patientin beim 2. oder 3. diagnostischen Gespräch mit hinzuzuziehen. Eine *Kommunikationsstörung auf der Paarebene* wird oft erst durch die Einbeziehung des Partners deutlich. In anderen Fällen kann es ausgesprochen wichtig sein, die Paarebene zu vermeiden, um der Indexpatientin genügend Schutz zu gewähren. Das kann z.B. vorkommen, wenn Frauen erstmalig ihre sexuellen Probleme wie Lustlosigkeit und Ekel beim Geschlechtsverkehr in Zusammenhang bringen mit Mißbrauchserfahrungen, über die sie zuvor noch nicht gesprochen haben und von denen ihr Partner nichts weiß. Grundsätzlich läßt sich sagen, daß die *Einbeziehung des Partners* im jeweiligen speziellen Fall der Patientin *individuell entschieden* werden muß.

Es versteht sich von selbst, daß bei Vorliegen von *körperlichen Ursachen*, z.B. bei organisch bedingten dispareunischen Beschwerden, diese zunächst und vorrangig behandelt werden. Dasselbe gilt für körperliche Grunderkrankungen aller Art, in deren Verlauf sich Sexualstörungen entweder somatogen oder somatopsychisch entwickeln. Bei der *psychosomatischen Behandlung* weiblicher Sexualstörungen steht zum einen die Bearbeitung *psychodynamischer* wie *interaktioneller Aspekte*, zum anderen die Behandlung der funktionellen *Eigendynamik sexueller Störungen* im Vordergrund.

Auf die von Masters und Johnson entwickelte *Paar-Sexualtherapie* weist Clement dezidiert und ausführlich in seinem Kapitel „Sexuelle Funktionsstörungen des Mannes" hin. Entwickelt von Masters und Johnson (1970), modifiziert von Arentewicz und Schmidt (1993), vereint diese Therapie sowohl *verhaltenstherapeutische* als auch *psychodynamische Ansätze*. Durch die psychodynamische Ergänzung wird nicht mehr rein symptomzentrierte Therapie betrieben, sondern werden auch die spezifischen, in diesem Fall *weiblichen Konflikte* hinter dem Symptom analysiert und bearbeitet. Auch den Bereichen „Körpererfahrung" und „*Weibliche sexuelle Selbsterfahrung*" werden in diesem modifizierten Konzept Rechnung getragen. Es setzt sich – in der von Arentewicz und Schmidt beschriebenen Version – nicht nur mit Zielen des normativ gewünschten „sexuellen Funktionierens" von Frauen auseinander, sondern auch mit den spezifischen Aspekten, die sich für Frauen aufgrund ihrer Geschlechterrolle ergeben.

Die *Indikation* für eine *Einzel- oder Paartherapie* muß sehr differenziert gestellt werden. So sollte die Paar-Sexualtherapie trotz ihres ausgesprochen guten Behandlungserfolges nicht eingesetzt werden bei Frauen, die im Rahmen der diagnostischen Gespräche über *Gewalterlebnisse* in der derzeit bestehenden Partnerschaft berichten. In einem solchen Fall sollten in jedem Fall zunächst Einzelgespräche in einem schützenden Rahmen vorgezogen werden.

Nicht vergessen sein sollten systemische Ansätze im Rahmen von *Psychotherapie* der weiblichen Sexualstörungen. So sei auf das *systemisch-verhaltenstherapeutisch orientierte Paargruppenkonzept* zur Behandlung des Vaginismus verwiesen, das von der Aachener Sexualwissenschaftlichen Gruppe entwickelt wurde. In diesem Konzept wird ein besonderer Wert darauf gelegt, die Bedeutung des vaginistischen Symptoms für die Paardynamik und unter systemischen Gesichtspunkten zu analysieren und therapeutisch zu nutzen. Ebenso werden *Generationsaspekte, Familiendelegationen wie -aufträge* herausgearbeitet, verstehbar und damit korrigierbar gemacht. Ein weiteres Spezifikum dieses Konzeptes ist es, daß es als *gruppentherapeutisches Paarkonzept* entwickelt wurde.

Insgesamt läßt sich sagen, daß es noch wenig frauenspezifische Angebote für Frauen mit Sexualstörungen gibt. Insbesondere für die Frauen, die sexuelle Probleme entwickeln aufgrund von traumatischen Gewalterlebnissen (d. h. sexuelle Gewalt), ist es dringend notwendig, das psychotherapeutische Angebot an frauenspezifischen Konzepten zu erhöhen. Konkret werden derartige Konzepte bereits im Rahmen der Behandlung von Patientinnen mit Selbstverletzungen, die häufig über sexuelle Übergriffe in der Kindheit berichten, umgesetzt. So wurden stationäre Einrichtungen geschaffen, deren gesamtes Personal weiblich ist und wo auf Wunsch der Patientinnen diese ausschließlich von Frauen behandelt werden.

3.8.9 Epidemiologie weiblicher Sexualstörungen

Verläßliche epidemiologische Daten, die außerdem noch repräsentativ sind, liegen, was die Häufigkeit weiblicher Sexualstörungen betrifft, kaum vor. Entweder sind die erhobenen Daten nur für sehr spezielle Gruppen von Frauen repräsentativ oder aber müssen aufgrund der durch die Antwortverweigerer zustandegekommenen Stichprobenselektion kritisch betrachtet werden.

Am meisten erforscht wurde bisher offenbar das Orgasmus- und Masturbationsverhalten von Frauen. So fand Shere Hite (1976/1980) heraus, daß die *meisten Frauen* durch den Geschlechtsverkehr *nicht zum Orgasmus* gelangen, sondern die *klitorale Stimulation* benötigen. Nur ein Drittel der Frauen komme beim Geschlechtsverkehr zum Orgasmus. Einen sicherlich großen Einfluß auf das Vorkommen von weiblichen Orgasmusstörungen hat das veränderte *Masturbationsverhalten* von Frauen. So berichten in einer Gruppe von Studentinnen 196... 47 % der Befragten, daß sie masturbieren, während 1931 bereits 67 % der Studentinnen angeben, sich selbst zu befriedigen . Schmidt (1992) kommt in einer Untersuchung zur Jugendsexualität zu dem Ergebnis, daß 41 % der 15 bis 16 Jahre alten Mädchen über Erfahrungen mit Selbstbefriedigung verfügen; ca. 45 % von ihnen berichten, daß sie diese als sexuell befriedigend erleben würden. Von Sydow (1992) kommt in ihrer Untersuchung zur weiblichen Sexualität im mittleren und höheren Lebensalter zu dem Ergebnis, daß 34 % der von ihr untersuchten Frauen im Alter zwischen 50 und 91 Jahren Geschlechtsverkehr praktizieren, 30 % sich selbstbefriedigen und daß 26 % von ihnen niemals bisher einen Orgasmus erfahren haben.

Während die weiblichen *Erregungs- und Orgasmusstörungen* zurückzugehen scheinen, haben die *Luststörungen* in den vergangenen Jahren stark zugenommen. Präzise Angaben zum Vorkommen von weiblichen Erregungs- und Orgasmusstörungen, insbesondere den situativ bedingten, liegen nicht vor. Ähnlich verhält es sich mit der Anzahl der Frauen, die über sexuelle Lustlosigkeit klagen. Auch hier gibt es keine genauen Zahlen. Zu vermuten ist, daß, da bisher nur ein Bruchteil dieser Frauen Fachambulanzen aufsucht, die Dunkelziffer erheblich höher ist als vermutet. Das wird bei Frauen mit *dyspareunischen Beschwerden* ähnlich sein. Frauenärzte machen Angaben, das jede vierte ihrer Patientinnen über Schmerzen beim Geschlechtsverkehr klagt. Aber auch hier gibt es keine verläßlichen aktuellen Daten. Die *vaginistische Störung* ist verglichen mit den übrigen Sexualstörungen sicherlich die am seltensten auftretende, doch auch hier scheint die Dunkelziffer der Frauen, die unter vaginistischen Reaktionen leiden, sehr viel höher zu sein als vermutet.

3.9   Gynäkologische Störungen

P. Diederichs

Das Einbeziehen der Psychosomatik in die Frauenheilkunde ist sinnvoll, denn wesentliche *Lebensphasen* der Frau wie Pubertät, Schwangerschaft, Geburt, Wochenbett und das Klimakterium sind neben den körperlichen und hormonellen Veränderungen mit *seelischen Reaktionen* verbunden und verlangen von der Frau eine erhebliche innere und äußere Flexibilität. Diese *Schwellensituationen* bergen bei besonderen Behinderungen der psychosexuellen Entwicklung

Risiken und können Auslöser für bewußte und unbewußte *Konflikte* mit entsprechender *Symptombildung* werden, z.B. die anorektische Reaktion auf dem Hintergrund einer Adoleszentenkrise. So schrieb Walthard (1912), der schon 1909 an der Städtischen Frauenklinik in Frankfurt die erste Abteilung für Frauen mit funktionellen gynäkologischen Störungen einrichtete:

Es scheint mir deshalb die Mühe wert, daß sich der Gynäkologe mit Psychotherapie beschäftige, dadurch wird die Zahl der gynäkologischen Operationen und Lokalbehandlungen abnehmen, aber die Zahl der Heilerfolge in der Gynäkologie zunehmen.

Obwohl Freud in seinen Fallstudien auch Symptome aus dem gynäkologisch-geburtshilflichen Bereich behandelte, z.B. eine erfolgreich therapierte Stillstörung, waren es seine Schülerinnen Ruth Benedek, Karen Horney und vor allem Helene Deutsch, die sich intensiver mit der *Psychosomatik der Frau* auseinandersetzten.

50 Jahre vor Freud hatte schon Laycock (1840) für eine wissenschaftlich fundierte Verbindung zwischen Soma und Psyche plädiert und sich um eine systematische Untersuchung der nervösen Erkrankungen der Frau bemüht, die heute als *typische psychosomatische Störungen* oder Erkrankungen in der *Gynäkologie und Geburtshilfe* gelten, z.B. das prämenstruelle Syndrom, chronische funktionelle Unterleibsbeschwerden, Fluor genitalis, Pruritus vulvae oder auch Störungen während der Schwangerschaft und der Geburt. Vor allem setzte er sich für eine Gleichwertigkeit von *biologischen*, *psychologischen* und *sozialen* Aspekten des Krankseins ein und sah deren Wechselbeziehung bei der Entstehung und Ausgestaltung der Symptome und Erkrankungen (Greve 1990).

Zusammenfassend für die neuere Zeit ist festzuhalten, daß sich der *Einfluß der Psychosomatik* in den letzten Jahren vor allem auf die *Geburtshilfe* (Väter bei der Geburt, Rooming-in, Stillverhalten oder intensivere postpartale Mutter-Kind-Beziehung), die *Reproduktionsmedizin* (z.B. Handhabung der In-vitro-Fertilisation), die *Psychoonkologie* (Umgang mit der Krebspatientin) und auf die *Arzt-Patientin-Beziehung* (im Zusammenhang mit der Verbreitung der Balint-Gruppenarbeit) positiv ausgewirkt hat.

Die Krankheitsbilder der psychosomatischen Gynäkologie und Geburtshilfe lassen sich insgesamt vier Bereichen zuordnen:

1. Psychosomatische Symptome und Erkrankungen in der Gynäkologie

2. Somato-psychische Reaktionen nach Auftreten von Krebserkrankungen und operative

Eingriffen (z.B. der Entfernung der Brust oder Gebärmutter)

3. Psychosomatische Störungen in der Reproduktionsmedizin (Verhütung, Schwangerschaftsabbruch, künstliche Befruchtung und Klimakterium)

4. Psychosomatische Symptome und Erkrankungen in der Geburtshilfe.

Theoretische Konzepte für die *Entstehungsbedingungen* psychosomatischer Symptome und Erkrankungen in der Gynäkologie und Geburtshilfe bieten die *Lerntheorie*, das *Streßmodell*, die *Psychoneuroendokrinologie* und die *psychoanalytische Psychosomatik*. Letztere berücksichtigt trieb-, ich-, selbst- und objektbeziehungs-psychologische Elemente.

Die neueren psychoanalytischen Theorien zur weiblichen Identität sind bisher für die gynäkologische Psychosomatik kaum genutzt worden. Die Entdeckung des eigenen Genitale und seine Integration in das Körperbild ist wegen der verdeckten topographischen Lage für das Mädchen vermutlich schwieriger als für den Jungen.

Gesichert gilt, daß unsere *Körpererfahrung* von den *primären Bezugspersonen* abhängig sind. Die eigene *positive Körperlichkeit* ist die Grundlage für einen gesunden *Narzißmus* und damit die Voraussetzung für eine stabile *Identität*. Gynäkologische Störungen können daher nicht isoliert betrachtet werden, sondern die Frau muß sowohl als ganze Person als auch mit ihren Bezügen zum Partner gesehen werden. Der Gynäkologe heißt ja auch „Frauenarzt" und nicht „Unterleibsarzt". Einer *ganzheitlich ausgerichteten Sichtweise* steht allerdings die zunehmende Spezialisierung und Technisierung der Frauenheilkunde gegenüber.

Epidemiologie: Genauere Daten über *Inzidenz* und *Prävalenz* psychosomatischer Störungen und Erkrankungen in der Frauenheilkunde liegen immer noch nicht vor. Schätzungen über die *Häufigkeit* psychosomatischer Störungen bei Frauen, die eine gynäkologische Praxis aufsuchen, liegen zwischen 30 und 50%. In einer eigenen Untersuchung über das Vorkommen psychosomatischer Störungen in einer Universitäts-Frauenpoliklinik wurden mit Hilfe des Freiburger Persönlichkeitsinventars und der Freiburger Beschwerdeliste 33% aller in einem Monat untersuchten Frauen als psychosomatisch gestört diagnostiziert.

3.9.1 Psychosomatische Symptome und Erkrankungen in der Gynäkologie

Unter psychosomatischen Störungen in der Gynäkologie versteht man:

- Zyklusstörungen
- Unterbauchbeschwerden
- chronisch-rezidivierende Adnexitiden
- chronisch-rezidivierende Vaginitiden
- Fluor
- Pruritus genitalis
- Mastodynie
- Miktionsstörungen (s. Kap. 3.7)
- Sexualstörungen (s. Kap. 3.8)

3.9.1.1 Zyklusstörungen

Das Zusammenspiel von zentralem Nervensystem, Hypothalamus, Hypophyse und Ovar mit den dazugehörigen hormonellen Regelkreisen bildet die Basis für den Menstruationszyklus. Diese funktionelle Einheit ist durch *seelische Einflüsse* (innerer oder äußerer Streß) störbar. Die Hypophyse schaltet dann infolge der verminderten pulsatilen hypothalamischen Sekretion von Gonadotropin-Releasing-Hormon (GnRH-LH) vom gonadotropen auf das adrenale System um. Die Frau schützt also ihren Körper, indem sie die innere Funktion auf Lebenserhaltung umstellt. Diese Veränderung der zyklischen Funktion führt über die psychosomatisch bedingte *Ovarialinsuffizienz* (Corpus-luteum-Insuffizienz, Anovulation) zu unterschiedlichen äußeren Symptomen, z.B. *Tempoanomalien.* Hier ist der Zeitabstand zwischen den Blutungen verändert, bei der *Polymenorrhoe* weniger als 24 Tage, bei der *Oligomenorrhoe* mehr als 31 Tage. Bei den *Blutungsanomalien* dagegen ist der Menstruationsfluß verstärkt (*Hypermenorrhoe*) oder vermindert (*Hypomenorrhoe*) bzw. bleibt sogar aus (*sekundäre Amenorrhoe*). Es kann aber auch in jeder Phase des Zyklus zu einer Blutung kommen (*dysfunktionelle Blutungen* bzw. *Metrorrhagien*).

Die Beziehung zwischen *Affekten* und *Menstruation* gehört zu den ersten und verbreitetsten Erkenntnissen der psychosomatischen Medizin. Allerdings rankten sich um dieses Thema viele Vorurteile, Mythen und Tabus.

Das Erleben der Menstruation spielt für die körperliche und seelische Befindlichkeit der Frau eine große Rolle. *Menarche* und *Menopause* markieren Wenden weiblicher Identität. Wie sie seelisch integriert werden, hängt letztlich von der vorangegangenen psychosexuellen Entwicklung und dem Umgang der primären Bezugspersonen (Eltern) mit der Körperlichkeit ihrer Töchter ab. Bei entsprechenden Behinderungen kann die Menstruation, obwohl sie eine neue „genitale Potenz" signalisiert, als „anal-narzißtische" Kränkung erlebt werden, weil Substanzen des Körperinneren nicht mehr unter Kontrolle gehalten werden können. Das zyklische Geschehen bzw. die „unausweichliche Realität der immer wiederkehrenden Menstruation" bietet der werdenden Frau aber auch die Möglichkeit, sich intensiver mit ihrem weiblichen Körper zu befassen und „autoerotische Modi" zu entdecken (Poluda-Korte 1992).

Aus psychosomatischer Sicht lassen sich folgende Zyklusstörungen unterscheiden:

- Poli- und Oligomenorrhoe
- Hyper- und Hypomenorrhoe
- Dysmenorrhoe
- prämenstruelles Syndrom
- Metrorrhagien bzw. dysfunktionelle Blutungen
- primäre und sekundäre Amenorrhoe

Spezifische psychosomatische Untersuchungen an Frauen mit *Poli- und Oligomenorrhoe* sowie *Hyper- und Hypomenorrhoe* liegen nicht vor.

Dysmenorrhoe

Mit Dysmenorrhoe ist klinisch die *schmerzhafte Menstruation* gemeint, die zusätzlich von *Übelkeit*, *Kopfschmerzen*, Kreislaufstörungen und nervöser *Reizbarkeit* begleitet werden kann. Die Schmerzen während der Menstruation können kolikartigen Charakter annehmen, die zu erheblicher subjektiver Beeinträchtigung mit Krankheitsgefühl führen.

Dysmenorrhoische Beschwerden sind weit verbreitet, vor allem unter jungen Frauen. In einer schwedischen Stadtbevölkerung sollen 70% der 19jährigen Frauen über eine funktionelle Dysmenorrhoe klagen. 15% waren in ihrer Arbeitsfähigkeit eingeschränkt.

Bei der **Ätiopathogenese** ist von einem komplexen Zusammenspiel von organischen bzw. *hormonellen Faktoren* (z.B. die Rolle der Prostaglandine und der lokalen Östradiol-Progesteron-Korrelation im Endometrium) und einer primär *labilisierten seelischen Struktur* auszugehen.

Diese *labilisierbare Struktur* ist Folge einer beeinträchtigten psychosexuellen Entwicklung mit entsprechender Schwierigkeit, die eigene weibliche Rolle zu akzeptieren. Hertz und Molinski (1980) sprechen von einer „narzißtischen Erfahrung" der jungen Frau und verstehen die Dysmenorrhoe als

Affektkorrelat des Protestes gegen die von diesen soziokulturellen Bedingungen vorgegebene Form von Frausein. Außerdem können prägende Einflüsse der eigenen Mutter, Großmutter oder größeren Schwestern hinsichtlich des Umgangs mit der Menstruation eine Rolle spielen.

Differentialdiagnostisch sind organische Ursachen der Dysmenorrhoe auszuschließen wie Fehlbildungen des Genitale oder die Endometriose.

Die **Therapie** wird zunächst symptomatisch ausgerichtet sein, z.B. die kontinuierliche Einnahme von *Ovulationshemmern* (d.h. die Unterbrechung biphasischer Zyklen bzw. die Veränderung der lokalen Östradiol- und Progesteron-Korrelation). Sowohl der vorsichtige Einsatz von *Analgetika* (bzw. Prostaglandin-Hemmer), *Spasmolytika*, und *milden Diuretika* als auch *Entspannungsverfahren* wie das autogene Training können das Leiden lindern.

Inwieweit das *ärztlich-psychotherapeutische Gespräch* Einfluß auf die „narzißtische Problematik" nehmen kann, hängt vom Ausmaß des gestörten Selbstgefühls (narzißtisches Defizit) und der Identitätsproblematik ab, u.U. ist die Überweisung an einen Fachpsychotherapeuten angezeigt.

Darüber hinaus kann die Dysmenorrhoe – wie jedes andere psychosomatische Symptom – *interaktionelle Folgen* haben. So weisen Hertz und Molinski (1980) zu Recht darauf hin, daß mit dem Symptom Mitleid und Rücksichtnahme bewirkt, aber auch Einfluß und Macht auf die Umgebung gewonnen werden kann. Von Ehemann und Kindern kann die Weiblichkeit so als magisch und geheimnisvoll erlebt werden!

Prämenstruelles Syndrom (PMS)

> Bei dem PMS handelt es sich um einen Komplex *körperlicher* und *seelischer Symptome*, die 7 bis 10 Tage vor der Regel einsetzen und mit Menstruationsbeginn normalerweise wieder abklingen. Während zu den *körperlichen Beschwerden* Spannungsgefühle in der Brust, an Unterleib und Beinen (infolge vermehrter Wassereinlagerung) sowie Kopfschmerzen zählen, werden im *seelischen Bereich* Nervosität, Reizbarkeit und eine allgemeine Affektlabilität mit einer Tendenz zu depressiven Verstimmungen beobachtet. Von forensischer Seite ist bekannt, daß z.B. Ladendiebstähle gehäuft in der prämenstruellen Phase durchgeführt werden.

Das PMS tritt in jedem Alter, gehäuft im vierten Lebensjahrzehnt auf. In milder Ausprägung sollen 70 bis 90% der weiblichen Bevölkerung betroffen sein, bei 20 bis 40% kann es passageren Symptomcharakter bekommen, aber nur 5% fühlen sich ernsthaft beeinträchtigt.

Im anglo-amerikanischen Schrifttum wird das PMS als „premenstrual tension" bezeichnet, bei schwerwiegender klinischer Ausprägung „premenstrual distress". In seiner ausgeprägten Form dominieren die psychopathologischen Symptome.

Der Eindruck eines relativ klar umrissenen Krankheitsbildes verwischt sich, wenn man genauer die wissenschaftliche Literatur über das PMS studiert. Auf einem von Gynäkologen, Endokrinologen und Psychiatern gemeinsam veranstalteten Symposium über das prämenstruelle Syndrom (Toronto 1984) stellte sich heraus, daß weder das Krankheitsbild noch seine Ursachen klar definiert sind. Ein Literaturüberblick der meist retrospektiven Untersuchungen z.B. zeigte, daß über 150 Symptome aus allen Organbereichen gefunden worden sind, die irgendwann einmal dem PMS zugeschrieben wurden. Jürgensen (1988) und Frick-Bruder (1988) fragen sich daher zurecht, ob man besser von einer *spezifischen weiblichen Erlebnisform* als einem Krankheitsbild sprechen sollte.

Für die **Ätiopathogenese** des PMS gibt es die unterschiedlichsten Theorien. Keiner kann bisher der Vorrang gegeben werden. Sie lassen sich in *konstitutionelle, biologische* und *umweltbedingte, psychosoziale Ursachen* einteilen:

1. Konstitutionelle, biologische Ursachen
   - genetisch
   - Störung des Wasserhaushaltes (Aktivierung des Renin-Angiotensin-Aldosteron-Systems)
   - Störung des Hormonhaushaltes (Erniedrigung des Gestagen-/Östrogen-Quotienten, Erhöhung des Prolaktins)
   - Monoamine Neurotransmitterstörung (Katecholamin- und Serotonin-Hypothese)

2. Umweltbedingte, psychosoziale Ursachen
   - kulturell geprägte Vorurteile über den Menstruationszyklus
   - sozialer Streß
   - fehlende soziale Unterstützung
   - unbewußte innere Konflikte, die mit der weiblichen Rolle zusammenhängen (z.B. mit Schwangerschaft, Geburt, Sexualität und Aggression)

- narzißtische „Wunde" (geringes Selbstvertrauen, Körperbildstörung)

Analog zur Dysmenorrhoe finden sich auch bei Frauen mit PMS von *psychosomatischer* oder *psychoanalytischer* Seite keine spezifischen psychodynamischen Ursachen. Die *geringe Selbstachtung* oder die „narzißtische Wunde" ist ubiquitär.

Hertz und Molinski (1980) haben die „narzißtische Problematik" der Frauen mit Dysmenorrhoe und PMS noch einmal differenziert eingeteilt in:

- *hypochondrisch-klagsame Reaktion:* Frauen, die in der Partnerbeziehung, Familie und Beruf unzufrieden geblieben sind, neigen dazu, ihre Enttäuschung zu somatisieren und in den Genitalbereich zu projizieren.

- *Rebellion:* Diese Frauen hassen die Menstruation, welche das Symbol der Weiblichkeit par excellence ist. Sie revoltieren nicht primär gegen ihre weibliche Identität, sondern gegen das in dieser Gesellschaft vorgegebene Rollenstereotyp von Frau-sein.

- *depressive Reaktion:* Hier wird die Enttäuschung und Unzufriedenheit mehr gegen sich selbst gewendet. Vom Ärger oder der rebellischen Seite ist kaum noch etwas zu spüren.

Frick-Bruder (1988) regt in Anlehnung an die Psychoanalytikerin Karen Horney an, das PMS als *somatisierte Schwangerschaftsangst* zu verstehen. Prämenstruelle Verstimmungen treten danach in erster Linie bei Frauen auf, die einen intensiven Kinderwunsch aufweisen, gegen den sie aber eine starke, affektive Abwehr errichten müssen.

Das *Körpererleben* dieser Frauen ist bisher so gut wie nicht untersucht worden. Zum narzißtischen Defizit gehört auch eine von früh auf mangelnde Vertrautheit mit dem eigenen Körper. Zu vermuten ist, daß Frauen mit gestörtem Körperbild die normalen physiologischen zyklischen Prozesse im Prämenstruum wie die Wassereinlagerung seelisch negativ verarbeiten, also ängstlich, gereizt oder verstimmt darauf reagieren. Jürgensen (1988) hebt hervor, daß das Erleben dieser Zyklizität integrativer Bestandteil des Weiblichen ist, mag man es nun als Geschenk, Schicksal oder Krankheit verstehen!

Die **Therapie** wird je nach den im Vordergrund stehenden Beschwerden *symptomatisch* ausgerichtet sein: Also die Verordnung von Gestagenen, Prolaktinhemmern oder milden Diuretika. Der Placeboeffekt soll übrigens sehr hoch sein. Werden weitere *psychopathologische Symptome* beobachtet, die auf einen tieferliegenden, unbewußten Konflikt hinweisen, stellt sich die Indikation für ein *aufdeckendes psychotherapeutisches Verfahren.*

Dysfunktionelle Blutungen (Metrorrhagien)

> Es handelt sich um Blutungen, die ohne erkennbaren Zusammenhang mit dem Zyklus auftreten. Die Blutungen können kurz oder lang andauern (Tage oder Wochen). Nicht selten stellen sie sich beim Geschlechtsverkehr ein (sog. „Kontaktblutung").

Organische Veränderungen, z.B. am Gebärmuttermund, werden nicht gefunden. Dennoch erfolgen bei diesen Frauen immer wieder operative Behandlungsversuche von der Elektrokoagulation über die Abrasio bis hin zur Hysterektomie!

Ätiopathogenese: Die Kontaktblutung kann Ausdruck einer Sexualabwehr, aber auch intensiver Lust sein. Häufig treten dysfunktionelle Blutungen aber bei Frauen auf, die unerwartete *massive negative Affekte* durchlebt haben.

Fallbeispiel: So begann eine 53jährige Frau in der Nacht massiv zu bluten, nachdem ihr der Ehemann am ersten Urlaubsabend auf einer Insel im Mittelmeer bei einem Glas Wein gestand, seit 10 Jahren mit seiner Sekretärin ein Verhältnis zu haben. Zu diesem Zeitpunkt war sie mit ihm seit 33 Jahren verheiratet. Sie gab an, wie vom Blitz getroffen gewesen zu sein. Sie äußerte spontan: „Ich war nicht mehr ich selbst, ich hatte kein Selbstwertgefühl mehr." Wegen der Blutung brach sie ihren Urlaub ab. Aus Schamgefühl konnte sie mit ihrem Gynäkologen nicht über die Ursache ihrer Blutung sprechen. Es wurde daraufhin eine Totaloperation durchgeführt. Die Patientin: „Das hat mein Leben verändert". Jahre später wird sie mir als Patientin mit chronischen Unterbauchbeschwerden vorgestellt.

Heiman (1970) berichtete über Frauen, bei denen die Blutung als Folge eines abrupten *Objektverlustes* aufgetreten ist. Hier kann die „Trennungsblutung" als *somatisches Korrelat einer Trauerreaktion* verstanden werden.

Therapie: Nach der Abklärung organischer bzw. hormoneller Ursachen sollten invasive diagnostische oder operative Maßnahmen genauestens indiziert sein wegen der Gefahr der zusätzlichen iatrogenen Schädigung. Es sollte vorsichtig nach seelischen Traumatisierungen gefragt werden.

Primäre und sekundäre Amenorrhoe

> Als *primäre Amenorrhoe* bezeichnet man den Zustand, wenn bis zum 16. Lebensjahr die Menarche nicht spontan eingesetzt hat. Unter *sekundärer Amenorrhoe* wird das Ausbleiben der Regelblutung für mindestens sechs Monate verstanden.

Krankheitsbild: Die Amenorrhoe ist keine Diagnose, sondern nur ein Symptom, das durch die vielfältigsten Ursachen bedingt sein kann. *Häufige Begleitsymptome* sind Obstipationsneigung, Gewichts- und Stimmungsschwankungen sowie Magenbeschwerden. Fast regelhaft finden sich *Sexualstörungen.* Die sekundäre Amenorrhoe kann auch das erste Signal für eine *anorektische Entwicklung* sein. Frauen werten ihre Zyklusstörung meist nicht als ernsthaftes Krankheitssymptom, sondern werden allenfalls in seelischer Hinsicht beunruhigt. Amenorrhoen lassen sich folgendermaßen einteilen (Abb. 3–5):

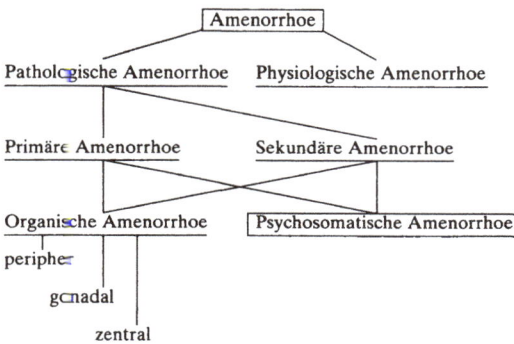

Amenorrhoe
- Pathologische Amenorrhoe
- Physiologische Amenorrhoe
- Primäre Amenorrhoe
- Sekundäre Amenorrhoe
- Organische Amenorrhoe
  - peripher
  - gonadal
  - zentral
- Psychosomatische Amenorrhoe

Abb. 3–5: Zur Systematik der Amenorrhoe

Physiologische Amenorrhoen bestehen vor der Pubertät, während der Schwangerschaft, post partum und nach der Menopause.

Synonyme **für psychosomatische Amenorrhoe sind funktionelle, psychogene oder suprathalamische Amenorrhoe.**

Ätiopathogenese: Während 80 % der Frauen mit sekundärer Amenorrhoe eine psychosomatische Genese aufweisen, trifft das bei der primären Amenorrhoe nur in 20 % der Fälle zu. Hier überwiegen organische oder endokrinologische Ursachen. Deshalb muß bei *primär amenorrhoischen* Frauen genauer diagnostisch untersucht werden, z. B. nach Fehlbildungen des Genitale oder Chromosomen-Anomalien. Die psychosomatisch bedingte *primäre Amenorrhoe* soll nach Richter und Stauber (1996) Ausdruck einer *gestörten psychosexuellen Entwicklung* sein. Diese Mädchen kommen häufig aus isolierten ländlichen Familien (z. B. abgelegener Bergbauernhof), wo sie sich dem dominierenden und zwanghaft einengenden Einfluß der Eltern nicht entziehen können.

Für Frauen mit *sekundärer Amenorrhoe* konnte weder ein charakteristisches Persönlichkeitsprofil noch eine typische psychodynamische Konfliktkonstellation herausgearbeitet werden.

Diese Zyklusstörung ist vielmehr ein unspezifisches organisches Beleitsymptom im Rahmen *verschiedener* bewußter und unbewußter Konflikte und *Neurosenstrukturen*, wobei depressive und retentive Strukturanteile überwiegen. Die *depresive Struktur* weist auf orale Konflikte hin, die auch entsprechende Symptome wie depressive Verstimmungen, Magenbeschwerden, Gewichtsschwankungen und die häufiger zu beobachtenden anorektischen Tendenzen erklären. Die sekundäre Amenorrhoe tritt meist bei jüngeren Frauen auf, die psychopathologisch zunächst relativ unauffällig wirken und betonen, ein ganz normales Leben zu führen und keine Konflikte zu haben. Nur nach längerem Kennenlernen fällt dann dem psychosomatisch geschulten Arzt auf, daß diese Frauen oft sehr *überkontrolliert* sind, kaum spontane Gefühle zeigen und sich wenig öffnen können. Das *Retentive* zeigt sich u.a. in der *Sexualstörung*, z.B. Anorgasmie oder mangelnde Libido.

Die **auslösende Konfliktsituation** für diese Zyklusstörung reicht von extremer physischer Bedrohung über stärkere Traumata wie Verlust eines geliebten Angehörigen, verunglückte erste Sexualkontakte oder Verlassen des Elternhauses bis hin zu einfachem Milieu- oder Klimawechsel.

Die *sekundäre Amenorrhoe* kann auftreten

1. als Folge einer allgemeinen *Streßsituation* chronischer oder akuter Art

2. als Folge einer *neurotischen Entwicklung*

   a) als *Konversionsneurose* z.B. bei einer Grossesse nerveuse (Scheinschwangerschaft), Schwangerschaftsängsten oder Ablehnen der weiblichen Identität

   b) als unspezifisches *organisches Korrelat* einer *retentiven Haltung*

3. als *Begleitsymptom* einer klassischen *psychosomatischen Erkrankung* (Psychosomatose), z.B. der Adipositas oder Anorexia nervosa

4. als *Begleitsymptom* einer *Psychose.*

Therapie: Für den interaktionellen Umgang ist es wichtig, diese Frauen nicht auf ihre vermeintliche „Hormonstörung" zu fixieren. Ist nach der organischen Diagnostik deutlich geworden, daß eine psychosomatisch bedingte Amenorrhoe vorliegt, sollte die Indikation für eine Hormontherapie genauestens überprüft werden, zumal eine Reihe von Frauen die Hormone aus Angst vor einer Gewichtszunahme nicht einnimmt. Der Endokrinologe bzw. Gynäkologe kann hier behilflich sein, die *Einsicht in eine psychosomatische Ätiopathogenese* zu fördern. Die Menstruationsstörung sollte hier Anlaß sein zur Abklärung und nicht zur „kosmetischen Periodenauslösung". Richter und Stauber (1996) haben ein *psychosomatisch orientiertes Diagnostik- und Therapiekonzept* bei Patientinnen mit sekundärer Amenorrhoe vorgeschlagen.

3.9.1.2 Chronischer Unterbauchschmerz

Krankheitsbild: Das klinische Erscheinungsbild imponiert durch diffuse *Schmerzzustände*, die oberhalb der Symphyse und einseitig oder beidseitig über der Leistengegend lokalisiert sind. Sie können in den Rücken, in die Blase oder das Rektum ausstrahlen. Die Schmerzen haben einen drückenden, ziehenden, stechenden oder krampfartigen Charakter. Gelegentlich treten sie so plötzlich und heftig auf, daß Frauen mit Unterbauchbeschwerden als *Notfall* mit dem Verdacht auf ein akutes Abdomen in die Klinik eingewiesen werden.

Die Schmerzsymptomatik stellt sich für die Frauen oft ohne erkennbare Ursache ein. Meist ist sie unabhängig von Ruhe oder Bewegung. Die den Unterbauchschmerz *begleitenden Symptome* können *Ausfluß* und *Blutungen* sein, aber auch *Magen-Darm-Störungen*, Verstopfungen oder Miktionsstörungen (Reizblase und Harninkontinenz). Häufig reagiert der gesamte *Urogenitaltrakt* (das kleine Becken kann die ,Einbruchstelle' für das Seelische in das Körperliche sein).

Weiterhin finden sich *Sexualstörungen* sowie prä- und perimenstruelle Beschwerden (PMS und Dysmenorrhoe). Einige Autoren heben hervor, daß die Patientinnen unfähig sind, ihre Beschwerden genauer zu lokalisieren. Sie zeigen dann auf ihren Unterbauch und deuten nur eine vage Zone an. Die Unterbauchschmerzen sind sowohl in der Klinik als auch Praxis eine häufige und oft schwer zu behandelnde gynäkologische Störung.

Synonyme für Unterleibsschmerzen sind – um nur einige zu nennen – Pelvipathie, Pelvipathia spastica, Parametropathia spastica und Adnexalgie oder Pseudoadnexitis.

Differentialdiagnostisch sollten gastroenterologische, orthopädische, urologische, neurologische und andere gynäkologische Ursachen der Schmerzsymptomatik wie Endometriose, Verwachsungen, größere Myome und entzündliche Prozesse im kleinen Becken ausgeschlossen werden.

Ätiopathogenese: Im Mittelpunkt der neueren Pathogeneseforschung des Schmerzes (ausführli-

cher Kap. 3.15) steht die von Melzack und Wall entwickelte „*gate*"-„*control*"*-Theorie*, wobei folgende psychische und soziale Faktoren Einfluß auf das Schmerzerleben nehmen:

- Aufmerksamkeit bzw. Ablenkung,
- Angst und Depression,
- sekundärer Gewinn/Verstärker,
- kognitive Prozesse (Krankheitsattributierung, Coping),
- Schmerzerfahrungen in Kindheit und Jugend,
- kulturelle Faktoren.

Strukturdiagnostisch findet sich häufig eine *depressiv* akzentuierte *strukturelle Ich-Störung*, die sich u. a. durch eine altruistische Haltung und eine Unfähigkeit der betroffenen Frauen, eigene Bedürfnisse wahrzunehmen und zu artikulieren, auszeichnet. Charakteristisch sind weiterhin eine *Selbstwertregulationsstörung*, ein *reduzierter Antrieb* und *negatives Selbstverständnis*. Hierunter sind selbstquälerische selbstentwertende oder selbstbestrafende Tendenzen zu verstehen. Vor diesem Hintergrund können ihre konfliktreichen Partnerbeziehungen verstanden werden. Viele Frauen mit chronischen Unterbauchschmerzen tendieren zu *masochistischer Unterwerfung* und versuchen den Partner mit Überfürsorglichkeit oder betonter Rücksicht zu halten. Nicht selten sind sie mit Alkoholikern verheiratet.

Für die Entstehung psychogener Schmerzzustände wurden vier psychodynamische Erklärungsprinzipien herausgearbeitet:

1. der *narzißtische Mechanismus*

2. der *Konversionsmechanismus*

3. die primäre *Umwandlung von Affekten in körperliche Spannungszustände*

4. *Lernvorgänge*

Für Frauen mit struktureller Ich-Störung ist vermutlich der erste und dritte pathogenetische Mechanismus der häufigste. Gerade für Frauen mit chronischen Unterbauchbeschwerden scheint zu gelten, daß die körperlichen Beschwerden für sie immer noch erträglicher sind als mit ihrer Trauer, Leere, Kränkbarkeit oder Verzweiflung konfrontiert zu werden. Die *Reparationstendenz* hat sich in die *körperliche Sphäre* verschoben, weil sie zu diesem Zeitpunkt im seelischen Bereich nicht geleistet werden kann. Der Schmerz schützt das *brüchige Selbst* dieser Frauen und vermeidet damit eine Krise in der Selbstwertregulation.

Dem *Schmerz* kommt somit eine „*psychoprothetische Funktion*" zu. Dadurch kann das psychische Funktionieren aufrechterhalten werden. Dieses theoretische Konzept wird durch die klinische Beobachtung gestützt. Wenn diese Frauen z. B. im Verlauf einer stationären Psychotherapie ihre Depression und Selbstwertstörung zulassen und erleben können, verschwindet das körperliche Symptom. Ihr Ich bzw. Selbst ist dann aber viel fragmentierter, u. U. sind sie suizidgefährdet. Das *körperliche Symptom* ist daher ein wertvoller *Stabilisator* bzw. stellt eine „schmerzhafte Ordnungsstruktur" her, deren Erhaltung die Patientinnen oft mit allen Energien gegen die therapeutischen Eingriffe des Arztes verteidigen. Dieser Umstand könnte die Therapieresistenz von Frauen mit chronischen Unterbauchbeschwerden erklären.

Der *Konversionsmechanismus* könnte folgendermaßen funktionieren: Die durch ein rigides Über-Ich entstandenen Schuldgefühle (z. B. nach sexuellem Mißbrauch) werden durch die Somatisierung bzw. den Schmerz gebunden. Der Schmerz kann dann einen *Sühnevorgang* symbolisieren. Diese Überlegung könnte erklären, warum manche Frauen mit dieser gynäkologischen Symptomatik den Arzt so bedrängen, sie zu operieren.

Interaktionelle und therapeutische Aspekte: Viele Frauen mit chronischen Unterbauchbeschwerden verhalten sich dem Arzt gegenüber *konfliktabwehrend*. Sie betonen, ein normales Leben zu führen, und sind auf organische Ursachen ihrer Symptomatik fixiert. Durch eine latente *Vorwurfshaltung* provozieren sie den Arzt, der sich seinerseits enttäuscht und hilflos fühlt. Diese Gegenübertragung wehrt er durch ein aktives Handeln und Vorgehen ab, das in einem *operativen Eingriff* enden kann. Hiermit wiederholt sich in der Arzt-Patientin-Beziehung die *frühkindliche Traumatisierung*. Diese Frauen haben ja öfter körperliche oder seelische Gewalt erfahren. Indem die Patientin unbewußt den Arzt dazu bringt, körperlich invasiv zu werden, wird er erneut zum Vergewaltiger, Täter oder Schädiger. Die *Täter-Opfer-Beziehung* wird also *reinszeniert*.

Die bisherigen Ergebnisse legen die Annahme nahe, daß Frauen mit Unterleibsbeschwerden zu der Gruppe von Patientinnen gehören, bei denen es durch *frühe Traumatisierungen* zu fundamentalen Störungen im Aufbau von Vertrauen und Stabilität in den Objektbeziehungen gekommen ist. Jeder therapeutische Ansatz wird also darauf gerichtet sein müssen, durch ein kontinuierliches und langfristiges Beziehungsangebot dieses Vertrauen wieder herzustellen.

Dabei scheint zu Beginn der Behandlung ein *multidisziplinäres therapeutisches Vorgehen* sinnvoll und legitim, das z. B. die Verordnung krankengymnastischer Übungen, die Anwendung von Kaudalanästhesien oder auch den vorsichtigen Einsatz von Antidepressiva mit einbezieht. Kames et al. (1990) konnten die Wirksamkeit integrativer gynäkologisch-psychosomatischer Behandlungsstrategien in kontrollierten Studien signifikant nachweisen. Deutlich zu *warnen* ist vor wiederholten *operativen Eingriffen*.

Molinski (1982) beschreibt im Rahmen seiner Untersuchung von Frauen mit Unterbauchbeschwerden ein davon abzugrenzendes Krankheitsbild, das sog. *Pseudoinfektiöse Syndrom der Scheide.* Hier bestehen meist keine regelrechten Schmerzen, sondern es kommt zu kribbelnden, juckenden und manchmal sogar brennenden, unangenehmen Sensationen in der Scheide. Diese Symptome sind Ausdruck der vermehrten Durchblutung und Sekretabsonderung als Folge der nicht abgeführten Lustphysiologie. Diese Symptomatik sollte nosologisch gesehen lieber den *rezidivierenden Vaginitiden* zugeordnet werden, die unterschiedliche Ursachen haben: Bakterieller, mykotischer und allergischer Genese. Bei diesen in der gynäkologischen Praxis häufig auftretenden Erkrankungen ist bei Chronifizierung aus psychosomatischer Sicht immer an eine *larvierte Beziehungsstörung* zu denken.

Die Genitalschleimhäute sind sowohl beim Mann als auch bei der Frau ein Kontaktorgan zum Partner, über das Nähe erfahren werden kann. Durch eine subtile Störung der Sexualphysiologie, z. B. mangelnde Lubrikation, kann es zu mechanischen Verletzungen der Schleimhäute kommen, wodurch dann die physiologisch vorhandenen Keime virulent werden können.

Auch bei *therapieresistenten genitalen Infektionen* viraler Genese (Herpes simplex, Kondylome) ist an eine psychosomatische Ätiopathogenese zu denken. Etwas genauer ist dieser Zusammenhang bei dem im folgenden zu beschreibenden Krankheitsbild der chronischen Adnexitis erforscht worden.

3.9.1.3 Chronische Eileiterentzündung (Adnexitis)

Krankheitsbild: Analog zur chronischen Blasenentzündung kann auch die chronische Eileiterentzündung als eine *psychosomatische Erkrankung* verstanden werden. Die *Symptome* sind bei akuter Infektion heftige Unterleibsschmerzen, Fieber, beidseitiger Adnex-Befund, Leukozytose und eine Erhöhung der Blutsenkungsgeschwindigkeit. Spätfolgen können Unfruchtbarkeit und Verwachsungen sein.

Ätiopathogenese: Von *organischer Seite* wird das Aufsteigen von pathogenen Keimen aus der Scheide bei der Menstruation, nach operativen Eingriffen (z. B. dem Einlegen einer Spirale) oder nach gonorrhoischer und Chlamydien-Infektion verantwortlich gemacht. Die genaue Exploration ergibt allerdings oft keinen Zusammenhang zwischen den eben genannten Ursachen und dem Wiederaufflammen der Adnexitis.

Richter hat dagegen sowohl bei ambulanten als auch stationären Adnexitis-Patientinnen eine spezifische konfliktreiche *Partnerkonstellation* beobachtet. Diese *Frauen* stehen häufig *zwischen zwei oder mehr Partnern*, ohne sich für einen entscheiden zu können. Sie sind nicht in der Lage, ihre prägenitalen Bedürfnisse, also Wünsche nach fragloser Akzeptanz, Sicherheit und Geborgenheit einerseits und nach lustvoller Sexualität oder erotischer Spannung andererseits mit einem Partner zu integrieren. Ihre *Enttäuschungsaggression projizieren sie auf den Unterleib.* Der pathophysiologische Mechanismus könnte folgendermaßen wirken: „Angestaute, aggressive Impulse, die an der gewohnten Abfuhr in die Sexualsphäre gehindert werden, führen zu neuromuskulären Fehlinnervationen wie dem Tubenspasmus und zu anhaltenden unphysiologischen Kontraktionen der vegetativen Muskulatur im kleinen Becken mit Sekundärfolgen: Stase-Vorgänge und Hypoxie, Ödembildung in der Perisalpinx, Hypersekretion der Tubenepithelien. Damit wird jene lokale Resistenzminderung bewirkt, die über bereits vorhandene Keime zum Aufflackern einer neuen Entzündung führt" (Richter u. Stauber 1996).

Der eben beschriebene unbewußte zentrale Beziehungskonflikt ist sicherlich ubiquitär und nicht spezifisch nur für Frauen mit chronischer Adnexitis. Warum seine *Somatisierung* zum einen an den Eierstöcken zum anderen an der Blase oder den Genitalschleimhäuten erfolgt, ist wissenschaftlich noch ungeklärt bzw. hängt von einzelnen *konstitutionellen Faktoren* oder *familiären Symptomtraditionen* ab.

Therapie: Da hier meist komplexe unbewußte Beziehungskonflikte präödipaler oder ödipaler Genese vorliegen, ist ein *aufdeckendes psychotherapeutisches Verfahren* (z.B. analytische Einzel- oder Paartherapie) sinnvoll. Damit könnte eine endgültige Chronifizierung vermieden werden. Nicht selten sind schwere Krankheitsverläufe zu beobachten, die mit der *operativen Entfernung der vereiterten Tuben und Ovarien* enden, mit allen negativen Konsequenzen für die körperliche Integrität und weibliche Identität dieser meist jungen Frauen. Entsprechend groß können dann die darauffolgenden psychosozialen Belastungen sein.

3.9.1.4 Scheidenausfluß (Fluor vaginalis)

Krankheitsbild: Beim Ausfluß handelt es sich nicht um ein pathologisch anatomisch eindeutig definiertes Krankheitsbild, sondern nur um ein in der gynäkologischen Praxis allerdings sehr häufiges Symptom, das *mannigfaltige organische Ursachen* haben kann. Beim *psychosomatischen Fluor* liegt zum einen eine zervikale Hypersekretion und zum anderen ein erhöhtes Transsudat der Vaginalwände vor. Bei ersterer geht ein dünner, wäßrig-klarer Zervixschleim ab, bei letzterem ein vermehrtes normales Sekret.

Ätiopathogenese: Der psychosomatische Fluor soll *Affektkorrelat* sowohl einer *gewünschten,* aber unbefriedigt gebliebenen *Sexualität* (*Wunschfluor,* zervikal und vaginal bedingt) als auch einer *abgewehrten Sexualität* (*Abwehrfluor*) sein. Die häufigste Ursache des Ausflusses beruht auf einem *labilen vegetativen Nervensystem.* Die sympathisch und parasympathisch innervierten Zervixdrüsen reagieren bei jeder *unspezifischen Streßsituation* (erhöhter Parasympathikus). Diese Frauen neigen insgesamt zu Nervosität und weisen eine Reihe weiterer *vegetativer Stigmata* wie Schwitzen, Herzrasen oder ein Reizkolon auf.

Daß ein irritables vegetatives Nervensystem nicht nur konstitutionell bedingt sein kann, zeigt eine Untersuchung von Lohs (1987). Frauen mit Fluorbeschwerden besitzen *weniger Selbstbewußtsein und Vertrauen in ihren Körper* als Frauen ohne dieses Symptom. Die Unzufriedenheit mit dem eigenen Körper nahm zu, je weniger eindeutig der Fluor auf eine klar umgrenzbare Ursache zurückgeführt werden konnte.

Weiterhin spielt die *individuelle Verarbeitung des Symptoms* Fluor eine wesentliche Rolle, denn nicht selten besteht eine Diskrepanz zwischen dem subjektiv erlebten Ausmaß des Symptoms und seiner objektiven Beurteilung durch den Arzt. Perez-Gay (1983) hebt hervor, daß insbesondere Frauen mit *zwanghafter Persönlichkeitsstruktur* (reinlich, ordentlich und sparsam) dazu neigen, jede Form von Fluor überzubewerten und ihm schnell durch *Reinigungsmaßnahmen* (häufiges Waschen mit Seife oder Scheidenspülungen) begegnen. Dadurch kann ein *Circulus vitiosus* von verstärkter Fluorentwicklung durch Zerstörung des Scheidenmilieus bei häufigem Waschen entstehen.

Therapeutisch sollte verhindert werden, daß durch die ständige Gabe von Vaginaltherapeutika eine iatrogene Fixierung begünstigt wird.

3.9.1.5 Genitaler Juckreiz (Pruritus vulvae)

Krankheitsbild: Der akut, anfallsweise oder chronisch auftretende Pruritus imponiert als Jucken, Brennen, Stechen an der Vulva, aber auch in der Klitorisgegend. *Sekundär* können durch Kratzeffekte *Ekzeme, Entzündungen* oder *Vereiterungen* im Schambereich hinzukommen. Dieses gynäkologische Symptom ist nicht altersabhängig.

Ätiopathogenese: Der genitale Juckreiz kann durch vielfältige *exogene und endogene Faktoren* verursacht werden (s. Tab. 3–7).

Nach den bisherigen klinischen Beobachtungen und gesammelten Kasuistiken überwiegt aus psychosomatischer Sicht als Symptomauslöser die *konflikthafte Sexualität,* analog beim Fluor geni-

Tab. 3-7: Zur Pathogenese des Pruritus vulvae (nach Stauber und Haupt 1983)

Leitsymptom Pruritus vulvae

Exogene Faktoren	*Psychogene Faktoren*	*Endogene Faktoren*
Vulvitis (z. B. deszendierende Kolpitis) spezifisch (Soor, Tricho, Go, L, Tb) unspezifisch (bakteriell, mechanisch, chemisch) Unsauberkeit (Coli, Oxyuren vom Anus, Filzläuse) Mechanische Reize (Wäsche, Vorlagen) Übertriebene Hygiene Traumen, Manipulationen Inkontinenz- und Fistelurin	Häufig sexuelle Konfliktstoffe Abwehraspekt (z.B. Aversion gegen Partner, gegen perverse Praktiken) Wunschaspekt (z.B. unerfüllte Erwartungen an den Partner) Masturbatorisches Äquivalent (mit Schuldentlastung) Frühe Traumatisierungen (Deprivationserlebnisse wie mangelnde körperliche Zuwendung durch die Mutter; postpartale Separation usw.)	Diabetes mellitus Lebererkrankungen Nierenkrankheiten Allergien Leukosen, Alkoholismus Östrogenmangel (Postmenopause) Dystrophie (Kraurosis vulvae, Leukoplakie)

talis sowohl mit Wunsch- als auch Abwehraspekten (Triebkonflikte). Neuere empirische Untersuchungen liegen wie beim Fluor nicht vor, daher sollte jede Frau mit diesen Symptomen sehr individuell vor dem Hintergrund ihrer persönlichen Lebensgeschichte und ihren aktuellen bewußten und unbewußten Konflikten verstanden werden.

Die folgende Tabelle (Tab. 3–8) gibt, einen Überblick der therapeutischen Möglichkeiten beim Pruritus vulvae.

Tab. 3-8: Zur Therapie des Pruritus vulvae (Problem der Polypragmasie nach Stauber und Haupt 1983)

Leitsymptom Pruritus vulvae

Beseitigung exogener Noxen	*Psychotherapie*	*Beseitigung endogener Noxen*
Vulvitsbehandlung (spezifisch, unspezifisch) Fluorbehandlung (wenn deszendierende Infektion) Adäquate Hygiene Keine mechanischen Reize (Wäsche) Lokalmaßnahmen bei Kratzeffekten	Gynäkologische Sprechstunde: Vermeiden der Chronifizierung durch gelungene Arzt-Patientin-Beziehung (cave Polypragmasie, lokale Behandlung) Eventuell „Flash-Therapie" (Konfrontation, Klärung, Deutung, Durcharbeiten) Sonstige Verfahren (z.B. PA, AT, Hypnose, Psychopharmaka)	Internistische Behandlung (z.B. Diabetes einstellen) Dermatologische Behandlung (z.B. allergische Diathese) Endokrinologische Behandlung (z.B. Östrogensubstitution)

3.9.1.6 Brustschmerz (Mastodynie)

Die Mastodynie kann (nach Abklärung organischer Ursachen) als *psychogenes Schmerzsymptom* analog den Unterbauchbeschwerden verstanden werden. Dieser Brustschmerz sollte von dem des prämenstruellen Syndroms und der Karzinophobie unterschieden werden.

3.9.2 Somatopsychische Reaktionen nach Auftreten von Krebserkrankungen und operativen Eingriffen

Die Diagnose eines Brust- oder Genitalkrebses bring die betroffene Frau verständlicherweise in große seelische Bedrängnis. Sie wird konfrontiert mit der eigenen Begrenztheit. Destruktiv-körperliche Prozesse sind nicht mehr kontrollierbar. Gerade gynäkologische Krebserkrankungen berühren zentrale vitale Bereiche wie Sexualität, Fruchtbarkeit und Partnerschaft. Entsprechend ausgeprägt können die seelischen Reaktionen von *Angst, Ohnmacht, narzißtischer Wut, Depression, Scham* oder *Schuld* sein.

Wir sprechen hier bewußt von somatopsychischen Reaktionen, weil die Symptome Folge der massiven körperlichen Bedrohung sind. Tab. 6 faßt einige dieser Reaktionen und Folgeprobleme bei gynäkologischen Krebserkrankungen zusammen. Sie sind nicht unbedingt als pathologisch anzusehen.

Somatopsychische Reaktionen nach **gynäkologischen Krebserkrankungen** (nach Beutel 1988):

• *Befindlichkeitsstörungen* (Angst vor Metastasierung, Anspannung, Depressivität, emotionale Labilität)

• *Bedrohung der weiblichen Identität* (vermindertes Selbstwertgefühl, beeinträchtigtes Körperbild)

• *Sexuelle Probleme* (vermindertes sexuelles Bedürfnis, reduzierte genitale und prägenitale Sexualität, gehäufte sexuelle Dysfunktionen)

• *Belastungen in der Partnerschaft und Familie* (nach Erkrankungsbeginn werden Scheidungsraten von 1 bis 22 % berichtet)

• *Reduzierte Leistungsfähigkeit* im Beruf und Haushalt

• *Einengung von Sozialkontakten* und Freizeitaktivitäten

Besondere Bedeutung kommt dem *präoperativen Gespräch* zu, da Frauen immer wieder Fehlvorstellungen hinsichtlich der Folgen operativer Eingriffe, insbesondere nach Gebärmutterentfernung haben, z.B. fürchten sie den völligen Verlust der Sexualität oder schnelleres Alt- und Dickwerden.

Bei Frauen mit Mamma-Karzinom ist die doppelte Bedeutung der Brust als erotisches und mütterlich nährendes Organ zu berücksichtigen. So verwundert es nicht, daß die seelischen und somatischen Reaktionen ausgeprägter waren, je verstümmelnder die Operation und je einschneidender die Nachbehandlung (Strahlen- und Chemotherapie) war. Die Beeinträchtigung ist jedoch altersabhängig. Ältere Frauen und ihre Partner reagieren auf die therapeutischen Maßnahmen weniger intensiv als jüngere. Den brusterhaltenden Operationstechniken kommt daher immer größere Bedeutung zu.

Die Ergebnisse der Coping-Forschung (Bewältigungsverhalten, Krankheitsverarbeitung) sollten beim Umgang mit krebskranken Patientinnen berücksichtigt werden (s. Kap. 3.20.2). Vermutlich spielt besonders die *Qualität der Paarbeziehung* wie auch des gesamten *psychosozialen Umfeldes*, insbesondere der aktive und nicht verleugnende Umgang mit der Erkrankung für einen positiven Krankheitsverlauf eine Rolle.

3.9.3 Psychosomatische Störungen in der Reproduktionsmedizin

Durch die Entwicklung moderner Kontrazeptiva, z.B. Ovulationshemmer oder Spirale, können Sexualität und Fortpflanzung in den westlichen Industriegesellschaften immer klarer getrennt werden. Obwohl nun eine bewußte Planung für oder gegen ein Kind für jede Frau, jedes Paar oder jede Familie möglich ist, schließt das keinesfalls Ambivalenz, d.h. widerstreitende Wünsche

und Gefühle im Zusammenhang mit *Kinderwunsch*, aus. Nicht ausgehaltene Ambivalenz wird verdrängt. Die Wiederkehr des Verdrängten kann sich in Fehlleistungen, z.B. dem Vergessen der Pille, zeigen. Das *sexuelle Erleben* und die *generative Potenz* sowohl der Frau als auch des Mannes können also von *unbewußten Konflikten* beeinflußt werden.

Folgende psychosomatische Störungsbereiche lassen sich in der *Reproduktionsmedizin* unterscheiden: Bei *hormonaler, intrauteriner* und *operativer* (Sterilisation) *Kontrazeption*, dem *Schwangerschaftsabbruch*, der psychosomatisch bedingten *Unfruchtbarkeit* (funktionelle Sterilität) und bei den modernen *Befruchtungstechnologien*. Auch die Zeit des *Klimakteriums* kann einen weiteren Störungsbereich darstellen.

3.9.3.1 Hormonale Kontrazeption

Aus rationaler Sicht wäre zu erwarten, daß diese Methode der Empfängnisverhütung die geringsten Probleme aufwirft, da sie sowohl die größte Sicherheit aufweist als auch den Sexualakt nicht durch die Methode stört. Trotzdem sind bei der hormonalen Kontrazeption eine *Reihe von Nebenwirkungen* psychosomatischer Genese zu beobachten. Hierbei ist zu berücksichtigen, daß sich nach Einführung der Ovulationshemmer in den 60er Jahren die Verantwortung für die Verhütung zu Lasten der Frau verschoben hat.

Nebenwirkungen der hormonalen Kontrazeption aus psychosomatischer Sicht sind:

• Antriebs- und Stimmungsveränderungen

• Sexualstörungen

• Kopfschmerzen, Übelkeit und Unterbauchbeschwerden

• Phobische Ängste, z.B. vor fetalen Mißbildungen, Unfruchtbarkeit oder Krebs

• Psychotische Reaktionen (sehr selten)

Über die Häufigkeit dieser psychosomatischen Nebenwirkungen gibt es keine zuverlässigen epidemiologischen Aussagen. Am häufigsten scheinen unter hormonaler Kontrazeption *Antriebs-* und *Stimmungsveränderungen* aufzutreten Nach wie vor ist dabei der Anteil organischer Ursachen unklar, z.B. sollen Gestagene die für den Abbau von Serotonin und Katecholaminen wichtige Monoaminooxydase aktivieren. Es fällt auf, daß Frauen über weniger Nebenwirkungen berichten, wenn sie Ovulationshemmer zur Behandlung gynäkologischer Erkrankungen einnehmen.

Molinski hat schon 1967 erste interessante klinische Beobachtungen zur Psychodynamik der hormonalen Kontrazeption mitgeteilt, z. B. können sich in ihrem Körperbild gestörte Frauen durch die „Allmacht der Hormone" verändert fühlen und glauben, nicht mehr sie selbst sein zu können. Für sie ist die Einnahme der Hormonpille unbewußt eine *Verletzung ihres Körper-Selbst*. Manche depressiven Frauen fühlen sich jetzt mit der sicheren Verhütung jederzeit durch den Partner „benutzbar" und können sich mit dem Hinweis auf die Zeugungsgefahr nicht mehr verweigern. Andere Frauen können durch den wirksamen Schutz der Pille unbewußt in *Versuchung* geführt werden, sexuell expansiv zu werden. Das Über-Ich greift ein, weil dieser Triebwunsch Angst macht. Als Reaktionsbildung kann ein *Libidoverlust* entstehen. Es gibt aber auch Frauen, die unbewußt das Risiko der Schwängerung für ihre sexuelle Lust brauchen.

3.9.3.2 Intrauterine Kontrazeption (Spirale)

Die Spirale ist und bleibt ein „Fremdkörper", weshalb Frauen mit einem labilen Körper-Selbst diese Form der Kontrazeption ablehnen. Frauen mit bewußten und unbewußten Ängsten vor der Pille profitieren dagegen von dieser Verhütungsmethode.

„Während die Pille in ihrer zerstörerischen Wirkung nicht mehr zu kontrollieren ist, können diese diffusen Ängste mit der Spirale gemildert werden: Sie liegt als abgegrenztes Objekt in der Gebärmutter, für viele Frauen eine Grenzfläche zwischen innen und außen, und ist jederzeit entfernbar" (Munk u. Jürgensen 1986). Die *natürlichen Verhütungsmethoden* sind die *Temperaturmethode* (tägliches Messen der Basaltemperatur vor dem Aufstehen), die *Billings-Methode* (tägliche Kontrolle des Zervix-Schleimes), das Präservativ und das Diaphragma.

Die Akzeptanz des *Präservativs* ist bei beiden Geschlechtern nicht sehr hoch. Munk und Jürgensen (1985) berichten differenziert über ihre langjährigen Erfahrungen aus der Kontrazeptions-Sprechstunde einer Universitätsfrauenklinik über die natürlichen Methoden, die am ehesten den Anspruch der Frauen, sich mehr mit ihrem Körper zu beschäftigen, erfüllen. Allerdings können auch sie zu einem Kontrollsystem ausgebaut werden, durch das lustvolle Sexualität verhindert wird.

3.9.3.3 Chirurgische Kontrazeption (Sterilisation)

Der Begriff *Sterilisation* hat gedanklich – auch durch die nationalsozialistische Vergangenheit bedingt – einen negativen Bedeutungshof.

Synonyme sind operative Fruchtbarkeitsverhütung, chirurgische Kontrazeption oder Tuberligatur (Eileiter-Unterbindung).

Die Zunahme freiwilliger Sterilisationen seit den 70er Jahren bezieht sich auf alle westlichen Industrieländer. In der Bundesrepublik Deutschland sollen z. Zt. jährlich ca. 50.000 Frauen die chirurgische Kontrazeption in Anspruch nehmen. Obwohl sie aufgrund ihrer Sicherheit und den geringen organischen Nebenwirkungen den anderen kontrazeptiven Methoden überlegen ist, nimmt sie wegen ihrer relativen *Endgültigkeit* (definitive Kontrazeption) unter den vorhandenen Empfängnisverhütungsmethoden eine Sonderstellung ein. Sie bedarf einer eingehenden kompetenten *psychologischen Beratung*. Insbesondere sollte bei jüngeren Frauen ein *neurotischer Sterilisationswunsch* ausgeschlossen werden. Zweifelsohne sollte der Partner in die Beratung mit einbezogen werden.

Z. B. lehnte ein Ehemann den Sterilisationswunsch seiner Ehefrau ab und wollte sich selbst vasektomieren lassen. Der psychodynamische Hintergrund dieser zunächst begrüßenswerten Entscheidung war, daß der Ehemann seine Frau bei von ihm vermuteten außerehelichen sexuellen Kontakten besser kontrollieren und überführen wollte. Wenn sie schwanger würde, hätte er einen sicheren Beweis für ihre Untreue. Sein Wunsch nach Vasektomie – bzw. die Verweigerung des Eingriffes bei seiner Frau – war also von dem Willen nach mehr Macht und Kontrolle über die Partnerin bestimmt.

Die *normale seelische Verarbeitung* der Sterilisation erfordert mindestens ein Jahr. Die katamnestischen Untersuchungen zeigen übereinstimmend, daß die *positiven Auswirkungen* auf die Sexualität, die Paarbeziehung oder das gesamte Familienleben überwiegen. Über 90 % der nachuntersuchten sterilisierten Frauen sind zufrieden. Etwa ein Drittel berichtet sogar über eine verbesserte Partnerbeziehung, die in erster Linie auf die jetzt angstfreier praktizierte Sexualität zurückzuführen ist. Ungefähr 5 % bleiben unzufrieden oder entwickeln verstärkt *psychopathologische Symptome* in Form von psychischen oder psychosomatischen Beschwerden wie depressive Verstimmungen, Sexualstörungen, Menstruations- und Unterbauchbeschwerden. Einige Frauen streben sogar eine Refertilisierung an. Folgende *Risikobzw. Prognosefaktoren* sollten daher bei der Beratung beachtet werden.

Risikofaktoren für die seelische Verarbeitung der chirurgischen Kontrazeption sind:

- Unfreiwilligkeit vs. wohl überlegter Entschluß

- Kombination der chirurgischen Kontrazeption mit einem Schwangerschaftsabbruch, anderen

gynäkologischen Operationen oder intra und
post partum

- Ungenügende Aufklärung

- Jugendliches Alter und geringe Kinderzahl

- Gestörte Partnerbeziehung

- Neurotische Persönlichkeitsstruktur

- Gesellschaftliche Akzeptanz dieser Verhütungsmethode

Letztlich bieten diese Risikofaktoren keine endgültig
relevanten Entscheidungskriterien, weder für den beratenden Arzt noch für die Frau bzw. das Paar. Der Verantwortungsspielraum ist auf beiden Seiten groß. Auch
eine neurotische Persönlichkeitsstruktur stellt nicht unbedingt eine Kontraindikation für diesen Eingriff dar.
So gibt es psychisch gestörte Frauen, die noch soviel gesunde Ich-Anteile besitzen, daß sie weder sich selbst
eine Schwangerschaft und wiederholte Abtreibungen
noch dem Kind das Leben mit einer gestörten Mutter
zumuten wollen.

Das Risiko der negativen seelischen Verarbeitung ist
also gegen andere Risiken, wie sie z.B. bei einer unerwünschten Schwangerschaft entstehen können, abzuwägen. Bei sorgfältiger Indikation kann die chirurgische Kontrazeption zur *Abruptio-Prophylaxe* eingesetzt
werden.

Inwieweit jugendliches Alter und geringe Kinderzahl
Risikofaktoren darstellen, ist nach den bisherigen Untersuchungen noch umstritten, obgleich gerade diese
beiden Parameter von den Frauenärzten vordergründig
herangezogen werden. Anzunehmen ist, daß das Alter
in Kombination mit einem weiteren Risikofaktor, nämlich dem einer gestörten Paarbeziehung, doch eine Rolle spielen kann.

Wie die Analyse von *Frauen mit Refertilisierungswunsch* zeigt, handelt es sich gerade um diejenigen
Frauen, die eine neue Beziehung eingegangen sind und
erneut einen Kinderwunsch entwickelt haben. Ihr
Durchschnittsalter betrug zum Zeitpunkt der Sterilisation 26 Jahre und zum Zeitpunkt des Refertilisierungswunsches 32,5 Jahre.

3.9.3.4 Schwangerschaftsabbruch

Nur der kleinere Teil von Frauen oder Paaren
kommt mit eindeutiger medizinischer, eugenischer oder sozialer Notlagenindikation. Für die
Mehrheit der Frauen steht kein ökonomischer
Konflikt im Vordergrund, sondern die *existentielle Entscheidung* für oder gegen das Kind. Der
Ausgang dieses folgenschweren *Entscheidungsprozesses* zwischen Leben und Tod hängt sowohl
von ihrer *Biographie* als auch von ihrem *sozialen
Umfeld*, insbesondere der Qualität der *Paarbeziehung* ab.

Hierbei ist zu berücksichtigen, daß in Deutschland nur
ein *Viertel der Schwangerschaften geplant* wird. Goebel
(1982) und Jürgensen (1982) haben nachgewiesen, daß
sogenannte *„ungewollte Schwangerschaften"* meist nicht
zufällig, sondern in einem für die Frau nicht bewußten
Sinnzusammenhang entstanden sind, also letztlich *unbewußte Konfliktlösungsversuche* darstellen. Jürgensen
(1982) traf z.B. bei einem Drittel ihres Klientels auf Lebensschicksale, in denen Trennungsangst oder realer
Objektverlust das bisherige Leben geprägt hatten. Das
Eintreten der Schwangerschaft stellt dann den unbewußten Versuch dar, eine *Trennung* ungeschehen zu machen. So werden solche Frauen schwanger, die sich gerade von ihren Partnern getrennt hatten: „Und die Abtreibung machte diesen Versuch als zwanghafte Wiederholung der negativen Erfahrungen der Vergangenheit auf
dem Boden unbewußter Haß- und Schuldgefühle zunichte".

Ob es zum Schwangerschaftsabbruch kommt,
hängt von den individuellen Bedingungen der
Frau ab. Dabei spielen neben dem eben aufgezeigten Wiederholungszwang die prinzipielle
Bindungsbereitschaft des Partners, die Vereinbarkeit eines Kindes mit der beruflichen Situation der Frau und ihre Beziehung zur eigenen Mutter eine Rolle. Damit eng verbunden ist das Vertrauen in ihre eigene mütterliche Kompetenz.

Beim Schwangerschaftsabbruch sind eigentlich
vier Parteien betroffen: Außer der *Frau* auch ihr
Partner, der/die *Berater/in* und der operierende
Arzt. Die wissenschaftliche Untersuchung der
seelischen Verarbeitung des Schwangerschaftsabbruches erstreckt sich bisher vorwiegend nur auf
die Frauen. Es empfiehlt sich, hier zwischen *kurz-
und langfristigen seelischen Nachwirkungen* oder
Folgeerscheinungen zu unterscheiden, wobei den
kurzfristigen nicht immer ein krankhafter Charakter zugeschrieben werden darf. Schuldgefühle
oder Stimmungsveränderungen etwa gehören zur
normalen Erlebnisverarbeitung (Trauerarbeit).
60 bis 90 % der Frauen reagieren übrigens mit
Entlastung und sind *symptomfrei*. Nur *4 bis 10 %*
entwickeln längerdauernde *seelische Reaktionen*.

An *kurzfristigen Symptomen oder seelischen Nachwirkungen* sind das Auftreten von depressiver Verstimmungen, Selbstmordgedanken, Schlafstörungen,
Zwangsbefürchtungen, Weinkrämpfen, Ängsten, z.B.
vor Unfruchtbarkeit, Schuldgefühlen und psychosomatischen Störungen zu nennen. Z.B. konnten bei einer
19jährigen ledigen Patientin nach einem auf Drängen
des Freundes und der Mutter durchgeführten Schwangerschaftsabbruch für mehrere Monate die Symptome
einer Scheinschwangerschaft beobachtet werden. Weiterhin werden Kopfschmerzen, unklare Unterbauchbeschwerden und eine verzögerte Wundheilung beschrieben.

An *langfristigen negativen Folgeerscheinungen* sind u.a. Depressionen, Angstzustände, Sexualstörungen und psychosomatische Störungen, z.B. im Urogenitalbereich gefunden worden. So konnte eine Patientin genau bei sich beobachten, wie nach einem Schwangerschaftsabbruch jahrelang nicht zu behebende Blasenbeschwerden bestanden, die dann nach einer ausgetragenen Schwangerschaft schlagartig aufhörten.

Die eben aufgeführten Symptome sind nicht als spezifisch für den Schwangerschaftsabbruch anzusehen, sondern können auch durch andere Konfliktsituationen, z.B. durch eine unerwünschte Schwangerschaft, ausgelöst werden. Zu bedenken gilt ferner, daß der Schwangerschaftsabbruch nicht *Ursache,* sondern nur *Auslöser* der Beschwerden oder Probleme einer Frau sein kann. Die seelischen oder körperlichen Symptome müssen daher immer auf dem Hintergrund einer schon vorher seelisch gestörten Persönlichkeit verstanden werden. Es gelten in etwa die gleichen Risikofaktoren wie für die negative seelische Verarbeitung der Sterilisation.

3.9.3.5 Funktionelle Sterilität

Nach Ablauf eines Jahres bestehende Unfruchtbarkeit trotz regelmäßigen ungeschützten Geschlechtsverkehrs. Die Diagnose *„funktionelle"* oder *„psychosomatische"* Sterilität wird erst nach Ausschluß organischer Ursachen (soweit dies bisher möglich ist!) sowohl bei der Frau als auch dem Mann gestellt. Von der *Sterilität,* also der Unfähigkeit, schwanger zu werden, ist die *Infertilität,* die Unfähigkeit, eine Schwangerschaft auszutragen, zu unterscheiden.

Da die Fruchtbarkeit in den meisten Gesellschaften hoch bewertet wird, bekommt die Symptomatik erst durch den *Leidensdruck,* der durch die *narzißtische Kränkung* entsteht, *Krankheitswert.*

Epidemiologische Aussagen sind nicht möglich, weil die Symptomatik erst offenbar wird, wenn die Frau, bzw. das Paar die Kinderwunschsprechstunde einer Institution aufsucht. Retrospektiv hat Stauber (1986) bei dem Kinderwunschklientel einer Universitätsfrauenklinik (2.000 Paare) knapp *30%* Fruchtbarkeitsstörungen gefunden, die auf keine eindeutige organische Ursache zurückgeführt werden konnten.

Ätiopathogenese: Neben dem *Tubenspasmus* als dem neurovegetativen Korrelat von Verspannungen spielen in erster Linie *hormonelle Ursachen* (z.B. fehlender Eisprung bei Frauen mit Hyperprolaktinämie) eine Rolle. Aber auch *Angst* soll bei der Entstehung der Sterilität beteiligt sein. Letztlich können auch negative *Erfahrungen aus der eigenen Kindheit,* z.B. eine traumatisierende Mutter, unbewußt die Fruchtbarkeit blockieren.

Systematische Untersuchungen zu psychosomatischen Fruchtbarkeitsstörungen stehen noch aus. Insgesamt hat dieser Bereich in letzter Zeit an Bedeutung gewonnen. Brähler (1993) gibt einen guten Überblick über den laufenden Stand der psychosomatischen Fruchtbarkeitsforschung. Aus psychoanalytischer Sicht ist auf die Arbeit von Goldschmidt und de Boor (1976) hinzuweisen. Die Untersuchung von zehn funktionell sterilen Paaren ergab, daß diese sich zunächst seelisch sehr unauffällig und sozial gut angepaßt zeigten, daß aber im Verlauf der Untersuchung *beide Partner* deutliche *strukturelle Ich-Defizite* aufwiesen. Diese Paare rationalisierten: „Wir sind unglücklich, weil wir kinderlos sind." Bei einem Teil der Paare stellte sich die gemeinsame unbewußte Phantasie heraus, daß ein *Kind zur Lösung ihrer Probleme* ersehnt wurde. Das gewünschte Kind bekam sozusagen eine Messiasfunktion, z.B. die Leere in der Paarbeziehung zu füllen.

Die Psychosomatik *männlicher Fertilitätsstörungen* wurde bisher kaum untersucht, obwohl seit langem ein signifikanter Zusammenhang zwischen *Spermienqualität* und subjektiv erlebtem *psychosozialen Streß* bekannt ist.

Zusammenfassend kann festgehalten werden, daß sowohl bei der Frau als auch dem Mann *seelische Faktoren die Fruchtbarkeit beeinflussen.*

So fällt bei der Behandlung von Kinderwunschpatienten auf, daß viele Schwangerschaften außerhalb der organischen Therapie eintreten, z.B. im Urlaub, in Behandlungspausen, nach Adoption oder Beendigung einer frustranen Fertilitätstherapie. Weiterhin ist eine hohe Schwangerschaftsrate nach einer Bauchspiegelung zu beobachten. Gerade die Aussage des Arztes, daß die Genitalorgane, also Eileiter, Eierstöcke und Gebärmutter in Ordnung sind, scheint viele Frauen zu entlasten und sich positiv auf ihr Körperselbst und damit auch auf ihre Fruchtbarkeit auszuwirken.

3.9.3.6 Psychosomatische Aspekte der künstlichen Befruchtung

Paaren mit unerfülltem Kinderwunsch steht inzwischen eine Vielzahl von *künstlichen Fertilitätstechniken* zur Verfügung. In der Bundesrepublik sollen inzwischen über 70 reproduktionsmedizinische Zentren existieren.

Die Fertilitätstechniken bzw. -therapien unterscheiden sich erheblich im Ausmaß ihrer Manipulation des Zeugungsvorganges. Bei einer Zyklusstörung wird die *Hormonkorrektur* im Vordergrund stehen, entweder um den Eisprung (z.B. mit dem Antiöstrogen Clomiphen oder mit HMG) oder zentral die Hypophyse zu stimulieren. Bei Tubenschäden werden die laparoskopische *Tubenkorrektur*, die *mikrochirurgische Operation* oder die *extrakorporale Befruchtung* mit zunehmendem Erfolg eingesetzt. Bei der Befruchtung außerhalb des Körpers werden gereifte Eizellen den Ovarien entnommen und im Reagenzglas mit dem Samen des Mannes befruchtet (*In-vitro-Fertilisation, IVF*). Der Embryo wird dann in die Gebärmutter transferiert (Embryo-Transfer), damit er sich dort einnisten kann.

Weitere Reproduktionstechniken sind der *intratubare Gametentransfer* (GIFT) und die *intrazytoplasmatische Sperma-Injektion* (ICSI). Bei ersterer wird in den Zeugungsvorgang nicht unmittelbar eingegriffen, weil die ebenfalls mittels Bauchspiegelung gewonnenen Eizellen gemeinsam mit den Samenzellen über einen Katheter in die Eileiter transferiert werden, wo sich dann die Befruchtung am natürlichen Ort vollziehen kann. Bei der ICSI werden aus dem Ejakulat des unfruchtbaren Mannes einzelne noch aktive Spermien „herausgefischt" und direkt in die Eizelle injiziert. Die so befruchtete Eizelle wird dann in die Gebärmutter eingesetzt.

Bei Subfertilität des Mannes (eingeschränktes Spermiogramm) kann zum einen mit *Hormonen* (Intensivierung der Spermiogenese) behandelt und zum anderen der Samen des Partners aufbereitet und direkt vom Gynäkologen in die Gebärmutter gespritzt werden (*homologe Insemination*). Bei ausgeprägter Sterilität des Mannes kann eine künstliche Befruchtung mit dem Samen eines fremden Mannes (Stichwort „Samenbank") durchgeführt werden (*heterologe Insemination*).

Bei der Anwendung dieser verschiedenen *Befruchtungstechniken* sind eine Reihe von *ethischen* und *psychosomatischen Problemen* zu berücksichtigen. Einen guten Überblick des aktuellen Diskussionsstandes gibt das Jahrbuch der medizinischen Psychologie 1991 über „Psychologische Probleme in der Reproduktionsmedizin".

Bei der *IVF* z.B. liegt der *Erfolg* (Geburt des Kindes) dieses aufwendigen und das Paar belastenden Verfahrens zur Zeit zwischen *10 bis 20 %*. Die Hauptprobleme bestehen in der weiterhin *hohen Mehrlingsrate*, die den ethisch problematischen selektiven Fetozid nötig macht, und der *hohen Frühgeburtenrate*.

Wichtig ist die Beachtung spezifischer *Interaktionsprobleme* zwischen Arzt und Patientin. Der behandelnde bzw. die Zeugung aktiv beeinflussende Gynäkologe kommt in Konkurrenz mit dem Ehemann oder Partner der Patientin, was Übertragungs- und Gegenübertragungsreaktionen in Gang setzen kann (wer ist der wirkliche Vater des Kindes?).

Die wissenschaftlichen Untersuchungen über die Auswirkung der künstlichen Befruchtungstechniken auf die Frauen, die Paare und die gezeugten Kinder sind noch widersprüchlich und sicherlich von den Wertvorstellungen der Untersucher über Sexualität, Fruchtbarkeit, ideale Paarbeziehung oder Familie abhängig.

3.9.3.7 Klimakterium

Das Klimakterium ist diejenige bedeutsame Entwicklungsphase im Leben einer Frau (etwa zwischen dem 45. und 55. Lebensjahr), in der die Auseinandersetzung mit den sich verändernden körperlichen und seelischen Prozessen bzw. dem Altern erfolgt. Es *labilisiert* die *körperliche, psychische* und *soziale Identität der Frau*. Diese potentielle Krise, die von den intensiven, widersprüchlichen Triebregungen, Vorstellungen, Erinnerungen, Gefühlen und Realerfahrungen begleitet sein kann, veranlaßt die Frau, ihr bisheriges Selbstverständnis in Frage zustellen und neu zu organisieren.

Der Zeitpunkt des Beginns und die Länge des Klimakteriums können individuell sehr verschieden sein. Das durchschnittliche *Menopausenalter* (Zeitpunkt der letzten Regelblutung) liegt inzwischen bei *52 Jahren*. Die grundlegende hormonelle Veränderung besteht in dem Erlöschen der Ovarialfunktion und entsprechendem Abfall der Sexualsteroide (Östrogene und Gestagene) und überwiegen der Gonadotropine, da die negative Rückkopplung auf Hypothalamus und Hypophyse entfällt.

Symptomatik: Die auffälligsten Charakteristika des Klimakteriums sind *Veränderungen des Vegetativums* wie Hitzewallungen, Schweißausbrüche, Schwindel, Kopfschmerzen und Regelblutungsstörungen. Daneben können sich *psychische Symptome* wie *depressive Verstimmungen*, Reizbarkeit, Nervosität und Schlafstörung einstellen. Bei entsprechender klinischer Ausprägung wird letztere Symptomatik als *klimakterische Depression* bezeichnet.

Die *Depression* kann mit *angstneurotischen, hypochondrischen* oder *paranoiden Zügen* kombiniert sein, wobei die letzten Störungen auch als eigenständige Krankheitsbilder im Klimakterium auftreten können (Hertz u. Molinski 1980). Von psychiatrischer Seite besteht keine einhellige Meinung über das Vorkommen einer spezifischen klimakterischen Depression.

Ätiopathogenese: Von gynäkologisch-endokrinologischer Seite werden die *hormonellen Veränderungen* für die klimakterische Symptomatik verantwortlich gemacht. Gesichert ist aber nur die endokrine Genese der *Hitzewallungen*. Sie werden auf die Geschwindigkeit des Östrogenabfalls bei gleichzeitigem Gonadotropinanstieg zurückgeführt. Dabei wird auch die Rolle der *Endorphine* diskutiert (hypothalamisch bedingter Endorphinentzug). Der immer wieder angenommene Zusammenhang von sinkendem Östrogenspiegel und abnehmender sexueller Aktivität ist wissenschaftlich ebenfalls nicht haltbar, da die Altersexualität der Männer bisher zu wenig berücksichtigt wurde. Anzunehmen ist vielmehr, daß das *verringerte sexuelle Bedürfnis der Frauen* nur das zunehmende *sexuelle Desinteresse der Männer* widerspiegelt.

Von *sozialpsychologischer, psychosomatischer* und *psychoanalytischer* Seite werden die seelische Verarbeitung dieser wichtigen Wende im Leben jeder Frau für die Symptomentstehung verantwortlich gemacht. Diese hängt in erster Linie von ihrer Biographie bzw. psychosexuellen Entwicklung (Selbstwertgefühl, Ich-Stärke und weibliche Identität) und ihren aktuellen psychosozialen Bezügen ab, z.B. sollen *sozial isolierte Frauen* häufiger Symptome im Klimakterium entwickeln als Frauen, die in befriedigenden Paarbeziehungen leben und über neue kreative Selbstbestimmungsmöglichkeiten verfügen.

„Das Ausbleiben der Monatsblutungen, der Verlust der Fortpflanzungsfähigkeit und die Wahrnehmung des Alterungsprozesses zwingen die Frau in den Wechseljahren dazu, ihr bisheriges Körperbild aufzugeben. Der Lebensplan der Frau, der durch Attraktivität und potentielle Mutterschaft bestimmt schien, gerät durcheinander. Die gesellschaftliche Wertung der Weiblichkeit erleidet in diesem Alter erhebliche Einbußen. Die Phantasien, die um das Aufhören der Blutungen kreisen, können frühere Vorstellungen über den inneren Raum, über die innerleiblichen Sensationen und die damit einhergehenden sexuellen Phantasien reaktivieren" (Hettlage-Varjas u. Kurz 1995).

Die Auseinandersetzung mit der *eigenen Endlichkeit* beginnt spätestens in dieser Phase. Damit werden die persönlichen Lebensentwürfe bedeutsamer und einzigartiger.

Darüber hinaus spricht gegen eine Überbewertung biologisch-hormoneller Kräfte im Klimakterium die *Abhängigkeit von der sozialen Schicht*. So leiden Frauen der unteren sozialen Schicht stärker an klimakterischen Beschwerden als diejenigen der oberen Schicht. Außerdem sind die seelischen Symptome nicht spezifisch für das Klimakterium. Bei genaueren Untersuchungen stellt sich häufig heraus, daß Frauen mit sog. klimakterischen Beschwerdent auch in früheren Wende- oder Schwellensituationen mit analoger Symptomatik reagiert haben.

Therapie: Die *Hormontherapie* (Östrogen- oder Östrogen/Gestagen-Substitution) kann eine vitalisierende Funktion haben. Insbesondere ist neben der Osteoporose-Prophylaxe inzwischen die protektive Wirkung der Östrogene auf kardiovaskuläre Erkrankungen nachgewiesen. Weiterhin sollte zwischen den vegetativen Beschwerden, ihrer u.U. hypochondrischen Ausgestaltung und der Depression im Klimakterium unterschieden werden. Gelegentlich muß ein *Thymoleptikum* verordnet werden. In erster Linie sollte aber der/

die Arzt/Therapeut/in ein *empathischer Begleiter* der Patientin in dieser Lebensphase sein und wissen, daß das Klimakterium der Frau im Gegensatz zu dem des Mannes ein deutlicheres biologisches Signal setzt, das aber dadurch die größere Chance zur rechtzeitigen Auseinandersetzung und Neuorientierung bietet.

So sollte das Klimakterium weder zu schnell pathologisiert noch sollten die Ängste und Verluste verleugnend zur konfliktfreien Zone erklärt werden. Außerdem müßten das unbewußte individuelle Verarbeitung und die unbewußten kollektiven Bilder, die der alternden Frau entgegengebracht werden, auseinandergehalten werden.

Bei alleinstehenden oder sozial isolierten Frauen, die unter ihren klimakterischen Beschwerden leiden, wäre *Gruppentherapie* die Methode der Wahl.

3.9.4 Psychosomatische Störungen in der Geburtshilfe

Für das klinische Verständnis der *psychischen* und *psychosomatischen Störungen* in der Schwangerschaft ist die Berücksichtigung des normalen Schwangerschaftsverlaufes notwendig. Besonders die erste Schwangerschaft ist ein biosoziales Ereignis, das kognitive, emotionale und soziale Neubewertungen und Umstrukturierungen erfordert. Die *pränatale Psychosomatik*, die Teil der pränatalen Psychologie (Seelenleben des ungeborenen Kindes) ist, untersucht die potentiellen Auswirkungen des mütterlichen Streß auf den Föten.

Mögliche psychische Störungen in der Schwangerschaft sind:

- Ängste, Zwangsbefürchtungen
- Depressive Reaktionen
- Sexualstörungen
- Mobilisierung von Suchttendenzen
- Depersonalisationsphänomene
- Verleugnete Schwangerschaft
- Psychotische Episoden

Die häufigsten Symptome in der Schwangerschaft sind *Ängste*, z.B. vor dem Ausgeliefertsein, vor Geburtskomplikationen oder Schädigung des Kindes. Hierbei ist es nicht einfach zu entscheiden, ab wann sie psychopathologische Qualität besitzen (Realangst vs. neurotische Angst), da sie zum einen weit verbreitet und zum anderen auch realistisch sind. Das *Hinzukommen des Dritten* (das werdende Kind) verändert die „Dyade" und kann damit auch die *Sexualität* des Paares negativ beeinträchtigen. Weiterhin können durch die Schwangerschaft ungelöste Triebkonflikte mobilisiert (*Suchttendenzen, Kleptomanie*) und ein primär instabiles Körperselbst labilisiert werden (*Depersonalisationsphänomene*). Ein unklares Körperbild bzw. große schizoide Unvertrautheit mit sich selbst spielt auch bei Frauen eine Rolle, die erst durch die einsetzenden Wehen bemerken, daß sie schwanger sind (*verleugnete Schwangerschaft*)!

Die klassischen *psychosomatischen Störungen* in der Schwangerschaft sind:

• Psychovegetative Syndrome (z.B. des Herz-Kreislaufsystems)

• Hyperemesis gravidarum (chronisches Schwangerschaftserbrechen)

• Habitueller Abort

• Vorzeitige Wehen

• Frühgeburt

• Hypertensive Erkrankung in der Schwangerschaft (EPH-Gestose)

Bei den psychosomatischen Störungen der Schwangerschaft ist ein *Symptomwandel* zu beobachten: Während noch vor zwei Jahrzehnten die Hyperemesis gravidarum und der habituelle Abort (Sequenz von mindestens drei aufeinanderfolgenden Spontanaborten) im Vordergrund standen, sind es jetzt die *vorzeitigen Wehen* und die *EPH-Gestose*. Vermutlich spielen soziologische Gründe, z.B. die Liberalisierung des Schwangerschaftsabbruches, hierfür eine Rolle.

Bis auf das *chronische Schwangerschaftserbrechen*, bei dem Molinski (1972) als Ursache einen unbewußten *oral-aggressiven Konflikt* (das werdende Kind als oraler Konkurrent für die Frau) gefunden hatte, konnten für die anderen Störungen und Krankheitsbilder keine besonderen Konfliktsituationen oder bestimmte Persönlichkeitsstrukturen herausgearbeitet werden. *Habitueller Abort, vorzeitige Wehen* oder *Frühgeburtlichkeit* (Geburt eines Kindes vor der 37. Schwangerschaftswoche oder mit einem Geburtsgewicht unter 2.500 g) können die unspezifische somatisierte Antwort auf eine allgemeine *Überforderungssituation* oder *Ambivalenz gegen das Mutterwerden* sein. Rauchfuß (1996) fand dagegen in einer größeren prospektiven Studie einen Zusammenhang zwischen *gestörter Paarbeziehung* und *Frühge-*

burtlichkeit. Chronische seelische oder körperliche Belastung kann zu einer vegetativen Fehlregulation (erhöhter Sympathikotonus) führen, die Kontraktionen der Gebärmutter – u.U. bis zur Plazentalösung – hervorruft.

3.9.4.1 Hypertensive Erkrankung in der Schwangerschaft (EPH-Gestose)

Krankheitsbild: Eine durch Schwangerschaft entstehende Erkrankung, die durch *Ödembildung* (E), *Eiweißausscheidung* im Urin (P) und *erhöhten Blutdruck* (H) gekennzeichnet ist. Da die Ödembildung klinisch irrelevant ist, wurde auf die frühere Nomenklatur EPH-Gestose verzichtet. Treten Eiweißausscheidung und Hypertension gemeinsam auf, spricht man von *Präeklampsie*, kommen noch tonisch-klonische Krämpfe hinzu, von *Eklampsie*. Mutter und Kind können durch diese Erkrankung sehr gefährdet werden.

Ätiopathogenese: Generalisierter Arteriolenspasmus. Letztlich sind die Ursachen noch ungeklärt. Verschiedene Untersuchungen fanden klinische Hinweise für eine Psychosomatose, d.h. Frauen mit dieser schwangerschaftsspezifischen Erkrankung fallen durch *mangelnde Empathie, Konfliktabwehr* und *normatives Verhalten* auf, z.B. sprechen sie im Gegensatz zu Frauen mit vorzeitigen Wehen und drohenden Frühgeburten ungern mit dem Arzt über ihre persönliche Situation.

Therapie: Aufbau einer stabilen Arzt-Patientin-Beziehung. Stationäre Aufnahme bzw. Veränderung des sozialen Milieus führt meist zur Blutdrucksenkung. Spätgestosen sollen häufiger bei Frauen aus niedriger sozialer Schicht auftreten. Insgesamt sollten die *sozioökonomischen Risikofaktoren für Schwangerschaftskomplikationen* (Unterschicht, viele Kinder, geringe Inanspruchnahme der Schwangerschaftsvorsorge und Geburtsvorbereitung oder schwere körperliche Arbeit) nicht vernachlässigt werden.

Mögliche psychosomatische Störungen unter der Geburt oder im Wochenbett sind:

1. Psychosomatische Gebärstörungen

2. Psychische und psychosomatische Störungen des Wochenbettes

 – Störungen der Stillfähigkeit

 – Depressive Verstimmungen (sog. „Heultag")

 – postpartale Depression

 – Wochenbettpsychose

Die Psychosomatik von *Gebärstörungen* ist bisher kaum systematisch erforscht worden, obwohl McClinski (1972) schon vor 25 Jahren wertvolle klinische Hinweise gegeben hat.

Daß *Angst* (s. die Theorie des Angst-Spannungs-Schmerz-Syndroms) die Geburt infolge *muskulärer Verspannungen* verzögern bzw. eine operative Geburtsbeendigung (Zange, Saugglocke oder Kaiserschnitt) bedingen kann, ist hinreichend bekannt. Aber auch *unbewußte retentive Impulse* (z.B. sich nicht von dem Kind trennen zu können) und insbesondere *aggressive Gehemmtheit* können Geburtskomplikationen verursachen. Für die Austreibungsphase braucht die Frau nämlich eine gehörige Portion von „normaler Gebärwut". Unergründiger, nicht ausgedrückter oder abgeführter Ärger kann darüber hinaus zu einer *Rigidität des Muttermundes* führen und entsprechend den Geburtsvorgang blockieren. Aber auch *Interaktionsprobleme des Kreißsaalpersonals* können Geburtskomplikationen bei den werdenden Müttern bewirken. Insgesamt kommt die Psychopathologie der Gebärenden in einem guten geburtshilflichen Team weniger zum Tragen als in einem schlechten.

Stillstörungen haben ihre psychodynamischen Wurzeln nicht nur in den unbewußten Ängsten der Mütter (z.B. die Angst, „ausgesaugt" zu werden), sondern auch im Setting der Klinik bzw. Wochenbettstation.

So sind viele Wöchnerinnen über die geringe pflegerische Unterstützung beim Stillen unzufrieden. In diesem Zusammenhang fällt auf, daß die Stillfrequenz zwischen den einzelnen geburtshilflichen Abteilungen von 56 bis 96 % schwankt.

Für die *Störungen des Wochenbettes* (Postpartum-Blues, Depression und Psychose) werden immer wieder hormonelle Ursachen verantwortlich gemacht, ohne daß bisher eindeutige Korrelationen gefunden werden konnten.

Mit *Postpartum-Blues* (synonym *Heultag*, 3-Tage-Tief, Maternity-Blues, 50–60%) ist die vorübergehende Verstimmung und Neigung zum Weinen zwischen dem 2. und 4. Tag nach der Geburt gemeint. Von einer *postpartalen Depression* (10–20%) spricht man erst, wenn die Verstimmung Monate nach der Geburt anhält. 20% der Frauen sollen in unterschiedlichem Ausmaß davon betroffen sein. Die *Wochenbett-Psychose* tritt relativ selten auf (1–3%). Meist können diese Frauen ihre Kinder nicht mehr versorgen und müssen stationär psychiatrisch behandelt werden. Sie sollen eine bessere Prognose aufweisen als Psychosen aus einem anderen Formenkreis.

In der bisherigen Forschung über die *postpartale Mutter-Kind-Beziehung* stand der Säugling im Vordergrund und die Gefühle und Phantasien der Mütter blieben unberücksichtigt. Frauen können jedoch sehr unterschiedlich auf die Geburt ihres Kindes – und damit Trennung von sich selbst – gefühls- und phantasiemäßig reagieren.

Halberstadt-Freud (1993) berichtet z.B. über eine Frau mit *postpartaler Depression*, die unbewußt alle ihre unerfüllten Wünsche und Hoffnungen durch das kleine Kind befriedigen wollte. Gerade selbstunsichere oder narzißtisch verletzbare Mütter können nicht hinreichend zwischen dem idealisierten und realen Neugeborenen unterscheiden. Sie erliegen der Versuchung, das Kind für einen Teil ihres körperlichen und emotionalen Selbst zu halten und für ihre eigene Bedürfnisbefriedigung zu benutzen.

3.9.5 Hysterektomie aus nicht-onkologischen Gründen

A. Zintl-Wiegand

3.9.5.1 Prävalenz und Indikation

Obgleich die Operationshäufigkeit in den USA seit 1978 um etwa 100.000 auf nun 500.000 p.a. gesunken ist und diese Rate in der BRD von 1987 bis 1989 ziemlich gleichmäßig bei 146.000 lag, ist im Alter von 60 Jahren ein *Drittel* aller Frauen hysterektomiert.

Die *Operationsindikation* betrifft Myome in 30%, gefolgt von eher *subjektiven Beschwerden* wie Meno- und Metrorrhagien in *20%,* über Deszensus und Prolaps 15%, Endometriose 20% und *Unterbauchbeschwerden* in *10%.* Histopathologisch werden zu fast 80% Leiomyome verifiziert. Indikationen zur definitiven Sterilisation bei erfülltem Kinderwunsch sind hingegen selten geworden. Andererseits gab es immer eine Minderheit von Frauenärzten, die für die gleichen Leiden konservative Methoden empfahlen.

Die Gebärmutter hat bekanntlich eine besondere *psychische Repräsentanz* nicht nur für weibliches Selbst- und Körperbild, auch die männliche medizinische Welt pflegt einen besonderen, oft privaten und verborgen subjektiven, phantasmatischen Umgang mit diesem Organ.

3.9.5.2 Langzeitfolgen und Risiken

Die meisten Studien über Langzeitfolgen haben sich mit psychischen Beschwerden, vor allem *depressiven Episoden* und *Angstzuständen* befaßt. Publikationen über Auswirkungen auf Sexualität und Partnerschaft sind seltener, über das Erleben von Partnern hysterektomierter Frauen gibt es noch weniger Auskünfte. Über andere Folgen wie gehäuftes Auftreten ovarieller Dysfunktion, erschwerter und verfrühter Eintritt in das Klimakterium, ein erhöhtes Risiko für Blaseninsuffizienz oder Erkrankungen des Herz-Kreislauf-Systems gibt es inzwischen wiederholte Mitteilungen.

Die anfänglich berichteten hohen Raten seelischer Erkrankungen konnten sich in größeren epidemiologischen Studien, die auch präoperative Daten miteinbezogen, nicht verifizieren lassen. Auf *Risiken bestimmter sozialer Merkmale* wie Kinderlosigkeit, niederer ökonomischer Status, keine Berufstätigkeit und auf die Bedeutung der Hysterektomie als Konfliktlösungsmöglichkeit oder als ein Kumulationstrauma in der Geschichte einer gestörten weiblichen Identität wurde hingewiesen.

Eine relative bzw. *elektive Indikationsstellung* wurde hingegen durch große nationale, sogar regionale Unterschiede der Operationshäufigkeit belegt, die aus einem relativ komplizierten Zusammenspiel von Patientin, Gynäkologen und örtlichen Gegebenheiten resultierten. Als ein Ergebnis der vielseitigen öffentlichen Diskussion bleibt heute das Wissen vieler Frauen um Beliebigkeit, das Empfehlungen und Entscheidungen bzw. *Entscheidungshilfen von Fachleuten* verschwimmen läßt und so ein zusätzliches Hindernis auf dem Weg darstellt, lästige, immer wiederkehrende Beschwerden kurieren zu lassen, damit aber eventuell das Risiko auf sich zu nehmen, sich nicht mehr ganz als Frau zu fühlen, depressiv zu werden, Partnerschaftsunsicherheiten heraufzubeschwören oder verfrüht in das Klimakterium einzutreten.

3.9.5.3 Reaktionen der operativen Praxis

Eine Antwort auf diese Entwicklung war das Propagieren *präoperativer rationaler Aufklärung*. Es geht um das Organ, seine Größe und Funktion, Operationstechniken werden besprochen, gefolgt von der im Großen und Ganzen abschließenden Erklärung, daß außer Symptomfreiheit keine Änderung, auch nicht für den Sexualpartner eintreten werde.

In den letzten Jahren wurden weniger *invasive Operationstechniken* entwickelt. Es kam auch zu einem Wiederaufleben früherer, nun modern abgewandelter Methoden wie supravaginaler Amputation, Enukleationen von Myomen oder Laser-Abrasionen.

Eine ebenfalls neuere Empfehlung ist das *Einholen der zweiten Meinung*. In einer großen Studie haben etwa 12 % der angesprochenen Frauen davon Gebrauch gemacht. Das alternative Fachurteil war großenteils konform mit dem ersten, zudem schloß sich nur ein verschwindend geringer Teil der Restgruppe einer konservativen Empfehlung an.

3.9.5.4 Uterusentfernung als Lebensereignis

Grundlagen der nachfolgenden klinischen Ausführungen sind hauptsächlich Ergebnisse unserer eigenen Hysterektomiestudie. Es handelte sich um eine Zufallsstichprobe von 64 Frauen, Höchstalter 45 Jahre, aus einer großen operativ eingestellten Klinik, die in einem interdisziplinären Ansatz über drei Jahre hin verfolgt wurden. Dieser lange Beobachtungszeitraum entspricht einem fachlicherseits immer wieder geforderten Kriterium.

Die *psychiatrischen Diagnosen*, nach DSM-III-R-Kriterien ermittelt, zeigten sich deutlich situativ beeinflußt, akut beliefen sie sich auf 31 %, während Life-time-Diagnosen bei 17 % lagen. Postoperativ hatten nur noch 7 % der Frauen eine Diagnose. Eine *sexuelle Störung* wurde präoperativ in 57 % und nach drei Jahren in 48 % diagnostiziert. Die hohen Anteile erklären sich aus der breiten Definition dieser Symptomatik. Zu bedenken ist auch, daß die Operation zwar somatische Beschwerden beseitigen kann, andere Aspekte von Sexualität aber nicht betrifft.

Es gab keine psychiatrische Klinikeinweisung, auch unterzog sich im Beobachtungszeitraum keine Frau einer psychiatrisch-psychotherapeutischen Behandlung.

Bei näherem Hinsehen im Interviewgespräch anläßlich der Hausbesuche konnte man *Bemühungen um Bewältigung* deutlicher wahrnehmen. Nicht selten befanden sich die Frauen unmittelbar nach der Klinikentlassung in einer Art *Ausnahmezustand* in dem vermeintlich abgeschlossene Themen und Konflikte auftauchen oder die gewohnte Lebenssituation in Frage gestellt wurde. Diese groben Auffälligkeiten waren *passager* und nach drei Jahren, wahrscheinlich schon wesentlich früher, verschwunden, so daß einige Frauen buchstäblich nicht mehr wiederzuerkennen waren. Dieser *teilweise Zusammenbruch der Ich-Organisation* kann nicht allein durch Nachlassen der akuten operativen Gefahrensituation erklärt werden.

Bei der Nachuntersuchung hatten die meisten Frauen das Ereignis integriert, mit subjektiven Interpretationen versehen und die Beziehung zu den signifikanten Anderen, hauptsächlich dem Partner, in gewisser Weise neu formuliert. Ein *Drittel der Frauen*, angesprochen auf die Operation, ließ erkennen, daß sie immer noch damit beschäftigt waren, sich in einem veränderten *beschädigten Selbst* zurechtzufinden. Sie beschrieben das Ergebnis in großer emotionaler Distanz, gefroren in einer Art Überkontrolle, oder berichteten von unvermittelt eindringenden Ich-fremden, sich wiederholenden, lästigen Gedanken. Wir nannten dies „traumatische Spätreaktion".

> Bei der Hysterektomie handelt es sich folglich um ein *wichtiges Lebensereignis*. Durch diese Operation erleben viele Frauen oft zum ersten mal ihre *Geschlechtsidentität auf dem Prüfstand*. Für viele ist dieser Eingriff auch der erste *Verlust* überhaupt. Sie sind nicht mehr unversehrt und in ihren vielleicht nur phantasierten generativen Möglichkeiten eingeschränkt.

3.9.5.5 Umgang und Begleitung vor und nach der Operation

Hilfen vorher: *Präoperative rationale Aufklärung* soll zweifellos Abwehr und Kontrolle stärken und so aufsteigende, angstmachende Inhalte verleugnen. Bei den Teilnehmerinnen der erwähnten Studie wurde nachweislich sehr viel in dieser Richtung getan. Dies erklärt teilweise auch die nachfolgenden heftigen postoperativen Reaktionen. So war eine Assimilierung in Form von eigenen Einfällen und Einschätzungen erschwert. Wichtiger scheint eine Art *Vorbereitungsphase* zu sein, um sich persönlich mit dem bevorstehenden Ereignis zu befassen, Gelegenheit zu haben, Rat und Hilfe einzuholen und in emotionaler Auseinandersetzung so etwas wie eine *vorausgehende Trauerarbeit* zu leisten. Jedenfalls lag der stärkste protektive Effekt gegen die traumatische Spätreaktion in einer gut genutzten Antizipationszeit. Newman und Newman (1985) beschrieben die Frauen am gefährdetsten, die sich präoperativ gar keine Vorstellung von ihrer „uteruslosen Existenz" machen konnten.

Im Zeitgewinn scheint auch unter anderem der gepriesene *Effekt der zweiten Meinung* zu liegen. Außerdem wird so die Entscheidungsfindung von seiten der Frau aktiver betrieben. Allerdings wünschen einige Frauen auch ausdrücklich die

Übernahme von Autorität und Verantwortung ärztlicherseits.

Die Genesungszeit als befriedigendes oder unbefriedigendes Ergebnis: Ein oftmals irritierender Befund ist, daß sich Symptomerleichterung postoperativ nicht immer einstellt. Langanhaltende *chronische Beschwerden bestimmter Organe* können diese psychisch hoch besetzen und in den Mittelpunkt der Aufmerksamkeit bringen, so daß die Findung eines neuen Gleichgewichts schwierig ist.

Der hin und wieder berichtete *ungünstigere Verlauf* bei Vorhandensein vorwiegend *funktionaler Beschwerden* könnte ebenfalls auf einer Unsicherheit oder Verzerrung in der Körperwahrnehmung beruhen. Abweichungen vom Untersuchungsbefund sind schwierig zu interpretieren, da Übereinstimmung als Teil einer korrekten Selbstwahrnehmung registriert wird.

Seit einiger Zeit hat sich unter Gynäkologen verbreitet die Meinung durchgesetzt, daß man *präoperativ* nach *Zeichen gestörter weiblicher Identität* fahnden müsse, da solche Frauen oft in spektakulären Einzelfallbeispielen für eine schlechte Presse sorgen. Die Symptomatik einer weiblichen Identifikationsstörung ist vielfältig, oft widersprüchlich, ebenso wie die individuelle Entstehungsgeschichte. Auch Fallvignetten haben zwangsläufig nur einen vereinfachten holzschnitthaften Charakter. Das *Abfragen weiblicher Körpererlebnisse*, deren subjektive Einschätzung oder globale Auskünfte über *Sexualität und Partnerschaft* lassen allenfalls entsprechende Diagnosen bei schwerstgestörten Patientinnen zu. Das Wesen kompromißhafter seelischer Konfliktbildung besteht ja gerade darin, durch Verschleiern und Zerreißen direkter Zusammenhänge Sicherheit vor intolerablen Affekten und Vorstellungsinhalten herzustellen.

Eine *Begleitung vor und nach der Operation* sollte immer den oft stummen und wortlosen *Partner* bedenken und nach Möglichkeit miteinbeziehen. Ehemänner ziehen sich oftmals auf die Haltung zurück, die Operation sei eine Sache zwischen Patientin und Arzt. Es werden keine Fragen gestellt. Frauen versuchen ihrerseits nicht selten den Partner über das Ausmaß des Eingriffes im Unklaren zu lassen. So betreibt das Paar schließlich eine *Haltung gegenseitiger Vermeidung*.

Empfehlung: Ärztliche Aufmerksamkeit sollte nach abgewogener, strenger Indikation das besondere *Lebensereignis im Mittelpunkt* sehen und am Prozeß selbst in der Vorbereitungszeit und in der unmittelbaren Rekonvaleszenzzeit ansetzen.

3.10   Hautstörungen

G. Schmid-Ott, F. Lamprecht

3.10.1   Neurodermitis, atopische Dermatitis oder atopisches Ekzem

Definition: Die atopische Dermatitis ist eine *chronische* oder chronisch-rezidivierende *entzündliche Hautkrankheit*; klinisch ist vor allem der starke *Juckreiz* von Bedeutung. Die Anlage dazu wird häufig *vererbt*. Der Patient oder Mitglieder seiner Familie leiden oft auch an anderen Erkrankungen vom Soforttyp, z.B. an einer allergischen Rhinitis, einer allergischen Konjunktivitis oder einem allergischen Asthma bronchiale.

Synonyme: Neurodermitis atopica, endogenes Ekzem.

Krankheitsbild: Hauptkriterien sind nach Hanifin et al. (1980) neben den in der Definition genannten Kennzeichen die typische *Gestalt der Hautveränderungen* und deren *Lokalisation* (z.B. Streckseitenbetonung bei Kleinkindern, Beugeekzeme bei älteren Kindern, Jugendlichen und Erwachsenen). Außerdem sollten noch mindestens drei weitere der folgenden *Nebenkriterien* vorhanden sein: Unverträglichkeit von Wolle, *Juckreiz* beim Schwitzen, Blässe um den Mund, Ausfall der seitlichen Augenbrauen, eine doppelte untere Lidfalte, Hautentzündungen an den Brustwarzen, Neigung zu Hautinfektionen und weißer Dermographismus.

Epidemiologie: Es wird geschätzt, daß *2,5–10 %* *der Bevölkerung* in der Bundesrepublik Deutschland an einer Neurodermitis leiden. Die Erstmanifestation ist meist bereits im Säuglingsalter („Milchschorf"). Bei 80 % der Kinder heilt die Erkrankung innnerhalb der ersten 10 Lebensjahre ab.

Ätiopathogenese: Man geht von einem *polygenen Vererbungsmodus* für die Disposition zur atopischen Reaktion verschiedener Systeme aus. Diese Disposition äußert sich in einer endogenen *Hyperreaktivität* mit vermehrter Bildung von *humoralen Antikörpern* (IgE) nach Kontakt mit Inhalationsallergenen. Von zentraler Bedeutung ist eine immunologische Grundlage des Krankheitsbildes in Form spezifischer „Störungen" der T-Lymphozyten-Funktion.

Als Ergebnis einer Übersicht über kontrollierte Studien zur psychophysiologischen Reaktivität kann festgehalten werden, daß für Patienten mit Neurodermitis bisher noch keine allgemein erhöhte Belastungsreaktivität festgestellt werden konnte. In Analogie zu Befunden beim Asthma bronchiale wird für die Neurodermitis eine partielle Blockade bzw. eine reduzierte Reaktionsbereitschaft der beta-adrenergen Rezeptoren und eine gesteigerte Reaktionsbereitschaft alpha-adrenerger Neu- und cholinerger Rezeptoren postuliert, die bei sogenanntem *aktiven Streß* (Notfallreaktion mit Ausschüttung von Adrenalin und Noradrenalin) eine *Vasokonstriktion* und eine vermehrte *Freisetzung* von *juckreizauslösenden* und *entzündungsaktiven Mediatoren* bewirken. Außerdem wird in einer weiteren Hypothese von einer reduzierten Kortisolausschüttung bei Patienten mit Neurodermitis unter *passivem Streß* (vermutete oder reale Hilflosigkeit oder Handlungsunfähigkeit) ausgegangen, was eine vermindert antiphlogistische Wirkung bzw. eine abgeschwächte Immunantwort nach sich ziehen könnte. Eine systematische Überprüfung dieser Annahmen steht noch aus.

Retrospektive Studien legen eine *Häufung kritischer Lebensereignisse* vor Beginn eines Neurodermitisschubs nahe. Ein schlüssiger Nachweis dafür konnte jedoch bisher noch nicht erbracht werden. Prospektive Untersuchungen weisen alltäglichen Belastungen eine große Bedeutung für den Hautzustand zu. Eine mögliche Verbindung zwischen erhöhtem täglichen „Streß" und einer Verstärkung der Hautsymptomatik könnten ein verstärkter *Juckreiz* bzw. vermehrtes *Kratzen* unter einer erhöhten *psychosozialen Belastung* darstellen. Sinnvoll wäre jedoch, bei dieser Erkrankung wie bei der Psoriasis verschiedene *Untergruppen* von Patienten zu differenzieren: Bei einer Untergruppe, die somatisch durch ein niedriges IgE im Serum definiert werden kann (sogenannte intrinsische Form der Neurodermitis), sind z.B. psychische Faktoren bei der Schubauslösung bzw. Verschlimmerung der Hauterkrankung eventuell in größerem Ausmaß von Bedeutung.

Bezüglich *psychogenetischer Faktoren* der Neurodermitis konnte die psychoanalytische Auffassung nicht belegt werden, daß die *Mütter* eine primär feindselig-abweisende Einstellung in Form ängstlicher Besorgnis haben. Vielmehr sind sie am ehesten (teilweise) *sekundär distanziert*, da sie durch die Hauterkrankung ihres Kindes bzw. ihrer Kinder extrem belastet oder erschöpft sind.

Am ehesten ist in psychoanalytischer Sicht von einer *unspezifischen Psychosomatogenese* auszugehen: Es bestehen bei jedem an Neurodermitis erkrankten Patienten – wie bei an anderen Psychosomatosen leidenden Menschen – zusätzlich zu den krankheitsauslösenden Umweltfaktoren *individuelle, spezifische* (somatische und psychische) *Prädispositionen;* das hat im Umkehrschluß für eine generelle Aussage über die Ätiopathogenese der Neurodermitis die Konsequenz, daß nur unspezifische Persönlichkeitsstrukturen und Konflikte als verantwortlich für die Entstehung und den Verlauf angesehen werden können.

Bedeutsam ist, daß sich *sekundär* bei allen Hauterkrankungen, unabhängig von deren Genese, *narzißtische Besetzungen* der Haut oder von bestimmten Hautarealen verstärken. *Exhibitionistische Konflikte* mit vermehrter Mobilisierung von Schamaffekten verschärfen sich ebenfalls oder treten wieder auf. Diese Befunde sprechen zwar nicht zwingend für das primäre Vorhandensein bzw. die pathogenetische Bedeutung dieser Besetzungen bzw. Konflikte. Sie sind jedoch von großer klinischer Relevanz für eine empathische psychotherapeutische Behandlung.

Es besteht nach Gieler et al. (1990) die Möglichkeit, mittels psychischer Charakteristika verschiedene *Untergruppen* von Neurodermitispatienten zu unterscheiden: Etwa *1/5 der Patienten* waren *psychisch auffällig* in dem Sinne, daß sie sich als ängstlicher, erregter, depressiver und antriebsärmer sowie subjektiv stigmatisierter charakterisierten; erstaunlicherweise zeigte diese Gruppe weniger intensiven Juckreiz und weniger starkes Kratzen im Vergleich zu den psychisch sehr stabilen Patienten.

Die multifaktorielle Genese der Neurodermitis ist in Abb. 3–6 dargestellt.

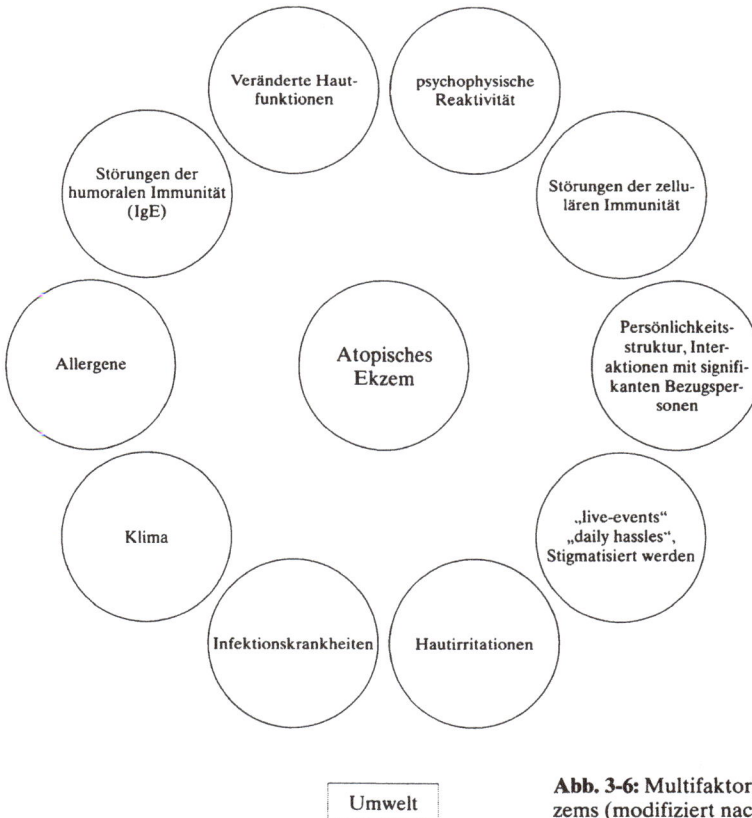

Abb. 3-6: Multifaktorielle Genese des atopischen Ekzems (modifiziert nach Braun-Falco et al., [2]1995)

Diagnose/Differentialdiagnose: Aufgrund der genannten Kriterien ist die dermatologische Diagnose häufig unschwer zu stellen; im Säuglingsalter ist die seborrhoische Dermatitis differentialdiagnostisch abzugrenzen. Bei Jugendlichen und Erwachsenen stellt die allergische Kontaktdermatitis die wichtigste Differentialdiagnose dar; sie wird durch ein Kontaktallergen meist „von außen", selten über die Nahrung oder Medikamente „von innen" ausgelöst.

Therapie: Die *somatische* Therapie umfaßt folgende Komponenten:

• Die externe Behandlung als häufigste Therapieform entsprechend dem Krankheitsstadium, z. B. mit Steroiden, Teer, Antiseptika bzw. Antibiotika.

- Die systemische Therapie, z. B. bei schweren sekundären Infektionen mit Antibiotika, bei Juckreiz mit Antihistaminika und bei akuter bzw. ausgedehnter Symptomatik mit Glukokortikoiden.

- Ultraviolett-Therapie.

- Allergiekarenz (Hausstaubmilben, Haustiere, Nahrungsmittel, die Überempfindlichkeit sollte jedoch, vor allem bei Kindern, durch spezifische Untersuchungen belegt sein).

- Milieuwechsel, z. B. stationäre Aufnahme, unter Umständen auch im Wohnort bzw. Klimatherapie (Gebirgs- oder Meeresklima).

Vor allem die letzte Behandlungsform leitet zu den psychosomatischen Aspekten der Neurodermitis über. Auch primär organisch orientierte Dermatologen konstatieren, daß der oft sehr schnelle Erfolg dieser Behandlungen nicht nur auf dem verminderten Gehalt der Luft an Inhalationsallergenen oder anderen somatischen Faktoren beruht. Wahrscheinlich kommt außerdem der *Entfernung aus einem psychodynamisch belastenden Milieu* eine Bedeutung zu.

Bei allen Formen der *Psychotherapie* muß der Patient initial informiert und motiviert werden, dabei sollte sein somatisches Krankheitskonzept nicht zu schnell in Frage gestellt bzw. ihm auch im weiteren Verlauf der Behandlung vermittelt werden, daß somatische Gesichtspunkte nach wie vor ausreichend beachtet werden (vgl. das Kapitel 5.11 „Klinik und Praxis für Dermatologie").

Die Indikation für eine *psychoanalytisch orientierte Therapie* sollte bei zwei Gruppen von Patienten geprüft werden:

1. Bei den Patienten, bei denen schwerwiegende *Persönlichkeitsstörungen* und/oder durch (neurotische) Konflikte (mit)bedingte *Neurosen* bzw. *psychosomatische Erkrankungen* vorliegen. Diese sind möglicherweise teilweise eine Folge der sehr frühen Erstmanifestation der Hauterkrankung (im ersten Lebensjahr) und der durch sie bedingten *Kontakt- und Beziehungsstörungen*. Darüber hinaus können die Patienten an diesen Störungen (relativ) unabhängig von der Neurodermitis leiden.

2. Bei Patienten mit einem *erheblichen Leidensdruck* bzw. Stigmatisierungserleben im Zusammenhang mit der Hautsymptomatik, *unabhängig* von der Schwere der Neurodermitis. Denn wenn das Leiden an der Erkrankung bzw. deren psychosozialen Folgen „unangemessen" ist, spricht dies für das Vorhandensein psychotherapeutisch behandlungsbedürftiger psychischer Befunde. Bei „adäquatem" Leiden unter einer schweren Hautsymptomatik kann eine psychoanalytisch orientierte Psychotherapie helfen, die dadurch verursachten bzw. *inneren Konflikte* bzw. *interaktionellen Schwierigkeiten* besser zu bewältigen.

Diese beiden Gruppen überschneiden sich unseres Erachtens mit den von Gieler et al. beschriebenen psychisch auffälligen Neurodermitispatienten.

Eine *Verhaltenstherapie* ist unter anderem indiziert, wenn vor allem der Circulus vitiosus *Jukken-Kratzen-Jucken* durchbrochen werden soll. Denn das Kratzen bringt nur eine kurzzeitige Entlastung, verstärkt dann jedoch den Juckreiz. Dies kann durch das Erlernen juckreizvermeidenden bzw. kratzvermindernden Verhaltens geschehen, indem z. B. ein „Kratztagebuch" geführt wird (Erfassung von Kratzdauer, -häufigkeit, Juckreiz und Kratzstärke, zeitgleichen Ereignissen und damit verbundenen Gefühlen und Gedanken) oder indem Kratzrituale durch Entlastungshandlungen wie Preßdruck ersetzt werden.

Für beide Behandlungsverfahren wie für *Autogenes Training* (in Kombination mit einer dermatologischen Therapie) wurde eine – auch katamnestisch überprüfte – Effektivität in Bezug auf die Besserung der Hautsymptomatik berichtet.

Die Indikation für *Diäten*, vor allem bei Kindern, sollte eng gestellt werden. Denn Essensrestriktionen, die nur subjektiv (von den Eltern) vermutet bzw. im Rahmen „alternativer Methoden" verordnet wurden, schränken die betroffenen Kinder möglicherweise unnötig ein bzw. traumatisieren sie und können aufgrund ihrer Unausgewogenheit bzw. des Fehlens essentieller Bestandteile sogar zu *Ernährungsstörungen* führen. Deshalb sollte einmal eine Aufklärung darüber bzw. eine schulmedizinische Überprüfung stattfinden, ob *allergische* bzw. *pseudoallergische Reaktionen* (z. B. auf Konservierungsmittel, Farbstoffe usw.) vorliegen. Zum anderen sollte mit der gebotenen Zurückhaltung die Bedeutung der Diät für die Beziehung der Eltern zu ihren hautkranken Kindern angesprochen

werden. Vor allen Dingen sollte die gewissensent-
lastende Funktion der Diäten thematisiert werden: Sie reduzieren das schlechte Gewissen der Eltern, für die Erkrankung der Kinder verantwortlich und ihr hilflos ausgeliefert zu sein, indem sie
klar strukturierte Handlungsanweisungen liefern,
von denen eine Besserung erwartet wird. Das Erleben, in diesem Sinne „etwas-tun" zu können, erklärt häufig die Attraktivität von Diäten nicht nur
für Hautpatienten. Außerdem verlangen sie nur in
einem eingeschränkten, „ich-fernen" Teil eine
Veränderung der Einstellung bzw. des Verhaltens.

3.10.2 Psoriasis vulgaris

Definition: Die Psoriasis ist eine entzündliche
Hauterkrankung mit *akut-exanthematischen* oder
chronisch-stationärem Verlauf, die in vielen Fällen *vererbt* ist.

Synonym: Schuppenflechte.

Krankheitsbild: Die Krankheitsherde sind *gerötet*
und scharf begrenzt und weisen eine *silbrig-glän-
zende Schuppung* auf. Häufig sind die *Nägel* ebenfalls erkrankt, seltener tritt eine Arthropathie auf.

Epidemiologie: Die Morbidität für die Psoriasis
vulgaris wird mit 1–2 % und die für die Psoriasis
arthropathica mit 0,02 bis 0,1 % der *Bevölkerung*
angegeben. Männer und Frauen erkranken etwa
gleich häufig.

Ätiopathogenese: Es wird von einer multifaktoriellen bzw. *polygenen Vererbung* ausgegangen. Mit
Farber et al. (1993) kann zusammenfassend festgestellt werden, daß *keine spezifischen Persönlichkeitszüge* oder interpersonellen Anpassungs-
probleme bei Patienten mit Psoriasis schlüssig
identifiziert werden konnten.

Man unterscheidet *zwei Formen* der Psoriasis:
Die *Typ-I-Psoriasis* mit frühem Beginn (vor dem
40. Lebensjahr), oft mit einer positiven Familienanamnese, einer Assoziation mit verschiedenen
Molekülen des Haupthistokompatibilitätskom-
plexes (HLA-Antigene) sowie meist einem
schwereren Verlauf im Vergleich zu Typ-II und
die *Typ-II-Psoriasis* mit spätem Beginn (nach
dem 40. Lebensjahr), keiner familiären Häufung,
einer schwachen HLA-Assoziation und im Vergleich zu Typ-I häufiger vorkommenden Nagel-
veränderungen und Psoriasis-Arthritiden.

Bei der Psoriasis wird diskutiert, ob es sich um eine
Autoimmunerkrankung handelt. Diese Hypothese

wird unter anderem gestützt durch die Tatsache,
daß die meisten therapeutischen Prinzipien der
Psoriasis immunsuppressiv sind und durch den
Nachweis *aktivierter T-Lymphozyten* im zellulären
Infiltrat psoriatischer Hautläsionen. Die Störungen der Zytokinproduktion durch Keratinozyten
sowie immunkompetente Zellen der Haut sind von
zentraler Bedeutung für die psoriatischen Entzün-
dungsreaktionen. Über die Lymphozytendistribu-
tion ist bekannt, daß bei der aktiven Psoriasis
CD4+T-Lymphozyten („T-Helferzellen") in die
Epidermis einwandern. Der Abheilungsprozeß ist
von dem vermehrten Auftreten von CD8T+-Zel-
len („aktivierte Suppressorzellen") begleitet.

Viele Psoriasispatienten berichten darüber, daß
Streß die Hautsymptomatik *verstärkt*. Unklar ist
jedoch bis jetzt, über welche psychobiologischen
Mechanismen dies erfolgt. Aus psychoendokri-
nologischen Studien ist bekannt, daß bei Patienten mit Psoriasis unter Streßexposition Adrenalin
im Urin stärker erhöht ist als bei Kontrollpersonen; dies kann im Sinne eines *erhöhten sympathischen Arousals* bei Psoriatikern interpretiert werden. Weitergehende psychoneuroimmunologische Untersuchungen in Bezug auf entsprechende Zusammenhänge stehen noch aus.

Aspekte der multifaktoriellen Genese der Psoriasis zeigt die Abb. 3–7.

Diagnose/Differentialdiagnose: Die Diagnose
wird unter Berücksichtigung der *familiären Disposition* und anhand des *Verteilungsmusters* der scharf
begrenzten, entzündlichen Plaques (vor allem an
den Streckseiten der Extremitäten, der Lendenge-
gend und des behaarten Kopfes) gestellt. U.U.
werden sogenannte *diagnostische Kratzphänome-
ne* (z. B. „letztes Häutchen") und eine *histologische
Untersuchung* zu Hilfe genommen. Wichtig ist es,
auf die frühen Manifestationen einer Psoriasis-Ar-
thritis zu achten (peripherer oder axialer Typ), die
in der Regel erhebliche somatische Konsequenzen
(Schmerzen, Bewegungseinschränkung) und psychosoziale Folgen haben (vgl. Kap. 3.11 *Muskel-
und Gelenkstörungen*).

Therapie: Die *lokale Behandlung* umfaßt die *Ke-
ratolyse* (Lösung der Schuppen), außerdem zielt
sie wie die systemische Therapie auf eine *Drosselung der Hyperepidermopoese* und auf eine *Ent-
zündungshemmung*. Dazu werden Dithranol
(welches einen zytostatischen Effekt besitzt), Tee-
re, Glukokortikoide und Calcipotriol (ein synthe-
tisches Vitamin-D-Derivat) gegeben. Außerdem

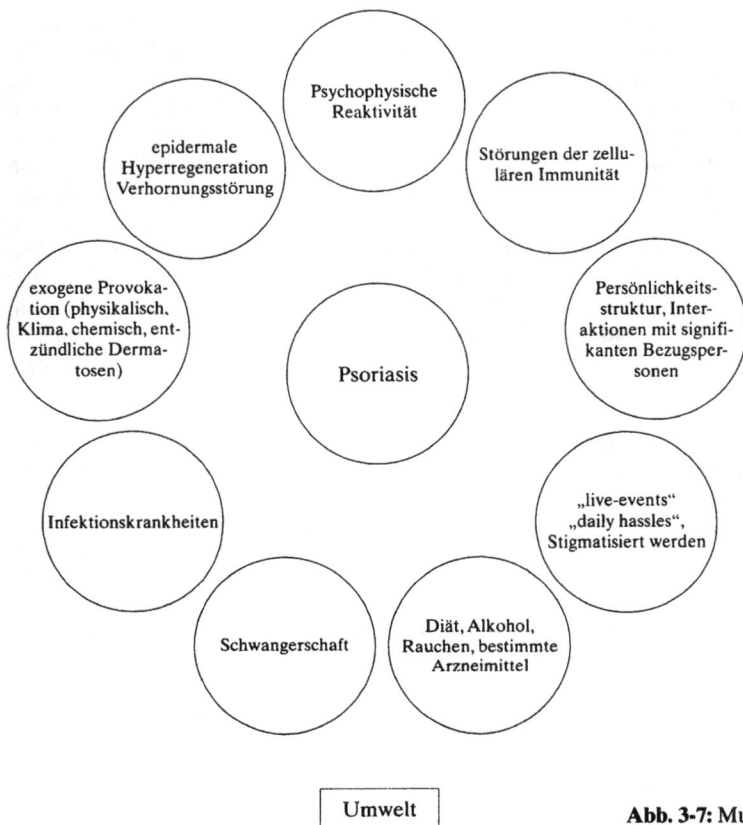

Umwelt

Abb. 3-7: Multifaktorielle Genese der Psoriasis

kommen die künstliche *Ultraviolett-(UV-)Thera-pie* mit UV-B-Strahlung, teilweise in Kombination mit *Solebädern*, bzw. *PUVA-Therapie* (= Photo-chemotherapie mit der photosensibilisierenden Substanz *Psoralen* und *UV-A*-Strahlung) zur An-wendung. *Systemisch* werden (selten) Glukokor-tikoide und bei schweren Verlaufsformen Acitre-tin (ein orales Retinoid), Zytostatika (z. B. Metho-trexat) oder Ciclosporin A gegeben; die Anwen-dung von Fumarsäure wird zur Zeit noch in klinischen Studien untersucht. Der Nachweis der Wirkung von Diäten bei der Psoriasis ist nicht ge-sichert. Eine *Klimabehandlung*, auch am Toten Meer, wird häufig durchgeführt.

Folgende Aspekte bezüglich der *Krankheitsverar-beitung* bzw. des *Stigmatisierungserlebens* bei der Psoriasis sollten berücksichtigt werden: Bei der Psoriasis sind die *alltäglichen Ärgernisse bzw. Be-lastungen* von größerer Bedeutung als die kriti-schen Lebensereignisse. Diese Belastungen sind jedoch nur eingeschränkt mit denen vergleichbar, die im Zusammenhang mit der Entstehung ande-

rer Krankheiten (z. B. der rheumatoiden Arthritis) untersucht wurden. Bei den Hautpatienten müs-sen die für sie spezifischen alltäglichen Erlebnisse berücksichtigt werden, die durch die *Reaktionen anderer* auf die (entstellenden) Hautsymptome bedingt sind. Das Ausmaß dieses durch die Haut-krankheit verursachten alltäglichen Stresses kön-nen Patienten auf dem *PLSI (Psoriasis Life Stress Inventory)* angeben. Ein höherer Score auf dem PLSI geht einher mit einer größeren Psoriasis-schwere, einer vermehrt entstellenden Psoriasis, einer größeren Zahl von befallenen Hautstellen und mehr Juckreiz (alle Parameter in Selbstein-schätzungen der Patienten). Gupta et al. (1995) ziehen daraus und aus anderen Studien die Schluß-folgerung, daß der Psoriasis-bezogene Streß den *Verlauf* der Hauterkrankung beeinflussen kann. Eine andere Möglichkeit, die alltäglichen Bela-stungen und die erfahrene Stigmatisierung zu er-fassen, ist die Verwendung des *„Fragebogens zum Erleben von Hautbeschwerden" (FEH)* einer an die deutsche Sprache angepaßten und erweiterten Fassung eines amerikanischen Fragebogens zum

Erleben der Stigmatisierung. Der FEH wurde an einer großen Stichprobe (n=187) untersucht. Mit ihm können verschiedene *Dimensionen des Stigmatisierungserlebens* (im Rahmen einer Selbstbeurteilung) differenziert erfaßt werden: „Beeinträchtigung des Selbstwertgefühls (durch die Hautsymptomatik)", „äußere Erscheinung und situativer Rückzug", „perzipierte Ablehnung und Entwertung", „Gelassenheit" und „Verheimlichung der Hauterkrankung".

Bezüglich der Indikation für eine *psychoanalytisch orientierte Behandlung* gelten die für die Neurodermitis genannten Kriterien. Neben der Bearbeitung innerer Konflikte werden häufig die Folgen des Erlebens von *Stigmatisierung* und *Diskriminierung* (vor allem durch Fremde) Thema sein. Diese Einstellungen und Verhaltensweisen anderer stellen erhebliche Anforderungen an die Ich-Funktionen der Hautpatienten. Denn es ist ihnen auch bei guter ausgeprägter Antizipationsfähigkeit und differenzierter Realitätsprüfung nur sehr eingeschränkt möglich, im vorhinein abzuschätzen bzw. zu steuern, ob andere entwertend oder ablehnend reagieren werden. Im Rahmen einer *Verhaltenstherapie* kann, unter anderem durch die Vermittlung von Entspannungstechniken, versucht werden, eine bessere Bewältigung des mit der Psoriasis verbundenen spezifischen Stresses und gegebenenfalls der durch die Arthropathie verursachten Schmerzsymptomatik zu erreichen.

In der Arbeit von Huckenbeck-Gödecker (1992) findet sich eine kritische Sichtung bisheriger Studien über die *psychotherapeutische Beeinflussung* der Psoriasis; daraus und aus den wenigen neueren Studien ergibt sich unter Berücksichtigung der Notwendigkeit katamnestischer Nachuntersuchungen kein systematischer Nachweis der Wirksamkeit unterschiedlicher psychotherapeutischer Behandlungen (z.B. psychoanalytisch orientierte Psychotherapie, Biofeedback, Verhaltenstherapie, Autogenes Training) auf die Hautsymptomatik. Die Schwierigkeit, Psoriatiker überhaupt für solche Behandlungen zu motivieren, schlägt sich in den meist geringen Fallzahlen bzw. den daraus resultierenden mangelnden Differenzierungsmöglichkeiten zwischen verschiedenen Untergruppen nieder. Aus den oben genannter Überlegungen zur Ätiopathogenese ergibt sich auch, daß, bei einem erheblichen somatischen Anteil, eine *positive Beeinflussung* durch eine *Psychotherapie* nur für eine Teilgruppe der Psoriatiker erwartet werden kann. Die klinische Erfahrung spricht dafür, daß am ehesten bei der *chronisch-rezidivierenden Form* der Psoriasis Chancen in Bezug auf Besserung der Hautsymptomatik durch Psychotherapie gegeben sind.

3.10.3 Periorale Dermatitis

Definition und Krankheitsbild: Entzündliche meist periorale Hauterkrankung, die durch das Auftreten von *Papeln* und *Pusteln* auf *geröteter Haut* charakterisiert ist. Die Ätiologie ist unbekannt.

Epidemiologie: Die Morbidität beträgt schätzungsweise 0,5–1,0% der Bevölkerung mit einem Altersgipfel von 20 bis 30 Jahren; es erkranken vor allem Frauen.

Die **Ätiopathogenese** ist nicht bekannt. Es wird vermutet, daß *Kosmetika* und *externe Steroide* von Bedeutung sind. Nach Hornstein (1976) zeigt sich die Bedeutung *psychischer Ursachen* dadurch, daß die Erkrankung teilweise im Zusammenhang mit *Konflikten* in Partnerschaften bzw. im Beruf oder bei Dauerbelastungen auftritt und daß die Patienten seinem Eindruck nach von einer Kurztherapie zusätzlich zur dermatologischen Behandlung profitieren. Der Ansatz von Hornstein wurde später nicht systematisch weiterverfolgt.

Diagnose/Differentialdiagnose: Die Diagnose ist aufgrund des klinischen Befundes, vor allem des Verteilungsmusters, zu stellen. Differentialdiagnostisch sind in erster Linie die Akne vulgaris, die Rosacea, das atopische bzw. das seborrhoische Ekzem oder eine Mykose zu erwägen.

Therapie: Die *somatische* Therapie besteht im *Verzicht auf Kosmetika*, fettende Externa und *lokale Steroide*. Indiziert ist eine milde Reinigung und evtl. die Gabe von externen und/oder oralen *Antibiotika*. Nach einem Steroidentzug kommt es oft zu einem „Aufflackern" mit weiterer Verstärkung der Entzündung über Wochen und Monate. Falls die Patienten sich dadurch erheblich entstellt fühlen bzw. depressiv verstimmt sind, ist eine *kurze stationär-dermatologische Behandlung* zu erwägen.

Im Rahmen der psychosomatischen Grundversorgung sollte erfragt werden, ob im Einzelfall ein *intrapsychischer Konflikt* die Symptomatik verstärkt bzw. einen *autodestruktiven* Umgang damit im Sinne der weiteren extensiven Verwendung von Kosmetika bzw. ungeeigneten Medikamenten unterhält. Vor allen Dingen sollten die Patientinnen ermutigt werden, zu verbalisieren, wie sie das „Nichts-Tun" erleben, d.h. den Verzicht auf die bisherige „Maximalbehandlung".

3.10.4 Urtikaria

Definition: Die Urtikara ist charakterisiert durch exanthematisch auftretende *Quaddeln* (lat.: Urticae), die meist jucken.

Synonyme: Nesselsucht, Nesselfieber.

Krankheitsbild: Man unterscheidet eine *akute*, eine *chronische* (Dauer mehr als sechs Wochen) und eine *chronisch rezidivierende* Urtikaria. Außerdem lassen sich unter anderem eine *allergische* (z.B. bezüglich Nahrungs- oder Arzneimitteln), eine *toxische* (z.B. auf Insekten oder Pflanzen), eine *physikalische* (z.B. auf Druck oder Temperatur) und eine *„idiopathische"* Urtikaria differenzieren. *Psycho-soziale Konflikte* können per se eine Urtikaria auslösen oder aber die Reaktionen auf die genannten anderen Auslöser verstärken.

Epidemiologie: Die Häufigkeit der chronischen Urtikaria in der Bevölkerung wird auf 1–4 % geschätzt. *Frauen sind 1½-mal häufiger betroffen als Männer.*

Ätiopathogenese: Die Quaddeln bilden sich durch *Freisetzung von Histamin* oder anderen Mediatoren in der oberen Kutis, häufig im Rahmen von *Typ-I-Reaktionen* (Sofortreaktionen vom anaphylaktischen Typ) oder von *Typ-III-Reaktionen* (Immunkomplexreaktionen). Stangier et al. (1993) fanden bei Patienten mit chronischer Urtikaria keine erhöhte psychoendokrine Streßreagibilität, fanden jedoch Hinweise dafür, daß die für den Pathomechanismus der Urtikaria relevanten *Entzündungsmediatoren* Prostaglandin D2 und die Leukotriene streßreaktive Parameter sind. Möglicherweise spielt eine Häufung von kritischen Lebensereignissen für das Auftreten von Urtikariarezidiven eine Rolle.

Diagnose/Differentialdiagnose: Empfohlen wird bei der chronisch (rezidivierenden) Urtikaria ein dreistufiges Vorgehen:

- *Basisuntersuchung* einschließlich Erhebung der *psycho-sozialen Faktoren* und Ausschluß einer physikalischen Urtikaria;
- *Intensivuntersuchung* mit Hauttestungen und In-vitro-Allergiediagnostik;
- *Provokationstestung* nach Eliminationsdiät bzw. Aufbau- und Suchdiät.

Festgehalten werden sollte jedoch, daß auch allergische Überempfindlichkeits-Reaktionen keine unverrückbaren Größen darstellen, sondern durch *psychische Einflüsse* auch verringert werden können, z.B. durch hypnotische Suggestionen. Nach Whitlock et al. (1980) spielen bei etwa 1/4 bis 1/3 der Patienten mit chronischer Urtikaria psychische Faktoren eine wichtige Rolle.

Therapie: Die *somatische* Therapie umfaßt, soweit möglich, die Meidung der Urtikaria-auslösenden Stoffe bzw. Situationen, außerdem eine *Pharmakotherapie*, z.B. mit Antihistaminika. Bei akuter, schwerer Urtikaria mit Angioödem müssen z.B. bei der Gefahr eines *Larynxödems Glukokortikosteroide* systemisch gegeben werden. Falls die beschriebene Diagnostik kein Ergebnis gebracht hat, wenn die Urtikariasymptomatik sehr belastend ist und/oder eine deutliche psychische Störung des Patienten vorliegt, ist eine weitergehende *psychosomatische bzw. psychotherapeutische Diagnostik* und gegebenenfalls *Therapie* indiziert. Psychische Probleme treten häufig als Folge einer chronisch (rezidivierenden) Urtikaria auf wegen des *Erlebens des Bedrohtseins* durch das *Angioödem* aufgrund des starken Juckreizes und als Folge einer starken Angst vor einer Grundkrankheit, die eventuell die Urtikaria verursacht.

Nach Whitlock et al. (1980) sind Patienten mit Urtikaria durch vergangene oder gegenwärtige schwierige Zeiten in ihrem Leben geprägt; *starke Emotionen* können einen Schub einer chronischen Urtikaria auslösen; Ziel der Behandlung sollte sein, „unangepaßte" emotionale Reaktionen durch eine *Psychotherapie* und eventuell auch eine Sedierung zu modifizieren.

3.10.5 Acne excoriée (des jeunes filles)

Definition: Kaum sichtbare *Akneeffloreszenzen* werden von den meist jungen Patienten als *extrem störend* und entstellend erlebt, so daß jede minimale Hautveränderung durch Ausdrücken oder Ausquetschen „behandelt" wird.

Krankheitsbild: Es entstehen stigmatisierende *Narben* vor allem im Gesicht und im Brustbereich. Da inzwischen auch Untersuchungen an (jungen) Männern durchgeführt wurden, erscheint der Zusatz „des jeunes filles" entbehrlich.

Ätiopathogenese: Es handelt sich bei der Acne excoriée um eine Sonderform einer *artifiziellen Störung* (Paraartefakt, d.h. Störungen der Impulskontrolle); ungeklärt ist, ob tatsächlich primär eine Akne vulgaris vorhanden ist. Verschiedene Arten von *Persönlichkeitsstörungen* bzw. von (neurotischen) Konflikten sind Ursache des *autoaggressiven Verhaltens,* so daß man davon ausgehen kann, daß keine einheitliche Ätiopathogenese existiert. Bei einer primären Akne besteht eine vererbte Neigung, diese Hautkrankheit zu bekommen (vermutlich autosomaldominanter Erbgang mit unterschiedlicher Expressivität). Als *pathogenetische Faktoren* werden angenommen: follikuläre Verhornungsstörung, gesteigerte Talgdrüsenaktivität mit Seborrhoe, mikrobielle Hyperkolonisation, Entzündung und immunologische Wirtsreaktion.

Diagnose/Differentialdiagnose: Die Diagnose ist aufgrund der Symptomatik unschwer zu stellen und der bei diesen Patienten im Vergleich zu anderen Artefaktpatienten eher gegebenen Ansprechbarkeit in Bezug auf ihre *Hautmanipulationen*. Es muß geklärt werden, ob die Symptomatik im Rahmen einer spezifischen *Persönlichkeitsstörung* auftritt.

Therapie: Erst wenn eine *tragfähige Arzt-Patient-Beziehung* aufgebaut worden ist, kann der Patient mit seinem Eigenanteil an der Erkrankung vorsichtig konfrontiert werden. Es muß die *Differentialindikation* zwischen einer *Verhaltenstherapie* und – bei ausgeprägten spezifischen Persönlichkeitsstörungen – einer *analytisch orientierten Langzeittherapie* gestellt werden. Sinnvoll ist eine begleitende dermatologische *Lokalbehandlung*.

3.11 Muskel- und Gelenkstörungen

3.11.1 Lumbago-Ischialgie-Syndrome

H. H. Studt

Definition: Lumbago-Ischialgie-Syndrome (LIS) sind ein ätiologisch vielfältiges Schmerzsyndrom, das psychisch und/oder degenerativ oder auch infektiös bedingt sein kann.

Krankheitsbild: Leitsymptome sind lokale und radikulär ausstrahlende Schmerzen. Den Schmerzattacken geht gewöhnlich eine latente Phase milder lumbaler Beschwerden voraus: Gelegentliche morgendliche Steifigkeit, zeitweilige Mattigkeit, Spannungs- oder Schwächegefühl im Rücken.

Als *Lumbago* (lat. Lendenschmerz) oder „Hexenschuß" wird ein heftiger, meist ziehender Schmerz im Lumbalbereich bezeichnet, der plötzlich beim Bücken und Wiederaufrichten oder bei einer Körperdrehung oder beim Heben auftritt – bei 2/3 der Patienten kann jedoch kein mechanischer Anlaß festgestellt werden.

Der Schmerz hält Stunden bis Wochen an. Diagnostisch ist eine lumbale Muskelverspannung und Steifigkeit des Rückens feststellbar. Dieser akute Lumbago wird von der langsam einsetzenden und anhaltenden *Lumbalgie* unterschieden.

Als *Lumboischialgie* („Wurzelreizsyndrom") wird dagegen ein akut einsetzender oder auch chronischer, meist ziehender Schmerz im Bereich der Lenden genannt, der in das betroffene Bein ausstrahlt. Bei der Untersuchung ist eine Zunahme der Schmerzen beim Pressen und Husten, ein positiver Lasègue und ein Druckschmerz im Lendenbereich festzustellen.

Patienten mit *psychogenen Kreuz- und Rückenschmerzen* haben ein vielseitiges Beschwerdebild. Sie klagen über einen dumpfen Dauerschmerz, ein Druck-, Spannungs- oder Steifheitsgefühl im Lenden- und/oder Rückenbereich, wobei sie diese Beschwerden in einer bildhaften Sprache äußern.

Die Untersuchung ergibt wechselnde Muskelverspannungen im Lendenbereich, Bewegungseinschränkungen und diffuse Sensibilitätsstörungen. Die Lokalisation der LIS ist somatisch durch die Last des Körpers und psychisch durch Konflikte zwischen Autonomie und Abhängigkeit bedingt. Dabei können sich verschiedene neurotische Konfliktverarbeitungen mit episodischen LIS verbinden und in einen andauernden Schmerz übergehen. Dieser psychogene Schmerz kann Folge einer Konversion oder ein somatisches Äquivalent für Angst oder Depression sein.

Der Verlauf ist meist episodenartig rezidivierend oder subakut oder chronisch. Im Spätstadium mit anhaltendem Schmerz sind häufig ein abhängiges depressives Verhalten, dramatische Schmerzschilderungen und Versorgungs- und Rentenansprüche – wie bei Patienten mit psychogenen Schmerzen – zu beobachten.

Die Prognose ist beim Vorliegen depressiver und hypochondrischer Tendenzen weniger günstig.

Epidemiologie: An akuten Rückenschmerzen leiden mindestens einmal im Leben 14 bis 80 % der Bevölkerung. Ischialgien kommen dagegen nur bei 1 bis 2 % der Patienten mit Lendenschmerzen vor. Ein *asymptomatischer Diskusvorfall* wird bei 50 % der über 40jährigen im Computertomogramm, bei 30 % der über 60jährigen in der Kernspintresonanz festgestellt.

Dorsopathien und *intervertebrale Diskopathien* sind ein sehr häufiger Grund für eine Arbeitsunfähigkeit oder Frühberentung. Ein erhöhtes Risiko für LIS haben Berufe mit vermehrter Vibration und sitzend vornübergeneigter Tätigkeit: Bankangestellte erkranken häufiger als Schwerarbeiter, Industriearbeiter häufiger als Landarbeiter.

Ätiopathogenese: In der *Kindheit* wurden die späteren Patienten oft vorzeitig zu Verantwortung und harter Arbeit herangezogen und gleichzeitig durch Strenge und Entbehrung von den Eltern unmündig gehalten. Vor allem die Patienten mit überwiegend psychogenen Schmerzen waren in der Kindheit in besonderem Ausmaße Deprivationen, Gewalt und Mißbrauch ausgesetzt. Die sich entwickelnde *Persönlichkeitsstruktur* zeigt oft deutliche Unruhe, großen Tatendrang, betonte Eigenständigkeit, unermüdlichen Arbeitseifer und eine betonte Selbstbehauptung, charakteristische Merkmale, die gleichsam ein „Rückgrat-Beweisen" anzeigen. Aufgrund unbewußter Angst vor Hingabe und Nähe tendieren diese Patienten dazu, andere zu übertreffen und dominierend zu betreuen. Zwanghafte Helfereinstellung und mangelnde Genußfähigkeit sind als Antwort auf ein Gefühl der Wertlosigkeit zu verstehen.

Das Ungestilltbleiben oraler Bedürfnisse in der Kindheit führt zur Entwicklung von Verhaltensweisen, die der Ich-Abgrenzung dienen. Narzißtische Ohnmacht führt zu narzißtischer Omnipotenz, die in Größenphantasien und einem expansiven Tatendrang deutlich werden. Passive Bedürfnisse bleiben bedrohlich und müssen mit erhöhtem Muskeltonus aus dem Selbstbild ausgeblendet werden. Es dominieren frühe Abwehrmechanismen der Spaltung, Projektion und projektiven Identifizierung.

Zu auslösenden Situationen werden oft belastende Krisen, in denen die Überlegenheit nicht mehr durchgehalten werden kann, wenn z.B. Partner oder Kinder selbständiger werden, oder Situationen, die einen großen Einsatz für andere bei Ambivalenz zwischen Verpflichtung und unbewußtem Aufbegehren fordern. Dabei wird der *Konflikt zwischen Abhängigkeit und Unabhängigkeit* durch Hypermotorik und tonische *Muskelverspannung* verarbeitet, was sich oft in einer Pseudounabhängigkeit zeigt. Die latente Erinnerung an die in der Kindheit durch körperliche Mißhandlung erlittenen Schmerzen führt bei erneuter Traumatisierung zum körperlichen Rückenschmerz, um das seelische Leid endlich in verschlüsselter Form zum Ausdruck zu bringen.

Psychische Einflüsse auf die Muskulatur kommen auch darin zum Ausdruck, daß konfliktbesetzte Gespräche lumbale und glutaeale Aktionspotentiale ansteigen lassen. Weiterhin führen einfache Handlungen wie z.B. Händedrücken bei neurotischen LIS-Kranken zu prolongierter Beteiligung weit entfernter Muskeln. Die Muskel-

verspannung ist auch im Schlaf vorhanden und kann elektromyographisch oder über EMG-Scanning nachgewiesen werden. Die überschießende Indienstnahme der Muskulatur mit Verkürzung von Erholungszeiten wird für die Genese und die Chronifizierung der Beschwerden verantwortlich gemacht.

Diagnose: Eine eingehende *psychosomatische Anamnese* und eine neurologische und/oder orthopädische Untersuchung führen zur Diagnose. Für psychogene LIS-Patienten sprechen eine appellative und bildhafte Schmerzbeschreibung, eine nicht mit den anatomischen Gegebenheiten übereinstimmende Ausstrahlung der Schmerzen und die Dermatome übergreifende Sensibilitätsstörungen, Gangstörungen und Paresen.

Zu bedenken ist, daß bei über 70% aller Patienten mit Rückenschmerzen keine orthopädische oder neurologische Erkrankung vorliegt und daß bei 70% der Bevölkerung im 5. Lebensjahrzehnt degenerative Veränderungen vorliegen, die keine Schmerzen verursachen.

Differentialdiagnostisch ist an degenerative und entzündliche Erkrankungen und an Tumoren und Metastasen in der Wirbelsäule, am Becken, im kleinen Becken und an den Hüftgelenken zu denken.

Therapie: Üblicherweise besteht die Behandlung bei akuten LIS-Patienten in *Bettruhe, Wärmeanwendungen*, analgetischen und/oder muskelrelaxierenden *Medikamenten*. Anschließend werden meist *Massagen* und *Krankengymnastik*, auch Injektionen und manuelle Therapie durchgeführt. Andererseits kann allein eine strikte Bettruhe über einige Wochen zur Beschwerdefreiheit führen.

Sinnvoll ist eine vorsichtig aufdeckende *psychotherapeutische Begleitung*, insbesondere eine Kombination von Physiotherapie und Psychotherapie. Eine *Verhaltenstherapie* ist dabei insbesondere auf die Krankheitsverarbeitung und den sekundären Krankheitsgewinn gerichtet.

Um einen Rückzug des Patienten mit Abbruch der Behandlung und einen meist folgenden Arztwechsel zu vermeiden, ist es notwendig, daß der Arzt eine aufkommende negative Gegenübertragung rechtzeitig wahrnimmt, die oft durch ein pseudounabhängiges und imponierendes Verhalten und durch Abwertung therapeutischer Angebote provoziert werden kann.

3.11.2 Rheumatoide Arthritis

H. H. Studt

Definition: Die rheumatoide Arthritis ist eine *entzündliche Erkrankung des Bindegewebes*, die insbesondere an den Gelenken als Synovitis in Erscheinung tritt und schließlich zu *Gelenkdeformierungen und Funktionsverlusten* führen kann.

Synonym: Chronische Polyarthritis

Krankheitsbild: Die Krankheit beginnt bei etwa zwei Dritteln der Patienten schleichend über mehrere Monate, nur selten akut in Stunden bis Tagen bei etwa einem Drittel der Patienten, und äußert sich in einer unklaren Befindensstörung, in Morgensteifigkeit der Gelenke und in Gelenkschmerzen. Zuerst zeigen meist die *Hand-, Fingergrund- und Fingermittelgelenke* symmetrisch auftretende Entzündungen, die an Schwellungen, Erwärmungen und lokalen Druckschmerzen erkennbar sind. Diese Entzündungen gehen mit Ruhe- oder Bewegungsschmerzen einher und verursachen *Bewegungseinschränkungen*, denen bald Destruktionen des Gelenkknorpels, der subchondralen knöchernen und der periartikulären Strukturen folgen. Schließlich entstehen sichtbare *Gelenkdeformierungen* und nicht behebbare *Bewegungs- und Funktionsausfälle.*

Der Verlauf der Krankheit ist sehr unterschiedlich und zeigt sich insbesondere in 3 verschiedenen Formen:

1. Ein ungünstiger, *chronisch-progredienter* Verlauf mit oder ohne abgrenzbare Schübe.

2. Ein *chronisch-symptomatischer* Verlauf und

3. Ein gutartiger *remittierender* Verlauf.

Dabei gibt es durchaus Übergänge zwischen den verschiedenen Verlaufsformen.

Die Prognose ist ungewiß und im Hinblick auf die Rehabilitation ungünstig: Bei dem chronisch-progredienten Verlauf, der bei ein bis zwei Dritteln der Patienten auftritt, entstehen bei etwa 40 % der Kranken starke *Bewegungsbehinderungen.* Etwa 10 % der Kranken werden schließlich *pflegebedürftig.*

Ungünstig auf den Verlauf wirkt sich auch ein *passiv-hinnehmendes Coping* aus, das in einer niedrigen Einschätzung eigener Beeinflussungsmöglichkeiten, in Hoffnungslosigkeit und in Depression besteht. *Angst* und *Depression* führen wiederum zu einem deutlich schlechteren Verlauf.

Andererseits erleben etwa 15 % der Patienten im ersten Erkrankungsjahr eine völlige Remission und etwa 60 % der Betroffenen haben einen leichten Verlauf.

Epidemiologie: Die *Prävalenz* der rheumatoiden Arthritis beträgt 0,5 bis 1,0 % der Bevölkerung. Die *Inzidenzrate* liegt bei 50/100.000 Einwohner/Jahr. Die Krankheit tritt bei *Frauen* etwa dreimal so häufig wie bei Männern auf und nimmt mit *steigendem Lebensalter* zu. Der Erkrankungsgipfel liegt um das 40. Lebensjahr.

Ätiopathogenese: Als Teilursachen sind eine *genetische Disposition* zu einer Autoimmunkrankheit und *psychische und soziale Faktoren* zu vermuten, die prägend auf die Charakterstruktur, auslösend für die Erkrankung und mitformend auf den Verlauf wirken.

Beschrieben wurde eine Elternkonstellation, die aus einer beherrschenden und fordernden Mutter und einem nachgiebigen anlehnungsbedürftigen Vater besteht. Die im Kind gegenüber der Mutter provozierten aggressiven Impulse werden bald gegen alle Menschen gerichtet. Eine Entlastung dieser unterdrückten Feindseligkeit ist durch körperliche Aktivitäten wie Sport möglich. Andererseits provozieren die aggressiven Impulse *Schuldgefühle*, die durch eine *dienende Haltung* anderen gegenüber abgebaut werden können.

So zeigt die *Persönlichkeitsstruktur* häufig *depressive* und *zwanghafte Züge*, die in Eigenschaften wie Bescheidenheit bis Selbstlosigkeit, Opfer- und Helfereinstellung, Güte, Geduld, auch in starker Leistungsbereitschaft und übertriebener Selbst- und Fremdbeherrschung zum Ausdruck kommen. Dabei wurde das verkappte Beherrschen bis Tyrannisieren der Angehörigen als „böse Demut" oder „wohltuende Tyrannei" bezeichnet. Der zentrale *Konflikt* dieser Kranken kreist um eine ausgeprägte *Aggressivität*, die schuldhaft erlebt und ängstlich abgewehrt wird.

Dem *Ausbruch* oder der *Verschlimmerung* einer rheumatoiden Arthritis können lebensverändernde Ereignisse vorausgehen, durch die das labile Gleichgewicht von Dienen und Herrschen bedroht oder ungelöste *Ambivalenzkonflikte* mobilisiert werden: Krisen in zwischenmenschlichen Beziehungen, Trennung vom Ehepartner, Verlust oder Tod wichtiger Bezugspersonen oder Autoritäts- und Eheprobleme können *auslösende Ereignisse* sein.

Dabei ist vorstellbar, daß durch derartige psychosoziale Stressoren immunologische Parameter (Lymphozyten-Subpopulationen, lösliche Interleukin-2-Rezeptoren) kurzfristig beeinflußt werden. Weiterhin sind bei der Entstehung der Symptomatik wahrscheinlich *negative Affekte* wie Feindseligkeit beteiligt, wodurch eine Steigerung des Muskeltonus und des Antagonistentonus entsteht, was traumatisch auf die Gelenke wirken kann.

Diagnose: Bei ausgeprägtem Krankheitsbild ist die rheumatoide Arthritis leicht zu erkennen. Nützlich können dabei Kriterien-Kataloge sein, z. B. der *American Rheumatism Association (ARA)*. Auch werden verschiedene Fragebogen angewendet, um das Erleben und Verhalten des Patienten zu erfassen (z. B. Arthritis helplessness index oder Coping strategies in rheumatoid arthritis). Ergänzend ist eine psychosomatische Anamnese dann sinnvoll, wenn es gilt, vor einer langjährigen Betreuung die Persönlichkeit des Patienten, seine möglichen Konfliktdisposition und Formen der Krankheitsverarbeitung näher kennenzulernen.

Therapie: Sie besteht in einer *medikamentösen Behandlung* mit sogenannten Basistherapeutika (Hydroxychloroquin, Gold, Sulfasalazin u.a.) über Monate, die häufig mit Nebenwirkungen einhergeht, so daß oft Kontrolluntersuchungen erforderlich sind. Da die Wirkung dieser Medikamente erst nach mehreren Wochen beginnt, ist außerdem eine *begleitende symptomatische Therapie* mit nonsteroiden Antirheumatika und/oder Steroiden angezeigt. Später sind oft auch *rheumachirurgische Eingriffe* notwendig.

Die eigentliche *Basisbehandlung* besteht dagegen in einer begleitenden ärztlichen *Aufklärung* im Sinne einer Information und Beratung, in *emotionaler Stützung*, in aktiven und passiven *Bewegungsübungen*, in lokalen *physikalischen Anwendungen*, in ergotherapeutischer und sozialrechtlicher Beratung und *Rehabilitation*.

Eine *langfristige* und *abgestufte psychotherapeutische Begleitung* besteht in einer psychologischen Führung, in zunehmend konfliktorientierten Gesprächen, niederfrequenter Einzelpsychotherapie, auch in krankheitsorientierter Gruppenpsychotherapie, in Entspannungsmethoden und Selbsthilfegruppen.

3.11.3 Psychogene Lähmungen, Tic, Torticollis spasticus und Schreibkrampf

F. Lamprecht

Wie *Konflikte* und psychologische Erfahrungen in *körperliche Symptome* einmünden können, ist um nichts rätselhafter als der willentliche Entschluß, der von einer zielgerichteten Handlung gefolgt ist (s. a. Kap. „Theorien und Modelle"). Die anatomischen und physiologischen Daten lassen vermuten, daß der *symbolische Prozeß* selbst diesen Sprung ermöglicht, und daß dieser Aspekt symbolischer Funktion vermittelt wird durch die Hirnregion, die McLean (1949) das „Visceral brain" nannte. Während psychogene Lähmungen oder sensorische Ausfälle im Bereich der Konversionsstörungen liegen oder neuerdings dem Bereich der dissoziativen Störungen (ICD-10: F 44) und teilweise den somatoformen Störungen (ICD-10: F 45) zugerechnet werden, ist die Ursachenzuordnung der *Motilitätsneurosen* (hier: Tic, Torticollis spasticus und Schreibkrampf) alles andere als einfach. Jedenfalls ist spätestens seit Freuds frühen Schriften (Studien zur Hysterie) klar, daß diese Patienten zu *beunruhigenden neurologischen Differentialdiagnosen* Anlaß geben können.

3.11.3.1 Psychogene Lähmungen

Definition: Die psychogene Lähmung verhält sich meist in Unkenntnis der Neuroanatomie. Es handelt sich meist um *schlaffe* Lähmungen bei unauffälliger neurologischer Untersuchung.

Krankheitsbild: Unabhängig von der Anamnese haben Lempert et al. (1991) phänomenologische Auffälligkeiten bei psychogenen Haltungs- und Gangstörungen beschrieben:

1. Augenblickliche *Fluktuation von Haltung und Gang* häufig als Antwort auf äußere Beeinflussung.

2. Außerordentliche Verlangsamung oder *Verzögerung der Fortbewegung*, inkompatibel mit neurologischen Erkrankungen.

3. Ein *„psychogener Romberg-Test"*, zusammengesetzt aus Schwingungsamplituden nach einer auffälligen Latenz oder mit Verbesserung durch Ablenkung.

4. *Unökonomische Haltung* mit einer Vergeudung muskulärer Energie.

5. Ein *Gang wie auf dem Eis*, welcher charakterisiert ist durch kleine vorsichtige Schritte mit fixierten Sprunggelenken.

6. Plötzliches *Einknicken*, ohne zu fallen.

7. *Erhaltene Armmitbewegungen* bei funktionellen Armlähmungen.

Immerhin ließen sich durch diese Zeichen 97 % der Patienten richtig zuordnen.

Bei den *Motilitätsneurosen* ist die Differenzierung viel schwieriger, da auch bei eindeutig *extrapyramidalen Erkrankungen* die Ausprägung der jeweiligen Symptomatik sich als *situativ beeinflußbar* erweist, z. B. auch beim Morbus Parkinson.

Epidemiologie: Psychogene Gliedmaßenschwächen oder Lähmungen sind häufig vergesellschaftet mit anderen neurologischen Symptomen, z. B. Tremor. *Konversionsstörungen* finden sich bei ca. 1 % der stationären Patienten in neurologischen Abteilungen, und bei einem *psychiatrischen Konsultationsdienst* in einem Großklinikum wird die jährliche *Inzidenzrate* mit *4 %* angegeben.

Über die Häufigkeit und Verlaufscharakteristika neurologisch relevanter psychogener Symptome im Rahmen des Mannheimer Kohortenprojektes berichten Franz et al. 1993. Als neurologisch relevante Symptomgruppen werden Kopfschmerzen, HWS-LWS-Beschwerden, unsystematischer Schwindel, funktionelle Hyperkinesen, Schlafstörungen, Konzentrationsstörungen und funktionelle Paresen genannt.

Ätiopathogenese: Schon Freud (1892) spricht in seiner Arbeit zur Untersuchung motorischer und hysterischer Lähmung von *Projektionslähmungen* (*zentral*) und *Repräsentationslähmungen* (*peripher*) Vorrangig die letztere würde von hysterischen Lähmungen nachgeahmt, in Ausnahmen können sie sich aber auch den Projektionslähmungen annähern. Hierbei komme es häufig zu *Dissoziationen* von normalerweise durch die kortikale Repräsentanz zusammengehörigen *Lähmungsgebieten*. Die *hysterische Lähmung* neige zur *extremen Ausbildung* auch auf kleinstem Gebiet, während die kortikale Lähmung bei steigender Intensität ihr Ausbreitungsgebiet vergrößere. Die Sensibilität verhalte sich gegensätzlich. Die hysterische Lähmung verhalte sich *in Unkenntnis der Hirnanatomie*. Wenn hier von psychogenen Lähmungen die Rede ist, sind bewußt alle die Lähmungen ausgelassen, die im Rahmen neurolo-

gischer Erkrankungen auch eine psychosomatische Mitbeteiligung erkennen lassen.

Diagnose/Differentialdiagnose: Schon der Erstbeschreiber hysterischer Symptome (Briquet 1859), obwohl er ihnen eine neurologische Störung derjenigen Hirnteile zugrundelegte, die den „Gemütsempfindungen und Leidenschaften" dienen, fand unter diesen Schmerz- und Sensibilitätsstörungen, Konvulsionen, Spasmen, Lähmungen, Sekretions- und Atmungsanomalien. Damals wurden im wesentlichen *polysymptomatische Bilder* unter dem „Briquet-Syndrom" zusammengefaßt. Ein hemiparetischer Arm bei lokaler neurologischer Untersuchung zeigt häufig *normale Mitbewegungen* beim Gehen und kann so leicht diagnostiziert werden. Häufig finden sich auch *normale neurologische Funktionen* bei der Untersuchung im Liegen, bei gleichzeitiger Unfähigkeit zu stehen oder zu gehen (*Astasie-Abasie*). Roussy und Lhermitte (1918) bezeichnen die Astasie-Abasie als die häufigste funktionelle Störung unter Soldaten des Ersten Weltkrieges. Die häufig gleichzeitig anzutreffenden *Sensibilitätsausfälle* sind *median* begrenzt und geben somit einen sicheren Hinweis auf Psychogenie, da die sensible Innervation jeweils 2–3 cm über die Mittellinie hinausreicht. Nicht selten kann man bei Konversionsstörungen eine merkwürdige *Haltung des Unbeteiligtseins* finden, die kontrastiert zu dem Ausmaß an Beeinträchtigung. Diese Haltung wird als *„belle indifférence"* bezeichnet. Beim Durchblick der Literatur fällt auf, daß im Bereich der Willkürmotorik häufiger funktionelle Störungen an den unteren Extremitäten zu treffen sind, die sich dann in *auffälligen Gangbildern* ausdrücken. So fand Keane (1989) bei 60 hysterischen Gangstörungen 12 mal eine *Hemiparese*, 7 mal eine Tetraparese, 4 mal eine Paraparese und je 1 mal eine Monoparese und Triparese neben anderen neurologischen Symptomen. Schwierig sind die *Kombinationen* von funktionellen Lähmungen im Zusammenhang mit organisch-neurologischen Störungen. So kann sich auf eine Fazialisparese (Keane 1993) eine ipsi-laterale Hemiparese aufpfropfen oder auch eine psychogene Armlähmung nach stereotaktischer Hirnbiopsie. Die differentielle Abklärung bei organischen Läsionen, auf die sich eine funktionelle Symptomatik aufpfropft, ist besonders schwierig.

Die meisten psychogenen Lähmungen sind *schlaffe Paresen*. Ihre ursächliche Einordnung ist keineswegs einheitlich. *Situative, kulturelle, charakterstrukturelle* und intrapsychische *Faktoren* können zum Vollbild der psychogenen Lähmung beitragen. Hierbei muß die *positive Psychodiagnostik* rechtzeitig eingreifen und nicht nur nach dem Ausschluß aller möglichen somatischen Ursachen. Dabei sollte die psychodiagnostische Anamnese und die gute klinische neurologische Untersuchung und Beobachtung Hand in Hand gehen, da sich immer wiederholende apparativ diagnostische Maßnahmen zur Chronifizierung beitragen und den psychotherapeutischen Zugang erschweren.

Therapie: Was die Behandlung betrifft, ist eine Kombination von krankengymnastisch-physikalischer Therapie mit Ermutigung und *Unterstützung* und die Möglichkeit, das Gesicht zu wahren, in über 50 % erfolgreich. Weiterhin ist ein *kognitives Erklärungsmodell* für viele Patienten hilfreich, weil es dem Patienten den Eindruck vermittelt, daß der Arzt solche Symptome kennt und ihn selbst von der Angst befreit, „verrückt" zu sein. Hierbei kommt es darauf an, auf sensible taktvolle Art und Weise die häufig rein *somatische Attribuierung* seiner Beschwerden aufzuweichen und *auszuweiten*, je nach den vom Untersucher als bedeutsam gefundenen Begleitumständen. Für einige ausgewählte Fälle, bei denen eine klare unbewußte Konfliktdynamik ausgemacht werden kann, kann eine längerfristig angelegte *psychoanalytische Behandlung* nötig werden.

Während psychogene Gangstörungen und Lähmungen meist durch die klinische genaue Beobachtung, die sorgfältige neurologische Untersuchung und die biographische Anamnese relativ klar diagnostiziert werden können, ist dieses bei den im folgenden zu besprechenden Krankheitsbildern (Tic, Schreibkrampf und Torticollis) alles andere als einfach, da sämtliche Symptome am Anfang einer später generalisierenden Dystonie vorkommen können oder auch Symptome einer fokalen oder segmentalen Dystonie darstellen.

3.11.3.2 Tic

Definition: Zu den fokalen Dystonien könnte man den Tic rechnen. Er ist charakterisiert durch eine plötzliche schnelle, kurzdauernde *stereotyp*, sich im gleichen muskulären Areal *wiederholende Bewegung*.

Krankheitsbild: Er ist häufig im *Gesichtsbereich* zu finden und betrifft da in erster Linie die vom Nervus facialis innervierten Muskeln, kann aber auch mehr komplexe Bewegungsabläufe umfassen, wie *Kopfdrehungen, Augenbewegung, Schulter-Hochziehen*, Schnüffelbewegung der Nase bis hin zu obszönen Gesten (Kopropraxie). Der normale Bewegungsablauf in dem betreffenden Areal ist in der Regel nicht beeinträchtigt. Separat oder in Kombination können auch *vokale Tics* auftreten durch den Einschluß einzelner Silben oder Wörter „Nein, nein" oder einzelner Satzfragmente „Oder Du lieber Gott". Die meisten vokalen Tics kommen an Satzverbindungen während des Sprechens vor, was dann zu einer Blockade oder Verzögerung des Redeflusses führt.

Epidemiologie: Das *Erkrankungsalter* liegt meist zwischen 40 und 60, *Frauen* sind zweimal häufiger betroffen als Männer. Die Prävalenz wird mit 1,7:100 000 E angegeben.

Ätiopathogenese: Die elektromyographische Untersuchung zeigt bei einigen Patienten eine *Störung* des peripher *motorischen Neurons*, aber auch dabei zeigte sich ein deutlicher Zusammenhang mit *affektiven Belastungen*, was auf die Modulation durch zentralnervöse Prozesse hinweist. Dafür spricht auch das Sistieren der Tics im Schlaf oder bei normalem Arbeitsablauf.

Heigl (1955) stellte an einem Beispiel eines Falles mit generalisiertem psychogenen Tic als Grundbedingung für *neurotische Fehlentwicklung* die Willkürhaltung und moralisierende Liebe der Mutter heraus und eine starke frühzeitige motorische Einengung des Kindes, welche zu neurotischen Gehemmtheiten und starken Affektanstauungen führe. Der sich daraus ableitende *Ambivalenzkonflikt zwischen Übergefügigkeit und Gehorsam* führe zum symptomatischen Tic als Kompromißbildung. Die *motorische Erregungsabfuhr* wird hier geleistet, ohne daß ein Moralkodex in Frage gestellt wird. Ferenczi (1921) versucht in seiner Arbeit „Psychoanalytical observations on tic" zwischen einem *hysterischen Konversionssymptom* und einem *lokalisierten physischen Symptom* im Rahmen einer narzißtischen Neurose, wozu er den Tic rechnet, zu unterscheiden.

„Die hysterischen Konversionssymptome sind Ausdrucksformen von genitaler Objektliebe, eingehüllt in die Form von Autoerotismus, während die Tics und Katatonien Ausdrucksformen von Autoerotismus sind, welche in einem gewissen Ausmaß genitale Eigenschaften angenommen haben".

Andere Autoren sehen die *generalisierten Tics* als verzweifelten Versuch des Patienten, eine *Kompromißlösung* zwischen seinen inneren Konflikten und den Anforderungen der Umwelt zu suchen, ohne psychotisch zu werden. Weiterhin kann der Tic als präverbales Ausdrucksgeschehen und als Rückfall in archaische Kommunikationsstrukturen gesehen werden.

Therapie: Der *Blinzeltic* wird von Schwöbel (1966) weder als Ausdruck eines seelischen Vorganges oder einer Konversion gesehen, sondern ließe sich auf die Grundbefindlichkeit des Verbergens zurückführen, wobei das *„Nichtsehen"* und das *„Nicht-Inerscheinungtreten"* wesentliche Momente des Daseins seien. Auch haben *lerntheoretische Behandlungsansätze* zu erfolgreicher Ticbehandlung geführt. Es wird immer wieder über *Spontanremissionen* berichtet. Die folgende *Fallvignette* (Lamprecht 1979) zeigt, daß zu jedem Patienten ein *individueller Zugang* gefunden werden muß und man sich vor verallgemeinernden psychodiagnostischen Überlegungen hüten muß. Bei der folgenden Beschreibung handelt es sich um ein kurzes Segment aus einer tiefenpsychologisch fundierten Gruppenpsychotherapie innerhalb einer neurologischen Poliklinik.

Bei der Patientin, nennen wir sie Frau Lehmann, lag seit 17 Jahren ein Fazialistic vor, im wesentlichen mit einer Ptosis des rechten Lides und ticartigen Kontraktionen des rechten Oberlides. Auch elektromyographisch fanden sich keine Hinweise für eine Fehlinnervation der vom N. facialis innervierten Muskeln. Es war in der 6. Stunde bis zu der sich die Patientin zurückgehalten hatte und nur sprach, wenn sie angesprochen wurde. Frau L., die sich bislang sehr schweigsam gegeben hatte, fing schließlich auf Befragen von Mitpatienten an, ihre Geschichte zu erzählen, und zwar sprudelnd wie ein Wasserfall mit leicht gesenktem Kopf. Sie habe 1938 geheiratet, 1939 einen Sohn geboren. Der Mann sei dann eingezogen worden und erst 1946 aus russischer Gefangenschaft zurückgekommen. Sie wurde kurz darauf ein zweites Mal schwanger, gebar einen zweiten Sohn zu einem Zeitpunkt, als der Mann schon in Hamburg war, um dort nach Arbeit zu suchen, nachdem entsprechende Versuche in Berlin gescheitert waren. Er schrieb ihr, er wolle sie bald nach Hamburg holen, wenn er eine geeignete Wohnung gefunden habe. Dann hörte sie lange Zeit nichts von ihm. Erkundigungen, die sie anstellte, brachten ihr die Information, daß er dort mit einer anderen Frau zusammenlebe. Während dieser Erzählung war nie ein Wort des Grolls oder Vorwurfes zu hören. Es war inzwischen 1957, der erste Sohn heiratete am 20. Dezember, zu diesem Anlaß sahen sich Herr und Frau Lehmann zum ersten Mal seit vielen Jahren wieder. Bei dieser Gelegenheit versprach er ihr, am 1.1.1958 wieder nach Berlin zu kommen, um hier eine Arbeit aufzunehmen. Wer am 1.1.1958 nicht erschien, war ihr Mann. Stattdessen konnte an diesem Tag eindeutig der erste Tag der Symptombildung ausgemacht werden. Die übrigen Gruppenmitglieder hatten sich diese Geschichte mit

merkwürdiger Zurückhaltung angehört. Nur vereinzelt wurden stellvertretend für die Patientin aggressive Kommentare gegenüber diesem Mann geäußert. Diesen begegnete sie mit einer kopfschüttelnden, im Sinne einer Verneinung meinende Geste. „Wissen Sie, wenn heute die Tür klingelt, ich mache sie auf und er steht da, ich würde ihn mit beiden Armen aufnehmen", worauf ein Gruppenmitglied sagte „Da muß man aber schon ein Auge zudrücken". Darauf setzte ein kurzes Schweigen ein. Es war ein gespanntes Schweigen, jeder verharrte einen Moment in seiner Gestik und Haltungsposition. Die Patientin hob etwas errötend ihren Kopf. Es setzte dann fast gleichzeitig bei allen ein Gelächter ein. Ein Gruppengelächter von solcher Intensität und einem solchen Befreiungscharakter, daß auch die Patientin zunächst mit einer gewissen Verhaltenheit, dann aber, als ob sie es nicht verhindern konnte, daß es schließlich voll aus ihr herauslachte, mit einstimmte. Es ist schwierig zu beschreiben, was sich hier ereignet hat. Es handelt sich um eine gelungene Deutung im richtigen Augenblick, die im Grunde genommen jedem was sich hinterher im Gespräch herausstellte, auf der Zunge lag. Ich möchte dieses Phänomen in Anlehnung an Balint wegen der plötzlich gelungenen Gruppeneinstimmung auf die Patientin als Gruppenflash bezeichnen. Danach war die Ptosis des rechten Lides aufgehoben, ebenso das Zucken. Wenn auch die situative Kopplung auffällig ist, so hätte ich nicht über diese Patientin berichtet, da es auch in der Vergangenheit schon bis zu 3 Monate zu anhaltenden Spontanremissionen gekommen war, wenn mir nicht kürzlich bei einer zufälligen Begegnung mit der Patientin über die jetzt 2 Jahre anhaltende Symptomfreiheit berichtet worden wäre.

Der mit *vokalen Tics* einhergehende *motorische Tic* in Form der „Maladie de Gilles de la Tourette" wird heute eindeutig zu den *extrapyramidalen Erkrankungen* gerechnet. Die Erfolglosigkeit psychotherapeutischer Bemühungen – nicht ein einziger Fall mit gesicherter Diagnose, der erfolgreich psychotherapiert worden wäre, ist mir bekannt – und das relativ gute Ansprechen auf *Haloperidol* sprechen für diese Annahme.

Abschließend seien hier noch die blitzartigen *klonischen Zuckungen* einzelner Muskelgruppen mit nur geringen oder ausbleibenden Bewegungseffekten (Myoklonien) erwähnt, die im Rahmen vieler neurologischer Erkrankungen vorkommen können, die aber auch psychogenen Ursprungs sein können. Monday und Jankovic (1993) rechnen die *psychogenen Myoklonien* zu den häufigsten psychogenen Symptomen in ihrer „Movement Disorder Clinic". Die Diagnose gründet sich bei diesen Autoren erstens auf die Inkongruenz mit neurologischen Erkrankungen, zweitens auf eine deutliche Psychopathologie meist im Zusammenhang mit Angstsituationen, drittens auf eine deutliche Besserung mit Ablenkung oder nach Placebogabe, viertens das zusätzliche Vorkommen von anderen neurologischen Symptomen psychogenen Ursprungs, wie nicht nachvollziehbare Sensibilitätsausfälle und Lähmungen oder Muskelschwäche spreche ebenfalls dafür.

3.11.3.3 Schreibkrampf

Definition: 34 verschiedenartige Motilitätsneurosen sind in der Literatur beschrieben, von denen der *Schreibkrampf* und der Fingerkrampf des Violonvirtuosen oder Pianisten die bekanntesten sind. Gemeinsam ist all diesen Störungen, daß der *Muskelspasmus* zuerst in einem *häufig benutzten Muskelgebiet* auftritt, für welches ein besonders differenziertes Bewegungsmuster erlernt wurde.

Krankheitsbild und Ätiopathogenese: In einer Übersichtsarbeit (Moldofsky 1971) werden *organische, psychologische* und *psychosomatische Hypothesen* und die sich daraus ableitenden Therapieverfahren diskutiert. Da beim Schreibkrampf und dem später zu besprechenden Torticollis spasticus häufiger im Verlauf weitere neurologische Symptome auftreten, werden diese Krankheitsbilder auch als „Formes frustes" angesehen und in das Spektrum der *Dystonien* eingereiht. Während vereinzelt periphere, aber auch zentrale Ursachen beschrieben werden, kommt Zacher (1989) in einer Literaturanalyse zu dem Schluß, daß, obwohl im Zuge der Zeit mehr nach organischen Ursachen gesucht wird, die *Ätiologie* letztlich als *ungeklärt* bezeichnet werden muß. Es kann auch sein, daß die Patienten, die schließlich beim Neurologen landen, andere sind als die, die beim Psychotherapeuten behandelt werden. So stellt Zimmert (1958/59) in einer Analyse von 42 Fällen *zwangsneurotische Charakterzüge* fest mit stark retentiven Tendenzen sowie Schwierigkeiten beim Sichfestlegen durch die Schrift, die dauerhafter als die Sprache ist, so daß im *Schreibkrampf* abgewehrte *rentenive Impulse* zum Ausdruck kommen. Eine psychosoziale Exploration sollte in jedem Fall unbedingt erfolgen, da bei über der Hälfte der Patienten zum Zeitpunkt der Symptommanifestation besondere *situative Belastungen* sich finden lassen.

Epidemiologie: Zuverlässige Inzidenz- und Prävalenzraten bezüglich der Motilitätsneurosen und des Schreibkrampfes liegen nicht vor.

Therapie: Neben einzelnen spektakulären Fallgeschichten sei hier noch eine größere Behandlungsserie von 39 Fällen durch *Verhaltenstherapie* erwähnt, von denen 29 symptomfrei wurden und auch blieben in einem Nachbeobachtungszeitraum von 4½ Jahren. Nach meiner Meinung muß der Schreibkrampf als die gemeinsame Endstrekke eines vielfältig störbaren Netzes von Funktionskreisen gesehen werden, in denen möglicherweise das *zentrale dopaminerge System* eine entscheidende Rolle spielt. In diesem Zusammenhang ist auch die Differentialdiagnose von organischer und psychogener Zwangssymptomatik erwähnenswert. Es kommt also darauf an, auf der biologischen, psychologischen und der sozialen Ebene zu einer Diagnose zu kommen und so bei differenzierter Betrachtung die Taxonomie voranzutreiben, denn es ist offensichtlich Schreibkrampf nicht gleich Schreibkrampf.

3.11.3.4 Torticollis spasticus

Definition: Der Torticollis spasticus ist eine Erkrankung, die durch ziehende *Schmerzen im Nacken* eingeleitet wird, wozu sich dann ein dranghafter Druck einstellt, den Kopf seitwärts zu drehen. Bei *Kopfneigung zur Seite* kommt es dabei gleichzeitig zur Drehung und *Kopfwendung zur Gegenseite.* Betroffen sind die tiefen Nackenmuskeln, der M. trapecius und M. sternocleidomastoideus.

Krankheitsbild: Das Krankheitsbild des Torticollis spasticus besteht in einer sich wiederholenden oder andauernden subjektiv nicht zu beeinflussenden *krampfartigen Wendung des Kopfes* nach einer Seite. Der Kopf kann zusätzlich auf die ipsi- oder kontralaterale Schulter geneigt sein oder auch besonders nach hinten oder vorne (Retro- bzw. Antecollis).

Epidemiologie: Der Torticollis spasticus wird bei *Frauen* häufiger angetroffen als bei Männern. Die Häufigkeit liegt bei ca. 1:100000 E.

Ätiopathogenese: Vieles von dem in den vorausgegangenen Abschnitten Erwähnten trifft auch für den Torticollis spasticus zu. Auch hier hält der Streit zwischen den Vertretern der Organogenese und Verfechtern einer Psychogenese unvermindert an. Nach den *unterschiedlich gedeuteten Ursachenzusammenhängen* richten sich auch die *unterschiedlichen Therapieverfahren* von Psychotherapie, Krankengymnastik, pharmakologischer Behandlung bis hin zur Muskeldurchtrennung. Auch bei diesem Krankheitsbild ist es praktisch nicht möglich, phänomenologisch den idiopathischen

Torticollis von symptomatischen striären Formen zu unterscheiden. Bräutigam (1964) wendet sich gegen die Fragestellung des entweder organisch oder psychisch. In einer Längsschnittuntersuchung von 25 Patienten mit Torticollis spasticus kommt Bräutigam zu dem Schluß aufgrund später hinzutretender neurologischer Symptome, daß nicht daran zu zweifeln ist, daß die Erkrankung durch eine *zentralnervöse Schädigung* fundiert ist. Die älteren psychoanalytischen Vorstellungen sprechen erstens von einer Libidinisierung des Nackens, die Kopfdrehung wird als *Wegschauen von Verantwortlichkeiten* gedeutet, drittens die Seitwärtswendung des Kopfes könne Schuld und Scham für vergangene Überschreitung repräsentieren, viertens der schmerzende Nacken wird als Bestrafung für feindliche Wünsche gesehen, fünftens wird die Kopfwendung als regressives Phänomen im Sinne des Suchens der Brust gedeutet.

Therapie: M. Mitscherlich (1971) deutet anhand einer psychoanalytischen Untersuchung von 61 Patienten, von denen auch ein Teil behandelt und geheilt wurde (11 von 21), den *Schiefhals als Fluchtversuch*, um aus der symbiotischen Beziehung zur Mutter auszubrechen. Katamnesen zu dieser Untersuchung liegen leider nicht vor. In der neueren Literatur wird der Torticollis spasticus als Manifestation der *tardiven Dystonie* gesehen oder als *fokale Dystonie*. Die Behandlungsmethode der Wahl ist die Behandlung mit *Botolinum Toxin*. In einer Clusteranalyse von 144 Fällen vom Torticollis spasticus werden *Subgruppen* analysiert und die Autoren plädieren dafür, daß die *subjektiven Aspekte des Krankheitserlebens* mit in die klinisch-neurologische Untersuchung einzubeziehen sind, um neben der Behandlung mit Botolinum Toxin auch die Indikation für zusätzliche *psychotherapeutische* und *sozialrehabilitative Maßnahmen* zu stellen, um so der Mehrdimensionalität des Krankheitsbildes gerecht zu werden.

3.12 Endokrine Störungen

M. Teising

3.12.1 Diabetes mellitus

Die Krankheit wurde 1674 erstmals von Thomas Willis beschrieben, der „verlängerte Sorgen" für auslösend hielt.

Definition: Diabetes mellitus besteht, wenn ein *Blutzucker-Nüchtern-Wert* von 120 mg/dl (7,0 mmol/l) oder zu einem beliebigen Zeitpunkt von über *200 mg/dl* (11,0 mmol/l) gemessen wird. Die orale Glukosebelastung zeigt einen manifesten Diabetes mellitus an, wenn 2 Stunden nach der Gabe von 75 g Glukose ein Wert von 200 mg/dl überschritten wird. Dem Diabetes mellitus liegt ein relativer oder ein absoluter *Insulinmangel* zugrunde.

Diabetes mellitus Typ I entspricht dem juvenilen Diabetes, IDDM (Insulin dependent diabetes mellitus)

Diabetes mellitus Typ II entspricht dem Erwachsenen-Diabetes, NIDDM (nonInsulin dependent diabetes mellitus)

Typ IIa – ohne Adipositas

Typ IIb – mit Adipositas

Symptomatischer Diabetes mellitus z.B. bei Cushingsyndrom

Beschwerden und Symptome: Charakteristisch für die Manifestationsphase des *Typ I-Diabetes* ist *Heißhunger*, gesteigerter *Durst* und häufiges Wasserlassen. Die Patienten klagen über *Müdigkeit*, Konzentrationsschwäche und *eingeschränkte Leistungsfähigkeit*. Sie sind besonders infektanfällig. Sehstörungen und Juckreiz können weitere Symptome sein.

Der *Typ II-Diabetes* beginnt *schleichend* und wird häufig gar nicht bemerkt. Ein starkes Durstgefühl kommt seltener vor, als bei Typ I-Patienten. Die Erkrankung kann sich bei den zu 80 % *übergewichtigen Patienten* durch eine Neigung zu *Haut- und Schleimhautinfektionen*, insbesondere Pilzinfektionen, zeigen. Häufig wird sie aber erst an den Symptomen der Folgeerkrankungen erkannt.

Verlauf und Prognose: Der *Verlauf* beider Diabetestypen wird ganz entscheidend von der Möglichkeit des Patienten, auf therapeutische Erfordernisse einzugehen, bestimmt.

Bei den zeitlebens insulinabhängigen *Typ 1-Patienten* kommt es zu diabetesspezifischen *Mikroangiopathien*, die die Kapillaren aller Organe betreffen, sich aber besonders an Augen und Nieren manifestieren. Die arteriosklerotische Makroangiopathie ist nicht diabetesspezifisch, tritt aber schneller und generalisierter auf als bei Nichtdiabetikern. Die Schädigung der Nerven führt zu diabetischen *Neuropathien*, die ein breitgefächertes klinisches Bild zeigen. Sensorische, motorische und autonome Neuropathien können unterschieden werden. Lebensgefährliche Stoffwechselkrisen äußern sich im *hypoglykämischen Koma* oder im *ketoazidotischen Koma.*

Beim *Typ 11-Patienten* stehen die Symptome der *Makroangiopathie* im Vordergrund. Ihre Entstehung wird durch die gleichzeitig bestehende *Hyperlipidämie* und den *Hypertonus* gefördert (Metabolisches Syndrom). Es kommt zu *Gefäßverschlüssen*, insbesondere der *Herzkranzgefäße* (über 50 % der Diabetiker versterben an den Folgen der koronaren Herzkrankheit), der *Hirnarterien*, der *Niere*, der Extremitäten und der *Netzhaut.* Der Diabetes mellitus ist die häufigste Ursache für die Indikation zur Dialyse und die häufigste Erblindungsursache in Deutschland. Eine typische Folgeerkrankung ist der „*diabetische Fuß"* mit sensiblen Ausfällen, so daß Warnsignale der Durchblutungsstörung nicht wahrgenommen werden.

Epidemiologie: Die *Prävalenzrate* für Diabetes mellitus beträgt etwa *4 %,* davon sind 80 % Diabetiker vom Typ II. Von den über 65jährigen sind ca. 10 % manifest zuckerkrank, viele ohne davon zu wissen.

Die Menschen in *nördlichen Industriegesellschaften* sind vom Diabetes besonders häufig betroffen. In Kriegszeiten geht die Erkrankungshäufigkeit zurück. In asiatischen Ländern tritt die Krankheit wesentlich seltener auf.

Ätiopathogenese

Erbfaktoren: Die Anlage an Diabetes mellitus zu erkranken, ist *vererbbar.* Der genetische Einfluß scheint bei Typ II-Diabetikern eine größere Rolle zu spielen als bei dem juvenilen Typ I. Eineiige Zwillinge von Typ II-Patienten erkranken in nahezu 100 % ebenfalls. Hingegen erkranken nur 36 % der eineiigen Zwillinge von Typ I-Patienten ebenfalls.

Persönlichkeitsstruktur/typischer Konflikt/auslösende Situation: Subjektiv als *belastend empfundene Lebensereignisse* beeinflussen den Blutzuckerspiegel von Diabetikern und Nichtdiabetikern, bei Diabetikern können sie aber Hypo- und Hyperglykämien auslösen. *Unbewußte Konflikte,* die durch Tagesereignisse aktualisiert werden, beeinflussen sehr sensibel die Stoffwechsellage von diabetischen Patienten.

Versuche, beim Diabetes eine bestimmte psychische Struktur zu beschreiben, haben sich nicht bestätigen lassen.

Psychopathologische Symptome kommen bei Diabetikern zwar häufiger vor als bei gesunden Menschen, aber auch nicht häufiger als bei anderen chronischen Erkrankungen.

Affekte: Im Kontakt mit dem Patienten begegnen wir den Affekten, unter denen die *krankheitsbezogenen Ängste* von besonderer Bedeutung sind. Sie können von irrealen neurotischen Ängsten überlagert sein.

Mit dem Diabetes verbundene typische Ängste sind:

• *Angst vor Objektverlust,* z.B. beim diätetischen Verzicht

• *Angst vor Strafe,* z.B. beim Nichteinhalten von therapeutischen Regeln

• *Angst vor Abhängigkeit,* z.B. vom Insulin

• *Angst vor Zerstörung,* z.B. bei Folgeerkrankungen

Der Diabetes mellitus als innere Repräsentanz: Die Diagnose des Diabetes und die therapeutischen Eingriffe müssen psychisch verarbeitet werden. Viele *Phantasien* kreisen um die Aufnahme, Umgestaltung, Einbau und Ausscheidung der Nahrung, psychisch ausgedrückt um die *Introjektion fremder Objekte.* In den inneren *Vorstellungen vom Diabetes* (Diabetesrepräsentanzen) stellen sich *Beziehungsmodi* dar, die sowohl in der Beziehung zum Körper als auch im interpersonellen Erleben wirksam sind und in der Beziehung zum Arzt zur Darstellung kommen.

Diagnose/Differentialdiagnose: Die Diagnose und die Klassifikation des Diabetes mellitus ergeben sich aus den Bestimmungen des *Blutzuckers,* der *Glukosetoleranz* und des Nachweises von *Antikörpern.*

Therapie: Die Diabetes-Therapie hat sich in den letzten Jahren in eine Richtung entwickelt, in der die psychotherapeutische Medizin besonders gefragt ist. Der Patient wird mehr in die Verantwortung genommen, die paternalistische ärztliche Haltung, von manchen Patienten gewünscht, tritt in den Hintergrund. Basis der Therapie ist eine *bewußte Ernährung,* auf die die Insulindosis abgestimmt wird. Bei Typ II-Patienten sollen orale Antidiabetika nur gegeben werden, wenn die Diät nicht ausreicht.

Der geschulte Diabetiker soll
- seinen Blutzucker mehrmals täglich selbst messen,
- seine Nahrungsaufnahme planen und kontrollieren,
- sich gegebenenfalls Insulin selbst dosieren und injizieren,
- die in den Schulungsprogrammen vermittelten Inhalte im Alltag umsetzen.

Die Erfahrungen zeigen aber, daß eine Therapiemaßnahme um so zuverlässiger angewendet wird, je passiver sie „eingenommen" werden kann. Typ I- und Typ II-Patienten unterscheiden sich in der Compliance. *Typ I-Patienten* wachsen oft schon mit der Krankheit auf. Sie ist in eine sich entwickelnde *selbstbestimmte Lebensführung* zu integrieren. Das höhere Erkrankungsalter der *Typ II-Diabetiker* hingegen, der schleichende Verlauf und die geringe Tendenz zu Hypoglykämien machen es erheblich *schwerer*, sich eine konsequent auf den Diabetes bezogene *Lebensführung* anzueignen.

Schulungskonzepte: Die *Schulung* gehört zum *Standard der Behandlung*. Sie vermittelt diätetisches Wissen, informiert über therapeutische Methoden und schult ihre Anwendung. Es geht um die *Prävention von Folgeerkrankungen* und um die Sensibilisierung für Alarmsignale. Außerdem werden psychosoziale Hilfen gegeben. *Verhaltenstherapeutische* und *pädagogische* Bestandteile der Schulungsprogramme führen zu günstigeren Ergebnissen als reine Ernährungsberatung oder -schulung. Ein großes, bisher nicht befriedigend gelöstes Problem besteht darin, daß Gewichtsreduktion und Schulungswissen im Alltag nicht lange erhalten bleiben oder angewendet werden.

Arzt-Patient-Beziehung

Psychosoziale Beratungsfragen, die an den Arzt häufig gerichtet werden, betreffen:
- die Vererbung und Gefährdung der (potentiellen) Kinder,
- den Umgang mit der Krankheit im sozialen Umfeld, insbesondere (befürchtete) Diskriminierung,
- die Angst vor und die Verarbeitung von Folgeerkrankungen,
- sozialmedizinische Fragestellungen, wie die nach Schwerbehinderung, Eignung zu verschiedenen Berufen, Fahrtüchtigkeit und Beratung.

Die *Kooperation zwischen Arzt und Patient* beginnt mit der Diagnosestellung, die in jedem Patienten andere Phantasien und Befürchtungen auslösen kann. Die Patienten brauchen Zeit, diese lebenslange Erkrankung zu akzeptieren und in ihr Körperbild zu integrieren. Eine *psychosomatische Grundhaltung* erleichtert es dem Arzt, häufig vorkommende Verleugnungen, Provokationen, Nachlässigkeiten und Schuldzuweisungen nicht auf sich persönlich zu beziehen, sondern als Ausdruck der Krankheitsbewältigung und als *Übertragungsphänomene* zu verstehen.

3.12.2 Diabetes insipidus

Definition: Der Diabetes insipidus, die „Wasserharnruhr", entsteht bei einem *Mangel an antidiuretischem Hormon (ADH)*, das im Hypothalamus gebildet und im Hypophysenhinterlappen gespeichert wird. Es kommt zur Ausscheidung einer *großen Menge verdünnten Urins* (mehr als 30 ml pro kg Körpergewicht pro Tag) mit einem spezifischen Gewicht <1010.

Beschwerden und Symptome: Klinisch stehen *Polydipsie* und *Polyurie* im Vordergrund. In Extremfällen werden bis zu 40 l Urin pro Tag ausgeschieden. Die Haut und die Schleimhäute sind ausgetrocknet. Häufiges *nächtliches Wasserlassen* führt zu ständiger *Übermüdung*.

Verlauf und Prognose: Bei ungenügender Deckung des Wasserbedarfs kann es zu *Exsikkose* mit Fieber kommen.

Epidemiologie: Der Diabetes insipidus ist ein *seltenes Krankheitsbild*.

Ätiopathogenese: Es werden drei Formen des Diabetes insipidus unterschieden.

- Der *zentrale Diabetes insipidus* ist ADH-sensibel. Er entsteht durch Autoantikörper gegen Hypophysengewebe, durch Tumoren der Hypophyse oder im Rahmen granulomatöser, entzündlicher oder vaskulärer Erkrankungen.

- Beim sehr seltenen *nephrogenen Diabetes insipidus* besteht entweder ein X-chromosomal rezessiv vererbbarer tubulärer Defekt oder er ist Folge einer renalen Erkrankung.

- Der *psychogene Diabetes insipidus* beruht auf einer psychogenen Polydipsie, die als ein seltenes Symptom bei *Psychosen* aus dem schizophrenen Formenkreis beobachtet wird.

Diagnose/Differentialdiagnose: Im *Durstversuch* steigt das spezifische Gewicht des Urins nicht an. Die diagnostische Abgrenzung der psychogenen Polydipsie vom hypophysären Diabetes insipidus ist schwierig.

Therapie: Die Behandlung hängt von der Form des Diabetes insipidus ab. Die ideopathische Form wird durch intranasale *Gaben von ADH* behandelt. Bei der symptomatischen Form steht die *Behandlung der Grundkrankheit* im Vordergrund. Bei komatösen Zuständen durch Dehydratation mit Hyperosmolarämie und Hyponatriämie ist intensivmedizinische Überwachung angezeigt.

3.12.3 Hyperthyreose

Definition: Bei der *Schilddrüsenüberfunktion* wird vermehrt Trijodthyronin (T 3) und Thyroxin (T 4) produziert. Das schilddrüsenstimulierende Hormon TRH (thyreoid stimulating hormone) ist erniedrigt. Es werden *autonome Hyperthyreosen*, bei denen meist umschriebene Schilddrüsenbezirke unabhängig von TRH produzieren von *Autoimmunerkrankungen* unterschieden.

Beschwerden und Symptome: Subjektiv werden am häufigsten *Herzsensationen* im Sinne tachykarder Rhythmusstörungen wahrgenommen. Psychisch imponiert ein *Unruhegefühl*, oft quälende *Rastlosigkeit*. Die Patienten sind besonders *reizbar*, können sich nicht konzentrieren und leiden unter *Schlafstörungen*. Als neurologische Symptome treten *Tremor*, gesteigerte Reflexgeschwindigkeit und Muskelschwäche auf. Ein Drittel der Patienten klagt über Schluckbeschwerden. Die Haut ist warm, weich und feucht. Es kann zu Haarausfall kommen. Der *Stoffwechsel* ist *gesteigert*, auch mit kataboler Bilanz.

Verlauf und Prognose: *Autonome Hyperthyreosen* können lange unerkannt bleiben. Sie scheinen aber mit zunehmendem Alter zur Dekompensation zu neigen. Die Immuntherapie verläuft *schubweise oder chronisch*.

Eine *thyreotoxische Krise* ist lebensbedrohlich. 50 % der thyreotoxischen Krisen werden durch Jodgabe, in Medikamentenform oder als Röntgenkontrastmittel, ausgelöst.

Epidemiologie: Die Inzidenz der Hyperthyreose liegt jährlich bei 35/100.000 Einwohner. *Frauen* erkranken fünfmal häufiger als Männer.

Ätiopathogenese

Erbfaktoren: Für immunogene Hyperthyreosen ist eine *genetische Prädisposition* gesichert.

Persönlichkeitsstruktur, Wege der Symptombildung: Die psychische Symptomatik der Hyperthyreose kann so sehr im Vordergrund stehen, daß Alexander (1951) die Hyperthyreose zu den sieben klassischen psychosomatischen Krankheiten zählte, für die er spezifische Konflikte und Charakterstrukturen postulierte. Seine Theorie ließ sich aber nicht aufrechterhalten. Allerdings sind *belastende Lebensereignisse* bei Hyperthyreose-Patienten deutlich *häufiger* aufgetreten als bei der Normalbevölkerung.

Diagnose/Differentialdiagnose: Eine Schilddrüsenüberfunktion wird durch die Bestimmung der *Hormone* festgestellt. Der Nachweis von verschiedenen *Autoantikörpern* ermöglicht die differenzierende Diagnose.

Da sich die Hyperthyreose auch in psychischen Symptomen zeigen kann, ist die differentialdiagnostische Abklärung vor Beginn einer psychiatrischen oder psychotherapeutischen Behandlung notwendig. Es sei auch auf die Ähnlichkeit der vegetativen Symptomatik bei *Alkohol*- und anderem *Substanz-Mißbrauch* bzw. bei deren *Entzug* hingewiesen.

Therapie: Die Therapie der Hyperthyreose besteht aus der medikamentösen Behandlung, der Operation und der Radio-Jod-Therapie. *Im Einzelfall* ist eine *psychotherapeutische Behandlung* traumatischer Erlebnisse angezeigt.

3.12.4 Cushing-Syndrom

Definition: Das Cushing-Syndrom wird durch *erhöhte* Kortisolspiegel hervorgerufen. Es tritt *ACTH* (Adeno-corticotropes Hormon) abhängig als Morbus Cushing auf, wenn in der Hypophyse zu viel ACTH gebildet wird. In seltenen Fällen soll die Ursache im Hypothalamus liegen. Daneben gibt es ektope CRF (Corticotropin releasing factor) oder ACTH-bildende, insbesondere paraneoplastische *Tumoren*.

ACTH-unabhängig sind autonom produzierende *Nebennierenrindentumoren* sowie die durch eine *Kortisontherapie* induzierten Cushing-Syndrome.

Beschwerden und Symptome: Das äußere Erscheinungsbild der Patienten ist geprägt durch ihr rotes, *rundes Gesicht* und die *körperstammbeton-*

te *Adipositas*. Es besteht eine *diabetische Stoff- wechsellage* meist mit *Hypertonus*. Bei Frauen kommt es zur Amenorrhoe und zu Hirsutismus. Es entsteht eine *Osteoporose*, eine erhöhte Fragilität der Gefäße und eine ausgeprägte Akne. Bei vielen Patienten treten *depressive Syndrome* auf, häufig mit manisch-depressiven Zügen und suizidaler Gefährdung, auch mit *Halluzinationen* und paranoiden Wahnvorstellungen. Unter Kortisoltherapie ist eine euphorisierende Wirkung bekannt.

Epidemiologie: Das Cushing-Syndrom hat eine jährliche Inzidenz von einem Krankheitsfall pro 1 Mio. Einwohner. *Frauen* sind häufiger betroffen als *Männer*.

Ätiopathogenese: Erbfaktoren sind beim Cushing-Syndrom nicht beschrieben.

Die psychopathologische Wirkung des Hyperkortisolismus verweist auf Wechselwirkungen zwischen Hormonen, Neurotransmittern und Releasingfaktoren.

Diagnose/Differentialdiagnose: Die Diagnose wird mit Hilfe der Hormonanalyse und des *Dexametasonhemmtestes* gestellt. Bildgebende Verfahren kommen nach der hormonanalytischen Untersuchung zum Einsatz.

Da einzelne Symptome lange vor dem Vollbild des Cushing-Syndroms auftreten können, sollte bei *psychischen Krankheitsbildern* an die Möglichkeit des Cushing-Syndroms gedacht werden.

Therapie: Die Behandlung besteht in der *operativen Entfernung* des Kortisolproduzierenden oder -stimulierenden Gewebes. Bei psychotischen Symptomen sind *psychiatrische Interventionen* erforderlich. *Psychotherapeutische Hilfen* können bei der Verarbeitung der Symptomatik angezeigt sein. Die ärztliche *Beratung* kann auf die Reversibilität des Erscheinungsbildes bei Behandlung der Grundkrankheit verweisen.

3.13 Organische Psychosyndrome

H. L. Kröber

Definition: Als *organisches Psychosyndrom* werden alle psychischen Störungen bezeichnet, die unmittelbar auf *organische Funktionsstörungen* zurückführbar sind, wobei die primäre organische Erkrankung das Gehirn, aber auch andere Organe (z.B. Herz, Lungen, Leber) betreffen kann.

Synonyme sind organische Psychosen, hirnorganische und symptomatische Psychosen (ältere Psychiatrie), organisch bedingte psychische Syndrome und Störungen und durch psychotrope Substanzen induzierte organisch bedingte psychische Störungen (DSM-III-R);

FO: Organische, einschließlich symptomatische psychische Störungen und F1: Psychische und Verhaltensstörungen durch psychotrope Substanzen (ICD-10).

Organische Psychosyndrome sind *ätiologisch unspezifisch*, d.h. in Symptomatik und Verlauf potentiell gleichartig bei ganz unterschiedlichen organischen Ursachen. Prognostisch und therapeutisch wichtig ist die klinische Unterscheidung zwischen *akuten* und *chronischen* organischen Psychosyndromen. Die *akuten* (Rausch, Delir, Bewußtlosigkeit etc.) sind durch ein *akutes Krankheitsgeschehen* bedingt (z.B. akute Vergiftung mit Alkohol, akute Hirnquetschung, akuter Schlaganfall, akute Infektionskrankheit).

Die *chronischen* organischen Psychosyndrome gehen auf eine langdauernde oder *langsam progrediente Beeinträchtigung* zurück (z.B. M. Alzheimer, chronischer Alkoholismus, allmähliche Verengung hirnversorgender Gefäße) oder sind das *überdauernde Resultat* von Hirnschädigungen (z.B. unfallbedingtes Hirntrauma, Hirninfarkt, Hirnoperation).

Beschwerden und Symptome: Leitsymptome der *akuten* organisch bedingten psychischen Störung ist die *Bewußtseinsveränderung*, vereinzelt als erhöhte Bewußtseinshelligkeit, zumeist aber als *Bewußtseinstrübung* im Spektrum von leichter Verlangsamung und Unkonzentriertheit bis zu tiefer Bewußtlosigkeit. Man kann sich dies an den dosisabhängigen Alkoholwirkungen von leicht erhöhter Wachheit über Verlangsamung und Benommenheit bis zu tiefer Bewußtlosigkeit verdeutlichen; ein ähnliches Spektrum findet sich auch (progredient) z.B. bei Hirninfektionen und akutem Hirndruck durch raumfordernden Prozeß oder (degressiv) im langsamen Aufklaren nach tiefer Bewußtlosigkeit bei Zuständen nach Hirnverletzung (z.B. durch Verkehrsunfall).

Eine nicht ganz seltene Ausnahme vom Prinzip der Bewußtseinstrübung sind die *paranoid-halluzinatorischen „Durchgangssssyndrome"*, in denen die Patienten lebhafte optische Halluzinationen schildern, oft verbunden mit Personenverkennungen und Wahneinfällen. Solche passageren Syndrome gibt es nicht nur beim Alkoholdelir, sondern auch bei allen anderen akuten organischen Syndromen, oft eingebettet in ansonsten typische Verläufe.

Leitsymptome der *chronischen* organischen Psychosyndrome sind a) intellektueller Abbau (Demenz) und/oder b) Veränderungen der Emotionalität und der Persönlichkeit (Wesenänderung).

- *Intellektueller Abbau:* Dieser äußert sich in zunehmenden Störungen von Konzentration, Merkfähigkeit, Gedächtnis für Informationen jüngeren Datums, schließlich auch im erschwerten Zugriff auf das Langzeitgedächtnis. Es kommt zu *Wortfindungsstörungen* und *Auffassungsstörungen* für die Äußerungen anderer, anhaltender Verlangsamung der Denkabläufe, nachlassender zielgerichteter Steuerung der Denkvorgänge, die sich in Weitschweifigkeit und „den Faden verlieren" äußert. Daneben bestehen häufig Störungen des früher problemlosen Verständnisses von nichtsprachlichen Informationen (z.B. Analog-Uhr ablesen) und automatisierten Handlungen (Autofahren, Wecker stellen, Anziehen; „Apraxie"). Die Störungen von Auffassung, Merkfähigkeit und Gedächtnis führen schließlich zu gravierenden *Orientierungsstörungen:* örtlich, zeitlich, situativ und zur eigenen Person.
Die Patienten klagen anfangs häufig über Vergeßlichkeit oder Nichtwiederfinden von Sachen, sie leiden nicht selten darunter, daß ihr Denken nicht mehr von der Stelle kommt. Aber auch erheblich Demente registrieren häufig noch, daß etwas mit ihrer Denkfähigkeit oder dem Gedächtnis nicht stimmt und bemerken, oft mit Scham, daß sie sich in einem „Durcheinander" bewegen. Das „Durcheinander" wird nicht selten *paranoid* gedeutet und kann auch zu aggressiven Durchbrüchen führen: daß die Angehörigen, Pfleger oder anonyme Personen eingedrungen seien, nicht auffindbare Dinge gestohlen oder das Chaos in der Küche angerichtet haben.

- *Wesensänderung:* Bei manchen Kranken, z.B. Hirntraumatikern und Menschen mit zerebralen Durchblutungsstörungen, ist die intellektuelle Leistungsfähigkeit nicht oder gering beeinträchtigt, während es zu deutlichen Störungen der Affektivität und Emotionalität kommt. Diese Kranken sind im Vergleich zu gesunden Zeiten erhöht *affektdurchlässig,* haben also z.B.

bei traurigen Themen sofort Tränen in den Augen, werden bei Kritik sofort heftig wütend oder sind *affektlabil,* schwanken also abrupt zwischen traurig, heiter, zornig. Daneben bestehen chronische Einengungen und Verschiebungen der Emotionalität, vor allem in den drei Prägnanztypen der chronischen *Depressivität* und *Weinerlichkeit,* des chronischen *mißmutig mürrischen Rückzugs,* aber auch der chronisch *subeuphorischen Stimmungslage.* Entscheidend ist der Verlust früher vorhandener Gestimmtheiten und emotionaler Reaktionsmöglichkeiten, der als „Wesensänderung" imponiert, entweder im Sinne der krassen *Zuspitzung früherer Tendenzen* (der früher finanziell Ängstliche wird zum abweisenden Geizkragen) oder des *Verlustes früher bestimmender Eigenschaften* (der einst Fröhliche und Aufgeschlossene wird dauerhaft mißmutig und abweisend).
Selbstverständlich ist die organische Wesensänderung sehr viel stärker als das akute Psychosyndrom oder auch der intellektuelle Abbau intensiv *verschränkt* mit den Eigenheiten der jeweiligen Persönlichkeit und ihrer Reaktion auf die biographischen Erlebnisse und Veränderungen, auf die nachlassende körperliche Leistungsfähigkeit, den Verlust der einstigen sozialen Rolle und nahestehender Personen, so daß bisweilen als organisch angesehen wird, was psychogen, aber auch – und vielleicht häufiger – daß *als psychogen mißdeutet* (und vorgeworfen) wird, was hirnorganisch bedingt ist.

- *Weitere Symptome:* Auch im Rahmen chronischer organischer Psychosyndrome kann es zu vorherrschender *halluzinatorischer und/oder wahnhafter Symptomatik* kommen, die einer differentialdiagnostischen Abklärung gegenüber Spätschizophrenien bedarf. Grundsätzlich können *alle* psychopathologischen Syndrome auch organisch bedingt sein, von Bildern, die primär als neurotisch imponieren bis hin zu maniformen Störungen. Aufschluß gibt oft erst der *Verlauf,* wenn sich z.B. eine langsam progrediente Virusenzephalitis zunächst als Ehekrise darstellt, dann als (reaktive) Depression, dann als paranoid-halluzinatorisches Syndrom und schließlich in neurologische Störungen und Bewußtlosigkeit mündet.

Verlauf und Prognose hängen bei den *akuten* Psychosyndromen von der *Grundkrankheit* ab. Entscheidend ist das Bemühen, daß diese nicht zu irreversiblen Hirnschädigungen führt. Die chronischen organischen Syndrome sind bereits Ausdruck einer weitgehend *irreversiblen Hirnschädigung*, je nach Grundkrankheit schreitet diese weiter fort (M. Alzheimer, neurologische Systemerkrankungen, zerebrale Durchblutungsstörungen, manche Epilepsien etc.) oder bleibt stationär (z. B. Zustände nach traumatischer Hirnschädigung oder nach Hirninfarkt/Hirnembolie). Nach *akuten Hirnschädigungen* ist vor allem im ersten halben Jahr, aber auch noch für einen Zweijahreszeitraum mit *Befundbesserungen* zu rechnen; der danach erreichte Zustand ist zumeist irreversibel, verschlechtert sich aber auch nicht eigenständig (auch hier gibt es Ausnahmen, z. B. nach offenen Hirnverletzungen oder bei posttraumatischen Epilepsien). Allemal setzt der organische Krankheitsprozeß den *Rahmen*, die Ober- und Untergrenzen des Erreichbaren, innerhalb dessen durch medizinische, psychotherapeutische und übende Interventionen vieles erreicht oder versäumt werden kann.

Diagnose: Die Diagnose wird (wie bei fast allen psychiatrischen Erkrankungen) anhand des *psychopathologischen Syndroms* gestellt. Sie ist insoweit zunächst unabhängig vom sicheren Nachweis einer (hirn)organischen Störung. Notwendig ist jedoch a) die genaue Abklärung des *psychopathologischen Syndroms*, b) die eingehende Abklärung der *organischen Ursachen*, und eine entsprechende *zweiteilige Diagnose*, z. B. F02.3 Demenz bei Parkinson-Krankheit (ICD-10).

Differentialdiagnostisch ist bei der Symptomatik eines *akuten* Psychosyndroms, also bei Bewußtseinsstörungen, vor allem an hysterische und *dissoziative Störungen* zu denken, aber auch an entsprechende Symptomatik im Rahmen von *schizophrenen Erkrankungen*. Ansonsten liegt hier das Schwergewicht der Diagnostik auf der *zweiten Ebene*, der Suche nach der *organischen Ursache* (Intoxikation, Infektionen, zerebrale Raumforderung, akute Durchblutungsstörungen), um rasch und eventuell lebensrettend eingreifen zu können.

Intellektueller Leistungsabbau wie beim *chronischen organischen Psychosyndrom* findet sich als *Pseudodemenz* häufig bei depressiven Reaktionen und Erkrankungen; Gedächtnis-, Konzentrations- und Leistungsstörungen vor dem 60. Lebensjahr sind wesentlich häufiger durch eine Depression bedingt als durch einen hirnorganischen Prozeß. Mit einfachen testpsychologischen Instrumenten lassen sich beide Störungsbilder oft nicht unterscheiden, sinnvoll ist eine gezielte, auch *neurologische Differentialdiagnostik*, wie sie die inzwischen zahlreichen „Gedächtnissprechstunden" anbieten.

Organisch bedingte *Störungen von Affektivität und Emotionalität*, z. B. bei Hirntraumatikern, werden nicht selten übersehen oder *als psychogen verkannt*, zumal wenn diese Patienten keine meßbaren intellektuellen Leistungseinbußen aufweisen; affektive/emotionale Störungen werden testpsychologisch oft nicht erkannt.

Epidemiologie: Die Hauptgruppe bilden die älteren Patienten mit *hirnorganischen Erkrankungen*, deren *Anteil* an den über 65jährigen bei etwa 3–7 % liegt. Jenseits des 65. Lebensjahres wächst der Anteil Demenzkranker exponentiell an.

Eine zweite, wesentlich jüngere Hauptgruppe sind die v. a. durch Verkehrsunfälle *hirntraumatisierten Patienten*, die in Deutschland an die Stelle der hirnorganisch Kriegsversehrten getreten sind. Die dritte Hauptgruppe verteilt sich auf Hunderte von Einzelkrankheiten, vom chronischen Alkoholmißbrauch bis hin zur Rarität der Creutzfeld-Jakob-Krankheit.

Therapie und typische Probleme im Umgang mit hirnorganisch Kranken: Die medizinische Therapie richtet sich primär auf die internistische oder neurologische *Grunderkrankung*. Bei den akuten organischen Syndromen gibt es echte Heilungen, bei den chronischen dagegen nur das Erreichen eines relativen Optimums. Dazu gehört oftmals auch das Beseitigen von *medizinischen Störfaktoren* wie z. B. zu hoch dosierten oder nicht indizierten Medikamenten.

Gefährlich ist die freigiebige und zu hochdosierte Verabreichung von *Psychopharmaka*, ganz überwiegend durch Nichtpsychiater, und zwar nicht wegen Suchtgefahr, sondern wegen *Beeinträchtigungen von Wachheit und Bewegungssicherheit* tagsüber.

Die medikamentöse Behandlung organischer Psychosyndrome ist eine Kunst, die hier nicht in wenigen Zeilen abgehandelt werden kann; allemal gehört ein solcher Kranke in *fachärztliche Behandlung*, da eine falsche und zumeist lange durchgeführte Therapie durch Sedierung, Immobilisierung und eingeschränkte Atmung zur Verstärkung der Grundkrankheit, zu Folgekrankheiten und vorzeitigem Tod führen kann.

Ein Schwerpunkt der Behandlung liegt auf der auch psychisch wichtigen *Mobilisierung* und *Aktivierung* der Patienten und auf *kognitiven Trainingsverfahren*. Diese sind bei manchen Patientengruppen (z.B. Zustand nach Hirntrauma, nach Schlaganfall) recht wirksam und wichtig; bei chronisch progredienten Erkrankungen dagegen kaum. Auch hier schadet „Gehirnjogging" u.ä. nicht, solange einzelne Kranke nicht nutzlos mit Aufgaben beschäftigt werden, deren Nichtbewältigung sie realisieren und schamhaft erleben. Wichtig ist schließlich, daß die Kranken untereinander oder mit Behandlern ins Gespräch kommen, daß sie *erzählen dürfen,* zumal von den alten Zeiten, um so im Erzählen wieder heil sein und Stärkung aus dem eigenen Lebensschatz erhalten zu können.

Viele hirnorganisch Kranke verdeutlichen, wie wenig geschwunden und wie viel geblieben sein kann, wenn jemand zeitlich und örtlich desorientiert ist. Oftmals aber sind sie *schwierige Patienten*, die als kooperationsunfähig, mißmutig, „hysterisch", aggressiv, undankbar wahrgenommen werden. *Angehörige* haben oft große Mühen, selbst krasse Fehlleistungen von Demenzkranken als Folge von Krankheit und nicht von Bosheit zu verstehen, zumal diese Veränderungen allmählich vor sich gehen, die Interaktionsgrundlagen also nicht abrupt und erkennbar verändert werden. Pflegende fragen sich, was der Patient nun wirklich nicht besser kann und was er nicht besser will. Das *Beziehungsfeld* ist oft *verwirrend* und der Arzt geneigt, sich herauszuhalten und auf medizinische Aufgaben zu konzentrieren.

Wo hirnorganisch Kranke behandelt und gepflegt werden, ist Aufmerksamkeit für *Psychoygiene* eine zentrale Forderung. In der Beziehung zum Patienten werden eigene Ängste vor körperlichem und geistigem Verfall, vor dem Tod, und die Beziehungen zu den eigenen Eltern bedeutsam, was den medizinalisierten Umgang ebenso fördern kann wie Fluchttendenzen und Tötungsphantasien. *Angehörige, Pflegende, Behandler* müssen über die *Überforderungen* sprechen können, denen sie unterliegen, über die *Kränkungen*, die sie durch die Kranken erleben, über ihre *Zweifel am Sinn* solchen Lebens, was immer mit der Frage korrespondiert, ob man selbst unabhängig, ganz, heil sein zu müssen glaubt, ob es wichtig ist, dem Unheil stets und immer davonlaufen zu können. Bewährt haben sich *Balintgruppen, Selbsthilfegruppen* der Angehörigen und deren eingehende, gerade auch psychologische *Beratung*. Sich einlassen auf den hirnorganisch Kranken kann bei Reflexion der eigenen Position auch dazu führen, die Einmaligkeit, Kraft, Liebe, Zuwendungsbe-

dürftigkeit und Würde eines geistig eingeschränkten Menschenlebens zu erfahren und den wohltuenden, beruhigenden, tröstlichen Abschied von der Omnipotenz.

3.14   Schlafstörungen

E. Holsboer-Trachsler

Definition: Nach derzeitigem Klassifikationsschema werden Schlafstörungen eingeteilt in:

1. *Insomnien*: ungenügende Dauer oder Qualität des Schlafes, die über einen beträchtlichen Zeitraum besteht.

2. *Hypersomnien*: exzessive Schläfrigkeit und Schlafanfälle während des Tages, die nicht durch ungenügende Schlafdauer erklärbar sind.

3. *Schlaf-Wach-Rhythmusstörungen:* Mangel an Synchronizität zwischen dem individuellen und dem erwünschten Schlaf-Wach-Rhythmus. Dies führt zu Klagen über Schlaflosigkeit und Hypersomnie.

4. *Parasomnien:* abnorme Episoden, die während des Schlafes auftreten, wie Schlafwandeln, pavor nocturnus und Alpträume.

Krankheitsbild: Bei Schlafstörungen können die folgenden Symptome auftreten: Einschlafstörungen, Durchschlafstörungen, Klagen über schlechten unzureichenden Schlaf, Tagesbefindlichkeitsstörungen mit morgendlicher Müdigkeit, depressiv-ängstlichen Verstimmungszuständen, Reizbarkeit, kognitiv-psychomotorischen Störungen, verminderte Leistungsfähigkeit und Somnolenz.

Epidemiologie: In der ärztlichen Praxis gehören Schlafstörungen zu den häufigen Beschwerden. Laut epidemiologischen Studien berichten 19 bis 46 % der Bevölkerung über Schlafprobleme, wobei etwa 13 % an mittleren bis schweren *Schlafschwierigkeiten* leiden.

Risikofaktoren für Schlafstörungen sind psychische Belastungen oder psychiatrische Erkrankungen. *Frauen* sind erheblich stärker betroffen als Männer. Mit *zunehmendem Lebensalter* treten Schlafprobleme vermehrt auf und es werden zwischen 40 und 60 % der über 60jährigen Patienten deswegen in Allgemeinpraxen behandelt.

Ein Großteil der Schlafstörungen verläuft intermittierend, aber 70–80 % der von uns befragten

Patienten litt bereits seit über einem Jahr an Schlafproblemen.

Äthiopathogenese: Da Schlafstörungen die verschiedensten Ursachen haben können, die sich gegebenenfalls kausal behandeln lassen, bietet die Anwendung der sogenannten *„5 P" als Ursache* von Schlaflosigkeit: physisch, physiologisch, psychologisch, psychiatrisch, pharmakologisch (Tab. 3–9) eine Möglichkeit des schnellen systematischen Screenings.

Tab. 3-9: Ursachen der Schlafstörung (die 5 „P")

Physisch:	Internistische Erkrankungen:
	– kardiovaskuläre
	– pulmonale
	– endokrin-metabolische
	– rheumatologische
	Neurologische Erkrankungen:
	– degenerative
	– periodische Beinbewegungen
	Schlafapnoe
Physiologisch:	Jet lag
	Schichtarbeit
	Kurzhospitalisation
Psychologisch:	Lebensereignisse
	schwere Krankheit
	Streß
Psychiatrisch:	Depressionen
	Angsterkrankungen
	Suchterkrankungen
	Schizophrenie
Pharmakologisch:	Alkohol, Coffein, Nikotin
	Antihypertensiva
	Zytostatika
	Steroide
	Teophylline
	Schilddrüsenpräparate
	Mao-Hemmer
	ß-Blocker
	Diuretika
	Psychotrope Substanzen

Während bei jüngeren Patienten meistens sogenannte *psychophysiologisch* begründete Schlafveränderungen vorliegen, sind bei etwa 80 % der älteren Patienten *physische Krankheiten* zu finden. Bei den internistischen Ursachen sind besonders die schlafassoziierten Atemstörungen zu beachten, unter den neurologischen Erkrankungen bedarf das Restless-legs-Syndrom einer speziellen Abklärung im Schlaflabor.

Schlafstörungen und Depression: Schwere Ein- und Durchschlafstörungen sind häufige Symptome psychiatrischer Erkrankungen. Prospektive

Untersuchungen zeigen, daß *Insomnie* signifikant mit *Depression* assoziiert ist.

Bei ca. 90 % der Patienten mit akuter Depression lassen sich die Schlafstörungen mit Hilfe der *Schlafpolygraphie* objektivieren. Depressive Patienten zeigen eine oder mehrere der folgenden Auffälligkeiten im Schlaf-EEG:

1. Störungen der Schlafkontinuität mit verlängerter Einschlaflatenz, häufigem nächtlichen Erwachen und Früherwachen.

2. Störungen der Schlafarchitektur mit Verschiebung von REM-Schlaf in die erste Nachthälfte und Verkürzung der REM-Latenz.

3. Verringerung des Tiefschlafes.

Diese Untersuchungen der EEG-Veränderungen sind nicht, wie viele andere psychopathologische Symptome der Depression, von der verbalen Übermittlung und der subjektiven Bewertung des Untersuchers abhängig. Deshalb dient der gut definierte *Verhaltenszustand Schlaf* zur objektiven Beschreibung und Verlaufskontrolle von depressiven Erkrankungen. Eine andere wesentliche Bedeutung für die psychiatrische Forschung liegt aber auch darin, Einblick in pathophysiologische Zusammenhänge zwischen Schlafstörungen und Depressionen zu bekommen.

Diagnose: Seit 1987 existiert von der Amerikanischen Psychiatervereinigung DSM-IV (diagnostisches und statistisches Manual) ein Klassifikationsvorschlag zu Schlafstörungen, welchem im ICD-10, der europäischen psychiatrischen Klassifikation, ein entsprechendes Kapitel gewidmet ist. Beide diagnostischen Manuale setzen für die Diagnose *Schlafstörungen* voraus, daß diese *regelmässig auftreten*, seit mindestens einem Monat oder über einen umschriebenen Zeitpunkt *anhalten* und subjektiv als *Beeinträchtigung* erlebt werden.

Grundsätzlich werden die beiden Hauptkategorien Dyssomnien und Parasomnien unterschieden. Zu den *Dyssomnien* zählen die am häufigsten vorkommenden *Insomnien*, sowie die *Hypersomnien* und die *Schlaf-Wach-Rhythmusstörungen*. Abnorme Episoden, die während des Schlafens auftreten, wie Schlafwandeln, Pavor nocturnus und Alpträume werden unter dem Begriff *Parasomnie* zusammengefasst. Im überwiegenden Anteil der Fälle ist die Diagnose aufgrund eines *ausführlichen Interviews* möglich. Polygraphische Ableitungen sind nur bei spezieller Indikation notwendig. Neben der *Phänomenologie* ist in der

Anamneseerhebung die *Dauer* der Störung ein wichtiger Hinweis für die Ursache. Besteht die Schlafveränderung erst seit 4 Wochen, liegt zunächst die Vermutung einer akuten Erkrankung nahe und muß entsprechend durch eine intensive körperliche, eventuell psychiatrische Untersuchung geklärt werden. Bei *länger bestehender Schlafstörung*, welche schon Jahre dauern kann, hat es sich als hilfreich erwiesen, den Patienten über etwa 14 Tage seine Störung in einem *Schlaftagebuch* exakt protokollieren zu lassen.

Therapie: Der wichtigste Grundsatz bei der Therapie des Symptoms Schlafstörungen ist der *Ausschluß von Ursachen*, die kausal behandelt werden können. Dies bedeutet, daß in erster Linie exogene, psychosoziale, internistische, neurologische, psychiatrische und pharmakologische Auslöser abgeklärt werden müssen. Findet sich keine *erkennbar behandelbare Ursache*, wird in der Regel bei Vorliegen einer *schweren Schlafstörung* symptomatisch mit *Hypnotika* behandelt. Bei leichten Formen empfiehlt es sich, zuerst die folgenden therapeutischen Schritte zu versuchen.

Aufklärung, Beratung und Schlafhygiene: Für den Erfolg einer Behandlung ist es entscheidend, daß Patienten über grundlegende *Kenntnisse der Schlafphysiologie* wie Dauer des Schlafes, dessen Funktion und Struktur informiert werden. Diese Aufklärung kann dazu beitragen, daß unrealistische Erwartungen von vornherein korrigiert werden können. Bei vielen Patienten reicht bereits eine einfache *Schlafberatung* aus, welche neben der Aufklärung die wichtigsten Regeln der Schlafhygiene erläutern soll, wie das Schaffen von entspannter, regelmäßiger Bettzeit sowie das Vermeiden von Mittagsschlaf.

Psychotherapeutische Führung und Entspannungsverfahren: Die bekanntesten Entspannungsverfahren sind das *autogene Training*, die *progressive Muskelentspannung* nach Jacobson und *Meditation*. Zwischen den verschiedenen Entspannungsverfahren scheint es keine bedeutsamen Unterschiede zu geben. Die *Verhaltenstherapie* hat einige Verfahren wie Stimuluskontrollen, paradoxe Intention, Schlafrestriktion entwickelt, die nachweislich gute Effekte haben. Die kognitive Verhaltenstherapie versucht dem Schlafgestörten durch kognitive Umstrukturierung die Angst vor der Schlaflosigkeit zu reduzieren und negative Einstellungen und falsche Erwartungen zu relativieren.

Phytotherapeutika: Wenn nichtpharmakologische Maßnahmen ungenügend sind, können bei leichten Schlafstörungen vor dem Einsatz der eigentlichen Hypnotika die *Phytotherapeutika* berücksichtigt werden. Ob diese lediglich über einen Placeboeffekt wirken, ist offen, aber sofern sie wirken, auch unerheblich. Johanniskraut, Hopfenzapfen, Melissenblätter, Passionsblumenkraut und Baldrianwurzel haben eine positive Bewertung von der Kommission des Deutschen Bundesgesundheitsamtes für Indikationen im psychischen Bereich erfahren.

Therapie mit Hypnotika: Unter den heute zur Verfügung stehenden Schlafmitteln nehmen die *Benzodiazepinhypnotika* eine führende Stellung ein. Ihre sichere hypnotische Wirkung mit Reduktion der Einschlaflatenz sowie der nächtlichen Wachphasen und die vergleichsweise unkomplizierte Handhabung sowie die große therapeutische Breite erklärt die Attraktivität dieser Wirkstoffklasse. Trotz der im Vergleich mit älteren Präparaten zwar geringeren, aber trotzdem nicht unerheblichen Nebenwirkungen wie Toleranzentwicklung, Abhängigkeit, hangover oder Amnesie gelten die Benzodiazepine bei Beachtung einer klaren Indikation mit *niedriger Dosierung* und limitierter *kurzer Anwendungsdauer* nach wie vor als Hypnotika der Wahl.

3.15   Schmerzsyndrome-Schmerzkrankheiten

V. Perlitz, U. Petzold, E. R. Petzold

Definition: Schmerz ist ein subjektives Phänomen. Er setzt *Empfindungsfähigkeit* und *Bewußtsein* voraus, er wird also gleichzeitig empfunden und erlebt. Als komplexe Sinneswahrnehmung ist er schwierig zu objektivieren und zu quantifizieren.

Akuter Schmerz ist ein physiologisches *Frühwarnsymptom* pathologischer Prozesse. Er hat somit Signalcharakter.

Chronischer Schmerz hat an sich keine Warnfunktion. Er kann Begleitsymptom einer fortschreitenden oder auch ausheilenden Krankheit sein. In unserem Kontext ist bedeutsam, daß er eine *gestörte Beziehung* oder einen *Affekt* ausdrücken kann, wie z.B. das Gefühl einer Ohnmacht. Dann erlangt der chronische Schmerz selbständigen Krankheitswert.

Von chronischem Schmerz spricht man, wenn hartnäckige oder rezidivierende Schmerzen länger al sechs Monate anhalten.

Krankheitsbild: Das Schmerzerlebnis ist ein *multidimensionales Phänomen*. Es hängt von individuellen Faktoren ab wie Habituation, Vigilanz und psychischer Bewertung. So kann ein und dasselbe schmerzauslösende Ereignis bei depressiver Stimmungslage zu einem anderen Schmerzerlebnis führen als z.B. in einer hochangespannten Situation. Äußere *Lebensumstände*, das *soziale Umfeld* und *kulturelle Einflüsse* spielen bei der Schmerzverarbeitung eine wichtige Rolle.

Akuter Schmerz ist zeitlich begrenzt, meist gut lokalisierbar und beruht in der Regel, jedoch nicht zwangsläufig, auf einer Schädigung des Gewebes. Er läßt sich vereinfacht in *drei* Phasen einteilen:

1. Traumatisierung,

2. initiale Hyp- oder Anästhesie (Sekunden, Minuten, Stunden) und

3. Schmerzrealisation durch das Subjekt.

In der *Phase der Hyp- oder Anästhesie* können Angst- und Fluchtreaktionen auftreten. Die Intensität der Schmerzrealisation bedingt die daraus resultierenden vegetativen Reaktionen wie Übelkeit, Kreislaufkollaps und Schock. Diese Reaktionen haben Entlastungsfunktion und schaffen Schutz und Raum für die Restitution.

Beim *chronischen Schmerz* wird die *chronisch-rezidivierende* Form und der chronische *Dauerschmerz* unterschieden. Bei der ersten Form ist der *Sympathikus* aktiviert. Dies gilt besonders für kardiovaskuläre, pulmonologische und neuroendokrinologische Erkrankungen. Der Übergang zur zweiten Form kann gleitend sein. Der Sympathikuseinfluß wird dabei geringer, die Symptomatik verändert sich. Nach monatelangen Schmerzen führt diese Problematik beim *Schmerzpatienten* zu *psychischen Veränderungen*. Erschöpfung, Schlafstörungen, Appetitlosigkeit, Libidoverlust können sich einstellen, oft zusätzlich verstärkt durch die Einnahme und den Einfluß schmerzlindernder Medikamente. Der *Schmerz* gerät allmählich zum *Mittelpunkt des Denkens* und bestimmt das Verhalten des Patienten, seiner Familie – und oft auch das seines Arztes. Der Patient wird seinem sozialen Umfeld entfremdet, was das *psycho-pathologische Krankheitsbild* (depressive Symptomatik und generalisierte Angst) weiter beeinflußt.

Kennzeichnend für diese Entwicklung sind *erfolglose Diagnose- und Behandlungsversuche* über längere Zeit.

Prognose: Bei dem facettenreichen Krankheitsbild sind prognostische Aussagen *schwierig*, doch je besser der Arzt das Krankheitsbild als bio-psycho-soziales Geschehen begreift, desto größer ist die Wahrscheinlichkeit, daß dem Patienten ein langer Leidensweg erspart bleibt.

Epidemiologie: Angesichts der hohen Differenzierung des Krankheitsbildes „Schmerz" sind die bisher vorgelegten epidemiologischen Daten wenig aufschlußreich. Man geht zwischenzeitlich von einer Gesamtzahl von *7 Mio. Bundesbürgern* aus, die an chronischen Schmerzen leiden. Die Kosten für die Volkswirtschaft betragen mehrere Milliarden jährlich.

Ätiopathogenese: Schmerzen können *externe* und *interne* primäre *Auslöser* haben. Sie entstehen unter Einwirkung biologischer, chemischer (Medikamente!), physikochemischer Noxen (Bestrahlung), aber auch durch motorische (z.B. muskuläre Verspannungen, Spastik), vegetative und psychische Störungen. Schmerz kann Folge einer genau lokalisierbaren *Läsion* (Wunde) oder einer „funktionellen" Störung (Muskelverspannung) sein. Er kann aber auch ein *Konversionssymptom* sein infolge einer Konfliktsituation oder emotionalen Spannung (Nicht-Zulassen „verbotener" Affekte, Verlust einer geliebten Bezugsperson). Hinter dem Symptom Schmerz kann sich eine *Depression, Neurose* oder *Psychose* verbergen.

Biochemisch kommt es unter Vermittlung von Substanzen wie Bradykinin, Histamin, Prostaglandin am Ort des Geschehens zur Aktivierung spezifischer *Schmerzrezeptoren*. Diese Impulse werden, erst wenn sie die Schmerzschwelle überschreiten, als schmerzhaft empfunden und weitergeleitet. Schmerz wird somit erst kurz noch der Entstehung und entsprechender *Bewertung* subjektiv wahrgenommen und erlebt. Das erklärt, daß *Schmerzreize* zumeist mit *psychischen Reaktionen* verbunden sind, die das Befinden des Betroffenen weiter beeinflussen können.

Für die Theorie der *Schmerzmodulation* war die Einführung der sog. *gate-control-Theorie* bedeutsam. Wenngleich dieses von Melzack und Wall 1965 eingeführte Konzept seither durch zahlreiche experimentelle Befunde überholt scheint, lieferte es doch eine physiologisch-theoretische Grundlage für die vielfältigen Befunde der entsprechenden Forschung.

Nach neueren Erkenntnissen der Grundlagenforschung kommt dem *Rückenmark* bei der Verarbeitung traumatisierender Ereignisse eine bedeutende Rolle zu. Es sind vor allem die Ereignisse *„Dauerreizung"* und *„Dauerschmerz"*, die die Synthese von *Neuropeptiden* auslösen, was gedächtnishafter Speicherung dieses Ereignisses entspricht. Zahlreiche *Schnitt- und Schaltstellen* sind seit langem gut bekannt, wie z. B. auf spinaler Ebene der sogenannte primäre afferente Nozizeptor (PAN) und der Opioid-Rezeptor. Sie sind wesentlicher Bestandteil der Schnittstelle zwischen peripherem und zentralem Nervensystem. Die *Blockade dieser Rezeptoren* mit z. B. Morphin führt zu einer verminderten Neuropeptidbildung. Es hat sich gezeigt, daß bei initial adäquater Schmerzausschaltung und zusätzlicher lokaler Analgetikaverabreichung die Spätfolgen des Schmerzereignisses abgeschwächt ausfallen.

Das Ergebnis dieses Prozesses könnte man mithin als *Körpergedächtnis* bezeichnen, was bedeutet, daß der Körper ihm zugefügte Schäden und Verletzungen nicht vergißt. Narben sind z. B. dafür sichtbare äußere Zeichen, *Traumata* werden also sowohl in der *Peripherie* (Körperoberfläche und innere Organe) als auch *zentral* (ZNS) erinnert.

Bei der *zentralen Schmerzverarbeitung* sind Hypothalamus und sensorischer Cortex maßgeblich beteiligt, wodurch sich eine Erklärungsmöglichkeit für die individuell geprägte *Nozizeption* und die Möglichkeit der *Schmerzbeeinflussung* durch psychische Leistungen bietet.

Das psychische *Gedächtnis* läßt sich mit Hilfe des *Situationskreises* von Th. v. Uexküll (1992) beschreiben: Organismus und Umwelt stehen miteinander in Beziehung, sie bilden ein System. Ein ständiger Rückkoppelungsprozeß formt dieses System und bewirkt die Sozialisation des Individuums, Eindrücke von außen werden wahrgenommen, auf ihre Bedeutung mit Hilfe des Gedächtnisses (auf dem Boden gesammelter und gespeicherter Erfahrungen) geprüft und bewertet. In der *rezeptorischen Sphäre* kommt es zur *Bedeutungsunterstellung*, aus der sich die *Bedeutungserprobung in Phantasie* und Probehandeln entwickelt, um dann in der *effektorischen Sphäre* zur *Bedeutungserteilung* zu kommen. Auf diese Weise bildet jeder Mensch auch seinen individuellen Umgang mit Schmerzen aus.

Eng verbunden mit dem psychischen ist das *familiäre* und *kulturelle Gedächtnis*. Schmerz erkennen und bewerten hängt also ebenso von Entscheidungen innerhalb der Familie ab wie auch von kulturellen und zivilisatorischen Einflüssen.

Persönlichkeit: In zahlreichen Studien konnte bisher keine typische Schmerzpersönlichkeit verifiziert werden. Es gibt jedoch einige *Persönlichkeits- und Biographiemerkmale*, die gehäuft bei Schmerzpatienten auftreten, z.B. hoher *Leistungsanspruch* und frühe *Übernahme großer Verantwortung*. Patienten mit psychogenen Schmerzen kommen häufig aus *gestörten Familien*. Scheidung oder ständige Auseinandersetzung der Eltern, Ablehnung oder Mißhandlung des Kindes sind nur einige Beispiele für die Dysfunktionalität dieser Familiensysteme. Sie prägen das *Familiengedächtnis* und werden in Familiengeschichten als Erinnerung von einer Generation an die nächste weitergegeben.

Diagnose: Loeser (1982) verdichtete Anfang der 80er Jahre die Schmerzdiagnostik in einem *5-Stufen-Modell*. In diesem unterscheidet er:

1. Schmerzerkennen (Nozizeption),

2. Schmerzerleben (Topographie),

3. Dauer, Intensität, Kognition und beteiligte Affekte,

4. Leiden am Schmerz,

5. soziale Nachteile, die aus Arbeits- und Erwerbsunfähigkeit entstehen.

Dieses Modell beschreibt aber auch die mit der Schmerzkrankheit verbundene Angst, Niedergeschlagenheit, Hilflosigkeit, das Schmerzverhalten, die Schmerzkommunikation, die schmerzbedingte Behinderung und die Selbstbehandlung. Daraus wird offensichtlich, daß die Diagnostik hier eine *somatische, psychische und soziale Abklärung* erfordert.

Dazu bewährt hat sich die sog. *Schmerzanalyse*:

- Erhebung einer standardisierten *psychosomatischen Anamnese* einschließlich der Auswertung von Fremdbefunden.

- *Analyse* des betroffenen Organsystems (Lokalisation). Dies sollte anhand einer kleinen Zeichnung skizziert werden, wenn kein vorgefertigtes Schema zur Verfügung steht. Je tiefer im Gewebe Schmerz entsteht, desto ungenauer die Lokalisierbarkeit.

- *Analyse* des *Zeitmusters*: wann und wie lange tritt der Schmerz auf?

- *Analyse* der *Intensität* und der *Qualität* des Schmerzes.
- *Differentialdiagnostische Abklärung* zur Therapie-Planung.
- *Differentielle Indikation* zum Einsatz psychotherapeutischer Möglichkeiten.

Für die *differentialdiagnostische Abklärung* sind neben einer anatomisch-orientierenden Beschreibung, beispielsweise bei Schmerzen des Bewegungsapparates, viszeral projizierte Schmerzen zu beachten und Fragen der subjektiven Anatomie und der subjektiven Pathologie zu klären.

Ergibt die somatische Diagnostik keine Ursache der Schmerzen, kann dies die *Arzt-Patient-Beziehung* belasten. Gerade Schmerzpatienten sehen sich oft unter dem Druck, beweisen zu wollen, daß sie ihre Beschwerden nicht simulieren. In diese Dynamik gerät der Arzt, wenn der Patient seinen Beweisdruck als hartnäckige Objektivierungswünsche äußert und es dem Arzt dann nicht gelingt, objektivierbare pathologische Prozesse zu beschreiben. Diese Wünsche werden besonders dann mit Nachdruck an den Arzt herangetragen, wenn der Schmerzpatient bereits Kränkungen und Entwertungen i.S. von Simulationsvorwürfen erfahren mußte. *Entwertungen des Arztes/Therapeuten* durch den Schmerzkranken rekapitulieren in der Tat häufig *Beziehungserfahrungen* des Patienten oder den ihn belastenden *Affekt* (z.B. Ohnmacht, die gegenüber den „Weißkitteln" jetzt neu erlebt wird).

Therapie: Im Vordergrund jeder Behandlung steht eine *Arzt-Patient-Beziehung*, die sich als *partnerschaftlich* versteht. Die *Schmerzbehandlung* erfolgt üblicherweise durch medikamentöse, physikalische, manuelle und psychotherapeutische Maßnahmen. Bei konservativ nicht mehr beherrschbaren Schmerzen kann auch ein operatives Vorgehen angezeigt sein.

Die *psychosomatisch orientierte Schmerztherapie* umfaßt z.B. suggestive oder *übende Verfahren*, wie Hypnose oder Autogenes Training. Je nach Ausprägung der Schmerzen werden auch *tiefenpsychologisch fundierte, verhaltenstherapeutische* oder *stationäre Psychotherapien* durchgeführt. Ehe eine medikamentöse Behandlung verordnet wird, sind die übrigen konservativen Maßnahmen auf ihre therapeutische Wirkung zu überprüfen.

Akuter Schmerz ist bei klarer Diagnose eine Indikation für zentral oder peripher wirkende *Analgetika*.

Chronischer Schmerz ist schwieriger zu behandeln, da insbesondere im Laufe dieser Erkrankung weitere Symptome und psychische Veränderungen hinzukommen oder in den Vordergrund treten. Dies kann die *Arzt-Patient-Beziehung* belasten, die *Compliance* beeinträchtigen und die Therapie zusätzlich erschweren.

Die *medikamentöse Behandlung* orientiert sich bei chronischen Schmerzen an der *Grundkrankheit*, der *Intensität* der Schmerzen und dem *Schmerzerleben* des Patienten. Das Spektrum reicht von antipyretischen Analgetika über Lokalanästhetika und Sympathikolytika bis zu den Opioiden. Bei entsprechend ausgeprägtem Krankheitsbild hat sich die *Kombination mit Psychopharmaka* bewährt. Die medikamentöse Therapie hat die „Löschung" des Schmerzes aus dem Bewußtsein des Patienten zum Ziel. Eine Analgetikaapplikation hat nach strengem Zeitplan zu erfolgen. Eine *Dauermedikation* von Analgetika birgt das Risiko von Mißbrauch und Abhängigkeit, die Indikation ist entsprechend streng zu stellen.

Bei *psychogenen Schmerzen* sind analgetisch wirkende Substanzen meist ohne Effekt. Hier kommen *Antidepressiva, Neuroleptika* oder *Tranquilizer* zur Anwendung. Auch bei *chronischen psychosomatischen Schmerzen* sind Psychopharmaka oft erfolgreich. Eine *stützende Psychotherapie* ist in den Behandlungsplan zu integrieren.

Merksatz: Jede Schmerzkrankheit muß unter bio-psycho-sozialen Aspekten betrachtet werden. Jede einseitige Beurteilung fördert die Chronifizierung der Schmerzen, die Frustration von Arzt und Patient, die Gefahr der Abhängigkeit und die soziale Isolierung des Betroffenen.

Krankheitsbilder: Die in den folgenden Abschnitten beschriebenen Krankheitsbilder *Spannungskopfschmerz* und *Migräne* stehen in internationalen epidemiologischen Schmerzstudien an oberster Stelle der Prävalenzen. Zudem sind sie häufig Ausgangspunkte eines *Medikamentenmißbrauchs*. Diagnostik und Prognose entsprechen weitgehend den eingangs abgehandelten Kriterien. Es wird deshalb darauf nicht mehr gesondert eingegangen.

3.15.1 Funktioneller- oder Spannungskopfschmerz

Definition: Kopfschmerzen werden definiert als Schmerzempfindungen im Kopf, die als eigenständiges Krankheitsbild oder als Begleitsymptom allgemeiner oder organgebundener Krankheiten auftreten können.

Krankheitsbild: In vielen sprachlichen Metaphern wird die Rolle benannt, die dem Kopf in der Auseinandersetzung mit der Umwelt zukommt: „der brummende/rauchende Schädel"; „mit dem Kopf durch die Wand gehen"; „sich den Kopf zerbrechen".

Man kennt mehr als 100 verschiedene Formen des Kopfschmerzes. Hier soll jedoch vornehmlich auf den *episodischen Spannungskopfschmerz* und den *chronischen Spannungskopfschmerz* eingegangen werden. Bei dieser Form des Kopfschmerzes kann ein verstärkter Tonus vorliegen, vor allem der Nackenmuskulatur, er kann aber auch weitgehend fehlen. Die körperliche Symptomatik ist *Ausdruck der psychischen (emotionalen) Anspannung.* Ungelöst kann sie unter Beeinträchtigung weiterer Organsysteme (Muskulatur, Gefäße) chronifizieren.

Epidemiologie: Kopfschmerzen sind eine weit verbreitete Krankheit, die bei etwa *70 % der Normalbevölkerung* irgendwann einmal auftritt. Von dieser Gruppe leiden etwa 54 % unter dem sogenannten *Spannungskopfschmerz,* nahezu 40 % leiden an *Migräne.*

Bei der überwiegenden Anzahl der Betroffenen tritt der Kopfschmerz nur gelegentlich auf, lediglich bei 4 bis 8 % ist er chronisch. Besonders betroffen ist die Altersgruppe zwischen 30 und 60 Jahren, *Frauen* leiden häufiger an Kopfschmerzen als Männer.

Ätiopathogenese: Spannungskopfschmerzen sind überwiegend *psychogenen Ursprungs.* Nur ein geringer Prozentsatz ist organisch bedingt. Auslösend sind aktuelle, chronische und verdrängte *Konflikte.* Gerade die letztgenannten können durch Reaktivierung das Beschwerdebild auslösen. Die Schmerzen stehen stellvertretend für Gefühle des *Neides* und der *Wut,* in ihnen drückt sich eine *Feindseligkeit* aus und weist auf akute Spannungszustände hin.

Diagnose: Differentialdiagnostisch sind *extrakranielle Ursachen* wie z.B. essentielle Hypertonie, Hypoglykämie, Anämie oder Urämie von *intrakraniellen Ursachen* wie z.B. Tumore, Glaukom, Meningitiden, Blutungen, Aneurysmen abzuklären.

Bedeutsam für die differentialdiagnostische Unterscheidung zwischen Migräne und Spannungskopfschmerz ist, daß sich durch maßvolle körperliche Aktivität beim Spannungskopfschmerz eine Linderung der Schmerzen erreichen läßt.

Fallbeispiel: Eine 18jährige Patientin kommt wegen therapieresistenten diffusen Kopfschmerzen in die stationäre psychosomatische Behandlung. Seit drei Monaten ist sie arbeitsunfähig krank geschrieben. Vorausgegangene ambulante diagnostische Abklärungen (HNO-Arzt, Radiologie, Neurologie, Ophthalmologie) ergaben keinen pathologischen Befund.

Mit 13 Jahren wechselte sie vom Gymnasium auf die Realschule. In den folgenden fünf Jahren traten wechselnde Beschwerdebilder auf, insgesamt 13 unterschiedliche Diagnosen wurden gestellt. Mit Erreichen der Volljährigkeit kam es erstmals zu den eingangs erwähnten Kopfschmerzen. Mangelhaft verlaufene Zwischenprüfungen hatten zur Unterbrechung der Ausbildung geführt. In der biographischen Anamnese auffällig sind häufige körperliche Erkrankungen vor Schwellensituationen wie z.B. Einschulung oder Schulwechsel. Wie diese Anamnese später zeigt, ist sie tief durch die Aussage ihrer Eltern geprägt: „Du warst eine schwere Geburt!"

Im Vordergrund der stationären Psychotherapie steht die Konfliktbearbeitung. Im Laufe der Therapie werden die Spannungskopfschmerzen anfangs von artefiziellen Hautverletzungen abgelöst. Dann wird in einem Familiengespräch dieses Etikett „schwere Geburt" erstmals benannt – und relativiert. Bei der Entlassung haben die Kopfschmerzen ihre Bedeutung verloren. Die Patientin sucht eine neue Lehrstelle, die ihren Wünschen entspricht, und sie kann von zu Hause ausziehen.

Diese Kasuistik soll die *psychotherapeutischen Interventionen* bei Spannungskopfschmerz verdeutlichen. Während der stationären Behandlung wurde eine konfliktzentrierte tiefenpsychologisch fundierte Psychotherapie durchgeführt. Parallel dazu wurde Autogenes Training und Familientherapie eingesetzt.

Therapie: Im akuten Stadium und bei sporadischen Kopfschmerzen ist die Gabe von *Analgetika* meist nicht vermeidbar. Auf die Gabe von Mischpräparaten sollte unbedingt verzichtet werden. *Azetylsalizylsäure, Paracetamol* (jeweils 1 g), aber auch *Pfefferminzöl,* als 10 %ige Lösung auf die Schläfen aufgerieben, sind gleichwertige potente pharmakotherapeutische Interventionen.

Psychotherapeutisch sind bei sind bei Spannungskopfschmerz folgende Maßnahmen angezeigt:

Entspannungsfördernde Verfahren wie Autogenes Training, Progressive Muskelrelaxation nach Jacobsen, Hypnose, konfliktzentrierte *tiefenpsychologisch fundierte Psychotherapie, Körper- und Verhaltenstherapie.*

3.15.2 Migräne

Definition: Es handelt sich um eine *vaskuläre* Form des Kopfschmerzes, die sich vom Spannungskopfschmerz nicht scharf trennen läßt, und die nach der International Headache Society von 1988 in *7 Untergruppen* aufgeteilt wird. Hier werden jedoch nur die beiden *häufigsten Formen* besprochen: die *Migräne ohne Aura* und die *Migräne mit Aura.* Dies sind Hemikranien, also halbseitiger Kopfschmerz, die *anfallsartig* auftreten und mit *neurologischen Störungen* verbunden sind.

Krankheitsbild: Die *Migräne ohne Aura* tritt bei 80–90 % aller Migränepatienten auf. Sie kündigt sich Stunden vorher mit prämonitorischen Symptomen an wie *depressive Verstimmung, Reizbarkeit* oder *Hyperaktivität.* Die Schmerzattacke beginnt in über 50 % der Fälle *einseitig,* kann aber auch *doppelseitig* einsetzen. Die Schmerzen intensivieren sich und breiten sich innerhalb von Stunden über die befallene Kopfhälfte oder den ganzen Schädel aus. Die Schmerzen sind pulssynchron und pochend. Sie werden begleitet von häufigem Gähnen, Übelkeit, Erbrechen, Lärm- und Lichtempfindlichkeit. Der Anfall kann wenige Stunden bis zu drei Tagen anhalten.

Die *Migräne mit Aura* entwickelt sich innerhalb von 5–30 Minuten und hält etwa eine Stunde an. Mit den Kopfschmerzen verbunden sind *neurologische* Symptome, die den Anfall als Aura einleiten oder ihn begleiten. Die Aura ist durch einseitigen Gesichtsfeldausfall mit Flimmerskotom gekennzeichnet oder durch einseitige sensible Reiz- und Ausfallserscheinungen. Der Schmerzcharakter entspricht demjenigen der Migräne ohne Aura.

Epidemiologie: Die Migräne hat in Deutschland eine Lebenszeitprävalenz von *27,5 %. Frauen* und *jüngere Personen* sind besonders davon betroffen. Sie verursacht geschätzte Kosten von etwa 5 Mrd. Mark jährlich.

Ätiopathogenese: Auffällig ist in den Biographien dieser Patienten die tatsächliche oder so erlebte *Abwesenheit des Vaters* in der frühen Kindheit. Er wird vor allem nicht als Partner der Mutter wahrgenommen, als jemand, der die Beziehung des Kindes mitbeeinflußt, sondern als jemand, der das Kind bei der Mutter allein läßt. Dadurch kann das *symbiotische Verhalten* verstärkt, die Individuation dagegen blockiert werden.

Persönlichkeitsstruktur: Patienten, die unter Migräne leiden, sind häufig erfolgsorientiert, ehrgeizig, leicht kränkbar, wenig flexibel und neigen zu Perfektionismus.

Therapie: Basis jeder Therapie ist eine Aufklärung des Patienten über seine Erkrankung und seine Möglichkeiten, mit ihr umzugehen. Dazu gehört das Führen eines *Kopfschmerzkalenders,* aus dem sich nicht nur die Anfallshäufigkeit, ihre Dauer und Intensität entnehmen läßt, sondern auch die Effektivität der eingeleiteten Maßnahmen.

Zur *Attackenkupierung* empfiehlt sich die Gabe von Metoclopramid 20 mg per os; nach 20–30 Min. zusätzlich 1 g Acetylsalicylsäure (Brausetablette), was bei unzureichender Wirkung alle 3–4 Stunden bis maximal 4× täglich wiederholt werden kann. Alternativ kommt Domperidon 20 mg, Paracetamol 1000 mg oder, bei starker Migräne, Ergotamintartrat 2 mg bzw. Sumatriptan 100 mg p.o. oder 6 mg s.c. infrage. Die Kontraindikationen für Ergotamine und Sumatriptan sind zu beachten. Eine Kombination dieser Medikamente verbietet sich.

Im *Notfall* kann Acetylsalicylsäure 1000 mg i.v. gegeben werden, dies sollte jedoch der Klinik oder dem Notfallarzt vorbehalten bleiben.

Als *Intervallprophylaxe* eignet sich Metoprolol 50–100 mg, das bei unzureichender Wirkung alle 2 Wochen um 50 mg gesteigert werden kann bis maximal 200 mg (nach 8 Wochen). (Aktuelle Therapieempfehlungen werden laufend von der Deutschen Migräne- und Kopfschmerzgesellschaft herausgegeben.)

Fallbeispiel: Der 45jährige Leiter einer Kunstakademie leidet seit seinem 15. Lebensjahr an schweren Migräneanfällen. Wegen schmerzbedingter Medikamentenabhängigkeit hatte er bereits mehrere erfolglose Entzugsbehandlungen absolviert. Die Vorstellung in der psychosomatischen Ambulanz erfolgt mit der Bitte um Mit- bzw. Weiterbehandlung. Die *Anamnese* ergibt eine Auslösesituation im Zusammenhang mit den Anforderungen seines Studiums. In der aktuellen Lebenssituation zeigt sich die Wiederholung seiner Migräneanfälle bei beruflichen Überforderungen. Mit den Anfällen kann er manch anstrengende Sitzung vermeiden.

Die *Persönlichkeitsstörung* äußert sich in einer oralen Abhängigkeit, Zwanghaftigkeit und abgewehrten depressiven Impulsen.

Es zeigt sich, daß in der Migräne eine doppelte Bindung an die Eltern besteht: Antithese zum Vater, Synthese mit der Mutter.

Psychodynamisch handelt es sich nicht nur um verdrängte oder unterdrückte Feindseligkeit, die zu den Spannungszuständen führt, sondern auch um eine masochistische Unterwerfung unter die Angriffe und Attacken eines sadistischen Über-Ichs. Die Unduldsamkeit des Über-Ichs benutzt den Kopfschmerz, um den Patienten zu bestrafen, er aber identifiziert sich mit dem Aggressor, um seinen Ambivalenzkonflikt zwischen Vater und Mutter ertragen zu können. Der neben dieser Identifikation mit dem Aggressor zu diskutierende Abwehrmechanismus ist die Rationalisierung oder auch Intellektualisierung, die für diese Patienten typisch ist. Der Rückzug aus dem tätigen Leben in die Isolation eines abgedunkelten Zimmers, durch die Lichtempfindlichkeit gut begründbar, kann durchaus als ein Symbol der Regression im Dienste des Ichs verstanden werden.

An *psychotherapeutischen Interventionen* kommen Einzel-, Gruppen- und Familientherapie, tiefenpsychologisch fundiert oder am Verhalten orientiert zur Anwendung. *Enspannungsfördernde Verfahren* sind immer mit einzubeziehen und auch als Langzeitprophylaxe zu empfehlen. Vor dem Hintergrund der Gefahr eines medikamentös induzierten Kopfschmerzes sind Analgetikagaben sorgfältig zu kontrollieren.

In der *Einzeltherapie* gilt es, die Spaltung in „gut" und „böse" als Hinweis auf einen präödipalen Konflikt zu verstehen.

Zur *Gruppentherapie* beschrieben Sommer und Overbeck 1977 das große Maß an aggressiver Spannung in den von ihnen geleiteten Gruppen. Sie erwähnen aber auch schon, wie die Therapeuten als „böse Mutter" in der Gruppenphantasie bekämpft werden. Dagegen wurde in der Nachgruppe ohne die Therapeuten die „gute Mutter" erkannt. Die Aufspaltung in „gut" und „böse" ermöglicht es den Patienten, in den Gruppensitzungen ihre Aggression offen auszudrücken. Der führende Persönlichkeitszug ist die gehemmte Aggressivität, besonders in abhängigen Positionen.

In der *systemischen Familientherapie* spricht man von Verwicklungen, deren Auflösung durch das Aufstellen einer Familienskulptur gelingen kann. Hier liegt der Schwerpunkt auf der Entwicklung von Versöhnungsstrategien durch die Herstellung oder Wiederherstellung von Grundordnungen.

3.15.3 Psychogener Schmerz

Definition: Dazu zählen körperlich empfundene Schmerzzustände psychischen Ursprungs, verursacht durch Streß, Trauer, Ärger und Wut. Aber auch Kränkungen, Beleidigungen und ungeklärte Konflikte kommen als Auslöser in Frage.

Krankheitsbild: Die Schmerzen treten häufig in Anschluß an mehr oder weniger *traumatisierende Ereignisse* auf, werden mit diesen in Zusammenhang gebracht und erweisen sich meist als therapieresistent. Die Anamnese dieser Patienten ist lang, die Behandlungsversuche sind zahlreich, ein entsprechender pathologischer Organbefund fehlt, und das *Schmerzbild* entspricht häufig nicht dem pathologisch-anatomischen Verständnis. Oft besteht ein jahrelanger *Medikamentenmißbrauch*. Offener Konflikt wird mit Ärzten oder anderem medizinischem Personal gesucht, *Rückzug* und Isolation sind typische Aktionsmuster.

Fallbeispiel: Seit Jahren leidet der 24 Jahre alte Patient an periodisch auftretenden Schmerzen in allen Gelenken, die sich unter Bettruhe bessern. Seit zwei Monaten ist er deshalb arbeitsunfähig krank. Ein Zusammenhang mit körperlicher Belastung fehlt. Psychosoziale Zusammenhänge kann er nicht erkennen. Hausärztliche und orthopädische Untersuchungen ergaben keinen nennenswerten pathologischen Befund. Medikamentöse und physikalische Therapie waren erfolglos. In der psychosomatischen Anamnese erwähnt der Patient seine Überlegungen einer Geburtsschädigung, da er die ersten Lebensjahre im Gipsbett verbracht habe. Der Grund dafür ist ihm nicht bekannt.

Der Perspektivenwechsel zur psychischen Situation bestätigt eine frühgestörte Persönlichkeit, bei der das strukturelle Ich-Defizit durch narzißtische Größenphantasien ausgeglichen wird. Die Analyse der sozialen Entwicklung zeigt, daß der aus der ehemaligen DDR stammende Patient von seiner Kleinkindzeit an zwischen zerrütteter Familie, Kinderheim, Internat und Jugenderziehungsheimen hin und her geschoben wurde. Nach der Öffnung der Grenzen fiel er in eine neue Grenzenlosigkeit mit dissozialem Verhalten, was sich in ständigen Grenzüberschreitungen äußerte. Ohne Familie, Bekanntenkreis und Arbeit geriet er in erhebliche finanzielle Verschuldung, so daß sein Krankengeld gepfändet wurde.

Durch die Symptombildung wurde bei ihm das rebellische, protestierende Ich vom Druck des Über-Ichs befreit bzw. von dem Druck, sich der eigenen Verantwortung zu stellen. Die eigene Ohnmacht wurde verdeckt, indem sie an einen Helfer – meistens einen Arzt – delegiert wurde.

Epidemiologie: Die langen Leidenszeiten der Patienten mit psychogenen Schmerzsyndromen werden epidemiologisch nicht oder nur ungenügend erfaßt. Überschneidungen mit der posttraumatischen Belastungsstörung sind häufig. Wir sahen Patienten mit einer Anamnese von 20 bis 30 Jahren.

Ätiopathogenese: G. Engel (1959) beschrieb in den Einfziger Jahren das, was er „pain proneness" nannte, also die Neigung oder den Hang zu Schmerzen oder auch nur die *Schmerzanfälligkeit.* Sie wird während der Kindheit in der Familie ange egt. Engel spricht von der psychischen und physischen Brutalität der Eltern gegeneinander und gegen das Kind oder die Kinder.

Im oben geschilderten Fall bestanden zwischen den Eltern Differenzen, die sich darin äußerten, daß sich z.B. ein Elternteil dem anderen unterwarf und dies dann durch körperliche Bestrafung der Kinder kompensierte. Der Bestrafung der Kinder folgten Gewissensbisse und diesen folgte übergroße Zuwendung. Um diese Zuwendung zu gewinnen, verletzen sich manche Kinder auch selbst, z.B. um die Aggressivität zwischen den Eltern auf sich zu ziehen, gleichsam als ob sie sich für die Aggressivität der Eltern verantwortlich fühlten oder als ob sie sich Schuld zuweisen würden. Dies kann ohne weiteres als eine klassische double-bind-Situation bezeichnet werden. Daraus resultiert ein Risikoverhalten.

Die *Entwicklung der Psychodynamik* läßt sich systemisch aus verschiedenen Perspektiven beschreiben:

- *Kinderperspektive:* Schlechte oder keine tragfähige Beziehung zur Mutter oder zum Vater; wenig körperliche, eher materielle, an Leistung gekoppelte Zuwendung; häufiger Streit zwischen den Eltern.

- *Elternperspektive:* Scheidung oder Trennung der Eltern; berufliche Doppelbelastung; keine Kompetenz bei Konfliktlösungen zwischen Eltern und Kindern; Meinungsverschiedenheiten können schlecht adäquat aufgelöst werden.

- *Forschungsperspektive:* In der Mainzer Stichprobe ließ sich nachweisen, daß die Geborgenheit in Kindheit und Jugend bei den Betroffenen geringer veranschlagt wurde, als bei Nicht-Betroffenen. Lieblingsspielzeuge hatten die Funktion einer Elternersatzfigur. Bei dem Patienten unseres Fallberichtes war dies ein „bunter Hund", den er zu allen Therapien während seiner psychosomatischen Behandlung mitbrachte.

Persönlichkeitsstruktur: Michael Balint hatte 1952 den Begriff der *Grundstörung* eingeführt. Egle (1993) differenzierte die von Balint 1952 beschriebene Grundstörung bei psychogen Schmerzkranken als *ängstlich-depressive Grundstruktur.*

> *Eckdaten der Persönlichkeitsstrukturen* sind 1. Latente Abhängigkeitswünsche, 2. Aggressionshemmung, 3. Überangepaßtheit, 4. Leistungsorientierung, 5. frühe Abwehrmechanismen: Spaltung und Projektion.

Therapie: Auch bei den psychogenen Schmerzsyndromen gilt es, früh schon zu einem somatopsychisch-psychosomatischen *Gesamtbehandlungsplan* zu kommen. Dies hat zur Vorraussetzung, daß zunächst die Bedeutung oder der *Sinn der psychischen Schmerzen* erkannt wird. Nach den Regeln der differentiellen Indikation gilt es anschließend zu entscheiden, ob eher *konfliktorientierte, entspannungsfördernde* oder *suggestiv-hypnotische* Psychotherapieverfahren einzusetzen sind.

Die Therapieplanung und Durchführung beruht auf einem mit der Gesamtwirklichkeit des Patienten abgestimmten Plan. Neben der individuellen Sicht ist die *Familienperspektive* zu sehen. Nicht nur bei Kindern und Jugendlichen, sondern auch im mittleren, höheren und hohen Alter gilt es, das psychogene Schmerzsyndrom früh zu erkennen und dem Patienten bei der Übersetzung der Klage zu helfen.

> *Merksatz:* Schmerz vollständig abstellen zu wollen, kann eine neue Überforderung darstellen. Beim Patienten sollte daher das Verständnis gefördert werden, daß es sich dennoch lohnt, sie zu mindern, zu dämpfen oder vorübergehend auszuschalten.

3.15.4 Tumorinduzierte Schmerzen

Definition: Schmerzen, die bei der Infiltration und Destruktion von Organen und Organgrenzen entstehen, werden als tumorinduzierte Schmerzen bezeichnet. Die verursachten Schmerzen werden oft als vernichtend erlebt.

Krankheitsbild: Das Krankheitsbild wird entscheidend vom *primären Tumor* bzw. eventuell verbreiteten Metastasen bestimmt. Schwerste Schmerzen werden so im Zusammenhang mit dem Wachstum von periostdehnenden oder periostzerstörenden Tumoren angegeben.

Therapie: Daraus leitet sich ein entsprechender ärztlicher Handlungsbedarf ab. Dennoch läßt die Behandlung schwerster tumorinduzierter Schmerzen nach wie vor eklatante Defizite erkennen. Mehr als zehn Jahre nach den Berichten von Portenoy und Mitarbeitern (1986) zur Opiattherapie nicht-tumoröser und tumorassoziierter Schmerzen kann immer noch nicht von einer adäquaten Versorgung dieser Patienten gesprochen werden. Diese Autoren setzten sich entschieden für den *rationalen Einsatz der Opiate* bzw. Opiatderivate ein. Doch in den seither erschienenen Studien wird nach wie vor eine ängstlich ablehnende Haltung gegenüber dieser Therapiemöglichkeit beschrieben, die sich häufig aus der Angst vor der Entstehung einer Sucht nährt. Es ist aber gesichert, daß der adäquat mit Opiaten behandelte Tumorkranke auf diese Therapie nicht mit der Entwicklung einer Sucht antwortet, sondern aus der durch die Schmerzen entstandenen Isolation seinen Weg zurück ins Leben finden kann. Natürlich ist ein tragfähiges und von Vertrauen geprägtes Arzt-Patienten-Verhältnis die Vorraussetzung der Verschreibung von Opiaten durch den Arzt.

Die gerade von Schmerzpatienten geäußerten *Suizidgedanken* erklären sich z.T. vor diesem Hintergrund. Kommt es dazu, daß die Schmerzen ein normales Leben verhindern und den Patienten zermürben, liegt es nahe, daß ihm dies den Willen zu leben rauben kann. Und dann ist es nicht verwunderlich, daß ein Wunsch nach aktiver *Sterbehilfe* an den Arzt gerichtet wird. Es darf vor diesem Hintergrund weiter gemutmaßt werden, daß viel von der Diskussion um aktive Sterbehilfe entfiele, würden zunächst alle bestehenden pharmakotherapeutischen Möglichkeiten voll ausgeschöpft werden.

3.16   Selbstinduzierte Krankheitsbilder – In der Arzt-Patient-Beziehung ausagierte psychische Störungen

G. Overbeck, C. Röder

Das Gemeinsame der im folgenden abgehandelten Krankheitsbilder ist, daß die *Arzt-Patient-Beziehung* von zentraler Bedeutung für die Diagnostik ist, wogegen die körperlich präsentierten Symptome eine nachrangige Rolle spielen, da sie austauschbar sind. Psychodynamisch gesehen

handelt es sich um unterschiedlich gestaltete *Übertragungsneurosen*, die aus frühen Konflikten der Patienten stammen und nun mit den Ärzten wiederholt werden.

3.16.1   Koryphäen-Killer-Syndrom

Definition: Unter dem Koryphäen-Killer-Syndrom versteht man eine Form der *Beziehungsgestaltung* zwischen Arzt und Patient, die durch anfängliche *Idealisierung* und spätere aggressive *Entidealisierung* des Arztes durch den Patienten charakterisiert ist.

Krankheitsbild: Die *psychosomatischen Beschwerden* sind *mannigfaltig* und lassen meist keine klare diagnostische Zuordnung zu, sofern man nicht die Beziehungseröffnung „Herr Doktor, Sie sind der Einzige, der mir jetzt noch helfen kann ..." bereits als „Symptom" erkennt. Die *Unklarheit der Symptome* zusammen mit der anfänglichen *Idealisierung* durch die Patienten gibt Anlaß zu reichlich differentialdiagnostischen Untersuchungen. Wenn sich keine den Beschwerden entsprechenden pathologischen somatischen Befunde erheben lassen, kommt es bald zu einer zunehmenden *Unzufriedenheit* auf beiden Seiten. Die Patienten brechen enttäuscht mit massiven Vorwürfen die Behandlung ab und suchen einen neuen Arzt. Dort kommt es zu dem gleichen Ablauf. Je mehr Ärzte sie aufsuchen, um so invasiver werden deren Eingriffe. Dabei kommt es zu *iatrogenen Fixierungen* des somatischen Krankheitskonzeptes der Patienten, was einen chronischen Krankheitsverlauf begünstigt.

Psychodynamik: Psychodiagnostisch handelt es sich meist um *narzißtische Persönlichkeitsstörungen*. Ursächlich wird eine *gestörte Dualunion* mit einer fehlenden Entwicklung von Urvertrauen gesehen. Die Patienten wiederholen daher unbewußt mit ihren Bezugspersonen im Sinne einer *idealisierend/entwertenden Übertragungsneurose* die Enttäuschung an ihren primären Objekten. Durch ihre Fähigkeit zur *Objektmanipulation* gelingt es ihnen meistens auch gut, ihre Abwehr psychosozial zu festigen. So wie sie im Arzt zu Beginn Allmachtsphantasien mobilisieren und diesen zu einer inadäquaten Steigerung multipler medizinischer Maßnahmen verführen, so verleiten sie ihn auch zum Machtkampf und schließlich dazu, aus Frustration über die Therapieresistenz des Patienten mit „aggressiven", überflüssigen Maßnahmen zu reagieren und dabei Fehler zu machen. Die ursprünglich subjektive, neurotisch verzerrte Einschätzung des Arztes durch den Patienten wird somit durch dessen reales Handeln bestätigt: die Koryphäe ist gekillt!

3.16.2 Münchhausen-Syndrom

Definition: Das Münchhausen-Syndrom zeichnet sich bei heterogener somatischer Symptomatik durch *drei* wesentliche Charakteristika aus: *Vorgetäuschte* und selbstinduzierte körperliche *Krankheit, Pseudologia phantastica* und *Krankenhauswandern.*

Krankheitsbild: Früher wurden unter diesem von Asher (1951) geprägten Begriff alle Störungen mit selbstinduziertem Charakter subsumiert.

Die Diagnose Münchhausensyndrom findet sich im ICD-10, während sie im DSM-IV unter „Factitious Disorders" abgehandelt wird.

Münchhausen-Patienten kommen häufig als *Notfall* zur Aufnahme mit heftigsten Beschwerden, die sich an den verschiedensten Organsystemen manifestieren können. Dabei präsentieren sie phantasievoll ausgestaltete Geschichten (Pseudologia phantastica) über ihre soziale Herkunft, die angebliche Krankheitsvorgeschichte und die akute Symptomatik. Nach dieser dramatischen Inszenierung kommt es wenige Tage später zur *Entdeckung* des vorgetäuschten Charakters der Symptome. Die Patienten verlassen daraufhin unbehandelt, z.T. in bedrohlichem Zustand das Krankenhaus, um einige Zeit später in einem anderen Krankenhaus um erneute Aufnahme zu ersuchen (*Krankenhauswandern*). Da die Patienten sich jeder längeren Behandlung entziehen, bleibt das pathologische Beziehungsmuster erhalten, und die *Prognose* muß daher für den Krankheitsverlauf, aber auch quoad vitam als *schlecht* angesehen werden. Die häufigen invasiven Maßnahmen können zum einen zu *dauerhaften Schäden* führen (z.B. „Grillrostbauch"), unter Umständen können die „Therapiemaßnahmen" sogar letale Folgen haben.

Psychodynamik: Die in Frage kommende Psychopathologie reicht von der *hysterischen Neurose* bis zur *Borderline-Störung.* Hinzu kommen dissoziale Verhaltensweisen; oft haben die Patienten alle sozialen Bezüge wie Familie, Freundeskreis und Arbeitsplatz verloren. Am häufigsten handelt es sich jedoch um schwere *narzißtische Persönlich-*

keitsstörungen, die mit ihren erfundenen Krankheitsgeschichten (Münchhausen-Syndrom) beim Arzt wissenschaftliche Neugier wecken und ihn zum Einsatz alles verfügbaren medizinischen Instrumentarius bewegen. Im Unterschied zum Koryphäenkiller, wo die Störung eher den Objektpol des narzißtischen Systems betrifft, idealisiert der Münchhausenpatient den Arzt nicht, sondern er läßt sich selbst als *interessanten* Fall bewundern. Die narzißtische Störung liegt hier am Selbstpol, nämlich als Regression auf das grandiose Selbst mit mangelnder Trennung zwischen Realität und Phantasie und pathologischem Lügen. Typische Abwehrmechanismen sind Verleugnung, Spaltung und projektive Identifikation.

3.16.3 Artefakt-Krankheit

Definition: Artefaktkrankheiten zeichnen sich durch die *heimliche Selbstschädigung* und *Vortäuschung von Krankheitssymptomen* aus. Diese können sich äußerlich sichtbar manifestieren, aber auch durch Manipulation innerer Organsysteme hervorgerufen werden.

Krankheitsbild: Das Beschwerden- und Symptomenspektrum ist sehr variabel und reicht von *einmalig auftretenden Artefakten* an der Haut in einer akuten Konfliktsituation bis zu *chronischen Manipulationen* am eigenen Körper, an Körpertemperatur, Blutbild, Urinstatus etc.

Nach Definition des ICD-10 (und DSM-IV) liegt weder eine körperliche, noch eine psychische, sondern eine „*Störung, im Umgang mit Krankheit und der Krankenrolle*" vor.

Das zunächst rätselhafte Geschehen erfordert vielfältige diagnostische Untersuchungen, führt zu zahlreichen erfolglosen Behandlungsversuchen und unnötigen operativen Eingriffen. Vom Krankheitsverlauf her unterscheidet Plassmann (1996) erstens *maligne Formen* mit vielen, z.T. lebensbedrohlichen oder verstümmelnden Artefakten und schwerwiegenden ärztlichen Eingriffen mit chronischem Verlauf (dem Münchhausen-Syndrom ähnlich), zweitens *mittelschwere Formen* mit weniger bedrohlichen somatischen Folgen und existenter Sozialbindung und drittens *benigne Formen* mit seltenem Auftreten und meist folgenlosem Ausheilen der Artefakte.

Psychodynamik: Von zentraler Bedeutung ist sowohl die *pathologische Beziehung zum eigenen*

Körper mit „guten" und „bösen" Körperteilen als auch eine analoge *gespaltene Objektbeziehung* der Patienten zu ihren Ärzten. Bewußt erhoffen sie sich die Hilfe des guten Arztes, unbewußt repräsentiert der Arzt zugleich das sadistische Eltern-Imago, das durch medizinische Handlungen frühe traumatische Kindheitserfahrungen wiederholt („Der Arzt verletzt und heilt zugleich"). Sehr vereinfacht gesagt, handelt es sich um „geschlagene" Kinder, die sich mit dem schädigenden Elternverhalten durch ihre selbstverletzenden Handlungen unbewußt identifizieren. Durch Abspaltung der aggressiven Objekt- und Selbstanteile können sie die Beziehung zum „guten" Objekt weiter aufrechterhalten, und bewußt schädigen sie daher auch nicht selbst, sondern bringen dem Arzt ihren „bösen" Körper zur Heilung. Meistens handelt es sich um *Borderline-Patienten*. Entsprechend finden sich als intrapsychische und interpersonelle Abwehrmechanismen Verleugnung, dissoziative Zustände, Spaltung, Projektion und projektive Identifikation.

Epidemiologie: Man muß eine *hohe Dunkelziffer* annehmen. Angaben über die Häufigkeit liegen nur aus der Dermatologie (0,5 bis 2 %) und aus Allgemeinkrankenhäusern (2 %) vor.

Differentialdiagnose: Die Abgrenzung der drei beschriebenen Störungen von einander ist oft nicht einfach. Typisch für das *Münchhausen-Syndrom* ist die Pseudologia phantastica, das Krankenhauswandern und der Verlust fast aller sozialen Kontakte. Dem gegenüber steht bei der *Artefakt-Krankheit* die Heimlichkeit der Selbstverletzung im Vordergrund und der Versuch der Patienten, über ihre schwer behandelbare Krankheit eine längere Beziehung zu Ärzten und Krankenhäusern aufzubauen. Trotz ihrer ebenfalls erheblichen manipulativen Fähigkeiten unterscheiden sich Patienten mit *Koryphäen-Killer-Syndrom* vor allem dadurch, daß artifizielle Symptome bei ihnen praktisch nicht vorkommen und daß sie eine vergleichsweise normale Sozialisation aufweisen.

Abzugrenzen sind außerdem das *Münchhausen-by-proxy-Syndrom* (heimliche Schädigung des Kindes durch die Mutter) und die *offene Selbstbeschädigung*, die bei sehr unterschiedlichen Persönlichkeitsstörungen und psychischen Zuständen vorkommen kann. Schließlich ist noch die *Operationssucht* zu erwähnen, die nach Menninger (1934) eine Folge sexueller Konflikte zu sein

scheint, wobei es den Patienten allerdings mit ihren konversionsneurotischen Symptomen gelingt, die Ärzte zur Operation zu „verführen".

Therapie: Von entscheidender Bedeutung für den Umgang mit allen obengenannten Patienten ist, daß der Arzt die Krankheitsbilder anhand ihrer immanenten *Beziehungsmuster* erkennt, danach sein diagnostisches und therapeutisches Handeln ausrichtet und sich nicht einseitig auf die organmedizinische „Jagd" nach immer neuen rätselhaften Symptomen begibt.

So zeigt sich der *Koryphäen-Killer* zwar solange zufrieden, wie der Arzt sich anstrengt und sich immer wieder etwas Neues einfallen läßt, doch wenn er irgendwann nicht mehr weiter weiß („versagt"), erfolgt sofort der *Behandlungsabbruch*. Dieser ist dagegen häufiger vermeidbar, wenn der Arzt dieses idealisierende/entwertende *pathologische Interaktionsmuster* bereits früh erkennt und anspricht. Da der Koryphäenkiller eine reifere narzißtische Persönlichkeitsstörung mit wechselnden psychoneurotischen Beziehungsanteilen darstellt und letztlich doch immer die gute Objekterfahrung sucht (auch wenn er immer wieder die enttäuschende rekonstelliert und dann mit Trennungswut reagiert), findet er doch häufiger zu *psychischer Krankheitseinsicht* und damit den Weg in die *psychotherapeutische Behandlung*.

Der *Münchhausen-Patient* dagegen ist kaum zu einer längerfristigen ärztlichen Behandlung in der Lage, der abrupte Beziehungsabbruch ist geradezu konstituierendes Merkmal dieser Störung. Im Augenblick, wo er als „Lügenbaron" erkannt wird und er damit den primären Krankheitsgewinn aus der erfundenen Identität verliert, bricht er die Behandlung sofort ab. Die ärztliche Aufgabe beschränkt sich hier im wesentlichen darauf, das eigene *aggressive Gegenagieren* zu vermeiden, wie es sich in kriminalistischen Überführungen und gewaltsamen medizinischen Maßnahmen niederschlägt. (Elektrokrampftherapie, Leukotomie, geschlossene Unterbringung etc.)

Bei Patienten mit *artifiziellen Störungen* steht dagegen ganz die Borderline-Struktur mit ihren Abspaltungen und Verleugnungen und der dazugehörigen interpersonell *ausagierten Triangulierung zwischen Patient, Körper und Arzt* im Vordergrund des behandlungstechnischen Problems. Bei sehr kontrovers geführter Diskussion ist dabei eine der schwierigsten Fragen, ob und wie die Patienten mit dem artifiziellen Charakter der Störung konfrontiert werden sollen. Der Erfolg solcher *Konfrontationen* wird in der Literatur nicht einheitlich geschildert. Auch die Frage nach stationärer oder ambulanter Psychotherapie ist schwierig zu beantworten. Gelingt es überhaupt, über anfängliche Gespräche hinaus ein Therapiebündnis zu schließen, so dürfen lange Zeit nur die *idealisierten Beziehungsaspekte von Therapeut und Patient* aufscheinen, konfrontierende, minimal frustrierende therapeutische Erlebnisse führen ambulant sofort zum Therapieabbruch. Deshalb wird meist am Anfang eine *stationäre Behandlung* empfohlen, wo das Beziehungsangebot vielfältiger ist und mit Spaltungen besser umgegangen werden kann.

3.17 Das chronische Müdigkeitssyndrom

C. Albus, K. Köhle

Definition: Noch ist ungeklärt, ob es sich beim *chronischen Müdigkeitssyndrom (= chronic fatique syndrome, CFS)* um eine eigenständige Erkrankung handelt. Fock und Krüger (1994) haben deshalb anstelle einer Definition folgende „*syndromale Beschreibung"* vorgeschlagen:

„CFS ist eine Krankheit mit gesteigerter geistiger und körperlicher *Ermüdbarkeit* und *Erschöpfbarkeit*, die dauernd oder intermittierend seit mindestens *sechs Monaten* ohne erkennbare Besserungstendenz besteht, mit einer mindestens *50prozentigen Leistungsminderung* einhergeht und typischerweise zu einem bestimmten Zeitpunkt begonnen hat."

Beschwerden und Symptome: *Leitsymptom* ist die subjektiv erlebte, pathologisch gesteigerte *Erschöpfbarkeit bzw. Müdigkeit*, die zu einer deutlichen Einschränkung der Leistungsfähigkeit führt. Daneben kann eine *Vielzahl somatischer und psychischer Symptome* auftreten. Die Patienten wirken häufig drängend und vorwurfsvoll. Sie berichten ihre körperlichen Symptome mikroskopisch genau; ihre Fähigkeit, Emotionen zu erleben und auszudrücken, erscheint oft eingeschränkt. Ihr Krankheitskonzept ist überwiegend *somatisch* orientiert, ihre Vorstellungen zur Verursachung beziehen sich oft auf Infektionen und Noxen und reichen gelegentlich bis hin zu Vergiftungsideen.

Verlauf und Prognose: Die Initialsymptomatik läßt häufig an einen gravierenden grippalen Infekt denken. Der weitere Verlauf variiert hochgradig.

Der *Spontanverlauf* zeigt eine Tendenz zur *Chronifizierung*. Durch strukturierte rehabilitative Verfahren kann jedoch bei ca. 80 % der Patienten eine Symptomlinderung erreicht werden.

Epidemiologie: Gesteigerte Erschöpfbarkeit wird von ca. 25 % der Stadtbevölkerung angegeben. In der ärztlichen Primärversorgung schildern 27 % der Patienten eine pathologische Erschöpfbarkeit über mehr als 6 Monate. Die *Punktprävalenz* für das CFS i.e.S. beträgt 0,3– 1 %. Frauen mittleren Alters scheinen häufiger betroffen.

Ätiopathogenese: Chronische Müdigkeit und verstärkte Erschöpfbarkeit sind Basissymptome menschlichen Leidens, vergleichbar Fieber oder Schmerz. Zu 95 % liegt eine *somatische* – infektiöse, neoplastische, endokrinologische u.a. – *oder psychische Erkrankung*, vor allem Depression und Angststörung, zugrunde. Beim CFS wurde zunächst eine *Virusinfektion* als für die Ätiopathogenese entscheidend angenommen.

Inzwischen wurden Zusammenhänge zwischen *Persönlichkeitsmerkmalen* und kritischen *Lebensereignissen* mit der Krankheitsmanifestation nachgewiesen: CFS-Patienten waren vor Krankheitsbeginn häufig akuten *Verlusterlebnissen* oder chronischen *sozialen Belastungen* ausgesetzt. Als prädisponierende Persönlichkeitsfaktoren (z.B. bei Arbeitssüchtigen) fanden sich gestörtes Selbstwertgefühl oder eine „*high action-proneness"*. Gegen die frühere Bewertung der Virusinfektion spricht auch, daß pathologische Erschöpfbarkeit bereits vor der Infektion und ungewöhnliche psychische Belastungen zum Zeitpunkt der Infektion die stärksten Prädiktoren für das Auftreten eines CFS sind. Auch der Verlauf der Symptomatik und die Beeinträchtigung der Lebensqualität wird durch Belastungen negativ, durch „positives Coping" und soziale Unterstützung positiv moderiert, wie eine kontrollierte Studie nach dem Hurricane Andrew zeigte.

Anhand eindrucksvoller Kasuistiken verdeutlichten Taerk und Gnam (1994) ein integriertes pathogenetisches Verständniskonzept in Form einer *psychobiologischen Ergänzungsreihe*: Frühe Abstimmungsschwierigkeiten in der Mutter-Kind-Beziehung („misattunement") können sowohl im biologischen als auch im psychologischen Bereich zu einer später fortbestehenden

Labilität von Regelvorgängen führen. Psychische Folgen sind oft erhöhte *Abhängigkeit von „Selbstobjekten"*, entsprechend erhöhte Vulnerabilität durch Verlusterlebnisse sowie eine Hemmung im Affekterleben und Affektausdruck. Tatsächlicher *Objektverlust* – passiv erlitten oder durch Entwicklungsschritte herbeigeführt – kann, wegen der Bedeutung der Objekte für das Selbst, zu einer katastrophalen Verunsicherung führen, die sich über Gefühle von *Hilf- und Hoffnungslosigkeit* bis zu einer Tendenz zur *Selbstaufgabe* steigern kann. Psychophysiologisch entspricht diesem Prozeß das von Engel (1962) beschriebene *„conservation-withdrawal"*-*Muster*, über das es zu einer Devitalisierung, zu einer Art *„Leben auf Sparflamme"* kommen kann. Die psychophysiologische Dekompensation kann sowohl über eine zusätzliche Labilisierung somatischer Systeme (z.B. durch Infekte) als durch ein Versagen der psychischen Verarbeitung nach massiver Traumatisierung (Krystal 1988) oder der Erschöpfung von Abwehr- und Hemmungsmechanismen im Rahmen unbewußter Konflikte erfolgen.

Die *psychosomatischen Wechselwirkungen* werden vor allem über psychoneuroimmunologische und psychoneuroendokrinologische Prozesse vermittelt: Die beschriebenen Belastungen können mit einer deutlichen *Verminderung verschiedener Immunfunktionen* einhergehen; auch bei CFS-Patienten fanden sich entsprechende Veränderungen. Eine Hyporeaktivität der CRH-Sekretion nach „chronischem Streß" kann mit „chronic fatigue" verknüpft sein.

Die klinische Wertigkeit dieser Befunde läßt sich dennoch ebenso wenig endgültig beurteilen, wie die Ätiopathogenese des CFS insgesamt noch nicht als geklärt gelten kann. Wahrscheinlich handelt es sich bei Patienten mit CFS um eine eher inhomogene Gruppe, bei der *unterschiedliche pathogenetische Konstellationen* von Bedeutung sind. Die beschriebene Ergänzungsreihe dürfte zumindest bei einem Teil der Kranken wesentlich zu einer erhöhten Vulnerabilität durch und zu verringerter Rekonvaleszenz nach unspezifischen Belastungen, u.a. nach Virusinfektionen beitragen.

Diagnostik: Von Anfang an sollte der Arzt versuchen, auch CFS-Patienten für eine erweiterte *biopsychosoziale Betrachtungsweise* zu gewinnen. Hierzu kann vor allem ein integratives Vorgehen bei der Anamneseerhebung beitragen. Wie bei Patienten mit Somatisierungsstörungen ist es von großer Bedeutung, ihren Leidenszustand ausdrücklich *anzuerkennen*. Dies schützt vor zusätzlicher iatrogener Kränkung. Die z.T. bizarren und *ideologisch fixierten Vorstellungen* der Kranken können irritieren; dabei hilft das Verständnis für ihre Funktion: Wird die Krankheit als von außen verursacht erklärt, ist es leichter möglich, ein positives Selbstgefühl aufrechtzuerhalten und sich vor zu massiven Schamgefühlen zu schützen. Der Aufbau einer *tragfähigen Beziehung* hat deshalb Vorrang gegenüber der Interpretation psychosomatischer Zusammenhänge. Dazu gehört es, erst einmal auch die *Krankheitstheorie* der Patienten ernst zu nehmen, ihm so zu helfen, sein Gesicht zu wahren.

Zielgerichtete und konsequent begrenzte Diagnostik soll einer einseitigen Fixierung auf eine somatische Krankheitstheorie entgegenwirken.

Ein CFS kann erst nach *Ausschluß* definierter *somatischer oder psychischer Grunderkrankungen* diagnostiziert werden. Die Differentialdiagnose gegenüber *Neurasthenie* und *Somatisierungsstörungen* kann schwierig sein.

Das Diagnosekonzept der Centers for Disease Control and Prevention (CDC) erfordert den Nachweis eines Hauptkriteriums und von mindestens vier Nebenkriterien.

CDC-Diagnose-Kriterien des CFS (übersetzt nach Fukuda, Straus, Hickie et al. 1994)

A: Klinisch evidente, neu aufgetretene, nicht anderweitig erklärbare, *pathologische Müdigkeit/Erschöpfbarkeit* über mindestens *6 Monate* (kontinuierlich oder wiederkehrend), die nicht durch adäquate Belastungen bedingt ist und die zu einer deutlichen Einschränkung der beruflichen, sozialen und persönlichen Aktivitäten des Individuums führt.

B: *Zusätzlich* müssen von den folgenden Symptomen *mindestens vier* über mindestens sechs Monate bestehen:

1. klinisch relevante Merk- und/oder Konzentrationsstörungen

2. Halsschmerzen

3. weiche zervikale und/oder axilläre Lymphome

4. Muskelschmerzen

5. polyarthralgische Schmerzen ohne Schwellung und/oder Rötung

6. neu aufgetretene Kopfschmerzen ungewöhnlichen Typs, Schwere oder Muster

7. unerholsamer Schlaf

8. Symptomverstärkung über mindestens 24 Stunden nach Belastungen

---

Therapie: Ausführliche Information und ein integrierter Behandlungsansatz erleichtern es den Kranken, ein psychosomatisches Verständniskonzept zu entwickeln. Wie bei Patienten mit funktionellen Störungen sollten Termine nicht „nach Bedarf", sondern vorstrukturiert, z. B. in vier-wöchentlichen Abständen, vereinbart werden. Dies verhindert eine Konditionierung zwischen Arztkontakt und Auftreten der Beschwerden, kann den Verlauf positiv beeinflussen und Kosten senken. Der primärversorgende Arzt kann die Indikation zu einer *fachpsychotherapeutischen Behandlung* und die Motivation hierzu prüfen.

Für *kognitive Verhaltenstherapie* liegt jetzt erstmals das positive Ergebnis einer kontrollierten randomisierten Studie vor: 30 CFS-Patienten einer Ambulanz für Infektionskranke in Oxford erhielten zusätzlich zur medizinischen Behandlung 16 Sitzungen kognitiver Verhaltenstherapie. 73 % der Behandelten erreichten ein befriedigendes Ergebnis gegenüber 27 % der Kontrollgruppe. Bei den behandelten Patienten änderten sich auch Krankheitstheorie und Coping-Verhalten in positiver Richtung.

Für schwerer Erkrankte bieten die *multimodalen Behandlungsansätze* von *Fachkliniken* Vorteile.

Eine spezifische *Pharmakotherapie* des CFS existiert nicht. Positive Studienergebnisse für oft von Patienten gewünschte Behandlungsansätze wie Immunstimulanzien, Ozontherapie, Virostatika, Interferone, Immunglobuline, liegen nicht vor. Antidepressiva sind nur bei schwerer Depressivität indiziert; sie werden jedoch von CFS-Patienten häufig nicht gut vertragen.

3.18   Gerontopsychosomatik

G. Heuft

Die psychische Bedeutung des körperlichen Alternsprozesses: Befragt man professionelle Helfer aller Berufsgruppen, die mit alten Menschen arbeiten, nach ihrem Bild des Lebenslaufes, begegnet man immer wieder dem *„Halbkreis-Modell"*: Nach dem Scheitelpunkt des Lebens (bei 40–50 Jahren) gehe „alles den Berg hinunter". Mit diesem Modell, daß weder den aktuellen gerontologischen Ergebnissen zu Lernfähigkeit und Kompetenz im Alter, noch mit dem Alter stetig zunehmenden Variabilität physiologischer Befunde entspricht, wird unmerklich dem *Defizit- und Defekt-Modell* des Alterns Vorschub geleistet. Wie kann ein Psychotherapeut Entwicklungsaufgaben für seinen (alten) Patienten vorphantasieren, wenn er kein anderes Entwicklungsmodell zur Verfügung hat? Die Indikation zu einer auch im Alter aussichtsreichen psychosomatisch-psychotherapeutischen Behandlung (vgl. Kap. 4.14.) wird auf diesem Hintergrund sicher weniger häufig gestellt werden, als es angezeigt wäre.

Die Häufigkeit psychogener Beeinträchtigung im Alter: Mit dem Beeinträchtigungs-Schwere-Score (BSS) steht ein jetzt auch für Menschen über 60 Jahren adaptiertes Instrument zur Verfügung, das Experten weitgehend theorieunabhängig eine Schwere-Einstufung psychogener Erkrankungen über die 3 Dimensionen „körperlich", „psychisch" und „sozialkommunikativ" ermöglicht. Nach den im Rahmen der Mannheimer Kohortenstudie entwickelten Kriterien wird ab einem BSS-Score von ≥ 5 von einem „Fall" psychogener Erkrankung gesprochen (der max. Gesamtscore bei schwerster Beeinträchtigung wäre 12). Legt man dieses Kriterium zu Grunde, dann waren nach eigenen Untersuchungen in einem Geriatrischen Akutkrankenhaus 20,1 % der stationär behandelten Patienten, die sicher nicht an einer psychotischen, dementiellen oder Suchterkrankung litten, als *psychogen erkrankte Fälle* (mit jeweils mindestens einer ICD-10-Diagnose aus den Bereichen F1, F3-F6) einzustufen. Im Vergleich zur Zufallsstichprobe des frühen und mittleren Erwachsenenalters (der Mannheimer Bevölkerung) mit einer Fallzahl von 24,1 % liegt diese in der Alters-Stichprobe etwas niedriger, da trotz sorgfältiger organischer Abklärung der Patienten im Alter die Differenzierung zwischen dem organischen und dem psychogenen Anteil z. B. eines Schmerzerlebens nicht immer gelingt und bei einem streng konservativen Rating im Zweifelsfall dann *keine* psychogene Beeinträchtigung angenommen wurde. Ein Drittel dieser „Fälle" hat die *psychogene Beeinträchtigung erst im Alter* seit maximal einem Jahr entwickelt. Es handelt sich also keineswegs nur etwa um „chronische" Neurosen oder Persönlichkeitsstörungen mit Somatisierungen, bei denen aufgrund der Chronizität eine schlechte Prognose anzunehmen wäre. Ursachen für psychogen bedingte Symptombildungen im Alter sind im Kapitel 4.14 systematisch aufgezeigt.

Alter und Sexualität: Insbesondere die Bonner Längsschnittstudie (BOLSA) hat gezeigt, daß es nicht *das* Alter, *die* alten Patienten bzw. *das* alte Paar gibt. In ihrer Übersicht kritisiert v. Sydow (1992) aufgrund von Stichprobenselektion zurecht die Aussagekraft der vorliegenden Untersuchungen zur Sexualität alter Menschen.

Durch die kürzlich erfolgte repräsentative Befragung von 450 Personen über 60 Jahren durch Brähler und Unger (1994) wissen wir, daß in Deutschland ca. 2/3 der 61–70jährigen und ca. 1/3 der über 70jährigen eine *sexuelle Aktivität* bejahen, wenn ein fester Partner vorhanden ist. Solche Ergebnisse machen ein Forschungsdilemma deutlich: wenn sexuelles (koitales) Erleben so stark partnerabhängig ist, gibt es dann für Alleinstehende kein sexuelles Erleben mehr? Oder müssen wir nicht vielmehr davon ausgehen, daß Körpererleben, Gefühle eigener Attraktivität (als Mann und als Frau), das Erleben der eigenen Geschlechtsidentität und Selbstinitiative bzw. selbstbestimmte Lebensführung im Sinne einer engen Wechselwirkung miteinander zusammenhängen und wir uns daher hüten sollten, nur die geschlechtliche (partnerschaftliche) Aktivität im engeren Sinne zu betrachten. Allerdings sind wir in diesem Bereich völlig auf Vermutungen angewiesen, da es keine repräsentativen Untersuchungen zu sexuellen Phantasien oder etwa zur autoerotischen Aktivität alter Menschen gibt.

Vor allem die Arbeitsgruppe um Vorwoerdt und Pfeiffer (1969) hat den Unterschied zwischen *sexueller Aktivität* und *sexuellem Interesse* bei alten Menschen betont. Betrachtet man sexuelles Interesse und sexuelle Aktivität getrennt, lassen sich *vier Subgruppen* bilden: alte Menschen

1. ohne sexuelles Interesse und ohne sexuelle Aktivität,

2. mit sexuellem Interesse und Aktivität,

3. mit sexuellem Interesse, jedoch ohne Aktivität und

4. ohne sexuelles Interesse, jedoch mit sexueller Aktivität.

Unter dem Blickwinkel der *Lebenszufriedenheit* geht es den Gruppen 1 und 2 am besten, da hier Interesse und Aktivität gleichsinnig zusammenfällt, während die Gruppe 3 vor allem im Vergleich zur Gruppe 2 in ihrer Lebenszufriedenheit deutlich abfällt.

Insbesondere bei *Männern* steht die *sexuelle Funktion* in bezug zur *körperlichen Gesundheit*, den *kognitiven Fähigkeiten* und der *sozialen Integration*. Ein Klimakterium virile gibt es nicht, jedoch vergeht im Alter physiologischerweise mehr Zeit bis zur vollen Erektion und bis zur (weniger intensiv erlebten) Ejakulation. Die Refraktärzeit kann sich über mehrere Tage erstrecken. „Nicht-Geübtes" kann auch „verlernt" werden. Dies gilt auch für den Geschlechtsverkehr und die damit zusammenhängenden Kommunikations- und Handlungsformen, die sich altersabhängig verändern müssen. Für Frauen bedeutet die hormonell verlangsamte Lubrikation und

Atrophie der Schleimhäute ggf. die Notwendigkeit, sich für die Ausdehnung der Phase vor dem Geschlechtsverkehr einzusetzen. Die anatomischen und physiologischen Veränderungen der weiblichen und männlichen Genitalien eröffnet die Chance für Modifikationen, in denen beide Seiten z.B. Zärtlichkeiten mehr Bedeutung beimessen.

Psychosomatische Aspekte des Schmerzerlebens im Alter: Nach eigenen Untersuchungen bei Patienten über 60 Jahre einer Geriatrischen Akutklinik mit Hilfe des Gießener Beschwerdebogens (GBB, Brähler und Scheer 1983) gaben nur 17 % keine bzw. sehr geringe Schmerzen an. Von den Patienten, die unter Schmerzen litten, gaben wiederum 17 % nur *eine* Schmerzregion (wie a) Kopf-, b) Nacken- und Schulter-, c) Kreuz- und d) Gelenkschmerzen) an. Die übrigen 83 % gaben *zwischen zwei und vier Schmerzregionen* mit starken oder sehr starken Schmerzen an, wobei 62 % in mindestens einer der im GBB benannten vier Körperregionen unter *starken Schmerzen* litten.

Bei Überprüfung eines Zusammenhangs mit dem Ausmaß psychogener Beeinträchtigung (BSS, s.o.) ergab sich erstaunlicher Weise sowohl bei einer Gruppenbildung nach Schmerzregionen (eine bis vier Schmerzregionen) als auch bei einer Gruppenbildung nach der Schmerzintensität (keine oder sehr geringe Schmerzen vs. starke Schmerzen) kein statistisch signifikanter Zusammenhang zwischen diesen beiden Merkmalen. Das Schmerzerleben alter Menschen hängt nicht direkt mit *psychogener Erkrankung* zusammen, da – in Abgrenzung zur akut behandlungsbedürftigen Multimorbidität – *polypathische Beschwerden* sich oft langsam entwickeln und adaptive Strategien ermöglichen. Wenn eine Hüftgelenksarthrose z.B. keine Bergtour mehr erlaubt, wird die Wanderung ins flache Land verlegt. Die *Schmerzpatienten* sind auch nicht global als „unzufriedener" oder als „pessimistischer" zu charakterisieren. Bei den Patienten, die an starken Schmerzen litten, besteht nur eine negativere „Einstellung zum Alter", eine stärkere Tendenz zur „Niedergeschlagenheit" und eine geringere „Zuversicht, Probleme bewältigen zu können". Ein Großteil der Patienten mit starken Schmerzen setzt *akkomodative Techniken* ein (wie z.B. „Betonung des im Leben Geleisteten" und „Betonung positiver Erfahrungen in der Gegenwart"). Bei einer kleineren Gruppe waren *assimi-*

liative Techniken erkennbar (wie z.B. „Bemühen um Verbesserung der Situation" zur Linderung der chronisch-degenerativen Schmerzen). Die höchste *psychische Stabilität* zeigte eine Gruppe, die *beide Techniken* in einem dynamischen Wechsel einsetzen konnte.

Entwicklungspsychologische Konzepte: Neben der klinisch fundierten Annahme, daß ungelöste Konflikte aus Kindheit und Jugend auch im Alter neurosefördernd sein können, versuchen die *Life-cycle-Theorien* das Leben als aufeinander bezogene zentrale Entwicklungsaufgaben oder als lebenslanges Schicksal von Kernthemen (wie Liebe, Sexualität, Arbeit, Tod etc.) zu beschreiben. Dabei kommen die Eriksonschen Kategorien (Erikson 1982) über eine „idealisierende" Deskription des Alterns nicht eigentlich hinaus, wobei die Phase 8 „Alter" 30 Lebensjahre und mehr umfaßt (etwa vom 60.-90. Lebensjahr). Um jedoch die *Konfliktlage alter Menschen* in all ihren Facetten besser verstehen zu können, gilt es zu klären, was Erwachsene auch in der zweiten Lebenshälfte zu weiteren, immer auch konflikthaften Entwicklungsschritten treibt.

Ausgehend von eigenen Untersuchungsbefunden bei Menschen beiderlei Geschlechts jenseits des 60. Lebensjahres, die in einer konsekutiven Stichprobe untersucht wurden, läßt sich die These ableiten, daß das Zeiterleben im Alter vor allem eine *körperliche Dimension* hat. 80 % der interviewten alten Menschen antwortete auf die Frage: „Woran merken sie, daß die Zeit vergeht?" unter Bezugnahme auf den körperlichen Alternsprozeß. Diese Ergebnisse führten zu einem entwicklungspsychologischen Modell, in dem der *somatische Alternsprozeß als „Organisator" der Entwicklung* in der zweiten Hälfte des Erwachsenenlebens verstanden wird. Die Verwendung des Begriffes Organisator als das im jeweiligen Lebensabschnitt die Entwicklung führende „Organ" steht in der Tradition von Needham (1931; „embryologischer Organisator"), Spitz (1965; „kritische Knotenpunkte in der Entwicklung des Kleinkindes") und A. Freud (1963; „konvergierende Entwicklungslinien").

Der *Trieb* kann *als Organisator* der psychosexuellen Entwicklung in den ersten Lebensjahren begriffen werden. Die individuelle Triebausstattung als Resultat einer biologischen Variante drängt zur Auseinandersetzung mit den bekannten psychosexuellen Reifungsphasen und den entsprechenden typischen psychosozialen Krisen in Kindheit und Jugend. Neben der Triebentwick-

lung steht in einer gleichzeitigen Wechselwirkung die *Entwicklung des autonomen Ichs* (im Sinne Hartmanns 1960), des *Narzißmus* (im Sinne Kohuts 1973) und die Entwicklung von (sich zunehmend internalisierenden) Beziehungen zu den (*Primär-*) *Objekten*. Eine mögliche Traumagenese und deren Folgen bleiben hier für die Diskussion einer normal konflikthaften Entwicklung unberücksichtigt. Dabei stellt jede der *vier genannten Entwicklungssäulen* eine komplexe Funktion sowohl der individuell-historischen Zeitdimension wie der soziokulturellen Bedingtheiten dar. Die Vernetzung des Individuums im sozialen Raum konstituiert dann die „Wirklichkeit" eines Menschen.

Die *Selbstidentität* beschreibt das Binnenerleben des Menschen in der genannten Komplexität, die Struktur das Gesamt der vier beschriebenen Dimensionen aus einer diagnostizierenden Außensicht. Nach Erreichen des Erwachsenenalters übernimmt der *objektale Organisator* die Schrittmacherfunktion für die weitere Entwicklung. Unentrinnbare Veränderungen in den gelebten Objektbeziehungen (wie Partnerschaft, Auszug der Kinder, nachelterliche Gefährtenschaft, berufliche Veränderungen etc.) müssen unter Einbeziehung der funktionalen Komponente von „sozialer Kompetenz" stets aufs Neue mit den internalisierten Objektbeziehungen und den hinzukommenden Objekterfahrungen im weiteren Lebenslauf abgeglichen werden. Unter dem Aspekt des „sekundären Narzißmus" (vgl. Freud 1923), ist das Ich des Individuums ständig aufgefordert, zwischen Objektnähe und Objektferne im Sinne einer „Teilhabe" an den Beziehungen und damit der „Welt" die Waage zu halten.

In der *zweiten Hälfte des Erwachsenenalters* kommt es unbewußt zu einer weiteren, schrittweisen *Verschiebung der Organisatorfunktion zum Soma hin (somatogener Organisator)*. Dabei entspricht dem psychischen Ich der Körper, den ich habe (funktionaler Aspekt), während der Leib, der ich bin, dem narzißtischen Aspekt entspricht. Der Ebene der internalen Objektbeziehungen und der späteren grundlegenden Objekterfahrungen analog sind die Körpererinnerungen, Somatisierungen oder Verkörperungen. Die oben berichteten Studienergebnisse sprechen für eine *veränderte Wahrnehmung des Körpers und seiner Funktion* in der Weise, daß die leibliche Existenz und die körperliche Funktion nicht mehr als ausschließlich selbstverständlich gegeben wahrgenommen wird. Analog zur Veränderung der Körperfunktionen besteht das Ichstrukturelle Problem der *kognitiven Bewältigung dieser Veränderungen* ebenso wie der narzißtische Umgang mit der sich *verändernden Leiblichkeit.* Die sich verändernde Körperlichkeit ist somit intrapsychische Symbolisierungsebene für das Zeiterleben und die Strukturierung der Zukunftsperspektive.

3.19 Psychosomatische Aspekte bei psychiatrischen Erkrankungen

S. Mentzos

Unter *psychosomatischen Störungen* bei psychiatrischen Erkrankungen versteht man meistens nur jene eigentlich unspezifischen vegetativen Erscheinungen wie Herz- und Atembeschwerden, Schlafstörungen usw. Unabhängig davon, ob man sie als somatische Korrelate der *Psychopathologie* oder als direkte Resultate der *zerebralen Störung* begreift, so hält man sie wohl mit Recht letztlich als weniger wichtige *Begleiterscheinungen*.

Diese peripheren Störungen sollen jedoch nicht der Gegenstand folgender Ausführungen sein, sondern die *Psychosomatik des Gehirns*. Diese wurde bis jetzt in psychosomatischen Lehrbüchern stiefmütterlich oder überhaupt nicht berücksichtigt. In den letzten Jahren zeigt sich jedoch eine Änderung. Bezeichnend für die sich anbahnende Wendung ist die Tatsache, daß die empirische biologische Forschung des Gehirns sich nicht nur mit der *Somatopsychik* sondern auch mit der *Psychosomatik* beschäftigt. Und es ist ebenfalls bemerkenswert, daß Überlegungen zur Notwendigkeit einer „Psychosomatik des Gehirns" häufiger angestellt werden, so zum Beispiel wenn Massimo Biondi (1995) in einer fast identischen Formulierung wie unsere meint:

„Merkwürdigerweise, wir sprechen von der Psychosomatik des Herzens, des Darmes, der Haut, des Immunsystems, dennoch nicht von der Psychosomatik des Gehirns ..., d.h., es sieht so aus wie wenn wir noch nicht fähig wären, die Konzepte der psychosomatischen Medizin in der Psychiatrie anzuwenden".

3.19.1 Somatopsychische und psychosomatische Zusammenhänge bei den Psychosen

Die alte und hoffentlich bald überwundene Kontroverse zur Frage der Ätiologie der „endogenen" Psychosen zwischen Somatogenetiker und Psychogenetiker spielte sich bis vor ca. 30 Jahren auf einer Ebene ab, auf der es einerseits um die Bedeutung der Ergebnisse *erbgenetischer Untersuchungen* (familiäre Belastung, Zwillings- und Adoptivkinderuntersuchungen usw.) und andererseits um die Relevanz *psychosozialer Studien* (Familiendynamik usw.) ging. In der

Zeit danach führte die Aufdeckung der Bedeutung der Neurotransmitter und der korrespondierenden Rezeptoren sowie die unbestreitbaren Erfolge der *Psychopharmakologie* zu einer vorwiegend von der Biochemie des Gehirns beherrschten Diskussion.

Als nun die faszinierenden Befunde der bildgebenden Verfahren hinzukamen, ermöglichte diese Entwicklung nicht nur die In vivo-Untersuchung des *Metabolismus des Gehirns* im allgemeinen, sondern sie führte auch „zu einer Wiederbelebung des Interesses an neuropathologischen Fragestellungen zur Schizophrenie. So konnten insbesondere Strukturalterationen im limbischen System, aber auch Auffälligkeiten in anderen Hirnregionen nachgewiesen werden" (Bogerts 1995). Hinzu kamen die Aufdeckung der Rolle von sekundären und wahrscheinlich auch tertiären *cell messengers* auf der postsynaptischen Ebene, aber auch Hinweise auf eine früher nicht vorstellbare *Plastizität neuronaler Systeme* unter dem Einfluß von inneren und äußeren Ereignissen.

Man kann insgesamt davon ausgehen, daß bei einem Teil der *Schizophrenen* (ähnliches gilt auch für die an affektiven Psychosen leidenden Patienten) *funktionelle* oder sogar *hirnstrukturelle Veränderungen* festzustellen sind. Nun kann man nicht ohne weiteres die ätiopathogenetische Bedeutung dieser Befunde mit dem Argument relativieren, daß es sich dabei vielleicht einfach nur um sekundäre, *psychosomatische* Veränderungen handele. Dies könnte allenfalls nur für einen Teil dieser Veränderungen Gültigkeit haben. Für einen anderen Teil besteht nicht nur jene bemerkenswerte Konsistenz in der Zeit (die gegen eine Inaktivitätsatrophie oder ähnliches sprechen würde), sondern es gibt auch Hinweise dafür, daß es sich um eine sehr frühe, ja wahrscheinlich schon *embryonale Entwicklungsstörung* handelt. Nicht die Möglichkeit einer *Kausalitäts-Umkehrung* zugunsten der psychosomatischen Hypothese ist also das, was die Somatogenetiker in Schwierigkeiten bringt, sondern jene andere wichtige Tatsache, daß die geschilderten somatischen Befunde *bei nur einem Teil*, wahrscheinlich höchstens nur 30 % der Schizophrenen festzustellen sind.

Es ist hier aus Platzgründen nicht möglich, die Flut der empirischen Untersuchungen und Ergebnisse auf diesem Gebiet auch nur zu erwähnen. Nicht umsonst sind die Neunziger Jahre unseres Jahrhunderts das „Jahrzehnt des Gehirns" genannt worden (Gebhard 1992). Wichtig ist aber dabei die Tatsache, daß diese Ergebnisse keineswegs nur für eine Somatogenese, sondern zunehmend häufiger umgekehrt auch für eine *Psychogenese* – im Sinne des psychosomatischen Zusammenhanges – sprechen. Überhaupt scheint es sich paradoxerweise so zu verhalten, daß momentan die psychodynamische (und zum Teil auch psychogenetische) Sichtweise eher von der Hirnforschung und weniger von der rein deskriptiven Psychiatrie eine Unterstützung erfährt! So heißt es bei Spitzer (1995): „Nichts könnte stärker auf die Bedeutung von subjektivpsychologischer Erfahrung bei der Formation synaptischer Verbindungen hinweisen als die gegenwärtigen Fortschritte im Bereich der Neurobiologie".

3.19.1.1 Einige empirische Befunde

Bionci erinnert daran, daß die meisten der klassischen Neurotransmitter und Neuropeptiden hochsensibel auf *emotionalen Streß* reagieren.

„Durch psychosoziale Stimuli hervorgerufene Veränderungen von Norepinephrin, Dopamin und Serotonin sind gut dokumentiert.

… Unkontrollierbarer emotionaler Streß führt zu einer Erschöpfung (Verbrauch) des Norepinephrins in dem locus caeruleus und zu einer Unterstimulation der Alpha-2-Adrenorezeptoren".

Die Feststellung, daß Streß die Empfindlichkeit von serotonergen Systemen in der Depression erhöht, paßt gut zu den klinischen Hypothesen von Post (1992): Er ging von dem gesicherten Befund aus, daß *psychosoziale Stressoren* eine viel größere Rolle bei der Auslösung der ersten Episode einer affektiven Psychose spielen als bei den nachfolgenden. Er stellte die Hypothese auf, daß im Laufe der Zeit sich eine Sensibilisierung gegenüber Stressoren entwickele, so daß bei späteren Episoden schon geringfügige oder kaum klinisch faßbare Stressoren auslösend wirken können. Diese Sensibilisierung finde wahrscheinlich auf der Ebene der „gene expression" statt (Post 1992). Speziell der Prozeß der neuronalen Transmission bewirke intrazelluläre Veränderungen auf der Ebene der *Gentranskription*. Solche Transkriptionen ermöglichen eine Kaskade von Ereignissen, welche die Entstehung länger anhaltender Neurotransmitter- und Peptiden-Veränderungen zur Folge haben.

3.19.1.2 „Endogene" Psychosen als Psychosomatosen des Gehirns

Solche und ähnliche Untersuchungen verdeutlichen zumindest drei wichtige neue Tendenzen der *Gehirnforschung* aus letzter Zeit:

• Die Bedeutung von äußeren *Reizen*, von *Streß* und anderen erlebbaren *Erfahrungen* kann jetzt nicht nur in Bezug auf die Neurotransmitter, sondern auch bezüglich anderer komplizierter intrazellulärer Vorgänge demonstriert werden.

• Die Wirkung der *psychosozialen Faktoren* ist nicht eine zum biologischen Prozeß nur additiv hinzukommende sondern unter Umständen auch eine direkt den *biologischen Prozeß beeinflußende* und modifizierende, und zwar oft mit bleibenden Folgen.

• Die hier deutlich werdende *Beeinflussung des somatischen Prozesses* erfolgt vielfach durch eine „Einmischung" und somit Modifizierung der *„gene expression"*, also innerhalb der genetischen Informationsübertragung und Realisierung.

Somit ergeben sich ganz andere und viel differenziertere Denkmöglichkeiten in Bezug auf die Interferenzen zwischen genetischen Faktoren und Lebenserfahrung. Man bewegt sich also – schon auf der biologischen Ebene – von einer statischen Vorstellung weg und in Richtung einer Betrachtung, welche die *psychotische Störung* als einen sich im Laufe der Zeit *verändernden Prozeß* konzipiert. Das Erfahren der jeweiligen akuten Erkrankung bleibt nicht ohne Folge für Häufigkeit, Auslösbarkeit, Therapierbarkeit usw. der darauf folgenden Episoden. Dies gilt besonders für die affektiven Psychosen.

Post stellt die Hypothese auf, daß psychosoziale Stressoren unter geeigneten Bedingungen zu langfristigen Veränderungen der „gene expression" führen. Darunter versteht er sowohl bleibende *Veränderungen der Neuropeptiden* als auch Veränderungen *neuronaler Mikrostrukturen*. Dies erklärt, warum die therapeutischen Möglichkeiten verschiedener psychosozialer und *psychotherapeutischer Interventionen* entscheidend vom *Stadium der Erkrankung* abhängen können.

Während also psychodynamische Therapien für leichte Depressionen oder Initialepisoden der „psychotischen" Depressionen geeignet erscheinen, vermutet Post, daß mit der mehrfachen Wiederholung der Episoden kognitive Therapien „geeigneter" werden. Je mehr die Erkrankung sich automatisiert, desto – relativ – aussichtsreicher dürfen kognitive und Verhaltenstherapien sein, welche sich ja mit solchen Automatismen beschäftigen und wahrscheinlich Gewohnheiten bzw. *„Striatum-Ge-dächtnismechanismen"* anpeilen. Umgekehrt verhalte es sich – so Post – bei den psychodynamischen Therapien, welche sich mit repräsentationellen oder limbischen Gedächtnissystemen beschäftigen.

Ein anderes Beispiel für psychosomatische Zusammenhänge, die das Gehirn selbst (als Erfolgsorgan) betreffen, ist die *„posttraumatische Streßstörung"* (nach ICD: posttraumatische Belastung). Bremmer et al. (1995) veröffentlichten kürzlich die Ergebnisse einer Untersuchung, bei der das Volumen des Hippocampus bei 26 Vietnam-Veteranen mit ausgeprägten posttraumatischen Streßstörungen gemessen wurde, und zwar mit Hilfe von MRE (magnetic resonanc emissions). Diese Untersuchung wurde durch schon seit Jahren bekannte empirische Ergebnisse angeregt, wonach es unter extremem Streß bei Affen nicht nur zu einer stark vermehrten Ausscheidung von Glykokortikoiden, sondern gleichzeitig zur Schädigung der Felder CA 2 und CA 3 des Hippocampus komme.

Andere Untersuchungen bei verschiedenen Tieren haben gezeigt, daß es unter direktem Einfluß von Glykokortikoiden auf den Hippocampus zu einem Verlust von Neuronen, zu einer Verminderung der dendritischen Verzweigung und entsprechend auch zu funktionellen Gedächtnis-Ausfällen kommt. Ähnliches wurde auch bei Patienten beobachtet, welche aus therapeutischen Gründen mit Kortison behandelt wurden, oft aber auch bei affektiven Psychosen, wahrscheinlich ebenfalls unter der Wirkung von Streß (Bremmer). Bei den oben erwähnten *Vietnam-Veteranen* fand man nun tatsächlich im Vergleich zu der Kontrollgruppe eine achtprozentige *Verminderung des Volumens des rechten Hippocampus*. Bemerkenswerterweise waren die erhobenen Befunde ähnlich den Befunden bei schizophrenen Patienten, bei denen verschiedene Autoren schon früher ein vermindertes Volumen des Hippocampus festgestellt hatten. In einer Untersuchung (referiert bei Bremmer) fand man Differenzen im Hippocampus bei monozygoten Zwillingen, welche diskordant für Schizophrenie waren, eine Tatsache, welche die Vermutung zulasse, daß Umgebungsfaktoren, wie zum Beispiel *Streß*, eine Rolle in der *Ätiologie* spielen dürfen.

Diese Befunde über das posttraumatische Syndrom zeigen, daß Veränderungen, wie sie auch bei Schizophrenen feststellbar sind, auch unter aku-

tem extremen Streß bzw. bei einer Überschüttung des Hippocampus mit Glykokortikoiden zu beobachten sind. Nun entwickelten nicht alle Soldaten mit einem extremen Streß ein solches posttraumatisches Streßsyndrom. Es könnte also sein, daß nur diejenigen Soldaten erkrankten, welche aufgrund *präexistierender Hippocampus-Veränderungen* vulnerabel waren. Allerdings sprechen die übrigen, schon erwähnten Feststellungen und experimentellen Befunde über Streßauswirkungen eher dagegen und für eine *sekundäre Entstehung der Atrophie*. Aber auch für den Fall, daß diese Hippocampus-Atrophien vorexistieren sollten, behält das Ergebnis dieser Untersuchung seine Relevanz für unsere Thematik, wenn auch jetzt von einem anderen Gesichtspunkt aus: Es würde bedeuten, daß *ein und dieselbe Vorschädigung*, je nach Art der psychosozialen Konstellation und der daraus entstehenden Problematik und Belastung zu einer *jeweils anderen Störung* führen kann. Dies wäre ein gutes Argument gegen die verbreitete Auffassung des „psychosozialen Faktors" als eines allgemeinen, unspezifischen und nicht weiter differenzierbaren „Stresses", eine Auffassung also, welche die jeweils *spezifische psychogenetische und psychodynamische Konstellation* vernachlässigt.

Die angeführten Beispiele zeigen, daß die Defekte und Dysfunktionen des limbischen Systems, welche für einen Teil der Pathogenese der Psychosen relevant zu sein scheinen, nicht nur *primär biologisch*, sondern auch unter dem Einfluß von psychischen und psychosozialen Faktoren, also *psychosomatisch* entstehen. So gelangen wir zu einem Modell mit großen Ähnlichkeiten zu demjenigen, welches von der klassischen Psychosomatik auf die schweren Psychosomatosen vor mehreren Jahrzehnten formuliert wurde und welches von einem *somatopsychosomatischen Zusammenhang* ausgeht. In gewisser Hinsicht könnte man also die – früher sogenannten endogenen – Psychosen als die *Psychosomatosen des Gehirns* betrachten.

3.19.2 Die peripher-vegetativen und sonstigen somatischen Störungen bei den „endogenen" Psychosen und das Phänomen des Syndromwechsels

Die eingangs nur beiläufig erwähnten *„peripheren"* somatischen Störungen kommen häufig als Begleiterscheinungen vorwiegend bei den affektiven, oft aber auch bei den schizophrenen Psychosen vor. Die Bezeichnung *„peripher"* bezieht sich nur auf das *Erfolgsorgan* (Herz, Magen-Darm-Kanal, endokrines System usw.) und nicht auf die Lokalisation der „Quelle" der zugehörigen Innervation, die freilich auch hier, wie bei der psychopathologischen Symptomatik, ebenfalls eine zerebrale ist.

Zu den daraus entstehenden körperlichen Beschwerden und Symptomen gehören zum Beispiel jene bei *beginnenden Schizophrenien* zu beobachtenden Kopfschmerzen, diffuse „rheumatische" Beschwerden, Verdauungsstörungen usw., die nur zum Teil als hypochondrisch gedeutet werden können. Im weiteren Verlauf zeigen allerdings die Schizophrenen eher eine geringere – als der Durchschnitt – Tendenz zur Entwicklung psychosomatischer Störungen. Dagegen findet man bei *affektiven Psychosen* bzw. *Depressionen* häufiger Schlafstörungen, Kopfschmerzen, Herz-Kreislauf-Störungen, Magen-Darm-Beschwerden, Beeinträchtigungen der Menstruation, Appetitlosigkeit, diffuse Schmerzbeschwerden, Gewichtsabnahme, Müdigkeit usw., welche gelegentlich das klinische Bild beherrschen und beim Fehlen eindeutiger psychopathologischer Merkmale der Depression früher unter der Bezeichnung „*larvierte Depression*" erfaßt wurden, während sie jetzt im ICD-10 unter der Rubrik „andere depressive Episode" (F 32.8) eingeordnet werden.

Es ist noch unklar, ob solche Beschwerden und Symptome bzw. Störungen als direkte Folgen der oben erwähnten Veränderungen im limbischen System zu begreifen sind. Interessanter als diese Frage ist allerdings jenes nicht seltene Phänomen des *Syndromwechsels*, d.h. des Wechsels von einem klinischen Syndrom in ein anderes, zumal bei den Fällen, bei denen es sich um den *Wechsel zwischen einem psychotischen und einem psychosomatischen Syndrom* (oft auch in der Form eines sich wiederholenden Alternierens) handelt.

Die klinischen Erscheinungsbilder eines solchen Wechsels sowie die Bedeutung des Phänomens für die Theorie der Psychosen wurden an anderer Stelle beschrieben und diskutiert. Hier geht es aber speziell um den psychosomatischen Aspekt solcher Prozesse. Die Befunde der Hirnforschung rechtfertigen die Hypothese, daß das *limbische System* eine *Umschaltstelle* darstellt, welche die *Umleitung der Erregung* nach „*oben*" (zum Neokortex hin) oder wiederum nach „*unten*" (zum Hirnstamm und zur Peripherie hin) ermöglicht und somit dem Phänomen des Syndromwechsels entsprechen könnte. Solche Formulierungen stehen nicht im Widerspruch oder in Konkurrenz zu der *psychodynamischen Auffassung des Syndromwechsels* als einer Umschaltung der Abwehr, als einer Mobilisierung alternativer defensiver Abwehrmuster. Es geht hier um das somatische Korrelat solcher defensiver Vorgänge. Warum das eine Mal nach „oben" und das andere Mal nach „unten" umgeschaltet wird, warum das eine Mal ein *psychopathologisches*, während das andere Mal ein *körperliches Syndrom* entsteht, wissen wir letztlich nicht. Daß aber diese „Wahl" oder dieser Wechsel nur durch körperliche Prozesse bestimmt sein soll, erscheint heute gerade auch im Hinblick auf die Ergebnisse der Hirnforschung unwahrscheinlich: Man denke an die neu entdeckte *Plastizität neuronaler Systeme*, an die Beeinflussung der synaptischen Dichte (synaptic density) durch Verhalten und Erleben usw.

Früher einseitig biologistisch denkende Psychiater beginnen solche psychosomatischen Zusammenhänge zu akzeptieren wie auch umgekehrt einseitig psychologistisch denkende Therapeuten beginnen, die somatopsychischen Zusammenhänge und die Gründe der schweren Beeinflußbarkeit somatisierter psychischer Prozesse zu begreifen. Unser heutiger Erkenntnisstand zur „*Psychosomatik des Gehirns*" scheint eine Formulierung eines ehemaligen manisch-depressiven Patienten (von Beruf Computerfachmann) in bezug auf seine psychotische Depression zu bestätigen, eine Formulierung, die zunächst als ein geistreiches Wortspiel verstanden wurde, die aber weit mehr als das ist: „Wissen Sie", sagte er, „nach allem, was ich erlebt habe, glaube ich, daß es sich bei der Depression doch um einen Software Fehler handelt; die Frage ist nur, wie hart diese Software geworden ist!" In der Psychosomatik des Gehirns haben wir es oft mit Konstellationen zu tun, bei denen die Grenze zwischen Software und Hardware zu verschwimmen beginnt.

3.20   Psychosomatische Gesichtspunkte bei Schwerkranken

3.20.1   Der Patient auf der Intensivstation, der Dialyse- und nierentransplantierte Patient

B. F. Klapp, G. Danzer, M. Rose, G. Scholler

Definition: Patienten befinden sich auf der Intensivstation wegen eines drohenden oder eingetretenen *Ausfalles* einer oder mehrerer *vitaler Funk-*

tionen. Die *chronische Dialyse* stellt eine Sonderform der Intensivbehandlung dar, weil bei ihr eine Vitalfunktion langfristig apparativ als Hämodialyse/Peritonealdialyse ersetzt wird. Die *Hämodialyse* wird zum einen in speziellen Zentren, zum anderen mit wesentlich mehr Autonomie und Eigenverantwortung im häuslichen Bereich durchgeführt.

Die *psychiatrischen, psychosomatischen* und *ethischen Probleme* in diesen sog. „high Tech"-medizinischen Feldern sind Gegenstand umfangreicher Literatur.

Psychosoziale Störungsbilder: Tab. 3–10 gibt eine Übersicht über die im Rahmen der Intensivmedizin gefundenen *psychischen Störungen*, wobei hervorzuheben ist, daß diese nicht nur die Patienten, sondern auch die Behandler betreffen.

Tab. 3-10: „Psychosyndrome" in klinischen High Risk-Bereichen: „ICU-Syndrome"

- Patienten:
  - delirante, psychoseähnliche Syndrome/Postkardiotomiesyndrome
  - Durchgangssyndrome
  - Depression
  - PTDS z.B. nach Reanimationen
- Pflegekräfte:
  - hoher Krankenstand
  - starke Fluktuation
  - Funktionelle Störungen
  - „Psychosyndrom der Abstumpfung" mit z.T. schwerwiegenden Folgen
  - depressive bzw. gereizte Verstimmungen
- Ärzte:
  - „Syndrom der Wirkungslosigkeit"

Schwere psychische Auffälligkeiten, *delirante Syndrome oder psychotische Zustandsbilder* wurden zuerst in sehr unterschiedlichen Häufigkeiten (zwischen 20 und 70 %) auf chirurgischen Intensivstationen nach Herzoperationen gefunden.

Ätiologische Vorstellungen: Wurde anfänglich die Bedeutung des Intensivmilieus für diese meist zwischen dem 2.-4. postoperativen Tag auftretenden Störungen relativ hoch eingeschätzt, so sieht man derzeit eine *Vielzahl somatischer wie psychosozialer Faktoren* als ursächlich an. Mancher der durch prä-, intra- und postoperative Faktoren in ihren Ich-Funktionen beeinträchtigten Patienten vermag in der Konfrontation mit dem *fremdarti-*

gen Intensiv-Milieu ohne seine üblichen Bezüge zur Realität nicht mehr hinreichend zwischen äußeren Fakten (Realität) und Phantasien (innere Welt/Realität) zu unterscheiden und reagiert *psychotisch*. Von besonderer Bedeutung sind hier Bewußtseinseintrübungen und künstliche Beatmung (s.u.).

Nach Davis-Osterkamp und Möhlen (1978) sind besonders diejenigen Patienten gefährdet, die bereits präoperativ Angstbewältigungsstile bevorzugten, mit denen die Auseinandersetzung mit dem bedrohlichen Charakter der bevorstehenden Maßnahmen vermieden werden kann, also *Bagatellisierung, Vermeidung* u.ä. Zudem hängen länger hingezogene *präoperative Wartezeiten*, psychosoziale und wirtschaftliche Vorteile infolge der Erkrankung sowie berufsbedingte Defizite wie *Arbeitsplatzverlust*, berufliche Unzulänglichkeit und Überforderung mit einer besonderen Gefährdung für die *Durchgangssyndrome* nach Herzoperationen zusammen.

Freyberger (1975) nimmt eine Differenzierung vor, die insbesondere auch die Erfahrung bei internistischen Intensivpatienten berücksichtigt:

- akute exogene Reaktionstypen, auch als Durchgangssyndrome bezeichnet;
- *depressive Verstimmungen*, die psychodynamisch als sekundäres Verlusterleben zu verstehen sind;
- *reaktives Krankheitserleben* wie Ängste und traurige oder gar depressive Stimmungslagen.

Merksätze:

1. Es gibt *kein einheitliches Psychosyndrom bei Intensivpatienten.*

2. Eine scharfe Abgrenzung der verschiedenen Gruppen von Störungen ist nicht möglich.

3. Je schwerer der Patient erkrankt ist und je stärker seine Ich-Funktionen eingeschränkt sind, um so geringer sind seine Möglichkeiten der aktiven Anpassung an die akute Erkrankung und Behandlung, d.h. um so gefährdeter ist er hinsichtlich psychischer Störungen. Speziell für delirante oder psychotische Episoden ist die Gefährdung um so größer, je ausgeprägter die Auswirkungen der körperlichen Erkrankung auf die mentalen Funktionen sind.

3.20.1.1 Belastungsfaktoren infolge von Krankheit und Behandlung auf der Intensivstation

Wegen ihrer zentralen Bedeutung in der Entwicklung der Psychosyndrome werden die Störungen der Bewußtseinsfunktionen vorangestellt.

Der bewußtseinseingetrübte Patient: An Faktoren, die die Bewußtseinslage beeinträchtigen, sind hervorzuheben:

- die ständigen Aktivitäten der Pflegekräfte führen zu weitgehendem Schlafentzug bzw. zum häufigen *Unterbrechen des Schlafes* mit Aufhebung des Tag-/Nachtrhythmus;

- die *sedierende Medikation* wirkt der Aufhellung des Bewußtseins entgegen;

- gleiches gilt für den Mangel bzw. die *Monotonie von Reizen*;

- zusammengenommen führt dies zu einem *Dahindämmern* mit Verwischung der Grenzen vor Schlafen und Wachen, womit *hypnagoge Erlebnisse* und *Trauminhalte* ins Wacherleben übergehen.

Fallbeispiel: Bei einer 26jährigen Patientin trat in der Folge einer Fettembolie ein psycho-organisches Syndrom mit unsicherer Orientierung und anhaltender Schlafstörung auf, der mit hohen Schlafmitteldosierungen entgegenzuwirken versucht wurde. Im Verlauf ihrer Behandlung nahm sie eines Tages über Stunden hinweg auf dem Fensterbrett ein Kind wahr, das sie in Gefahr sah, hinunterzustürzen, weshalb sie immer wieder die Schwester zu Hilfe rief (inhaltlich läßt sich dies als eine Projektion der eigenen Gefährdung interpretieren).

Hannich (1987) konnte nachweisen, daß 65 % der allgemeinchirurgischen Intensivpatienten unter einer *Beeinträchtigung der Bewußtseinslage* und 92 % unter *präpsychotischen und psychotischen Episoden* litten.

Starke Minderung oder gar *Ausfall von Sinnesreizen* infolge von Lähmung (u.a. Relaxation), Fixierung der Gliedmaßen, künstlicher Ernährung und Beatmung beeinträchtigen das Vermögen, die Situation als ganze zu überblicken, zu strukturieren und zu interpretieren. So kommt es zu einem pathischen Verfallensein des Kranken an isolierte Eindrücke aus der Realität, die häufig *wahnhafte Deutung* erfahren.

Fallbeispiele: 1. Eine 41jährige Patientin mußte über 16 Tage hinweg beatmet werden, nachdem es nach einer Exstirpation eines Rektum-Karzinoms zu Abszedierungen mit septischen Erscheinungen und Niereninsuffizienz gekommen war. Sie glaubte, sich auf einer Tierversuchsstation zu befinden, mißdeutete Personal und In-

fusionsständer als Gorillas, den Röntgenapparat als Dinosaurier, der sich über sie legte.

2. Ein 52jähriger Patient mit Thoraxempyem nach Operation eines Ösophagus-Karzinoms, der ebenfalls längere Zeit beatmungsbedürftig war, hatte die Vorstellung, er sei bereits tot und werde nur noch in Funktion gehalten, um als Organspender zu dienen.

Beide Beispiele zeigen, wie unscharf wahrgenommene Realitätsfragmente vom Patienten interpretiert werden, das eine Mal vor dem Hintergrund des Sich-Bedrohtfühlens, das andere Mal aus einer Stimmungslage des Sich-Aufgebens. Nicht nur, daß es sich in beiden Fällen um qualvolle Erlebnisweisen handelt; auch speziell die zweite deutet eine gefährliche Entwicklung in die Selbstaufgabe an.

Allerdings müssen *Bewußtseinsstörungen* nicht unbedingt mit emotionalen und paranoiden Entgleisungen verbunden sein. Dabei vermag offensichtlich eine Atmosphäre, die dem Patienten das *Gefühl von Zuversicht und Geborgenheit* vermittelt, auch bei fortdauernder Bewußtseinsstörung solchen Verstimmungen und paranoiden Reaktionen entgegenzuwirken.

Systematik der Belastungsfaktoren: Die *Vielzahl von Adaptionsanforderungen* und potentiellem Streß, die aus der Intensivbehandlungsbedürftigkeit resultieren, sind hinsichtlich ihrer Gewichtung bzw. Bedeutung für die einzelnen Patienten sehr unterschiedlich und deshalb *individuell zu ermitteln*, will man dem einzelnen Patienten angemessen begegnen. Solche Adaptations- bzw. Bewältigungsanforderungen rühren her von:

1. der *Erkrankung und deren Symptomatik*: z. B. Art der Beschwerden, Verlustgefühlen hinsichtlich der Organfunktion, Ich-Einschränkungen wie schmerzbedingter Bewegungseinschränkung oder dyspnoebedingter Leistungsunfähigkeit u. a., Beschädigung des Selbstwertgefühls, Unsicherheit bezüglich der Zukunft, teils sehr „realitätsfernen" Phantasien über das Körpergeschehen und durch die Erkrankung auferlegte bzw. erzwungene Regression (s. u.);

2. der *Unterbrechung der bisherigen Lebensbezüge* mit den *Trennungstraumata*;

3. der *fremden Umgebung* mit ihrer häufig sterilen, unpersönlichen Atmosphäre, dem Mangel an Farbgebung, Orientierungshilfen, die leicht zu *Isolierung* und *sensorischer Verarmung* führen können und andererseits über lang anhaltende, auch nächtliche Licht-Lärm-Geruchs-

Einwirkungen sowie Entblößung und „Entgrenzung" die Patienten einer monotonen sensorischen Reizüberflutung aussetzt, dies insbesondere im Zusammenhang mit den

4. *Eingriffen in den biologischen Rythmus:* So ließen sich z.B. auf einer chirurgischen Intensivstation keine längeren Zeitabschnitte beobachten, in denen der Patient erholsame Schlaftiefe hätte erreichen können;

5. *fremden Maßnahmen* – diagnostisch oder therapeutisch –, die primär immer ängstigend sind und erst über menschliche Vermittlung und konkrete Erfahrung beruhigenden Charakter annehmen, und

6. der Notwendigkeit des *Aufbaues spezifischer Beziehungen* zu den zunächst fremden Mitgliedern des Behandlungsteams.

An dieser Übersicht der Bewältigungsanforderungen für die Intensivpatienten gilt es zu beachten:

1. Für die individuellen Patienten sind *Belastungen sehr unterschiedlich wirksam*, je nach Art der Erkrankung bzw. speziellen Behandlungsbedürftigkeiten;

2. sie treten je nach baulichen und organisatorischen Gegebenheiten einer Intensivstation (s.u.) *unterschiedlich in Erscheinung*, und

3. sie hängen in Häufigkeit und Intensität sehr stark ab von den *Einstellungen und Verhaltensweisen der Behandelnden.* So bedeutet es z.B. große Unterschiede in der Belastung, ob die Patienten sich bezüglich ängstigender Vorstellungen, Phantasien u.a. äußern können oder das Gefühl haben, diese allein mit sich ausmachen zu müssen.

3.20.1.2 Anpassungs- und Abwehrprozesse bei vital bedrohten Patienten

Unter *Bewältigungsansätzen* werden hier die *kognitiven, emotionalen* und *motorischen* Mechanismen, Techniken und *Strategien* zusammengefaßt, die eine Person angesichts einer Bedrohung – sei sie innerer oder äußerer Natur – und damit bei Streß und Angst einsetzt.

Einflußfaktoren für die Bewältigungsprozesse: Die zum Tragen kommenden Bewältigungsansätze werden für die Patienten je unterschiedlich von folgenden Faktoren her bestimmt:

1. Faktoren unmittelbar aus der *aktuellen Krankheitssituation* und aus dem Behandlungsprozeß

herrührend, wie Art und Schwere der Erkrankung und deren Erleben im Verlauf;

2. Faktoren, die herrühren aus der *Persönlichkeitsentwicklung*, den *Lebensbedingungen* und Lebenserfahrungen der einzelnen Patienten, wie

   • *Bevorzugungen spezieller Bewältigungstechniken*, von denen zu erwarten ist, daß sie unter Streß akzentuiert hervortreten. Allerdings scheinen solche habituellen Bewältigungsstrategien in Extremsituationen geringere Bedeutung zu haben als situative Einflüsse;

   • der *psychologischen Bedeutung* des betroffenen *Organsystems*;

   • der *Interpretation des Krankheitgeschehens*, zum Beispiel als Versagen, Strafe u.ä.

3. Faktoren, die aus der psychosozialen und organisatorischen Struktur des *Behandlungsteams* resultieren. So hängen die den Patienten gestatteten Bewältigungsansätze, insbesondere im affektiven Bereich, davon ab, wie die Behandelnden selbst mit ihren Belastungen, mit Streß und Ängsten umgehen können, also von den

   • *Bewältigungskapazitäten* angesichts hochgespannter Erwartungen einerseits wie häufigem Scheitern andererseits;

   • Möglichkeiten zur *emotionalen Präsenz* für den Patienten.

4. Faktoren aus der *räumlichen und organisatorischen Gestaltung der Station:* So haben Patienten auf Intensivstationen mit *Einbettzimmern* den Vorteil größerer Ruhe, allerdings treten hier vermehrt Trennungsängste und Gefühle der Isolierung auf. Ärger und Wut im Sinne von Feindseligkeit werden hier eher nach innen gerichtet mit dem erhöhten Risiko ventrikulärer Arrhythmien, während Patienten in *offenen Stationen* vermehrt unter Schamängsten leiden, aber Ärger und Wut leichter nach außen richten.

Strukturmerkmale der Beziehung zwischen Patienten und Behandelnden: Die für die Bewältigungsanforderungen und -möglichkeiten bedeutsame *Behandlungsbeziehung* ist vor allem gekennzeichnet durch die *Ungleichheit der Beziehungspartner* und ein durch Aktivität/Passivität gekennzeichnetes Spannungsverhältnis (Abb. 3–8).

Gestaltet sich die Spanne zwischen Patienten und Behandelnden erträglich, so resultiert aus ihr für den Patienten *Stützung* und *Halt* sowie günstigenfalls *Kompetenzvermittlung* (im Hinblick auf Ver-

Patient(in)	Schwestern/Pfleger/Ärzte	
krank	gesund	
hingestreckt	aufrecht	
schwach	stark	
hilfsbedürftig	hilfsbereit	
ängstlich	ruhig/sicher	
deprimiert	zuversichtlich/optimistisch	
inkompetent	kompetent	
fremdbetimmt	bestimmend	
gefügig	dominant	*Risiken aus verdrängter Aggression:*
passiv	aktiv	*Overprotectivness,*
		Bedürfnisdelegation,

Stützung + Halt
Kompetenzvermittlung

◄──── Spanne ────►
◄──── Polarisierung ────────────►

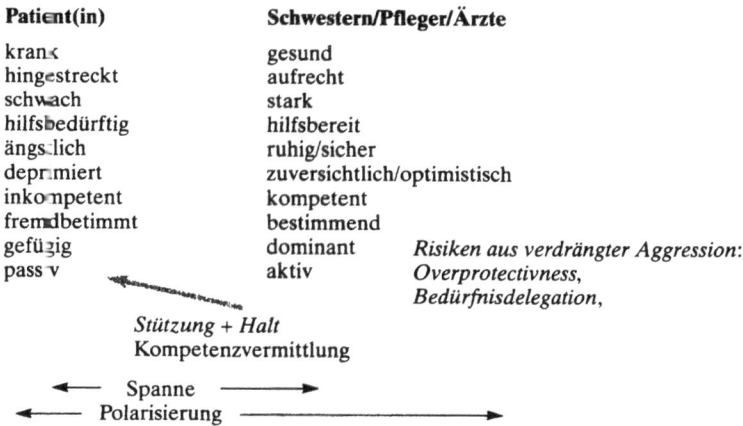

Abb. 3-8: Asymmetrie in den Behandlungsbeziehungen

ständnis des Krankheitsgeschehens und der weiteren Entwicklung). Die Behandelnden fungieren gewissermaßen als „*Hilfs-Ich*", das im Idealfall stabil, verläßlich und zugleich flexibel sich der wechselnden Befindlichkeit und Bedürftigkeit des Patienten anpaßt und sich entsprechend seiner Fortschritte zurücknimmt.

Wird allerdings die Beziehung in den skizzierten Dimensionen tatsächlich polar und statisch phantasiert, befürchtet, erlebt oder gestaltet, so drohen Deformationen der Beziehung. Die beiden *Pole solcher Deformationen* sind:

1. *maligne Regression*, bei der die Patienten sich ängstlich anklammern oder abkapselnd zurückziehen und keinerlei Fortschritte mehr realisieren;

2. Behauptung einer *Pseudoautonomie* mit weitestgehender *Ablehnung der Krankenrolle* oder des Versorgungskonzeptes, die sich aus der großen Angst vor Regression und dem Versuch ihrer Vermeidung herleitet.

Regression: Die *Asymmetrie der Behandlungsbeziehung* ist zu einem guten Teil Ergebnis der Regression der Patienten, und Komplikationen im Rahmen der Behandlung erweisen sich oft als Störungen im Umgang mit der Regression. Die Regression ist gewissermaßen *doppelgesichtig*. Zum einen ist sie erzwungen und gehört zu den *Bewältigungsanforderungen*, zum anderen ist sie als Aktivum unabdingbare Voraussetzung für die *Annahme von Hilfe* und damit der Bewältigung der kritischen Situation.

Die aus der Erkrankung und den Behandlungsnotwendigkeiten folgenden Beschränkungen an Ich-

Funktionen führen zur *Ich-Regression*. Ausgeprägtere Ich-Beeinträchtigungen liegen bei *Bewußtseinseinschränkungen* vor. Dabei sind die Patienten gerade in solchen Phasen besonders empfänglich für äußere Stimuli, die sie jedoch nicht in ihren Sinnzusammenhängen wahrnehmen können. Weitere Ich-Regression resultiert aus der von außen kontrollierten *Regulation der Körperfunktionen* wie bei parenteraler Ernährung, Blasenkatheter, Defäkation u.a. Begleitet wird die Ich-Regression von einer Regression der Bedürfnisse, die insgesamt einfacher oder „primitiver" werden.

Wie gut oder schlecht erträglich diese erzwungene Regression, reale Abhängigkeit und Hilflosigkeit sind, hängt stark ab von den Möglichkeiten des Patienten zur *aktiven Regression*. So geht es darum, inwieweit der Patient sich selbst anheimgeben, fallenlassen und regressive Züge zulassen kann, um dann wieder mit zunehmender klinischer Besserung zu progredieren, also die Abhängigkeit schrittweise durchlaufen und rehabilitieren zu können. Die zentralen Dimensionen im Wechselspiel von Übertragung und Gegenübertragung sind Vertrauen versus Mißtrauen, Halt versus Fallen, Sicherheit versus Unsicherheit, Omnipotenz versus Ohnmacht.

Somit wird deutlich, daß es für die Patienten *ohne Regression keine Progression* geben kann, wie andererseits, daß die Patienten in der Regression ganz besonders vulnerabel und empfänglich für Einwirkungen von außen sind, d.h. im Hinblick auf Vorbeugung und Beeinflussung psychischer oder psychosomatischer Komplikationen sollten die Behandlungsbeziehungen im Zentrum des Interesses stehen.

3.20.1.3 Der Dialyse-Patient

Symptomatik und Behandlung der terminalen Niereninsuffizienz: Während die Intensivpatienten meist die Erkrankung als Katastrophenerlebnis verarbeiten müssen, ist der *Dialyse-Patient*, schon bevor er in den Bedarf des maschinellen Ersatzes der Vitalfunktion „Niere" kommt, ein *chronisch kranker Mensch* mit einer meist langen Patientenkarriere. Die *Anpassungsleistungen* sind bei ihm insofern *komplizierter*, als das Gehirn selbst chronisch vergiftet und in seinen für die Anpassungsprozesse erforderlichen Funktionen beeinträchtigt ist.

Eine große Zahl von *Symptomen* der prä- und terminalen Niereninsuffizienz, gerade auch der *Verhaltensweisen*, sind direkte *Auswirkungen der metabolischen Hirnschädigung* und lassen sich prompt über Dialyse und noch weiter über eine erfolgreiche Nierentransplantation beheben. Solche Symptome umfassen:

* fortschreitende Beschränkung der Leistungsfähigkeit,
* abnehmende Streßtoleranz,
* Verkürzung der Aufmerksamkeitsdauer,
* Schlaflosigkeit, Unruhe,
* Appetitlosigkeit, Übelkeit und Erbrechen,
* Myoklonien, „Restless legs", Krämpfe,
* Hypästhesien von Füßen und Beinen, Kältegefühl,
* Bewußtseinseintrübung bis Koma.

Der Dialysepatient bleibt aber ein chronisch Kranker, der mehr oder minder gut an chronische Erkrankung adaptiert ist. Vielfach überschätzt er jedoch die Möglichkeiten der Dialyse, was sich in erheblichen Problemen der *„Compliance"* – insbesondere im Hinblick auf Flüssigkeitsumsatz und Elektrolyte (Kaliumbelastung) – niederschlägt und immer wieder zu akut kritischen Gefährdungen führt wie *Lungenödem* oder *Herzrhythmusstörungen*.

Psychosoziale Implikationen: Eine Vielzahl *psychiatrischer Störungen* wird bei Dialysepatienten beschrieben, wobei es weitgehende Übereinstimmung mit den für Intensivstationen beschriebenen Störungen gibt (s.o.). Darüber hinaus treten eine Vielzahl *neurotischer* und *psychosomatischer Probleme* auf, weil im Zuge der chronischen Erkrankung und Dialyse alte neurotische Konflikte aktualisiert werden können und bisherige Konfliktabwehrstrategien nicht mehr funktionieren.

Freyberger (1985) wählt für die aus der Dialyse resultierenden Belastungen den Begriff des *„Dialysestreß"*. Die emotionale *Streßbewältigung* werde im wesentlichen durch *3 Faktoren gefördert*:

* Unerbittlich fortdauernde *Konfrontation* mit der Alternative weiterleben oder sterben;
* ständige *Hoffnung* auf die Nierentransplantation;
* spezielle psychische *Abwehrmuster*.

An Abwehrmustern stellt er heraus:

* depressive und ängstliche Entwicklungen vor dem Hintergrund des labilisierten Selbstwertgefühls,
* Abhängigkeitswünsche und Submissivität,
* eine Restriktion differenzierterer Gefühle (auch bekannt als sekundäre Alexithymie),
* sekundäre Hypochondrie sowie
* spezielle Probleme in der Akzeptanz der Realität mit unterschiedlichen Ausmaßen der Verleugnung und
* die Notwendigkeit partieller Regression.

Ein großer Teil des *enormen Disstreßausmaßes für Dialysepatienten* erschließt sich gerade aus der Perspektive der Transplantationspatienten, für die Freyberger folgende, bei Dialysepatienten und deren Angehörigen von ihm *nie beobachtete Merkmale* herausstellt:

* Zeichen der zunehmenden psychischen Stabilisierung,
* ausgeprägtes Gefühl innerseelischer Entspannung, die auch die Angehörigen betreffen.

Nieren-Transplantation: Selbst nach Entscheidung für eine Transplantation muß der Dialysepatient durchschnittlich noch etwa zwei Jahre auf diese warten. In der Bundesrepublik wurden 1995 bei über 41 Tausend Dialysepatienten 3.186 Transplantationen durchgeführt (5,3 % der Dialyse-Patienten). 2719 kamen neu auf die Warteliste, wobei die Zahlen in den zurückliegenden Jahren jeweils kontinuierlich steigen.

Die *Motivationslagen* der Patienten zur Nierentransplantation reichen von einem längeren, gründlichen Prozeß des Abwägens bis hin zu unrealistisch hohen Erwartungshaltungen, wieder ganz gesund zu werden. Gelegentlich sind die Patienten stärker fremd- als eigenmotiviert.

Fallbeispiel: Ein 45jähriger Mann mit einer Zystinose (Fanconisyndrom) ist seit 12 Jahren dialysepflichtig und stellt infolge von Complianceproblemen die Behandelnden immer wieder vor klinisch kritische Situationen mit Elektrolytentgleisungen und Rhythmusstörungen, Überwässerung u.a. Trotz seiner von früher Kindheit an deutlichen Behinderung mit Kleinwuchs, häufigen Klinikaufenthalten u.a. ist er bis in die jüngste Zeit beruflich ausgesprochen erfolgreich, allseits geschätzt und „kennt Gott und die Welt". Mehrere Kliniken kommen zur Indikationsstellung einer Transplantation, die mit dem Patienten vorbereitet wird. Nachdem dreimal die Transplantation unmittelbar anstand, im letzten Fall bei einer „optimalen immunologischen Passung", und der Patient sich jeweils nicht zur Operation entschließen konnte, wird er nach seiner Diktion „zur Psychotherapie geschickt", die er nach 5 Sitzungen abbricht, weil er das Gefühl hatte, daß „sein Gegenüber mit nur vagen Kenntnissen von Dialyse und Transplantation keinen Zugang zu seiner Welt, seinem Erleben und seinen Zwiespältigkeiten fand". In einem neuen Anlauf wurde er bei uns vorgestellt. In den ersten beiden Sitzungen wurde deutlich:

Die hohe Motivation des Patienten, sich mit seinen Zwiespältigkeiten auseinanderzusetzen, seine hochgradige ängstliche Abhängigkeit von den behandelnden Ärzten einerseits wie die große Sehnsucht andererseits, in hinreichender Autonomie zu einer eigenen Entscheidung zu gelangen, von der er die Phantasie haben könne, auch bei Eintreten von negativen Konsequenzen zu ihr stehen zu können.

Die *Schwierigkeiten von Patienten, sich zur Transplantation zu entscheiden*, sind einmal begründet in den Ängsten vor den Risiken der Operation und nachfolgenden intensivmedizinischen Behandlungsnotwendigkeiten. Des weiteren ängstigen die unerwünschten Wirkungen der immunsuppressiven Therapie. Eine weitere tiefgreifende Angst betrifft die eigene Identität und Phantasie, nach der Transplantation nicht mehr er (sie) selbst zu sein.

Darüber hinaus ängstigen jedoch auch *antizipierte interaktionelle Problem*: Die jahrelange chronische Erkrankung und das rigide Behandlungsprogramm haben zu *Veränderungen im sozialen Gefüge* geführt: Innerhalb der Familie genießt der Patient eine Vielzahl von Gratifikationen infolge der Krankenrolle, im beruflichen Feld hat er günstigenfalls Entlastungen am Arbeitsplatz erfahren, ungünstigenfalls ist er bereits dauerhaft berentet. Mit der *Transplantation* kommt es zu einem *enormen Zugewinn von Freiheitsgraden*, was das bisherige Arrangement in Familie und Arbeitsleben drastisch in Frage stellt.

Auch stellen sich ängstigende Fragen nach den Leistungen, die vom Umfeld für den enormen Aufwand eingefordert werden könnten. Mit der Entscheidung für die Transplantation spitzt sich also die *Selbstwertproblematik* des Kranken zu.

Mit der Transplantation geht dann einerseits eine *enorme Steigerung der Lebensqualität* einher. Andererseits gilt es aber auch, die wieder gewonnenen Funktionen erneut zu integrieren, was zum Teil interaktionell keineswegs unproblematisch ist. Besonders auffällig ist dies z.B. nach Lebertransplantation an der Wiederkehr der Potenz bzw. eines regulären weiblichen Zyklus und Fertilität zu beobachten. Vor allem gilt es jetzt, *Schuldgefühle gegenüber dem Spender*, um den sich viele Phantasien ranken, zu bewältigen und sich an die unerwünschten Wirkungen der *immunsuppressiven Therapie* anzupassen, die bei vielen Patienten nach etwa einem Jahr die Lebensqualität wieder deutlich sinken läßt.

Anforderungen an die Psychotherapeutische Medizin: Nur sehr wenige intensivmedizinische Patienten bedürfen spezialistischer *psychotherapeutischer Hilfestellung*, bei den Dialyse-Patienten liegt der Anteil gering höher. Wenn der Psychotherapeut gerufen wird, dann zwar meist wegen einer *Problemlage bei einzelnen Patienten*, es stellt sich dann aber oft sehr rasch eine Konfliktlage und ein *Beratungsbedarf des Teams* heraus.

3.20.2 Der Krebskranke

B. Kallenbach

Krankheitsbild: *Krebs (Syn. maligne Neoplasie, Malignom)* ist kein einheitliches Krankheitsbild. Es gibt über 100 klinische Formen mit unterschiedlichem biologischen Verhalten und klinischer Manifestation. Zu den häufig vorkommenden Malignomen zählen die epithelialen Krebse der Brust, der Lungen und des Gastrointestinaltraktes.

Beschwerden und Symptome: Die *Symptomatik* und die *Beschwerden* bei Krebserkrankungen rühren sowohl von der *Krebserkrankung* wie auch *sekundär* von den *Behandlungsmaßnahmen* her. Während der Behandlung stehen die *spezifischen Nebenwirkungen* und *Folgeerscheinungen* der therapeutischen Maßnahmen (Haarverlust, Übelkeit, Erbrechen ...) als mögliche Belastungsfaktoren im Vordergrund. Sämtliche Behandlungsmaßnahmen begleitet die ständige Unsicherheit und *Angst* über die mögliche Progredienz der Erkrankung. Viele Patienten halten sich auch nach erst einmal gut überstandener Behandlungsphase nicht für krebsfrei und leben mit lauernden Ängsten vor einem Wiederaufflackern (*Rezidiv*) der Erkrankung. Tritt ein *Rezidiv* auf, werden aufgebaute Hoffnungen in die medizinische Behandlung schwer erschüttert, wobei gleichzeitig die reale Abhängigkeit vom Arzt und den medizinischen Maßnahmen zunimmt.

Mit *fortschreitender Erkrankung (im palliativen Stadium)* prägen vor allem *körperliche Schwäche* des Kranken mit kontinuierlicher Gewichtsabnahme bis hin zur schwersten *Kachexie* (84,9 %) und *chronische Schmerzen* (82 %) – das gefürchteste Symptom beim Krebs – das körperliche Beschwerdebild. Darüber hinaus klagen Patienten im palliativen Erkrankungsstadium über ständige Übelkeit mit Brechreiz (45,3 %) sowie über Atemnot verbunden mit Todesangst (38,7 %). Im psychischen Sinne wird die Auseinandersetzung mit dem bevorstehenden Tod mit allen existentiellen Ängsten und depressiven Störungen zum Hauptmoment anstehender Bewältigungs- und Trauerarbeit.

Verlauf: Trotz ihres heterogenen Erscheinungsbildes weisen Krebserkrankungen einige Gemeinsamkeiten auf. Sie sind *langfristig, häufig chronisch progredient*, gehen mit *phasenhaften Verschlechterungen* einher oder treten *unvorhersagbar* wieder auf. Dabei handelt es sich um einen Krankheitsprozeß, bei dem eine echte Heilung oft nicht möglich ist.

Prognose: Die Prognose der Krebserkrankungen richtet sich nach der zugrundeliegenden *Tumorart* und *Tumorbiologie*, dem *Malignitätsgrad* sowie der *Lokalisation* und der *Ausbreitung des malignen Prozesses* zu Beginn der medizinischen Behandlung. Auch bei Erreichen der „5-Jahres-Heilung" sind Rezidive nicht sicher auszuschließen. Das spätere Auftreten von Zweitmalignomen, induziert durch die Tumortherapie selbst, ist möglich (z.B. beim M. Hodgkin).

Ätiopathogenese: Obwohl die Ätiologie des menschlichen Krebses noch nicht auf molekularer Ebene geklärt werden konnte, ist es klar, daß das *genetische Milieu* des Wirtes bei der Krebsentstehung wichtig ist. *Immunologische Faktoren* mögen den Wirt für ein mögliches *Karzinogen* empfänglich machen. Als Karzinogene kommen bisher bestimmte *Viren*, aber auch *Umweltein-*

flüsse und *therapeutische Maßnahmen* (z.B. Medikamente) in Betracht (vgl. Internistische Fachliteratur). Daß *risikoträchtige Lebensgewohnheiten* (Tabak- und Alkoholabusus, übermäßige UV-Lichtexposition, ungünstige Ernährungsgewohnheiten, Exposition berufsbedingter Noxen), vor allem wenn sie Suchtcharakter haben, *psychosozial determiniert* sind, steht außer Frage. Hypothesen zur *primären Psychogenese* onkologischer Erkrankungen sind jedoch *nicht* aufrechtzuerhalten und können *nicht* als Grundlage einer „kausalen" Psychotherapie herangezogen werden. Auch das Konstrukt einer „*Krebspersönlichkeit*" (kurz: „Typ C" genannt), deren wesentliches Merkmal die Unterdrückung aggressiver Impulse sein soll, erweist sich heute eher als diskriminierendes Modell denn als ein therapeutisch hilfreicher Ansatz zum Verständnis des Krebskranken.

Therapie des Krebskranken: Nach der notwendigen *histologischen Sicherung* der Krebsdiagnose ist die *Stadieneinteilung* der zugrundeliegenden Krebserkrankung nach klinischen und pathologisch-anatomischen Gesichtspunkten gerade zu Beginn der Behandlung notwendig, um eine dem Krankheitsstadium angemessene Behandlungsstrategie auszuwählen (s. Internistische Fachliteratur).

- Im *kurativen Krankheitsstadium* ist die *medizinische Behandlung auf Heilung ausgerichtet*. Die ärztlichen Maßnahmen erfolgen unter dem Zeitdruck, den Patienten so *rasch wie möglich* einer wirksam einzustufenden Behandlungsmaßnahme zuzuführen. Die Krebserkrankung gilt zu diesem Zeitpunkt als potentiell heilbar.

- Im *palliativen Stadium* handelt es sich um die fortschreitende Krebserkrankung im Metastasierungsstadium. Die *medizinische Behandlung ist symptomorientiert*. Die Zielsetzung ärztlichen Handelns orientiert sich an der Frage, wie die Lebensqualität des Patienten möglichst lange erhalten werden kann.

- Im *terminalen Stadium* befindet sich der Patient im Endstadium seiner Erkrankung. Hier geht es um *ärztliche und pflegerische Sterbebegleitung des Kranken* und seiner Angehörigen.

Die Arzt-Patient-Beziehung: Der Kranke – durch das „Krebs-Trauma" wie auch die nebenwirkungsreichen Behandlungsmaßnahmen schwer belastet – braucht Ich-Stärke, Mut, Hoffnung und eine optimistische, kämpferisch aktive Haltung für das Leben „mit und trotz der Krebserkrankung".

Dazu ist er ganz wesentlich auf die *psychosoziale Unterstützung* von wichtigen Bezugspersonen angewiesen: nahestehenden Angehörigen und Freunden wie auch dem onkologischen Behandlungsteam: Ärzten, Pflegenden und eventuell Psychotherapeuten, die im Verlauf der chronischen Krebserkrankung oftmals zu wichtigen „Ersatzspielern" werden. Der Kranke sucht bei ihnen Trost, Halt, Sicherheit und Orientierung.

Der *Wunsch* des Krebskranken, im „Mediziner" auch „den Arzt" zu finden, der ihm mit *Fachkompetenz* und *menschlicher Zuwendung, Achtung und Offenheit* begegnet und ihn durch alle Stadien hindurch bis zum Tode kontinuierlich begleitet, kontrastiert mit der Realität heutiger High-Tech-Onkologie. Zunehmend potente, hochaggressive Therapiemaßnahmen rücken dem „aggressiven Tumor" auf den Leib, der isoliert vom Kranken behandelt wird. Der Patient selbst läuft Gefahr, im Jargon der Mediziner „zum Tumor dahinten am Ende des Flures" zu werden.

Angesichts langwieriger und nebenwirkungsreicher Behandlungsprozeduren ist der Krebskranke jedoch in existentieller Weise auf eine kooperative, partnerschaftliche Zusammenarbeit mit seinem Arzt angewiesen, die auch den emotionalen Austausch über Ängste einschließt.

Viele Krebspatienten erleben mit zunehmender körperlicher Schwäche und fortschreitender Krebserkrankung, daß sie immer hilfloser und abhängiger werden. Im *Verlauf* der *traumatisierenden* und gleichzeitig *infantilisierenden Krankheits- und Behandlungssituation* machen sie einen Prozeß durch, der via *Regression* nicht nur tiefverwurzelte Wünsche nach „mütterlichem Halt", Sicherheit und Geborgenheit weckt, sondern auch archaische Ängste vor passiver Auslieferung und Verlust von Autonomie gegenüber dem medizinischen Behandlungsapparat.

Angesichts dieses vorprogrammierten *Autonomie-Abhängigkeits-Konflikts* kann der Arzt in seiner Haltung für den Kranken hilfreich sein, wenn er ihm eine aktive Krankenrolle ermöglicht, bis zuletzt ein eigenständiger und entscheidungsfähiger Partner im Behandlungsprozeß zu sein. Denn nur das bewahrt dem Patienten seine Würde.

Konflikte in der Arzt-Patient-Beziehung: Schwierigkeiten sind unvermeidlich und erwachsen erfahrungsgemäß aus der *Kollusion* zwischen Arzt und Patient auf dem Hintergrund einer *Täter-Op-*

Volle Aufklärung und Information – orientiert am Informationswunsch des Patienten – tragen von Seiten des Arztes mit dazu bei, daß der *Kranke bis zu seinem Tod Verfügungsmacht über sein Leben behält* – ein Ziel ärztlichen Handelns, das insbesondere durch die *Hospizbewegung* wieder ins öffentliche Bewußtsein der Ärzteschaft rückt.

fer- und Macht-Ohnmachts-Dynamik zwischen Retter (Arzt) und Opfer (Patient).

Gerade zu *Beginn* des Behandlungsprozesses ist der Patient gerne bereit, seinen Arzt als Lebensretter und Heiler mit großen Erwartungen zu idealisieren. In der *initialen Diagnostik/Behandlungsphase* gibt es auch selten Schwierigkeiten im Arzt-Patient-Verhältnis. Beiderseits besteht berechtigte Hoffnung, die Krebskrankheit – wenn auch auf sehr aggressive Weise (Chemo-, Radio-, operative Therapie) – heilen oder den Verlauf doch zumindest wirksam aufhalten zu können. Der *initiale Schock*, den die Diagnose „Krebs" beim Kranken ausgelöst hat, kann oft gut überwunden werden. Eine häufig sich einstellende *Verleugnungsabwehr* beim Patienten („vielleicht ist doch nicht alles so schlimm") muß in diesem Stadium als eine adaptative Bewältungsleistung verstanden werden.

Schwierigkeiten in der Arzt-Patient-Beziehung können sich jedoch bemerkbar machen, sobald der Behandlungs- und Krankheitsverlauf den vorhergesehenen Kurs verläßt (an der *Schwelle vom kurativen zum palliativen Stadium*). Ängste, Zweifel, Depressionen, Gereiztheiten und passiver Rückzug oder Pseudo-Betriebsamkeiten können dann beiderseits die Beziehung zu belasten beginnen.

Auf *Seiten des Patienten* schwindet die anfängliche Hoffnung auf Heilung. Mißtrauen stellt sich gegenüber den bisherigen Behandlungsmethoden und dem behandelnden Arzt ein. Manchmal beginnt die Suche nach alternativen und paramedizinischen Methoden. Isolations-, Trennungs- und Verlustängste werden stärker. Der erstgeäußerte Wunsch nach voller Information kann vorübergehend zurücktreten.

Auch der Arzt kann in diesem Stadium in seinem Umgang mit dem Patienten verunsichert werden. Trotz seiner anfänglichen Bereitschaft zur vollen Aufklärung kann auch er jetzt zur *selektiven Verleugnung und Mitteilung von Teilwahrheiten* greifen, aus Angst, der Patient könne angesichts der realen Bedrohung durch den Tumorprogreß zusammenbrechen oder suizidal werden. Häufig erweisen sich derartige Befürchtungen des Arztes jedoch als Projektion eigener Versagens- und Ohmachtsgefühle über die Ausweglosigkeit der sich ausbreitenden Erkrankung in den Patienten.

Solche Verunsicherungen auf Seiten des Arztes treten besonders dann auf, wenn der Arzt mit dem *Idealisierungsangebot des Patienten* als omnipotenter Heiler identifiziert ist und sich mit seinen eigenen, narzißtischen Seiten von Kleinheit, Machtlosigkeit und Begrenzheit nicht ausgesöhnt hat.

Der Auftrag zum „Heilen" wird dann bis zuletzt – ungeachtet der Realität des nahenden Todes – vom Arzt verfochten. Entsprechende Krankheitsverschlechterungen oder sich abzeichnende Tendenzen auf dem Weg *ins sterbende Stadium* können dann vom Arzt als Dokumentation *eigenen Versagens* und als *narzißtische Kränkung* verarbeitet werden.

Das führt zu der Tendenz, den Krebskranken als „Unheilbaren" oder „Sterbenden" am Ende des Behandlungswegs fallen zu lassen. Oder es wird bis zum Schluß die sichtbare Sterbensrealität vom Arzt gegenüber dem Kranken verharmlost oder gar verleugnet und *unnötige, belastende Diagnostik* betrieben. Der Blick auf die anstehende Abschieds- und Trauerarbeit des Kranken verstellt sich dem auf Aktivität und Handeln ausgerichteten Arzt. Mit dem Gefühl „ich kann nichts mehr für ihn tun" entzieht sich der Mediziner seiner ureigenen Aufgabe und Verantwortung als Arzt, dem Kranken auch im Sterben Beistand zu leisten.

Psychotherapie mit Krebskranken: Als Beweggrund dafür, eine Psychotherapie zu beginnen – häufig im fortgeschrittenen Stadium der Krebserkrankung – nennen viele Krebspatienten *„ihr Gefühl, falsch gelebt zu haben"*. Äußerungen wie: „man habe schon lange seine Welt verloren, vielleicht nie wirklich sich selbst richtig gelebt" begleiten eine tiefe *innere Leere*, die klinisch als *Depression* imponieren kann.

Der „böse Tumor", der „von innen her fressende Krebs" wird zum Auslöser wie zur Projektionsfläche destruktiver Selbstvorstellungen und Bestrafungstendenzen. In der psychischen Realität des Krebskranken repräsentiert der Krebs bewußt wie unbewußt den *bösen Selbstanteil der eigenen*

Persönlichkeit. („Ich war schlecht, böse und aggressiv") bzw. die *Auseinandersetzung mit den bösen inneren Objekten* (Introjekten) der eigenen Lebensgeschichte. Es kann zu einem schweren innerseelischen Dilemma kommen, in das sich Anklagen, Wut- und Grollaffekte gegenüber den mächtigen Elternintrojekten der Kindheit, wie auch Selbstvorwürfe, Schuld und Scham über das eigene beschädigte Leben hineinverstricken und die gegenwärtigen Beziehungen des Kranken zu seinen Angehörigen und dem onkologischen Behandlungsteam belasten. Nicht selten kommt es zu einem *verbitterten Rückzug* des Krebspatienten von der Welt.

Der *Wunsch*, eine Psychotherapie zu beginnen, schließt daher den Wunsch ein, „seinen inneren Raum von seinen bösen Introjekten zu entleeren" und in den Übertragungsbeziehungen zu den Menschen, die sich intensiv um ihn kümmern, insbesondere zum Psychotherapeuten, unbewußt das „gute Objekt", die haltende, schützende, „gute Mutter" der frühesten Kindheit wiederzufinden.

Psychosomatische Grundversorgung: Die *psychotherapeutische Grundeinstellung* im Rahmen der psychosomatischen Grundversorgung gegenüber dem Krebskranken ist eine des *Aufnehmens* und *Haltens* (holding function). Im Sinne der Wiederaufrichtung eines primären, guten stabilisierenden „mütterlichen" Objektes geht es darum, für den Krebskranken in den immer wieder auflebenden Krisen „Container" zu sein: d. h. für den Kranken „da" zu sein, aufzunehmen und zu „entgiften", das Quälende und Gequälte im Patienten wahrzunehmen und auszuhalten, ohne im therapeutischen Sinne zu *rasch zu handeln* und zu intervenieren. Also: die Verletztheit und Verzweiflung, über das Verlorene und Nicht-Gelebte aufzunehmen und mit dem Patienten gemeinsam durch diese Gefühle hindurchzugehen, ohne beschwichtigend entgegenzusteuern oder sich implizit auf die Seite der bestrafenden Selbstkritik im Patienten zu stellen.

In der Regel gilt: Trauma vor Konflikt. Ich-Stützung anstatt Ich-Konfrontation. Ressourcenorientierte Behandlung anstatt konfliktzentrierte, aufdeckende Therapie. Wiederbelebung guter, haltgebender innerer Objekte und Beziehungserfahrungen anstatt Auseinandersetzung mit den destruktiven „bösen" Selbst- und Objektrepräsentanzen!

Die Therapeuten-Patienten-Beziehung: Der Psychotherapeut, der mit Krebskranken arbeitet, nimmt eine große *persönliche Herausforderung* an. Er muß sich in seiner Selbsterfahrung mit den Ambivalenzen zwischen Verschmelzungswünschen und Distanzierungstendenzen, Abhängigkeit und Autonomie, Liebe und Haß, Macht und Ohnmacht, Lebens- und Todeswünschen gut auseinandergesetzt haben.

Am Ende der psychotherapeutischen Reise steht nicht die Befriedigung, dem Patienten zu reiferen Objektbeziehungen verholfen zu haben – wie in der Therapie mit Neurotikern, die in das Leben hineingehen –, am Ende steht vielmehr ein Verlust, den nun auch der Therapeut selbst zu betrauern hat.

Es ist außerordentlich wichtig, die *Übertragungs-Gegenübertragungs-Dynamik* zu beachten und zu analysieren. Wie vormals gegenüber seinem behandelnden Arzt wird der Krebskranke auch an den Psychotherapeuten unausgesprochen Heilungserwartungen herantragen und ihn oftmals als „letzten Strohhalm" ansehen.

Die psychische Aufgabe und Kunst des Therapeuten besteht nun darin, sich nicht in ein Konkurrenzverhältnis zum Mediziner zu begeben und „der bessere Therapeut" sein zu wollen, sondern seine Rolle und Funktion als *schützender Begleiter* gegen Angst, Depression und Realitätsverleugnung wahrzunehmen und nicht als Heiler.

Rückfälle und weiteres Fortschreiten des malignen Prozesses können sonst – bei *Überidentifizierung mit dem Patienten* und dessen Omnipotenzanspruch den Therapeuten dazu bringen, selbst depressiv zu reagieren oder Todeswünsche gegen den Patienten zu mobilisieren. Diese *Gegenübertragungsgefahr* ist ernstzunehmen und ergibt sich durch den *regressiven Sog*, der vom schwerstkranken und sterbenden Krebskranken ausgeht.

Trotz der Schwere in der therapeutischen Arbeit mit Krebskranken besteht heute in Fachkreisen kein Zweifel mehr daran, daß Krebskranke in der Psychotherapie eine ungeheure innere Bereicherung, Zuversicht und Hoffnung wie auch Lebendigkeit und Stabilisierung der Lebensqualität erfahren können.

Aus Sicht des Psychotherapeuten wird es im positiven, hilfreichen Sinne darum gehen, Wege zu finden, dem Patienten innere Räume zu öffnen und bestenfalls eine *innere Aussöhnung mit sich selbst* und seinem Leben wie auch seinen Angehörigen herbeizuführen.

Spezielle Psychotherapeutische Methoden: Psychotherapeutische Interventionen müssen in jedem Fall auf die individuelle Situation des Kranken abgestimmt sein. Dabei kann es sich zunächst um die Empfehlung für die Teilnahme an *Selbsthilfegruppen* handeln (z.B. bei Mammakarzinom-Patientinnen, Stomaträgern beim Kehlkopf-und Darmkarzinom), die von Betroffenen als sehr unterstützend bei der Krankheitsbewältigung erlebt werden. Manchmal ist es auch der Hinweis auf leicht anzueignende *Visualisierungsübungen* nach der *Simonton-Methode*, die die Selbstheilungskräfte mobilisieren und von Patienten insbesondere während der aggressiven onkologischen Therapien (Strahlen-, Chemotherapie) überaus unterstützend erlebt werden. Unter diesem Aspekt sind auch *kreative Verfahren* wie die *Gestaltungs- und Kunstpsychotherapie*, die im Patienten den inneren Dialog mit seinen Gefühlen, Wünschen und Ängsten anregen und in das Gespräch mit dem begleitenden Therapeuten führen, von großem Wert. In den meisten Fällen wird es um Ich-unterstüzende, ressourcenorientierte Therapieverfahren gehen (begleitende *supportive* Psychotherapie). Nur in ganz seltenen Fällen kommt ein konfliktzentriertes, aufdeckendes, im engeren Sinne psychoanalytisch orientiertes Verfahren in Betracht. Wenige Literaturangaben geben hier den Anteil mit 5% an. Die praktische Schwierigkeit bei der Vermittlung von Krebskranken in eine begleitende Psychotherapie liegt oftmals darin, Therapeuten zu finden, die bereit sind, die große menschliche Herausforderung für die seelische Begleitung des Krebspatienten – möglicherweise bis zu seinem Tod – anzunehmen.

4 Methoden der Psychotherapie

4.1 Stützende Psychotherapie

E. R. Petzold, D. Wälte

> Jede Therapie eines Kranken gründet sich auf dem impliziten Axiom, daß sie denjenigen unterstützt, der ihrer bedarf. Dies deckt sich mit dem *Impliziten Axiom anthropologischer Medizin Heidelberger Provenienz*: „Wir behandeln keine Krankheiten, sondern kranke Menschen" (Ludolf Krehl 1932).

Definition: Die *stützende Psychotherapie* ist eine *Breitbandpsychotherapie* mit einer sehr weit gefaßten Indikationsliste. Den Begriff „stützende Psychotherapie" gibt es aber nicht in den Richtlinien zur Psychotherapie, nicht in dem Kommentar zu diesen Richtlinien von Faber und Haastrik (4. Aufl. 1996) und nicht in der Gebührenordnung von 1996, wohl aber in dem Entwurf für einen neuen Bewertungsmaßstab (BMPP 1998) als *supportive Therapie* bei Persönlichkeitsstörungen bzw. Psychosomatosen und somatoformen Störungen. In den Richtlinien wird der übergeordnete Begriff „Psychotherapie" mit Zusätzen wie analytische Psychotherapie, dynamische Psychotherapie, tiefenpsychologisch fundierte Psychotherapie versehen sowie mit den Hinweisen auf die Zeit und Frequenz. Dezidiert werden in den Richtlinien Beratungs- und Erörterungstätigkeiten von Ärzten nicht als Behandlung seelischer Krankheiten aufgefaßt. Beratung und Erörterung dienen der Sichtung gravierender gesundheitlicher Lebensprobleme und ihrer Bewältigung durch Aktivierung gesunder seelischer Fähigkeiten. Diese Einschränkung in der beratenden Tätigkeit ist verwirrend und hat wahrscheinlich ökonomische Gründe, die nicht Gegenstand dieser Erörterung hier sein können (Tab. 4–1)

Historische Entwicklung: Die stützende Psychotherapie ist eine Behandlungsmethode, die aus den Anfängen der Psychosomatik in diesem Jahrhundert stammt. Freud, Jung und Adler haben

Tab. 4-1: Checkliste stützende Psychotherapie

Schwerpunkt:	Psychosomatische Grundversorgung
Zielsetzung:	Ressourcenaktivierung beim Patienten
Interventionspostulat:	Ganzheitlicher Behandlungsansatz
Interventionsmethoden: (Auswahl)	– Ärztliche Grundhaltung – Teilnehmende und distanzierte Beobachtung – „Ankopplung" – Wertschätzung und Akzeptanz – Verbalisierung von Gefühlen und Kognitionen – Kranken- und Heilungsgeschichten – Rituale und Übungen
Setting:	– Einzel-, Gruppen-, Paar-, Familientherapie – Ambulant oder stationär
Indikationskriterien:	– Krankheitsschwere, -erleben – Beziehungen und Isolierungen – Konflikte und Probleme – Strukturen und Funktionen – Motivation und Leidensdruck
Spezifische Indikationsbereiche:	– Vorbeugung und Rehabilitation – Compliance und Coping – Krisen, Katastrophen – Sterbebegleitung

bedeutende Vorarbeiten geleistet. F. Deutsch, L. Krehl und V. v. Weizsäcker haben sie im internistischen Bereich voran getrieben.

Daneben steht die Entwicklung der Verhaltenstherapie, die ihrerseits nach der kognitiven Wende Anfang der 70er Jahre die Menschen wieder in den Mittelpunkt ihrer therapeutischen Überlegungen stellte. Weitere historische Wurzeln finden sich in der Entwicklung des Autogenen Trainings, der Hypnose und in anderen suggestiven psychotherapeutischen Methoden.

Inhaltliche Beschreibung: Die *psychoanalytische Auffassung* der stützenden Psychotherapie wurde im deutschsprachigen Raum durch Helmut Freyberger unter dem Begriff *Supportive Psychotherapie* vorgestellt (supportiv = stützend). Wir bevorzugen die deutsche Form. Freyberger unterscheidet in Anlehnung an L. Luborsky zwischen *unspezifischen* und *spezifischen Wirkfaktoren.* Unspezifisch ist die ärztliche Grundhaltung, die bewußt auf eine Konfliktaufdeckung verzichtet. Die spezifischen Wirkfaktoren werden weiter unten abgehandelt.

Die psychoanalytische Auffassung der stützenden Psychotherapie unterscheidet sich von einer *kognitiv-behavioralen.* In der Psychoanalyse (Psa) wird durch die Arbeit mit der Übertragung, Gegenübertragung und dem Widerstand das Entwicklungspotential (die Ressource) des Patienten therapeutisch genutzt, in der VT durch die Grundorientierung auf das Verhalten bei der Symptomerzeugung oder bei den symptomunterhaltenden Prozessen. Die *Familientherapie 1. Ordnung* macht sich beide Ansätze zunutze und unterstützt das Potential des Patienten oder seine Familie durch unterschiedliche Methoden und Techniken. In der *Familientherapie 2. Ordnung* wird der Selbstheilungsprozeß durch „absichtlich planlose Konversation" unterstützt (T. Andersen).

Allen Richtungen der *stützenden Psychotherapie* ist gemeinsam, daß die Interaktion zwischen Patient und Therapeut ein *unspezifischer Wirkfaktor* ist.

Das *Behandlungssetting* der stützenden Psychotherapie kann *ambulant* oder *stationär* etabliert werden. Es kann in *Einzel-, Gruppen- oder Familientherapien* organisiert werden. Es kann kurz- oder langfristig angelegt sein. Das praktische Vorgehen richtet sich nach dem Patienten und seinem Arzt, nach der Erkrankung und nach den Ressourcen (*adaptive Indikation*).

Initial steht die psychosomatische Anamnese und die Befunderhebung, das, was wir Simultandiagnostik nennen. Durch spezifische Methoden wie gewährendes *Zuhören*, Nicken oder freundliches Lächeln, offene Körperhaltung, persönliches Vorstellen kann dieser *Anfangsprozeß* („Ankopplung") gelingen.

Die stützende Therapie begründet das *Arbeitsbündnis* oder die therapeutische Allianz. *Spezifische Wirkfaktoren* sind u.a. Persönlichkeitsvariablen, Ich-Stärke, Körpersymptomatik und „Körperwissen", Frustrationstoleranz, Wahrnehmungsvermögen, Abwehrverhalten und Aggressionsvermögen. Die Rücksicht auf das Beziehungsgeflecht, in das der Patient – und der

Arzt (!) eingebunden sind, ist ein weiterer, bisher kaum systematisch erforschter Wirkfaktor.

Die *Basismethoden* der supportiven Psychotherapie sind modifiziert nach H. Freyberger et al (1996):

1. *Bejahung* und *Bestätigung* des Patienten auf einer vorübergehenden oder auch längerfristigen *oral-narzißtischen Objektbeziehung.*
2. Die Vermittlung von *Zuversicht* und *Hoffnung.*
3. Die Unterstützung des Patienten, seine eigenen *Gefühle* wahrzunehmen und als hilfreiche „Bundesgenossen" anzuerkennen.
4. Die Ermunterung und *Aufforderung,* das auszusprechen, was sprachlos in dem Patienten zu liegen scheint – manchmal indem man wie beim „Triggern" selbst aus dem eigenen Inneren spricht und damit für den Patienten eine Schrittmacherfunktion übernimmt.
5. Die *Motivation* für eine *konfliktaufdeckende Psychotherapie* ist zu überprüfen.
6. Die Aufhebung der *initialen Abhängigkeit* ist rechtzeitig zu fokussieren, z.B. indem man schon bei der 1. Sitzung die zeitlichen, räumlichen und finanziellen Grenzen des Vorgehens bespricht.

Die *Basiselemente* der stützenden Psychotherapie ähneln nicht nur denen in der Psa und der VT, sondern auch denen der Gesprächstherapie C. Rogers und der Provokativen Therapie F. Farrellys, einem früheren Mitarbeiter Rogers: Wärme und Kompetenz, Empathie und Kongruenz, Stützung und Berührung, aber auch Humor, das nichtsprachliche Annehmen, die Realitätsprüfung, die freundschaftliche Auseinandersetzung mit dem eigenen Negativbild. In der Familientherapie ähneln allseitige wohlwollende Neutralität, präzise Hypothesenbildungen und zirkuläre Fragen diesen Methoden.

Spezifische Grundlagen sind gute Atmosphäre, klare psychosomatische Anamnese, gründliche körperliche Untersuchung, Information, Ruhe, Aufmerksamkeit, Einfühlsamkeit und die kognitive Bewältigung. Nimmt man z.B. die Vorboten von Angst wahr? Akzeptiert man die Angst? Bleibt der Betreffende in der Situation? Was beobachtet er, wenn die Angst verschwindet? Wie belohnt er sich für die Übung?

Spezifische Konfliktlagen können über die Patienten, z.B. mit dem AFKA (= Aachener Fragebogen zur Krankheitsattribution) erfaßt werden. Dieser Fragebogen erfaßt die Bereiche Familie, Finanzen, Körper, Partnerschaft, Person, Schicksal, Streß und Sucht. Mit dem *GBB* (Gießener Beschwerdebogen), mit der *HADS-D* (Hospital Anxiety and Depression Scale-Deutsch) und mit dem *GK* (Generalisierte Kompetenzerwartung) werden weitere Kernbereiche der stützenden Psychotherapie erfaßt.

Indikation und Kontraindikation: Kriterien für die Indikation zur stützenden Psychotherapie sind die *Schwere* und *Dauer der Krankheit.* Wie schätzt der *Patient* selbst seine Krankheit und ihre *Veränderungsmögichkeit* auf der körperlichen, der psychischen und der sozialen Ebene ein, und wie schätzen die *signifikanten Bundesgenossen* (Vater, Mutter, Ehefrau, Ehemann, etc.) die Beschwerden auf der *körperlichen, psychischen und sozialen Ebene* ein? Die dritte Einschätzung geschieht durch den *behandelnden* Arzt, ebenfalls auf den drei genannten Ebenen.

Bei der *Indikation* ist wie bei jeder anderen Psychotherapie die *Motivation* und der *Leidensdruck* zu prüfen, die *Kooperationsbereitschaft*, die Einsicht, das Ausmaß der Selbstwahrnehmung, die *Frustrationstoleranz* und die *Veränderungsbereitschaft.* Auch die *Komorbidität* körperlicher und seelischer Erkrankungen sollte mitberücksichtigt werden. Bei akuten Erkrankungen sind schon kleine persönliche Aufmerksamkeiten des Arztes ein Anker, die es dem Patienten später ermöglichen, sich für eine supportive Psychotherapie zu motivieren; bei *chronischen Erkrankungen* ist die Motivation oft erst durch eine behutsame Kontaktaufnahme mit dem verschütteten Glauben an ·Heilung verbunden. *Kontraindikationen* ergeben sich bei nicht durch die Krankheit bedingter *Passivität* und bei *Mißbrauch des Supportsystems* sowie bei eindeutig *sekundärem Krankheitsgewinn.* Trotzdem sollte eine stützende Psychotherapie bei jedem psychosomatisch-somatopsychischen Gesamtbehandlungsplan überlegt werden, speziell zur Prophylaxe und Rehabilitation, bei *Krisen* und *Katastrophen* und ganz entschieden in der Begleitung *chronisch Kranker* und *Sterbender.*

Prognose: Je leichter die zugrunde liegende Persönlichkeitsstörung ist und je klarer die Auslösesituation der seelischen Erkrankung erinnert werden kann, umso günstiger mag der Verlauf sein. Umgekehrt gilt: Je schwerer die Erkrankung oder die Persönlichkeitsstörung und je unklarer die Auslösesituation ist, umso schwieriger stellt sich in der Regel der Verlauf dar, um so eher muß sich der Arzt auf ein *langfristiges Konzept und Arbeitsbündnis* einlassen können.

Zu den therapeutischen Wirkmechanismen gehören die *kognitive* und *emotionale Bewältigung*, die Möglichkeiten des *Erinnerns* und das Wiederfinden verloren geglaubter Erinnerungen, einschließlich *vorsprachlicher Affekte* und Emotionen. In der erinnerten individuellen Geschichte des Patienten liegen nicht nur die Probleme und Konflikte, sondern auch die Lösungen, die es zu finden oder wiederzufinden gilt.

Der *Erfolg der Wirksamkeit* stützender Psychotherapie wird, wie bei anderen Psychotherapien, in der Anzahl von Hausarzt- und Facharztbesuchen, Krankschreibungen, Krankenhaustagen und an der Medikamenteneinnahme und Dauermedikation gemessen.

4.2   Psychoanalytische/ tiefenpsychologische Therapie

4.2.1   Psychoanalyse und analytische Psychotherapie

P. L. Janssen

Theoretische Begründung und Definitionen: Die *Psychoanalyse* ist einerseits eine *Theorie*, andererseits eine *Behandlungstechnik.* Die nahezu 100jährige Geschichte der Psychoanalyse ist einerseits von einer kontinuierlichen Weiterentwicklung psychoanalytischen Denkens und Therapierens, aber andererseits auch von heftigen inneren Konflikten, von Sprüngen, Brüchen und von Abweichungen gekennzeichnet. Eine einheitliche Theorie und Behandlungstechnik gibt es nicht, obwohl sich Psychoanalytiker durchaus auf *einige Gemeinsamkeiten* einigen können. Es zeigen sich verschiedene theoretische und praktische Perspektiven, die aus der von Freud begründeten Wissenschaft entstanden sind.

Da Theorien behandlungsleitend sind, sollen sie hier kurz für die Entwicklung der psychoanalytischen Behandlungstechniken dargestellt werden. *Vier theoretische Richtungen* sind zu unterscheiden:

1. Die Konflikt- und Strukturlehre Freuds: Sie befaßt sich mit der Entwicklung der Libido und der

Abwehr, der Widerstände gegen Triebwünsche wie auch der Entwicklung des Ichs. Zentral ist das Konzept des Ödipuskomplexes und der Kastrationsangst.

2. *Die Ich-Psychologie* (z.B. Hartmann, Raraport): Sie stellt die Reifung des Ichs unter den günstigsten Bedingungen in den Vordergrund der theoretischen Überlegungen, die adaptierenden, koordinierenden und synthetischen Funktionen des Ichs, wie die kognitiven und strukturierenden.

3. *Die Objektbeziehungstheorie* (Melanie Klein): Sie befaßt sich mit dem Schicksal der Objektbeziehungen und mit der Macht der inneren Objekte, die nach außen projiziert werden. Konzepte wie paranoid-schizoide Position, depressive Position und projektive Identifikation bestimmen die Behandlungstechnik.

4. *Die Narzißmustheorie bzw. die Selbstpsychologie* (Kohut): Sie lenkt das Augenmerk auf das Schicksal der Selbst-Objekt-Entwicklung.

Trotz der verschiedenen Theorien ist der *Kern der Psychoanalyse* unbestritten. Fürstenau (1977) beschreibt ihn als die *Bewußtmachung der „verbliebenen Kindlichkeit im Sinne unbewußter Gebundenheit an die Eltern oder die Elternrepräsentanten"*. Dabei ist der Analytiker oder Therapeut nicht nur Verwalter einer speziellen Behandlungstechnik, sondern immer selber affektiv als Person oder Individuum in den analytischen Prozeß miteinbezogen. Wie er mit dem *Einbezogen-Sein* umgeht, ist abhängig von behandlungstechnischen Positionen. Die Psychoanalyse ist die Beschäftigung mit verbliebenen kindlichen Beziehungsmustern, die unbewußt auf neue Partner übertragen werden und die speziell erfahrbar und analysierbar werden in der psychoanalytischen Situation.

Als Freud 1915 die Reihe seiner technischen Schriften beendete, war die *psychoanalytische Behandlungstechnik* weitgehendst dargelegt und formalisiert. Nach Freuds Vorstellungen sollen, entsprechend der Strukturtheorie, in der Psychoanalyse infantile, *unbewußte Triebabwehrkonflikte* oder *intersystemische Konflikte* (Konflikte zwischen Ich-Überich bzw. Ideal-Ich und Es) bewußt gemacht werden, und zwar über die Herstellung und deutende Bearbeitung einer Übertragung bzw. einer Übertragungsneurose. Für alle psychoanalytischen Therapien wurde in Anlehnung an Freud die Verwendung der *freien Assoziation*, die *Analyse der Übertragung* unter Nutzung der *Gegenübertragung* und die Analyse des *Widerstandes* zentrales Essential.

Wird der psychoanalytische Prozeß auch durch Umgang mit Übertragung, Gegenübertragung und Widerstand charakterisiert, so ist die konkrete Technik jedoch davon abhängig, wie Übertragung und Widerstand verstanden wird und welche Zielsetzung die Psychoanalytiker verfolgt. An *drei unterschiedlichen Definitionen* kann dies verdeutlicht werden.

- Im Sinne der *klassischen Freudschen Position* definiert Rangell (nach Cremerius 1977) die Psychoanalyse folgendermaßen:

„Eine therapeutische Methode, durch die die günstigsten Bedingungen für das Zustandekommen einer Übertragungsneurose geschaffen werden, in der die Vergangenheit in der Gegenwart wiederhergestellt wird, damit es über einen mit systematischen Deutungen arbeitenden Angriff auf die vorhandenen Widerstände zu einer Auflösung der Neurose kommt mit dem Ziel, strukturelle Veränderungen im psychischen Apparat des Patienten hervorzubringen, die diesen zu einer optimalen Anpassung an seine Lebensumstände befähigen".

- Eine Definition, die an der klassischen Position orientiert bleibt, jedoch eher die *objektbeziehungstheoretischen* und *interaktionellen Aspekte* integriert, wurde von Sandler und Sandler (1984) vorgelegt:

„Dem Patienten zu ermöglichen, sich mit seinen früheren, inakzeptablen Seiten anzufreunden, mit bisher bedrohlichen Wünschen und Phantasien gut umgehen zu können. Um das zu erreichen, muß der Analytiker durch seine Deutung und die Art, wie er sie dem Patienten anbietet, eine Atmosphäre der Toleranz für das Infantile, Perverse und Lächerliche herstellen, eine Atmosphäre, die sich der Patient als Haltung sich selber gegenüber aneignet, die er mit dem Verstehen, das er zusammen mit dem Analytiker erworben hat, internalisieren kann".

- In der neueren Zeit sind die Aspekte, die mit der Entwicklung der obigen Theorien und besonders der *Auffassung über die Gegenübertragung* und die *interaktiven Konzepte von Übertragung* (siehe unten) zusammenhängen, von Treurniet (1995) zusammenfassend in eine Definition geflossen, in dem er die *Funktionen des Analytikers in einem analytischen Prozeß* definiert:

„Der postklassische Analytiker hat es als „New Object" zugleich schwerer und leichter als sein klassischer Vorfahre. Er muß die primäre Beziehung handhaben, die Projektionen „containen", überleben und „entgiften", die Regression empfangen und auffangen, anwesend sein als jemand, der Zeit und Milieu zur Verfügung stellt, aber nicht als Person; er muß den Prozeß von Desillusionierung und Trennung liebevoll fördern, aber auch deuten und dabei immer entschlossen, aber flexibel die Grenzen des analytischen Raumes handhaben und auch noch dafür sorgen, daß dieser Raum nicht zu einem Vakuum verkommt, in dem der Patient grenzenlos davonfließen kann."

Diese Definitionen der Psychoanalyse zeigen, daß sie ein Verfahren ist, das einen intensiven, *selbstreflektiven, interaktionell-emotionellen Prozeß* mit aufklärerischen Aspekten einleitet. Er mündet nach Abschluß der konkreten Psychoanalyse in einen *selbstanalytischen Prozeß*.

4.2.1.1 Rahmenbedingungen und Einleitung der Behandlung

Schon das *psychoanalytische Erstgespräch* ist an dem Prozeßverständnis der Psychoanalyse orientiert. Die Grundhaltung ist viel weniger diagnostisch ausgerichtet als vielmehr therapeutisch auf eine *Begegnung*. Ziel ist es, zu einer Behandlungsentscheidung zu kommen. Vorrang vor aller Datensammlung ist, eine Beziehung zu initiieren und erste Einsichten zu vermitteln. In einem etwa *einstündigen Gespräch* wird dem Patienten ein Raum zur Verfügung gestellt, in dem er seine *unbewußten Konflikte inszenieren* kann. Jedes Detail der Rahmenbedingungen kann zu einer *Re-Inszenierung* von *Konflikten* und *Objektbeziehungen* werden. In oder nach dem Erstgespräch entwickelt der Psychoanalytiker mit Hilfe seiner psychoanalytisch-diagnostischen Kenntnisse *erste Hypothesen* über die Konflikte des Patienten, über seine Übertragungsbereitschaft, Reflexionsfähigkeit, seine Ich-Funktionen und Abwehrstrukturen, seine Motivationen und über seine Analysierbarkeit. Die *Analysierbarkeit* ist an die Persönlichkeitsstruktur des Patienten gebunden. *Zentrale Eignungskriterien* sind: Ein intaktes Ich, eine adäquate Beziehung zur Realität, das Vorhandensein einer Ich-Spaltung in einen erlebenden und einen beobachtenden Teil und die Fähigkeit, sich mit der psychoanalytischen Arbeit identifizieren zu können. Darüber hinaus spielen reale Faktoren wie Finanzierung, Wohnort des Patienten, Zeitaufwand und Überlegungen über die akzeptierbare Dauer der Behandlung eine Rolle.

Mit *Beginn des psychoanalytischen Prozesses* liegt der Patient auf der Couch, der Analytiker sitzt hinter dem Kopfende. Regelmäßige Sitzungen von 4 bis 5 Stunden pro Woche mit pünktlichem Beginn und pünktlichem Ende der Stunde (45 oder 50 Minuten) finden statt. Die Behandlungszeiten sind fest vereinbart. In der Einleitung der Behandlung werden dem Patienten die Bedingungen der Behandlung mitgeteilt: Die *freie Assoziation*, die bedeutet, daß er alles, was ihm durch den Kopf geht, ohne Auswahl einbringt, Gefühle, Gedanken, Erinnerungen, Träume usw. Die freie Assoziation ist nicht das einfache Verfolgen von logischen Gedankengängen, sondern verbalisiert Einfälle ohne Auswahl und Selektion. Mehr an Voraussetzung gibt es nicht.

Grundsätzlich arbeitet die *analytische Psychotherapie* über die Psychotherapie-Richtlinien, die in der vertragsärztlichen Versorgung als Behandlungsverfahren 1967 eingeführt wurde, mit ähnlichen Methoden, wobei die *therapeutischen Aspekte in der Bearbeitung von Übertragung und Widerstand* in den Vordergrund treten. Dies ergibt sich aus der **Definition** der analytischen Psychotherapie:

> „Die analytische Psychotherapie umfaßt jene Therapieformen, die zusammen mit der neurotischen Symptomatik, dem neurotischen Konfliktstoff und die zugrundeliegende neurotische Struktur des Patienten behandeln und dabei das therapeutische Geschehen mit Hilfe der Übertragungs-, Gegenübertragungs- und Widerstandsanalyse unter Nutzung regressiver Prozesse in Gang setzen und fördern" (Psychotherapie-Richtlinien in der Fassung von 1993, B I, 1.1.2).

Da die analytische Psychotherapie viel stärker eine *therapeutische Zielsetzung* hat und die Handhabung der unterschiedlichen Beziehungsformen sich daran orientieren kann, ist gemäß den Psychotherapie-Richtlinien das *Stundenkontingent auf max. 300 Stunden* festgelegt und die wöchentliche Frequenz auf in der Regel *3 Stunden pro Woche* (Faber und Haarstrick 1994). Daraus ergibt sich eine geringere Intensität der Übertragungsprozesse in der Regression.

4.2.1.2 Die psychoanalytische Beziehung als dynamische Einheit

Die Übertragung: Das zentrale Anliegen der Psychoanalyse, sozusagen das Paradigma, ist die *Wiederherstellung infantiler Objektbeziehungen in der Übertragung/Gegenübertragung* zwischen Therapeut und Patient. Schon von Freud wurde die Psychoanalyse als Methode definiert, die die Analyse von Übertragung und Widerstand zum

Ausgangspunkt der Therapie nimmt. Der Übertragungsbegriff steht im Zentrum der klinischen Theorie und der Methodologie der Psychoanalyse und analytischen Psychotherapie.

Der *Begriff der Übertragung* ist jedoch einem *erheblichen Wandel* unterlegen. Freud unterschied negative und positive Übertragungen. Er bezeichnete alle auf den Analytiker gerichteten Gefühle, Vorstellungen, Wünsche, die eine Entstellung seiner Realität sind, als Übertragungsreaktionen. Er sprach von der Unangemessenheit der vom Patienten auf den Analytiker gerichteten negativen oder positiven Gefühle, Vorstellungen und Wünsche. Die *Übertragungsreaktionen* entwickelten sich zur *Übertragungsneurose*, die eine Wiederholung der infantilen Neurose in der therapeutischen Beziehung ist. Greenson (1967) definierte die Übertragung als ein „Wiederdurchleben der Vergangenheit, ein Mißverstehen der Gegenwart gemäß der Vergangenheit." Unbewußte infantile Konflikte werden auf den Analytiker übertragen, und zwar sowohl in ihrem *Trieb-*, wie *Über-Ich-*, wie *Abwehr-Aspekten*. Die Bedeutung der Arbeit an der Übertragung liegt darin, daß die in Vergessenheit geratenen strukturbildenden *libidinösen oder aggressiv besetzten Beziehungen der Vergangenheit an der Person des Analytikers wiederbelebt*, also affektiv aktualisiert, erkannt und geklärt, gedeutet und auch aufgelöst werden können. Die *Übertragungsneurose* ist eine *aktuelle Wiederholung der infantilen Neurose*. Die Auflösung der Übertragungsneurose bedeutet die Auflösung der infantilen Neurose. In der Rekonstruktion der infantilen Szene wird dem Patient ein Stück seiner vergessenen Vorgeschichte vorgeführt.

Neben diesem Aspekt der Übertragung, der auch als objekt-libidinöse Übertragung definiert wird, gibt es einen zweiten Aspekt der Übertragung, den Freud „unanstößige" Übertragung genannt hat. Aus dem Konzept der unanstößigen, positiven Übertragung hat Greenson (1967) schließlich das Konzept des *Arbeitsbündnisses* entwickelt und die Objektbeziehungstheorie das Konzept der „*primären Beziehung*".

Die *unanstößige Übertragung* ist der Aspekt der psychoanalytischen Beziehung, der sich nicht aus Konflikten ableitet, der das *Ur-Vertrauen* des Patienten beschreiben soll, *sich auf Beziehungen einzulassen*. Es ist keine feste Größe, es ist jedoch der Teil der Beziehung, der zur Identifikation mit dem analysierenden Ich des Analytikers führt und die inneren Konflikte anerkennt (Arbeitsbündnis).

Schon früh in der Diskussion der Techniken (z.B. Freud-Ferenczi) war die Frage, inwieweit die nonverbale, nicht-neurotische Übertragung, die Objektbeziehung zwischen Patient und Analytiker nicht die eigentliche verändernde Wirkung hat. Dieser *Objektbeziehungsaspekt* wurde verschieden beschrieben. Stone (1967) nannte ihn „Basic transference", Kohut (1984) die „narzißtische Übertragung", Modell (1990) nennt die Hintergrund-Übertragung eine „abhängige-containing"-Übertragung. Treurniet (1995) nennt in Anlehnung an Bollas (1986) diesen Aspekt der psychoanalytischen Beziehung die „*primäre Beziehung*". Sie ist vergleichbar mit der Beziehung zur „Umwelt-Mutter" von Winnicott (1965) und des „transformational objects" von Bollas (1986).

Es ist das *Gesamt der analytischen Situation*, das Erleben von Hoffnung, Vertrauen, Wohlbefinden, die „Holding-Situation" der regelmäßigen Kontakte und Präsentation eines empfangenden und empathischen Objektes. Ist der Patient in der Lage, sich mit dieser Situation zu *identifizieren*, dann ist er in der Lage, sich mit den „*primären Objekten*" zu identifizieren und eine Bindung an den Analytiker einzugehen. Zunehmend wird diese basale Beziehung im Sinne der Erfahrung am „neuen Objekt" und der schon von Balint (1968) postulierten „Heilkraft der Objektbeziehung" als zentrales Agens der psychoanalytischen Behandlung verstanden. Ist die Deutung in der klassischen Position das entscheidende Agens, so wird sie in ihrer Bedeutung in der modernen Psychoanalyse reduziert. Der *psychoanalytische Prozeß* wird als *interpersonale Interaktion*, an deren Ausgestaltung sowohl Patient wie Analytiker beteiligt sind, verstanden.

Eine ausführliche Untersuchung zur Übertragung legte Gill (1982) vor. Gill hat ebenfalls ein interaktionelles Verständnis von Übertragung. Nach seinem Verständnis manifestiert sich Übertragung in zwei Weisen. Einmal als *Anspielung auf die Übertragung*, es sind Assoziationen des Patienten, die sich nicht unmittelbar auf die Person des Analytikers beziehen, jedoch Hinweise auf die Übertragung geben. Sie werden als *Widerstand gegen die Wahrnehmung der Übertragung* definiert. Werden Übertragungsäußerungen des Patienten manifest, dann werden sie als *Widerstand gegen die Auflösung der Übertragung* beschrieben.

Mit der Neukonzeption der Übertragung als *objektale-libidinöse Übertragung* und als *Übertragung der primären Beziehung* wird auch der Gegensatz von supportiver Psychotherapie und interpretativer (expressiver) Psychoanalyse hinfällig. *Supportives*, gemäß der primären Beziehung ist stets notwendige Voraussetzung der *interpretativen Psychoanalyse*.

Nach der Neukonzeption der Übertragung ist sie ebenfalls unlösbar mit der Gegenübertragung verbunden. Die Analyse ist immer ein wechselseitiger Prozeß zwischen Patient und Analytiker. Es sind die sogenannten *Tagesreste*, die Gill (1982) in Analogie zu den Tagesresten im Traum nach der Freudschen Traumtheorie formuliert, die als Interaktionsanteile von Patient und Analytiker den Prozeß bestimmen und prägen. Das Konzept der Freudschen Spiegelübertragung ist damit gänzlich aufgegeben worden. Der Analytiker reagiert auf die Übertragung des Patienten mit einer spezifischen *Gegenübertragung*, manifest in der *Interaktion*. Es gibt zwar sogenannte „evozierte, komplementäre Gegenübertragungsformen", aber auch nicht-übertragungsinduzierte Verhaltensmuster des Analytikers.

Die Veränderung des Erlebens und Verhaltens in der analytischen Situation, in der Übertragung, wird als *Regression* bezeichnet. Damit werden unbewußte Erlebnisweisen und Reaktionen, die aus der infantilen Szene stammen, in die aktuelle Beziehung hineingetragen bzw. inszeniert. Die Regression ist also eine Veränderung des Beziehungserlebens und charakterisiert im fortgeschrittenen Prozeß die Übertragungsneurose. Übertragung ist demnach die Manifestation regressiven Verhaltens in einer psychoanalytischen Beziehung.

Gegenübertragung: In den letzten Jahren werden Persönlichkeitsmerkmale des Analytikers, also die *Gegenübertragung*, als bedeutsamer Faktor für das Gelingen des Prozesses in den Vordergrund gerückt. Gegenübertragung ist nach Freud ein störender Faktor. Sie wurde schließlich durch die Neufassung des Begriffes durch Heimann (1960) zum zentralen therapeutischen Agens. Unter Gegenübertragung werden alle *gefühlshaften Einstellungen und Reaktionen des Analytikers* gegenüber dem Patienten verstanden, seine „situative Realität". Hinzu kommen seine theoretischen und methodischen Positionen, seine reale Person und seine latente Anthropologie.

Die behandlungstechnischen Hinweise von Freud von der *gleichschwebenden Aufmerksamkeit* des Analytikers wird damit durch die *gleichschwebende Introspektion* ergänzt. Erst Introspektion ermöglicht dem Analytiker, die unbe-

wußte Szene, die der Patient in der Behandlung herstellt, zu erfassen und auf diese Weise an der Situation des Patienten, seiner Lebenspraxis, teilzunehmen und sich mit ihm zu identifizieren. Welche Haltung der Analytiker eingeht, wie er sich als *primäres Objekt* zur Verfügung stellt, das bestimmt den analytischen Prozeß, insbesondere dann, wenn der Patient sich mit dieser Haltung identifizieren kann.

Sandler (1976) und Klüwer (1983) erweiterten diesen Aspekt des psychoanalytischen Wahrnehmungsmodus um einen *interaktionellen Gesichtspunkt*. Sandler versteht den Prozeß zwischen Analytiker und Patient als *Externalisierung gewünschter oder befürchteter intrapsychischer Rollenbeziehungen*. Der Patient delegiert eine Rolle an den Analytiker, die dieser bereit sein müsse, kontrolliert zu übernehmen.

Klüwer beschreibt das Konzept vom *Handlungsdialog* zwischen Patient und Analytiker. Vom „agierenden" Patienten wird dem Analytiker eine komplementäre Rolle zugedacht. Die Handlung und das Mitagieren des Analytikers kann danach eine Durchgangsstufe zur Gewinnung von Einsichten sein. In beiden Konzepten wird die neue Stellung der Gegenübertragung in der Technik besonders deutlich.

Realbeziehung, Arbeitsbündnis, Neutralität: Neben diesen zentralen Beziehungselementen in der psychoanalytischen Begegnung gibt es natürlich auch eine *Realbeziehung* (Ermann 1992). Es soll ein übertragungsfreier Aspekt der Beziehung sein, der insbesondere die reale und soziale Begegnung zwischen Analytiker und Patient charakterisiert, die relativ unneurotische Erwachsenenbegegnung verbunden mit Konventionen und alltäglichen Kontakten, aber auch die persönlichen Eigenschaften des Analytikers.

Das *Arbeitsbündnis* ist nach Greenson (1957) das Bündnis zwischen dem *vernünftigen Ich des Patienten und des Analytikers*, der sich mit dem Behandlungsauftrag identifiziert. Es sind die festgelegten Regeln und Verhaltensweisen, die ein optimales Ergebnis anstreben, mit denen Patient und Analytiker sich identifizieren. Die therapeutische Spaltung im Ich erlaubt dem Analytiker auch, mit den gesunden Anteilen des Patienten gegen den Widerstand und gegen die Pathologie zu arbeiten. Das Arbeitsbündnis hat, wie oben dargelegt, eine enge Beziehung zur positiven Übertragung, zum Ur-Vertrauen und zur primären Beziehung.

Der Begriff der *Neutralität* ist eng mit der Spiegeltechnik verbunden und wird in der heutigen Analyse kaum noch verwandt. Neutralität gibt es im Verhalten, z. B. im *abstinenten Verhalten* gegenüber der Erfüllung von Triebwünschen, in der Kontrolle der Gegenübertragung des Analytikers, in einer *moralischen und ethischen Einstellungsneutralität* und in einer *interpersonellen Neutralität*, die sowohl den Übertragungsanteil in der Interaktion sieht wie die Präsentation einer neuen Objektbeziehung. Im wesentlichen heißt Neutralität die Offenheit des Analytikers für das Material des Patienten, seine Unwissenheit und sein Nichtfestgelegtsein, sowie seine Toleranz für Zweifel, Unklarheiten, Ungewißheit und Konfusion. Der Begriff Neutralität, der hierfür benutzt wird, umfaßt dies nur begrenzt.

Ziele der Psychoanalyse und der analytischen Psychotherapie: Im Sinne der oben zitierten Definition gibt es *unterschiedliche Ziele* der Psychoanalyse. In der klassischen Position kommen die Veränderung durch ein Angebot an strukturierten und organisierten Bezugssystemen für Vorstellung und Gefühle zustande. Sie ermöglichen dem Patienten, sein subjektives Erleben „einzuordnen". Da dies unmittelbar in der Übertragung geschieht, ist es eine emotionell-kognitive *Einsicht*.

In der Psychoanalyse, die emotionelle Erfahrungen in den Vordergrund stellt und die Cremerius (1979) „mütterliche Liebestherapie" nennt, spielen die Angebote einer *heilenden Objektbeziehung*, die Reaktivierung der primären Beziehung eine zentrale Rolle. Der Analytiker wird zu einem „neuen Objekt". Die traumatischen Erfahrungen werden über Deutung und mit Hilfe der Erfahrungen am neuen Objekt überwunden.

Auch wenn es verschiedene Übertragungsformen gibt, wie reifere Übertragung bei neurotischen Strukturen, narzißtische Übertragung (Selbstobjektübertragung), Spaltungsübertragungen bei Borderline-Störungen, so führen doch alle Übertragungsformen zur Einsicht in die Interaktion und zu neuen Erfahrungen in der Interaktion. Die Einsicht in die Interaktion wird nach wie vor über Deutungen vermittelt. Deutungen sind *Aufklärungen* in Bezug auf den Patienten.

Erfahrungen in der Übertragung am neuen Objekt im Sinne der primären Beziehung werden heute als das *zentrale therapeutische Agens* verstanden. Loch (1974) sprach von der „Übernahme der Pflegerolle" durch den Analytiker, Balint (1968) von der „Heilkraft der Objektbeziehungen", Treurniet (1995) von dem Angebot an „primären Beziehungen".

Daher sind Erfahrungen und Einsichten zwei Ebenen des psychoanalytischen Prozesses, die miteinander in Verbindung stehen.

4.2.2 Tiefenpsychologisch fundierte Psychotherapie

H. H. Studt

Definition und Abgrenzung: *Tiefenpsychologisch fundierte Psychotherapie* ist ein Oberbegriff, der alle kürzeren Behandlungsformen zusammenfaßt, die von den Methoden der tiefenpsychologischen Schulen (Freud, Jung, Adler, Schultz-Hencke) abgeleitet worden sind.

Nach den *Psychotherapie-Richtlinien* (des Bundesausschusses der Ärzte und Krankenkassen) umfaßt die tiefenpsychologisch fundierte Psychotherapie „ätiologisch orientierte Therapieformen, mit welchen die unbewußte Psychodynamik aktuell wirksamer neurotischer Konflikte unter Beachtung von Übertragung, Gegenübertragung und Widerstand behandelt werden". Eine Konzentration des therapeutischen Prozesses wird durch Begrenzung des Behandlungszieles, durch ein vorwiegend konfliktzentriertes Vorgehen und durch Einschränkung regressiver Prozesse angestrebt. Die tiefenpsychologisch fundierte Psychotherapie gelangt auch in jenen Fällen zur Anwendung, in denen eine längerfristige therapeutische Beziehung erforderlich ist".

Sonderformen der tiefenpsychologisch fundierten Psychotherapie sind die *Kurztherapie, Fokaltherapie, Dynamische Psychotherapie* und die *niederfrequente Therapie* in einer längerfristigen, Halt gewährenden, therapeutischen Beziehung.

So beruht die tiefenpsychologisch fundierte Psychotherapie auf den Grundannahmen der *psychoanalytischen Krankheitslehre*, unterscheidet sich aber von der Psychoanalyse bzw. der analytischen Psychotherapie im Behandlungssetting, im technischen Vorgehen und in den Therapiezielen: Zentrierung auf aktuell wirksame neurotische Konflikte, Begrenzung des Behandlungszieles, Einschränkung regressiver Tendenzen, Konzentration des therapeutischen Prozesses.

Historische Entwicklung: Der Begriff *Tiefenpsychologie* wurde in neuerer Zeit von Freud zur Charakterisierung der Psychoanalyse gegenüber anderen akademischen Psychologien 1913 benutzt. In den 30er Jahren wurde Tiefenpsychologie zunehmend zum Oberbegriff für verschiedene psychoanalytische bzw. tiefenpsychologische Schulen. Bei der Neuformierung der Psychotherapie in Deutschland 1946 ging dieser Begriff in den Namen des Dachverbandes der psychoanalytischen Schulen ein, der *„Deutschen Gesellschaft für Psychotherapie und Tiefenpsychologie"* (DGPT). Dabei beziehen sich die Gemeinsamkeiten in der Theorie auf die Bedeutung der frühen Kindheit für die spätere Charakter- und Neurosenentwicklung, auf die Berücksichtigung und Erforschung des Unbewußten und auf die Bedeutung der Übertragungs- und Gegenübertragungsprozesse für die Diagnostik und Therapie.

Im Rahmen der Psychotherapie-Richtlinien wurde 1967 die Bezeichnung „tiefenpsychologisch fundierte Psychotherapie" zu einem Oberbegriff für alle kürzeren Behandlungen, die auf dem theoretischen Hintergrund der einzelnen tiefenpsychologischen Schulen durchgeführt werden. Dabei ist festzustellen, daß psychoanalytisch orientierte Kurzbehandlungen über nur wenige Sitzungen bereits seit den Anfängen der Psychoanalyse von Freud und seinen Schülern durchgeführt wurden.

Behandlungssetting: In der Regel findet die Behandlung im *Gegenübersitzen* statt. Auf diese Weise können die Beteiligten einander ständig beobachten: Der Patient kann die Wirkung seiner Äußerungen in der Mimik des Therapeuten ablesen, und der Therapeut kann averbale Signale in Mimik, Gestik und Körperhaltung insbesondere zur Erfassung auftauchender Affekte wahrnehmen. So wirkt das Gegenübersitzen gegen eine nicht erwünschte, tiefere Regression.

Die *Sitzungen* finden meist ein- bis zweimal wöchentlich statt und dauern 50 Minuten. Je nach der Art der Störungen kann auch eine höhere oder niedere Sitzungsfrequenz angezeigt sein, wobei im späteren Verlauf und zum Ausklingen der Behandlung ein größerer Zeitabstand zwischen den Sitzungen angezeigt ist.

Die *Dauer* der Behandlung beträgt Wochen bis Monate, in denen in der Regel 50 Sitzungen stattfinden.

Die niedere Frequenz und relativ geringe Stundenzahl haben auch den Vorteil, daß die *Übertragung* nicht zu stark anwachsen bzw. *gering gehalten* werden kann.

Bei der *Behandlungsvereinbarung* wird der Patient meist gebeten, sich um die Einhaltung der analytischen Grundregel zu bemühen: Er möge alles mitteilen, was ihm momentan durch Kopf und Gemüt gehe. Der Sinn dieses Vorgehens besteht darin, daß durch die Assoziationen unbewußte Erlebensbereiche des Patienten erschlossen werden können. Manche Therapeuten vereinbaren die Grundregel nicht, sondern wenden sie nur situationsspezifisch an, indem sie den Patienten beispielsweise bitten, zu einem erzählten Traum Einfälle zu sammeln.

Wichtig ist die Herstellung eines verläßlichen *Arbeitsbündnisses*, um das begrenzte Ziel in relativ kurzer Zeit zu erreichen. Auf diesem Hintergrund kann der Patient seine Assoziationen mitteilen und der Therapeut kann deuten, intervenieren und rechtzeitig aufkommende Widerstände ansprechen.

Die tiefenpsychologisch fundierte Psychotherapie wird nicht nur als *Einzeltherapie*, sondern auch als *Paar-, Familien-* und *Gruppentherapie* durchgeführt.

Praktisches Vorgehen: Die Aufmerksamkeit des Therapeuten ist stets auf drei Bereiche gerichtet, nämlich auf die spezifische *auslösende Situation*, auf die *pathogenen Bedingungen im sozialen Feld* und auf die aktuelle *interpersonelle Beziehung* zwischen Patient und Therapeut.

Die Behandlung zentriert dabei auf die aktuelle Bedeutung des *Konflikts*, auf dessen Entstehung durch interpersonelle Beziehung im sozialen, beruflichen und privaten Bereich. Dabei werden lebensgeschichtliche Anteile der Konflikte weniger beachtet, um regressive Tendenzen zu begrenzen.

So richtet sich die Aufmerksamkeit vielmehr auf das *aktuelle Erleben und Verhalten*, das als Kompromißbildung zur Lösung innerer basaler Konflikte entstanden ist.

Bei der Aufdeckung der Hintergründe spielen *Affekte* als *innere und interpersonelle Signalgebung* eine wichtige Rolle: Innere Signale wie die neurotische Signalangst mobilisieren Abwehrmechanismen gegen das Auftauchen von verpönten Erlebnissen, Affekte als interpersonelle Signalgebung wirken dagegen auf die Verarbeitung von Informationen und auf die Regulierung von Beziehungen.

Bei der Wahrnehmung und Verarbeitung der Mitteilungen und Signale gilt es, dem Patienten den auslösenden *Konflikt* und die beteiligten interpersonellen Beziehungen ebenso verstehbar zu machen wie die Art der *Patient-Therapeut-Beziehung*.

Der Therapeut ist dabei stets um eine *gleichschwebende Aufmerksamkeit* bemüht, indem er alle Mitteilungen und Signale gleichermaßen beachtet. Außerdem wird er stets die Übertragung und Gegenübertragung sorgfältig wahrnehmen und sich um die Einhaltung von Neutralität und Abstinenz bemühen: *Neutralität* wird so verstanden, daß der Therapeut die Äußerungen des Patienten und seine Wertvorstellungen neutral aufnimmt und nicht bestimmte Formulierungen bevorzugt, sondern seine therapeutische Funktion durch Einfühlung ausübt. *Abstinenz* bedeutet dagegen den Verzicht auf die Befriedigung von Bedürfnissen sowohl des Patienten als auch des Therapeuten. So ist das Vorgehen des Behandlers in der tiefenpsychologisch fundierten Psychotherapie im Vergleich mit der analytischen Psychotherapie insgesamt aktiver, indem er häufiger interveniert und den therapeutischen Prozeß durch Fokussierung stärker strukturiert; dadurch wird andererseits die Materialgewinnung eingeschränkt.

Selten besteht die Aktivität auch in Empfehlungen und Ratschlägen insbesondere dann, wenn ein selbstschädigendes Verhalten droht. Auch die Einbeziehung von Partnern oder anderen Angehörigen kann in bestimmten Behandlungsabschnitten sinnvoll sein.

Spezifische Grundbegriffe und therapeutische Techniken: Zu den spezifischen Interventionsformen gehören die *„leitenden Fragen"*, die auf die aktuelle interpersonelle Situation gerichtet sind und dazu dienen, bestimmte Äußerungen des Patienten in ihrer Bedeutung zu untersuchen.

In ähnlicher Weise wird mit der Technik der *Klarifikation* versucht, aktuelles Erleben und Verhalten im Hinblick auf seine Bedeutung einzukreisen. Auf diese Weise wird dem Patienten früher und häufiger als in der analytischen Psychotherapie aufgezeigt, wie sein augenblickliches Verhalten zu verstehen ist. Die Klarifikation wird auch zur Aufdeckung von Entstehungszusammenhängen der Affekte benutzt. Diese wirken als Signale über das momentane Erleben und die interpersonelle Beziehung des Patienten. Wenn der Patient aktuell mobilisierte Affekte nur vage erlebt, wird der Therapeut versuchen, ihre Entstehungszusammenhänge aufzuzeigen. Dabei versucht der Therapeut, die Wirkung der Affekte auf sein Er-

leben zu erspüren und dadurch ihre kommunikative Bedeutung zu verstehen: *Affektklarifikation* und *Affektidentifikation* gehen also ineinander über.

Die Technik der *Deutung* wird insbesondere zur Aufdeckung der *unbewußten Inhalte* der psychosozialen Konflikte benutzt, die am aktuellen Verhalten des Patienten in der therapeutischen Beziehung ablesbar sind. Im Gegensatz zur analytischen Psychotherapie werden dabei *Übertragungsdeutungen* eher vermieden.

Zielsetzung: Das Ziel der tiefenpsychologisch fundierten Psychotherapie ist zunächst auf die Darstellung und Identifizierung der *aktuellen psychosozialen Konflikte* gerichtet. Über diese wird versucht, die zugrundeliegenden *inneren Konflikte* soweit wie möglich zu erfassen. Angestrebt wird dann eine Veränderung der aktuellen interpersonellen Beziehungen und eine Verbesserung der Konfliktbewältigung, so daß größere Entfaltungsmöglichkeiten im Umgang mit den Bedürfnissen und Wünschen entstehen. Auf diese Weise kommt es zu einer Minderung oder gar Beseitigung der Symptome und zu einer partiellen inneren Veränderung der Persönlichkeitsstruktur, die bei künftigen belastenden Situationen dann flexibler und adäquater reagieren kann.

Indikation und Kontraindikation: Angezeigt ist die tiefenpsychologisch fundierte Psychotherapie bei Patienten, bei denen eine relativ leicht erfaßbare auslösende Situation vorliegt, deren Konflikte dem Bewußtsein des Patienten relativ leicht zugänglich und deren Psychopathologie verstehbar sein sollten. Dabei sollten die auslösenden Faktoren *interpersoneller* und *sozialer* Art sein, beispielsweise die Belastung durch einen neuen Vorgesetzten, und nicht primär durch die eigene Neurose unbewußt arrangiert worden sein. Der Patient sollte weiterhin von Anfang an in der Lage sein, ein *Arbeitsbündnis* mit dem Therapeuten einzugehen, indem er die durch Assoziationen gewonnenen Informationen in die Therapie einbringen kann.

Kurz zusammengefaßt wird die Indikation vom Nachweis aktueller neurotischer Konflikte und deren Symptombildung bestimmt. Entsprechend liegt eine *Kontraindikation* vor, wenn diese Bedingungen nicht erfüllt sind.

Therapeutische Wirkmechanismen: Eine unspezifische Wirkung der tiefenpsychologisch fundierten Psychotherapie beruht auf dem *Interesse* und der *Zuwendung*, die der Therapeut dem Patienten kontinuierlich entgegenbringt. Spezifisch sind dagegen die durch Klarifikationen und Deutungen bewirkten Einsichten in die Entstehungszusammenhänge der aktuellen Konflikte und in die Unzweckmäßigkeit der entstandenen Verhaltensweisen und Bewältigungsstrategien. Wirksam ist sicher auch die Einstellung des Therapeuten, sowohl abgewehrte Bedürfnisse und Erlebnisse des Patienten zu *akzeptieren* als auch die Entwicklung angemessener Erlebens- und Verhaltensweisen emotional zu *unterstützen*.

4.2.3 Analytische und tiefenpsychologisch fundierte Gruppenpsychotherapie

B. Strauß

Definition und Abgrenzung: Als *analytische* und *tiefenpsychologisch fundierte Gruppenpsychotherapie* werden unterschiedliche therapeutische Ansätze mit Gruppen von Patientinnen und Patienten bezeichnet, die sich aus der Theorie und Methode der *Psychoanalyse* ableiten, dabei aber auch Konzepte der *Sozialpsychologie* und *Gruppendynamik* mit einbeziehen.

Generell berücksichtigt das gruppentherapeutische Setting in unterschiedlichem Maß die *therapeutische Wirkung der Gruppe* und das sich in ihr entfaltende Beziehungsgefüge (den „Gruppenprozeß").

Im Laufe der Entwicklung wurden verschiedene Formen analytischer und tiefenpsychologisch fundierter Gruppentherapie konzeptualisiert, die sich auf *unterschiedliche Weise systematisieren* lassen. Eingebürgert hat sich, im Rahmen psychoanalytischer Gruppenkonzepte danach zu differenzieren, ob

* die *Gruppe als Ganzes* im Vordergrund der therapeutischen Aufmerksamkeit steht,

* die psychotherapeutische *Arbeit mit dem einzelnen Patienten* in der Gruppe oder

* das Erleben und Verhalten *einzelner Gruppenmitglieder* stets vor dem Hintergrund der jeweiligen *Gruppenkonstellation* betrachtet werden.

In Tab. 4–2 sind den drei Ansätzen unterschiedliche Autorinnen und Autoren zugeordnet, die jeweils eigene Konzepte der analytischen bzw. tiefenpsychologisch fundierten Gruppentherapie entwickelt haben.

Tab. 4-2: Modelle psychoanalytischer Gruppentherapie und ihre prominentesten Vertreter

Modell	Autoren
Gruppe als Ganzes (Betrachtung der Gruppe als „Person" oder Identität)	Bion, Ezriel, Argelander, Ohlmeier, Sutherland, Grinberg
Gruppenanalyse (Fokus auf Individuum im Kontext der Gruppeninteraktion bzw. -konstellation)	Foulkes, Stock-Whitacker & Lieberman, Heigl-Evers & Heigl
Psychoanalyse in der Gruppe	Slavson, Wolf & Schwartz, Schilder

Historische Entwicklung: Die Anfänge der Gruppenpsychotherapie reichen zurück bis zum Beginn des Jahrhunderts, wo Gruppen genutzt wurden, um die Krankheitsverarbeitung von körperlich Kranken positiv zu beeinflussen. In den 30er und 40er Jahren versuchten psychoanalytisch orientierte Autoren erstmalig gezielt, verschiedene *psychische Erkrankungen* durch gruppentherapeutische Methoden zu beeinflussen.

Gruppentherapeutische Konzepte wurden in der Folgezeit durch die Befunde der *Sozialpsychologie* und der *Gruppendynamik* wissenschaftlich fundiert und weiterentwickelt. Im englischsprachigen Raum waren die Arbeiten von Foulkes besonders bedeutsam, dessen zentrale Annahme war, daß die intrapsychische und zwischenmenschliche Dynamik sowie Veränderungsprozesse von Gruppenmitgliedern in einer für die Gruppe als Ganzes vorhandenen *Matrix* begründet sind. Diese Matrix setzt sich aus all dem zusammen, was der einzelne in die Gruppe einbringt und aus Beiträgen, die durch die vor unterschiedlichen Persönlichkeitsmustern der Mitglieder und durch deren ungelöste Konflikte geprägte Interaktionen entstehen.

Im deutschsprachigen Raum erlebte die Gruppe mit dem Ende der 60er Jahre eine „Hochzeit", in der z. B. psychoanalytische Autoren wie Argelander oder Heigl-Evers & Heigl eigenständige Konzepte der Gruppenbehandlung entwickelten.

In einer neueren Erhebung zur gruppentherapeutischen Praxis in der BRD (Ehlers et al. 1993) zeigte sich, daß die *gruppenanalytischen Ansätze* von Foulkes und von Heigl-Evers und Heigl in Deutschland mit Abstand *am häufigsten praktiziert* werden. Letztere entwickelten das sog. *Göttinger Modell* analytischer Gruppentherapie, das verschiedene Gruppenverfahren für verschiedene Störungsbilder (und damit verbundene Patientenmerkmale) vorsieht. So wird in der *psychoanalytisch-interaktionellen* Form des Modells auf die Bearbeitung unbewußter Konflikte verzichtet. Der Therapeut übernimmt hier die Funktion eines Hilfs-Ichs für die Gruppenmitglieder, meist Patienten mit ich-strukturellen Störungen. Die beiden anderen Verfahren des Modells, die *analytisch orientierte und analytische Gruppentherapie* dagegen beziehen sich mehr auf unbewußtes Material, die Interventionen des Therapeuten bestehen hier überwiegend aus Deutungen (anstelle von „Antworten" in der erstgenannten Form).

Behandlungssetting: In analytischen Gruppen werden in der Regel zwischen *8 und 10 Patienten* behandelt. Die Patienten einer Gruppe beginnen und beenden die Behandlung entweder alle gleichzeitig (*geschlossene Gruppe*) oder einzelne Patienten werden sukzessiv durch neue ersetzt (*offene oder halboffene Gruppe*). Der erwähnten Studie zur gruppenanalytischen Praxis von Ehlers et al. zufolge dauern tiefenpsychologisch fundiert geführte Gruppen im Durchschnitt 80, analytische Gruppentherapien in geschlossener Form durchschnittlich 120–150, in halboffener Form 120–200 Sitzungen. Die Sitzungsdauer ist i. d. R. 90–100 Minuten. Die *Frequenz* der Sitzungen liegt meistens bei ein bis zweimal wöchentlich. Variationen des Behandlungssettings beziehen sich neben der *Gruppengröße* und *Therapiedauer* auf die *Zusammensetzung* der Gruppen (z. B. *homo-* oder *heterogen* bezüglich der Diagnosen, des Geschlechts der Teilnehmer), den Einsatz von *Ko-Therapeuten*, die Möglichkeit der Kombination mit Einzeltherapien. In der *stationären Psychotherapie* sind Gruppenbehandlungen fast immer ein wesentlicher Bestandteil der Behandlungsprogramme.

Das *praktische Vorgehen* in analytischen Gruppen ist besonders anschaulich bei König und Lindner (1991) dargestellt. Die Autoren verweisen auf die Bedeutung von Vorgesprächen, die der Indikationsstellung und der Festlegung des Rahmens dienen sollen. Für die eigentlichen gruppentherapeutischen Sitzungen werden in der Gruppenanalyse in Analogie zur Psychoanalyse *Grundregeln* für die Teilnehmer diskutiert, etwa das Prinzip der freien Assoziation (in der Gruppe durch das *Prinzip der freien Interaktion* ersetzt), der *gleichschwebenden Aufmerksamkeit* des Therapeuten, die sich in der Gruppe besonders auf die Interaktionen der Teilnehmer richtet, und die Prinzipien der

Abstinenz und *Neutralität* des Therapeuten. All diese Prinzipien gelten im wesentlichen sowohl in der Gruppen- wie auch in der Einzelanalyse. Man geht davon aus, daß sich im Verlauf der Therapie, mitbedingt durch das regressionsfördernde Setting, *multiple Übertragungen*, damit verbunden Ängste und Widerstände entwickeln, die gewissermaßen das Material darstellen, mit dem in der Gruppe gearbeitet wird. Für den Therapeuten gilt in der analytischen Gruppe das Prinzip der *Minimalstrukturierung*. Mit der Zeit wird sich in der Regel eine *Arbeitsbeziehung* zwischen dem Leiter und den Gruppenmitgliedern und das Gefühl einer *Gruppenkohäsion* herstellen. Die Gruppenkohäsion ist das Resultat des Bedürfnisses der Gruppe, sich als Einheit zu erhalten, und wird im Laufe der Behandlung immer wieder bedroht.

Für die Entwicklung von (geschlossenen) Gruppen gibt es zahlreiche *idealtypische Modelle*. Im wesentlichen postulieren diese Modelle bestimmte Phasen, die eine Bewegung der Gruppe von regressiven, eher „unreifen", bis hin zu arbeits- und konfliktlösungsorientierten Stadien beschreiben. Diese Entwicklung ist naturgemäß von der Beteiligung der Gruppenmitglieder und von den Interventionen des Therapeuten abhängig und davon, ob es gelingt, ein *„Wechselspiel von Kohäsion übertragungsbedingter Dissonanz und einem Wiederherstellen der Kohäsion über Deutung und Einsicht"* zu erreichen (vgl. Bardé 1994).

Spezifische Grundbegriffe therapeutische Techniken: Der eigentliche *Gruppenprozeß* entwickelt sich durch die *multipersonalen Interaktionsformen* in der therapeutischen Gruppe, die neben realen Anteilen aus unbewußten Übertragungen (oder *szenischen Wiederholungen*) bestehen. Das Spezifische an der Gruppentherapie ist die Tatsache, daß sich *vielfältige Übertragungsbeziehungen* zwischen den Mitgliedern, zum Therapeuten bzw. zur Gruppe als Ganzes („Gruppenübertragung") simultan entwickeln werden. Mechanismen der *projektiven Identifizierung* dürften dabei eine besonders große Rolle spielen. Der Gruppenprozeß wird durch gruppendynamische Gesetzmäßigkeiten mitbestimmt, z. B. durch die wechselhafte Entwicklung von *Gruppennormen* und durch die Übernahme bzw. Zuweisung von *Rollen* an einzelne Mitglieder (z. B. die Rolle des Führers, des Mitläufers, des Sündenbocks etc.).

Prinzipiell sind für spezifische Formen der analytischen Gruppentherapie auch spezifische *Inter-*

ventionstechniken beschrieben. Allgemein ist die Aufgabe des Therapeuten, den Gruppenprozeß zu befördern und beispielsweise darauf zu achten, daß gruppendynamische Prozesse nicht stagnieren. *Konfrontation, Klarifikation und Deutung* stellen die wichtigsten Interventionen dar, die auf ein Verständnis der Interaktionen als Folge von Übertragungen und individuell sowie in der Gruppe wirksame Abwehrmechanismen gerichtet sind. Als *Gruppenabwehr* wären beispielsweise die von Bion formulierten *„Grundannahmen"* zu verstehen. Die wesentliche *Zielsetzung* der analytischen Gruppenpsychotherapie ist demgemäß die Bearbeitung psychodynamischer Konflikte im Gruppensetting, die Bearbeitung gemeinsamer unbewußter Phantasien der Gruppe und der individuellen Anteile in ihrer assoziativen Verknüpfung zum gemeinsamen Prozeß.

Bezogen auf die *einzelnen Mitglieder* unterscheiden sich die Therapieziele nicht von der Einzeltherapie; bezogen auf die *Gruppe* besteht das Ziel in der Entwicklung einer reifen, auf neurotische Kompromißlösungen verzichtenden Gemeinschaft, die i.S. Bions nach Überwindung von unbewußten Hemmnissen *„arbeitsfähig"* geworden ist.

Indikation und Kontraindikation: Angesichts der Vielzahl heute üblicher gruppenanalytischer Vorgehensweisen versteht sich, daß man von der Indikation in diesem Kontext nicht sprechen kann, da die *Indikationsstellung* letztlich ein *pragmatisch-kontingenter Vorgang* ist. Gruppenbehandlung wurde bis heute bei fast allen Störungsbildern angewandt, allerdings zeigt die Praxisstudie von Ehlers et al. (1993), daß in analytischen Gruppen am häufigsten *neurotische Patienten* behandelt werden, gefolgt von *Patienten mit psychosomatischen und Borderlinestörungen.*

Neben diagnostischen Aspekten werden in der Literatur eine ganze Reihe *weiterer Indikationskriterien* genannt, etwa die Fähigkeit zur Teilnahme an Interaktionen und deren Nutzung, ein gewisses Grundvertrauen gegenüber anderen, Frustrations-, Angsttoleranz und eine gewisse Ich-Stärke, die für die u.U. tiefe Regression eine Voraussetzung darstellt. Nach König und Lindner (1991) eignet sich Gruppentherapie

„vor allem für solche Patienten, deren innere Konflikte sich in interpersonellen Konflikten äußern, aber auch zur Behandlung von Psychoneurosen, bei denen das nicht der Fall ist oder nicht der Fall zu sein scheint". Das

Setting sei darüberhinaus besonders geeignet für Patienten „mit Angst vor einer dyadischen Beziehung" sowie für Patienten, deren „Symptomatik ohne Veränderungen der Struktur nicht oder nicht dauerhaft zu beeinflussen ist, die gleichzeitig aber tiefe Regression schwer ertragen, wenn sie längere Zeit anhält".

Das hypothetische Konstrukt der *Gruppenfähigkeit* als wesentliches Indikationskriterium wird sicher durch viele Faktoren konstituiert. Basierend auf der Annahme, daß allen Gruppenmethoden die Nutzung des interpersonalen Feldes für Veränderungen gemeinsam ist, wird Gruppenfähigkeit sicherlich in starkem Maße durch die *Sensibilität für interpersonale Probleme und Prozesse* bestimmt.

Therapeutische Wirkmechanismen: Finger-Trescher (1991) hat sich ausführlich mit den Wirkfaktoren der Gruppenanalyse beschäftigt und kommt zu dem Schluß, daß die folgenden *Wirkfaktoren* für die verschiedenen Formen der gruppenanalytischen Behandlung besonders typisch seien:

* *Bewußtwerdung* von Verdrängung und Widerstand;

* *Erfahrung der Wiederholung* von pathogenen Konfliktmustern, Einsicht in die *Übertragungs-Gegenübertragungsdynamik* und zunehmende Realitätsprüfung;

* *Internalisierung von korrektiven Beziehungserfahrungen* durch die Realbeziehungen in der Gruppe und damit einhergehend das Unwirksamwerden projektiver Identifikation.

Die in der Gruppe stattfindenden *Interaktionen* einschließlich Identifizierungen der Gruppenmitglieder untereinander gelten als grundlegendes *Wirkprinzip* in der Gruppenpsychotherapie, wobei die Gruppe sicher den Vorteil bietet, daß belastende interpersonale Muster direkt beobachtbar und damit auch zu bearbeiten sind. Neben den oben genannten, für die *Gruppenanalyse* typischen Wirkprinzipien, spielen eine Reihe eher unspezifischer, weniger mit der Technik als *mit dem Medium „Gruppe" verbundener Wirkfaktoren* eine wichtige Rolle (z.B. Altruismus, interpersonales Lernen oder die Rekapitulation von Beziehungserfahrungen aus der Familie).

Die *Wirksamkeit gruppentherapeutischer Behandlungen* ist im ambulanten und stationären Bereich einigermaßen gut nachgewiesen. Fuhriman und Burlingame (1994) kommen in einer Zusammenfassung der *Ergebnisforschung* auf dem Gebiet der Gruppenpsychotherapie zu folgenden Schlüssen:

- *Gruppentherapie ist effektiv* im Vergleich zu Kontrollbedingungen ohne Behandlung;

- im Vergleich zur *Einzeltherapie* bzw. anderen Behandlungsformen ist *Gruppentherapie ebenbürtig*, wenn nicht gar überlegen;

- insgesamt gesehen ist aus ca. 700 Studien der letzten zwei Jahrzehnte zu folgern, daß das *Gruppensetting* bei unterschiedlichen Störungsbildern und mit unterschiedlichen Behandlungsmodellen *konsistent positive Effekte* produziert.

4.2.4 Dynamische Psychotherapie

K. Lieberz

Definition und Abgrenzung: Unter Dynamischer Psychotherapie sind Behandlungsverfahren zu verstehen, die auf dem Boden der *psychoanalytischen Krankheitslehre* um eine besondere Anpassung der Behandlungstechnik an die jeweils individuellen Bedürfnisse des Patienten bemüht sind. Modifikationen gegenüber der psychoanalytischen Standardbehandlung ergeben sich

- in den äußeren *formalen Vorgehensweisen* (Setting, Terminvereinbarungen),

- in der *Steuerung von Übertragungs- und Regressionsprozessen*,

- in der *Häufigkeit* der therapeutischen Interventionen.

Wegen der *enormen Variationsbreite* im technischen Vorgehen (von der ausgesprochenen Kurz- oder Fokaltherapie bis zur Langzeittherapie) ist die *Dynamische Psychotherapie* als ein Oberbegriff anzusehen, der im Prinzip gleichartige, in der jeweiligen Gestaltung durchaus unterschiedliche Vorgehensweisen umfaßt und *Überschneidungen* mit anderen Begriffen (z.B. tiefenpsychologisch fundierte Psychotherapie) aufweist.

Inhaltliche Beschreibung: Dynamische Psychotherapien streben eine Begrenzung des Behandlungsaufwandes an. Statt drei oder vier fester Behandlungssitzungen pro Woche werden die Behandlungstermine variabel auf die jeweiligen Bedürfnisse des Patienten und des Behandlungsprozesses abgestimmt. Dies kann dazu führen, daß es in bestimmten Phasen der Therapie zu hochfrequenten Abschnitten kommt, in anderen

Phasen die Termine gestreckt und auseinandergezogen werden. In der Regel wird angestrebt werden, mit dem Patienten möglichst regelmäßig *einmal in der Woche* zusammenzukommen.

Eng verbunden mit der *Begrenzung des Behandlungsaufwandes* ist die notwendige Begrenzung des Behandlungsziels. Die Besserung der Symptomatik (Ängste, Depressionen, funktionelle Störungen) ist das nächstliegende Ziel. Schnelle „Heilungserfolge" sind aber auch in Dynamischen Psychotherapien suspekt, zumal es sich zumeist von der Ausgangssituation her um eher schwerkranke Patienten handelt, bei denen mit schnellen Erfolgen gar nicht zu rechnen ist. *Veränderungen in der Persönlichkeitsstruktur* müssen strikt auf das zur Symptombeseitigung unbedingt notwendige Maß beschränkt bleiben.

Zur Zielbegrenzung gehört auch die thematische Begrenzung auf vor allem aktuelles Konfliktmaterial (*Aktualfokussierung*). Nur der jeweils aktuell dynamisch wirksame Konflikt wird zum Thema in der Therapie. Dieser Fokus sollte möglichst noch vor Beginn der eigentlichen Therapie, spätestens jedoch in der Anfangsphase festgelegt sein. Als Wegweiser zum aktuellen Hauptkonflikt können dienen

- die spezifisch auslösende *Versuchungs- und Versagungssituation*,

- das pathogene *soziale Feld*, das die auslösende Situation konstelliert, begünstigt oder verstärkt,

- das aktuelle *Beziehungsgeschehen Patient-Therapeut*.

Je besser sich eine spezifische und aktuelle symptomauslösende Situation herausarbeiten läßt, desto günstiger sind die Therapievoraussetzungen auch hinsichtlich der *thematischen Zielbegrenzung*. Bei Patienten, bei denen es schwerfällt, klare dynamische Konturen in der aktuellen Lebenssituation herauszuarbeiten, sind eher längerfristige Therapieverläufe zu erwarten. Hier muß auch am ehesten der Umweg über die sich konstellierende *therapeutische Beziehungsgestaltung* genommen werden, um den *zentralen Beziehungskonflikt* des Patienten in seinen aktuellen sozialen Auswirkungen festzumachen.

Die aktive, vom Therapeuten zu leistende Begrenzungsarbeit stellt hohe Anforderungen an seine *Kompetenz*, und sie erfordert *Überblick* über das operative Feld. Den Ausweich- und Verschleierungstendenzen des Patienten muß in angemessener Weise begegnet und die *Hinführung auf das aktuelle Konfliktgeschehen* in jeder Stunde neu geleistet werden. Die Gefahr zu starken dirigistischen Vorgehens ist dabei im Auge zu behalten, das eigene Verhalten ist sorgfältig auf entsprechende *Gegenübertragungsreaktionen* hin zu inspizieren und die Fähigkeit und Bereitschaft muß erhalten bleiben, irrtümlich festgelegte Aktualkonflikte fallenzulassen.

Gefördert wird dieses *aktive therapeutische Vorgehen* durch eine realitätsnahe Gestaltung des Settings. Die Behandlung findet *ohne vorherige Verabredungen* oder Instruktionen hinsichtlich Traumarbeit, freiem Einfall oder Grundregel (wie beim Standardverfahren) im Gegenübersitzen statt. Dies fördert eine eher partnerschaftliche Ebene in der Kommunikation und begrenzt zu starke regressive Tendenzen. Es gibt dem (zumeist tief mißtrauischen) Patienten Gelegenheit, den Therapeuten „im Auge" zu behalten und sich von dessen Reaktionen zu überzeugen. Dadurch werden stärkere paranoide Einstellungen begrenzt. Die *Realitätsprüfung* des Patienten wird durch die Zentrierung auf das aktuelle Wahrnehmen, Erleben und Handeln beständig gefördert. Dies gilt auch für die therapeutische Beziehung, in der das „Prinzip Antwort" waltet, d. h. weniger das Analysieren des Verhaltens des Patienten steht im Vordergrund als vielmehr eine vom Therapeuten *verstehend zu führende Interaktion*, die den unausgesprochenen Bedürfnissen des Patienten entspricht. Die verstehende, auf die unbewußten Bedürfnisse des Patienten ausgerichtete Beziehungsgestaltung steht um so mehr im Vordergrund, je schwerer ausgeprägt die Psychopathologie des Patienten ist. Dies schließt natürlich nicht aus, daß der Therapeut sich laufend um *Situationsklärung* und *Verstehen* bemüht und im „Notfall" handelnd oder interpretierend eingreift.

Es ist eine der größten Schwierigkeiten in diesen Therapien, trotz eher niedrigfrequenter Termingestaltung das aktuelle Übertragungsgeschehen richtig zu erfassen und dosierend zu beeinflussen. Das *Regressions- und Übertragungsbegrenzende Vorgehen* in der Dynamischen Psychotherapie beinhaltet

1. Reduzierung der Anzahl der wöchentlichen Behandlungsstunden

2. Behandlungsfreie Intervalle

3. Aktive und frühe Interpretation von Widerstand und Übertragung

4. Minimierung von Übertragungsdeutungen

5. Fokussierung auf die sekundären (tertiären) Folgen der Neurose.

Es ist dabei im Auge zu behalten, daß das *Übertragungsgeschehen* genügend Tiefgang behält, um einen befriedigenden Therapieausgang zu gewährleisten und die Entartung der Therapie in einen oberflächlichen Ersatzbefriedigungskontakt zu vermeiden.

Gegenübertragungsprobleme ergeben sich zumeist aus der Angst des Therapeuten vor seinem Patienten infolge mangelnder Erfahrung, realer oder gefühlter Unterlegenheit, Vernachlässigung von Sicherheitsmaßnahmen im therapeutischen Rahmen, Ich-Schwäche und Agressionsgehemmtheit. Dies führt entweder zu mehr oder weniger offenen *Abschiebeversuchen* des Patienten (Klinik, Gruppentherapie, Hausarzt, Ausstoßung) oder auch *aggressiven Gegenübertragungsreaktionen* in Form von (Schnell-) Deutungen, Abwertung des Patienten oder Einführung scheinbar zwingender edukativer oder prohibitiver Maßnahmen. Nicht so selten finden wir auch *masochistische Unterwerfungsbereitschaft* des Therapeuten unter das sadistisch-kontrollierende Joch des Patienten.

Die eingesetzten *therapeutischen Interventionen* unterscheiden sich qualitativ nicht von denen in anderen psychoanalytischen Behandlungsverfahren. Die Häufigkeit des Einsatzes der verschiedenen Maßnahmen variiert aber doch erheblich. *Beziehungsgestaltende Handlungen* (z. B. Angebot einer zusätzlichen Stunde, Abbruch oder Verkürzung einer Behandlungsstunde) stehen ebenso wie *klimabestimmende Interventionen* (Trost, Anerkennung, Skepsis, Mißbilligung) stärker im Vordergrund als in einer Standardbehandlung. *Interventionen pädagogischen Charakters* wie Informationen und Belehrungen, Ratschläge, Aufforderungen oder Verbote sind in solchen Therapien selten zu vermeiden. Auch die im engeren Sinne analytischen Interventionen werden quantitativ anders eingesetzt. Themenbestimmende Fragen und Kommentare sind in diesen Therapien von großer Bedeutung. Der *Rückgriff auf frühere Interpretationen*, Themen und Probleme wird umso notwendiger, je niederfrequenter die Therapie gehalten wird.

Indikation und Kontraindikation: Zum Einsatz kommt die Dynamische Psychotherapie bei Patienten, deren *soziale Situation* (Schichtdienst, Wechseldienst) andere Therapieformen ausschließt. Auf länger währende Dynamische Psychotherapien muß man sich bei allen Patienten einstellen, die die strengen Auswahlkriterien für eine Kurztherapie nicht erfüllen und die *therapieverlängernde Anzeichen* erkennen lassen. Dies sind Patienten mit starkem Rededrang (als Angstabwehr) oder solche, bei denen Unselbständigkeit, Infantilität und Bequemlichkeit auf ausgeprägte *passiv-regressive Versorgungswünsche* hinweisen. Dies sind weiter Personen mit stark *eingeschränkten kommunikativen Fähigkeiten* (narzißtisches Monologisieren, hartnäckige Schweiger, kommunikationszerstörende Schizoide), mit *geringer Angsttoleranz und Realitätsverankerung* wie auch ausgeprägter Tendenz zu destruktivem Agieren und sadomasochistischen Arrangements.

Therapeutische Wirkmechanismen: Folgende Wirkfaktoren tragen zur Gesundung des Patienten bei:

- *Entlastung* von unbewußten Ängsten und Spannungen bei langsam zunehmendem Vertrauen im therapeutischen Kontakt und gezielter Interpretationsarbeit.

- *Bewußtseinserweiterung* durch aufmerksame Selbstbesinnung und Gewinnung eines vertieften Selbstverständnisses, Herstellung lebensgeschichtlicher Sinnzusammenhänge mit engem Bezug zum aktuellen Konfliktfeld, Aufzeigen von Zusammenhängen zwischen Beziehungsschwierigkeiten, Symptomdynamik und Kenntnisdefiziten.

- *Neulernen, Umlernen und Verlernen.* Derartige Lernprozesse gehen Hand in Hand mit der Vertiefung des Selbstverständnisses und münder in der Einübung neuer sozialer Umgangstechniken wie auch der Vermittlung konkreter Lernschritte im Arbeitsbereich.

Je kürzer die Therapie gehalten wird, desto stärker ist mit der Wirkung *unspezifischer Therapieelemente* zu rechnen. In niedrigfrequenten Behandlungsabschnitten schieben sich Aspekte der *kognitiven Umstrukturierung* in den Vordergrund. Längerdauernde Behandlungspausen sind für die selbständige Einübung neuer Erlebens- und Verhaltensmuster günstig. In jedem Fall setzt die erfolgreiche Durchführung Dynamischer Psychotherapien fundierte Kenntnisse der psychoanalytischen Krankheits- und Entwicklungslehre und einen gekonnten Umgang mit Widerstands- und Übertragungserscheinungen voraus.

Nicht jeder Therapeut wird in der Ausübung dieser Verfahren Freude finden. Die wesentliche Voraussetzung ist eine *aktive, interaktionsfördernde, wenngleich reflektierte Einstellung*. Eine weitere Voraussetzung liegt in der Bereitschaft, seinen Arbeitsalltag und Praxisablauf flexibel auf den Umgang mit diesen Patientengruppen einzustellen.

Im übrigen liegen in den Vorteilen des Verfahrens auch die Gefahren für den einzelnen Therapeuten. Für den eher *schizoiden Therapeuten* bietet die Dynamische Psychotherapie die Möglichkeit (und Gefahr), sich den Patienten „vom Leibe" zu halten. Für den eher *depressiv strukturierten Therapeuten* stellt sie eine ewige Versuchung dar, die gesetzten Begrenzungen zu überschreiten und „nicht genug bekommen" zu können. Beim eher *zwanghaft strukturierten Therapeuten* begünstigt die erforderliche Flexibilität und die damit verknüpfte „Unübersichtlichkeit und Unordentlichkeit" im Therapieablauf pädagogisches Bemühen. Für den eher *hysterisch strukturierten Therapeuten* bietet sich in diesen Therapien die Gelegenheit, seine Kreativität und Spontaneität erfolgreich einzubringen, gleichzeitig aber stellt die Dynamische Psychotherapie für ihn auch eine ständige Versuchung zu unreflektiertem Aktionismus dar.

4.2.5 Fokaltherapie – Kurzpsychotherapie

H. H. Studt

Definition und Abgrenzung: Die Fokaltherapie ist ein psychoanalytisches Verfahren, das im Gegensatz zur Psychoanalyse auf die Bearbeitung des Hauptkonfliktes begrenzt und zeitlich verkürzt ist; dieser Hauptkonflikt wird in Analogie zum Infektionsherd im somatischen Bereich *Fokus* (lat. Herd) oder auch *Konfliktherd* genannt. Dabei wird wie in der Psychoanalyse der Widerstand, die Übertragung des Patienten und die Gegenübertragung des Therapeuten analysiert und interpretiert und so für die Bearbeitung des Konfliktherdes nutzbar gemacht. Die Begrenzung bezieht sich also nur auf die Breite der Bearbeitung, nicht aber auf ihre Tiefe.

Dieser Fokus oder Konfliktherd ergibt nicht nur für die psychoanalytische Kurztherapie, sondern auch für die *ambulante* tiefenpsychologisch fundierte *Psychotherapie*, die Krisenintervention, die Beratung und die stationäre analytische oder tiefenpsychologisch fundierte Psychotherapie eine Hypothese über die *Psychodynamik des Patienten* und die *Leitlinie* im Vorgehen des Therapeuten.

Historische Entwicklung: Das Bestreben, die langdauernde Psychoanalyse abzukürzen, besteht bereits seit den Anfängen der Psychoanalyse, als Freud und seine Schüler auch psychoanalytisch orientierte *Kurzbehandlungen* über nur wenige Sitzungen oder wenige Monate Dauer durchführten. Erst seit den 60er Jahren wurde zunehmend in Institutsambulanzen oder Polikliniken – oft im Rahmen von Forschungsprojekten – eine *psychoanalytische Kurzpsychotherapie* entwickelt, die auf der Theorie der Psychoanalyse über die Persönlichkeit und die Krankheit sowie auf der psychoanalytischen Behandlungstechnik beruht.

Behandlungssetting: Die Fokaltherapie findet im *Gegenübersitzen* ein- bis zweimal wöchentlich über insgesamt *10 bis 40 Sitzungen* statt, die sich auf einen Zeitraum von wenigen bis mehreren Monaten verteilen. Gelegentlich sind auch kürzere Therapien von nur ein bis vier Sitzungen ausreichend. Nach den Bestimmungen der Richtlinienpsychotherapie ist dieses Verfahren auf 25 Sitzungen begrenzt.

Das *Gegenübersitzen*, die *Begrenzung* der Gesamtstundenzahl und die *Reduzierung* auf nur eine oder zwei Sitzungen pro Woche können die aktive Mitarbeit fördern und wirken zugleich einer nicht erwünschten tieferen Regression entgegen.

Praktisches Vorgehen: Aus den objektiven, subjektiven und szenischen Daten, die durch ein bis drei psychoanalytische Erstgespräche oder die Erhebung einer psychosomatischen Anamnese gewonnen wurden, wird zu Beginn der Therapie der *unbewußte Hauptkonflikt* ermittelt, mit dem das Leitsymptom und die Beschwerden des Patienten zusammenhängen. Dieser tiefenpsychologische Konflikt oder Fokus wird auch synonym als *Fokalkonflikt, psychodynamische Formulierung* oder *Hypothese* oder *innere Formel* bezeichnet. Dabei werden die Fokalkonflikte als Abkömmlinge von früheren und tieferen Kern- oder Grundkonflikten verstanden.

Als Fokus wird ein Konfliktthema gebildet, das in drei Bereichen zu beobachten ist:

- in der *auslösenden Konfliktsituation* und damit den Beziehungskonflikten,

- in der *Gesprächssituation* mit dem Therapeuten und damit

- in der Übertragung und in den *Konfliktdispositionen*, die im früheren Leben deutlich wurden.

So werden bei der Ausformulierung des Fokus die Leitsymptomatik, die aktuelle Konfliktsituation auf dem Hintergrund der Biografie, die Übertragungssituation, die abgewehrten Bedürfnisse und die Art der Abwehr erfaßt.

Der ausformulierte Fokus bewirkt eine *inhaltliche Begrenzung* der Therapie auf den Konfliktherd, ist für den Therapeuten eine *Leitlinie* in der Behandlung und eine Hypothese über die *Psychodynamik*. Dabei kann der nach den ersten diagnostischen Gesprächen gebildete Fokus durch später aufgetauchtes Material in seiner Psychodynamik präzisiert und erweitert werden.

Bei der *Bearbeitung* des umgrenzten Themas ist der Therapeut allgemein aktiver und selektiver in seiner Aufmerksamkeit, die auf den Fokalkonflikt zentriert ist. Durch Widerstands-, Übertragungs- und Inhaltsanalyse wird eine *Klärung der Beziehungskonflikte* und eine neue *Stabilisierung des Patienten* durch eine gewisse Veränderung der Persönlichkeitsstruktur angestrebt.

Auch beim Patienten ist die Aufmerksamkeit selektiver und das Assoziieren gerichteter als in der Psychoanalyse. Eine Regression und die Entwicklung einer Übertragungsneurose wird bei ihm durch das Behandlungssetting vermieden.

Spezifische Grundbegriffe und therapeutische Techniken: Die Behandlungstechnik ist durch die *Bearbeitung des Fokal- oder Hauptkonfliktes* begrenzt, indem nur die Äußerungen des Patienten in selektiver Weise aufgegriffen werden, die sich im Rahmen des Fokalkonfliktes verstehen lassen. Andere Konfliktthemen werden nur dann angesprochen, wenn sie im Zusammenhang mit dem Fokus stehen. Durch die Techniken der *Konfrontation* und *Klarifikation* und die *Analyse* und *Deutung* des Widerstandes und der Übertragung wird der Hauptkonflikt bearbeitet, indem insbesondere geklärt wird, wie dieser Konflikt in der Beziehung zwischen Patient und Therapeut sichtbar wird.

Unterschiedlich wird die Frage beantwortet, ob der Fokus dem Patienten mitgeteilt werden sollte.

Manche Therapeuten lehnen dies ab, weil der Fokus vom Patienten als Widerstand benutzt werden kann, andere Behandler teilen den Fokus in Form einer Deutung auf der bewußten Ebene des Patienten mit.

Zielsetzung: Die Fokaltherapie zielt auf die *Bearbeitung des Hauptkonfliktes*, der auf dem Hintergrund der Persönlichkeitsstruktur die aktuelle Symptomatik bedingt. Dadurch kommt es zur Klärung des Konfliktes, zur Besserung oder gar Heilung der Symptome und zu einer gewissen *Veränderung der Persönlichkeitsstruktur.*

Indikation und Kontraindikation: Allgemein ist die Fokaltherapie bei *relativ gesunden* bzw. wenig psychisch gestörten Patienten angezeigt: Sie sollten relativ *Ich-stark* sein, bisher eine *günstige Lebensentwicklung* aufweisen können und *akut an einem Konflikt* erkrankt sein, so daß ein umschriebenes Problem als Therapieziel zu finden ist; weiterhin sollten die Patienten ein *seelisches Leidensgefühl* und damit eine *gute Motivation* für die Psychotherapie und die Fähigkeit zur *therapeutischen Ich-Spaltung* haben und in der Lage sein, mit dem Therapeuten ein Arbeitsbündnis herzustellen und auf seine Deutungen eingehen zu können.

Kontraindiziert sind entsprechend Patienten, die eine starre Abwehrstruktur haben, unter chronifizierten Konflikten leiden, zu einem Arbeitsbündnis nicht bereit und fähig sind und daher oft unter schizoiden, narzißtischen und Ich-strukturellen Störungen leiden.

Nach der Art der Störungen sind typische *Indikationen*: Kurzfristig bestehende neurotische und/ oder psychosomatische Symptome bei psychosozialen Krisen oder Neurosen oder narzißtischen Störungen, bei denen sich spontan Übertragungen entwickeln, psychogen Kranke als Behandlungsversuch einer analytischen Psychotherapie, wenn sie gegenüber dem Beginn einer Psychotherapie unschlüssig sind.

Kontraindikationen sind: Schwere und chronifizierte psychosomatische Krankheiten und Neurosen wie Phobien und Zwangsneurosen, Süchte, Borderline-Persönlichkeitsstörungen und Psychosen sowie langfristig hospitalisierte Patienten.

Therapeutische Wirkmechanismen: Der Behandlungserfolg ist weitgehend von der richtigen Indikationsstellung und damit der Auswahl von Patienten mit voraussichtlich prognostisch günstigem Verlauf abhängig. Entscheidend ist dabei die *innere Mitbeteiligung* und die Fähigkeit des Patienten, aus den Gesprächen und speziell aus den Deutungen und Interpretationen etwas für sich zu gewinnen.

Von den therapeutischen Wirkmechanismen sind das *Interesse* und die *Zuwendung* des Therapeuten als unspezifisch anzusehen, während spezifische Wirkmechanismen in *Klarifikationen, Deutungen* und *Interpretationen* bestehen, durch die Einsichten in die Entstehung des Fokalkonfliktes und der erworbenen Erlebens- und Verhaltensweisen erzielt werden. Wirksam ist sicher auch, wenn der Therapeut abgewehrte Bedürfnisse des Patienten akzeptiert und seine Bestrebungen zu neuen Erlebens-. und Verhaltensweisen emotional unterstützt.

4.2.6 Das zyklisch maladaptive Muster als Fokus für die tiefenpsychologische Psychotherapie

W. Tress, N. Hartkamp, B. Junkert-Tress, W. P. Henry

Psychogene Störungen – gleich ob sie neurotischer Art sind, ob es sich um psychosomatische Symptombildungen oder um Persönlichkeitsstörungen handelt – sind durch einen *Verlust an realistischer Anpassungsfähigkeit* gekennzeichnet. Unter dem Einfluß einer inneren Konflikthaftigkeit oder als Folge struktureller seelischer Beeinträchtigungen kommt es zu einer Festlegung, zu einer Fixierung auf ein nurmehr begrenztes *Repertoire von Erlebens- und Verhaltensmöglichkeiten.* Das beschwört immer wieder vergleichbare innerpsychische und interpersonelle Konfliktsituationen herauf, deren Lösung mit stets den gleichen Mitteln versucht wird, was in einem fort zu neuem und altem Leid, zum Auftreten neuer oder zu einer Verstärkung bestehender Symptome führt.

Der Gedanke, daß psychogene Krankheit durch fortwährend zum Scheitern verurteilte Wiederholungen gekennzeichnet sei, ist keineswegs neu. So beschreibt die Psychoanalyse mit Freud (1920) den *Wiederholungszwang,* der alle „unerwünschten Anlässe und schmerzlichen Affektlagen" wiederbelebt. Aus verhaltenstherapeutischer Sicht wird beispielsweise die Bedeutung *selbstverstärkender Prozesse* hervorgehoben, um die Beharrlichkeit des Auftretens von gestörtem Verhalten und Erleben zu erklären.

Will man derartiges, durch maladaptive Wiederholungen bestimmtes Erleben und Verhalten psychotherapeutisch beeinflussen, so gelingt dies um so eher, je klarer die Bedingungen der Entstehung und Aufrechterhaltung solcher Erlebens- und Verhaltensweisen auf den Begriff gebracht wurden. Nun tragen ja ohne Zweifel zum Zustandekommen psychogener Krankheiten sowohl *intrapsychische* als auch *interpersonelle Faktoren* bei. Es gilt daher, beide Faktorengruppen in der Konzeptualisierung sich repetierenden maladaptiven Verhaltens zu berücksichtigen, so wie dies in besonders systematischer Weise im *Modell zyklisch maladaptiver Muster* (Cyclic Maladaptive Pattern CMP) geschieht.

> Das *zyklisch maladaptive Muster* einer Person gibt die charakteristische Struktur der zentralen *interpersonellen und internalisierten Beziehungsgeschichte* wieder; sie formuliert fokusartig eine schematisierte Erzählung zur zwischenmenschlichen und innerseelischen Lebenserfahrung, wobei pathologische Haltungen, Perspektiven, Impulse und Verhaltensweisen als *dysfunktional gewordene Anpassungsreaktionen* auf traumatische Erfahrungen, namentlich im Bereich des Bindungs- und Autonomiestrebens aufgefaßt werden.

Die Formulierung eines CMP erfolgt *klinisch*, sie gründet sich auf die Erzählung des Patienten im *biographischen Interview*, aber auch auf das sich in der diagnostischen Situation *szenisch darstellende Beziehungsangebot*. Bei der diagnostischen Exploration ist darauf zu achten, den Patienten möglichst umfassend seine Interaktionserfahrungen mit wichtigen Bezugspersonen aus Vergangenheit und Gegenwart berichten zu lassen. Er soll „Geschichten" erzählen; die *CMP-Formulierung* erfolgt dann in einer einfachen, direkten und erlebens- wie handlungsorientierten Sprache und kann oftmals bereits nach der zweiten Sitzung schlüssig und weitgehend stabil erstellt werden. Die *Minimalstruktur einer CMP-Erzählung* umfaßt:

1. Generalisierte Erwartungsstereotype bezüglich des Verhaltens anderer der eigenen Person gegenüber, wobei zwei Kategorien zu unterscheiden sind: Die eine Kategorie der ganz auf den intrapsychischen Bereich beschränkten Erwartungen umfaßt die durch Lebenserfahrung *blockierten positiven Erwartungen und Wünsche*. Hier

geht es mithin um Lebensentwürfe, die unter dem Einfluß von Tabuisierungen oder als Folge depressiver und ängstlicher Affekte aus dem bewußten Erleben ausgeschlossen sind und dennoch stets auf Realisierung drängen. Diese blockierten Wünsche können wir als den *Motor der Beziehungspathologie* verstehen, etwa wei die in ihnen manifeste Bindungssehnsucht auch den beziehungsgestörten Menschen immer wieder zum anderen hintreibt, anstatt ihn in Isolation verharren zu lassen. Die andere Kategorie umfaßt hingegen *interaktionell wirksame, vorgefaßte negative Erwartungen, Befürchtungen und Phantasien in Bezug auf das Verhalten anderer*. Diese negativen Erwartungen entsprechen dem psychoanalytischen Konzept der (negativen) Übertragung und steuern so die manifesten Kommunikationen des Patienten.

2. Das interpersonelle Verhalten des Patienten gegenüber anderen Personen. Hier geht es um Fragen wie: Was macht ein Patient mit anderen Personen, für sie, an ihnen, ohne oder im Gegensatz zu ihnen. Diagnostisch geht es hier mithin auch um das *Objektbeziehungsangebot des Patienten*. Das Verhalten kann offensichtlich oder versteckt und dem Bewußtsein in unterschiedlichem Maße zugänglich sein. Auch signifikante Unterlassungen werden hier relevant. König (1992) spricht in diesem Zusammenhang vom interaktionellen Anteil der Übertragung.

3. Das interpersonelle Verhalten anderer dem Patienten gegenüber als meist komplementäre Reaktion auf das Verhalten des Patienten (2.): Damit sind auch die Verhaltensweisen und inneren Bereitschaften gemeint, welche die Psychoanalyse unter dem Begriff der *Gegenübertragung* faßt. *Komplementarität* meint hier die Reziprozität im sozialen Austausch im Sinne des sprichwörtlichen: Wie es in den Wald hineinruft, so schallt es heraus. Komplementarität verweist also auf den Umstand, daß Interaktionsangebote in der Regel strukturell entsprechende Antworten erfahren mit dem Ergebnis einer Stabilisierung und Aufrechterhaltung der interpersonellen Beziehungsmuster und dies auch dann, wenn die Beziehungsmuster fehlangepaßt sind.

4. Das maladaptive Introjekt, der Umgang des Patienten mit sich selbst; hier handelt es sich wiederum um eine intrapsychische Kategorie. Gemeint sind negative, z.B. selbstkontrollierende, selbstbestrafende oder selbstzerstörerische Verhaltensweisen. Das hier verwendete Konzept des Introjekts steht der Vorstellung Sullivans (1953) nahe, der Persönlichkeit auffaßte als *relativ überdauerndes Muster sich wiederholender interpersoneller Situationen, die das menschliche Leben charakterisieren.* Das Introjekt erfaßt und beschreibt die intrapsychischen Kommunikationen des Individuums sich selbst gegenüber und gibt das lebensgeschichtlich *internalisierte Verhalten zentraler Bezugspersonen* gegenüber dem Individuum wieder (z.B.: Der Patient beschuldigt, bestraft, verachtet, vernachlässigt sich selbst so, wie er früher von den Eltern beschuldigt, bestraft, verachtet und vernachlässigt wurde). Insofern die Art und Weise, wie wir uns selbst behandeln, das Einstellungs- und Bewertungsmuster historisch bedeutsamer Personen widerspiegelt, kann die Introjektstruktur verstanden werden als die generalisierte *Einstellung und Erwartungshaltung anderer Menschen,* die wir *auf uns selbst* anwenden. Psychotherapie in ihren verschiedenen Ausformungen zielt darauf ab, Veränderungen des maladaptiven Introjekts, als der eigentlichen pathologischen Entität im Subjekt, möglich werden zu lassen.

Über die genannten vier Strukturelemente hinaus ist es sinnvoll, die Formulierung eines zyklisch maladaptiven Musters (CMP) um die Elemente der *Introjektion, Internalisierung* und *Identifikation* zu ergänzen, welche die Einwirkung früherer Beziehungserfahrungen auf die fehlangepaßten Kommunikationsschleifen der Gegenwart erfassen.

- *Identifikation* bezieht sich dabei auf den Umstand, daß Patienten dazu tendieren, eigene Verhaltensweisen zu entwickeln, die denen analog sind, die sie selbst früher erfahren haben (z.B.: Die rücksichtslose Forderung nach Perfektheit, der ein Zwangsneurotiker in seiner Kindheit ausgesetzt war, führt zu Strenge und fordernder Härte in der Beziehung zu anderen).

- *Introjektion* zielt auf die Auswirkungen früher Erfahrungen auf das Selbstkonzept. (Der Zwangsneurotiker, der früher für seine Fehler entwertet und bestraft wurde, bestraft und entwertet nunmehr innerlich sich selbst.)

- *Internalisierung* schließlich beschreibt den Niederschlag früher Beziehungserfahrungen im Bereich der Wünsche und Erwartungen, so als seien die früheren Bezugspersonen noch präsent. (Übertragung: Der Zwangsneurotiker, der erlebt hat, daß ein Widerstand gegen ungerechte Forderungen aussichtslos war, verzichtet auch als Erwachsener auf den Versuch, autonom zu sein und unterwirft sich widerspruchslos den Autoritäten) (Abb. 4–1).

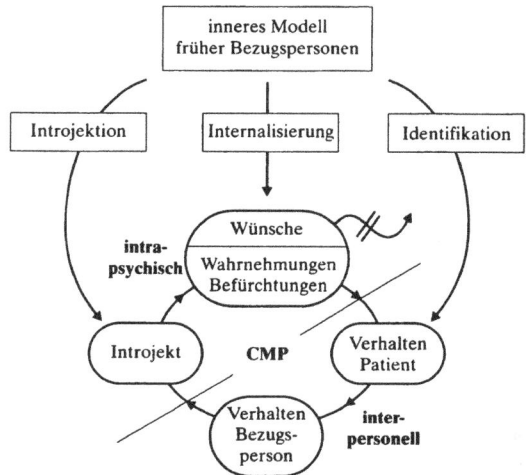

Abb. 4-1: Das Zyklisch-maladaptive Muster

Das nachfolgende knapp gefaßte Beispiel einer Patientin mit einer psychosomatischen Symptomatik soll die Konstruktion eines CMP abschließend nochmals illustrieren:

Fallbeispiel

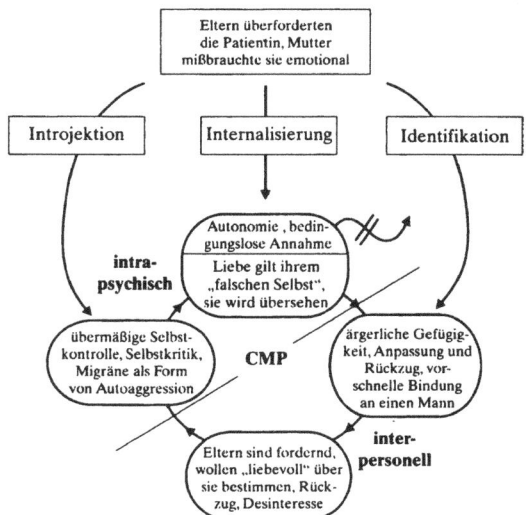

Abb. 4-2: Fallbeispiel

Anamnese: 24jährige Studentin mit Migräne; verstärkt seit der Zwischenprüfung; geringes Selbstwertgefühl, Schuldgefühle gegenüber ihrer Mutter. Scheidung der

Eltern, als die Patientin 5 Jahre alt war; der Vater ist wieder verheiratet; die Patientin blieb bei der alleinstehenden Mutter, die sich für sie „aufopferte" und sehr über sie bestimmte. Die Mutter hatte große Einwände gegen den Auszug der Patientin. Beide Eltern haben hohe Erwartungen an die Tochter, die sie zu erfüllen sucht. Bisher hatte sie mehrere kurzfristige Beziehungen mit Männern, die sich stets rasch wieder von ihr trennten, weil sie sich von ihr bedrängt fühlten. Seit ½ Jahr besteht die Beziehung mit dem jetzigen Freund; Patientin denkt bereits an Heirat.

Erwartungen: Sie glaubt, Autonomie und bedingungslose Annahme und Liebe nicht erhalten zu können. Stattdessen fürchtet sie, Liebe nur für Leistung, nur geknüpft an Forderungen zu erhalten oder übersehen zu werden.

Verhalten der Patientin: Gegenüber der Mutter ist sie fügsam. Sie unterdrückt ihren Ärger, paßt sich vordergründig an und geht innerlich auf Distanz. Mit Männern will sie zu schnell eine feste Bindung.

Verhalten der anderen: Die Eltern haben sie gern, erwarten Leistung und wissen stets, was für sie gut ist, ohne ihre Neigungen zu berücksichtigen. Die Mutter bricht nach ihrem Auszug zunächst die Kommunikation ab. Die Männer ziehen sich immer bald zurück.

Introjekt: Übermäßige Selbstkontrolle, manchmal gegen ihre Interessen, statt offener Auseinandersetzung. Bindung der Aggression im Symptom der Migräne, sehr selbstkritisch.

Die aus der Konstruktion des zyklisch maladaptiven Musters abgeleitete *therapeutische Strategie* richtete sich bei dieser Patientin auf das Erleben eigener Wünsche, auf das Entdecken persönlicher Interessen und Ideen, wie sie ihr Leben gestalten könnte. Parallel wurde in 25 Sitzungen einer mit ihr durchgeführten Kurztherapie ein Verständnis der CMP-Stationen erarbeitet. Sie sollte emotional und kognitiv begreifen, wie ihr maladaptives zirkuläres Beziehungsschema „arbeitet", wie sie selbst dazu im Alltag, wie im Übertragungs-, Gegenübertragungsgeschehen der Therapie dazu beiträgt und welche anderen Möglichkeiten des inneren und äußeren Verhaltens ihr offenstehen.

Im *Ergebnis* der Behandlung kam es zu einer völligen Symptombesserung; das negative Introjekt war nun seltener, kürzer und weniger hart aktiv, es konnte von der Patientin leichter identifiziert und neutralisiert werden. Insbesondere der Mutter gegenüber fand sie zu einer autonomeren, abgegrenzteren Haltung. Die Qualität der Partnerbeziehung verbesserte sich nachhaltig – nunmehr ging von ihrem Freund der Wunsch aus, sie möge mit ihm eine gemeinsame Wohnung suchen.

4.3   Gesprächspsychotherapie

L. Teusch, J. Finke

Definition und Abgrenzung: Die Gesprächspsychotherapie, von ihrem Begründer C. R. Rogers *klientenzentrierte Psychotherapie* genannt, ist ein konfliktzentriertes und sowohl einsichtsorientiertes als auch erlebnisaktivierendes Verfahren. Seinem Neurose- bzw. Störungskonzept liegt das sog. *Inkongruenz-Modell* zugrunde, wonach die neurotische Störung in der konflikthaften Diskrepanz von zwei Repräsentationssystemen ihre Ursache hat. Es ist dies die Inkongruenz zwischen dem *Selbstkonzept* und der sog. *organismischen Erfahrung*, d. h. dem ursprünglichen und ganzheitlichen Erleben. Diese Inkongruenz bedeutet eine mangelhafte Integration zentraler Erfahrungen und damit eine *Selbstwidersprüchlichkeit* des Individuums, die zu tiefer Verunsicherung und zu Symptomen wie Angst, Depression oder Zwang führen kann.

> Ein wichtiger Wirkfaktor der Therapie ist die Vermittlung zwischen den beiden inkongruenten Erfahrungsebenen mit dem Ziel einer Integration abgespaltenen Erlebens und damit der Verbesserung der Selbstwahrnehmung und der Selbstakzeptanz sowie einer Änderung der Selbstdefinition und des Identitätserlebens.

Die Gemeinsamkeiten zur Psychoanalyse und zu den von ihr unmittelbar abgeleiteten Verfahren bestehen in der konflikttheoretischen Grundposition und in der therapeutischen Zielsetzung der Integrierung abgespaltener Persönlichkeitsaspekte durch die Vermittlung von Einsicht. Behandlungspraktische Parallelen finden sich zu den Konzepten der objektbeziehungstheoretischen, der ichpsychologischen und der selbstpsychologischen Ausrichtungen der Psychoanalyse.

Unterschiede in der Neurosentheorie bestehen zur Psychoanalyse in der Konzeption dieser Konflikthaftigkeit (Fronten des Konfliktes) und in dem therapeutischen Vorgehen. Namentlich die dem Deutungsparadigma verpflichtete „klassische" Psychoanalyse zentriert stärker auf Erkenntnisprozesse vor allem biographischer Zusammenhänge als die Gesprächspsychotherapie. Das *Therapeutenverhalten* in der Gesprächspsychotherapie ist durch ein sehr aktives, akzeptierend-empathisches Vorgehen bestimmt. Wichtiges Kriterium der Gesprächspsychotherapie war zudem von Beginn an die empirische Überprüfung des Therapieprozesses z. B. anhand von routinemäßigen Tonbandaufnahmen.

Gemeinsamkeiten zur Verhaltenstherapie bestehen zu manchen Spezialmethoden dieser Richtung. So entspricht dem Konzept der Gegenkonditionierung in der systematischen Desensibilisierung hinsichtlich der Gestaltung eines angstfreien Klimas das Therapieprinzip *bedingungsfreies Akzeptieren*, aus dem sich das Bemühen um eine von Wertschätzung und Bejahung getragene therapeutische Zuwendung ergibt, um so Angst und Abwehr des Patienten zunehmend aufzulösen. Mit der kognitiven Ausrichtung der Verhaltenstherapie hat die Gesprächspsychotherapie die Intention gemeinsam, sich auch intensiv mit den kognitiven Stellungnahmen, Bewertungen und Beurteilungen des Patienten auseinander zu setzen.

Die *Unterschiede* zur Verhaltenstherapie liegen, abgesehen von dem grundsätzlich anderen Persönlichkeits- und Störungskonzept, darin, daß die Gesprächspsychotherapie auch in ihrem Therapiekonzept nicht elementaristisch, sondern ganzheitlich ausgerichtet ist und insofern nicht nach einer vorbestimmten Systematik vorgeht, sondern sich vom Erlebensprozeß des Patienten im Hier und Jetzt der therapeutischen Situation leiten läßt.

Historische Entwicklung: Es sind hier vier Entwicklungsphasen zu beschreiben, die jeweils mit Änderungen bzw. Erweiterungen therapietheoretischer Konzepte einhergingen. In den Phasen der *Nichtdirektivität* (bis ca. 1950) und der *Klientenzentriertheit* (bis ca. 1966) ist das Therapeutenverhalten durch konsequentes, umakzentuierendes Spiegeln der Patientenäußerungen bestimmt, in dem zunehmend auch das in der Patientenäußerung nicht Gesagte, die nur erahnbaren Stimmungen und gefühlshaften Bedeutungen erkannt und dem Patienten als Verstehensangebote mitgeteilt werden sollen. Unter dem Einfluß der Arbeit mit psychisch schwer Gestörten wird das vorwiegend spiegelnde, durch identifikatorische Teilhabe gekennzeichnete, empathische Vorgehen durch ein *dialogisches bzw. interaktionelles Moment* ergänzt. Der Therapeut soll nun nicht mehr nur das „Alter-Ego" des Patienten sein, sondern auch der authentisch Antwortende, der sein eigenes Erleben und Bewerten der therapeutischen Situation selektiv transparent macht. Seit etwa

Ende der 80er Jahre kann man von einer vierten Entwicklungsphase der Gesprächspsychotherapie, einer differentiellen, d. h. vor allem prozeß- und störungsbezogenen Therapie sprechen. Vorangegangen war eine Ausdifferenzierung der Krankheits- und Therapietheorie.

Behandlungssetting: Die klientenzentrierte Gesprächspsychotherapie wird durchgeführt als Einzel-, Gruppen-, Paar- und Familientherapie. Obwohl, wie die Gesprächspsychotherapie überhaupt, auch die klientenzentrierte Gruppenpsychotherapie sehr verbreitet ist, stellt die Domäne dieses Verfahrens die *Einzelpsychotherapie* dar. Die Therapiedauer beträgt hier meistens um 50 Stunden mit einer 1-stündigen Sitzung pro Woche, die im vis-a-vis-Setting durchgeführt wird.

Spezifische Grundbegriffe und therapeutisches Vorgehen: Die drei gesprächspsychotherapeutischen Therapieprinzipien, das *bedingungsfreie Akzeptieren*, das *einfühlende Verstehen* und die *Echtheit*, beschreiben therapeutische Einstellungen bzw. Grundhaltungen, aus denen sich die Behandlungstechnik ableitet. Das erstgenannte Therapieprinzip ist eine *bejahende Grundhaltung*, die die Basis für die gesamte Behandlungspraxis darstellt. Jedoch können aus diesem Prinzip auch stützende, Ressourcen mobilisierende Interventionen abgeleitet werden. Die anderen Interventionsformen gruppieren sich um die Pole der *Empathie* als identifikatorische Teilhabe und perspektiven Übernahme einerseits und der *Interaktion*, der dialogischen, antwortenden Gegenüberstellung andererseits. Bei dem erstgenannten Pol geht es darum, durch therapeutische Verstehensangebote dem Patienten zu helfen, eigene Gefühle und Bedürfnisse wahrzunehmen und zu tolerieren und Einsicht in die Ambivalenz sowie die Zusammenhänge solcher Bedürfnisse mit entscheidenden Beziehungserfahrungen zu erlangen. Hinsichtlich des zweiten Pols werden durch Interventionsstrategien wie *Konfrontieren*, *Selbsteinbringen* und *Beziehungsklären* diese Beziehungserfahrungen und -erwartungen geklärt und umstrukturiert. Der Wirkmechanismus dieses letztgenannten Vorgehens besteht wesentlich in der Möglichkeit, neue konstruktive Beziehungserfahrungen zu machen und so bisherige Beziehungserwartungen und -muster zu korrigieren.

Die in Abb. 4–3 aufgeführten Interventionskategorien und die Darstellung der historischen Entwicklung des Verfahrens dürften deutlich ge-

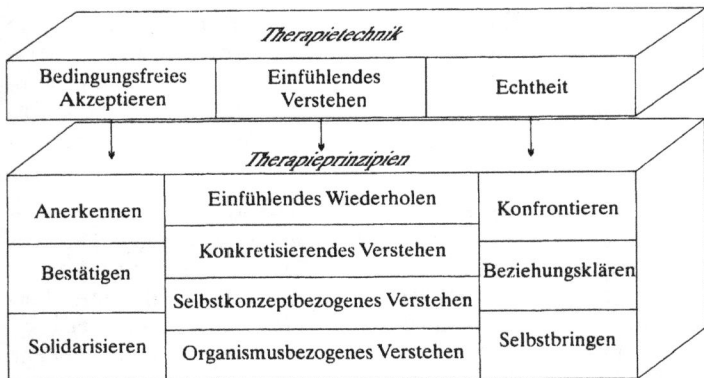

Therapietechnik		
Bedingungsfreies Akzeptieren	Einfühlendes Verstehen	Echtheit

Therapieprinzipien		
Anerkennen	Einfühlendes Wiederholen	Konfrontieren
Bestätigen	Konkretisierendes Verstehen	Beziehungsklären
	Selbstkonzeptbezogenes Verstehen	
Solidarisieren	Organismusbezogenes Verstehen	Selbstbringen

Abb. 4-3: Therapieprinzipien und Therapiepraxis (nach J. Finke, Empathie und Interaktion, Thieme 1994).

macht haben, daß es ein grobes Mißverständnis ist, das Behandlungskonzept der Gesprächspsychotherapie vorwiegend in der „warmherzigen" Ausstrahlung und diffusen Einfühlsamkeit des Therapeuten zu sehen. Der erste Entwurf dieses Verfahrens in den 40er Jahren, auf dessen verkürzter Rezeption dieses Mißverständnis gründet, hat inzwischen vielfältige Ergänzungen und Ausdifferenzierungen erfahren. Das Anliegen, beim Patienten gefühlsverankerte Einsichten und Änderungen zentraler Erlebnisweisen zu erreichen, hat zur Ausformulierung von sinnkonstitutiv differenten *Verstehensangeboten*, zu Konzepten einer gestuften *Abwehrbearbeitung* und der *Klärung von Beziehungsangeboten* und Beziehungserwartungen geführt. Diese Komplexität der gesprächspsychotherapeutischen Behandlungspraxis ist besonders seit der Entwicklung differentieller Ansätze bis hin zu Therapiemanualen deutlich geworden, in denen versucht wird, bestimmte Elemente der Therapietechnik bestimmten Therapieprozessen und Therapiethemen einerseits und bestimmten Störungsformen sowie Persönlichkeitsstrukturen des Patienten andererseits zuzuordnen.

Indikation und Kontraindikation: Die Gesprächspsychotherapie ist besonders *indiziert* bei Patienten mit ausgeprägter *Selbstunsicherheit*, Neigung zu *intrapunitiver Konfliktverarbeitung* und internalen Blockierungen. Auf der Ebene der Leitsymptomatik betrifft dies vor allem *Angststörungen, dysthyme bzw. depressive Störungen* sowie dissoziative und *somatoforme Störungen.*

Von Sachse (1992) wird die *Selbstexplizierung* als entscheidendes Wirkprinzip angesehen. Hier werden Patienten mit internalen, relativ bewußtseinsnahen Konflikten für besonders geeignet angesehen, in Abgrenzung zu Patienten mit primären Defiziten auf der Handlungsebene. Diese Vorstellung greift jedoch insoweit zu kurz,

als klinische Erfahrung und empirische Befunde zeigen, daß gerade Patienten mit einem ausgeprägten Mangel an Selbstempathie, also mit sogenannten „frühen" Störungen, von der Halt und Sicherheit gebenden empathischen Beziehungsgestaltung gut profitieren. Entsprechend ergab eine kontrollierte Vergleichsstudie von Meyer (1991) eine leichte Überlegenheit der Gesprächspsychotherapie bei *„frühen" Störungen* (auf präödipalem Niveau) gegenüber der psychoanalytisch orientierten Therapie.

Bei adaptiver Indikation der gesprächspsychotherapeutischen Standardtechnik ist ein gesprächspsychotherapeutisches Vorgehen auch bei einem Teil der Patienten indiziert, für die eine konfliktzentrierte Therapie eigentlich weniger geeignet ist. Beispiele sind spezielle erlebnisaktivierende Interventionstechniken bei psychosomatisch Kranken mit Alexithymie oder strukturierende Interventionen in der gesprächspsychotherapeutischen Mitbehandlung schizophrener Patienten.

Was die generelle Indikation zur Gesprächspsychotherapie betrifft, gilt das Ansprechen des Patienten auf das therapeutische Beziehungsangebot im Rahmen einer mehrstündigen Probetherapie als bestes Voraussagekriterium für Eignung und Änderungswahrscheinlichkeit.

Die Indikation zur Gesprächspsychotherapie ist eingeschränkt und u.U. sogar kontraindiziert bei Patienten mit besonders ausgeprägter Rigidität des Erlebens. Ferner auch bei großer Reizoffenheit und bei allen akuten depressiv- oder schizophren-psychotischen Zuständen, wenn der Therapeut diese Schwierigkeiten nicht im Sinne eines störungsspezifischen Vorgehens berücksichtigt und ggf. auch eine zusätzliche psychiatrische Behandlung sozio- oder pharmakotherapeutischer Art einbezieht bzw. eine entsprechende fachärztliche Mitbehandlung bei schweren psychosomatischen Störungen vorsieht.

Therapeutische Wirkmechanismen: Die Bemühungen von Rogers schon in den 40er Jahren, die Wirkfaktoren der Gesprächspsychotherapie empirisch zu klären, sind auch in ihrem methodischen Ansatz für die Psychotherapieforschung insgesamt bahnbrechend gewesen. Die standardisierten Ratings der Tonaufnahmen vieler Therapiegespräche verschiedener Therapeuten und ihre Korrelation mit dem Therapieergebnis ergaben, daß das *bedingungsfreie Akzeptieren, das einfühlende Verstehen* und *die Echtheit* des Therapeuten als prinzipielle Heilfaktoren der Gesprächspsychotherapie anzusehen sind. Die Wirkweise dieser Faktoren ist sowohl in der Einsichtsvermittlung wie der Erlebnisaktivierung und der Korrektur von Beziehungserfahrungen im Hier und Jetzt der therapeutischen Situation zu sehen. Die unterschiedliche Akzentuierung dieser Faktoren und damit der differentielle Einsatz der aus ihnen abzuleitenden Interventionen (siehe Abb. 4–3) ermöglicht ein prozeß- und störungsbezogenes Vorgehen, wie es sich in der Gesprächspsychotherapie seit den 80er Jahren herausgebildet hat.

4.4   Verhaltenstherapie

D. Wälte

Die Verhaltenstherapie (VT) ist ein Therapieansatz, der neben den psychoanalytisch bzw. tiefenpsychologisch orientierten Verfahren Eingang in die kassenärztliche ambulante und stationäre Krankenversorgung gefunden hat. Seine *Wirksamkeit* bei vielen psychischen Krankheiten in relativ *kurzen Behandlungszeiten* mit gezielten Interventionstechniken stellt einen wichtigen Grund für die wachsende Bedeutung dieser Methode dar. Besondere Stärken liegen in der raschen Behandlung von Störungen mit einem *prägnanten klinischen Syndrombild* wie Angst, Depression, Eßstörung, Sexualstörung oder Zwang, aber auch bei komplexen psychosomatischen und psychiatrischen Krankheitsbildern. Die Behandlung setzt eine differenzierte Diagnostik (→ Verhaltens- und Bedingungsanalyse) voraus, die in konkrete *Therapieziele* und *Interventionen* mündet. Der *Gesamtbehandlungsplan* bezieht neben den eigentlichen Symptomen, die in tiefenpsychologischen Ansätzen weniger im Mittelpunkt stehen, auch intrapsychische oder interpersonelle Faktoren mit ein, welche die Störung bedingen und aufrechterhalten.

Noch 1976 sah Wolpe die VT ausschließlich abgeleitet aus den experimentell abgesicherten Prinzipien der Lerntheorie. Für die moderne VT greift diese Definition, die in ihrer Gründerzeit annähernd Konsens gefunden hat, allerdings zu kurz. Durch ihre rasch zunehmende Verbreitung und die rege empirische Forschung wurde das klassische lerntheoretische Verständnis der VT schnell aufgeweicht und befindet sich beständig im Wandel. Deshalb kann eine zeitlich überdauernde Definition der VT nicht gegeben werden, die auf eine Festschreibung des Status quo hinauslaufen würde. Statt einer Definition soll die folgende Checkliste einen Eindruck von dem aktuellen Entwicklungsstand vermitteln. Die Bedenken, die gegen eine endgültige Definition der VT sprechen, weisen auf eine ihrer wichtigsten Vorzüge: Ihre Flexibilität, auf neue Probleme und Störungsbilder mit neuen Methoden zu antworten.

Konzepte zur Entstehung psychischer Störungen und therapeutische Wirkprinzipien: Im Laufe der letzten 50 Jahre sind in der Verhaltenstherapie eine Reihe von Ansätzen entwickelt worden, mit denen versucht wird, eine *ätiologische Erklärung* von klinischen Störungsbildern zu geben und *therapeutische Wirkprinzipien* zu begründen. Am Anfang dominierten Konzepte, die sich stark an der *Lerntheorie* orientierten (klassische Konditionierung, operante Konditionierung, Lernen am Modell). Aus ihnen lassen sich die ersten drei therapeutischen Wirkprinzipien ableiten. Ein viertes Prinzip ergibt sich aus den kognitiven Ansätzen der VT und ein fünftes Prinzip läßt sich aus psychophysiologischen Modellvorstellungen entwickeln.

Im folgenden sollen die *Konzepte zur Entstehung psychischer Störungen* und die daraus abgeleiteten *Wirkprinzipien* kurz erläutert werden, wobei eine ätiologische Erklärung von Störungsbildern und deren Therapie oft nur durch die Integration der Erklärungsmodelle gelingt.

- **Klassische Konditionierung:** Besondere Reize können nach dem Physiologen Pawlow ganz bestimmte Reflexe auslösen. Der Lernprozeß besteht beim klassischen Konditionieren in der *Koppelung des Reflexes* an einen *neuen*, bis dahin neutralen, d.h. nicht *reflexauslösenden Reiz*. Der Psychiater J. Wolpe führte den Ansatz weiter: Wenn psychische Störungen bzw. allgemein Verhaltensweisen durch klassische Konditionierung gelernt werden können, müßten sie auch

Tab. 4-3: Checkliste Verhaltenstherapie (Erläuterungen im Text)

Vertreter	z.B. Wolpe, Lazarus, Bandura, Beck, Ellis, Meichenbaum, Kanfer
Theoretische Grundlagen	empirische Psychologie, insbesondere Lerntheorie und kognitive Theorien
Ätiologische Konzepte	im wesentlichen klassische Konditionierung, operante Konditionierung, Modellernen, dysfunktionale Kognitionen, psychophysiologische Regelkreise
Wirkprinzipien	im wesentlichen Gegenkonditionierung, Verstärkung, Imitation, kognitive Umstrukturierung, Modifikation der psychophysiologischen Reaktibilität
Diagnostik	Verhaltens- und Bedingungsanalyse der aktuellen Problemsituation, klassifikatorische Diagnose nach ICD-10 oder DSM-IV
Indikation	alle psychischen Störungen, besondere Erfolge bei Angststörungen, Depressionen, Eßstörungen und Zwängen
Interventionsformen	z.B. systematische Desensibilisierung, Verstärkungsplan, Selbstbehauptungstraining, Reizkonfrontation, Selbstmanagement
Therapiedauer	eher kurz, 15–50 Sitzungen
Setting	Einzel-, Ehe-, Familien-, Gruppentherapie
Wirkungsnachweis	experimentelle Bestätigung, daß mehr als drei Viertel der Patienten positive Erfolge haben

durch dasselbe Prinzip wieder verlernbar sein. Diesem Grundgedanken macht sich das erste grundlegende verhaltenstherapeutische Wirkprinzip, die *Gegenkonditionierung,* zunutze: Eine Reaktion (z.B. Angst) auf einen bestimmten Reiz (z.B. großer Hund) wird dadurch beseitigt, daß in Gegenwart dieses Reizes ein entgegengesetztes Verhalten (z.B. Entspannung) ausgelöst wird. Bei der *systematischen Desensibilisierung* wird eine durch progressive Muskelrelaxation entspannte Person dazu aufgefordert, sich eine abgestufte Reihe von angsterzeugenden Situationen vorzustellen. Die *Entspannung hemmt die Angst* (reziproke Hemmung), die ohne sie durch die vorgestellte Szene ausgelöst würde.

- **Operante Konditionierung:** Nach Skinner ist *die Verstärkung bzw. Bestrafung ein zweites grundlegendes Wirkprinzip* der Verhaltenssteuerung. Verstärker sind dabei alle Ereignisse, die auf ein bestimmtes Verhalten gesetzmäßig (kontingent) folgen und die Auftretenswahrscheinlichkeit dieses Verhaltens erhöhen. Es lassen sich zwei Arten von Verstärkern unterscheiden.

Bei *positiven Verstärkern* werden *angenehme Reize dargeboten* (z.B. Lob) und bei *negativen Verstärkern* werden *unangenehme Reize entfernt* (z.B. Aufhebung einer Bestrafung), jeweils mit der Konsequenz der Erhöhung der Auftretenswahrscheinlichkeit des zuvor gezeigten Verhaltens.

Positive Verstärker, in Form von Münz- oder Punktsystemen, haben sich besonders in der Verhaltensmodifikation bei Kindern und Jugendlichen bewährt, zeigen jedoch auch bei der Behandlung schwerer Fälle von Schizophrenie oder geistiger Behinderung einen großen Nutzen und konnten bisher kaum durch andere Therapiemethoden ersetzt werden.

- **Lernen am Modell** (Bandura und Walters): Bandura konnte experimentell zeigen, daß Lernprozesse sich nicht auf klassische und operante Konditionierung beschränken lassen. Die Aneignung von komplexem Verhalten und allgemeinen Regeln geschieht vielmehr durch die Beobachtung und Imitation des Verhaltens sozialer Modelle.

Die Beobachtung und Imitation sozialer Modelle als drittes Wirkprinzip der VT findet eine sehr ökonomische Anwendung in der Therapie. Der Therapeut hat insgesamt die Funktion eines Modells, von dem der Patient das Äußern von Affekten und Gefühlen, das Bewältigen von Problemen und Teile des Interaktionsverhaltens übernimmt (Einübung von Sozialverhalten im Rollenspiel).

- **Kognitionstheoretisches Modell:** Mit der Weiterentwicklung der klassischen VT wurden *kognitive Variablen* (Wahrnehmen, Denken, Erwartungen) in die Erklärung des Verhaltens eingeführt. In der Übergangsphase der „kognitiven Wende der VT" akzeptierte man „Kognitionen" zunächst nur als Vermittler (Mediatoren zwischen den äußeren Reizbedingungen und dem offenen beobachtbaren Verhalten. Die heutige VT läßt sich aber von der bereits im Altertum philosophisch formulierten Annahme leiten, daß den *kognitiven Prozessen* eine echte Steuerungs- oder Kausalfunktion für das *Verhalten* zukommt: „Menschen werden nicht durch Dinge gestört, sondern durch ihre Anschauungen von ihnen" (Epiktet). Gemeinsam ist allen genannten kognitiven Ansätzen, daß sie in der Therapie als *viertes Wirkprinzip* auf *die Veränderung von Kognitionen (kognitive Umstrukturierung)* setzen. Kognitive Umstrukturierungen beziehen sich auf die Einschätzung der Situation, der Bewertung der eigenen Person und der Bedeutung der Verhaltenskonsequenzen.

- **Psychophysiologische Modelle:** Besonders in der Angstforschung sind eine Reihe von Modellen entwickelt worden, die sich um eine *Integration von psychischen und physischen Determinanten* bemühen. Nach dem psychophysiologischen Modell über die Ätiologie der Panikstörung und Agoraphobie können bestimmte Körperreaktionen (Herzrasen, Atemlosigkeit, Schwindel) auch bei Angstreaktionen auftreten. Diese werden katastrophisierend interpretiert (z.B. wird ein beschleunigter Herzschlag als Indiz für einen Herzinfarkt bewertet) und deshalb mit Bedrohung oder Gefahr assoziiert. Die Person reagiert darauf mit Angst, die zu weiteren physiologischen Veränderungen, Körpersensationen und/oder kognitiven Symptomen führt. Die Erkenntnisse, die aus der Forschung zur Angststörung gewonnen werden können, legen es nahe, solche psychotherapeutischen Strategien einzusetzen, die auf die Modifikation der psychophysiologischen Reaktivität (fünftes Wirkprinzip) abzielen.

Verhaltenstherapeutische Interventionen: Heute ist man sich darüber einig, daß wohl keines der verhaltenstherapeutischen Standardverfahren in seiner Wirkung nur mit einem der fünf Wirkprinzipien erklärbar ist.

- **Systematische Desensibilisierung:** Die systematische Desensibilisierung, die lange Zeit als das Vorzeigeverfahren der VT galt, wurde Anfang der 50er Jahre von Wolpe entwickelt. Er ließ sich von der Annahme leiten, daß Angstreaktionen (z.B. Furcht vor geschlossenen Räumen) ge-

hemmt werden können, indem man sie durch eine Aktivität ersetzt, die sich der Angstreaktion gegenüber antagonistisch verhält. Da Ruhe und Entspannung mit Angstreaktionen *unvereinbar* sind, kann man einer Person helfen, ihre Angst in der gefürchteten Situation zu hemmen, indem man sie zur Entspannung anleitet. Damit wird die *Person desensibilisiert* oder ihre *Angst gegenkonditioniert.* Wolpe fand in einer Reihe von Experimenten heraus, daß die Desensibilisierung am besten erreicht wird, wenn der Patient sich in kleinen Schritten der gefürchteten Situation aussetzt, während er sich entspannt. Die *abgestufte Angstkonfrontation* kann entweder in der *Phantasie der Person (in sensu)* oder *tatsächlich (in vivo)* erfolgen. Das dem Desensibilisierungsprozeß zugrunde liegende Prinzip nennt Wolpe *reziproke Hemmung.*

Bis in die späten 80er Jahre galt die systematische Desensibilisierung als Methode der Wahl für die Behandlung von Angststörungen. Noch heute wird sie (oft in abgewandelter Form) bei der Behandlung von spezifischen Phobien eingesetzt. Eine Vielzahl von Untersuchungen hat allerdings inzwischen belegt, daß weder die Entspannung noch die Hierarchisierung der Angstitems von so großer Bedeutung ist. Wichtiger scheint vielmehr, daß der Patient mit den Angstsituationen konfrontiert wird. Diese Erkenntnis hat sich besonders in den Expositionsverfahren niedergeschlagen.

- **Expositionsverfahren:** *Exposition* bedeutet, *sich externen* (z.B. Plätzen, Höhen, Tieren) *oder internen* (z.B. Gedanken, physiologischen Reaktionen) *Reizen auszusetzen*, die angstbesetzt sind, bisher vermieden wurden, oder solchen, mit denen die Person unangenehme Konsequenzen verbindet. Sie zielt in jedem Fall darauf ab, das phobische Vermeidungs- und Fluchtverhalten abzubauen, welches durch negative Verstärkung die Angst aufrechterhält. Ziel der Exposition ist dabei ausdrücklich nicht das angstfreie Erleben der Situationen, sondern „*Panik- und Angstmanagement"*, d.h. das Erlernen eines veränderten Umgangs mit den Ängsten und Panikgefühlen, die in den Situationen ausgelöst werden.

- **Selbstbehauptungstraining:** Heute haben sich Programme durchgesetzt, in denen mehrere Prinzipien für die Erklärung und Modifikation sozialer Ängste zum Tragen kommen. Z.B. spricht das *Assertive-Training-Programm (ATP)* im einzelnen drei Bereiche an: die Einstellung zu sich selbst bzw. die *Selbstbewertung*, die *soziale Angst* bzw. Hemmung und *soziale Fertigkeiten.*

Die Durchführung des Programmes geschieht im Gruppensetting in der Durcharbeitung verschiedener Standardsituationen zur Selbstbehauptung, die von den Therapeuten bzw. Modellen, die auf Video aufgezeichnet sind, vorgemacht werden (Lernen am Modell).

- **Kognitive Methoden:** Der Einfluß kognitiver Ansätze in der VT führte zu einer Ausdifferenzierung der Methoden und zu einem eigenständigen Bereich, bei denen die *Veränderung von Kognitionen* im Mittelpunkt steht. Kognitive Verfahren gehen von der Annahme aus, daß nicht bestimmte Ereignisse, Bedingungen oder Gegebenheiten an sich schon psychische Störungen bewirken, sondern daß es hauptsächlich darauf ankommt, wie eine Person diese Ereignisse wahrnimmt, gedanklich verarbeitet und bewertet. Sie zielen auf die *Uminterpretation* situativer, interozeptiver und *kognitiver Zustände und Prozesse*, aber auch auf die *Unterbrechung* automatisierter *negativer Denkmuster* und der übertriebenen Selbstaufmerksamkeit.

- **Selbstmanagement:** Die bisher beispielhaft aufgeführten Therapiemethoden finden alle unter der Regie des Therapeuten statt. Langfristig steuert die VT jedoch das Ziel an, daß der Patient zur *Selbsthilfe* befähigt wird. Dafür wurden in der VT besonders von Kanfer Konzepte und Techniken des Selbstmanagements entwickelt. Das gemeinsame dieser Techniken (wie Selbstbeobachtung; Festlegung von Verträgen mit sich selbst oder anderen; Belohnung nach Erreichung von selbstgesteckten Zielen) besteht darin, daß nach einer Unterstützungsphase durch den Therapeuten alle therapeutischen Funktionen nach und nach vom Patienten selbst übernommen werden. Dabei regt der Therapeut an und motiviert den Patienten dazu, sein Veränderungsprogramm auch wirklich durchzuführen.

Indikation und Effektivität: Die VT hat für die meisten psychischen Störungen *spezifische Therapieprogramme* erstellt: z.B. Reizkonfrontationsmethoden bei Agoraphobie, Aktivitätsaufbau und kognitive Neubewertung bei (neurotischer) Depression, Reizkonfrontation mit Reaktionsverhinderung bei Zwängen. Sie leistet damit einen direkten Beitrag zur *Indikationsentscheidung.*

Es gibt wohl keine Therapierichtung, die experimentell besser untersucht ist, als die VT. Von Anfang an haben sich die Vertreter der VT intensiv um einen *Wirkungsnachweis der Interventionsformen* bemüht, eine conditio sine qua non der fallübergreifenden Qualitätskontrolle. Wie aus neueren Metaanalysen hervorgeht, erstreckt sich der Wirkungsnachweis auf alle oben dargestellten (Standard-) Verfahren. Mehr als ¾ *aller Patienten* erreichen klinisch bedeutsame *Verbesserungen* in verschiedenen Störungsbereichen.

4.5   Suggestive und entspannende Verfahren

W. Kämmerer, V. Perlitz

Gemeinhin werden Hetero- und Autosuggestion unterschieden. Dennoch darf als gesichert gelten, daß *Suggestionen* nicht ohne entsprechende Bereitschaft zur Übernahme der imaginierten Vorstellungen als *Autosuggestion* möglich sind. Suggestion und *Hypnose* sind ebenso wie die Einübung einer muskulären Tonusminderung in der Lage, zugleich körperliche und seelische Entspannung herzustellen. Die suggestiven und entspannenden Verfahren sind trotz erheblicher formaler Unterschiede in der Durchführung miteinander vergleichbar. So waren für J.H. Schultz die Beobachtung der zum *Hypnoid* (Trance) gehörigen Körperreaktionen (Schweregefühl und strömende Wärme bei ruhigem Atem und Herzschlag) Anlaß, diese unter Umgehung der Heterosuggestion einüben zu lassen. E. Jacobsons Ansatz ging dagegen direkt von einer aktiv gesteuerten *Muskelrelaxation* aus, um eine psycho-physische Entspannung einzuleiten.

Psychologisch kann *Entspannung* als ein Neben- oder Beieinander sonst gegensätzlicher Strebungen in einem Moment der Ruhe angesehen werden. Diese Verfahren erhalten ihren psychotherapeutischen Stellenwert durch den gewählten tiefenpsychologischen oder verhaltenstherapeutischen Rahmen. Stets ist eine entsprechende *Eingangsdiagnostik* und *Indikationsstellung* erforderlich. Von der Vielzahl unterschiedlich theoretisch begründeter und strukturierter Entspannungsverfahren sind einige nicht zuletzt dank wissenschaftlich fundierter Nachweise der Effektivität zum unverzichtbaren Bestandteil im klinisch-psychosomatischen Alltag herangereift. Dazu zählen das *Autogene Training (AT),* die *Hypnose* und die *Progressive Muskelentspannung (PM).* Diese sollen in dem folgenden Kapitel beispielhaft vertieft dargestellt werden.

4.5.1 Hypnose

Definition: Hypnose verbindet Trance (Hypnoid) und Suggestion unter Anleitung. Als *Hypnoid* (Trance) wird eine fokussierte *Einengung der Aufmerksamkeit* zugunsten eines imaginativ bildhaften träumerisch-assoziativen (primärprozeßhaften) Denkens bezeichnet. Die Abgrenzung der suggestiven Elemente in der Arzt-Patienten-Beziehung gegenüber den klassischen Psychotherapieverfahren ist schwierig, da die Behandlung krankhafter Störungen durch das Wort in einer gestalteten Beziehung stets die Basis von Psychotherapie darstellt. Die Psychoanalyse hingegen stellt gerade die Durcharbeitung dieser Beziehung in das Zentrum ihrer Bemühungen.

Historische Entwicklung: Die moderne Geschichte der Hypnose ist eng mit den Namen des Wiener Arztes Franz Anton Mesmer (1734–1815) und dem des schottischen Chirurgen und Ophthalmologen Braid (1795–1869) verbunden. Wenngleich das Mesmersche Theoriegebäude zum „tierischen Magnetismus" aus heutiger Sicht magisch-phantastisch durchwirkt erscheinen muß, darf es doch als sein Verdienst gelten, ein europäisches Publikum für das gewonnen zu haben, was später von Braid mit wissenschaftlichen Erkenntnissen als Suggestibilität und Hypnose eingehender beschrieben wurde. Obzwar diese Vorgänge in allen Kulturen bekannt sind, war das Verständnis hierüber doch uneinheitlich.

Inhaltliche Beschreibung: Wurde bis zur ersten Hälfte dieses Jahrhunderts ein eher autoritär-direkter Stil bei der *Durchführung* von Hypnose bevorzugt, wich diese Haltung einem indirekten und *spielerischen*, die Individualität und Autonomie des Patienten stärkenden Vorgehen.

Therapeutische Wirkmechanismen: M. Erickson (1901–1980) bezeichnete die Hypnose als einen Zustand besonderer affektiver „zwischenmenschlicher Ansprechbarkeit" und Suchens nach konstruktiven Lösungen aus der „schöpferischen Kraftquelle des Unbewußten". *Suggestion* bezeichnet die Beeinflussung von Denken, Handeln, Fühlen und Wollen durch Nutzen einer Übertragungsbereitschaft in „affektiver Resonanz". Rational-intellektuelle Anteile von Kommunikation werden in diesem Zustand absichtsvoll umgangen.

Voraussetzung ist die *Bereitschaft zur Annahme* Ich-fremder Bewußtseinsinhalte ohne nähere Kontrolle und Prüfung, so daß diese schließlich als eigenes Denken, Fühlen und Handeln des Probanden erlebt werden. Daraus erwächst die außerordentlich hohe *ethische Verantwortung* des Behandlers und die Kritik an diesem Vorgehen.

Die unter Suggestion und Hypnose entstehenden *Kognitionen* sind neurophysiologisch und neuropsychologisch eingehend untersucht und beschrieben worden, und es darf davon ausgegangen werden, daß dem *limbischen System*, möglicherweise aber auch dem Hypothalamus eine entscheidende Funktion bei deren Entstehung zukommt.

Setting und praktisches Vorgehen: Die autoritäre oder indirekte *Übermittlung der Suggestion* dessen, was aus Sicht des Behandlers zur Lösung des Problems beitragen könnte, kann als reine Information oder in Gestalt einer Metapher oder Geschichte über gelungene Lösung erfolgen. Dies kann mit dem ganzen Ritual einer *Tranceinduktion* mit *Fixierung* (Finger oder Gegenstand) und den dazugehörigen Körpersensationen wie Lidflattern, der Überprüfung und Vertiefung des Rapports durch Levitation (der Aufforderung an den Probanden, Gliedmaßen zu heben) geschehen. Oder es erfolgt nur eine *leichte Trance* in Gestalt eines besonders vertieften Zuhörens oder anderer Formen intensiver Konzentration. Von großer Bedeutung ist die *Zurücknahme* der Hypnose und die *Desuggestion* zum Abschluß, um Befindensstörungen nach dem Aufwecken zu vermeiden.

Zielsetzung: Der Erfolg der Heterosuggestion ist nicht von der Tiefe der Trance (Hypnoid) abhängig. Die dabei auftretende *körperliche Entspannung* ist gut beschrieben als Physiologie der *trophotropen Reaktionslage*: einem Zustand entweder verstärkter Vagotonie und/oder geminderter Sympathikotonie im Sinne psychovegetativer Regeneration. In diesem Zusammenhang sind Befunde zur rein sympathischen Innervierung der Zielgebiete des retikuloendothelialen Systems, namentlich Milz, Thymus und Lymphknoten einzuordnen. Gerade die Verbindung *psychisch-physische Entspannung* und reduzierte Sympathikusaktivität führt analog einer pharmakologischen oder chirurgischen Sympathektomie zu einer gesteigerten Leistung des *Immunsystems* und könnte dadurch eine der wohl wesentlichsten Voraussetzung zur Gesundung schaffen.

Indikation: Durch den virtuosen, oft spielerischen Ansatz von M. Erickson erfolgte in der 2. Hälfte des Jahrhunderts eine machtvolle Renaissance der Hypnose. Im letzten Jahrhundert wurde die Hypnose von vielen Behandlern ohne differentielle Indikation zur Therapie ganz unterschiedlicher somatischer, psychosomatischer und rein psychischer Störungen eingesetzt. Wegen des häufig nicht lange anhaltenden Erfolges verschwand das Interesse an dieser Technik zugunsten tiefenpsychologischer und verhaltenstherapeutischer Verfahren. Die Anwendungsgebiete der Suggestion gehen heute über die *Entspannungsverfahren* trotz vieler Gemeinsamkeiten hinaus und erstrecken sich auf weite Bereiche der Psychotherapie.

Ein wesentliches Element der therapeutischen Hypnose liegt in der (imaginierten) *Dissoziation zwischen seelischem Erleben und körperlicher Befindlichkeit*: z.B. gedankliches Wandeln in einem herrlichen Garten, während der Körper krank darniederliegt. Diese Dissoziationen haben sich besonders bei der *Schmerzbehandlung* und kleineren *operativen Eingriffen* bewährt. Denn trotz meßbarer physiologischer Schmerzreaktionen läßt sich die Wahrnehmung des Schmerzes damit erfolgreich ausschalten. Verbrennungsopfer erfuhren unter hypnotischer Behandlung nicht nur eine Reduktion ihrer Schmerzen, sondern reagierten auch mit einer geringeren Ödem- und Blasenbildung.

Von großer Bedeutung sind ferner sog. *posthypnotische Aufträge*: Imperative des Therapeuten, die erst zu einem späteren Zeitpunkt ausgeführt werden sollen, ohne daß sie vom Probanden als ichfremd wahrgenommen werden.

Kontraindikation: Mehr noch als rein medizinisch-psychologisch formulierbare Kontraindikationen, von denen sich in der Tat wenige uneingeschränkt benennen lassen (akutpsychotische Anamnese, Neigung zu Realitätsflucht, Kontrollverlustängste), legt das hohe Maß an ethischer Verantwortung (s. Kap. 6.1), das sich in der Dyade Macht des Therapeuten vs. Ohnmacht des Patienten findet, den Rahmen und die Umstände fest, innerhalb derer Hypnose zum Einsatz gelangen sollte. Die vielfach der Methode von Laienkreisen zugeschriebene mystisch-magische Potenz läßt sich so möglicherweise als ein Ausdruck der dahinter verborgenen Angst vor „mentalem Mißbrauch" auffassen. Hier läßt sich in der Tat mühelos die Bühnenhypnose als Beispiel schlechthin einer solch fehlgeschlagenen Indikation-Kontraindikationsbeurteilung nennen.

4.5.2 Autogenes Training

Definition: Ziel des heterosuggestiven Trainings ist die systematische autogene *Einübung von formelhaften Vorsätzen*, d.h. ohne Anleitung durch einen suggestiv wirkenden Therapeuten/Lehrer, die zu einer „Umschaltung" des Vegetativum wie bei der hypnoiden Versenkung führen sollen.

Historische Entwicklung: Das *Autogene Training (AT)* wurde von J.H. Schultz (1884–1970) in den zwanziger Jahren dieses Jahrhunderts als ein Weg zur *Konzentrativen Selbstentspannung* aus der Heterohypnose entwickelt. Schultz' Beobachtungen, daß Probanden und Patienten der Hypnose sich körperliche Entspannung spontan und alleine herzustellen suchten, weil sie diese als wohltuend erlebt hatten, waren für ihn Ausgangspunkt seiner Entwicklung.

Inhaltliche Beschreibung: Entsprechend der grundsätzlichen psychophysischen Einheit des Menschen werden Imaginationen der verschiedenen Befindlichkeiten immer diesen entsprechende *physiologische Adaptations- und Bereitstellungsreaktionen* durch eine Umschaltung der Innervierung des Vegetativum erfolgen. Die Suggestion folgt dem *Prinzip der Ideoplasie* (durch Ideen geprägt): geht man über einen Platz auf eine lange Treppe zu, die man hinauf will, so stellt sich der Kreislauf, Atmung etc. schon zu Beginn des Platzes auf Treppensteigen um. Ebenso prägen Träume die Physiologie des Schläfers, während er träumt. Ziel des AT's ist der dynamische *Ausgleich* von zu *hoher Verspannung* und zu geringer Spannung zugunsten einer der Situation angemessenen „guten" Spannung. Dem entspricht zumeist eine Minderung des Sympathiko- und Erhöhung des Vagotonus (innerhalb der physiologischen Norm). Die *organismische Umschaltung* führt von einer ergotropen (überwiegend sympathikotonen) zu einer „trophotropen" (überwiegend vagotonen) Reaktionslage, vergleichbar dem Zustand einer tagträumerischen Regression.

Setting und praktisches Vorgehen: Das ritualisierte Vorstellen immer gleicher Worte nennt man *semantische Konditionierung*. Die Formeln, die sich der Proband vorstellt oder (unhörbar) vorsagt, beschreiben die leibseelischen Aspekte der Entspannung: „Ich bin ganz ruhig!", „Ich bin ganz schwer!", „Ich bin ganz warm!", „Mein Atem fließt ganz ruhig!", „Mein Herz schlägt ganz ruhig!", „Mein Bauch ist ganz (strömend) warm", "Mein Kopf (Stirn) ist ganz (angenehm) kühl!'

Dies wird etwa 2 Monate täglich (3 mal 5 bis 15 Minuten) in einer bestimmten Körperhaltung, die bequem und stabil sein soll, geübt: häufig erfolgt dies in der sog. *Kutscher- oder Königshaltung*, oder in *Rückenlage*. Dieses Ritual festigt die Konditionierung und führt bereits zur "Umschaltung". Beendet wird die Übung durch das *Zurücknehmen*, indem Arme und Beine ein paar Mal solange gebeugt und gestreckt und mit Hilfe angehaltener Luft (Bauchpresse) die Atem- und Herzfrequenz beschleunigt werden, bis man sich "frisch und munter" fühlt. Diese stets gleiche Abfolge (Haltung, Formeln und Zurücknahme) kann als Stufen verstanden werden, die einen sicheren und angstfreien Ein- und Ausstieg in und aus der Versenkung gewährleisten. Bewährt hat sich dabei, wenn der Behandler selbst mitübt, um einen Anhalt für Form, Rhythmus und Zeitstruktur zu geben. Dies schafft zugleich eine vertrauensvolle Beziehung.

Während die Haltung und die Rücknahme der Übung eingehalten werden soll, ist es wichtig, das Üben der Formeln *absichtslos* geschehen zu lassen. Nur so kann sich eine innere Vorstellung von entspannter Ruhe und Gelassenheit bilden. Ein Üben "bis ich ruhig bin", führt nur zu steigendem Leistungsdruck und Verbissenheit, also dem Gegenteil des Erhofften. Da sich zu Beginn alle Zeichen einer gespannten Erwartung finden, gilt es, diese Paradoxie – ich stelle mir "Ruhe" vor und entdecke meine Unruhe – zu erläutern. Dies wird den Probanden ermutigen, sich schrittweise auf sich selbst einzulassen und seinen inneren Blick wie einen Scheinwerfer über die angesprochene innere Befindlichkeit gleiten zu lassen.

Therapeutische Wirkmechanismen: Der Bereitschaft und Entschlossenheit des Probanden, dieses Üben 2–3 x täglich auf sich zu nehmen und sich für diese Zeit den Alltagsverpflichtungen gegenüber seiner Umwelt zu entziehen, dürfte sowohl psychologisch wie physiologisch eine wesentliche Bedeutung für den Erfolg dieser Maßnahme haben.

Der von Physiologen und Psychologen häufig unternommene Ansatz zur Objektivierung von Entspannungsvorgängen mag von daher in gewissem Kontrast stehen zu einer individuellen, vom Körperbild geprägten Vorstellung von dem, was Entspannung ausmacht. Dennoch wurde vor kurzem

ein mögliches *objektives Entspannungskriterium* vorgeschlagen. Dabei handelt es sich um einen langsamen (ca. 8/min) hochstabilen Rhythmus der Durchblutung der thermisch vasoparalysierten Stirnhaut, der signifikant häufiger bei erfahrenen AT-Anwendern in Erscheinung trat, als bei ungeübten.

Grundsätzlich gilt jedoch: Anatomie und Physiologie sind der Selbstwahrnehmung unterschiedlich oder sogar überhaupt nicht unmittelbar zugänglich. Was ich vom "Körper" *wahrnehme*, ist immer das *Bild*, das ich von ihm habe. In diesem haben sich alle körperlichen Erfahrungen und ihr sozialer Kontext eingeprägt: von der Säuglings- und Kleinkindzeit über Pubertät, Sexualität, Sport, Krankheiten und Älterwerden. Daraus erklärt sich, daß jemand während des Übens das Herz als "rasend" erlebt, während sich ein Puls von 68/min. messen läßt. Die *Organformeln* sprechen immer affektiv bedeutsame *Erinnerungen* an: "Herzenserfahrungen", das, was mir den "Atem stocken" oder freiwerden läßt, mir einen warmen oder "engen Bauch" macht, meinen "Kopf hitzig" werden oder mich einen "kühlen Überblick" bewahren läßt. Das verständnisvolle Aufnehmen dieser aktualisierten Erfahrungen durch den Behandler in einer tragenden therapeutischen Beziehung ist von zentraler Wichtigkeit und zugleich Modell eines geduldigen, oft auch humorvoll-distanzierten Umgangs mit sich selbst und den eigenen Verspanntheiten. Die Gleichzeitigkeit und Identität von Affekt (Physiologie) und Emotion (Psychologie) läßt verständlich werden, daß sich beim AT *alle erdenklichen Befindlichkeiten* zwischen traumlosem Schlaf und höchster und erregter Wachsamkeit nachweisen lassen.

Zielsetzung: Ziel ist es, eine all zu absichtsvolle, utilitaristische Geisteshaltung des "schneller, höher, weiter" zugunsten eines mehr *in sich Hineinspüren* und *träumerischer Gelassenheit* zu korrigieren. Sowohl ein "zu viel" an hypochondrisch-ängstlicher Beobachtung wie ein "zu wenig" an geduldigem und liebevollem Umgang mit sich selbst soll ausgeglichen werden, um zu eigenem Neben- und Beieinander der widersprüchlichen menschlichen Strebungen zu finden. Die thematische Beschäftigung mit dem eigenen "Körper" ist dabei unverdächtiger als die Psychotherapie. In der Hand des Kundigen stellt es eine wirksame Möglichkeit zur Reduktion psycho-sozialer Belastungen und entsprechender Risikofaktoren dar.

Indikation: Die Wirksamkeit dieser Methode nicht nur bei *funktionellen,* sondern auch *organ-destruktiv verlaufenden Erkrankungen* erklärt sich daraus, daß auch diese Beschwerden immer durch den Filter des Körperbildes wahrgenommen werden. Schmerzen lassen sich in der Versenkung dissoziieren, während die „trophotrope Reaktionslage" zusätzlich zur Verbesserung der Situation beiträgt. Gerade *Verspannungs- und Folgezustände,* z. B. essentielle Hypertonie, Bronchospastik, Rücken-, Gelenk-, Kopfschmerzen, FUB etc. sprechen darauf an. Die (Ich-stützende) Erfahrung, selbst etwas zur Verbesserung der eigenen Lage beitragen zu können, hilft gerade chronisch Kranken mit Asthma bronchiale, Colitis ulcerosa, Neurodermitis etc. Zur Entspannung durch Distanzierung kommt die *Verbesserung der Körperwahrnehmung* als „Schulung des Selbst" (Körperselbst): die Verminderung der Angst vor dem rätselhaften Körper führt zu weiterer *Selbstsicherheit.* Dies stärkt die Autonomie und ist gerade auch für schwerer gestörte (gekränkte) Patienten sehr hilfreich. Eine abstinente und empathisch-ermöglichende Haltung des Leiters hilft dem Patienten, einen Raum zu eröffnen und in einen thematisch begrenzten inneren Dialog mit seiner leib-seelischen Befindlichkeit zu treten.

Kontraindikation: Es bedarf einer sorgfältigen Indikationsstellung für das Einüben von „gelassenem Hinnehmen" besonders bei Menschen, deren Problem gerade darin besteht, der *aktiven Gestaltung ihres Lebens auszuweichen* und darüber Beschwerden entwickelt zu haben. Weiter ist als Kontraindikation eine Arzt-Patient-Beziehung zu nennen, die sich der Übertragungs- und Gegenübertragungskonstellation nicht bewußt ist und dadurch eine solche Arbeit am Thema „Hingabe an sich selbst in Begleitung eines Fremden" schwierig oder gar unmöglich werden läßt. Somatische Kontraindikationen wurden in der Literatur lange diskutiert, halten einer Überprüfung nicht stand. Dies leuchtet ein, da sich die somatischen Parameter stets im physiologischen Rahmen bewegen.

Die Ergänzung durch *formelhafte Vorsatzbildung* verbindet das AT mit Hypnose als sog. *gestufte Aktivhypnose.* Die Wirksamkeit posthypnotischer Aufträge oder der „formelhaften Vorsatzbildung" des AT hat man sich in gleicher Weise wie die der Bereitstellungsreaktionen vorzustellen. Dabei besteht im Gegensatz zur Heterosug-gestion eine *Korrelation zwischen der Tiefe des Hypnoids* und der *Dauer der Wirksamkeit* des posthypnotischen Auftrags.

Stellung des Autogenen Trainings in der Psychotherapie: Das AT wurde weltweit in tausenden Arbeiten hinsichtlich seiner physiologischen Auswirkungen untersucht. Häufig galt es als rein übendes Verfahren ohne den Anspruch, Psychotherapie zu sein. Dem muß widersprochen werden. Welch kommunikativer Stellenwert den auftauchenden Körperbildern als Kommentar zur aktuellen Befindlichkeit und Situation des Patienten (mit dem Behandler einzeln oder in der Gruppe) dabei zukommt, wird unmittelbar deutlich. Darin besteht das *psychotherapeutische Potential* dieser Methode, das ungenutzt bleibt, wenn es nur als Entspannungstechnik dient. AT hat durch die thematische Begrenzung auf die Entspannung eine herausragende Bedeutung in der *Hilfe zur Selbsthilfe* gerade bei Patienten mit primär körperlichen Beschwerden als Ausdruck neurotischer Fehlhaltungen gewonnen.

4.5.3 Progressive Relaxation

Die PR wurde in den zwanziger Jahren durch den amerikanischen Physiologen E. Jacobson (unabhängig von den Arbeiten von J. H. Schulz und mit ähnlichen Annahmen) auf der *Grundlage psychophysiologischer Meßreihen* entwickelt und 1925 erstmals dargestellt: Ausgangspunkt war für Jacobsen die Hypothese, im Sinne eines Umkehrschlusses formuliert, daß wenn eine psychisch-mentale Beruhigung eine neuromuskuläre Relaxation zur Folge hat, diese wiederum in der Lage sein sollte, eine psychisch-mentale Entspannung herzustellen. Ausführliches *Üben muskulärer An- und Entspannung* müsse eine anhaltende *zentrale Tonusminderung* bewirken. Der Proband wird sehr ausführlich (und dadurch mittelbar suggestiv) informiert. Unter Anleitung wird die An- und Entspannung einzelner Muskelpartien trainiert, wodurch es nicht nur lokal, sondern auch insgesamt zu einer *Entspannung* kommt. Dabei scheint zudem die Konzentration der Aufmerksamkeit auf *aktives Handeln* von großer Relevanz, um den autosuggestiven Zirkel zu unterbrechen, der als negative Erwartungshaltung gerade bei Schmerzen und Ängsten von zentraler Bedeutung ist. Durch Wolpe (1958) fand PR zunehmende Verwendung in den *kognitiv-behavioralen* Verfahren.

4.6 Paartherapie

A. Riedl-Emde

Definition und Abgrenzung: Mit Paartherapie wird im allgemeinen ein therapeutisches Vorgehen beschrieben, bei dem ein Paar gemeinsam an Therapiesitzungen teilnimmt und die *Paardynamik* im Mittelpunkt steht. Traditionell werden drei Hauptrichtungen von Paartherapie unterschieden:

1. die *psychoanalytische bzw. psychodynamische,*

2. die *verhaltenstherapeutische bzw. lerntheoretische,*

3. die *system- bzw. kommunikationstheoretische* Richtung.

Auch üblich ist die Unterteilung in eher konfliktverarbeitende, einsichtsvermittelnde vs. eher verhaltensmodifizierende, system- oder kommunikationstheoretische Vorgehensweisen.

Während sich Vertreter der Gründergeneration teilweise stark gegeneinander abgrenzten, haben sich die *Unterschiede zwischen den Ansätzen* in den letzten Jahren *deutlich verringert:* Einerseits haben sich die Vertreter der psychodynamischen Richtung für die systemische Sicht geöffnet, andererseits gewannen die Vertreter der systemorientierten Richtung mehr Interesse am Individuum und der Familiengeschichte.

In der Literatur wird Paartherapie oft als Teilgebiet der Familientherapie angesehen, obwohl die Paartherapie einen *eigenständigen Ansatz* beinhaltet und in einer anderen historischen Tradition steht als die Familientherapie. Wurzeln der Paartherapie finden sich bereits in der Psychoanalyse.

Historische Entwicklung: Eine vor dem zweiten Weltkrieg durchgeführte Umfrage bei 29 Psychoanalytikern in England zeigte, daß die Einbeziehung von Angehörigen in eine psychoanalytische Behandlung damals eindeutig abgelehnt bzw. nur von einer Minorität von Analytikern unter bestimmten Umständen erlaubt wurde, und zwar meist dann, wenn Familienangehörige insistierten. Mitte der 70er Jahre fand wiederum eine Umfrage statt, die sich an die Mitglieder der Amerikanischen Psychoanalytischen Vereinigung richtete. Diesmal gaben ungefähr ein Drittel der Befragten an, auch paar- bzw. familientherapeutische Techniken einzusetzen. Die inzwischen gewachsene Bedeutung des *systemischen Denkens* hatte zu einer *größeren Flexibilität* im Umgang mit der Methode geführt.

Daß sich Psychoanalytiker lange Zeit schwer taten mit der Einbeziehung von Angehörigen hat *historische Gründe:* Freud (1916) verglich die psychoanalytische Behandlung mit einer schwierigen Operation, bei der man nicht durch Dritte gestört werden dürfe. Seine ablehnende Haltung gegenüber Angehörigen wurden unter Analytikern zur Doktrin. Den theoretischen Hintergrund hierfür bildete die Überlegung, daß die dyadische Beziehung zwischen Klient und Therapeut die zu bearbeitende Modellsituation ist (Übertragung), die durch den Einbezug Dritter kompliziert wird. Die Konzepte über Theorie und Technik einer psychoanalytischen Behandlung bezogen sich damals ausschließlich auf die Dyade von Klient und Therapeut.

Das Anliegen, Komplikationen in der Übertragungssituation zu vermeiden, kommt auch in den verschiedenen *Settingvarianten* zum Ausdruck, in denen vor allem in den 50er und 60er Jahren mit der Einbeziehung des Partners bzw. der Behandlung von Paarproblemen experimentiert wurde. Drei Hauptformen lassen sich unterscheiden:

1. *concurrent therapy*: die individuelle Behandlung beider Partner wird von einem Therapeuten zeitlich simultan oder versetzt durchgeführt; dadurch kann es erforderlich sein, daß die Behandlung eines Partners abgeschlossen ist, bevor die des anderen beginnen kann.

2. *collaborative therapy*: beide Partner sind in Einzeltherapie bei zwei verschiedenen Therapeuten, die sich über das Paar bzw. über die Einzelbehandlungen austauschen.

3. *conjoint therapy*: dieser Begriff steht für das heute klassische paartherapeutische Setting, in dem ein Paar in gemeinsamen Sitzungen von einem Therapeuten behandelt wird.

Oberndorf (1934) aus New York war der erste Analytiker, der Paare behandelte und ihre neurotischen Interaktionsmuster erforschte. Er und Mittelmann (1944, 1948) gelten als Pioniere auf dem Gebiet der Erforschung und Behandlung neurotischer Paarprobleme. Anläßlich des 1936 in Lyon stattfindenden 9. Internationalen Psychoanalytischen Kongresses sprach auch Laforgue als Hauptredner über das unbewußte Zusammenspiel von Ehepartnern, das ihre jeweils komplementären Neurosen aufrechterhält. Diese Beiträge wurden in der Folgezeit kaum weiter beachtet, was vermutlich nicht auf die Qualität der Beiträge, sondern auf die politischen Ereignisse dieser Zeit zurückzuführen ist.

Es dauerte weitere 20 Jahre, bis man sich um eine direkte Erforschung und Therapie familiärer Prozesse bemühte. Die entscheidende Veränderung gegenüber dem klassischen psychoanalytischen Ansatz bestand darin, daß das *Verhalten beider Partner* nicht nur aus der *jeweiligen individuellen Biographie* abgeleitet wurde, sondern daß auch *systemische Überlegungen* hinzukamen, denen zufolge das Verhalten beider Partner und die *Partnerschaft als Ganzes* mehr ist als die Summe beider Teile und sich wesentlich aus der Wechselwirkung des Verhaltens beider Partner konstelliert.

Stand der Paartherapie

Kollusionsmodell: In Anlehnung an die Objektbeziehungstheorien von Fairbairn und Melanie Klein prägte Dicks (1963, 1967) den Begriff der *Kollusion*; er verstand darunter „das von den Partnern miteinander geteilte innere Objekt". Angeregt von Dicks und aufgrund klinischer Beobachtungen entwickelte Willi (1975, 1978) das *Kollusionskonzept*, das systemische, kommunikationstheoretische und psychoanalytische Annahmen integriert. Die Dynamik von Paarkonflikten wird dabei sowohl im Lichte der individuellen Lebensgeschichte als auch unter dem Aspekt der gegenseitigen funktionalen Ergänzung verstanden: Zwei Partner fühlen sich oft angezogen aufgrund eines *gemeinsamen Grundthemas*, in dem sie sich komplementär ergänzen bzw. in die sogenannte progressive und regressive Rolle polarisieren. Kollusion bezeichnet das *unbewußte Zusammenspiel* zweier Partner, das ihrer *Konflikt- und Angstbewältigung* dient, da die abgewehrte Seite an den Partner delegiert wird; jeder braucht den anderen zur Selbststabilisierung. In Belastungssituationen neigen Paare mit einem solchen Abwehrarrangement zu einer noch stärkeren Polarisierung, wodurch ein dysfunktionaler „Teufelskreis" entstehen kann. Bei den verschiedenen *Kollusionstypen* handelt es sich um Fixierungen bzw. *Regressionen zu bestimmten Stufen der Triebentwicklung* (beispielsweise narzißtisch: Liebe als Einssein, imponierend vs. bewundernd; oral: Liebe als Einander-Umsorgen, fürsorglich vs. hilfsbedürftig; anal-sadistisch: Liebe als Einander-Ganz-Gehören, aktiv führend vs. passiv gefügig).

Das Kollusionskonzept bietet eine *Orientierungshilfe*, um in der Paartherapie thematische und dynamische Akzente zu setzen. Es hatte einerseits entscheidenden Einfluß auf die Praxis der Paartherapie und verhalf andererseits der Methode der Paartherapie zu ihrer wachsenden Bedeutung. Dank der gelungenen Integration von syste-

mischen, kommunikationstheoretischen und psychoanalytischen Annahmen fand dieses klinisch wichtige Modell breite Akzeptanz bei Vertretern aller Richtungen.

Gemäß der Weiterentwicklung des Kollusionskonzepts können *kollusive Partnerwahlen* nicht nur in *frühkindlichen Fixierungen*, sondern auch in *vorangegangenen Liebesbeziehungen* im Erwachsenenalter begründet sein. Eine Kollusion wird weniger als Endpunkt einer Entwicklung im Sinne der Abwehr verdrängter regressiver bzw. progressiver Persönlichkeitsanteile gesehen, sondern als *Übergangsstadium in einem Beziehungsprozeß*. Statt zu fragen, ob sich die Partner die Erfüllung der Abwehr infantiler Wünsche ermöglichen, steht die Frage im Mittelpunkt, *welche Entwicklungen* sich die Partner bisher ermöglicht haben und was sie sich in Zukunft ermöglichen können.

> In dieser Weiterentwicklung des Kollusionskonzeptes spiegelt sich auch der allgemeine Perspektivenwandel in der Psychotherapie wider, der von Pathologie und Defizit wegführt und sich stärker an *Ressourcen* und Entwicklungsmöglichkeiten orientiert.

Allgemeine Grundlagen: Wie bereits erwähnt, haben sich die Unterschiede zwischen den verschiedenen Richtungen der Paartherapie in den letzten Jahren verringert. Zu den inzwischen weitgehend gemeinsamen Vorstellungen gehören folgende:

- *Menschenbild:* das Individuum gilt als handelnde Person, die beeinflußt und beeinflußt wird. Sie wird in ihren aktuellen systemischen Bezügen unter Einbeziehung der historisch-biographischen Perspektive gesehen.

- *Kybernetik:* Der Beobachter bzw. Therapeut ist mit seinen Wahrnehmungen, Bewertungen, Erfahrungen und Unterscheidungen mitbeteiligt an der „Konstruktion der Wirklichkeit" der Klienten; es gibt keine vom Beobachter unabhängige Wirklichkeit.

- *Entwicklungsorientierung:* Die Vorstellung, daß eine Paarbeziehung kein Zustand, sondern ein Prozeß mit eigenen Entwicklungsphasen ist, impliziert, daß nicht nur Mann und Frau, sondern auch die *Beziehungen* als Paar und Familie sich mit der Zeit verändern – in Verbindung mit sich wandelnden gesellschaftlichen

Bedingungen –, wenn sie nicht mit dem Preis der gemeinsamen oder persönlichen Verkümmerung bezahlt werden sollen. Dementsprechend gelten Symptome als *Alarmsignale*, die darauf hinweisen, daß eine Veränderung zwar ansteht, aber noch nicht erfolgen kann. Symptome werden als vorläufige Lösungsversuche bzw. als Vorboten für Wandel verstanden und nicht als Hindernis einseitig der Persönlichkeit bzw. individuellen Pathologie zugeschrieben.

• *Ressourcenorientierung:* Zur Förderung von Entwicklungsprozessen ist die *Ausrichtung auf Ressourcen* in der Regel wirksamer als die Orientierung an der Pathologie. Hierzu gehören auch Techniken wie Umdeuten (Reframing) oder hypothetisches Fragen, mit denen neue Informationen ins System eingegeben werden. Mittels *Umdeuten* wird eine neue Sichtweise für eine Situation, ein Verhalten oder ein Symptom eingeführt; diese *Neubewertung*, häufig eine *positive Konnotation*, geht in der Regel mit Veränderungen im Befinden und Verhalten einher. *Hypothetische Fragen* regen dazu an, Möglichkeiten durchzuphantasieren. Dadurch kann die Bedeutung vergangener Ereignisse relativiert oder können Zukunftsbilder eingeführt werden, die auf die Gegenwart zurückwirken. Hypothetische Fragen haben den Vorteil, daß *alternative Sichtweisen* und *Handlungsoptionen* eingeführt werden können („Probedenken/-handeln"), ohne daß Widerstand provoziert wird. Beide Techniken haben sich im Umgang mit Paaren bewährt, weil sie helfen, Spannung abzubauen, vor Schuldzuweisung und Verteidigung zu schützen und eine vertrauensvolle Atmosphäre zu schaffen.

Indikation und Kontraindikation: Entscheidend für die Wahl des therapeutischen Vorgehens ist die Überlegung, wie sich die größtmögliche Wirkung erzielen läßt. Hinzukommen die Bereitschaften und Möglichkeiten der beteiligten Klienten sowie die persönlichen Vorlieben und Kompetenzen des Therapeuten.

> Eine Paartherapie ist *indiziert*, wenn *beide Partner am* bestehenden *Problem beteiligt* sind und die *Ressourcen von beiden* zur Bewältigung des Problems aktiviert werden sollen.

Dies ist zum Beispiel der Fall, wenn die individuelle oder gemeinsame Entwicklung durch Abhängigkeiten, Loyalitätsbindungen, Symptombildung usw. blockiert ist oder eine akute Krisensituation bzw. lebensbedrohliche Symptomatik vorliegt.

Ob eine Paartherapie zustande kommt, hängt davon ab, ob *beide Partner gesprächs- und kooperationsbereit* sind und ob eine *für beide gültige Problemformulierung* gefunden werden kann. Die Voraussetzungen auf Therapeutenseite beziehen sich vor allem auf die Fähigkeit, ein Paargespräch zu strukturieren und sich gleichzeitig vom Prozeß leiten zu lassen. Darüber hinaus sollten Paartherapeuten in der Lage sein, destruktive Auseinandersetzungen zu verhindern und ausgleichend parteilich zu sein.

Paartherapie ist *kontraindiziert*, wenn sie mehr schadet als nutzt. Dies ist meist der Fall, wenn es dem Therapeuten über längere Zeit nicht gelingt, die Partner vor Entwertung und Demütigung zu schützen oder wenn die Therapie die Feindseligkeiten zwischen den Beteiligten noch verstärkt. Die Indikation zur Paartherapie ist auch dann sehr sorgfältig zu prüfen, wenn *ein oder beide Partner bereits zur Trennung entschlossen sind*. Paartherapie ist kontraindiziert, wenn sie für einen oder beide Partner nur eine Alibiübung darstellt. Läßt sich allerdings in dieser Situation ein *gemeinsamer Auftrag* formulieren, kann sie zur *Scheidungstherapie* werden. Es ist spezifisch für die Paartherapie, daß der Fortbestand des zu therapierenden Systems sehr viel leichter in Frage gestellt wird als dies in der Familien- und Einzeltherapie der Fall sein kann.

Unterschiede zwischen Paar- und Einzeltherapie:

• Die Paartherapie ist in der Regel eine *Kurztherapie*, die aus 10 bis 20 Sitzungen besteht, die sich allerdings auch mit geringer Frequenz über einen längeren Zeitraum erstrecken können.

• In den Sitzungen werden *Entwicklungsprozesse* lediglich *angestoßen* (Anstoßen statt Durcharbeiten). Mit der Idee, einen Eintritt in Wandel bzw. eine Deblockierung zu initiieren, gilt in der Paartherapie eine *begrenztere Zielvorstellung* als in der Einzeltherapie.

• Da das, was in den gemeinsamen Sitzungen gesagt wird, immer auch reale Auswirkungen auf die Paarbeziehung außerhalb hat, sind *Offenheit* und Möglichkeiten zur *Regression* in der Paartherapie *begrenzter* als in der Einzeltherapie.

• Dadurch ist auch die therapeutische (Übertragungs-)Beziehung weniger intensiv. In der

Paartherapie steht die *Beziehung der Partner* untereinander mehr *im Zentrum* als die Beziehungen beider Partner zum Therapeuten. Dadurch haben Konzepte von Übertragung und Gegenübertragung geringere Bedeutung als in der Einzeltherapie. Stattdessen werden mit *Allparteilichkeit* und *Neutralität* zwei hilfreiche therapeutische Haltungen konzeptionalisiert, die *vor Parteilichkeit schützen* bzw. es ermöglichen können, sich eine Außenposition zu erhalten.

Therapeutische Wirkmechanismen: Obwohl die klinisch bedeutsame *Prozeßforschung* noch in den Kinderschuhen steckt und erst wenige aussagekräftige Studien zu den Wirkmechanismen der Paar- und Familientherapie vorliegen, lassen sich zur *Ergebnisforschung* folgende Aussagen machen (Gurman et al. 1986):

In 2/3 aller Fälle führen Paar- und Familientherapien zu *günstigen Ergebnissen;* die Ergebnisse sind mit Behandlung besser als ohne. Positive Ergebnisse treten typischerweise in *Kurzzeit-Settings* auf (1 bis 20 Sitzungen). Paartherapie fördert im günstigen Fall Verständnis und Akzeptanz für das eigene Verhalten und das Verhalten des Partners, sie fördert kommunikative Fertigkeiten, den Mut zur Konfrontation, die Fähigkeit zum konstruktiven Streiten. Wenn Konflikte offen, jedoch *nicht verletzend ausgetragen* werden können, lassen sich auch Krisen eher als Chance zur Neuorientierung und Weiterentwicklung wahrnehmen. Offene, nicht verletzende Kommunikation und klare Strukturen können Vertrauen schaffen und individuelle neurotische Reaktionsbereitschaften eindämmen. Paartherapie kann allerdings nicht vor Scheidung bewahren oder Liebesgefühle erzwingen.

Wie in der Einzeltherapie kommt es auch in der Paar- und Familientherapie in ca. *5–10 % der Fälle* zu *negativen Effekten* bzw. zu Verschlechterungen. Man kann bisher noch nicht mit Sicherheit sagen, daß die Therapie diese Effekte verursacht, allerdings gibt es relativ klare Befunde dazu, wie der Therapeut zu Verschlechterungen beitragen kann: wenn der Therapeut, vor allem in den ersten Sitzungen, das Gespräch relativ *wenig strukturiert;* wenn der Therapeut frühzeitig mit affektiv *hoch besetztem Material konfrontiert* anstatt anzuregen, über Gefühle nachzudenken; wenn der Therapeut *frühzeitig unbewußte Motive benennt* anstatt die Interaktion zu fördern, unter-

stützend zu wirken oder Daten zu erheben; wenn der Therapeut *nicht aktiv interveniert,* um *Konfrontationen beider Partner* untereinander zu mildern. Manche Paarbeziehungen verschlechtern sich auch aufgrund der eigenen inneren Struktur oder einfach dadurch, daß das Paar in Behandlung ist und sich z.B. stärker konfrontiert oder mit den Problemen identifiziert. Besonders ungünstig scheint in jedem Fall die Interaktion zwischen einem strukturell brüchigen Paar und einem Therapeuten mit geringen Beziehungsfertigkeiten („poor relationship skills") zu sein.

4.7 Familientherapie

F. Kröger, A. Hendrischke, E. R. Petzold

Definition: Familientherapie dient als Sammelbegriff für z. T. unterschiedliche therapeutische Vorgehensweisen, wie sie etwa durch die *systemische* Familientherapie, die *strukturelle* Familientherapie oder die *psychoanalytisch* orientierte Familientherapie vertreten werden. Übereinstimmung besteht für Familientherapeuten jedoch darin, daß im therapeutischen Vorgehen nicht mehr in erster Linie das Individuum beobachtet und beschrieben wird, sondern sich die Aufmerksamkeit auf die Interaktion zweier oder mehrerer Personen richtet. Die *Mehrpersoneneinheit* wird als ein *System* verstanden, daß sich durch bestimmte Interaktionsmuster definiert und ein Gleichgewicht zwischen Stabilität und Weiterentwicklung herstellt. Die Familie oder genauer: die *Interaktionsprozesse* zwischen den Familienmitgliedern werden zur diagnostischen und therapeutischen Einheit.

> Gurman et al. (1986) definieren Familientherapie als therapeutische Methode, „die sich explizit darauf konzentriert, die Interaktion zwischen den Familienmitgliedern so zu verändern, daß sich die Dynamik der Familie als Ganzes, der Subsysteme und der einzelnen Individuen verbessert."

Historische Entwicklung: Bereits in der frühen psychoanalytischen Theoriebildung und Praxis wurde die Bedeutung familiärer Zusammenhänge erfaßt: Freud (1917) berichtet über seine Wahrnehmung der Bedeutung der Familienbeziehung seiner Patienten, „daß die dem Kranken Nächsten mitunter weniger Interesse daran verraten, daß er gesund werde, als daß er so bleibe wie er ist". Das durchaus vorhandene Interesse der Psychoanalyse am familiären Lebenszusammenhang ihrer Patienten führte allerdings nicht zu einem direkten Kontakt mit den Familienmitgliedern. Der systematische Rückgriff auf familiäre Ressourcen und deren Nutzbarmachung für den therapeutischen Prozeß erfolgte erst durch die Entwicklung familientherapeutischer Konzepte in den frühen 50er Jahren in den USA. Ihren Anfang nahm die Familientherapie zunächst in der Behandlung schizophrener Patienten. In den 70er und 80er Jahren konzentrierte sich das rapide angewachsene Interesse an theoretischen Modellen, methodischen Voraussetzungen und praktikablen Umsetzungsformen auch auf die Behandlung anderer psychischer Erkrankungen (z. B. Eßstörungen bzw. psychosomatische Erkrankungen).

Obwohl schon in den 40er Jahren erste Konzepte zur familienorientierten Behandlung körperlich erkrankter Patienten formuliert wurden, konnten sich familiensystemische Behandlungsansätze in der Medizin erst in den 80er und 90er Jahren in den USA etablieren. Diese medizinische Familientherapie befaßt sich mit den Auswirkungen somatischer Krankheit auf das persönliche Leben des Patienten und das interpersonelle Leben in der Familie.

Grundbegriffe und therapeutische Techniken: Die an der Systemtheorie orientierte, sog. *systemische Familientherapie* hat im Laufe der Entwicklung der verschiedenen familientherapeutischen Schulen die größte Aufmerksamkeit gefunden. Sie soll hier auch deshalb ausführlicher dargestellt werden, da die Theorie sozialer Systeme und die daraus abgeleiteten *handlungsrelevanten therapeutischen Strategien* eingebettet sind in einen breiten, fächerübergreifenden, wissenschaftstheoretischen Diskurs. Vor allen Dingen in den Naturwissenschaften vollzog sich zu Beginn des Jahrhunderts ein Wechsel vom monokausalen, sog. reduktionistischen Denkmodell zum systemischen Paradigma, das die Ätiologie eines Phänomens nicht mehr auf einen Faktor zurückzuführen versucht, sondern das Phänomen als Folge eines Bündels von Faktoren versteht, deren spezielle Interaktion das Phänomen schließlich erst entstehen läßt. Ein *Ganzes* (ein System) ist also *mehr als die Summe der Teile* (der Subsysteme). Mit der Zunahme der Komplexität von Systemen treten neue Eigenschaften auf, die es auf der Ebene der Subsysteme noch nicht gegeben hat (Emergenz).

In der *Entwicklung* der systemischen Familientheorie lassen sich zwei Phasen unterscheiden: In der frühen *Theorie sozialer Systeme* stand der Begriff der *Homöostase* stark im Vordergrund. Diese Konzepte gingen davon aus, daß es – in der Übertragung auf die Familie – einen idealen Gleichgewichtszustand geben könnte, der für die familiäre Funktion ein Optimum darstellt. Ist in der Familie der Gleichgewichtszustand bedroht, übernimmt das Symptom oder der *Symptomträger* die Funktion, den Status quo (im Sinne einer neuen Homöostase) zu stabilisieren. Therapeuten übernehmen als Systembeobachter die Aufgabe, *Regeln und Muster des Familiensystems* zu beschreiben, ihre Interventionen sollen das Familiensystem beeinflussen und verändern. Diese Phase der Theoriebildung über beobachtete Systeme umfaßt die Zeit der 50er bis 70er Jahre und wird auch als „Kybernetik erster Ordnung" beschrieben.

Die „Kybernetik zweiter Ordnung" befaßt sich mit der Entwicklung von Theorien über Beobachter, die ein System beobachten. Sie berücksichtigt also das Subjekt des Beobachters und die Konstrukte seiner Ideen über die Dialoge in der Therapie. Die theoretische und praktische Konsequenz dieses Übergangs ist kaum zu überschätzen: Die Einführung des Subjekts des Beobachters und damit die Bezugnahme auf eine sozialkonstruktivistische Erkenntnistheorie bedeutete doch in letzter Konsequenz, daß der Beobachter – wie jedes Familienmitglied auch – in einem kokreativen Prozeß Ideen über das Familiensystem erschafft oder konstruiert. Die Berücksichtigung des Subjektes des Systembeobachters bzw. die Tatsache, daß der Beobachter Teil des Systems wird, indem er es entwirft, relativiert Bewertungen wie *richtig/falsch* und *gut/schlecht*. Die Aufmerksamkeitsverschiebung des Therapeuten in Richtung derjenigen Prozesse, die *Systemveränderung und Systementwicklung* bewirken, respektiert das *Selbstorganisationspotential* des Familiensystems, die Grenzen der therapeutischen Einflußnahme und betont das *Potential* und die *Ressourcen*, die dem System zugehörig sind.

Die Reformulierung systemischer Konzepte unter der konstruktivistischen Perspektive (Kybernetik zweiter Ordnung) beinhaltet für das praktische therapeutische Vorgehen einen *Wandel der*

Grundhaltung der Familientherapeuten: Sie sind nicht länger „objektive" Experten, sondern *gleichberechtigte Teilnehmer* an einem gemeinsamen, *kooperativen Dialog*, der nicht mehr das Ziel verfolgt, funktionale oder dysfunktionale Strukturen in der Familie zu diagnostizieren und zu therapieren, sondern der beteiligt ist an der Konstruktion und *Rekonstruktion der familiären Realität.*

Wird die Bedeutung der aktiven Konstruktion sozialer Wirklichkeiten durch alle Beteiligten (Therapeuten und Familienmitglieder) in dieser Weise betont, ist es das Ziel des therapeutischen Dialoges, daß im Gespräch nicht nach einer „richtigen" Wahrheit gesucht wird, sondern daß die *Vielfalt* zum Teil auch *widersprüchlicher Perspektiven* nebeneinander bestehen bleiben kann. Für das therapeutische Vorgehen impliziert dies, daß es nicht darum geht, ein Problem zu definieren und dann ggf. zu lösen, sondern das Ziel des therapeutischen Kontaktes kann sein, die *Art und Weise*, wie über ein Problem kommuniziert wird, zu *verändern.*

Im Kontext familientherapeutischer Vorgehensweisen wurden therapeutische Strategien und Grundhaltungen realisiert (z. B. Familienskulptur, Genogrammarbeit, zirkuläre und reflexive Interviewtechniken, Ressourcenorientierung, positive Symptombewertung), die keineswegs nur im familientherapeutischen Vorgehen realisiert werden und die auch nicht ausschließlich im familientherapeutischen Setting entwickelt wurden. Im Rahmen des familientherapeutischen Diskurses wurden sie allerdings besonders dicht formuliert, in ihrer Wirksamkeit hervorgehoben und im therapeutischen Vorgehen umgesetzt. Gemeinsames Ziel der verwendeten therapeutischen Techniken ist es, dem Individuum oder der Familie einen *Perspektivenwechsel* zu ermöglichen, etwa vom passiv erlittenen Schicksalsschlag der Magersucht zum aktiven Hungerstreik der protestierenden Tochter. Die Freilegung der im Lebenskontext sinnhaften *Anteile des Symptomverhaltens* macht das Symptom „zum Vorboten des Wandels", dechiffriert es als *Ressource* und damit als aktive Handlung mit dem Ziel einer *Veränderung des Lebenszusammenhanges*. Ein besonderer Gewinn dieser familientherapeutischen Konzepte liegt bei der Entwicklung und Erprobung konkreter therapeutischer Interventionsstrategien und der Kraft ihrer Ausstrahlung auf die Praxis anderer therapeutischer Konzepte.

Behandlungssetting: Die *Mehrpersonenanordnung* des Familiengespräches hat zur Ausbildung eines speziellen Behandlungssettings geführt: Unter optimalen Bedingungen führen ein *männlicher* und ein *weiblicher* Therapeut das Gespräch mit der Familie. Der Behandlungsraum ist durch eine *Einwegscheibe* von einem Beobachtungsraum getrennt, in dem ein oder mehrere *Beobachter* das Gespräch verfolgen. Das Familiengespräch kann ein oder mehrmals unterbrochen werden, um den Therapeuten Gelegenheit zu geben, mit den Beobachtern Informationen auszutauschen. In der Regel wird das Gespräch mit einem *Resümee der Therapeuten* abgeschlossen.

Eine *Modifikation* dieses Vorgehens ist die Arbeit mit dem *reflecting team*. Bei diesem Vorgehen sprechen Beobachter und Therapeuten über ihre Wahrnehmungen, Ideen und Hypothesen und werden dabei von der Familie, die entweder im gleichen Raum oder nun selbst im Beobachtungsraum sitzt, beobachtet. Abschließend hat dann die Familie Gelegenheit, zu dem Gespräch der Therapeuten und Beobachter ihre Eindrücke zu formulieren.

Praktisches Vorgehen: Das familientherapeutische Vorgehen orientiert sich an folgenden Leitlinien:

- Zu *Therapiebeginn* ist es wünschenswert, aber nicht notwendig, daß *alle Mitglieder der Kernfamilie* anwesend sind. Im Therapieverlauf kann durchaus mit familiären *Subgruppen* (Eltern, Kinder, Einzelperson) weitergearbeitet werden.

- Dem *Behandlungskontext* und dem *Behandlungsvertrag* gilt große Aufmerksamkeit. Wer hat zur Familientherapie überwiesen? Welche Erwartungen hat der Überweisende? Welchen Behandlungsauftrag und welche Problemdefinition übermitteln die Familienmitglieder dem Therapeuten?

- *Respekt, Ressourcenorientierung* und *Kooperation* kennzeichnen die therapeutische Grundhaltung. Respekt vor der Vielfalt und Unterschiedlichkeit der intrafamiliären Sichtweisen – Ressourcenorientierung im Umgang mit erlebten und phantasierten Defiziten und Unzulänglichkeiten der Familie. Kooperation schafft die Voraussetzung zur Lösung komplexer biopsychosozialer Probleme.

- Das *Resümee zum Gesprächsabschluß* gibt die Möglichkeit anzuerkennen, wie sich die einzelnen Familienmitglieder an der Gesprächsgestaltung beteiligt haben und sich um Lösungen und Entlastungen bemühen.

- Das *Intervall* zwischen den Familiengesprächen ist in der Regel länger (4–6 Wochen) als bei einzeltherapeutischen Verfahren, um der Familie die Möglichkeit zu geben, im Intervall an der Thematik weiter zu arbeiten. Die Anzahl der Familiengespräche wird meist begrenzt (10–15 Sitzungen).

Indikation und Kontraindikation: Die empirische Forschungsbasis zur Indikation und Effektivität paar- und familientherapeutischer Vorgehensweisen steht auf einer Stufe mit entsprechenden Studien zu verhaltenstherapeutischen Behandlungsformen. Verschiedene methodisch gut fundierte Übersichtsarbeiten und Metaanalysen lassen sich folgendermaßen zusammenfassen:

> Die *Effektivität der Paar- und Familientherapie* kann als sicher gelten. Es ist zu erwarten, daß ca. *zwei Drittel* der Patienten durch diese Behandlung *Erfolge* erzielen. Die generelle *Wirksamkeit* der Paar- und Familientherapie ist mit anderen Psychotherapieformen vergleichbar, die *mittlere Effektstärke* liegt bei $d=0.51$. Der Nachweis der Effektivität gilt für die Behandlung von Kindern, Jugendlichen und Erwachsenen mit unterschiedlichen klinischen Befunden, sie bezieht sich auf verschiedene Behandlungssettings (ambulant, stationär, tagesklinisch), bestätigt sich in Follow up-Untersuchungen und gilt sowohl für die Bearbeitung der Probleme des *Indexpatienten* als auch für die *Modifikation der Familieninteraktion*.

Negative Effekte durch eine paar- oder familientherapeutische Behandlung werden nicht berichtet, die unterschiedlichen Ansätze der Paar- und Familientherapie unterscheiden sich hinsichtlich ihrer Effektivität nicht. Es läßt sich eine Reihe spezifischer diagnose- bzw. problemorientierter Wirksamkeitsnachweise zusammenfassen, die chronische, somatische bzw. psychische Erkrankungen eines Familienmitgliedes betreffen (z.B. Psychosen, Alkoholismus, Eßstörungen, Verhaltensstörungen von Adoleszenten und Kindern).

Familientherapie sollte hier *Bestandteil eines umfassenden Behandlungsangebotes* sein („intervention packages"), das Medikamente, Einzelgespräche, Gruppenangebote und psychoedukative Strategien beinhaltet. Es scheint sehr wahrscheinlich, daß schwere Erkrankungen, die eine biologische Grundlage haben und eine erhebliche Belastung für die Familie des Patienten darstellen, diejenigen Behandlungskontexte sind, in denen Paar- und Familientherapie anderen Behandlungsmodellen überlegen ist. Eine Reihe von Befunden weisen auch darauf hin, daß Paar- und Familientherapie *kostengünstiger* ist als Einzeltherapie, Krankenhausbehandlung und standard-psychotherapeutische Maßnahmen, die die Familien nicht einbeziehen.

Bommert et al. (1990) und Wälte (1990) sehen eine positive *Indikationsentscheidung* zur Familientherapie bei *Interaktionsstörungen* in der Familie, wenn das klinische Problem eines Mitgliedes eng mit Beziehungsproblemen im System verknüpft ist bzw. *Manifestation eines Familienproblems* ist, wenn die Unterstützung der Familie für eine Verhaltensänderung des Indexpatienten notwendig ist, in einer aktuellen *Familienkrise*, die alle Familienmitglieder betrifft, wenn mehrere Familienmitglieder zugleich behandlungsbedürftig sind, und wenn die *Unterstützung der Familie* zur Durchführung anderer psychotherapeutischer Maßnahmen des Indexpatienten (stationäre Psychotherapie, Suchttherapie, komplexe Therapie- und Behandlungsschemata bei somatischen Erkrankungen) notwendig ist.

Die wichtigste *Kontraindikation* stellt die mangelnde Therapeutenkompetenz dar, hier ist die Fähigkeit zur Gesprächsstrukturierung und aktiven therapeutischen Haltung Voraussetzung, der kompetente Umgang mit komplexen, widersprüchlichen und intensiven Gefühlsprozessen notwendig, eine neutrale und positiv konnotierende Haltung gegenüber den Mitgliedern und deren Beziehungsmustern wünschenswert. Voraussetzung für eine Familientherapie ist darüber hinaus die *Motivation aller Gesprächsbeteiligten* und die Sicherheit des Therapeuten, daß das Familiengespräch keine gravierenden Gefährdungen oder Schädigungen außerhalb der Therapie nach sich zieht (zum Beispiel Gewalt und Mißbrauch, sexuelle Probleme der Eltern). Darüber hinaus sind keine Patienten- bzw. Familienvariablen bekannt, die eine Kontraindikation begründen.

4.8   Familientherapie bei Kindern und Jugendlichen

A. Overbeck

Definition und Abgrenzung: Entwicklung und Wachstum der menschlichen Persönlichkeit vollziehen sich vom ersten Lebenstag an in Interdependenz zur Entwicklung der bedeutsamen Beziehungswelt im Sinne der „Koevolution" oder der „*Ko-Individuation*". Die Qualität von Beziehungen gilt als Schutzfaktor im Sinne der Entwicklungspsychopathologie.

Familie ist im Inneren durch die Überschneidung des Geschlechter- und Generationszusammenhangs und Beziehungsmöglichkeiten auf dyadischer und triadischer Ebene komplex strukturiert. An ihrer, der gesellschaftlichen Umwelt zugewandten *Außenseite* findet man eine familienspezifische Form von *Durchlässigkeit*, die den Übergang von Intimität und Öffentlichkeit reguliert und für das Paar wie auch die Kinder einen *Übergangsraum* zwischen der subjektiven Innenwelt und der gesellschaftlichen Außenwelt erzeugt.

In familiendynamischer Sicht stellt die Symptombildung eines *Indexpatienten* einen möglichen Hinweis auf eine *Anpassungskrise* im Rahmen lebenszyklisch notwendiger Veränderungsprozesse dar. Die mögliche systemstabilisierende Funktion der Symptombildung macht es erforderlich, den relevanten zwischenmenschlichen Kontext und die Lebenssituation der Familie in die Untersuchung einzubeziehen und im gegebenen Fall familientherapeutisch zu intervenieren.

Familientherapie ist eine psychotherapeutische Methode, „die sich explizit darauf konzentriert, die Interaktionen zwischen den Familienmitgliedern so zu verändern, daß sich die Dynamik der Familie als Ganzes, der Subsysteme und der einzelnen Individuen verbessert" (Gurman, Kniskern u. Pinsof 1986).

Historische Entwicklung: Familientherapeutisches Handeln beruht auf zwei zu unterscheidenden Operationen: *Verstehen* und *Beobachten*. Dem korrespondieren die zwei theoretischen Bezugssysteme, in deren Rahmen sich familientherapeutisches Denken historisch entwickelt und professionalisiert hat: Psychoanalyse und Systemtheorie. Im familientherapeutischen Schrifttum zeichnet sich mit dem fundamentalen Stellenwert der *Kommunikation, die kommuniziert* und dem konstruktivistischen Prinzip der *Beobachtung des Beobachters* eine deutliche Tendenz zur Soziologisierung ab. Diese Entwicklung ist nicht unproblematisch, weil das Subjekt in seiner bio-psycho-sozialen Verfaßtheit, seiner inneren Bezogenheit auf den Anderen und seiner potentiellen Reflexivität seinen zentralen theoretischen Stellenwert verlieren kann, der ihm in der Theorie der psychosomatischen Medizin unter Berücksichtigung der Affekte in den Konzepten des *Funktions- und des Situationskreises* eingeräumt worden ist. Das psychoanalytisch-familientherapeutische Denken operiert deshalb auf zwei Achsen: synchronisch auf derjenigen der Struktur oder des Systems, diachronisch auf derjenigen der Genese. Für den klinischen Bezug sind deshalb nicht *Kommunikationen* elementare Bausteine des Systems, sondern Personen und deren zum großen Teil latent bleibende Intentionen. Diese können nicht beobachtet werden, sondern müssen sinnverstehend erschlossen werden.

Im Zentrum *subjekttheoretisch-psychoanalytischer Ansätze* stehen die Differenzierungs- und Integrationsprozesse der *Individualgenese*, ihre Einbettung in subjektiv-bedeutsame Beziehungen und das sich daraus im *Lebenslauf* ergebende intrapsychische, interpersonelle und intergenerationelle *Konfliktpotential* mit den entsprechend notwendig werdenden intrapsychischen und psychosozialen *Abwehrmechanismen*. Methodologisch zentral ist das Prinzip der *Teilhabe im emotionalen Feld*, das der korrespondierenden Reflexion des Übertragungs-/Gegenübertragungsgeschehens und der Widerstandsphänomene bedarf.

Klinische Forschung im Bereich der Familienpsychosomatik hat Vermittlungsprozesse zwischen den o.g. familiensystemischen und intrapsychischen Vorgängen detailliert untersucht und auf mehreren diagnostischen Ebenen wichtige Unterscheidungen zwischen der Verarbeitung neurotischer *Konfliktkonstellationen* in Familien und der zirkulären systemischen Wirkungsweise von *Strukturdefekten* herausgearbeitet. Kausale Zusammenhänge zwischen individueller Psychopathologie und umschriebenen Interaktionsmustern im Sinne einer Spezifitätshypothese haben sich jedoch nicht erhärten lassen. In jüngster Zeit wurde mit den Eltern-Kind-Therapien im Säuglings- und Kleinkindalter ein neues Feld familientherapeutischer Forschung und Intervention eröffnet.

Inhaltliche Beschreibung: Die psychodynamische Situation des kindlichen/jugendlichen Indexpatienten im familientherapeutischen Setting: Für das sich entfaltende therapeutische System macht es einen Unterschied, ob der Indexpatient ein *Kind* oder ein *Jugendlicher* ist. Das *Kind* steht aufgrund seiner existentiellen Angewiesenheit im Zentrum der systemischen Entwicklungsdialektik zwischen *Veränderungswunsch* und *Stabilisierung* des status quo. Das Kind braucht die Eltern noch sehr stark für die Genese und Formgebung seines Selbst. Es ist deshalb im Konflikt mit seinen *Mitteilungs- und Veränderungsintentionen* und seiner *Angst* vor Fallengelassenwerden und Liebesverlust, die seinen Beitrag zum Initialwiderstand der Familie begründen können. Eigene negative Affekte verschärfen die auf Veränderung gerichtete aggressive Komponente, die projektiv abgewehrt und von außen kommend erlebt wird. Der Therapeut wird zum Eindringling und Angreifer, der die haltgebenden inneren Objekte zu zerstören droht.

Die *Aufgabe des Therapeuten* besteht deshalb zunächst darin, ein Klima zu schaffen, in welchem sich auch die Eltern narzißtisch gestützt und geschützt fühlen. Die *Entlastung der Eltern* entlastet das Kind und eröffnet ihm erst die Möglichkeit zur Selbstartikulation.

Eine nicht unwesentliche Aufgabe des Familientherapeuten besteht bei Familien mit Kleinkindern in einer *Übersetzungsfunktion*. Kinder erleben und verarbeiten die Krisen und Konflikte in der Familie auf der Basis ihres kognitiven und sozial-emotionalen Entwicklungsstandes. Eltern können oft das Verhalten ihrer Kinder, ihre Stimmungen, ihre Leidenschaften, ihre Phantasien und naiven Theorien nicht mehr verstehen. Häufig kommt es zu Fehldeutungen kindlicher Wünsche und Entwicklungsbedürfnisse. Der Entwicklungsnotwendigkeit zur *Anpassung der Familie an das Kind* steht die *Sprachverwirrung zwischen dem Erwachsenen und dem Kind* entgegen – insbesondere im Kontext gesellschaftlicher Entwicklungen, die bei steigenden Scheidungsraten Beziehungskontinuität und Beziehungssicherheit zunehmend in Frage stellt.

Die Dynamik der Familientherapie mit *jugendlichen Teilnehmern* weist eine deutlich andere Verteilung von Abhängigkeit und Macht auf. Die aufbrechenden *sexuellen und aggressiven Konflikte* setzen häufig Verständigung und Einfühlung außer Kraft. Die Auseinandersetzungen tendieren im Kampf um existentielle Anerkennung häufig in Richtung *symmetrischer Eskalation*. Im Zusammentreffen elterlicher und jugendlicher Vulnerabilität liegen die Ursachen vieler maligner Entgleisungen, die Familien mit Jugendlichen in die Familientherapie führen.

Indikation und Gegenindikation:

> Eine Behandlung oder die *Eröffnung einer Behandlung* soll immer dann in die reale familiäre Szene verlegt werden, wenn a) das präsentierte Problem als interpersonales Problem definiert werden kann, und wenn b) die Familienmitglieder motiviert werden können, es als gemeinsames Problem zu sehen. *Kontraindiziert* ist ein familientherapeutisches Arrangement, wenn mit schweren Dekompensationen von Familienmitgliedern zu rechnen ist.

Das Zustandekommen eines *Arbeitsbündnisses* macht es erforderlich, daß die Familienmitglieder im Hinblick auf Lösungen untereinander und mit dem Therapeuten dialogisch kooperieren. Dies wiederum zeigt, daß die *Indikationsstellung* nicht an objektiven Eigenschaften der Familie allein festgemacht werden kann, sondern wesentlich von der klinischen Erfahrung und der Realisierung der professionellen Kompetenz des Therapeuten im einzelnen Fall abhängig ist.

Therapeutische Wirkmechanismen: Die im familientherapeutischen Setting wirksamen Veränderungskräfte beruhen auf den folgenden drei Prinzipien:

1. Umdeutung von Problemkonstruktionen (Reframing)

2. Aufbau des therapeutischen Systems

3. Nutzung der dem Setting inhärenten Möglichkeit zur Triangulierung.

1. Die Auseinandersetzung mit der ärztlich-therapeutischen Untersuchungssituation und die im Indexpatienten präsentierte medizingerechte *Problemkonstruktion der Familie* ist Ausgangspunkt des diagnostischen und therapeutischen Prozesses und muß im Hinblick auf ein familientherapeutisches Arbeitsbündnis in einen *Prozeß der Umdefinition (Re-framing)* überführt werden. Dies ist mit zahlreichen Irritationen verbunden, erhellt die Problemlösungsschemata der Familie und gibt Raum für neue individuelle und familienspezifische Rolleninterpretationen.

2. Im *Aufbau des therapeutischen Systems* wird der familientherapeutische Beobachter seinerseits von einem Prozeß des Gebens und Nehmens abhängig und dadurch partiell ein Teil des zu beobachtenden Beziehungsgeflechts. Die therapeutische *Wirksamkeit* der Veranstaltung hängt deshalb von der *jeweils aktuellen Realisierung seiner professionellen Kompetenz* ab, die stets nur als Potentialität vorliegt. Komponenten familientherapeutischer Professionalität sind:

- Die Aufrechterhaltung von Allparteilichkeit in dem Sinne, daß allen Beteiligten die gleiche, ungeteilte Aufmerksamkeit und Einfühlung zuteil werden kann, um auch aus den vermuteten Innenperspektiven heraus die Situation verstehend mitzuvollziehen, ohne sich in Bündnisse mit und gegen jemanden zu verfangen.

- Die Aufrechterhaltung einer *oszillierenden Bewegung* zwischen der Beobachtung dessen, was auf der interaktiven Bühne geschieht, der zuhörenden Erfassung des sprachlich Hervorgebrachten und Mitgeteilten und der durch Introspektion gewonnenen subjektiven Kenntnis des emotionalen Feldes.

- Vergleich und *konzeptuelle Integration* dieser auf verschiedenen kognitiven Ebenen gewonnenen, zum Teil widersprüchlichen oder verwirrenden Information unter Berücksichtigung ihrer gegenseitigen Kontextualisierung.

- Die *angemessene alltagssprachliche Vermittlung* der eigenen Beobachtungen und Hypothesen für die Erwachsenen und die am Prozeß kognitiv und emotional beteiligten Kinder/Jugendlichen in einer Weise, die dafür Sorge trägt, daß alle Beteiligten ihr gegenseitiges Engagement für den begonnenen interaktiven Prozeß aufrechterhalten können.

Mit den *Transformationsproblemen*, die sich bei der Herstellung und Entwicklung des therapeutischen Systems stellen, ist die *Identitätsbalance* des *Therapeuten* ebenso berührt wie diejenige der *Familienmitglieder* und die Homöostase des familiären Systems. Die Grenzen des Möglichen liegen daher bei der dem neuen therapeutischen System inhärenten *Meisterung von Angst*, die von Vernichtungs- und Vergeltungsangst, über Versagens- und Schamangst bis zur Trennungs- und Verlustangst reicht.

3. *Triangulierung* ist ein mit der Herstellung und Entwicklung des therapeutischen Systems in Kraft tretender *Wirkfaktor*. Sie entspricht in Funktion und Wirkungsweise dem für die genetische Entwicklungs- und Erkenntnistheorie zen-

tralen Prinzip der Dezentrierung. Im Prozeß der therapeutischen Kooperation treten Inhalt und Form der Interaktion auseinander, und die *Interaktionsteilnehmer* können sich zunehmend der gemeinsam vollzogenen Aktionsschemata bewußt werden. Die *Unterbrechung automatisierter Interaktionszyklen* für die Nutzung von Standpunkt- und Perspektivenwechsel ermöglichen die *Bewußtwerdung* oder Selbstobjektivierung der Subjekte. So kann auf einem scheinbar intellektuellen Umweg die unterbrochene emotionale Einfühlung und Anerkennung auf einem anderen Integrationsniveau neu belebt und verknüpft werden.

4.9   Psychodrama

G.A. Leutz

Definition und Abgrenzung: Psychodrama ist eine erlebniszentrierte, *gruppenpsychotherapeutische Aktionsmethode* zur Behandlung zwischenmenschlicher Beziehungen und Interaktionen in spontanem *szenischem Spiel*. Neben der Dynamik der Gruppe bearbeitet es vor allem die Situation eines Teilnehmers im lebensgeschichtlichen Handeln.

Der Terminus *Psychodrama (PD)* wird zum einen als Bezeichnung der spontanen szenischen Darstellung im engeren Sinne gebraucht, zum anderen oft als Kürzel für die *Triadische Methode* Psychodrama, Soziometrie, Gruppenpsychotherapie.

Das wesentliche Novum des Psychodramas gegenüber anderen Methoden war der Übergang vom Einzel- zum Gruppensetting, von der *Verbalisation zu szenischem Handeln* und Verstehen im Rahmen spontan dargestellter Lebenssituationen.

Historische Entwicklung: Der Begründer der Methode, Jakob Levy Moreno (1889–1974), legte in seinen expressionistischen Frühschriften zwischen 1914 und 1924 als Student in Wien und Gemeindearzt zu Bad Vöslau das *Prinzip der Begegnung* seinem therapeutischen Denken zugrunde. Er benannte Störungen im System von Lebensgemeinschaften als wichtige Ursache sozialer, psychischer wie auch somatischer Leiden:

„Es kann die Angst im Haus so groß sein, daß den Zweien oder Vielen kein Schweigen hilft, – weil Zwei oder Viele darin sind; kein Gespräch, – weil die Störung nicht mehr im Geist sondern schon im Leibe steckt" (Moreno 1970, 75).

Aus dieser Sicht ergab sich das Bedürfnis, den Patienten nicht isoliert von seiner Lebenswelt zu therapieren, sondern als *Handelnden in seiner Situation*. Die Tragweite dieses Ansatzes wird verdeutlicht durch die Aussage von v. Uexküll und Wesiack (1981, 9),

„... daß wir die Erkrankungen unseres Patienten nicht verstehen, so lange wir die Reaktionen seines Organismus ... von der Situation, in der er sich jeweils befindet, trennen ... Wir brauchen ... zur Erfassung des Menschen als somato-psycho-soziales Phänomen Modelle, mit deren Hilfe sich die Zusammenhänge zwischen diesen drei interpretieren lassen".

In Amerika – nach der 1925 erfolgten Emigration – untersuchte Moreno die *Tiefenstruktur zwischenmenschlicher Beziehungen* und entwickelte die *Soziometrie*. In seiner 1937 in Beacon, N. Y. eröffneten psychiatrischen Klinik differenzierte er sein Stegreif- und Rollenspiel zur *Psychodrama-Therapie*. Daneben wandte er PD in modifizierter Form zur Verbesserung der sozialen Kompetenz Gesunder an und damit auch zur *Prävention*. Die Methode wird heute in Nord- und Südamerika, in Europa, Asien und Australien gelehrt, angewandt und weiterentwickelt und durch nationale Verbände in der Internationalen Gesellschaft für Gruppenpsychotherapie vertreten.

Inhaltliche Beschreibung: Die Umsetzung des situativ-systemischen Ansatzes Morenos in die Praxis erfolgt durch spontane szenische Darstellung im *Gruppensetting mit Bühne*. Diese, ein von der Gruppe im Halbkreis umschlossener Raum, gibt den Spielraum zum Handeln.

Die Psychodramasitzung verläuft in *zwei verschiedenen Realitäten*, der Hier-und-Jetzt-Realität der Gruppe und der imaginären Realität des szenischen Spiels. Sie umfaßt *drei unterschiedliche Phasen*.

In der *Erwärmungsphase* kommt es unter den 6–10 Patienten der Gruppe zunächst zu freiem verbalem Austausch, indessen der Therapeut die Bedürfnisse der einzelnen Patienten sowie die Dynamik der Gruppe erspürt. Ist der Austausch blockiert, so gilt es, mittels soziometrischer, imaginativer oder körperbezogener Techniken ein *Klima der Geborgenheit* zu schaffen, denn laut Portmann (1976, 67) ist „Aufgehobensein in der Umwelt, besonders in der Gruppe, Vorausset-

zung des Spielens". Die erlebnisintensive, jedoch nicht verbindliche Seinsweise des Spielens ihrerseits macht Handeln im PD leicht. Wir wollen dies an einem Ulkus-Patienten verdeutlichen, der ein belastendes Verhältnis zu seinem Chef anspricht und, nachdem sowohl der Therapeut als auch die Gruppenmitglieder der Behandlung seines Problems zugestimmt haben, *Protagonist (P)* des Psychodramas wird.

Die *Spielphase* beginnt, wenn der Therapeut mit dem P zur Bühne geht und ihn den Ort der *erinnerten Szene* mit wenigen Requisiten einrichten läßt. Damit erfolgt der Wechsel in die *imaginäre Realität* des Spiels. Zur Darstellung des Chefs wählt der P einen Gruppenteilnehmer als sog. Hilfs-Ich und weist ihn kurz in die Rolle ein. Früher oder später spielt das Hilfs-Ich sie dennoch unzutreffend. Dies wird durch die Technik des *Rollentauschs* korrigiert. In der Rolle seines Chefs zeigt der P, wie er diesen erlebte, indessen der Mitspieler den P darstellt. Zurück in den Ausgangsrollen kann der Mitspieler den Chef nun stimmiger widergeben; für den P wird das *Wiedererleben* der Szene dadurch *emotional authentisch*.

Der Rollentausch, als wichtigste unter den zahlreichen PD-Techniken, gewährleistet den spontanen Fluß der szenischen Darstellung, damit aber auch *Spielen aus dem Unbewußten*, denn „Stegreif läßt das Unbewußte unverletzt (durch das Bewußtsein) frei steigen" (Moreno 1924, 71). Gleichzeitig bewirkt der Perspektivenwechsel im Rollentausch beim P oft eine *Einstellungsänderung* mit spontaner Motivation zur Verhaltensänderung.

Die Fortsetzung des Spiels kann zwei grundsätzlich verschiedene therapeutische Möglichkeiten zeigen. Die eine besteht darin, daß der P dank der Erfahrung im Rollentausch sein Verhalten – zunächst probehandelnd im PD, dann auch im Transfer zur Realität – ändert und seine Beziehung zum Chef normalisiert. Die dadurch eintretende Entspannung am Arbeitsplatz fördert die Heilung seines Ulkus-Leidens.

Es besteht aber auch die andere Möglichkeit, daß dieser unmittelbare therapeutische Effekt nicht eintritt. Dies veranlaßt zu *aufdeckendem Arbeiten* im PD.

Der Therapeut bittet den P während seiner noch angstbesetzten Interaktion mit dem Chef, eine ähnlich ängstigende frühe Situation zu assoziieren und im PD aus dem Stegreif zu spielen. Bei dieser Darstellung regrediert der P in die Rolle des kleinen Schulkindes. Angstvoll zittert er vor seinem ihn für schlechte Leistungen strafenden Vater.

Handlungskatharsis löst die blockierte Spontaneität des P und ermöglicht eine Auseinandersetzung mit dem Vater als dem eigentlichen Adressaten seiner inadäquaterweise auf andere Autoritätspersonen übertragenen infantilen Ängste. Die *szenische Interaktion* führt zu *Handlungseinsicht* und szenischem Verstehen des Zusammenhangs zwischen der ihn gegenwärtig belastenden Situation und seinem angstvollen Verhältnis zum Vater während der Schulzeit. Der vom P in den beiden Szenen erlebte und vom Therapeut und den Gruppenmitgliedern beobachtete Zusammenhang wird gemäß der Struktur des PDs in der Abschlußphase durchgearbeitet.

Die *Abschluß- oder Integrationsphase* findet wieder in der *Hier-und-Jetzt-Realität* der Gruppe statt. Sie umfaßt das *Rollenfeedback* aller Spieler und das *Sharing* betroffener Zuschauer. Nach dem *Rollenfeedback* über das Erleben der Spieler in den zugewiesenen Rollen – auch dem des P über seine Erfahrung während des Rollentauschs – nimmt der P in einem besonderen *Ritual* den Mitspielern die Rollen seiner Bezugspersonen wieder ab. Dieses Ritual und der vorausgegangene Wechsel von der Spiel- zur Hier-und-Jetzt-Realität kontrollieren die im Spiel agierte *Übertragung* und *Regression*. Die weitere Integrationsarbeit vollzieht der P vom Erwachsenen-Ich aus.

Hatten die Zuschauer im eigenen Leben ähnliche Erfahrungen wie der P, so teilen sie ihm diese als *Sharing* (eng. Teilhaben) mit. Das Sharing ist ein *Ventil* für ihre Erregung und motiviert die Betroffenen zur *Bearbeitung eigener Probleme* im weiteren Verlauf der PD-Therapie. Gleichzeitig stützt das Sharing den P und erhöht das Vertrauen in der Psychodrama-Gruppe.

Andere *Formen des PDs* sind das Gruppenspiel, das z. B. als *Märchenspiel* oder als *Stegreifspiel* der Gruppenmitglieder in selbst gewählten Rollen deren individuelle Phantasien wie auch die Gruppenphantasie und Gruppendynamik ausdrückt; das *themenzentrierte PD*, das sich exemplarisch auf ein allen Teilnehmern gemeinsames Problem, z. B. das der Co-Abhängigkeit, bezieht; das *Monodrama* als Variante des PDs für die Einzeltherapie; das *Rollenspiel*, das der Findung, Erlernung und Übung neuer Rollen dient.

Indikation: Sie ist so weit wie seine Variationsmöglichkeit breit. Je nach Wahl und Kombination seiner unterschiedlich wirksamen Techniken bzw. der Varianten hat es seinen Platz in der *Prävention*, der *ambulanten* und *stationären Psychotherapie*, der *Psychosomatik*, der Anorexie-Behandlung, der *Suchttherapie*, der Behandlung von Narzißmus- und Borderline-Störungen, der *Psychiatrie*, der *Rehabilitation*, wie auch in der Begleitung unheilbar Erkrankter.

Kontraindikationen ergeben sich in erster Linie aus mangelnder Empathie, Erfahrung und Gewandtheit des Therapeuten in der störungsbezogenen Anwendung der verschiedenen Techniken und Varianten des PDs; wenn z. B. bei Angstneurosen – zumindest anfänglich – nicht stützend, bei Hysterien letztlich nicht konfrontierend, bei psychosomatischen Erkrankungen nicht aufdeckend integrierend, bei Psychosen nicht symbolisch konkretisierend und bei Borderline-Störungen und Dissoziationen nicht fusionierend-integrierend gearbeitet würde.

Wirkmechanismen: Sind die *szenische Darstellung* belastender wie auch ermutigender oder erwünschter Situationen im spontanen Spiel mit der ihm eigenen imaginären Realität; der *Perspektivenwechsel durch Rollentausch* mit der sich daraus ergebenden besseren *Fremd- und Selbstwahrnehmung* sowie *Einstellungsänderung*; Stimulierung des *Körpergedächtnisses* durch Handeln im vertrauten Raum; *Aufdecken* der Psychodynamik durch Handeln in regressiven Rollen, *Katharsis*, *Handlungseinsicht* und *szenisches Verstehen*; Kontrolle von Übertragung und *Regression* durch die Arbeit in zwei verschiedenen Realitäten, *Rollenfeedback* der Mitspieler; Wachsendes Vertrauen in die therapeutische Gruppe, bes. infolge des Sharings; Autonomiegewinn und *Eigenmotivation zur Verhaltensmodifikation*; Vergrößerung von Spontaneität, Rollenrepertoire und Rollenflexibilität; Spielfreude, Erschließen neuer Lebensperspektiven in Stegreifspielen; *Probehandeln* mit Gewinn an Empathie und Selbstsicherheit und Entspannung.

4.10 Gestalttherapie

L. Hartmann-Kottek

Definition und Abgrenzung: Gestalttherapie ist ein erfahrungsgeleitetes, *tiefenpsychologisch fundiertes*, verhaltensmodifizierendes wert- und wachstumsorientiertes *Psychotherapieverfahren*, das sich am beobachtbaren Phänomen im äußeren und inneren Wahrnehmungsfeld ausrichtet. Sie grenzt sich von Methoden mit 1) vorrangiger Hypothesenbildung, 2) Vergangenheitsfixierung und 3) einseitiger Zentrierung auf die Pathologie ab.

Historische Entwicklung: Fritz S. Perls, geb. in Berlin (1893–1970), zunächst engagierter *Psychoanalytiker*, verdichtete nach seinem Bruch mit Freud (1936) seine psychoanalytischen Erfahrungen, seine *existenzphilosophischen* und *erkenntnistheoretischen Interessen* (Gestalttheorie miteinbezogen) sowie seine *künstlerischen Neigungen* (Theatererfahrung bei Max Reinhardt, Malen, Dichten) zu einem neuen Psychotherapieverständnis. Wichtige, persönlich bekannte Leitfiguren wurden für ihn: Friedländer (1918), ein neokantianischer Philosoph, Buber, dessen Vorlesung er 1925 begeistert hörte, Goldstein, sein gestalttheoretisch interessierter, neurophysiologischer Klinikchef (1925), Smuts (1926), ein „holistisch" philosophierender Ökologe und Staatsmann in Südafrika u. a. Perls und seine Frau Lore (Gestaltpsychologin) emigrierten über Südafrika (1936) nach den USA (1946), wo sich ihre Gestalttherapie rasch ausbreitete. Perls wurde vor allem nach seinem Wirken im Esalen-Institut (Kalifornien) zu einer prägenden Figur der *Humanistischen Psychologie*.

Bei der *Namensgebung* schwankte Perls zwischen der Bezeichnung *Konzentrationstherapie*, um die Bedeutung des kontinuierlichen Gewahrwerdens des Ereignisflusses zu unterstreichen, *Existenztherapie*, um die Selbstverantwortung im persönlichen Entscheidungsspielraum zu würdigen, sowie schließlich *Gestalttherapie,* um durch den Verweis auf die *Gestalttheorie* den Abschied vom monokausalen Denken hervorzuheben. Die Gestalttheorie untersucht den *Informationsverarbeitungsprozeß* der äußeren und inneren Wahrnehmung, deren gegenseitige, motivationale Verschränkungen und die kontextabhängigen Relativierungen in vertikaler (Ganzes vs. Detail) oder horizontaler Sicht. Sie beschreibt den Fluß des Werdens und Vergehens von Vordergrundfiguren, „Gestalten". *Gestalt* ist die Einheit, die von ihrem Hintergrund *hervorgehoben* wahrgenommen wird; sie ist ein *transponierbares Beziehungsgefüge*, dessen Einzelteile ausgetauscht werden können, wie die Töne einer Melodie, wenn sie in einer anderen Tonart steht. So ist die *Gestalt* immer *mehr als die Summe ihrer Teile*. Gleichzeitig ist sie kontextabhängig (z. B. „unter den Blinden ist der Einäugige König"). Gestalttheorie ist *systemisches Denken* in der sinngebundenen Wahrnehmungswelt, also wenn man will, „rechtshirnige Kybernetik".

Perls glaubte, die Gestalttherapie nicht erfunden, sondern nur „wiedergefunden" zu haben. Er benutzte zwar die Begriffssprache des 20. Jahrhunderts, erwies sich jedoch fasziniert von zeitlosen Phänomenen: vom Schwingen zwischen den Erlebnispolen (Heraklit), der Suche nach der überpolaren, ruhenden Mitte (Friedländer, Laotse), ferner vom Hinter- und Vordergrundverständnis des Seins in den Vedischen Schriften, etc. „All is Maya", (Sanskrit: Trugwelt), soll er zuletzt oft gesagt haben, wenn sich ein Patient lieber an überholte Strategien klammern wollte, anstatt sich mit seiner momentanen Situation in Kontakt zu bringen und die jetzt stimmige Lösung zu erfassen. Perls wies den Weg zur *Re-Integration nach innen und außen*.

Inhaltliche Beschreibung: Fügt man die in Perls Schriften verstreuten, theoretischen Skizzen über den *Kontaktzyklus* (1951), das *Krisen-* bzw. *Zwiebelschalenmodell* (1969) und die verschiedenen Hinweise über die Bedeutung des Buberschen „*I and Thou*"-*Prinzips* zueinander, so läßt sich vor dem übrigen Hintergrund von Perls folgendes Bild skizzieren:

• *Persönlichkeitsmodell:* Die Persönlichkeit läßt sich als ein sphärisch geschichtetes, energetisches Fließgleichgewicht auffassen, das im Idealfall keine Blockaden (= innere Kontaktsperren) aufweist und sich nach dem Prinzip der *organismischen Selbstregulation* mit sich selbst und im Kontakt mit dem Umfeld im Gleichgewicht hält. Der Integrator der regulierenden Anpassungsleistung wird Selbst genannt. Mit zunehmender Reifung stabilisiert es sich am Ort der überpolaren Mitte und erschafft einen geistig autonomen, zentrierenden Indifferenzbereich, in dem sich Wertvorstellungen entfalten, die „innere Stimme" gehört wird und der existenzielle Wesenskern bewußtseinsfähig werden kann. Das „*Ich*" bildet die Pfeilspitze jeglicher Intention. Es ist die energiereichste, bewußtseinsintensivste und absichtsvollste Komponente psychischer Dynamik, sei sie nach innen oder außen gerichtet. Die zentrierenden Indifferenzebenen legen sich zwiebelschalenförmig in biographisch eingefärbten Wachstumsschritten um den Organismus und sorgen für a) die Balance der schwingenden Systeme auf der *biologischen Ebene*, b) die Verankerung der Identität in der Mitte der *emotionalen Polaritäten*, c) für den Aufbau *mentaler Strukturen* jenseits emotionaler Bedürftigkeiten und d) für den Übergang zu Erkenntnisebenen und höheren Sinnzusammenhängen. *Indifferenzebenen* sind Gestalten bewußtseinsfähiger Energiefelder, die aufeinander aufbauen und bezugnehmen. Sie sind *Träger individueller Identität* und Verantwortung.

- Der *Spiralkreis der Gestalt-Bildung* (Abb. 4–4) dient dem Wachstum und der Verwurzelung in der Welt. Er ist der Hauptmodus der ersten Lebenshälfte. Die Ereigniskette der *wechselnden* *Vordergrundfiguren* wird in Anlehnung an Perls *Kontaktzyklus*, (in 9 Teilschritten modifiziert) beschrieben:

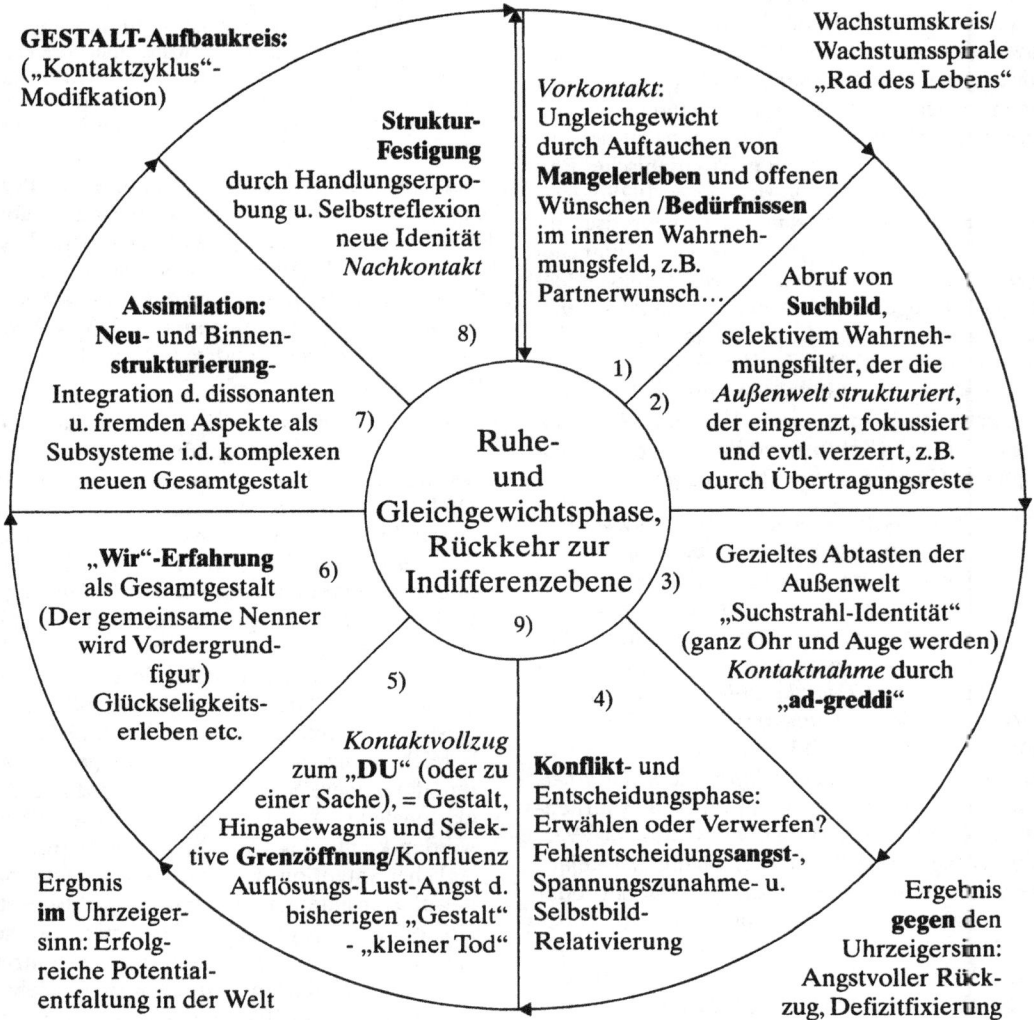

GESTALT-Aufbaukreis:
(„Kontaktzyklus"-
Modifkation)

**Struktur-
Festigung**
durch Handlungserprobung u. Selbstreflexion
neue Idenität
Nachkontakt

Assimilation:
Neu- und Binnen-
strukturierung-
Integration d. dissonanten
u. fremden Aspekte als
Subsysteme i.d. komplexen
neuen Gesamtgestalt

„Wir"-Erfahrung
als Gesamtgestalt
(Der gemeinsame Nenner
wird Vordergrund-
figur)
Glückseligkeits-
erleben etc.

Wachstumskreis/
Wachstumsspirale
„Rad des Lebens"

Vorkontakt:
Ungleichgewicht
durch Auftauchen von
Mangelerleben und offenen
Wünschen /**Bedürfnissen**
im inneren Wahrneh-
mungsfeld, z.B.
Partnerwunsch...

Abruf von
Suchbild,
selektivem Wahrneh-
mungsfilter, der die
Außenwelt strukturiert,
der eingrenzt, fokussiert
und evtl. verzerrt, z.B.
durch Übertragungsreste

**Ruhe-
und
Gleichgewichtsphase,
Rückkehr zur
Indifferenzebene**

Gezieltes Abtasten der
Außenwelt
„Suchstrahl-Identität"
(ganz Ohr und Auge werden)
Kontaktnahme durch
„**ad-greddi**"

Kontaktvollzug
zum „**DU**" (oder zu
einer Sache), = Gestalt,
Hingabewagnis und Selek-
tive **Grenzöffnung**/Konfluenz
Auflösungs-Lust-Angst d.
bisherigen „Gestalt"
- „kleiner Tod"

Konflikt- und
Entscheidungsphase:
Erwählen oder Verwerfen?
Fehlentscheidungs**angst**-,
Spannungszunahme- u.
Selbstbild-
Relativierung

Ergbnis
im Uhrzeiger-
sinn: Erfolg-
reiche Potential-
entfaltung in der Welt

Ergebnis
gegen den
Uhrzeigersinn:
Angstvoller Rück-
zug, Defizitfixierung

Abb. 4-4: Wachstumskreis

1. Ein *Bedürfnis* taucht auf, z.B. Hunger, Durst oder Partnerwunsch.

2. Dazu stellt sich ein *Suchbild* ein, das die Reize der Umwelt filtert. Hier können „unerledigte" Entwürfe, Übertragungsreste etc. verzerrend wirksam werden.

3. Man wird zum *Suchstrahl*, wird ganz Auge und Ohr.

4. Konflikt zwischen *Auswählen* oder *Verwerfen*.

5. Im Kontaktvollzug siegt das Vertrauen über die restliche Risikoangst. Das „*Du*" leuchtet als faszinierende Gestalt auf.

6. Sie umfaßt nun den Gleichklang des „Wir"s.

7. Die Energie wird zur Selbstbildumgestaltung benötigt.

8. Die neue Identität will *erprobt* werden, um zu eigen zu werden, z.B. ein liebender Geliebter sein in der ihm eigenen Weise.

9. *Ruhe- und Gleichgewichtsphase*, in der die Aufmerksamkeitsenergie frei schwebend dem Gesamtsystem zur Verfügung steht.

• Der *Spiralkreis der Gestalt-Lösung* (Abb. 4–5) dient der inneren Differenzierung i.S. der Identitätklärung und ist der Hauptmodus der 2. Lebenshälfte. Er entspricht dem *Krisenmodell* bei Perls. Er hilft, Muster der Selbstentfremdung aufzulösen:

1. Ein *entfremdeter Aspekt* taucht als Problem auf, z.B. im funktionellen Herzrasen.

2. Der *ausgrenzende Identitätsaspekt* wird zunächst prägnant (z.B.: „... ich hasse Gefühlsduseleien ...").

GESTALT-Auflösungskreis:
(„Krisenmodell"-Modifikation)

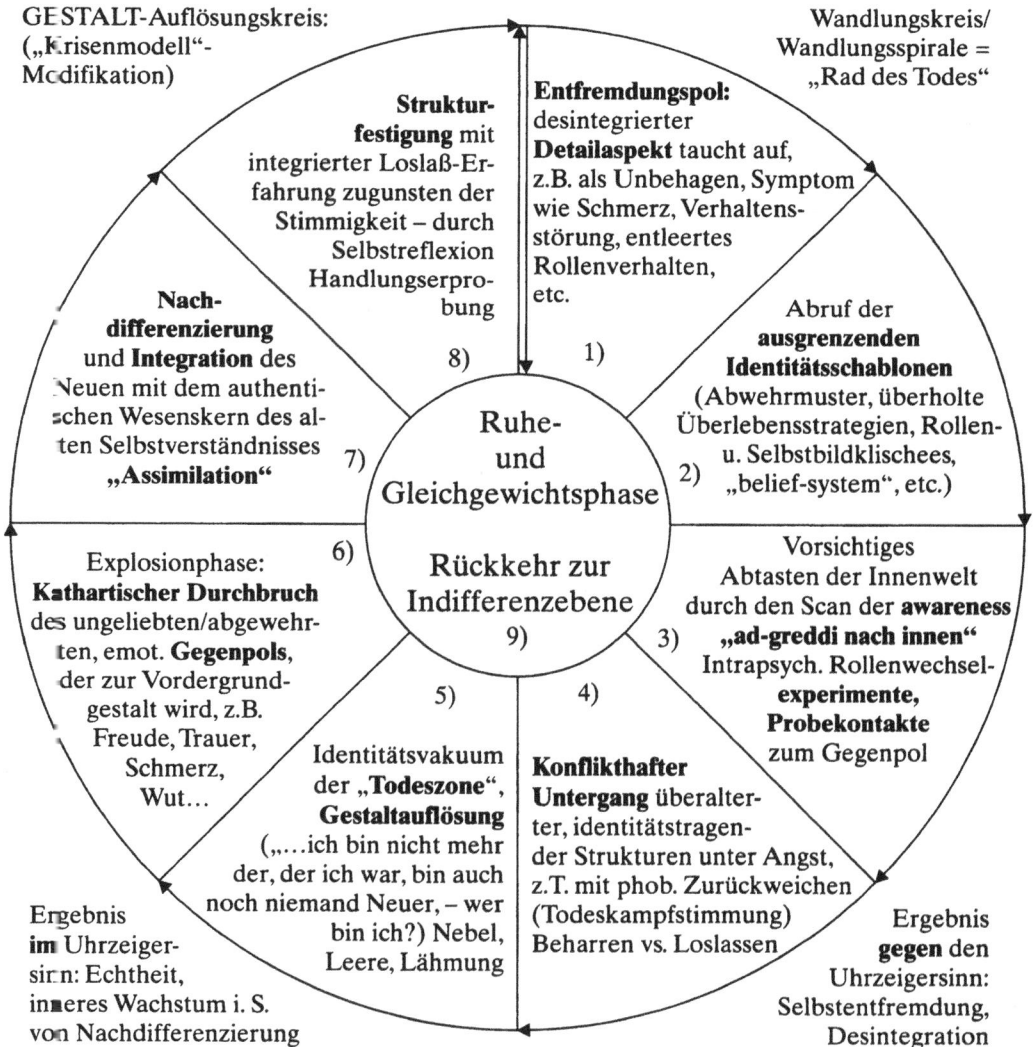

Wandlungskreis/
Wandlungsspirale =
„Rad des Todes"

Struktur-festigung mit integrierter Loslaß-Erfahrung zugunsten der Stimmigkeit – durch Selbstreflexion Handlungserprobung

Entfremdungspol: desintegrierter **Detailaspekt** taucht auf, z.B. als Unbehagen, Symptom wie Schmerz, Verhaltensstörung, entleertes Rollenverhalten, etc.

8) 1)

Nach-differenzierung und **Integration** des Neuen mit dem authentischen Wesenskern des alten Selbstverständnisses „Assimilation"

7)

Ruhe-und Gleichgewichtsphase

Rückkehr zur Indifferenzebene

9)

2)

Abruf der **ausgrenzenden Identitätsschablonen** (Abwehrmuster, überholte Überlebensstrategien, Rollen- u. Selbstbildklischees, „belief-system", etc.)

6)

3)

Explosionphase: **Kathartischer Durchbruch** des ungeliebten/abgewehrten, emot. **Gegenpols**, der zur Vordergrundgestalt wird, z.B. Freude, Trauer, Schmerz, Wut...

5) 4)

Vorsichtiges Abtasten der Innenwelt durch den Scan der **awareness** „ad-greddi nach innen" Intrapsych. Rollenwechsel-**experimente, Probekontakte** zum Gegenpol

Ergebnis **im** Uhrzeigersinn: Echtheit, inneres Wachstum i. S. von Nachdifferenzierung

Identitätsvakuum der „**Todeszone**", **Gestaltauflösung** („...ich bin nicht mehr der, der ich war, bin auch noch niemand Neuer, – wer bin ich?) Nebel, Leere, Lähmung

Konflikthafter Untergang überalteter, identitätstragender Strukturen unter Angst, z.T. mit phob. Zurückweichen (Todeskampfstimmung) Beharren vs. Loslassen

Ergebnis **gegen** den Uhrzeigersinn: Selbstentfremdung, Desintegration

Abb. 4–5: Wandlungskreis

3. Vorsichtiges Abtasten der vor- (und un-)bewußten Innenwelt. Motto: Sehen, was ist, verändert.

4. Zunehmende *Konfliktspannung* in der Nähe des Abgewehrten, Angst vor dem Verlust alter Konzepte und Scheinsicherheiten („... mich haut nichts um, schon gar nicht, wenn Frauen/Mütter gehen ...").

5. Identitätsvakuum der „Todeszone": („... bin nichts, fühle nichts ..."). Eventuell Sinnsuche und/oder Haltsuche beim Therapeuten.

6. *Befreiender Durchbruch* (Katharsis) abgewehrter Gefühle, z. B. Schmerz, Trauer, Wut oder Freude.

7. *Akzeptanz/Assimilation* des emotionalen Gegenpols und dessen Nachdifferenzierung.

8. Identitätserprobung.

9. Rückkehr zur Ruhe und *Mitte.*

Setting: Gestalttherapie ist Einzel- und Gruppenmethode.

Praktisches Vorgehen: Anfangs Entwicklungs-Diagnostik, Absprechen des *äußeren Rahmens* (Ort, Zeit, Geld) und der *Therapieziele* des Patienten. Der Behandlungsstil für neurosefähige Patienten folgt den Schritten des *Wandlungskreises.* „Frühstörungen" werden bei den Schritten des *Wachstumskreises* ermutigend begleitet mit Schwerpunkten bei der Selbstwahrnehmung, Selbstakzeptanz, Selbststeuerung, Abgrenzungsfähigkeit, Zentrierung, emotioneller Balance und Feinabstufung. Unterbunden werden hier: Polarisierungstendenzen, emotionale Überflutungen und Grenzauflösungen. Beliebte methodische Hilfsmittel: Körperspürübungen, kreative Medien, Interaktionsspiele. Grundtenor: Basale Akzeptanz der „Ich-Du-Beziehung", Würde, Achtsamkeit.

Spezielle Begriffe und Techniken: Im therapeutischen *Experiment* wird das Konfliktfeld nach außen projiziert, z. B. auf *„leere Stühle"* (oder in kreative Medien), wird über Identifikation mit Teilaspekten dialogisch weiterverarbeitet und (unter Beachtung der Körpersprache) erlebnisnah gelöst. Der „heiße Stuhl" ist der des Probanden.

Die *therapeutische Beziehung* ereignet sich auf *5 Ebenen*:

1. Existentielle Ich-Du-Beziehung,

2. Übertragungs-Gegenübertragungsachse,

3. Realbeziehungsaspekt,

4. Expertenfunktion, z. B. Regieanweisung beim Rollenspiel,

5. Arbeitsbündnispartner.

Ziele: Differenzierendes Wachstum, Autonomie, Liebes- und Begegnungfähigkeit nach innen und außen.

Indikation und Kontraindikation: Die Gestalttherapie hat ihren Hauptindikationsbereich bei den *Neurosen* und *psychosomatischen Erkran-*

kungen*, wird aber auch bei *psychiatrischen Krankheiten*, insbesondere bei *Drogenabhängigen*, angewendet.

Nach fundierter Weiterbildung der/des Therapeutin/ten in der Gestalttherapie bestehen *keine Kontraindikationen.*

Wirkmechanismen: Die *therapeutische Beziehung* wendet sich *gleichzeitig* a) *aufdeckend/konfrontativ* an die Schutz- und Abwehrstrategien, b) *solidarisch-unterstützend* an den in Not geratenen Kinder-Ich-Aspekt hinter der Fassade, c) *wertschätzend* an den zentralen Wesenskern. Eine Übertragungsneurose wird nicht angestrebt. Das Experiment (= assoziativer Freiraum der intuitiven Wahrnehmungs- und Handlungsebene) verhilft im *Hier und Jetzt* zur ernsthaft-spielerischen *Selbstkonfrontation* mit stimmigeren Lösungsmöglichkeiten. Ihre therapeutische Verarbeitung ersetzt sehr wirksam die Fremddeutungsarbeit.

4.11   Körperbezogene Verfahren

4.11.1   Körperpsychotherapie

H. Ferner, R. Höh

Definition und Abgrenzung: Körperorientierte Psychotherapie befaßt sich mit dem beseelten Körper. Unter Berücksichtigung von Übertragung und Gegenübertragung werden *körperliche Reaktionen* in die psychotherapeutische Arbeit unmittelbar einbezogen. Dies unterscheidet Körperpsychotherapie von anderen, in Kliniken schon länger gebräuchlichen körperlichen Verfahren wie Joga, Konzentrativer Bewegungstherapie, Funktioneller Entspannung, Feldenkrais u. a. m. Diese werden zumeist als Ergänzungen zur eigentlichen Psychotherapie angesehen, während Körperpsychotherapien bewährte verbale Methoden und Körpertechniken zu einem umfassenden Ansatz *integrieren* wollen.

Historische Entwicklung: Schon zu Zeiten Freuds berücksichtigten Groddeck und Ferenczi in ihrem therapeutischen Handeln die *körperliche Bedingtheit seelischen Erlebens.* „Die Erinnerungen sind im Körper festgehalten und nur dort können sie wieder wachgerufen werden" (Ferenczi 1955). Der Einfluß dieser Überzeugungen auf die Entwicklung der Psychotherapie war zunächst jedoch gering. Ein anderer Schüler Freuds, Wilhelm Reich (1970), beeinflußte die Entwicklung stärker. Er meinte, daß wiederholte körperliche Reaktionen, die in früher Kindheit dem Selbstschutz dienen, beim Erwachsenen zu verfestigten *körperlichen Reaktionsmustern* geführt haben. Er nannte sie Charakterstrukturen und später *Charakterpanzer*. Mittels körperlicher Übungen, besonders unter Berücksichtigung des Atems, sollten diese Muster bewußt gemacht und verändert werden. Lowen (1989) führte diesen Ansatz fort und erweiterte ihn wesentlich zur *Bioenergetischen Analyse*. Viele andere, wie Boadella (1989: Biosynthese) oder Boyesen (1988: Biodynamik) beziehen sich ebenfalls auf Reich.

Auch von psychoanalytischer Seite wird in den letzten Jahren versucht, den Körper unmittelbarer in die Therapie einzubeziehen (Downing 1996, Geißler 1994, Heisterkamp 1993, Moser 1991, Worm 1992 u.a.). Dabei fließen einerseits Erfahrungen der Bioenergetischen Analyse, zum anderen Erfahrungen aus *Tanz-* und *Bewegungstherapien* ein (Gindler 1929, Laban 1963).

Tab. 4–4 stellt einige der im deutschen Sprachraum bekannten Körpertherapieschulen einander gegenüber.

Tab. 4-4: Ziele und methodische Ansätze von Körperpsychotherapieschulen. Die Auflistung der schultypischen Begriffe ist als Anregung zu sehen.

Schulen	Zentrale Begriffe	Methodische Ansätze	Therapieziel
Bioenergetik	Muskelpanzer Charakterstruktur Blockierung von Energie	Körperlesen Grounding + Streßpositionen Therpeut geht mit Widerstand aktiv um	Katharsis Energiefluß Lebensfreude
Biodynamik	Viszerale Panzerung Blockierung von Energie Energiesstrom	Massage der Haut oder der Muskelfaszien Stetoskop zur Wahrnehmung der Darmperistaltik Therapeut geht mit Widerstand sanft um	Abbau von Spannungen
Biosynthese	Viszerale Panzerung Muskelpanzerung Gehirnpanzerung Optimierung von Lebensfunktionen	Therapeut pendelt zwischen Führen und Folgen Entdeckung neuer Bewegungsmöglichkeit Therapeut geht mit Widerstand sanft um	Kontaktfähigkeit Beweglichkeit von Körper und Geist
Hakomi	Innere Achtsamkeit Innerer Beobachter Rekonstruktion der Vergangenheit	Sonden Erforschung der Vergangenheit Entdecken des Sinnes von Widerstand durch Übernahme der damit verbundenen Körperhaltung	Entdecken innerer Zusammenhänge Entwicklung von Handlungsalternativen
Analytische Körperpsychotherapie	Rekonstruktion der Vergangenheit (auch der präverbalen) Übertragung Interaktion mit der engsten Bezugsperson prägt die Struktur der Wahrnehmung	Vielfältiges Bewegungsangebot zur Integration von Körpererinnerung und Wort Erforschung der Vergangenheit Therapeut pendelt zwischen Anweisung und Anregung zur Selbstreflexion Sanfter Umgang mit Widerstand	Entdecken innerer Zusammenhänge Versprachlichung von Körpererinnerungen Erhellung der Biografie

Inhaltliche Beschreibung

Behandlungssetting: Körperorientierte Psychotherapie kann sowohl in *Gruppen* wie auch in *Einzelsitzungen* durchgeführt werden. Im *Therapieraum* sollte freie Bewegung sowie Schlagen, Treten möglich sein. Kissen, eine Matte, leichte Stühle und ein Schaumstoffblock mit Tennisschläger sowie ein Atemschemel (nach Lowen) oder ein Gymnastikball zur Vertiefung der Atmung gehören zur Grundausstattung. Die Patienten sollten Kleidung tragen, in der sie sich frei bewegen können.

Die *Stundenfrequenz* liegt bei 1 maximal 2 Sitzungen pro Woche. Es kann nötig sein, eine *Doppelstunde* vorzusehen, um einen idealen therapeutischen Prozeß zu erreichen. Ein *idealer Prozeß* führt über die verbale Annäherung zur Arbeit mit dem Körper und schließt mit der *sprachlichen Integration des Erlebten*.

Es kann hilfreich sein, dem Patienten als *„Hausaufgaben"* bestimmte Übungen vorzuschlagen (z. B. auf Körpersignale achten, Atmung vertiefen u. a. m.). Auch wenn der Zugang über den Körper sehr schnell Erinnerungen wecken kann, sind *Wiederholung* und *Durcharbeiten* nötig. Daher sind tiefenpsychologische Körpertherapien in der Regel keine Kurztherapien.

Praktisches Vorgehen: Mögliche Zugangswege zum Körper sind gegeben über Körperhaltungen, Bewegung, Atmung, stimmlichen Ausdruck, Interaktion zwischen Klient und Therapeut (szenisches Arbeiten).

Der Therapeut kann z. B. die

- *Wahrnehmung des Körpergeschehens* anregen, nachfragen und spiegeln (Augenkontakt, Motorik, Körperhaltung),
- *Körperexploration* und -assoziationen anregen,
- nach *Bedeutungen, Erinnerungen* und auftauchenden *Bildern* suchen lassen,
- *Wahrgenommenes* körperlich verstärken oder vermindern, den gegensätzlichen Ausdruck suchen lassen u. v. m.

Spezifische Grundbegriffe

Körpergedächtnis: Die Untersuchungen von Piaget (1954) zur Realitätskonstruktion von Kindern zeigen, daß alle *Wahrnehmung im Handeln,* d. h. in körperlicher Erfahrung wurzelt. Im Zusammenspiel angeborener Strukturen mit Erfahrungen in der Umwelt bilden sich sowohl auf *kognitiver* wie auch auf *emotionaler* Ebene *innere Strukturen.* Sie sind überwiegend nicht bewußt, bestimmen aber unsere Wahrnehmung und unser Erleben. Besonders *frühkindliche Erfahrungen*, die noch vor dem Spracherwerb die Lebenswelt des Säuglings bestimmen, sind im *Körpergedächtnis* wiederzufinden.

Körperdiagnostik: In der *Bioenergetischen Analyse* ist ein zentraler Begriff das „Körperlesen". Aus Haltung, Gestik, Mimik und Bewegung werden Hypothesen zur individuellen Geschichte des Menschen abgeleitet. Dem liegt die Lehre von den sog. *„Charakterstrukturen"* (Reich 1970) zugrunde, die davon ausgeht, daß sich in den entwicklungsgeschichtlich aufeinanderfolgenden Phasen (schizoid, oral, anal und phallisch) unterschiedliche Konflikte und deren *Bewältigung* in *körperlich erkennbaren Strukturen* abbilden.

So können z. B. typisch orale Strukturmerkmale in sehnsuchtsvollen aufsaugenden Augen, einer anlehnungsbedürftigen Körperhaltung hinter der Körperachse, schlaff herunter hängenden Armen gesehen werden (ausführlich dazu Lowen 1989).

Wahrnehmungen dieser Art sollten *mit Zurückhaltung gespiegelt* werden und als Anregung zur Selbstexploration des Patienten betrachtet werden.

Ziel der Körperpsychotherapie ist es,

1. in der Gegenwart *Denken, Fühlen, Körperwahrnehmung* und Körperausdruck zu *integrieren* und mit innerer Achtsamkeit zwischen den verschiedenen Prozeßebenen hin- und her zu schwingen.

2. Die *Rekonstruktion der Vergangenheit* ist ein wichtiger Schritt auf dem Weg der Veränderung. Denn die in der Kindheit *entwickelten Beziehungsmuster* spielen auch in der Gegenwart eine bestimmende Rolle. Mit der Gewahrwerdung und *Versprachlichung dieser Muster* öffnen sich neue Möglichkeiten des Kontaktes mit den eigenen Wünschen und Bedürfnissen und ihrer Realisierung im sozialen Kontext.

Indikation und Kontraindikation: Es gibt keine grundsätzliche Kontraindikation zur Körperpsychotherapie. Das breite Spektrum der Methoden erlaubt eine differenzierte Vorgehensweise für die verschiedenen Anwendungsbereiche.

Bei *Patienten mit wenig Ich-Stabilität* z. B. müssen die Möglichkeiten der Selbststeuerung erweitert werden, um der Überflutung durch Affekte und Impulse gegenzusteuern.

Bei *Borderline-Patienten* müssen Interventionen eingeführt werden, die den Umgang mit Grenzen betonen. Ferner geht es bei diesen Patienten um das Halten von Gefühlen und die Realitätsprüfung besonders im Kontakt, sowie den Beziehungsaufbau zum Therapeuten mit Hilfe minimaler Bewegungen (gute Anleitung findet sich bei Downing 1996).

Bei manchen *psychosomatischen Störungsbildern* verbessern gezielte Übungen die gestörte Wahrnehmung des eigenen Körpers und können dem Patienten helfen, eine Sprache für die eigenen Gefühle zu lernen.

Körperpsychotherapie mit Psychotikern ist möglich, erfordert jedoch spezielle Erfahrung und Schulung.

Therapeutische Wirkmechanismen

Die Rolle der Berührung: Moser (1992) unterscheidet Triebbedürfnisse von Ich-Bedürfnissen wie Halt, Schutz, Geborgenheit. Die *Befriedi-*

gung der Ich-Bedürfnisse durch *Berührung* hält er für therapeutisch sinnvoll. Körperliche Berührung kann z. B. die *Regressionsbereitschaft* erheblich fördern, die *im Körper gespeicherten Erinnerungen* mobilisieren und ein Durcharbeiten körperlich und seelisch erst ermöglichen. Körpertherapie und körperliche Berührung sind jedoch nicht zwangsläufig gekoppelt. Zweifellos ist die Bedürfnislage des Patienten zu berücksichtigen. Was eine notwendige *Unterstützung* für den einen sein kann, ist für den anderen u. U. ein *Übergriff*. Hier gilt es besonders sorgfältig die Übertragungs- und Gegenübertragungssituation zu beurteilen.

Bedeutung körperlicher Übungen

* *Atmung:* Gerade in der Atmung zeigen sich Blockierungen und körperliche Widerstandsmuster. Eine Vertiefung der Atmung mit verschiedenen Techniken führt zu einer Intensivierung gegenwärtiger Gefühle und fördert darüber hinaus die Entfaltung unterdrückter Gefühlsregungen. Eine Regression in die frühkindliche Erlebniswelt wird gefördert.

* *„Grounding":* Lowen hat eine Fülle von Übungen im Stehen eingeführt. Sie sollen den Kontakt zur physischen und intrapsychischen Realität stärken. Sie werden zusammengefaßt unter dem Begriff „erden" (grounding). Dieser Begriff steht dem Begriff der „Ichstärke" theoretisch nahe. Ein guter Kontakt zum Boden ist nötig zur Bewältigung der Ängste, die mit therapeutischer Veränderung und der Auseinandersetzung mit Widerständen verbunden sind.

* *„Acting in":* In einer Therapie, in der Wert auf die Symbolisierung allein gelegt wird, ist der körperliche Ausdruck von Gefühlen wie schlagen, treten, herumlaufen als „agieren" verpönt. In der Körperpsychotherapie können gerade diese Verhaltensweisen, die „acting-in" genannt werden, dazu dienen, den genetischen Zusammenhang zu rekonstruieren und – ähnlich wie in der Gestalt-Therapie – im Probehandeln Lösungswege zu suchen. Schwerpunkt liegt nicht allein auf der Einsicht in die genetischen Zusammenhänge, sondern auch in der Veränderung des gegenwärtigen Verhaltens und im Bewußtmachen der Widerstände auf der Körperebene, z. B. in der Hemmung, Wut zu zeigen.

Der Patient nimmt wahr, wie er sich selbst daran hindert, zu seinem Ärger zu stehen, in dem er beispielsweise die Schultern hochzieht oder freundlich lächelt, während er auf den Block schlägt.

Das „acting-in" führt auch zur Intensivierung der Übertragung und damit oft zur Intensivierung der Gegenübertragung. Das wiederum fordert wie in anderen Therapieformen auch Reflexion und Supervision, um nicht vom acting-in in unkontrolliertes acting-out zu geraten.

Stellenwert der Übertragung: Auch wenn nicht in allen Körperpsychotherapeutischen Schulen in gleicher Weise die Bearbeitung der *Übertragung* im Zentrum der therapeutischen Arbeit steht, ist sie doch eines der wichtigsten Veränderungsmechanismen auch in dieser Therapieform.

Besonderes Augenmerk wir dabei auf die Reaktionsmuster gelegt, die als Abbild oder Wiederholung früher Beziehungsmuster zwischen dem Körper des Kindes und dem seiner engsten Beziehungspersonen angesehen werden. Zur Verdeutlichung ein Beispiel, wie mit der Übertragung gearbeitet werden kann.

In Mimik, Stimme und Körperhaltung einer Patientin drückt sich etwas aus, was auf die Therapeutin wie „ärgerliche Verstocktheit" wirkt. Die Therapeutin deutet nicht, sondern beschreibt ihre Wahrnehmung und geht mit der Patientin auf einen „Erkundungsflug", indem sie sie bittet, ihre Körperhaltung und Mimik zu spüren und dann zu verstärken. Sie wird gefragt, was sie dabei erlebt und welche Gefühle auftauchen. Sagt sie etwa „Ärger", wird sie aufgefordert, diesen Ärger auszudrücken und mit Bewegungen zu begleiten. Es wird z. B. der Schaumstoffblock zwischen Patientin und Therapeutin geschoben, beide stehen sich gegenüber. Die Patientin schlägt auf den Block und beginnt zu schimpfen. Sie wird ermuntert, in dieser Bewegung zu bleiben und alles zu sagen, was ihr einfällt. Widerstand regt sich: sie sei gar nicht sauer und sehe deshalb in diesen Übungen keinen Sinn. Sie wird gebeten fortzufahren, auch wenn es sich „künstlich" anfühlt. Nun wird das Schlagen heftiger. In ihrer Vorstellung entsteht das Bild ihrer Mutter, und sie beginnt, ihr Vorwürfe über Vernachlässigung zu machen. Dabei wird sie immer hilfloser und endet in Weinen.

Nun werden diese Erinnerungen weiter entfaltet und die Patientin kann wahrnehmen, wie sie das „vertraute" Gefühl von Verlassenheit, den damit verbundenen Ärger und die Hoffnungslosigkeit, mit diesem Ärger auch gehört zu werden, auf die Beziehung zur Therapeutin übertragen und mit innerem Rückzug reagiert hat. Sie kann auch in der weiteren Arbeit Verbindungen zu anderen ähnlichen Situationen in ihrem Leben herstellen. Und sie kann nun experimentieren, wie es sich anfühlt, wenn sie statt sich zurückzuziehen, ihren Gefühlen Worte gibt.

Man könnte ein *dreidimensionales Modell der Körperarbeit* erstellen, das die Ebenen

* körperliches Geschehen

* Interaktionsgeschehen

* intrapsychisches Geschehen

als ineinander verflochten begreift. Der Therapeut muß entscheiden, auf welcher Ebene die Arbeit jeweils fortgeführt werden soll.

Die wirkenden Faktoren lassen sich mit einem Zitat zusammenfassen: „Die Arbeit am Körper evoziert Einfälle, Gedanken, Gefühle, Empfindungen, Phantasien, Verhaltensweisen und Erinnerungen, die man anschließend durcharbeiten kann" (Geißler 1994, S. 210).

4.11.2 Konzentrative Bewegungstherapie

R. Blunk

Definition und Abgrenzung: Die Konzentrative Bewegungstherapie (KBT) ist Psychotherapie unter Einbeziehung des *Körpers*, des *Beziehungsgeschehens* und des *Wortes*. Die Integration dieser drei Ebenen und der sich assoziativ entwickelnde therapeutische Prozeß unterscheidet sie von anderen Körperpsychotherapien.

Historische Entwicklung: Elsa Gindler (1929) gilt als Ahnherrin der Methode. Der authentische Ausdruck, nicht die ideale Bewegung, war das Ziel ihrer Körperarbeit. Durch Gertrud Heller lernte Helmut Stolze die Gindler-Methode kennen und berichtete erstmals 1958 über die von ihm als „Konzentrative Bewegungstherapie" benannte Methode. Ursula Kost begründete 1975 den Dt. Arbeitskreis für Konzentrative Bewegungstherapie (DAKBT).

Behandlungssetting: KBT wird als Einzeltherapie, besonders fruchtbar als *Gruppentherapieverfahren* angewandt. Der therapeutische Prozeß entfaltet sich durch die *Bewegungs- und Ausdruckseinfälle* des Patienten assoziativ. In Parallele zur freien Assoziation der Psychoanalyse kann man von *Körperassoziationen* sprechen. Leiblicher Aus- und Eindruck stehen gleichberechtigt neben dem sprachlichen.

Praktisches Vorgehen

Das Angebot: KBT ist keine Folge mehr oder weniger feststehender Übungen. Man spricht von „Üben ohne Übung". Die Therapeutin gibt Anregungen, stellt es aber frei, was der Patient daraus entwickelt. Ziel ist es, das Eigene zu entfalten und die Vielfalt des gleichermaßen Möglichen bei sich und anderen zu erleben. Deshalb geht es nicht um richtig oder falsch. Es seien beispielhaft *Themen* des therapeutischen Prozesses genannt und deren Gestaltung in der KBT gezeigt: Nicht nur in der

ersten Stunde wird das Anfangen Thema sein, der Ort, der Raum, der zeitliche Rahmen, das Sich-Begegnen, Sich-Verabschieden. Die Therapeutin regt an, die *Sinne zu öffnen* für das Selbstverständliche, z.B. das Ankommen in einem noch unvertrauten Ort, dem therapeutischen Raum:

Bleibe ich stehen und erschließe mir den Raum zunächst mit den Augen? Bewege ich mich in der Nähe der Wand, wie ist es, quer durch den Raum zu gehen, möchte ich das? Welchen Platz wähle ich z.B. mit Blick zum Fenster? „Vielleicht bin ich noch halb draußen, halb drinnen."

Diese *Bedeutung seines Tuns* gibt der Klient selbst durch seine *Einfälle*. Die KBT „zeigt" mehr als daß sie „deutet". Die Therapeutin verknüpft sprachlich *äußere* mit möglicher *innerer Bewegung*. Sie gibt Hilfen zur *Selbstwahrnehmung*, unterstützt Impulse zum Probehandeln. „*Angebote*" können mehr oder weniger vorstrukturiert sein. Die Therapeutin kann eine konkrete Aufforderung geben, etwa sich liegend auf der Decke möglichst klein zu machen und sich dann auszubreiten und soviel Platz wie möglich einzunehmen. Ein weniger strukturiertes Angebot wäre demgegenüber eine beliebige, mir vertraute Haltung einzunehmen. Mit dem Liegen, Sitzen, Stehen oder Gehen können verschiedene *Lebensbereiche*, aber auch *Entwicklungsstufen* angesprochen sein. Vieles hat in der Sprache seinen Niederschlag gefunden. Man sagt bezogen auf das Stehen z.B.: etwas durchstehen, einen Standpunkt vertreten, im Mittelpunkt stehen. Was damit für mich ganz persönlich gemeint ist, erfahre ich am deutlichsten, wenn ich es aufmerksam tue.

Der Körper: Der Umgang mit dem eigenen Körper ist häufig nur noch Mittel zum Zweck. Als nicht wirklich zum Selbst gehörig, ist er Gegenstand willkürlicher Manipulation. Im Körpererleben spiegeln sich *frühe Objektbeziehungen* wider. Das Körperschema repräsentiert eine Schnittstelle zwischen mir und den anderen. Dabei hat der Körper die Besonderheit, für mich gleichzeitig *Selbstanteil (Subjekt)* und *Gegenüber (Objekt)* zu sein. Elementare körperliche Funktionen bilden den Kern komplexer zwischenmenschlicher Erlebens- und Handlungsmöglichkeiten: So kann die Vielfalt „oraler" Themen aktiviert werden, wenn die Gruppenleiterin z.B. den mit geschlossenen Augen auf ihren Decken liegenden Teilnehmern etwas bringt (z.B. verschiedene Steine). Welches *Gefühl* löst es aus, die Hand erwartend zu öffnen? Auf der *körperlichen Ebene* wird wiedererlebt und begreifbar, wie ich etwas erwarte, erhalte, vielleicht rasch mit Enttäuschung reagiere. Dabei wird von der Therapeut in das Unterscheiden gefördert zwischen der unmittelbaren *Sinneswahrnehmung* (kalt, schwer), den ausgelösten *Gefühlen* (Neugier, Freude) und vorgefaßten (Riesen-) *Erwartungen*. Es können *Erinnerungen* auftauchen, *Impulse* entstehen, die zugelassen oder gehemmt werden. Bei der Differenzierung des Körperbildes können *Körperbereiche* erfahrbar gemacht werden durch Hinspüren, Atmen, Ertasten, mit einem Gegenstand belegen. Die Beachtung des *Bewegungsmusters* bestätigt häufig *psychosomatische Zusammenhänge*, etwa bei einem ängstlichen Patienten mit Schwindelgefühlen eine tatsächlich gehemmte Motorik. Mit dem Patienten wird am eigenen *Stand* gearbeitet, am Erspüren der Füße im Gehen und Stehen, am Abgeben des Gewichtes an den Boden.

„Verliere ich meinen selbstverständlichen Stand, wenn mir jemand nahekommt? Lasse ich mich von anderen sofort aus dem Gleichgewicht bringen? Will ich meinen Standpunkt behaupten und was tue ich tatsächlich? – Wo spüre ich das?"

Die Bedeutung der Objekte in der KBT: Prinzipiell kann eine *Vielzahl von Gegenständen* in die KBT-Arbeit einbezogen werden. Typisch sind verschiedene Bälle, Steine, Tücher, Seile, Stäbe, Objekte aus der Natur wie Hölzer, Muscheln, aber auch Objekte, die zur szenischen Gestaltung, als Erinnerungsstücke, Symbole oder zum spielerischen Gestalten geeignet sind. *Gegenstände werden projektiv benutzt*, es werden ihnen Eigenschaften zugeschrieben, die aus den frühen Objektbeziehungen resultieren. Selbst die Grenzen des Raumes, die Wand kann zur Projektionsfläche früher Erfahrungen werden: Sie kann als unnachgiebig und kalt erlebt werden. Wie aber gehe ich heute damit um?

Gerade die eigenen *Einstellungen* und *Reaktionsweisen* werden beim Umgang mit Objekten in der KBT deutlich. Ein anderer Teilnehmer erlebt dieselbe Wand als Stütze und Möglichkeit sich anzulehnen. Die *Objekte begünstigen bestimmte Themenbereiche*, so der Stab die Erinnerung an Gewalt und Strenge, aber auch an Schutz und Stärke. Dominiert für mich ein Aspekt? Wie ist es mit der anderen Seite? Über das Seil werden Themen wie Verbindung geschaffen, jemanden umgarnen, einschnüren, fesseln, aber auch Erhängen assoziiert. Immer sind die *Symbole* persönliche und als solche herauszuarbeiten, ähnlich wie in der Traumanalyse.

Sich begegnen und anderen begegnen: Objekte können in der KBT eine *Verbindung zu anderen*

Menschen auf eine weniger ängstigende Weise als durch direkte Berührung ermöglichen. Was wird über das Objekt vom anderen spürbar? Ist die Verbindung vorsichtig, unentschlossen, vielleicht undeutlich oder widersprüchlich, besitzergreifend oder flüchtig? Wie habe ich es selbst erlebt, wie der andere? In der KBT wird die Beziehung zwischen den Teilnehmern oft schon durch räumliche *Nähe* oder *Abstand* unmittelbar anschaulich. Dies kann aktiv durch ein Angebot aufgegriffen werden: „Wie ist es, sich zuzuwenden, abzuwenden, sich zu entfernen oder anzunähern, sich anzuschauen oder sich mit geschlossenen Augen zu begegnen?" Die Therapeutin kann die Möglichkeiten der KBT nutzen, um *Beziehungen zu verdeutlichen*: Es sollen sich Paare finden (wer wählt aktiv, wer läßt sich wählen), die dann entscheiden, wer wen über einen Stab als Verbindung durch den Raum führt. Wie willig folge ich, „vertraue ich blind", führe ich, statt mich führen zu lassen oder bleibt es zwischen uns unklar, wer welche Rolle hat?

Versprachlichung: Mit dem Spracherwerb wird nur ein Teil des ursprünglich ganzheitlichen Erlebens „verwortet" und mitteilbar, anderes bleibt nur mit *nichtsprachlicher Symbolik* darstellbar oder nur im *unmittelbaren Handeln* erlebbar. Die KBT verknüpft *körperliche Erfahrungen mit Worten* – in gegenseitiger Beleuchtung. Leere Floskeln füllen sich manchmal mit überraschendem Sinn, wenn die innere Achtsamkeit auf das sinnlich Wahrnehmbare des momentanen Erlebens hingelenkt wird.

Die *Wahrnehmung* wird gefördert durch die Art der *verbalen Begleitung*: „Was brauche ich heute, was ist mir jetzt möglich, wieviel Raum kann oder möchte ich mir nehmen". Stützend wirkt die Ermutigung zum *Probehandeln* z.B. „suchen Sie sich mit Ihrer Decke einen Platz im Raum, wo soll er sein, wie richte ich ihn mir ein, ist mir der erstbeste Platz recht oder möchte ich etwas verändern?" Das Eigene wird entdeckt hinter dem bloß „Ge-mein-ten".

Die *Eigensprache* des Patienten ist zu entwickeln statt eines Sprechens, das Verständigung nur imitiert. Auch die Schwierigkeit des *Verstehens* kann deutlich werden. Das Sprechen über den Körper wird zu einem Sprechen mit dem Körper, die Worte werden mit Sinn erfüllt. Wir sind uns der leiblichen Bedeutung vieler *Sprachbilder* gar nicht mehr bewußt. Dem entspricht die lückenhafte Wahrnehmung des Körpers im Sinne der Körperamnesie. Was es bedeutet, „vor Freude zu hüpfen", verblaßt, wenn wir es uns nicht mehr erlauben, dem auch körperlich Ausdruck zu geben.

Gerade weil körperliches Geschehen ein eigenständiger Prozeß ist, besteht die Schwierigkeit und Notwendigkeit des „Verwörterns" in der KBT. Traue ich mich, mit Worten das Erlebte zu veröffentlichen, stehen mir die richtigen Worte überhaupt zur Verfügung?

KBT-spezifische Grundbegriffe und therapeutische Techniken: KBT ist keine Gesprächstherapie mit Körpererfahrung, auch keine Psychoanalyse mit körpertherapeutischen Versatzstücken, sondern eine eigenständige Methode. *Handlungsdeutungen* ermöglichen häufig dort intensiviertes Erleben und Wahrnehmen, wo bei verbalem Deuten intellektualisiertes Verstehen als Abwehr des Erlebens einsetzt. Der Gefahr intellektualisierter Abwehr bei vorwiegend verbalen Verfahren („gelehrte Säuglinge") entspricht in der Körperpsychotherapie der *Möglichkeit agierter Nähe* ohne inneres Berührtwerden. Äußeres Berühren ist kein notwendiges, oft nicht einmal ein wichtiges Element der Therapie.

Zielsetzung: Angestrebt ist die *Integration abgewehrter und entwerteter Selbstanteile.* Die Förderung der konzentrativen *Selbstachtsamkeit* führt zu einer Erweiterung des körperlichen und seelischen Spielraums. Dies ermöglicht auch *Einfühlung* und vertiefte *Beziehung* zu anderen.

Indikation und Kontraindikation: Als klassische Indikation gelten die *psychosomatischen Erkrankungen.* KBT ist besonders geeignet, Zusammenhänge zwischen seelischem und körperlichem Erleben zu verdeutlichen und sog. präverbale Defizite sowie Verletzungen des Selbstgefühles erfahrbar und korrigierbar zu machen. Aber auch in der Therapie der *Neurosen,* besonders bei *ichsyntoner Abwehr,* gilt die KBT als geeigneter Zugang. Störungsabhängig sind Modifikationen des Vorgehens nötig.

Therapeutische Wirkmechanismen: Psychischen Themen entsprechen körperliche und umgekehrt. Zwischen beiden bestehen Spannungsfelder der Regression und Progression. Oft kündigt sich in der KBT auf körperlicher Ebene etwas Neues an, bevor es bewußt erlebt werden darf. *„Bewußtheit durch Bewegung"* (M. Feldenkrais) wird in der KBT ergänzt durch *Bewußtwerden der Beziehung* und deren *Versprachlichung.* Aufgrund der Eigenständigkeit körperlicher Prozesse ermöglicht die psychische Aufarbeitung nicht automatisch einen Veränderungsprozeß im körperlichen, wie umgekehrt die *„Körperarbeit"*

nicht notwendig psychische Konflikte löst. Die Besonderheit der KBT ist es, beide Ansätze auch in der *Weiterbildung* miteinander zu verbinden. Die Sensibilität der Therapeutin für die eigene körperliche Wirklichkeit ist durch eine entsprechende Lehrtherapie zu fördern. Die Körperlichkeit des Therapeuten wird wirksam in jeder Form von Psychotherapie, auch wenn dies nicht bewußt in den therapeutischen Prozeß einbezogen wird.

4.11.3 Funktionelle Entspannung

R. Johnen

Definition: Die Funktionelle Entspannung (FE) ist ein *tiefenpsychologisch* fundiertes, *körperbezogenes Therapieverfahren* zur Behandlung von psychosomatischen, seelischen und funktionellen körperlichen Störungen. Über kleine, an den *autonomen Atemrhythmus* gebundene Bewegungsreize, die zu wahrnehmbaren körperlichen und seelischen Veränderungen führen, erhält der Patient (wieder) Zugang zu seinem *Körpererleben* als einem basalen Bereich des Selbsterlebens.

Abgrenzungen: Die FE wurde auf dem Boden der anthropologischen Medizin V. v. Weizsäckers entwickelt. Daneben hat die Methode Wurzeln in bedeutenden Schulen der Körperbildung der ersten Hälfte des 20. Jahrhunderts und im psychoanalytischen Denken. In der Praxis werden Kombinationen mit anderen Psychotherapieverfahren praktiziert.

- Wie die *Psychoanalyse* baut die FE auf einem Begriff des Unbewußten auf, allerdings dem des „leiblichen Unbewußten". Der Hauptunterschied zur Psychoanalyse liegt in der Art des Umgangs mit *Körperempfindungen:* Über diese wird in der FE nicht nur gesprochen, sondern sie werden aktiv gesucht und gefördert.

- Dem planenden und rationalen Vorgehen der *Verhaltenstherapie* bei Diagnose, Therapiezielbestimmung und Interventionen setzt die FE ein therapeutisches Vorgehen entgegen, das sich an Übertragung und Gegenübertragung orientiert.

- Von allen *anderen Körperpsychotherapieverfahren* unterscheiden sich die FE durch die sog. „Spielregeln" (s. u.).

Historische Entwicklung: Marianne Fuchs (1974) hat die Methode in den Jahren nach dem zweiten Weltkrieg an der von V. v. Weizsäcker geleiteten Psychosomatischen Klinik in Heidelberg entwickelt. Der erste Versuch einer systematischen theoretischen Durchdringung wurde – ebenfalls auf dem Boden der anthropologischer Medizin – von Rosa und Rosa-Wolff (1976) unternommen. Hier – und in den folgenden Jahren bei Bepperling und Klotz (1978) – finden sich bereits Ansätze, die Verbindungen der Methode zur Psychoanalyse herauszuarbeiten und die Methode nicht nur auf funktionelle Störungen, sondern auch auf schwere psychosomatische Krankheiten anzuwenden. Einige Jahre später wurde dargestellt, daß die FE besondere Zugänge zum präverbalen Erleben bietet, und daß sie die psychoanalytische Behandlung früher Störungen wirkungsvoll ergänzen kann.

Behandlungssetting: Die therapeutische Anwendung der Methode ist an einen *therapeutischen Dialog* und die Beachtung von *Spielregeln* gebunden. Die Therapie kann in jeder Körperposition stattfinden: im Sitzen, im Liegen oder im Gehen. Die Einzelheiten ergeben sich aus der *therapeutischen Situation*. Die FE wurde von M. Fuchs als *Einzeltherapie* entwickelt, und sie wird bis heute überwiegend im Einzel-Setting angewandt. Positive Erfahrungen liegen auch mit Kleingruppen in Ausbildungssituationen vor.

Praktisches Vorgehen: In der FE werden die *körperlichen Eigenwahrnehmungen* (die „Körpermonologe") von Patient und Therapeut in einen therapeutischen Dialog aufgenommen. Der Therapeut leitet den Dialog durch *verbale Angebote* ein, mit deren Hilfe die Aufmerksamkeit etwa auf eine Körperregion gelenkt wird. Es entsteht ein „wechselseitiger Vorgang des Suchens und Findens körperlicher Empfindungen und ihrer Bedeutungen" (v. Uexküll et al. 1994). Für das Verhalten des Therapeuten gelten in abgewandelter Form Regeln, die aus der psychoanalytischen Therapie bekannt sind, insbesondere die Abstinenz-Regel. Weitere aus der Psychoanalyse bekannte Phänomene (Übertragung, Gegenübertragung, Widerstände u.a.) müssen beachtet werden. Der Therapeut muß sich während der Arbeit beständig auch den *eigenen Körperwahrnehmungen* überlassen, um die dabei auftauchenden Empfindungen, Phantasien und Gefühle zu merken und therapeutisch zu verwerten.

Die Methode beruht auf drei von Marianne Fuchs formulierten *Spielregeln* (vgl. Fuchs 1996):

1. Alles Empfinden, Entspannen und Bewegen rhythmusgebunden beschreiben lassen!

2. Das rhytmusgebundene Empfinden, Entspannen und Bewegen nur zwei- oder dreimal wiederholen!

3. Nachspüren – sich überlassen!

Mit der ersten Spielregel lernt der Patient *rhythmusgebundene Zusammenhänge* des Funktionskreises Atmung kennen und bei sich selbst als Richtungs-, Druck- und Spannungsänderungen wahrnehmen: Unwillkürliches entspannendes Loslassen, vertieftes Wahrnehmen und das Richtungsempfinden nach innen und unten sind an das Ausatmen gebunden.

Die zweite Empfehlung soll helfen, feinste Veränderungen wahrzunehmen, die durch Leistung eher verdeckt werden.

Das „*Nachspüren*", das mit Nichts-Tun verbunden ist, ermöglicht einen „*inneren Monolog*": Die körperliche Selbstwahrnehmung wird dabei intensiver, und autonomes Geschehen (der „Eigenrhythmus") kann sich freier entfalten.

In der FE greifen ständig *drei Systemebenen* der „Einheit Mensch" ineinander: Es geht a) um die Ebene der *autonomen Körperfunktionen*, b) um die Ebene der konkreten (körperlichen) *Sinnesempfindungen* und c) um die Ebene des *psychischen Erlebens* im engeren Sinne (emotionale und kognitive Ebene).

Spezifische Grundbegriffe und therapeutische Techniken: In der FE werden unter Anwendung der Spielregeln Erfahrungen mit dem *Organismus und seinen Bereichen* ermöglicht („innerer Monolog") und in Worte gebracht („therapeutischer Dialog"). Bezugsrahmen der Körperempfindungen sind der *Boden* (Untergrund), der *Raum* (innerer/äußerer) und die *Zeit*. Aufgrund der Schwerkraft machen wir Erfahrungen von *Eigengewicht* und *Druck*. Die *vegetativ gesteuerten Körperfunktionen* vermitteln Erfahrungen des *Eigenrhythmus*. Erfahrungen sind an folgenden Körpersystemen möglich:

1. Am *Skelettsystem*: Knochen und Gelenke einschließlich Wirbelsäule. Die Kreuzungen der Wirbelsäule mit den Querachsen von Hüft-, Schulter- und Kopfgelenken werden als unteres, oberes und oberstes Kreuz bezeichnet.

2. An den *Innenräumen*: hierzu zählen neben dem Brust-Bauch-Beckenraum der Mund-Nasen-Rachenraum sowie der Schädelraum.

3. An der *Haut*: der Grenze zwischen Innen und Außen.

4. An den *Öffnungen*, die die Innenräume miteinander und mit der Außenwelt verbinden.

5. An *vegetativ gesteuerten Organfunktionen*, insbesondere am *Atemrhythmus*.

Die *therapeutischen Techniken*, die hier nicht im Detail beschrieben werden können (z.B. Gebrauch der Hand als „Spürhilfe"), vermitteln einerseits Empfindungen, die so individuell sind, daß der Patient sie nicht oder kaum in Worte fassen kann. Das Hauptgewicht der Methode liegt jedoch im *Aufspüren von konkreten verbalisierbaren (und reproduzierbaren) Empfindungen* in den verschiedenen Bereichen des Körpers. Es geht um das Spüren von Druck-, Spannungs- und Richtungsänderungen.

Zielsetzung: Die FE ist ein verbales und gleichzeitig nonverbales Verfahren. Der Patient läßt den Therapeuten an seiner „Körpergeschichte" teilnehmen, so daß sich im Laufe der Zeit die *Geschichte des Körpers* des Patienten mit ihren *Bezügen zu seiner Lebensgeschichte* und den entsprechenden Störungen abbildet und der Therapie zugänglich wird.

Indikationen:

1. Bei *psychosomatischen Störungen und Erkrankungen*: a) bei funktionellen Organstörungen *ohne* Organschädigung: als kausale Therapie; b) bei psychosomatischen Störungen *mit* Organschädigung (auch bei den „klassischen" psychosomatischen Krankheiten): in Kombination mit der medizinischen Therapie.

2. Bei psychischen Auswirkungen eines basal *gestörten körperlichen Selbstgefühls* (narzißtische Störungen, Borderline-Syndrom): in Kombination mit anderen Psychotherapieverfahren.

3. Bei *neurotischen Störungen*: als Ergänzung zu verbalen Psychotherapieverfahren.

4. Bei *somato-psychischen Erkrankungen*: zur Stützung der gesunden Anteile des Selbst.

5. Als Zugang zur *subjektiven Anatomie*.

Die *Subjektive Anatomie* ist die Lehre vom erlebten Körper im Gegensatz zu der durch Leichensektion gewonnenen (objektiven) Anatomie der klassischen Medizin. Für die Fähigkeit des Arztes zur Empathie mit leidenden Menschen ist es von weitreichender Bedeutung, ob er in der Lage ist, seinen eigenen Körper zu erleben.

Kontraindikationen: Für die Anwendung der Methode gibt es *keine generellen Kontraindikatio-*

nen. Die Begrenzungen hängen vor allem von Ausbildung und Erfahrung des Therapeuten ab.

Therapeutische Wirkmechanismen: Das Fokussieren auf die „Körperereignisse" mit Hilfe der „Spielregeln" in der therapeutischen Situation bewirkt ein *Eintauchen in die frühe Welt der Kinderstube*, in der körperliches Empfinden mit Hilfe von „tragenden Beziehungen" seine emotionalen und kognitiven „Tönungen" und Bedeutungen bekommt. Verloren gegangenes *präverbales Erleben* wird in der Therapie wiederbelebt bzw. nicht zustande gekommenes Erleben taucht erstmals auf. Es kommt zur (Re-) Aktivierung früher Systemebenen und zur *Reorganisation des Körper-Selbst*.

- Die erste Spielregel bindet die Methode an den autonomen *Atemrhythmus*, wodurch alles *Tun* und ebenso alles *Wahrnehmen* in der FE begrenzt ist. Beide Erfahrungen sind für die *psychotherapeutische Wirkung* der Methode von grundlegender Bedeutung.

- Auf der *physiologischen Ebene* kommt es zu einer *Beeinflussung des vegetativen Gleichgewichtes* mit zwei unmittelbaren Auswirkungen: 1) Es kommt zu einer „*vegetativen Umstimmung*" mit einer Verschiebung des Gleichgewichtes zwischen Spannung und Entspannung in Richtung von „mehr Entspannung". Der Muskeltonus im ganzen Körper nimmt ab, und vegetativ gesteuerte Organfunktionen können sich autonomer entfalten: ein unmittelbarer, heilsamer Effekt der Methode. 2) Die *körperliche Selbstwahrnehmung* wird intensiver durch Intensivierung der Propriozeption.

Die FE kann als *Methode zur Aktivierung der Propriozeption* definiert werden. „Propriozeption" bezeichnet die Funktion sog. *Propriozeptoren*. Das sind definierte *Rezeptoren* in Muskulatur, Gelenkkapseln, Sehnen und Haut, die ständig die Stellung aller Glieder im Raum signalisieren. Die Aktivität der Propriozeptoren ist (a) die (physiologische) Voraussetzung für die Entstehung der (psychologischen) *Raum-Zeit-Gestalt* unseres Körpers, des sog. *Körperschemas*, in das alle anderen Sinnesempfindungen zum „Körperbild" integriert werden. Darüber hinaus ermöglicht der Kode der Propriozeption (b) die Unterscheidung zwischen *Selbst* und *Nicht-Selbst*, und er erzeugt ein „unbestimmtes Grundgefühl der Vitalität und Gestimmtheit in Raum und Zeit, das so etwas wie einen einheitgebenden Rahmen als ständigen Hintergrund unseres Erlebens entwirft" (v. Uexküll et al. 1994). Die Propriozeption ist die Basis aller Selbstgefühle; ohne Propriozeption gibt es *keine Selbstwahrnehmung*.

4.11.4 Tanz- und Ausdruckstherapie

M. Eberhard

Definition und Abgrenzung: Tanztherapie ist ein psychotherapeutisches Verfahren, welches sowohl am Körper des Patienten als auch an den kreativen Prozessen, die sich in der Therapie ereignen, ansetzt. Ausgehend von einer Auffassung des Menschen als psychophysische Einheit ist das Hauptmedium der *Intervention* der *künstlerische Tanz* und dessen Grundlage, die Bewegung.

Die meisten Ansätze der Tanztherapie stützen sich auf *tiefenpsychologische und/oder humanistische Theorien* der Entwicklung und der Krankheitslehre.

Anders als in verbal orientierten Verfahren wird *Tanz und Bewegung* dazu verwendet, den therapeutischen Prozeß in Gang zu setzen, ihn zu strukturieren und bis zum Ende durchzuarbeiten. Er ist Medium für die *Diagnostik* und die *Gestaltung der therapeutischen Beziehung.* Tanztherapie unterscheidet sich von anderen körpertherapeutischen Verfahren durch *Techniken tanzkünstlerischen Ursprungs* wie u. a. Bewegungsanalyse und der Gestaltungsprozeß (s. u.). Dieser Aspekt verbindet die Tanztherapie mit anderen Kreativtherapien.

Die *Rolle des Patienten* ist durch *kreative Aktion* geprägt: das Bewegen/Tanzen als solches ist Vehikel therapeutischer Veränderung. In dieser Auffassung divergiert die Tanztherapie von Verfahren, die das Erspüren von oder das Assoziieren zum Körper in den Mittelpunkt der Intervention stellt.

> Die wichtigste Form von *Therapeutenverhalten* für die Gestaltung der therapeutischen Beziehung ist das *Interagieren im Tanz*, entsprechend dem strukturellen Niveau des Patienten.

Historische Entwicklung: Den Grundstein für die Theorie und Praxis der Tanztherapie legten in den USA der 40iger und 50iger Jahre Marian Chace, Blanche Evan, Liljan Espenak, Mary Whitehouse, Trudi Schoop und Alma Hawkins. Alle leiteten ihre Heilmethoden direkt aus ihren Erfahrungen als Tänzerinnen/Tanzpädagoginnen ab. Diese wurden später durch psychologische Erklärungsmodelle ergänzt. Dementsprechend hatte Tanztherapie anfänglich den Status eines Heil-Hilfsberufes. 1966 wurde eine professionelle Assoziation gegründet und Magisterstudiengänge für Tanztherapie an Universitäten aufgenommen. In den 70er Jahren wandelte sich das Selbstverständnis der Tanztherapie zu dem einer Psychotherapie. In Deutschland wird seit den frühen 80er Jahren tanztherapeutische Aus- und Weiterbildung ausschließlich in privater Trägerschaft angeboten.

Behandlungssetting: Tanztherapie wird *einzeln* und/oder in *Gruppen*, sowohl *ambulant* als auch in *stationären* Einrichtungen angewendet. Die *Frequenz* richtet sich nach dem Störungsgrad des Patienten und nach der Funktion der Tanztherapie im gesamten Therapiekonzept. Die Behandlung erfordert einen reizarmen Raum, der Bewegungsfreiheit ermöglicht.

Praktisches Vorgehen: Trotz der Notwendigkeit populationsbedingter Variationen im Interventionsstil ist eine *idealtypische Sitzungsstruktur* in den meisten tanztherapeutischen Ansätzen zu finden.

- *Kontaktaufnahme:* Über kinästhetische Empathie (s. u.) oder Sprache wird eine Vertrauensbasis erarbeitet und die Befindlichkeit der Patienten eruiert.

- *Erwärmung (warm-up):* Ausgehend von der Befindlichkeit der Patienten wird die Anregung der Vitalfunktionen, die Motivation und der Übergang zu der körperlichen Ausdrucksebene vollzogen.

- *Exploration:* Freie oder thematisch gebundene, projektive Aufgabenstellungen können aktuelle oder biographische Bewegungsmuster, Gefühle, Bedürfnisse und Konflikte sichtbar machen.

- *Thematisierung:* Ein wesentliches Thema aus dem bisher aufgetretenen Material wird in eine Form gebracht, die eine gezielte Auseinandersetzung ermöglicht. Patienten sind im Rahmen ihrer Möglichkeiten maßgeblich an der Formgebung beteiligt. Das Erleben des „Ist-Zustandes" steht im Fokus.

- *Integration:* Das *Erlebnis des „Ist-Zustandes"* wird reflektiert und verarbeitet: Stärken werden bestätigt, Lösungen/Modifikationen für problematische Aspekte gesucht und erprobt, die aktuellen Erfahrungen werden zur Biographie in Bezug gesetzt, das Selbstbild wird realitätsangemessen revidiert. Im Idealfall findet die Integration *körperlich und verbal* statt.

• *Abschluß:* Spezifische Bewegungsangebote zur Stabilisierung, Sammlung und Ordnung werden vorgeschlagen. Oft entwickelt sich ein Ritual, das den Übergang zum Alltag und die Trennung von der TherapeutIn/Gruppe vermittelt.

Spezifische Grundbegriffe und therapeutische Techniken:

Kinästhetische Empathie ist die Einfühlung der TanztherapeutIn in die Bewegungsqualität des Patienten über eine oder mehrere Bewegungsmodalitäten (z. B. Dynamik, Körperform, Rhythmus etc.). Am häufigsten wird das *Spiegeln* des Spannungsflusses verwendet, da durch bloßes Imitieren der Bewegungsform der Zugang zum Affekt nicht gelingt. Der emotionale Gehalt der Bewegung wird resoniert im Körper der TherapeutIn, bei gleichzeitigem Erhalt Ihrer kognitiven Reflexionsfähigkeit. Diese Technik dient der Herstellung von Kontakt und der Vermittlung einer positiven Wertschätzung des Patienten. Diagnostische Informationen können aufgenommen, Interventionen entwickelt und überprüft werden.

Die Schaffung einer *haltgewährenden Atmosphäre* beinhaltet die Anpassung des Vorgehens an die speziellen Erfordernisse des Patienten. Die nichtwertende Haltung der TanztherapeutIn, das Aufzeigen von Rückzugsmöglichkeiten, die Achtung und sichtbare Gestaltung körperlicher und interpersoneller Grenzen führen zu einer Angstminderung, bei der sich der Patient ausdrücken und entfalten kann.

Die *konfliktfreie Ichsphäre*, d. h. das gesunde Potential des Patienten, wird geachtet als Quelle der Konfliktlösung, statt sich an Defiziten zu orientieren oder Widerstände zu brechen. Die initiale Stärkung des vorhandenen Bewegungsrepertoires bildet die Grundlage für die spätere Auseinandersetzung mit Konflikten.

Somatische Gegenübertragungsbearbeitung erfordert die Wahrnehmung der abgespaltenen Gefühle und Handlungsimpulse des Patienten, welche sich im Körper der TherapeutIn als Empfindungen, Spannungen, Bewegungsimpulse usw. bemerkbar machen. Hat der Patient die nötige Stärke, versucht die TanztherapeutIn mittels Verbalisierung, Bewegungsinteraktion oder spezifischen Interventionen die bisher unbewußten somatischen Botschaften dem Bewußtsein des Patienten zugänglich zu machen.

Bewegungsanalyse zur Diagnostik und Interventionsplanung entstammt dem Bühnentanz bzw. der Tanzpädagogik. Die verbreitetste Methode ist das Effort/Shape System von R. v. Laban (1950) und W. Lamb (1987), welches von I. Bartenieff (1980) und J. Kestenberg (1975) um die Korrelation zwischen Bewegungsmerkmalen und psychischen Strukturen erweitert wurde.

Körperbildarbeit zielt hin auf die Förderung einer positiven und realitätsangemessenen Beziehung des Patienten zu seinem Körper. Abgeleitet von der psychodynamischen Entwicklungslehre werden die folgenden Aspekte gefördert:

1. Positive Zuwendung zum Körper
2. Differenzierung des Körpers von der Umwelt und die Entwicklung von Körpergrenzen
3. Erkennung der Körperteile, ihrer Funktion und ihres Bezuges zum Gesamtkörpersystem
4. Eroberung des Raumes und Beherrschung des Körpers in Bezug zu den physikalischen Gesetzmäßigkeiten: Spannung, Raum, Gewicht und Zeit
5. Identitätsfindung bzgl. des Bewegungsrepertoires und des eigenen Geschlechts
6. Integration von körperlichen Veränderungen, insbesondere des Alterns.

Die Aktualisierung basaler Körper- und Beziehungserfahrungen zum Zweck der nachreifenden Ich-Entwicklung wird durch das Angebot *entwicklungsspezifischer Bewegungsmodalitäten* angestrebt.

Verbale *Narration des Bewegungsgeschehens* durch die TherapeutIn hat die Funktion der Widerspiegelung und Bewußtmachung des individuellen oder Gruppenprozesses.

Bewegungsmetapher – Symbole, die der Patient in Bewegung artikuliert – sind Abbild des Unbewußten. Sie werden widergespiegelt und nach Möglichkeit in Wort oder Bewegung interpretiert. Die TanztherapeutIn verwendet Bewegungsmetapher in der Gestaltung von nicht-aufdeckenden Interventionen. Aussagen des Patienten können in Bewegungsmetapher „übersetzt" werden, um einen anderen Zugang zu dem Inhalt zu ermöglichen.

Der *tanzkünstlerische Gestaltungsprozeß* beinhaltet die Phasen:

1. Körper- und Bewegungsbildung
2. Improvisation

3.a Gestaltung(Choreographie)

3.b Einstudierung

4. Darbietung

5. Reflexion.

Sein Vollzug impliziert die Bewältigung des in der Choreographie enthaltenen Themas/Konfliktes.

Rhythmische Gruppenaktivität organisiert die Bewegungsäußerungen der Patienten und verhindert eine emotionale Überflutung oder einen schädlichen Kontrollverlust. Es unterstützt und klärt den Ausdruck und fördert die Gruppenkohäsion.

Musik wird dann genutzt, wenn sie die Mobilisierung, den Ausdruck und/oder das Gruppengefühl unterstützen kann.

Entspannungstechniken und *funktionale Körperarbeit* werden nach Erfordernissen des Patienten eingesetzt. Die differenzierteste Form funktionaler Körperarbeit in der Tanztherapie sind die entwicklungsmotorisch konzipierten „Bartenieff Fundamentals".

Allgemeines Ziel ist die *Integration* der psychischen, physischen und kognitiven Prozesse der Person.

Spezielle Ziele sind:

* Förderung des Körpergewahrseins und Entwicklung eines realistischen Körperbildes als Grundlage eines adäquaten Selbst- und Umweltgewahrseins.

* Erweiterung des Bewegungsrepertoires im Sinne der nachreifenden Ich-Entwicklung.

* Förderung des authentischen und selbstbestimmten Ausdrucks durch die Integration des Unbewußten.

* Bearbeitung von intrapsychischen Konflikten und strukturellen Defiziten.

* Bearbeitung von emotionalen Erlebnisinhalten innerhalb eines strukturierten Rahmens.

* Erwerb neuer Möglichkeiten der Beziehungsgestaltung.

* Befähigung zu adaptiver Bewegung zur Verwirklichung von individuellen Bedürfnissen mit sozialer Kompetenz.

Indikation und Kontraindikation: Tanztherapie wurde in der praktischen Arbeit mit sehr verschiedenen Adressaten entwickelt. So hat sie heute ein sehr *breites Indikationsspektrum* und umfaßt alle Altersgruppen, vom Kleinkind bis zum Senioren.

Die klassische Indikation für Tanztherapie sind die *psychiatrischen Krankheitsbilder* und die Betreuung der psycho-physischen Auswirkungen von *Behinderungen.* Die Integration von Psyche und Soma kann gefördert werden bei *psychosomatischen Krankheitsbildern* und für die psychotherapeutische Begleitung von *organischen Krankheitsbildern.*

Sozialisationskonflikte und *Beziehungskonflikte* werden in der Bewegungsinteraktion adressiert. Die psycho-physischen Folgen von *Lebenskrisen* sind ebenso Ansatzpunkte für die Tanztherapie.

Kontraindikationen der Tanztherapie ergeben sich weniger aus dem Krankheitsbild, sondern hauptsächlich aus Persönlichkeitsmerkmalen des Patienten, die seine Ansprechbarkeit durch dieses Verfahren erschweren. Hierzu zählen:

* eine ausgeprägte *formale Schulung des Bewegungsrepertoires* durch Tanz, Schauspiel oder Sport. Bewegungsgewandtheit wirkt hier als Abwehr gegen unbewußte Impulse, analog zu Wortgewandtheit in einem verbalen Therapieverfahren.

* eine *zu starke Tendenz zu agierendem Verhalten*, indem Impulse ausgelebt werden ohne die Fähigkeit/Bereitschaft, sie zu steuern oder zu reflektieren. Die Bewegung verstärkt die pathologischen Muster ohne Aussicht auf eine positive Einflußnahme.

* eine unüberwindbare, individuelle Abneigung gegen Bewegung und Tanz als solche.

* Für manche Fälle starker körperlicher Traumatisierung ist jede *Aufmerksamkeit auf den Körper* bereits *zu bedrohlich*, um als therapeutischer Ansatzpunkt nutzbar zu sein.

Therapeutische Wirkmechanismen:

* *Körper und Psyche* stehen in ständiger *reziproker Interaktion* miteinander.

* Ausgehend von der Annahme, daß die Persönlichkeit interaktiv geformt wird, ist die *therapeutische Bewegungsbeziehung* zentral zur Wirkung aller anderen therapeutischen Techniken.

* Bewegung spiegelt die Persönlichkeit wider. Die Bewegung ist *Zugang zum Unbewußten*

und *Mittel zur Reintegration* des unbewußten Materials in das Bewußtsein.

- *Kreative Bewegungsprozesse* sind an sich heilsam, da die Neuschaffung von Bewegung für die Person den Erwerb fehlender oder die Erweiterung begrenzter Formen des „In-der-Welt-Seins" beinhaltet.

4.12 Imaginative und meditative Verfahren

4.12.1 Katathym-imaginative Psychotherapie

E. Fikentscher

Definition und Abgrenzung: Die Katathym-imaginative Psychotherapie (KiP) ist ein *tiefenpsychologisch fundiertes Psychotherapieverfahren*, das bildhafte Vorstellungen regelgeleitet einbezieht. Es wurde in seinen Grundzügen unter der Bezeichnung „Katathymes Bilderleben" 1954 von H. Leuner publiziert und stellt das gegenwärtig am besten systematisierte Verfahren der imaginativen Psychotherapie dar.

Die KiP arbeitet mit *Tagtraumtechniken*. Tagträume sind im entspannten Zustand spontan auftretende optische Phänomene, wie sie jeder kennt. Sie beruhen auf der menschlichen Fähigkeit, unbewußte innerseelische Zustände in symbolisch-bildhafter Form spontan darzustellen. Diese Zustände, die auch konflikthafte Inhalte betreffen, werden in bildhafter Form auf den „Bildschirm" des „inneren Auges" gleichsam projiziert. Solche optischen Projektionen innerseelischer Abläufe können dramatischen Charakter haben, weshalb in Schweden und Holland der synonyme Begriff „*Symboldrama*" gebräuchlich ist. Im angloamerikanischen Sprachraum wird die Bezeichnung „Guided Affective Imagery" verwendet.

Bei der KiP wird dem Therapeuten vom Träumer sein wahrgenommenes inneres Bild simultan zum Ablauf berichtet. Dadurch wird der Tagtraum gleichermaßen vom Träumenden wie von seinem Therapeuten beobachtet, der durch bestimmte Interventionen den Prozeß steuert. Er ist somit über die symbolhafte Bilderfolge in besonderer Weise am inneren Prozeß des Imaginierenden beteiligt. Die sich dabei entwickelnden Übertragungs- und Gegenübertragungsphänomene spielen im therapeutischen Prozeß keine so zentrale

Rolle wie in der Psychoanalyse, da sich das innere Geschehen des Patienten überwiegend auf dem Projektionsschirm seiner Imaginationen abbildet. Dieses steht im Zusammenhang zur bewußten und unbewußten Lebenswelt des Imaginierenden und bildet insbesondere regelmäßig typische Konfliktfelder ab (Abb. 4-6).

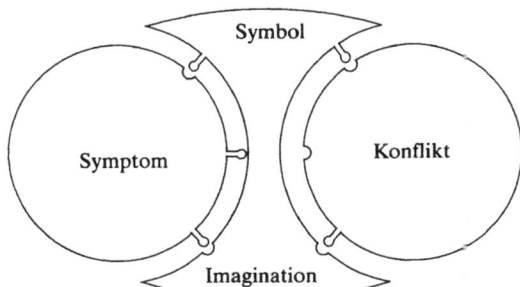

Abb. 4-6: Symbolbildung als Brücke und Klammer zwischen Symptom und Konflikt (modifiziert nach Wilke u. Leuner 1990)

Wie bei der Psychoanalyse handelt es sich bei der KiP um ein *dialogisches Verfahren* – anders als bei der Aktiven Imagination nach C.G. Jung und der Oberstufe des Autogenen Trainings.

Der Begriff „katathym" geht auf H. Meier zurück, der ihn 1912 in die psychiatrische Fachsprache eingeführt hatte. „Kata" bedeutet im Griechischen „gemäß", „thymus" bezeichnet die Seele bzw. die Emotionalität. Der Ausdruck weist damit darauf hin, daß es sich bei diesem Geschehen um vom Emotionalen gesteuerte Bild- und Erlebnisinhalte handelt.

Historische Entwicklung: Als Mittel erhöhter Selbstwahrnehmung und vertiefter Selbsterkenntnis sind dem Menschen seit Jahrhunderten *introspektive Techniken* bekannt gewesen. Voruntersuchungen über den vom Therapeuten angeregten Tagtraum gehen auf Freud (1895) zurück, der in den 80er Jahren des letzten Jahrhunderts imaginative Techniken anwandte, was zur Entdeckung der „kathartischen Methode" führte. Sein Schüler Silberer erkannte, daß die im Schwellenerleben des Einschlafens auftretenden Imaginationen *Symbole für unbewußte Bereiche des Gefühlslebens* darstellen. 1922 zeigte Kretschmer mittels des von ihm beschriebenen „*Bildstreifendenkens*", daß die spontanen imaginativen Phänomene den Gesetzlichkeiten der Freudschen Traumarbeit folgen. Happich verwendete 1932 Imaginationen im Rahmen klinischer Psychotherapie i.S. einer meditativen Kontemplation. In Frankreich entwickelte Desoille eine gewisse Analogie zum Katathymen Bilderleben, bei dem allerdings pragmatischer und suggestiv vorgegangen wird.

Seit 1948 erarbeitete Leuner Konzepte klinischer Anwendungen von Imaginationen, die er „katathyme Bilder" nannte. War es zunächst nur seine Absicht gewesen, die tiefenpsychologische Symbolik näher zu untersuchen, so zeigte sich, daß sich in den regelmäßig durchgeführten Tagtraumsitzungen in Gegenwart des Therapeuten ein psychotherapeutischer Prozeß entwickelt. In der Folge entstand ein Psychotherapieverfahren mit einem *System gestaffelter Methoden und Regieprinzipien* zur Handhabung des Tagtraumes in der Psychotherapie. Nach der Publikation der Grundlagen der Methode (Leuner 1954) waren die ergänzenden Techniken der „Symbolkonfrontation" und das „assoziative Vorgehen" weitere wichtige Entwicklungsschritte.

Seit den 80er Jahren vollzieht sich die Weiterentwicklung zur KiP als einer tiefenpsychologisch funcierten Therapiemethode, in die vom Therapeuten induzierte imaginative Tagträume eingebettet sind sowie die Einführung der KiP in die *Gruppenpsychotherapie* und in die *Paar- und Familientherapie*. Darüber hinaus ist das modifizierte Vorgehen bei strukturellen Störungen und psychosomatischen Erkrankungen in den letzten Jahren mehrfach beschrieben worden.

Behandlungssetting und praktisches Vorgehen: Das Setting sieht vor, daß der Therapeut etwa in Kopfhöhe neben dem auf der Couch oder in einem Lehnsessel ruhenden Patienten sitzt. Einige wenige Hinweise zur *Entspannung der Muskulatur* genügen zur Einleitung der Sitzung. Jede Suggestion soll vermieden werden. Als zweiter technischer Schritt folgt die Aufforderung, sich ein vom Therapeuten *angeregtes Bildmotiv* vorzustellen. Der Patient begibt sich so in den Zustand einer kontrollierten Regression, d.h. die bewußte Kontrolle wird gelockert. Die KiP kennt zwölf sog. „Standardmotive" als Startpositionen für die therapeutischen Sitzungen.

Diese stehen in Korrelation mit bestimmten Konfliktkreisen und sind Kristallisationskerne zur Entfaltung der individuellen Tagtraumszene, die der persönlichen Situation entspricht. So kann sich beispielsweise in der Beschreibung der „Wiese" die aktuelle Lebenssituation und in der Art der Bergbesteigung der Umgang mit Leistungssituationen widerspiegeln. Der Therapeut regt den Patienten zur detaillierten Beschreibung der Bildinhalte und der sie begleitenden Gefühle an. Durch vorsichtiges, anregendes Fragen nach Einzelheiten der Szenen fördert er die Entfaltung der Imaginationen, in die auch andere Sinnesqualitäten wie Hören, Riechen und Tasten einbezogen werden können.

Therapeutische Techniken: Die zwölf Standardmotive helfen, das prinzipiell unübersehbare Projektionsfeld der Tagtraumphantasien zu strukturieren. Aus didaktischen Gründen ist seinerzeit bereits das Katathyme Bilderleben in Grund-, Mittel- und Oberstufe gegliedert worden (siehe Tab. 4–5).

Bei den *Standardmotiven* kann unterschieden werden in:

a) Motive, die die Projektion unbewußter Konflikte in symbolisch stark maskierter Weise anregen. Das ist die Gruppe der Landschaftsmotive wie Wiese, Bach, Haus.

b) Motive, die in stärkerem Maße unbewußtes, auch archaisches Material fördern, wie z.B. Waldrand, Höhle, Sumpfloch.

c) Die gezielte Einstellung von Bezugspersonen, also von *Objektrepräsentanzen*.

Auf der Grundstufe dominiert ein *strukturierendes Vorgehen*: Dem Patienten wird in jeder Sitzung eines der ihr zugehörigen Standardmotive als projektiver Ansatzpunkt genannt. Er hat alle kreativen Möglichkeiten, das Motiv zu seiner individuellen Szene auszugestalten.

Dagegen wird beim *assoziativen Vorgehen der Mittelstufe* in Analogie zu den freien Assoziationen der Psychoanalyse minimal strukturiert. Der Patient assoziiert auf der imaginativen Ebene, wobei häufig Altersregressionen auftreten.

Unter den in der Tabelle aufgeführten *Regieprinzipien* versteht man *spezifische Interventionstechniken*, die den therapeutischen Prozeß fördern können. Zur Erläuterung ihrer Handhabung muß auf weiterführende Literatur verwiesen werden.

Zielsetzung: Entsprechend dem breiten Anwendungsbereich der KiP muß die Zielsetzung je nach Indikation modifiziert betrachtet werden. Wie in jedem tiefenpsychologischen Verfahren wird bei der KiP ein *vertieftes Verständnis für das Symptom* und seine Bedeutung angestrebt, auch

Tab. 4-5: Die Instrumente des Katathymen Bilderlebens (KB) (modifiziert nach Leuner 1985)

	Standardmotiv	Therapeutische Techniken	Regieprinzipien (Operation am Symbol)
Grundstufe	1. Wiese/Landschaft 2. Bachlauf 3. Berg 4. Haus 5. Waldrand	I. übendes Vorgehen II. Entfaltung kreativer Imaginationen	a) Versöhnen b) Nähren
Mittelstufe	6. Beziehungsperson 7. Sexualität (Rosenbusch) (Kutschfahrt) 8. Aggressivität (Löwe) 9. Ich-Ideal	III. Assoziatives Vorgehen IV. Nachttraum V. Fokussierung akuter Konflikte VI. Inspektion des Körperinneren VII. Befriedigung archaischer Bedürfnisse VIII. Durcharbeiten IX. Übertragungsanalyse	c) Schrittmacher d) Symbolkonfrontation
Oberstufe	10. Höhle 11. Sumpfloch 12. Vulkan 13. Folianten	X. Kombination mit konventioneller Psychoanalyse XI. Malen imaginativer Inhalte	e) Erschöpfen und Mindern f) Magische Flüssigkeiten

wenn der Patienten vor allem eine Symptombeseitigung oder -reduzierung wünscht.

Das imaginative Vorgehen eignet sich insbesondere zum *Anstoßen emotionaler Prozesse*. Dadurch wird die Fähigkeit zur *Selbstexploration* gesteigert, die Voraussetzung für ein erfolgreiches tiefenpsychologisches Vorgehen ist. Auch wenn es teilweise zu Vorgängen kommt, bei denen sich die Symbole selbst interpretieren, wird der Patient zumeist durch den Therapeuten angeregt, die von ihm *imaginierten Symbole* selbst zu entschlüsseln. Das heißt, daß ihr individueller Bedeutungsgehalt für den Patienten emotional einsichtig werden soll. In der Folge kommt es, möglicherweise unter Einbeziehung des Mittels der *Symbolkonfrontation*, zur Integration bisher negativ besetzter Introjekte und damit zu einem *Heilungsvorgang* im tiefenpsychologischen Sinne. Durch ein mehr übendes Vorgehen und eine sehr genaue, detailgetreue Schilderung des Imaginierten unter Einbeziehung der jeweiligen psychischen Regungen und Körpersensationen kann an der *Festigung der Ich-Struktur* gearbeitet werden.

Die Zielsetzung kann aber auch in der Entfaltung von Kreativität, dem Erleben innerer Lebendigkeit und der Verbesserung der Genußfähigkeit bestehen.

Indikation und Kontraindikation: Die KiP hat einen breiten Anwendungsbereich. Alle Formen *neurotischer und psychosomatischer Erkrankungen* des Erwachsenen- wie auch des Kindes- und Jugendalters können mit ihm behandelt werden.

Besondere Erfahrungen vorausgesetzt, ist die KiP in modifizierter Form auch in Fällen von *Borderline- und narzißtischen Störungen* indiziert.

Günstige Ergebnisse liegen für *folgende Indikationen* vor:

- Kriseninterventionen
- Kurztherapie, insbesondere depressiver Neurosen und Phobien
- Zwangsneurosen
- Herzneurosen
- funktionelle Organstörungen
- Anorexia und Bulimia nervosa
- Colitis ulcerosa
- Asthma bronchiale.

Kontraindikationen ergeben sich aus der Gefahr unkritischer Anwendungen. Da das Verfahren eine rasche Regression fördert, kann es bei schwer ich-strukturell gestörten Patienten zu einer unkontrollierten Überschwemmung bedrohlicher affektiver Inhalte kommen. Zusammengefaßt sind die wichtigsten Kontraindikationen:

- mangelnde Intelligenz
- Psychosen
- Formen ausgeprägter Ich-Schwäche.

Therapeutische Wirkmechanismen: Bei der KiP werden drei Wirkdimensionen unterschieden:

Unter der ersten Wirkdimension versteht man die beschriebene Tatsache, daß die Konfliktkerne zur symbolischen Darstellung und damit zur therapeutischen Bearbeitung kommen. Mit dieser *Zentrierung auf Konfliktbereiche* i.S. einer tiefenpsychologisch fundierten Psychotherapie wird das Ziel verfolgt, bislang vom Bewußtsein ausgeklammerte Bereiche dem Ich-Bewußtsein zugänglich zu machen. Damit verbindet sich das *Durcharbeiten von Widerständen* und charakteristischen *Wiederholungszwängen* sowie die Bearbeitung *neurotischer Kommunikationsstile*. Dies wird in der Regel im Nachgespräch vervollständigt, indem zwischen dem Erlebnisraum der Bilder und der kognitiven Verarbeitung eine Brücke geschlagen wird mit dem Ziel, integrierbare *Neuerfahrung und Neubewertung* anzustoßen und zu vertiefen.

Eine zweite Wirkdimension stellt die *Befriedigung archaischer Bedürfnisse* dar. Damit ist gemeint, daß durch spontane und induzierte Regression in konfliktarme Phasen vor der traumatisierenden Periode eine phantasiegetragene narzißtische Befriedigung mit Gefühlen der Ruhe, Gelassenheit und Zufriedenheit möglich ist. Diese therapeutische Regression soll zur *Füllung emotionaler Defizite* und zur *Ich-Stärkung* beitragen, wobei die strukturgebende Funktion der Symbolbildung genutzt wird.

Die dritte Wirkdimension ergibt sich aus der Eigentümlichkeit der Phantasie, daß sie zur Entfaltung der Kreativität führt und zu kreativen Problemlösungen, z.B. in Form des imaginierten *Probehandelns*, anregt. Damit verbunden ist das Ziel der Ausweitung von Ich-Strukturen und der Bearbeitung einengender Über-Ich-Impulse.

4.12.2 Die Oberstufe des Autogenen Trainings

S. Reßmanith

Definition und Abgrenzung: Die Oberstufe des Autogenen Trainings (AT) ist eine tiefenpsychologisch *fundierte Psychotherapiemethode*, die als imaginatives Verfahren die *symbolische Darstellung* von unbewußten und bewußten Konflikten intendiert.

Als Voraussetzung adäquater Anwendung wird die gründliche analytische Schulung des Arztes gefordert. Schultz (1932) grenzte diese bionome Psychotherapie, die eine leibseelische Gesamtumstellung anstrebt, von der mental wirk-

samen *psychoanalytischen Psychotherapie* ab, betonte jedoch stets die sinnvolle Kombination von beiden.

Auch zur *katathym-imaginativen Psychotherapie (KIP)* läßt sich eine Grenze ziehen: In der KIP ist die personale Anwesenheit des Therapeuten gegeben, die Oberstufe fördert eine autogene Bildentwicklung. Kann die KIP ohne Vorerfahrung praktiziert werden, wird für die Oberstufe eine halbjährige Erfahrung mit der *Grundstufe des AT* vorausgesetzt. In der KIP erfolgt die Anregung des Dialogs heterogen (durch den Therapeuten) und in der Oberstufe autogen (im Patienten selbst).

Inhalte der Oberstufe: Die Oberstufe ist vor allem eine *gruppentherapeutische Methode*, kann jedoch auch als Einzeltherapie praktiziert werden. In der Gruppe steht die *Einzelanalyse* im Vordergrund, gruppendynamisches und gruppenanalytisches Geschehen hat nachgeordnete Bedeutung. Für die Oberstufe wird eine *halbjährige AT-Erfahrung* mit der Grundstufe (oder einer anderen Entspannungsmethode) als „Angst minderndes Polster" vorausgesetzt, damit eigenständige *Zurücknahme des Hypnoids* möglich ist. Zum *Bildern* werden 10–15 Minuten veranschlagt. Die Oberstufengruppe wird als geschlossene oder halboffene Gruppe mit 10–12 Teilnehmern mehrjährig geführt.

Die Oberstufe basiert auf der Erfahrung, daß *bildhafte Elemente in jedem Hypnoid* kathartisch zum Ausdruck kommen. Die *Motive* der Oberstufe fungieren als *Kristallisationskerne der Symbolisation*, die *Motivwahl* wird indikationsspezifisch vom ärztlichen Therapeuten getroffen oder dem Patienten überlassen.

Zur *Einleitung* erfolgt die Aufforderung, die AT-Grundstufenhaltung einzunehmen, sich ein vereinbartes Motiv möglichst anschaulich vorzustellen, „alles was sich einstellt, anzunehmen" sowie es „in allen Sinnesmodalitäten wahrzunehmen". Abstand nehmen wir von der Vertiefung des Hypnoids (forcierte Induktion durch Oben-Innen-Stellung der Augäpfel), um nicht unbegründet die Regression vor dem Konflikt zu fördern.

Das Schultzsche *Ursprungskonzept der Oberstufe* baut sich aus *sieben Motiven* auf (Eigenfarbe, bestimmte Objekte, abstrakte Werte und Begriffe, Eigengefühl, Bild eines anderen Menschen, Fragende Einstellung, Fragen an das Unbewußte). In Abwandlung dazu nimmt das *folgende Konzept* eine *Ergänzung und Änderung* der ursprünglichen Grundmotive vor:

- *Farbe:* Das Farberleben stellt die *Basis der Imagination* dar. Farb-, Wärme- und Klangempfindungen, Äquivalente in der Imagination, symbolisieren das Klima der (Primär-)beziehung.

Fallbeispiel 1: Ein 65jähriger Ministerialbeamter, der seit Pensionierung in eine Depression fiel, lebt in einer unbefriedigenden Ehegemeinschaft. Zu einer jüngeren Frau, die sein labiles Selbstwertgefühl stärkt, entwickelt sich jedoch eine schwärmerische Liebesbeziehung, die er sich jedoch aus moralischen Bedenken verbietet. Der Patient bildet die Farbe gelb, sieht und spürt dann Holz, fürchtet, sich einen Holzsplitter einzuziehen, wegen des verführerischen Duftes greift er dennoch hin und es entsteht ein gelbes Vogelhäuschen mit scheuen Vögeln. Er füttert die Vögel, obwohl im Park ein großes Schild angebracht ist „Vögel(n- Anm. d. Verf.) verboten!"

Interpretation: Die Farbe gelb als Ausdruck spannungsgeladener Impulsivität und die hervordrängende, „hungrige" Triebhaftigkeit, die nach Fütterung drängt, sind evident. Dies hat im „Ehepark" längst ein Ende gefunden, wo Genuß und Ungezwungenheit ebenso untersagt sind wie im autoritären Elternhaus.

- *Farbe und Form:* Die Formgebung der Farbe sieht die Begrenzung von Unbegrenztem vor, die dem Rhythmuserleben Rechnung trägt und die Basis für die adäquate Bewältigung der analen Phase darstellt.

Fallbeispiel 2: Eine phobische anankastische Schwangere, die ihre Gravidität als „Krankheit" erlebt, bildet folgendes: In einem Topf befinden sich zwei Gummibäume, ein noch junges kleines Pflänzchen und ein kräftiger ausgewachsener Stamm. Plötzlich fällt das kleine Pflänzchen heraus, die Erde wird verschüttet. Trotz Bemühen gelingt es nicht, die kleine Pflanze wieder einzusetzen. Überlagert wird dieses Bild von einer anderen Szene: Auf einem Friedhof bewegt sich ein Trauerzug zu einem offenen Grab. Ein kleiner Holzsarg senkt sich langsam in die Grube, bleibt jedoch schwebend auf halber Höhe stehen. Die Patientin möchte in den Sarg hineinschauen, wird jedoch plötzlich im Bild vom Gedanken an ihr eigenes Ungeborenes durchzuckt und nimmt sich abrupt zurück.

Interpretation: Die Ambivalenz der jungen Mutter wird deutlich: Einerseits die ängstliche Sorge vor einer drohenden Fehlgeburt, andererseits die Tendenz, diese „Krankheit" loszuwerden. In der Nachbesprechung kann sie erstmals auch das bedrohliche Gefühl vor dem Verlust ihrer Eigenständigkeit verbalisieren.

- *Obst/brennende Kerze:* Anhand der Imagination eines triebhaft besetzten Objektes wird die *Differenzierung des Körperschemas* intendiert. Die Gestaltungsfähigkeit, Abbild von Objekt-

konstanz, bildet sich auf der Imaginationsebene dreidimensional ab.

- *Meer:* Dieses „urmütterliche" Motiv begünstigt die *Regression* in den (oral) narzißtischen Bereich und erlaubt konflikthafte Auseinandersetzung wie Befriedigung archaischer Bedürfnisse.

Fallbeispiel 3: Ein 23-jähriger homosexueller Musiker ist besessen vom unbedingten Wunsch, Großartiges zu vollbringen. Sein überhöhtes Anspruchsniveau beschert ihm jedoch vielfach Frustration, so daß er wegen Ängsten und Panik vor öffentlichen Auftritten in psychotherapeutische Behandlung kommt. Der Patient bildet beim Motiv Meer: Er rudert mühselig in einem wackeligen, nußschalenähnlichen Boot, das ihm Freiheit aber auch unbändige Ängste vor dem „dunklen Urgrund" vermittelt; besonders vor Haifischen fürchtet er sich. Ein solcher taucht im Bild plötzlich auf, mit hochgehobener Schwanzflosse, seine Zähne zeigend, schwimmt er auf ihn zu. Es passiert jedoch erstaunlicherweise nichts. Er bewundert die Geschmeidigkeit dieses Riesenfisches, obwohl beim Anblick der Zähne Ängste vor dem Verschlungenwerden aufkommen. Plötzlich verschwindet der Hai wieder, das Meer ist sanft und er rudert auf sich kräuselnden Wellen im warmen Sonnenlicht.

Interpretation: Auf der Objektebene erlebt der Patient seine Umgebung als ungemein feindlich; Frauen weicht er aus Angst vor verschlingender Nähe aus. Auf der Subjektebene bildet der Haifisch auch aggressive Selbstanteile ab. Sein entwertender Umgang ist dem Patienten bislang kaum bewußt. Das Meer symbolisiert die lebenspendenden wie destruierenden Aspekte des Weiblichen.

- *Berg:* Dieses Motiv sieht die *phallische Auseinandersetzung* von der frühen Triangulierung bis zum ödipalen Konflikt sowie die Konfrontation mit dem eigenen *Leistungsanspruch* vor.

- *Tor/Türe:* Intendiert wird die Differenzierung des „Übergangsbereiches" vom Anschaulich-Konkreten zu abstrakter Begrifflichkeit.

- *Abstrakter Begriff:* Im Zentrum steht die „Emotionalisierung der Abstraktion" als assoziative Verknüpfung von präsymbolischer Erfahrung mit abstrakter Begrifflichkeit.

Nachbearbeitung: Die Nachbearbeitung der Oberstufeninhalte erfolgt wie bei allen tiefenpsychologischen Methoden im Sinne von *Erinnern, Wiederholen und Durcharbeiten;* dabei wird besonders die Verknüpfung von szenisch bildhaften Inhalten mit sprachlichem Ausdruck intendiert. Im Dialog mit dem Arzt wird der Patient angeregt, die *Bildinhalte* nochmals differenziert in ihrer sinnlichen Qualität wahrzunehmen. Zudem werden freie *Einfälle*, bildhafte, gefühls- und körperbesetzte *Assoziationen* und *Phantasien* gefördert. Der ärztliche Psychotherapeut geht – je nach Indikation – mehr interpretativ, deutend, kontfrontativ, ichstärkend vor oder ist lediglich emotional präsent, überläßt jedoch die Nachbearbeitung als *autokathartische* und *autoanalytische Leistung* dem Patienten selbst. Nach der ersten dialogischen Nachbearbeitung wird die selbständige Weiterbearbeitung der Oberstufenbilder, beispielsweise durch kreative Gestaltung (Malen, Zeichnen), angeregt.

Indikation und Kontraindikation: *Indiziert* ist dieses Verfahren bei *psychoneurotischen Erkrankungen*, die mit einem autosuggestiven Verfahren (AT, Jacobson etc.) allein nicht ausreichend stabilisiert werden können. Bei der Patientenwahl sollten folgende Kriterien berücksichtigt werden: Fähigkeit und Bereitschaft, sich auf eigene seelische Tiefen einzulassen; genügend Ichstärke zur benignen Regression; hinreichende Differenzierung der Realitätsprüfung, selbstverständliche Verfügbarkeit der AT-Grundstufe (oder einer anderen autogenen Entspannungstechnik).

Als *absolute Kontraindikationen* gelten: Organische Psychosen und Dämmerzustände, akute schizophrene und affektive Psychosen, Psychosomatosen, die zur malignen Regression neigen, Borderlinestrukturen mit psychotischen Entgleisungen, hysterische Ausnahmezustände, nicht anfallsfreie Epilepsien, Schwachsinn, Demenz.

Therapeutische Wirkmechanismen: *Katharsis* und Auffüllen emotionaler Defizite durch Differenzierung der *Selbstwahrnehmung*. Entwicklung des Körperbildes und Komplettierung des *Körperschemas*. Dadurch wird Strukturbildung und Stärkung der Ichfunktion der *Realitätsprüfung* erwirkt. Rhythmisierung und Stabilisierung durch konstante Übung. Psychoanalytisches *Ein- und Umlernen* (Einsichtsförderung).

In der Grundstufe des AT wird primär im *narzißtischen Bereich*, in der Oberstufe im Übergangsbereich, an der *Symbolisierung* gearbeitet. Werden in der Grundstufe Wärme und Schwere als primäre Empfindungsqualitäten geübt, Eigenrhythmus und das Körperschema entwickelt, wird in der Oberstufe die *symbolhafte Konfliktdarstellung in der Imagination* intendiert.

4.12.3 Yoga

E. Fikentscher

Definition und Abgrenzung: Der Yoga, aus ältestem indischen Geistesleben entstanden und dort zu einer weit verbreiteten Lebensweise geworden, bezeichnet allgemein eine systematische Schulung des Körpers und Geistes. Das Ziel einer jeden Yoga-Übung ist es, *körperlich-geistige Ganzheitserfahrungen* zu ermöglichen und dadurch letztlich ein umfassendes Wohlbefinden zu erreichen. Dies führt nach indischer Auffassung zu einer *höheren Bewußtseinsstufe* und wird sowohl durch äußeres sichtbares Verhalten (in Form spezifischer Muskelaktivität) als auch durch inneres Verhalten (bewußte Konzentration auf Körperfunktionen, Körperwahrnehmung und seelische Empfindungen) erreicht.

Der Yoga ist ein komplexes System und besteht aus asketischen *Konzentrations- sowie Meditationsübungen*. Aus der Fülle von verschiedensten Yoga-Arten ist im Abendland das *Hathayoga* – wohl vorwiegend wegen seiner Betonung der Körperübungen – das verbreitetste Yoga-System. Es dient dem Erreichen innerer Harmonie, vitaler Gesundheit und der Regulierung vegetativer Prozesse. Insofern werden häufig einzelne Techniken des Hathayoga zum Zwecke der *Krankenbehandlung* ohne Beachtung des systematischen Aufbaus oder des geistesgeschichtlichen Hintergrundes herausgegriffen.

Ähnlich der Psychoanalyse geht der Yogin vom menschlichen Geleitetsein durch unbewußte Kräfte aus *(tiefenhermeneutisches Prinzip)*. Mit Hilfe der Yoga-Praxis ist es möglich, diese zu erkennen, zu beherrschen und schließlich zu „vernichten". Das Wort *Yoga* leitet sich aus dem Sanskrit ab und weist etymologisch auf das Wort Joch hin. Übertragen wird es mit „Vereinigung" bzw. „unter dem selben Joch". Hathayoga bedeutet etwa die *Wissenschaft vom Willen*. Die verschiedenen Arten des Yoga sind in einer aufeinander aufbauenden achtstufigen Form gegliedert. Eine Darstellung dieser Systeme findet sich in allen grundlegenden Publikationen.

Historische Entwicklung: Das Yoga-System stammt aus Indien und ist mehr als 5000 Jahre alt. Es hat zunehmende Verbreitung gefunden, ähnlich der europäischen sportlichen Bewegung. Das traditionelle indische Denken strebt nicht die gedankliche Bewältigung der äußeren Wirklichkeit an, sondern den *Weg der Innenschau*. Ein wesentliches Merkmal ist statt dessen die unmittelbare Verknüpfung von Religion, Philosophie und Psychologie, sie bildet den geistesgeschichtlichen Hintergrund der Entstehung des Yoga. Insofern ist der Yoga älter als die meisten philosophischen Systeme und nicht primär aus diesen hervorgegangen. Die sich vielfältig wandelnden Geistesströmungen veränderten immer wieder die Form und Bedeutung dieser Meditationstechniken.

Yoga als ein System ist erstmals in den Yogasudras des Patanjali im 2. Jahrhundert v.u.Z. schriftlich niedergelegt. Es wird dort der Weg dieser Innenschau beschrieben, der über reines Denken, systematische Selbstanalyse, Atemzügelung zu einem *spannungslosen Zustand der Selbsterkenntnis* führt. Dies zu erreichen, haben sich – wie schon erwähnt – verschiedene Yoga-Arten herausgebildet, in welchen unterschiedlichste Techniken angewendet werden. Viele von ihnen verwenden reine geistige Konzentrationsübungen, Meditationen oder bestehen in konkreten Anweisungen für den Lebensvollzug. Im 11./12. Jahrhundert entwickelte Goraksanatha das Hathayoga, bei dem die „gewaltsame" körperliche Übungen als Brücke zwischen Physischem und Geistigem stehen.

Trotz dieses geistesgeschichtlichen Hintergrundes ist Yoga keine Religion. Es verlangt weder die Zugehörigkeit zu einer Kirche oder zu einem Glauben, noch die Hingabe an irgendeine Philosophie, sondern *Aufgeschlossenheit*, an sich zu arbeiten. Nach westlicher Terminologie könnte man Yoga als psychosomatische Übungen bezeichnen, welche einerseits eine intensive *Bewußtseinsschulung* und andererseits ein Training der Muskelaktivität beinhalten, bei gleichzeitiger Entwicklung der Persönlichkeit in allen Lebensbereichen.

Wir beziehen uns im Weiteren auf die Darstellung des **Hathayoga**. Es besteht aus körperlichen Übungen, welche in sog. Yogasanas (Haltungen, Stellungen) münden, Atemübungen und Ruhephasen, in denen ein ganzheitliches Erleben angestrebt wird.

Behandlungssetting: Yoga kann als Einzeltherapie oder in Gruppen durchgeführt werden. Ein relativ schallgeschützter, gelüfteter und warmer Raum ist empfehlenswert. Zur Durchführung der Übung benötigt der Patient lediglich legere Sportbekleidung und eine Decke oder dünne Gymnastikmatte. Die Zeit der Durchführung kann je nach Erfordernissen variieren, sie sollte jedoch nicht unter 15 Minuten liegen und kann bis zu 2 Stunden dauern. Es gilt der *Grundsatz*, besser *regelmäßig* (täglich), wenn auch kürzer zu

üben, als einmal wöchentlich die Übungszeit auszudehnen.

Praktisches Vorgehen: Der Patient bekommt eine Einführung in die Zusammenhänge des Yoga durch den Yoga-Lehrer bzw. Yoga-Therapeuten. Anschließend werden die einzelnen *Körperhaltungen* in Kombination mit den dazugehörigen *Atemübungen* schrittweise zur Nachahmung vorgeführt. Die Übungen sollen über den Behandlungs- oder Kurszeitraum hinaus selbständig durchgeführt werden. Ausgangsposition für alle Übungen ist eine *entspannte Rückenlage*, die sog. *Totenstellung* (Sarasana). Aus dieser Entspannung heraus führt man die Bewegungen harmonisch und gleichmäßig aus, welche zu der *vorgesehenen Haltung* führen. Danach wird abermals die Entspannungshaltung mindestens solange eingenommen, wie die vorherige Übung dauern sollte. In ihr wird der *gesamte Körper* möglichst vollständig und bewußt in allen Gelenken entlastet und Muskelgruppen *entspannt*. Es entsteht so eine seelische Ausgeglichenheit, ein *positives Körpergefühl*, was man möglichst lange auszukosten trachten sollte. Bei den Bewegungsabläufen zur Durchführung der *Körperhaltungen* (Asanas) ist darauf zu achten, daß diese Bewegungen langsam durchgeführt werden und die Schmerzgrenze nicht erreichen. Grenzen der Beweglichkeit bzw. Muskelverspannungen sind zu spüren und keinesfalls zu überschreiten (kein Nachfedern). Des weiteren darf weder Leistungs- noch Zeitdruck bestehen. Während der Übungen und Ruhephasen speziell angewendete *Atemtechnik* (Pranayamas) stellen ein weiteres Element des Hathayoga dar. Ziel ist es, zu einer Harmonisierung und einer den gesamten Körper erfassenden Atembewegung zu gelangen.

Spezifische Grundbegriffe und therapeutische Techniken: Durch die Kombination von Ruhephase, dynamischer Phase, spezifischen Körperhaltungen und Atemtechniken verbunden mit der Innenschau, lernt der Patient, seinen *Körper und Geist wahrzunehmen* sowie *Einfluß auf vegetative Prozesse* und *seelische Zustände* zu nehmen. Neben der Fähigkeit, sich selbst tief zu entspannen, hat der Patient ein diagnostisches Mittel zum Aufspüren von Spannungen und Symptomen. Nach längerer Yoga-Praxis versetzt sich der Übende selbst in die Lage, seine vegetativen Körperfunktionen zu harmonisieren. Er kann *seelischen Spannungen nachspüren* und sein Leben *ichsyntoner* gestalten.

In den vielfältigen Publikationen über Hathayoga sind die Körperhaltungen und die Atemübungen beschrieben und mit Fotos bzw. Strichzeichnungen einzeln erläutert. Stellvertretend sei hier auf das Buch von Luby „Hatha Yoga: ihr Programm für die Gesundheit" (1984) verwiesen. Dem stärker an der Tiersymbolik und Mystik des Hathayoga Interessierten sei das Buch von Radha „Geheimnis Hatha-Yoga: Symbolik, Deutung, Praxis" (1991) empfohlen.

Zielsetzung: Ziel des Yoga ist zunächst die Abwendung von äußeren Sinnesobjekten und gleichzeitige Hinwendung auf die innere Welt. Das *Zusammenspiel von Körper und Geist* soll durch Fokussierung der Aufmerksamkeit und Versenkung harmonisiert werden. Egal ob es sich um konzentrierende oder entfaltende Meditation handelt, ist die wache psychische Leistung i.S. einer passiven Konzentration auf ein äußeres oder inneres Objekt erforderlich, als deren Folge automatisch subjektive *Ganzheitserlebnisse* eintreten. Bei dem hier beschriebenen Hathayoga wird dies über die langsamen und gezielten Muskelbewegungen in Kombination mit Atemübung und anschließender Ruhe erreicht. Neben *Körperwahrnehmung* werden so definierte Muskelgruppen angesprochen, das Muskelskelettsystem trainiert.

Auch wenn diese Tatsache nicht das Ziel des Yoga darstellt, liegt gerade in dieser Möglichkeit ein therapeutischer Nutzen für viele *Bewegungsstörungen* neurotischen und nichtneurotischen Ursprunges. Gezielt können vernachlässigte Muskelgruppen trainiert und Verspannungen (Blockaden) behandelt werden. Über diesen Effekt hinaus bietet Yoga wie auch andere Entspannungsübungen eine *Tiefenentspannung*, die regulierend auf seelische und körperliche Abläufe verschiedenster Art Einfluß nehmen. Nach Kleinsorge sind bei allen Methoden der Selbstversenkung die meßbaren körperlichen Abläufe weitgehend identisch. „*Sie entsprechen nicht der Methodik, sondern der erreichten Tiefe der Entspannung*" (Kleinsorge 1988, S. 62).

Indikation und Kontraindikation: Neben dem gesundheitsfördernden und körperkräftigenden Einfluß wird Yoga in Europa, insbesondere in Deutschland, als unterstützende Therapie bestimmter Krankheiten angewandt. Zu nennen sind hier alle *funktionellen und psychosomatischen Störungen*, die über die Entspannung des vegetativen Nervensystems beeinflußt werden

können (Angina pectoris vasomotorica, zerebrale Durchblutungsstörungen, Funktionsstörungen der Schilddrüse, chronischer Rheumatismus, Gastritis und andere funktionelle Störungen des Magen-Darm-Traktes sowie bei Asthma bronchiale insbesondere die Atemübungen). Mukerji und Spiegelhoff (1963) weisen auf spezifische Indikationen und Kontraindikationen für einzelne Yoga-Haltungen hin, führen jedoch gleichzeitig weiter aus, daß eine krankheitsbezogene Liste der Indikation und Kontraindikation nicht aufgestellt werden kann. Aus diesem Grund soll die Indikationsstellung bei spezifischen Erkrankungen von einem *yogaerfahrenen* Arzt erfolgen. Yoga ist sowohl für Kinder als auch für Erwachsene bis ins hohe Alter durchführbar. Der Zugang über den Körper, der sich in der Psychotherapie u.a. von schwereren psychischen strukturellen Störungen, bei starker Intellektualisierung und verbalen Schwierigkeiten bewährt hat, kann in effektiver Weise über Hathayoga erfolgen.

Therapeutische Wirkmechanismen: Durch die Harmonisierung des Körpers und der Seele können neben allgemeiner Gesundheitsförderung und kräftigendem Einfluß auch Verspannungen und andere Krankheitssymptome frühzeitig wahrgenommen werden. Das Ausführen der *Bewegungen* und Verharren in den *Stellungen* hält die Wirbelsäule sowie die übrigen Gelenke beweglich, entspannt die Muskulatur, verbessert die Durchblutung und harmonisiert die Nerventätigkeit. Durch spezielle *Atemübungen* kann die Lüftung der Lunge vergrößert, die Oxydationsoberfläche verbessert und somit die Sauerstoffbindung im Blut erhöht werden.

Mukerji und Spiegelhoff veröffentlichten bereits 1963 ihre umfangreichen Untersuchungen vom Einfluß spezifischer Yoga-Übungen auf physiologische Parameter. Der Einfluß auf Herz- und Lungentätigkeit ist u.a. bei Selvamurthy (1988) nachgewiesen.

Yoga regt den gesamten Organismus an, unterstützt die *Atmung*, den *Stoffwechsel* und *Kreislauf*, stärkt die *Muskulatur* und schafft damit ein Gefühl des allgemeinen Wohlbefindens, indem es auf komplexe Systeme wirkt, aber auch Schmerzen reduziert, Depression und Angst abbauen hilft. Im Gegensatz zu gymnastischen Übungen werden die Yoga-Haltungen mit einem Minimum an Energieeinsatz und Muskelkontraktion eingenommen. Der Übende lernt dadurch ökonomisch mit seinen Kräften umzugehen und Verspannungen sowie Schmerzen wahrzunehmen und zu respektieren. Die intensive *Selbstreflexion* kann eine Verbesserung der Motivation und Aufmerksamkeit bewirken, welche wiederum die Entwicklung der Persönlichkeit fördert. Der Erfolg von Yoga-Übungen als flankierende Maßnahme zur Heilung o. g. Erkrankungen ist in vielfältigen wissenschaftlichen Untersuchungen sowohl in Indien als auch im europäischen Raum nachgewiesen. Gleichzeitig entzieht sich der Einfluß und die spezifische Wirkungsweise von konkreten Yoga-Übungen auf den Heilungsprozeß einer kausalen wissenschaftlichen Klärung.

4.13   Kreative Verfahren

E. Fikentscher

4.13.1 Gestaltungstherapie

Definition und Abgrenzung: Der Begriff „Gestaltungstherapie" wurde in die Psychotherapie von Clauser (1960) eingeführt, der darin einen *„der freien Phantasie überlassenen Versuch der menschlichen Selbstdarstellung im musischen Bereich, der … einzig und allein echt und wahrhaftig sein muß"* sah.

Gestaltungstherapie (GST) ist Psychotherapie mit gestalterischen Mitteln, z.B. in Form von Zeichnen, Malen und Modellieren mit verschiedenen Materialien.

Der Begriff *„Kunsttherapie"* (als wörtliche Übersetzung der englischen Bezeichnung „art therapy") hat sich bisher im deutschsprachigen Raum nicht etabliert. Eine ihrer Richtungen, die „dynamically oriented art therapy", hat die Zielstellung, über das Gestalten eine Möglichkeit zu finden, Unbewußtes sichtbar und somit bearbeitbar und integrierbar zu machen. In Deutschland hat sich in diesem Therapiefeld die *Beschäftigungs-* von der *Gestaltungstherapie* abgegrenzt entwickelt, wobei nach Rüger (1993) bei ersterer Grundfähigkeiten zur Erstellung des Produktes gefördert werden, bei letzterer die Darstellung und das Bewußtwerden konflikthafter internaler Anteile im Zentrum stehen.

Historische Entwicklung: Während sich für die unmittelbare Einbeziehung von Musik oder Körperbewegungselementen in die direkte Heilbehandlung Anwendungsbeispiele bis in die Antike zurückverfolgen lassen, ist dies für Malerei oder bildnerisches Gestalten bislang nicht bekannt geworden. Pfister (1932) beschreibt teilweise bis in die heutige Zeit erhaltene rituelle Krankenbehandlungen mit malerischen Gestaltungsmitteln bei nordamerikanischen Indianerstämmen. Die mit Beginn des 19. Jahrhunderts in Mitteleuropa vollzogene Veränderung in der Behandlung psychisch Erkrankter fand in Deutschland ihren Niederschlag vor allem in den Gedanken des Hallensers Johann Christian Reil (1795–1830), den psychisch Kranken durch Arbeits- und Beschäftigungstherapie zu aktivieren.

Hans Prinzhorn (1886–1934) wurde durch sein psychopathologisches Interesse am bildnerischen Gestalten, insbesondere schizophrener Patienten, bekannt, ohne daß er damit therapeutische Interventionen verfolgte. In den 30er und 40er Jahren dieses Jahrhunderts entstanden an den psychiatrischen Kliniken vor allem in den USA, aber auch weltweit sog. *therapeutische Malateliers.* Konzeptionell basieren diese Einrichtungen auf therapeutischen Prinzipien, die aus den theoretischen Grundannahmen der *Kinderanalyse* von Anna Freud (1895–1982) und der *analytischen Spieltechnik* von Melanie Klein (1882–1960) entwickelt worden waren.

Im deutschsprachigen Raum begründet sich die Einbeziehung bildnerischen Gestaltens in die Psychotherapie vor allem auf Carl Gustav Jung (1875–1961), er entwickelte das Konzept der *„Bilder aus dem Unbewußten"* und die Technik des *„aktiven Imaginierens".*

Gestaltungstherapie als nonverbaler Ansatz wurde zunehmend auch Bestandteil anderer Therapiemethoden, z.B. der Verhaltenstherapie und des Psychodramas nach J. L. Moreno (1892–1974).

Behandlungssetting: Das vielfältige *Behandlungssetting* hat als gemeinsame Grundlage das Prinzip des „Gestaltenlassens", d.h. der Patient spricht nicht nur von etwas, sondern tut es auch. Die Auswahl des Settings hängt ab von

- den psychischen Voraussetzungen (aktuelle Psychopathologie, Störungsgrundmuster),

- den situativen Bedingungen des Patienten,

- dem theoretischen Hintergrund des Psychotherapeuten.

Diese Faktoren determinieren die Gesamtzielsetzung einer Psychotherapie, deren integrativer Bestandteil Gestaltungstherapie ist.

Variabilität des Settings besteht hinsichtlich folgender Aspekte:

- Material und Medium des Gestaltungsprozesses, Einfluß des Gestaltungstherapeuten (begleitende oder aktivbearbeitende Rolle)
- Zeitpunkt und Dauer der Einbeziehung in einen gesamttherapeutischen Ablauf
- Anwendung im ambulanten/stationären Behandlungssetting
- Gestaltung einzeln oder in der Gruppe

Praktisches Vorgehen: Es variiert entsprechend unterschiedlicher Zielsetzung in:

- *Art und Struktur der Gruppe:* Durchschnittlich 10 bis 14 Patienten mit neurotischen, psychosomatischen und/oder Persönlichkeitsstörungen nehmen in geschlossener oder „slow-open"-Gruppe für 8–12 Wochen teil.
- *Frequenz und Dauer:* Je nach Behandlungskonzept werden 1 bis 3 GST-Sitzungen von ca. 90 min. Dauer pro Woche angesetzt.
- Raum: Groß und hell, Umgang mit Farben, Gestaltungsmaterialien wie Ton oder Collagewerkstoffen erlaubend.
- *Freies und gelenktes Gestalten:* Je nach Therapiekonzept und psychischem Störungsniveau der Patienten erfolgt individuelles oder Gruppengestalten nach freien oder vorgegebenen Themen, u.U. auch Vorgabe bestimmter Materialien.
- *Gestaltungstherapeut und Team:* Der Gestaltungstherapeut berichtet in Teambesprechungen, auch anhand der Patientenbilder über den Gestaltungsprozeß.
- *Prozeßbegleitende Vorgaben zu Themen und Techniken:* Abbau von Hemmungen der Patienten bei Gestaltungsaufgaben und im Umgang in der Gruppe; Symbolisierung von Erwartungen an die Therapie, an die Gruppe, an sich selbst, Einsatz von kommunikativen Maltechniken und am Gruppenprozeß orientierte Themen sowie individuelles Gestalten zu vorgegebenen Themen. Realitätskonfrontation durch Themenvorgabe, z.B. „Abschied und Zukunftsperspektive" zum Therapieende.
- *Besprechen der Gestaltungsprodukte:* Verbale Bearbeitung der Bilder und Objekte in der Gruppe (direkt im Anschluß an die Gestaltung oder in einer gesonderten Gruppenstunde)

bzw. dyadisch – je nach Integrationsvermögen des Patienten.

Spezifische Grundbegriffe und therapeutische Techniken

- *Freies Gestalten:* Die Patienten haben freie Auswahl hinsichtlich Motiv und Material der Gestaltung; Orientierung an im Inneren aufsteigenden Impulsen, Gefühlen und Phantasien. Geeignete Gestaltungstechniken: Scribbletechnik, Gefühlsmalen, dialogisches Gestalten.
- *Gelenktes Gestalten:* Vorgabe inhaltlicher oder formaler Gestaltungselemente als *gezielte Eingriffe* in den therapeutischen Prozeß zur Förderung affektiver Abreaktion und therapeutischer Regression bzw. Abbau von Widerständen und Fixierungen als pathologischen Abwehrformen.
- *Gelenktes Gestalten durch Themenvorgaben:* Lebensgeschichtlich bedeutungsvolle Themen (Vergangenheitsaufarbeitung und Zukunftsorientierung), angstbesetzte Inhalte, Symbol- und Traumzeichnen, Märchen als Thema.
- *Gelenktes Gestalten durch Vorgabe von Material und Medium:* Regressionsfördernde Materialien (Fingermalfarben, weicher Ton, große Flächen als Bearbeitungsgrundlage), Phantasien oder Imaginationen als zusätzliches Medium; regressionbegrenzende Materialien (Bunt- oder Filzstifte, feste Substanzen zur bildnerischen Bearbeitung wie Speckstein oder Holz, härtere Knetmasse, kleine Zeichenblätter, zusätzliches Markieren der Umrandung), konkrete Abbildungsvorlagen.

Zielsetzung: Die Gestaltungstherapie verfolgt als integrativer Bestandteil einer Psychotherapie die mit dem Patienten vereinbarten Ziele.

Teilziele sind:

- adäquate Ich-Funktionen entwickeln, Handlungskompetenz verbessern
- Bewußtmachen vor- oder unbewußter Erlebnisbereiche und deren Integration
- Wecken schöpferischer Kräfte wie Spontaneität, Originalität, Offenheit und Flexibilität

Indikation und Kontraindikation: In den letzten 10 Jahren ist ein Wandel von der Rolle als Begleittherapie zur integrativen Therapiemethode, besonders im stationären Behandlungssetting festzustellen, bei *frühen Persönlichkeits- und psychosomatischen Störungen* ist sie unentbehrlich. Die Gestaltungstherapie bietet hier neben der averbalen Kommunikation einen *„Intermediär- oder Übergangsbereich"*, also einen dritten Bereich der Phantasie und des Spielens, so daß einerseits innere und äußere Realität voneinander getrennt, andererseits in wechselseitiger Verbindung gehalten werden können.

Feiereis und Sudan (1996) stellen die Indikation der *Assoziativen Mal- und Tontherapie* für Patienten mit *psychogenen Eßstörungen* (Anorexia und Bulimia nervosa) vor. Komponenten der Gestaltungstherapie werden auch in der Paar- und Familientherapie eingesetzt zur Bewußtmachung der inneren Struktur eines Familiensystems oder zur spielerischen Erprobung neuer Kommunikationsstrategien.

Indikatorische Schwerpunkte der Gestaltungstherapie liegen auch in der psychotherapeutischen Arbeit mit *Kindern* und *Jugendlichen*. In der Arbeit mit Kindern stellt sie gewissermaßen die Methode der Wahl dar, da auf diese Weise verbale Schwierigkeiten umgangen werden können, Kinder Spaß an gestalterischer Tätigkeit haben und sie damit für sich eine gute Möglichkeit zur Kontaktaufnahme mit dem Therapeuten finden.

Die Anwendung von Gestaltungstherapie in der *Gruppenpsychotherapie* Jugendlicher fördert die Bearbeitung besonders von Adoleszenzkonflikten und eine sublimierte Impulsabfuhr sowie die Balancierung von Schutz- und Abwehrbedürfnissen neben dem gleichzeitigen Wunsch, anerkannt zu werden. Die Anwendung der Gestaltungstherapie mit anderer Schwerpunktsetzung erfolgt in der *klinisch-psychiatrischen Arbeit* mit psychotischen, affektiv schwer gestörten oder geriatrischen Patienten. Die Funktion in der akuten Phase beruht neben diagnostischen Aspekten, deren Spezifik und Grenzen umfangreich in der Literatur diskutiert worden sind, in einem Angebot von Struktur und Halt. Ihr Ziel besteht darin, den Realitätsbezug des Patienten zu verbessern. Grenzsetzungen insbesondere in der Vorgabe von Zeit, Gestaltungsraum und -material können dazu dienen. Patienten mit schwer depressiver Symptomatik ist der gestalterische Ausdruck meist aufgrund ihrer Antriebshemmung und Selbstentwertungs-

tendenzen außerordentlich erschwert. Dennoch kann eine Einbeziehung von Gestaltungselementen, wenn sie durch beharrliche und niedrigschwellige Angebote gelingt, sowohl diagnostisch als auch therapeutisch fruchtbringend sein.

Weitere Einsatzmöglichkeiten bietet der *heilpädagogische Ansatz* im rehabilitativen Bereich sinnes- oder neurophysiologisch geschädigter Kinder und Erwachsener oder die gestalterische Betätigung in der *geriatrischen Arbeit*.

Therapeutische Wirkmechanismen: Schuster (1986) legt dar, daß eine speziell auf die Gestaltungstherapie bezogene Wirkfaktorenforschung kompliziert wird durch die Tatsache, daß es sich erstens je nach theoretischem Konzept und Anwendungsbereich genaugenommen um eine Vielzahl von Formen der Gestaltungstherapie handelt und daß zweitens diese Therapien in der Regel Bestandteil einer Gesamtpsychotherapie sind. Dennoch lassen sich einige grundsätzliche Aussagen zu *wirksamen Faktoren* treffen:

- Labilisierung des Ichs im kreativen Prozeß, vorübergehendes Nachlassen der intellektuellen Kontrolle
- passagerer Abzug der Energien von der Außenwelt, Einsetzen zur *Bewältigung innerer Vorgänge*
- erleichtertes Überwinden früherer Traumen durch Verschiebung auf das Bild
- Möglichkeit, durch das Bild eine *narzißtische Persönlichkeitslücke zu füllen*; Patient erlebt sich im Bild als „ganz", fertiges Bild wirkt auf ihn zurück
- neue Kommunikationsmöglichkeiten in der Gruppe

Neben den nach Janssen (1982) wirksamen Mechanismen wie:

- Reduktion von Spannungs- und Unlustzuständen
- Lockerung neurotischer Abwehr
- angstfreier Umgang mit unbewußten Phantasien
- Ermöglichung therapeutisch sinnvoller regressiver Prozesse

Es lassen sich unter Einbeziehung neuerer Erfahrungen mit der Anwendung von Gestaltungstherapie bei präödipal in ihren Ich-Funktionen gestörten Patienten darüber hinaus folgende wesentliche *Wirkfaktoren* beschreiben:

* Ausdrucksmöglichkeit für verbal nicht kommunizierbare Gefühls- und Phantasieinhalte

* prinzipielles Erleben von Angenommensein auch mit Gestaltungsobjekten dieser Inhalte

* Darstellung auch ambivalenter Gefühlsinhalte, die dadurch „vergegenständlicht" werden und wodurch Auseinandersetzung und Integration möglich wird.

Die schulenübergreifende Aussage, daß der wesentlichste Wirkfaktor in der Psychotherapie in der *Art der Beziehungsgestaltung zwischen Patient und Therapeut* zu sehen ist, hat auch für die Gestaltungstherapie ihre Gültigkeit.

4.13.2 Musiktherapie

Definition und Abgrenzung: Musiktherapie ist eine differenzierte Therapiemethode, die vor allem zur Behandlung von *Neurosen, psychosomatischen Störungen und neuropsychiatrischen Erkrankungen* eingesetzt wird. Das Spezifikum der *Musiktherapie (MT)* besteht – in Abgrenzung zu anderen psychotherapeutischen Methoden – in der Herstellung einer *interventiven Patienten-Therapeut-Beziehung* auf averbaler Ebene *mit Hilfe musikalischer Mittel* (Klang, Rhythmus, Ton). Neben dieser psychotherapeutisch orientierten Form wird MT in verschiedenen klinisch-medizinischen Bereichen angewendet; hier seien Anästhesiologie einschließlich Intensivmedizin, Chirurgie, Schmerztherapie und Gerontologie als die wichtigsten genannt. Darüber hinaus wird MT als eine sehr effektive Methode in der Pädagogik, insbesondere Sonderschulpädagogik, Heilpädagogik und Rehabilitation geistig und körperlich Behinderter zur Verbesserung kognitiver und körperlicher Funktionen eingesetzt. Wegen der Mannigfaltigkeit der spezifischen Methoden wird nachfolgend im wesentlichen die psychotherapeutische MT dargestellt.

Historische Entwicklung: Die Musik als Heilfaktor hat eine jahrtausendalte Tradition und spiegelt die Kulturgeschichte der Menschheit wider. Sie fand schon bei den Pythagoräern als Heilmittel im 6. Jh. v. u. Z. Verwendung. Früheste kultisch-mythische Verwendung ist bei den Natur-

völkern und im tuvinischen Schamanentum noch heute lebendig.

Die klassische Antike löste diese magisch-mythischen Vorstellungen durch rational-naturphilosophische Theorien ab. Neben der Auffassung von der erzieherischen Macht der Musik sind bruchstückhaft musik-therapeutische Theorien überliefert (Hippokrates: gegen Epilepsie; Celsus: gegen Depression; Asklepiades: bei phrenetischem Wahn; Galen: zur Beruhigung von Körper und Seele).

In der Renaissance wurde die Beziehung zwischen Musik und Affekt systematischer untersucht. Das Wissen um die Beeinflussung physischer Prozesse durch Musik führte zur *Jatro-Musik* des 17. und 18. Jahrhunderts. Sie vereinigt anatomisch-physiologische Erkenntnisse der Renaissance, antikes Gedankengut und christliche Leib-Seele-Vorstellungen. Mit der naturwissenschaftlichen Entwicklung im 19. Jahrhundert wurden diese umfangreichen therapeutischen Systeme als unwissenschaftlich kritisiert und sind in Vergessenheit geraten. Die Verbreitung anderer psychotherapeutischer Methoden (Hypnose, Psychoanalyse, Autogenes Training) zu Beginn des 20. Jahrhunderts ließen die MT weiter in den Hintergrund treten. Parallel wurde Musik durch Eduard Jacquss-Dalcroze in der *Sonderpädagogik* und in der *anthroposophischen Heilpädagogik* Rudolf Steiners eingesetzt und wirkte nachhaltig auf die weitere Entwicklung der MT. Impulse zur therapeutischen Nutzung von Musik kamen nach dem 2. Weltkrieg aus der Psychiatrie. Im deutschen Kulturkreis ging die MT aus der tiefenpsychologisch orientierten Schule des Schweden Pontviks und aus der vorwiegend sozialpsychologisch orientierten amerikanischen MT hervor (vgl. Harrer 1975).

Christoph Schwabe (1996) entwickelte zwischen 1965 und 1985 in der DDR (Leipzig, Erlabrunn) eine spezifische Methode – die *regulative MT (RMT)*. In der Bundesrepublik führte Thomas Maler (1994) seit 1984 das *Lübecker Musiktherapiemodell* für die Behandlung von psychosomatischen und psychiatrischen Patienten ein (Tab. 4–6).

Behandlungssetting: MT wird als Einzeltherapie und überwiegend in Gruppen durchgeführt. Bei der *rezeptiven MT* wird eine möglichst entspannte Haltung (bequeme Sessel, Liegen) eingenommen und Musik in einem Zeitraum von 10 bis 50 Minuten zu Gehör gebracht. Bei der *aktiven MT*

Tab. 4-6: Überblick über regulative MT und das Lübecker Modell

	Regulative Musiktherapie (Schwabe 1996)	Lübecker Modell (Maler 1994)
Setting	– eingebettet in tiefenpsychologisches oder verhaltenstherapeutisches Behandlungssetting – als Form stationärer und ambulanter Psychotherapie – rezeptiv – Gruppe + Einzel – Dauer ca. 60 Min – 35 bis 40 Behandlungsstunden	– eingebettet in tiefenpsychologisches stationäres Behandlungssetting – Therapie von Neurosen und leichten Psychosen – vorwiegend aktive Improvisation – Gruppe + Einzel – Dauer ca. 3 × wö. 90 Min.
Zielsetzung	– Beeinflussung pathologisch gestörter Erlebnis- und Verhaltensweisen – symptomorientiert – Entspannungsmethode – Regulierung psychovegetativer Funktionen – Harmonisierung des psychophysischen Gesamtgefüges – als Methode der Psychohygiene	– im psychotherapeutischen Behandlungssetting zur Behandlung von Neurosen und frühen Störungen – persönlichkeitsorientiert – Aufbau von Struktur – Verbesserung der Kommunikations- und Interaktionsfähigkeit
Prakt. Vorgehen	1. ca. 20 Min. Musik hören 2. ca. 40 Min. Gespräch 2.1. Wahrgenommene Reaktionen mitteilen 2.2 Austausch von Erfahrungen und angewandten Verhaltensweisen	1. *Vorgespräch:* momentane Befindlichkeit als Assoziation formulieren 2. *Spielphase:* Ausdrücken vorhandener Spannungen mit Ziel des Abfließens 3. *Spielphase:* Orientierung des Patienten auf einen ihm angenehmen Klangraum 4. *Spielphase:* Orientierung auf Gruppenkommunikation 5. *Nachgespräch:* Reflexion des Makro- und Mikroprozesses
Indikation	– somatoforme Schmerzzustände – Neurosen – psychosomatische Störungen – funktionelle Beschwerden – Psychohygiene	– somatoforme Schmerzzustände – Persönlichkeitsstörungen i. S. Affektentladung – Neurosen – psychosomatische Störungen – Psychosen im nichtakuten Zustand
Wirkmechanismen	– Erlernen bestimmter Aufmerksamkeitshaltungen, die zur Beseitigung von Fehlspannungen mit Hilfe selbstreflexiver Prozesse führen – Ansatz am Symptomerleben	bestehen im spielerischen Erleben/Umgang mit drei Prinzipien 1. Struktur vs. Freiraum 2. Interaktionelle vs. intrapersonelle Kommunikation 3. Spannung vs. Schwingung als wesentliche Strukturelemente des Psychischen

(sitzend oder stehend, 15 bis 90 Minuten) produzieren die Teilnehmer selbst aktiv Musik mittels einfacher Instrumente. MT ist sinnvoll mit Bewegungs-, Gestaltungs-, Physiotherapie, verbaler Psychotherapie und dem Katathymen Bilderleben kombinierbar.

Praktisches Vorgehen: Die MT wird nach ärztlicher Diagnosestellung in Eigenverantwortung von ausgebildeten Musiktherapeuten durchgeführt. Bei der *rezeptiven MT* werden je nach Anwendungsgebiet störungsspezifisch und zielorientiert Musikstücke zu Gehör gebracht. Dabei wer-

den die Wahrnehmung und ein *erlebnisaktivierend-assoziativer Prozeß* angeregt. Ein Reflexionsprozeß über das individuelle Musikerleben, die wahrgenommenen Gefühle, Körpersensationen, Schmerzen, Assoziationen kann sich anschließen oder ist Ausgangspunkt zur Bearbeitung *lebensgeschichtlicher Zusammenhänge* im Rahmen einer tiefenpsychologischen Therapie.

Die Vorgehensweise bei der *aktiven* oder *produktiven MT* ist ebenfalls sehr vielgestaltig und zielt auf den Aspekt *kommunikativ-kreativen Musizierens* ab. Sie reicht von der freien Improvisation bis hin zu konkreten strukturierenden Vorgaben. Da es zu einer *freien Lebensäußerung* ohne jede künstlerische Absicht kommen soll, finden einfache Rhythmusinstrumente, welche keinerlei Vorkenntnis verlangen, Verwendung (Orffsches Instrumentarium, Schlaginstrumente ethnischen Ursprungs).

Spezifische Grundbegriffe und therapeutische Techniken: Musikalisches Verhalten ist immer Interaktion und Kommunikation. Musikalische Kommunikation ähnelt insofern verbal-sprachlicher Kommunikation, als die kommunikativen Elemente *Töne, Klänge, Rhythmus, Melodie* usw. Zeichencharakter besitzen, für deren Verwendung Regeln bestehen oder entwickelt werden. Musik ist so gesehen eine „Sprache in erweitertem Sinne", wobei der Aspekt der *Stimmungsübertragung* im Vordergrund steht. Die MT bedient sich der Theorie der *kommunikativen Komplementarität*. Musik als bloßes akustisches Ereignis bzw. sinnfreies Geräusch wird erst durch die wechselseitige Ergänzung der verschiedenen Kommunikationsebenen und Kommunikanten zu einem sinnhaften Kommunikationsakt. Zu therapeutischen Techniken s. u.

Zielsetzung: Musiktherapie ermöglicht:

* Aktivierung, Auslösung und Abreaktion emotional-affektiver Prozesse, um *konflikthafte Erlebnisfaktoren* zu einer Auseinandersetzung zu bringen

* Zugang zu unbewußtem, *konfliktverursachendem Material* und eröffnet dadurch Möglichkeiten für dessen Bearbeitung

* Erlebnisorientierte Vermittlung *psychovegetativer Zusammenhänge* zum Aufbau stabilisierender Einstellungs- und Verhaltensmodelle zur Beseitigung von Fehlsteuerungen

* Aktivierung und Auslösung *sozial-kommunikativer Prozesse* auf vorwiegend averbaler Ebene (insbesondere bei der aktiven MT) zur Diagnostik und Entwicklung interaktioneller Fähigkeiten

* Korrektur pathologischer *Erlebniseinschränkungen* auf musikalisch-symbolischer Ebene

  – Schaffung von Genußfähigkeit im Dienste einer harmonischen Persönlichkeitsentwicklung

  – Freisetzen spontanen Handelns

  – Symbolbildung

– Erfahrung von Trennung und Verschmelzung bzw. Integration

– reale Beziehungsgestaltung

Indikation und Kontraindikation: Von diagnostischen Kriterien ausgehend, wird MT zur Behandlung von Kindern, Jugendlichen und Erwachsenen bei *funktionellen Störungen, psychosomatischen Beschwerden, Neurosen* und *Persönlichkeitsstörungen* angewendet. MT trägt oft bei den kurzen Behandlungszeiten in psychosomatischen Kliniken – wie andere Verfahren auch – zu einer Intensivierung der Behandlung bei. MT ist ein probates Mittel, *schwierige/ungewöhnliche Patienten* in die Gruppe zu integrieren. Bei bewußtseinsgetrübten Patienten, z. B. hirnorganisch gestörten, komatösen, psychotischen Patienten oder auch bei autistisch Gestörten, stellt MT häufig den *einzig möglichen Zugang* dar. In der Rehabilitation sowohl geistig als auch körperlich Behinderter sind gute Erfolge erzielbar. Auf dem Gebiet der Psychiatrie ist die MT eine sinnvolle Ergänzung zur Pharmakotherapie.

MT ist in der klinischen Anwendung diagnoseunabhängig *geeignet*, wenn

* der *Zugang zur Emotionalität* des Patienten unterbrochen oder erschwert ist oder diese als beängstigend erlebt wird

* *kommunikatives-Verhalten* dem Patienten *schwerfällt* oder nur indirekt realisiert wird

* die *geminderte verbale Ausdrucksfähigkeit* und -möglichkeit des Patienten eine verbale Bearbeitung der den Symptomen zugrunde liegenden Konflikte erschwert oder unmöglich macht

* die hohe verbale Kompetenz des Patienten zur rationalisierenden und *intellektualisierenden Abwehr* von Emotionen verwendet wird

* bei frühen (präverbalen) seelischen Störungen die *Verbalisierungsfähigkeit noch nicht gegeben* ist und Musik zur Symbolbildung anregen kann.

Kontraindikationen bestehen bei Vorliegen bestimmter Hirnleistungsstörungen, wie z. B. des Gedächtnisses und bei fehlender physiologischer Voraussetzung des Hörens. Aus der Tiefenpsychologie ist bekannt, daß bei Patienten mit reifer Abwehrstruktur die Beschäftigung mit Musik Abwehrcharakter annehmen kann (vgl. Freud 1969).

Therapeutische Wirkmechanismen: Auf physiologische Grundlagen soll an dieser Stelle nicht weiter eingegangen werden (vgl. Tab. 4–7). Die Tatsache der direkten *Einflußmöglichkeit über*

Tab. 4-7: Therapeutisch nutzbare Wirkungen anxioalgolytischer Musik bei rezeptiver Anwendung in der klinischen Medizin (modifiziert nach Bruhn 1994)

Körperliche Funktionen:

Herz-Kreislauf	Senkung von Herzfrequenz und Blutdruck Gegenregulieren von Herzrhythmusstörungen
Atmung	Minderung der Atemarbeit Harmonisierung des Atemrhythmus
Stoffwechsel	Senkung der Streßhormonspiegel Herabsetzung des Energieverbrauches Herstellen der Schlafbereitschaft
Wahrnehmung	Erhöhung der Schmerzempfindungstoleranz
Motorik	Herabsetzung der Muskelspannung Lösen von Muskelkrämpfen
Medikamentenbedarf	Reduktion des Schmerzmittelverbrauchs

Psychische Funktionen:

Psychomotorik	Minderung motorischer Unruhe Verhinderung von Muskelzittern
Subjektives Befinden	weniger oder keine Angst reduziertes Schmerzempfinden gestärktes Vertrauen/Selbstvertrauen emotionale Entspannung Ablenkung/Tagträumen
Medikamentenbedarf	Reduktion des Psychopharmakaverbrauches

Ökonomie:

Arbeitsabläufe	insgesamt reibungslosere Gestaltung Erhöhung der Patientencompliance
Investition/ Kosten	kein erhöhter Personalbedarf Medikamenteneinsparungen Geräteinvestition in vier Jahren amortisiert

den Thalamus mittels des Kommunikationsmediums „Musik" nutzt man, um z.B. *psychotische Patienten* aus ihrer Erstarrung zu lösen. Dadurch wird eine psychische Interaktion mit der Umwelt in Gang gesetzt. O'Callaghan (1993) betont – gestützt auf die Tatsache der Lokalisation der Lautsprache in der linken Hemisphäre und der Musiksprache in der rechten Hemisphäre –, daß sich in der gezielten therapeutischen Anwendung von Sprache und Musik große Chancen zur

Aktivierung intakter neurologischer Bahnen bieten und darüber hinaus einen Zugang zur Persönlichkeit bei verschiedensten *hirnorganischen Störungen* darstellen. Bereits im mütterlichen Klang-Rhythmus-Raum findet eine vorgeburtliche Prägung auf die akustisch-rhythmischen Reize der Mutter statt (akustisch-rhythmisches Wiegen des Ganges, geräuschvoller Atemrhythmus und der rhythmische Schlag des Herzens). Musik kann somit an früheste Erfahrungen anknüpfen und als *intermediäres Objekt* genutzt werden.

Der beschriebene Akt der musikalischen Kommunikation setzt ein Inbeziehungtreten des Subjektes voraus. In diesem Prozeß wird Musik zur symbolisierten Objekt- oder Teilobjektbeziehung bzw. hilft, diese aufzubauen. Das Medium „Musik", insbesondere bei der aktiv-schöpferischen Variante der MT, ermöglicht die *Regression* des Patienten auf eine *primär-prozeßhafte Ebene*. Averbal werden Gefühle, Assoziationen und *Phantasie-Objektbeziehungen* erlebt, die anschließend verbal-rational durchgearbeitet werden. Dadurch wird die Bearbeitung früher *präverbaler Entwicklungskonflikte* möglich. Den verwendeten Instrumenten kommt eine Brücken- und Hilfs-Ich-Funktion zu.

Grundsätzliche Wirkfaktoren sind:

- primärer Zugang zu Gefühlen
- schnelle Abfolge von Spannungs-Lösungs-Vorgängen bis hin zu kathartischen Effekten
- sehr starke Symbolisierungsmöglichkeit auch antinomischer Strukturen, d.h. Ausdruck verschiedenster ambivalenter Gefühle
- harmonisierende Wirkung.

4.14   Stationäre Psychotherapie

G. Flatten, F. Ludwig-Becker, E. R. Petzold

Definition und Abgrenzung: Stationäre Psychotherapie wird als hochspezialisierte klinische Therapieform mit dem Auftrag der Akut-Versorgung in Psychosomatischen und Psychiatrischen Kliniken angeboten (in Deutschland ca. 2500 Betten an Krankenhäusern der Primärversorgung und Universitätsabteilungen, Stand 1994). Abzugrenzen hiervon ist die stationäre Psychotherapie der Rehabilitation (ca. 6500 Betten –

Stand 1994). Dies entspricht einer weltweiten Sonderstellung.

Geschichte und Theorie stationärer Psychotherapie gründen auf ein ganzheitliches Menschenbild (bio-psycho-soziales Modell) und beinhalten die Integration pathogenetischer und salutogenetischer Konzepte. Ihre Praxis wird bestimmt durch

• den örtlichen und institutionellen Rahmen,

• die Patienten (differentielle Indikationsstellung),

• das behandelnde Team und das therapeutische Angebot (therapeutisches Setting).

Historische Entwicklung: Stationäre Psychotherapie ist eine junge Therapieform. Ihre Entwicklung integriert Einflüsse aus ganzheitlichem Denken, analytischer Theorie und internistisch-klinischer Praxis.

Der holistische, ganzheitliche Impuls ist verbunden mit dem Wortschöpfer der „Psychosomatik" Johann Christian Heinroth (1773–1843). Als Vertreter der anthropologischen Strömung im Gefolge der Naturphilosophie Schellings (1775–1854) steht er für die Medizin der Romantik. Belegt ist die Bedeutung des romantisch-anthropologischen Gedankengutes für die Entwicklung ganzheitlicher, psychosomatischer Ansätze dieses Jahrhunderts.

Die Entwicklung der psychoanalytischen Theorie beeinflußte schon zu Beginn dieses Jahrhunderts modellhaft die klinische Medizin. Erste Umsetzungen psychogenetischer Konzepte führten zu neuen stationären Behandlungsansätzen. Historische Bedeutung haben hier die Namen G. Groddeck (1866–1934, Klinik in Baden-Baden ab 1900) und E. Simmel (1882–1947, Klinik in Berlin-Tegel ab 1927), in ihrem Bemühen, organische Medizin und Psychoanalyse einander anzunähern. L. Krehl (1861–1937) legte ab 1905 in Heidelberg die Grundlage für die spätere Entwicklung der Klinischen Psychosomatik.

Die Zurückhaltung der deutschen Medizin und Psychiatrie gegenüber tiefenpsychologischen Impulsen wurde durch den Einfluß der nationalsozialistisch-antisemitischen Politik verstärkt und führte zum Exodus bedeutender Vertreter (F. Alexander, R. Cohn, F. Deutsch). In die Zeit nach dem Zweiten Weltkrieg fällt die Gründung der ersten psychoanalytischen Universitätsabteilung

durch A. Mitscherlich in Heidelberg (1947) und wenig später die Gründung der Klinik Tiefenbrunn (1949) bei Göttingen durch G. Kühnel und W. Schwidder. Aus der psychoanalytischen Abstinenz und der Dyade von Analytiker und Analysand entwickelten sich unter dem Einfluß F. Heigls, A. Heigl-Evers und K. Königs differenzierte gruppentherapeutische Behandlungssettings (Göttinger Modell).

Als dritte Wurzel stationärer Psychotherapiekonzepte ist die internistische Annäherung an Psychosomatik und Psychoanalyse zu nennen. In der Tradition L. Krehls und V. v. Weizsäckers (1886–1957) entstand aus der Theorie des Gestaltkreises heraus das Bemühen um eine „interaktive Psychophysiologie". Die sich erweiternde Labormedizin, die Idee der Verlaufsbeobachtung am Krankenbett und die Berücksichtigung der sozialen Dimension von Erkrankung und Gesundung führten innerhalb der internistischen Klinik zum stationären Konzept der „Allgemeinen Klinischen Medizin" (AKM). Als Anthropologische Medizin Heidelberger Provenienz wurde unter der Leitung von P. Christian und P. Hahn im psychosomatischen Sinne die Tradition der klinischen Lehre und Forschung am Krankenbett fortgeführt, die auf den Erfahrungen der Wiener Schule im 18. und 19. Jahrhundert aufbaute. Eine internistisch orientierte Psychosomatik wurde auch durch G. Clauser und H. Enke ab 1957 im Landhaus Umkirch bei Freiburg sowie durch A. Jores in Hamburg vertreten.

Stationäre Psychotherapie heute blickt zurück auf den Wechsel von analytisch-dyadisch geprägten Konzepten zu integrativen Behandlungsansätzen. Die Entwicklung der stationären Psychotherapie in Deutschland wurde dabei mitgeprägt durch die Erfahrung aus ausgewählten angloamerikanischen Modellen, z. B. mit Prinzipien der „Therapeutischen Gemeinschaft", für die die Namen Bion, Main, Jones stehen.

Drei Phasen sind zu unterscheiden (Lohmer 1988):

1. Eine erste Phase wird beschrieben durch die Übernahme ursprünglich an der analytischen Einzeltherapie und der Dyade orientierter therapeutischer Vorgehensweise auf Klinikebene. Das *stationäre Umfeld* und das Pflegepersonal als *„erweitertes Sinnesorgan"* des Analytikers sollte über die Gestaltung des Milieus die Effektivität der Einzelanalyse erhöhen.

2. Die zweite Phase wurde geprägt durch die Integration *gruppentherapeutischer Konzepte*, die im Sinne der Bipolarität einen Realraum und einen therapeutischen Raum unterscheiden und zu verbinden suchen. Die Einbeziehung des stationären Milieus soll die analytische Klärungsarbeit durch *soziotherapeutisches Lernen* ergänzen. Der Realitätsraum innerhalb der Gruppe der Mitpatienten soll als Übungsraum für neue Verhaltensmöglichkeiten zur Verfügung stehen.

3. Diese Entwicklung fortsetzend kann die dritte Phase gekennzeichnet werden durch die Integration weiterer, methodisch sehr unterschiedlich begründeter Verfahren (non-verbale Therapien, körpertherapeutische Ansätze, künstlerische Therapie) zu *komplexen Therapiesystemen*.

Im Sinne eines Wechselwirkungsprozesses geht diese Entwicklung parallel zu einer vermehrten gesellschaftlichen Akzeptanz von sozio-psychischen Krankheitsfaktoren. Begünstigt wird so eine *Verbesserung der ambulanten psychotherapeutischen Versorgung*. Das sich verändernde Patientenspektrum zeigt neben psychoneurotischen Persönlichkeitsstörungen und Patienten mit funktionellen Beschwerdebildern zunehmend Patienten mit frühen (Grund-) Störungen, schwerer psychosomatisch gestörte Patienten und somatopsychisch geprägte Krankheitsbilder. Verbunden mit diesem *konzeptuellen Wandel* ist eine Neubewertung verschiedener, vor allem *nicht-sprachlicher Therapieverfahren* und ein verändertes Rollenverständnis von Krankenschwestern/-pflegern, von Ergo-, Musik- und Körpertherapeuten als gleichgestellte Mitarbeiter in einem *multiprofessionellen therapeutischen Team*.

Inhaltliche Beschreibung: Stationäre Psychotherapie wird heute in vielen klinisch-psychosomatischen und psychiatrischen Abteilungen angeboten. Mit dem Konzept einer *Simultandiagnostik und –therapie* betont sie als integrativ-orientierte Arbeitsmethode die *Gleichrangigkeit von somatischen und psychosozialen Faktoren* für ein Verständnis von Krankheitsverläufen. Die konzeptuelle Umsetzung zeigt örtliche und institutionelle Variablen. Integriert werden tiefenpsychologisch-analytische, systemisch-orientierte, familientherapeutische und verhaltenstherapeutische Schwerpunkte in team- und gruppenorientierten Vorgehensweisen.

Die folgende Darstellung orientiert sich modellhaft am psychotherapeutischen Behandlungskonzept der seit 1991 bestehenden „Klinik für Psychosomatik und Psychotherapeutische Medizin" am Aachener Universitätsklinikum. Die Implantation der psychosomatischen Abteilung in das örtliche Großklinikum der Maximalversorgung läßt sich mit den Schwierigkeiten und Erfahrungen an anderen Orten messen. Als geschichtlicher Hintergrund ist die Bezogenheit auf die internistische Tradition der Heidelberger Schule zu benennen.

> Als Strukturmerkmale des Aachener Modells Klinischer Psychosomatik (AMKP) können vorweg benannt werden:
>
> * klinische Orientierung des Patientenkollektivs mit psychosomatischen, somatopsychischen und psychoneurotisch geprägten Krankheitsbildern,
> * therapeutisches Angebot mit hoher, effektiver Therapiezeit, systemisch-familientherapeutische Orientierung,
> * Verwirklichung simultandiagnostischer und simultantherapeutischer Prinzipien,
> * gleichberechtigte Kooperation eines multiprofessionellen Teams,
> * Modell interdisziplinärer Kooperation unter Einbeziehung des Patienten, z.B. in klinisch-psychosomatischen Fallkonferenzen,
> * Verständnis des therapeutischen Prozesses als Salutogenese,
> * Aufbau psychosomatischer Versorgungsstrukturen in der ambulanten Weiterbetreuung der Patienten.

Neben den örtlichen Voraussetzungen eines hohen ambulanten Psychotherapieangebotes bietet der institutionelle Rahmen durch die gemeinsame Unterbringung mit sämtlichen klinischen Fächern unter einem Dach die räumlichen Voraussetzungen für eine bedarfsgerechte klinische *Konsiliar- und Liaisonarbeit*. Die Integration von sozialpädagogischen, psychologischen, ergo- und musiktherapeutischen Mitarbeitern zu einem multiprofessionellen Team erlaubt die Möglichkeit einer inhaltlichen Differenzierung. Eine langjährige klinisch-somatische Erfahrung und psychotherapeutische Zusatzqualifikation erleichtert die interdisziplinäre Kontaktaufnahme und eine durch den klinischen Bedarf geforderte Selbständigkeit.

Behandlungssetting: Die Behandlungsmöglichkeit von 16 stationären Patienten entspricht mit der Kopplung an eine *Abteilungsambulanz* (ca. 500 Neuzugänge pro Jahr) der Größenordnung anderer psychosomatischer Abteilungen an Universitätskliniken. Ambulante Zuweisungen und Konsiliarbetreuung kooperierender Fachbereiche bestimmen etwa hälftig die Zusammensetzung der ambulanten und stationären Patienten. Nach ambulanter Vorstellung und Diagnostik ist es Aufgabe der von Station und Poliklinik gemeinsam getragenen Ambulanzkonferenz, eine *differentielle Indikationsentscheidung* zu erarbeiten. Sie formuliert die Empfehlung zur stationären psychosomatischen Behandlung oder einen alternativen Therapievorschlag.

Das stationäre *psychotherapeutische Setting* integriert bei tiefenpsychologisch-analytischer Fundierung familientherapeutische, systemische, körpertherapeutische und verhaltenstherapeutische Vorgehensweisen. Bei den Gruppentherapien läßt sich eine Grobeinteilung in *sprachliche* und *nicht-/vorsprachliche Verfahren* (Tab. 4–8, 4–9) unterscheiden. Die Zuteilung erfolgt individuell angepaßt durch den *Behandlungsplan* und berücksichtigt Diagnose, Therapieziel, Besonderheiten des Patienten und die für eine gemeinsame Arbeit noch tragbare Gruppengröße. Die durch die Fluktuation der Patienten wechselnde Zusammensetzung bestimmt den offenen Charakter der Gruppen.

Tab. 4-8: Übersicht nonverbaler Therapieangebote

Non-/präverbale Therapieeangebote	Gruppengröße	Zeitdauer	Charakteristika
Autogenes Training Jacobsonentspannung	6–8 Pers.	45 min. pro Woche	– psychophysische Entspannung – Selbstwirksamkeitstraining – Schulungskurs 6 Wochen
Gestaltungstherapie	4–6 Pers.	90 min. pro Woche	– themenzentrierte und interaktionelle Selbstwahrnehmung – Nachbesprechung im Team
Werktherapie	4–6 Pers.	90 min. pro Woche	– Selbsterfahrung im Herstellungsprozeß und Bearbeitung verschiedener Materialien
Musik-Gruppentherapie	4–6 Pers.	60 min. pro Woche	– musikalische Begegnung – interaktioneller Gruppenprozeß – aktiv versus rezeptiv – Reflexion durch Band-Dokumentation – Nachbesprechung im Team
Musik-Einzeltherapie	einzeln	60 min. pro Woche	– Zusatzangebot entsprechend Indikation
Bewegungstherapie	6–8 Pers.	60 min. pro Woche	– Methoden aus Tanztherapie, KBT, Feldenkrais – körperbezogene Selbsterfahrung
Krankengymnastik	einzeln	1–5 Termine pro Woche	– indikationsorientierte Zusatztherapie – somatischer Zugang
Physiotherapie	einzeln	2–5 Termine pro Woche	– Bäder, Güsse, Wärmeanwendung, Massagen entsprechend Indikation
Freie Aktivität	Gesamtgruppe	120 min. pro Termin	– von Patienten zu gestaltende Aktivität mit therapeutischer Vor- und Nachbereitung

Das *therapeutische Team* bildet als Gegengewicht zur Patientengruppe die zweite prägende Kraft in der Realisierung klinisch-psychotherapeutischer Arbeit. Die eigenständige Qualifizierung der Teammitglieder, die Multiprofessionalität und die Bereitschaft zu persönlicher und struktureller Entwicklung bilden die Basis der therapeutischen Arbeitsfähigkeit. *Therapeutische Nachbesprechungen* mit Reflexionsmöglichkeit durch Videoarbeit, *interdisziplinäre Fallkonferenzen* und *Inter-*

vision strukturieren den therapeutischen Behandlungs- und Beziehungsraum. *Externe Team-/Fall-Supervision* und interne *Balint-Arbeit* für Pflegepersonal und wissenschaftliche Mitarbeiter dienen der Beziehungs- und Konfliktklärung im Sinne möglichst effizienter Kooperation (Abb. 4–7).

Praktisches Vorgehen: Das therapeutische Angebot an die Patienten der 16-Betten-Station verbindet einzel- und gruppenpsychotherapeutische

Externe Weiterbildung

Interne Weiterbildung

Team

Ärzte
Pflegepersonal
ErgotherapeutIn
MusiktherapeutIn
KrankengymnastIn
ErnährungsberaterIn

Patient

Therap. Nachbesprechung

Selbsterfahrung

Balintarbeit

Fallkonferenz

Intervision

Supervision

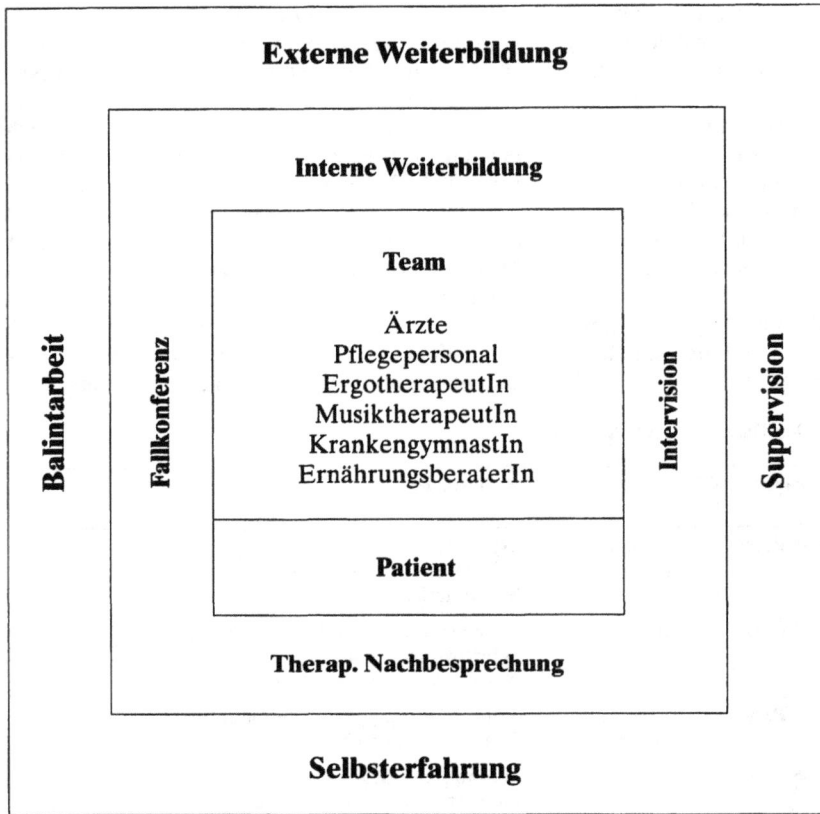

Abb. 4-7: Teamstrukturen und therapeutischer
Rückverhalt

Vorgehensweisen. Als *konstanter Bezugspartner* begleitet ein ärztlicher *Einzeltherapeut* jeden Patienten über den gesamten stationären Behandlungsverlauf. *Aufnahmegespräch, körperliche Untersuchung* und die eingehende *psychosomatisch-vertiefende Anamnese* mit Erstellung eines *Familienstammbaums* und biographisch orientierten Folgegesprächen haben differentialdiagnostische Aufgaben mit dem Ziel, einen *individuellen Therapieplan* zu erarbeiten. Der Einzeltherapeut übernimmt gleichzeitig Funktionen als Gruppentherapeut. Durch diese vielfältigen Kontakt- und Austauschmöglichkeiten kann der Rhythmus täglicher Visiten zugunsten einer wöchentlich einmaligen *klinischen Visite* und der im wöchentlichen Wechsel stattfindenden Chef-/Oberarztvisite gelockert werden.

Neben beratenden und begleitenden Angeboten gemäß der individuellen Problematik strukturieren verbindliche *Stationsregeln* das Zusammenleben innerhalb der Patientengruppe und im Stationssetting. Zweimal wöchentlich stattfindende *Stationsversammlungen* aller Patienten mit Vertretern des therapeutischen Teams dienen zum einen organisatorischen Klärungen wie Konsilterminen, Untersuchungsergebnissen oder Gruppenkonflikten. Sie regeln zum anderen notwendige Veränderungen und Ausnahmen von der bestehenden Stationsordnung in Transparenz für die gesamte Gruppe. Alle Gruppenmitglieder sind im Sinne einer „peer-Gruppe" gleichgestellt.

Die Behandlungszeit von durchschnittlich 62 Tagen (Regel: 8–12 Wochen) ist zeitlich zu differenzieren in eine Eingewöhnungs- bzw. *Probephase,* die eigentliche *Therapiezeit* und eine *Abschiedsphase.* Eingewöhnungs- und Abschiedsphase, aber auch die therapeutischen Wochenendurlaube nehmen bezug auf den Übergang von *Realraum* zu *therapeutischem Raum* und vice versa. Je mehr der Aufnahmemodus zur stationären Psychotherapie dem einer Akutklinik angeglichen wird, umso mehr wird die Eingewöhnungsphase neben differentialdiagnostischen Aufgaben auch Motivationsarbeit leisten müssen als Vorbereitung auf die häufig als schwer erlebten, subjektiven Belastungen der Therapiephase.

Tab. 4-9: Übersicht verbaler Therapieangebote

Verbale Therapie-Angebote	Gruppengröße	Zeitdauer	Charakteristika
Biographiegespräche Stammbaumarbeit	einzeln	4–6 Termine à 50 min.	– Aufnahme der therapeutischen Beziehung innerhalb der ersten zwei Wochen
Einzelgespräche mit Therapeut	einzeln	20 min. pro Woche	– Weiterführung und Intensivierung der therapeutischen Beziehung – Beginn nach Abschluß der Biographiegespräche – b. Bedarf Zusatzgespräche
Analytische Gruppe	10–12 Pers.	75 min. ro Woche	– Beginn nach 14 Tagen – offene Gruppenstruktur – Nachbesprechung im Team – Einwegscheibe mit Supervision
Rollenspielgruppe Psychodrama	10–12 Pers.	90 min. pro Woche	– Beginn nach 14 Tagen – offene Gruppenstruktur – Nachbesprechung im Team
Literaturgruppe	4–8 Pers.	30 min. pro Woche	– freiwillige Teilnahme – Arbeit mit Geschichten, Mythen und Märchen
Gespräche mit Pflegepersonal	einzeln	10–30 min. fakultativ	– bedarfsorientiert – ständige Verfügbarkeit durch Schichtdienst – Protokoll in Tageskurve
Visite Stationsarzt	einzeln	10–15 min. pro Woche	– Vor- und Nachbesprechung im Team
Visite Chef/OA	einzeln	10–15 min. im 14täg. Wechsel	– Vor und Nachbesprechung im Team
Sonntagabend-Gruppe	Gesamtgruppe 16 Pers.	45 min. pro Woche	– Mitteilungsforum nach Rückkehr aus dem therapeutischen Wochenendurlaub
Familientherapie	Patient + Familie	90–120 min. fakultativ	– nach Absprache mit Patient – Konzept der „Collaborative Family Health Care" – regelmäßige Videodokumentation – Einwegscheibe mit Supervision und reflecting team
Klinisch psychosomatische Fallkonferenz	Ärztliche Behandler	90 min. fakultativ	– interdisziplinäre Konferenz mit Teilnahme des Patienten – regelmäßige Videodokumentation – Einwegscheibe mit Supervision und reflecting team
Patientenforum	10–12 Pers.	60 min. 14tägig	– freiwillige Teilnahme von stat./post-stat. Patienten – poststationäre Anbindung

Spezifische Grundbegriffe und therapeutische Techniken: Das therapeutische Angebot ist eingebettet in einen Prozeß der Wechselwirkung zwischen den konzeptuellen Überlegungen auf Teamebene und dem therapeutischen Prozeß auf Patientenebene. Dieser wird von Patienten häufig als durchlaufend über 24 Stunden täglich beschrieben. Die *effektive Therapiezeit* (im Aachener Setting ca. 900 Minuten pro Woche) gibt Informationen über die durch die therapeutischen Angebote strukturierten Begegnungen. Die *biographische Arbeit* widmet sich den Entwicklungs-bedingungen von Krankheit in der Individualität des einzelnen Patienten ebenso wie den lebensgeschichtlich imponierenden Ressourcen. Stationäre Gruppentherapie erlaubt zusätzlich eine *Beziehungsdiagnostik* innerhalb der peer-Gruppe der Mitpatienten sowie im Kontakt zum therapeutischen Team. Sie versucht die psychosozialen Bedingungen zu reflektieren, die das Verhalten und die Entwicklung der Symptomatik mitgestalten bzw. aufrecht erhalten. Der *gruppentherapeutische Rahmen* bietet vielfältige Möglichkeiten zur Übertragung, zur Projektion und zur

Identifizierung, zur Abspaltung und zum Ausagieren. *Progressionsfördernd* wirkt dies, wenn mit der Reinszenierung oder Wiedererinnerung früherer Erfahrungen die Möglichkeit verbunden ist, neue korrigierende Beziehungserfahrungen zu machen. Dem gegenüber steht die Gefahr der Labilisierung schwer gestörter Patienten, deren schützende Abwehr durch *regressionsfördernde Interaktionen* durchbrochen werden kann.

Der Gesprächsmöglichkeit mit nichtärztlichen Mitarbeitern des betreuenden Teams ist ein besonderer Stellenwert im therapeutischen Angebot zuzuordnen. Dies führt zur Notwendigkeit einer spezialisierten *psychosomatischen Fachpflege*. *Schwestern* und *Pfleger* werden aufgrund ihrer Aufgabenzuteilung am ehesten als die verfügbaren *Ansprechpartner* erlebt. Die Aufteilung in Früh-, Spät- und besonders die Nachtschicht unterstreicht dieses allzeit bereite Angebot, während Therapeuten und Ärzte nur innerhalb bestimmter zeitlicher Grenzen verfügbar sind. Hier werden am ehesten offen gebliebene Fragen aus der ärztlichen Visite gestellt, hier wird alles abgeladen, was an alltäglichen Bedürfnissen und Frustrationen anfällt. Mit der verminderten Hemmschwelle verbunden ist die Gefahr der Grenzüberschreitung entsprechend der Persönlichkeitsstruktur des Patienten und seiner Neigung, Koalitionen und Projektionen und Spaltungstendenzen auszuagieren.

Die Reflexion über den Verlauf des Therapieprozesses erfolgt einerseits auf dialogischer Ebene mit dem Patienten. Gleichzeitig ist die Reflexion der therapeutischen Kontakte in gemeinsamen *Teamsitzungen* erforderlich, um das therapeutische Konzept und Angebot den individuellen Bedürfnissen anpassen zu können. Morgenkonferenz, Vor- und Nachbesprechung der Visiten, Nachbesprechungen der therapeutischen Gruppen, Kurvenvisite, Oberarztkonferenz und Übergabe zwischen den Schichtdiensten sind auf Teamebene wichtige Voraussetzungen hierzu.

Teamebene und Patientenebene durchmischen sich, wenn durch Übertragung und Gegenübertragung, durch Ausagieren und Spaltungsversuche Teammitglieder in Inszenierungen von Patienten verwickelt werden. Der *Konflikt im Team* wird somit zum diagnostischen Hinweis auf bislang nicht wahrgenommene Persönlichkeits- und Konfliktanteile beim Patienten. *Balint-* und *Supervisionsarbeit* sind für den hier erforderlichen Klärungsprozeß unverzichtbar. Die für den therapeutischen Prozeß notwendige Distanz und Abstinenz muß so ständig erarbeitet werden.

Da psychosomatische Patienten häufig eine fachübergreifende Beschwerdesymptomatik präsentieren und so die Kooperation unterschiedlicher Fachdisziplinen fordern, wurde als interdisziplinäres Forum der Auseinandersetzung und Verständigung die Klinisch-Psychosomatische Fallkonferenz eingeführt. Als psychosomatische Ergänzung wird der Kreis der Experten durch den betroffenen Patienten erweitert. Aus dem Gespräch „über den Patienten" wird ein gemeinsames Gespräch „mit dem Patienten" gestaltet.

Zielsetzung: Stationäre Psychotherapie hat zum Ziel, einen *Veränderungsprozeß* in Gang zu setzen. Dieser wird patientenabhängig sehr unterschiedliche, individuelle Zielvorgaben formulieren. Als *zeitbegrenzte Episode* im Krankheitsverlauf kann stationäre Psychotherapie eine ambulante Therapie vorbereiten. *Entwicklung von Krankheitseinsicht, Ich-Stärkung, allgemeine Emotionalisierung, Harmonisierung des Sozialverhaltens und Probehandeln* sind dabei zentrale Begriffe. Im Sinne einer „Hilfe zur Selbsthilfe" gilt es mit dem Patienten die Informationen und Erfahrungen zu suchen, die als „sense of coherence" salutogenetisch wirksam werden können.

Dieser Vorgang hat Prozeßcharakter. Er beschreibt einen Wandel im Denken und Behandeln, der sich im Umgang mit Gefühlen, Symptomen und Konflikten ausdrückt. Hilfreiche Zielvorgabe kann eine *angemessenere Konfliktbewältigung* und *Problemlösekompetenz* sein. Als realistische und genügende Zielsetzung kann bei schweren Störungsbildern die Motivation zu einer zweiten stationären Episode im Sinne einer *fokal orientierten Intervalltherapie* formuliert werden. Es gilt, möglichst viel der Verantwortung, die durch den Krankheitsprozeß in die Hände von Behandlern, Versorgern und Familienangehörigen übergegangen ist, in die Hände des Betroffenen zurückzugeben. Auch bei persistierender Krankheitssymptomatik entspricht die wachsende Fähigkeit zum *Selbstmanagement der Krankheit* dem Autonomiegewinn und Verantwortungszuwachs, wie er durch einen Erziehungsprozeß angestrebt wird.

Indikation und Kontraindikation: Stationäre Psychotherapie ist indiziert im Rahmen eines *breiten Spektrums psychoneurotischer, psychosomatischer und somatopsychischer Krankheitsbilder*. Bezogen auf eine umschriebene Entwicklungs- und Konfliktpathologie kann eine fokale Begrenzung zur Verbesserung der Problemlösekompetenz sinnvoll sein. Die Indikation ist positiv und patientenorientiert weiterhin zu stellen als *Probebehandlung* bei zu prüfender Motivation und

Introspektionsfähigkeit, zum Erwerb geeigneter *Copingstrategien* bei schweren Krankheitsverläufen und zur *Krisenintervention*.

Die *Indikation* zur stationären Psychotherapie ist unter Berücksichtigung der ambulanten Therapiemöglichkeiten und der individuellen Zielsetzungen zu diskutieren. Die *differentielle Indikationsentscheidung* muß dabei folgende Kriterien überprüfen:

*   Gibt es differentialdiagnostischen Klärungsbedarf bezüglich der Krankheitssymptomatik, ihres Schweregrads und ihrer psychosozialen Beeinflussung?

*   Ist eine ambulante Behandlung des Störungsbildes in adäquater Weise möglich?

*   Ist der Betroffene gruppenfähig und das spezifische Störungsbild im gruppentherapeutischen Rahmen bearbeitbar?

*   Entspricht das diagnostische und therapeutische Setting den Erfordernissen und den Spezifika der individuellen Kasuistik?

*   Ist eine Entlastung vom Konfliktmilieu indiziert?

*   Ist die mit der stationären Aufnahme verbundene soziale Veränderung (Distanzierung zu Familie, Partner, Arbeitssituation) erwünscht, hilfreich oder schädlich?

*   Ergibt die Diagnose und der bisherige Krankheitsverlauf (Ich-Struktur) Hinweise auf die Gefahr einer zu starken Labilisierung (Psychosegefahr) durch das angebotene therapeutische Setting?

Jeder dieser Punkte wird im Einzelfall auf seine Bedeutung als relative/absolute Indikation oder Kontraindikation zu überprüfen sein.

Absolute Kontraindikationen sind akute Suizidalität und starke Psychosegefährdung.

Klinikstruktur, Behandlungsauftrag (Akutbehandlung versus Rehabilitation) und therapeutisches Setting bestimmen, inwieweit stationäre Psychotherapie im Sinne klinischer Psychosomatik verwirklicht werden kann.

Beispiel für ein klinisch psychosomatisch orientiertes Klientel aus dem Aachener Kollektiv stationär psychosomatischer Patienten. Im gruppentherapeutisch orientierten Setting treffen zusammen: Der 68-jährige Patient, der nach Implantation eines internen Defibrillators eine akute Panikstörung entwickelt und die 60-jährige

Patientin mit Zustand nach Mammae-Ablatio, Haschimoto-Thyreoiditis und Tranquilizer-Abusus bei langjährigem Paarkonflikt; die 18-jährige Patientin mit seit 5 Jahren bestehender restriktiver Anorexie und die 28-jährige Patientin mit psychogener Synkope und Herzrhythmusstörungen; der 48-jährige Patient mit apoplektiformem Zusammenbruch bei Überforderung und Konfliktsituation am Arbeitsplatz und der 42-jährige, seit 5 Jahren berentete Schmerzpatient, der bei langjähriger Lumbalgie eine Polytoxikomanie entwickelte; die 20-jährige Patientin mit in kurzen Intervallen schubweise progredient verlaufender Multipler Sklerose und komplizierender anorektischer Reaktion und der 35jährige Patient mit Zustand nach Aortenklappenersatz nach akutem rheumatischem Fieber, depressiver Entwicklung und Verdacht auf eine dilatative Kardiomyopathie.

Therapeutische Wirkmechanismen: Die Frage: „Was wirkt in der Psychotherapie?" ist auch für die stationäre Psychotherapie nur teilbeantwortet und Gegenstand kontroverser Diskussionen. Ihre weitere wissenschaftliche Evaluierung dient der Qualitätssicherung und Effektivitätskontrolle.

Therapie hat immer mit Beziehung, therapeutische Wirksamkeit immer mit interaktionellen Variablen zu tun. Neben der Beziehung zum behandelndem Team als „Therapeutische Familie" scheint vor allem der Beziehung zu Mitpatienten in der Gruppe ein hoher Stellenwert zuzukommen. Die vielfältigen Übertragungsangebote begünstigen dabei eine szenische Darstellung von Konflikten. Die mit dem Stationssetting und den Stationsregeln verbundenen *Spielräume und Grenzsetzungen* dienen der Orientierung und sozialen Kontrolle. Aus psychoökologischer Sicht ist die Verbesserung der Kommunikation zwischen Person und Umwelt als Wirkfaktor zu beschreiben. Die *Einbeziehung der Familien* in stationäre Therapiekonzepte berücksichtigt die systemische Verflechtung von Krankheitsverläufen und die systemische Wirkung von Veränderungsprozessen.

Diskutiert werden muß der Einfluß durch *zeitliche und örtliche Konfliktentlastung* und Distanzierung. Für den Verlauf des Therapieprozesses läßt sich eine differenzierbare Zeitabhängigkeit nachweisen. Neben der *Intensität* einer stationären Betreuung (24 Stunden täglich) ist die Möglichkeit zum *Probehandeln* und der Überprüfung der *Selbstwirksamkeit* in Gruppenkontakten und in therapeutischen Wochenendurlauben zu beachten. Wirksam ist auch die *Veränderung von subjektiven Bewertungen* und inwieweit diese einer Sinnorientierung und einem Kohärenzerleben zugeordnet werden können.

Hilfreich zum Verständnis therapeutischer Wirksamkeit wird weiterhin sein, Teamprozesse und ihren Einfluß auf die Veränderungsbereitschaft von Patienten zu untersuchen. Wenn Akzeptanz und Kooperation in einem multiprofessionellen Team eine Atmosphäre schaffen, in der auch ein Patient sich getragen fühlt, um die eigenen Gefühle, Bedürfnisse und Beschwerden ernst zu nehmen und mitzuteilen, sind im Setting verankerte Teamstrukturen (vgl. Abb. 4–7) – zum Austausch, zur Reflexion und Konfliktklärung – der Rückverhalt für therapeutische Wirksamkeit. Mitbestimmend für die angestrebte therapeutische Veränderung und ihre Haltbarkeit ist dann auch die Organisation und Kooperation in der ambulanten Weiterversorgung und damit das Wechselspiel von stationärer Einrichtung, Hausarzt, Facharzt und Therapeut (Psychosomatische Grundversorgung/ambulante Therapie).

4.15   Zum Umgang mit dem Symptom in der Behandlung funktionell Kranker: Der Psychosomatische Dialog

W. Kämmerer

Zur Bedeutung des Symptoms: Psychosomatische Diagnostik ist *Simultandiagnostik*: die *Ebenen des Menschlichen* müssen gleichzeitig und nebeneinander gesehen und in ihren Wechselwirkungen erfaßt werden. In einem dialektischen Methodenverständnis muß dies an jedem Einzelfall erneut überprüft und validiert werden. Da gleichartige psychosomatische *Symptombildungen* auf jedem Niveau *struktureller Entwicklung*, also sowohl bei prägenitalen Störungen wie bei ödipalen Konflikten vorkommen, ist eine umfassende und differenzierte Diagnostik (somatische Diagnose, Persönlichkeitsstörung, Ich-Stabilität, Abwehrmodi und Konfliktdynamik, soziale Situation und Familiendynamik) erforderlich. Bei Patienten, deren Abwehr nicht oder nicht mehr zu psychosozialen Kompromissen, sondern nur noch zu *körperlichen Symptombildungen* fähig ist, bietet die Analyse der Arzt-Patient-Beziehung in der unmittelbaren Begegnung mit dem kranken Körper einen „szenischen" Zugang zum gestörten Empfinden und Erleben des Patienten. Dabei weisen Übertragung bzw. Gegenübertragung (im besonderen Änderungen der körperlichen Befindlichkeit während des Umgangs mit dem Patienten) den Weg. Gerade in der Sprachlosigkeit des Patienten wird sichtbar, wie sehr ihm reifere psychosoziale Abwehr- und Kompromißmöglichkeiten wenigstens derzeit nicht zur Verfügung stehen. Es braucht oft eine lange geduldige Begleitung, bevor eine *psychotherapeutische Aufarbeitung* der Gesamtsituation und damit eine Verknüpfung der psychosozialen Konflikte mit der körperlichen Beschwerde und dem affektiven Erleben möglich wird.

Am *Modell des funktionellen Körpersymptoms* als Ausdruck einer akuten Konfliktreaktion läßt sich gut veranschaulichen, wie bereits im ersten Gespräch eine körperliche Untersuchung mit gleichzeitiger Klärung der Zusammenhänge gemeinsam mit dem – nicht zu schwer (strukturell) gestörten – Patienten zu einer zureichenden, spezifisch *psychosomatischen Therapie* werden kann. Während der ärztlichen Untersuchung wird Schritt für Schritt im Dialog verknüpft, was vorgefallen ist, um so die Struktur der körperlichen Beschwerden und die Bedeutung ihrer *bio-psycho-sozialen Zusammenhänge* zu erfassen. In einem integrierenden Vorgehen wird Sprechen und Hören mit Fühlen und Tasten in der gemeinsamen körperlichen Untersuchung verbunden. Ein derartiges Vorgehen kann prinzipiell auch als Modell für die Behandlung von schwerer kranken Patienten angesehen werden, auch wenn in diesen Fällen die Länge der Behandlung naturgemäß von der Schwere der Kränkung, der Reife der Persönlichkeit und den Ressourcen zur Lösung des Konfliktes und Änderung pathogener Lebensumstände abhängt.

Das Körperbild: Was wir vom „Körper" wahrnehmen, ist immer durch unsere Erfahrungen mit ihm und den daraus resultierenden Einschreibungen in ihn geprägt. Lustvolle, nicht selten auch schmerzliche Erfahrungen werden zu *körperlichen Erinnerungsspuren*, zum Bild von unserem Körper. Dieses *Körperbild* wird ein Leben lang durch Erlebnisse mit anderen Menschen übermalt: angefangen von den ersten Berührungen, autoerotischen Erkundungen und der Erfahrung von Funktions- und Organlust sowie allem, was andere diesem Körper entgegengebracht haben, alle Worte, die ihn benannten, Gesten, die ihn betrafen, Liebkosungen, die ihm Mut gaben, Schläge, die ihn verletzten. Das Körperbild entwickelt sich abhängig von der *Symbolisierungsfähigkeit* parallel zum *Spracherwerb* etwa ab dem 18. Lebensmonat. Körperregionen und -funktionen werden mit seelischer Aufmerksamkeit nicht nur durch eigene Erfahrungen, sondern auch durch das Erleben von Krankheit bei Nahestehenden besetzt. Ein Beispiel dafür wären Patienten, die im Umfeld eines Herzinfarktes an funktionellen Herzbeschwerden erkranken. Dem *Erleben des Körpers* (und seiner Funktionen) eignet somit eine *affektiv bedeutsame unbewußte Dynamik* und eine über das Allgemeine deutlich hinausreichende individuell *symbolische Bedeutung*. Ziel einer spezifischen Behandlung muß es also sein, diese Zusammenhänge im Dialog aufzuhellen und durch die Verknüpfung vom *Symptom* (Erleben des fremdgewordenen Körpers) mit dem unerträglichen *Affekt* (v.a. szenisch sichtbar) mit dem *Konflikt* (wie er in der Beziehung vor dem biographischen Hintergrund deutlich wird). Wie kann ein solcher Psychosomatischer Dialog dies bewußtseins- und sprachfähig werden lassen?

Um den *kommunikativen Ausdruck der körperlichen Störung* verstehen zu lernen, wird der Patient schon während der körperlichen Untersuchung danach befragt, wie er die Veränderungen seines Körpers empfunden und was er dabei erlebt hat. Schildert der Patient möglichst detailliert und in seiner „Privatsprache", was ihm bei der Durchmusterung seines Körpers hinsichtlich Form, Farbe, Beschaffenheit, Temperatur, Ausdehnung etc. entgegentritt, stellen sich langsam affektive *Tönungen* und bildhafte *Vorstellungen* ein, welche erste Hinweise auf die „*körperlichen Einschreibungen*", deren Geschichte und das damit verbundene aktuelle Erleben geben. Wenn der Psychotherapeut den Patienten körperlich nicht selbst untersuchen kann, kann er doch versuchen, mit seiner Einfühlung einen besonderen Augenmerk auf den Körper zu richten, um zu Wort und Gehör zu bringen, wie der Patient seinen Körper erlebt haben könnte. Durch ein *empathisches Spiegeln* in einer tragenden Beziehung kann das in den Körper eingeschriebene affektive Erleben schrittweise in Sprache symbolisiert und dialogfähig werden.

Die körperliche *Befindlichkeitsstörung* wird sich dann verändern, wenn der oft fein nuancierte affektive Gehalt differenziert erfaßt und im gemeinsamen Dialog ausgedrückt ist. Schließlich kommt es zu einer charakteristischen *körpersprachlichen Antwort*: ein erleichternder Seufzer, eine leichte Röte im Gesicht, eine angenehme Wärme und ein Gefühl von „Durchgängigkeit" zwischen Scheitel und Sohle". Die zunächst zaghafte affektive Bestätigung fügt Mimik, Gestik

und Gefühl im Dialog zu einem sinnvollen Ausdruck zusammen. *Körpersprache*, die bis dahin fremd und rätselhaft erlebt wurde, wird als unmittelbar einsichtiger und sinnvoller Kommentar zu Text und Kontext, Sprache und Beziehung, erlebt und kann als (adaptiver) *Kontext dieses Dialogs* verstanden werden. Nach und nach wird erst deutlich, wie die Veränderungen des körperlichen Befindens als körpersprachliche Assoziationen zur aktuellen Szene und dem Dialog mit dem Behandler vor dem Hintergrund der biographisch relevanten Erfahrungen aufzufassen sind.

Die Validierung der Deutung: Wenn es zutrifft, daß das *Symptom* Bestandteil eines konflikthaften Geschehens ist und als *kommunikativer Ausdruck* dessen angesehen werden kann, muß gefordert werden, daß eine Deutung im Psychosomatischen Dialog nicht nur den Charakter der Beziehung, sondern auch das Symptom in Qualität und Quantität verändert und sich dadurch validiert.

Die Forderung nach einer Validierung von Deutungen aus dem unmittelbar folgenden unbewußten Material haben insbesondere Langs (1989) und Berns (1994) erhoben. Wir glauben, daß die körperliche Befindlichkeit in dieser Weise als unbewußtes Material angesehen werden kann, wenn sie im Kontext der inneren Bilder und Phantasien als „adaptiver Kontext" aufgefaßt wird. Unter „*adaptivem Kontext*" versteht Langs alle bewußten und unbewußten (bio-psycho-sozialen) Antworten des Patienten auf den Therapeuten und seine Interaktionen (und vice versa) des Therapeuten auf den Patienten.

Auch wenn dies häufig zunächst nur andeutungsweise sichtbar wird und sich erst schrittweise und über einen längeren Zeitraum vertiefen läßt, sollte das Symptom auf eine so verknüpfende Deutung unmittelbar „antworten". Diese *Antwort* wird der Patient also nicht als Einsicht oder Zustimmung geben, sondern auf der *körpersprachlichen Ebene*, da diese ihm zum Ausdruck seiner Nöte primär zugänglich ist. Dies wird als adaptiver Kontext, d.h. als Kommentar zur Situation erst in der Summe der Reaktionen und des sprachlichen Kontextes schlüssig. Dies wird schrittweise durchgearbeitet und vertieft. Aber – und das ist entscheidend – die Aufspaltung in Vorstellung, Affekt und Beziehung kann durch das Erleben der Verknüpfung und das *Bewußtmachen in der sprachlichen Symbolisierung* überwunden und rückgängig gemacht werden. Wenn Körperbild und Beziehung geklärt und durch Denken und Sprechen im Dialog benannt sind, werden die durch ihre Rätselhaftigkeit überwältigenden körperlichen Erlebnisse mit dem Körper „entgiftet". Bion (1962) sieht hierin die Aufgabe des Therapeuten analog zur mütterlichen Funktion der frühen Kindheit. Die empathische Beschäftigung mit dem fremd gewordenen und ängstigenden Körper führt so zu bewußtseinsnäheren Möglichkeiten der *Konfliktbewältigung*. Der Patient erlebt sein körperliches Befinden als einen höchst lebendigen Kommentar zu seinen Lebenszusammenhängen. Dadurch wird er dies als sinnvoll und sich als identisch mit sich selbst erleben. Sowohl selbstpsychologische Konzepte wie die Ergebnisse der Säuglings- und Kleinkindforschung erlauben, die therapeutische Wirksamkeit des Psychosomatischen Dialogs theoretisch zu fassen.

Der psychosomatische Fokus: Für die analytische Psychotherapie neurotischer Konflikte hat es sich bewährt, konflikthafte Beziehungserfahrungen mit der therapeutischen Beziehung zu einem *Fokus* – als Deutung des *zentralen Beziehungskonflikt-Themas* – zu verknüpfen. Für die Behandlung eines Patienten, der nur über seinen schmerzenden, rätselhaft gewordenen Körper klagt, erscheint es unumgänglich, das *Köpersymptom* als Ausdruck seines *zentralen Erlebens* direkt in der Deutung anzusprechen. Ein Fokus, der das körperliche *Leitsymptom* mit dem abgewehrten konflikthaften *Affekt* und dem in der Übertragung und Szene dargestellten *Beziehungskonflikt* zu einem Satz verknüpft, wird den Besonderheiten des psychosomatischen Patienten am ehesten gerecht.

4.16   Die Kombination von Pharmako- und Psychotherapie

C. Reimer

Für viele, vor allem tiefenpsychologisch orientierte Psychotherapeuten, ist es gar nicht oder kaum vorstellbar, Psychotherapie auch einmal mit Psychopharmakotherapie kombinieren zu können oder auch zu müssen. Sie verharren in einer Haltung, die man als „entweder – oder" charakterisieren könnte. Diese Ablehnung medikamentöser Hilfen wird oft gar nicht reflektiert und werden den Psychotherapeuten während ihrer Aus- und Weiterbildung auch nicht vermittelt. Dabei gibt es eine Reihe von Situationen, in denen der Einsatz von Pharmaka (gemeint sind hier immer Psychopharmaka) bei Psychotherapie-Pa-

tienten *nicht nur gerechtfertigt*, sondern *auch geboten* ist.

Indikationen zur Kombination von Psychopharmako- und Psychotherapie: Es kann vor der Aufnahme einer psychotherapeutischen Behandlung sinnvoll sein, zunächst eine psychopharmakologische Behandlung zu beginnen, um Blockaden zu beseitigen, die die Psychotherapie behindern können. Als Beispiel sei ein Patient mit einer ausgeprägten depressiven Störung genannt, für deren Auslösung ein neurosenpsychologisch relevanter Hintergrund gefunden werden konnte. Der Patient leidet sehr, erscheint auch therapiemotiviert, ist aber durch seine depressive Stimmung so beeinträchtigt, daß zunächst eine medikamentöse, antidepressive Therapie durchgeführt werden sollte, um den Patienten besser an der Psychotherapie teilnehmen zu lassen. So kann durch die Verordnung von Psychopharmaka die Behandelbarkeit erschlossen werden.

Während psychotherapeutischer Behandlung kann es verschiedene Situationen geben, in denen an eine Kombinationsbehandlung gedacht werden muß. So kann es im Verlauf von Psychotherapien zu *akuten Krisen* bei Patienten kommen, die durch den therapeutischen Prozeß selbst oder auch durch Ereignisse im Außenleben des Patienten (z.B. Trennungen, Verluste) ausgelöst wurden. In solchen Krisenzeiten, die mit einem Bündel akuter Symptome verbunden sein können (z.B. Schlafstörungen, Angst, Unruhe, gesteigerter Reizbarkeit, Depressivität, Hilflosigkeit/Hoffnungslosigkeit), ist an eine *vorübergehende Kombinationsbehandlung* zu denken.

Unter der psychotherapeutischen Behandlung kann es auch zu anderen Dekompensationen kommen, bei deren Bewältigung eine Kombinationsbehandlung hilfreich sein kann. Zu denken ist an vorübergehende *Grenzstörungen*, wie sie sich z.B. in Entfremdungserlebnissen (Depersonalisation, Derealisation) oder auch psychosenahen bzw. psychotischen Episoden manifestieren können. Hier würde der psychopharmakologische Teil der Behandlung zur Entängstigung und Restabilisierung der Ich-Funktionen führen können. Borderline-Patienten gehören z.B. zu den Patienten, bei deren psychotherapeutischer Behandlung immer wieder auch an eine temporäre Kombinationsbehandlung gedacht werden muß.

Zu den Grenzstörungen gehören auch Situationen innerhalb einer Psychotherapie, in denen Patienten massive Probleme mit ihrer *Impuls- bzw. Selbstkontrolle* haben, wie sie sich in autoaggressiven und/oder fremdaggressiven Handlungen ausdrücken können (z.B. in akuter Suizidalität). Auch gravierende Störungen des Realitätsgefühls und der Realitätskontrolle sind hier einzuordnen.

Weiterhin sind den Patienten schwer beeinträchtigende Erlebnisse von *Angst- und Panikanfällen* gut vorübergehend kombinierbar zu behandeln. Die pharmakologisch bewirkte Milderung solcher Zustände kann entängstigend wirken und eine Zuwendung zur eigentlichen Psychotherapie erleichtern. Auch Patienten mit *akuten Belastungsreaktionen* bzw. *posttraumatischen Belastungsstörungen,* ausgelöst z.B. durch ungewöhnlich belastende Lebensereignisse oder besonders unangenehme Lebensveränderungen, bedürfen häufig einer Kombination von Psychopharmako- und Psychotherapie.

Voraussetzung zur Anwendung von Pharmako- und Psychotherapie: Dem Patienten gegenüber ist die Indikation zum kombinierten Einsatz deutlich zu begründen und verständlich zu machen. Dazu gehört auch die Erläuterung möglicher Nebenwirkungen. Der Patient muß nach korrekter Aufklärung mit dem – meist vorübergehenden – kombinierten Einsatz einverstanden sein.

Der Psychotherapeut muß über solide psychopharmakologische Kenntnisse verfügen, wenn er die Kombinationsbehandlung selbst vornehmen will. Ist dies nicht der Fall, sollte die *psychopharmakologische Mitbehandlung* durch einen entsprechend versierten Kollegen (z.B. einen Psychiater) vereinbart werden. Optimaler wäre es, wenn die Anwendung einer Kombination in einer Hand bleiben könnte. Mögliche Kontraindikationen bzw. evtl. vor dem Beginn einer Kombination notwendige Untersuchungen (z.B. EKG, Labor) müssen vom Psychotherapeuten bedacht und ggf. initiiert werden.

Welche Psychopharmaka können eingesetzt werden? Hier können nicht alle Einsatzmöglichkeiten bei den jeweiligen Störungsbildern dargestellt werden. Ein umfassender Überblick über Möglichkeiten der Pharmakotherapie bei psychischen Störungen mit Schwerpunkt auf psychiatrischen Erkrankungen findet sich bei Benkert & Hippius (1996). Generell gilt, daß bestimmte Gruppen von Psychopharmaka bei der Kombination einsetzbar sind, jeweils ausgewählt nach der führenden Symptomatik:

- *Antidepressiva:* trizyklische Antidepressiva, nicht trizyklische Antidepressiva, Monoaminooxydasehemmer (MAO-Hemmer). Das antidepressive Wirkungsspektrum ist unterschiedlich: einige Medikamente haben eher sedierende, andere eher antriebssteigernde Wirkung.

- *Neuroleptika:* trizyklische Neuroleptika, Butyrophenone, Diphenylbutylpiperidine, Benzamide. Das neuroleptische Wirkungsspektrum ist ebenfalls unterschiedlich: Einige Medikamente wirken stärker sedierend, andere stärker antipsychotisch.

- *Tranquilizer:* Benzodiazepine und sonstige Tranquilizer. Die Medikamente dieser Stoffgruppe wirken in unterschiedlicher Weise entspannend, sedierend, anxiolytisch, aber auch muskelrelaxierend. Gerade Medikamente dieser Stoffgruppe können für einen vorübergehenden Einsatz während psychotherapeutischer Behandlung herangezogen werden, wobei die *Kurzfristigkeit* des Einsatzes wegen der *Gefahr der Abhängigkeit* zu beachten ist!

- *Hypnotika:* Indiziert überwiegend bei Schlafstörungen. Auch hier ist an die *Gefahr einer Gewöhnung* bzw. Abhängigkeit zu denken. Hypnotika können kurzfristig sehr gut, z.B. in akuten Krisensituationen eingesetzt werden.

Mögliche Gefahren und ethische Aspekte: Neben sehr guten diagnostischen und differentialdiagnostischen Kenntnissen des Psychotherapeuten im Hinblick auf die Erwägung eines kombinierten Einsatzes muß von ihm auch bedacht werden, in welchem möglichem *psychodynamischen Kontext* der Behandlung er die Indikation stellt.

Es kann sein, daß das Ausmaß der *Regression* eines Patienten den Therapeuten zu Überlegungen führt, diese regressive Entwicklung medikamentös beeinflussen zu wollen, und zwar im Sinne einer Begrenzung oder Aktivierung. Andererseits kann die massive orale Bedürftigkeit, wie sie sich gerade in ausgeprägten regressiven Zuständen manifestiert, den Therapeuten ebenfalls zum zusätzlichen Einsatz von Psychopharmaka verleiten. Ein dynamischer Beziehungshintergrund könnte sein, daß der Therapeut sich von den übergroßen Bedürfnissen des Patienten überfordert fühlt und sich hier Entspannung durch ein Medikament erhofft.

Man könnte die Einbringung von Medikamenten in die Therapeut-Patient-Beziehung in der Psychotherapie auch als die *symbolische Einführung eines Dritten* ansehen. Dieser „Dritte im Bunde" kann psychodynamisch verschiedene Funktionen haben: Er soll die Dichte bzw. Enge zwischen Patient und Therapeut relativieren/abmildern. Er soll ordnend disziplinierend wirken und Distanz schaffen.

Es ist vorstellbar, daß nicht nur die vermutete Objektivität der Situation angezeigt sein läßt, Psychopharmaka einzusetzen, sondern auch *Affekte* des Psychotherapeuten im Sinne von *Gegenübertragungsreaktionen*. Der Therapeut kann z.B. den ihm evtl. nicht bewußten Wunsch haben, aus Ärger und Ungeduld gegenüber dem Patienten dessen massive Abwehr pharmakologisch „brechen" zu wollen. Ferner kann es sein, daß der Therapeut den Patienten ruhigstellen will, weil er dessen Aggressivität/Destruktivität fürchtet. Auch sadistische Gegenübertragungen des Therapeuten können zum pharmakologischen Einsatz am Patienten führen. Dies alles kann vordergründig maskiert/motiviert sein von besonderer Fürsorge für den Patienten. Der Therapeut kann sich auch in den Einsatz von Psychopharmaka flüchten, um seine Gegenübertragung nicht weiter aushalten zu müssen.

Natürlich kann es auch Ausdruck einer sadistischen *Gegenübertragung* des Therapeuten sein, wenn er an die Indikation zu einer *temporären Kombinationsbehandlung* erst gar *nicht denkt*: Der Patient soll sein Leiden aushalten und durcharbeiten!

Auch *narzißtische Selbstüberschätzung* des Therapeuten kann ihn entsprechend „einäugig" machen: Was ausschließlich wirkt, ist die Beziehung zu mir!

Eine weitere Gefahr bei einer evtl. Kombinationsbehandlung kann dann gegeben sein, wenn der Therapeut nicht genügend bedenkt, welche *symbolischen Funktionen* ein Medikament haben kann. Das Medikament kann Symbol für etwas ganz anderes sein: z.B. kann der Patient die Applikation als Ausdruck der besonderen Sorge/Fürsorge des Therapeuten auffassen und seine Sehnsucht danach u.U. vom Therapeuten auf das Medikament schieben. Dieser Mechanismus ist einer der Hintergründe für die *Medikamentenfixiertheit* mancher alter, vereinsamter Menschen.

Weiterhin kann eine Medikamentenverordnung unbewußt vom Patienten als *Kontrolle des Therapeuten* über seine Gefühle verstanden werden

und von diesem evtl. auch so gemeint sein (s. oben). Dies könnte ein Hintergrund bei Patienten mit Autonomie-Abhängigkeits-Problemen bzw. mit rigiden Erziehungserfahrungen sein.

Schließlich könnte ein Patient befürchten, daß er mit Medikamenten gefügig gemacht und verführt werden soll. Dies mag besonders für diejenigen Patienten zutreffen, die Mißbrauchserfahrungen haben.

Eine weitere Gefahr bei Kombinationstherapie ist darin zu sehen, daß Therapeut und Patient nicht mehr klar sehen können, *was eigentlich wirkt*. Hier könnte ein Splitting dergestalt erfolgen, daß der Patient (z.B. unter Einwirkung eines Tranquilizers) die beruhigende, angstlösende Wirkung auf das Medikament schiebt und dies „gutes, hilfreiches Objekt" internalisiert, während der Therapeut zum „bösen, versagenden Objekt" gemacht wird.

Bei Überlegungen zu einer Kombination von Pharmakotherapie und Psychotherapie müssen darüber hinaus einige *ethische Aspekte* bedacht werden: Ein Therapeut der aus *falsch verstandener Abstinenz* heraus seinem Patienten eine – vorübergehende – Medikation verweigert, kann diesem damit *Schaden zufügen*.

Fallbeispiel 1: Ein depressiver Patient wurde ambulant mit einer analytischen Psychotherapie behandelt. Obwohl das Ausmaß der Depression schwerwiegend war, dachte der ärztliche Psychotherapeut nicht an eine begleitende Pharmakotherapie. Erst ein Suizidversuch des Patienten veranlaßte ihn schließlich zur Einweisung in eine Psychiatrische Klinik.

Umgekehrt muß auch gesehen werden, daß die Verweigerung psychotherapeutischer Hilfen bei einseitiger medikamentöser Therapie ethisch bedenklich sein kann.

Fallbeispiel 2: Ein biologisch orientierter Psychiater vermied jegliches tiefergehende Gespräch mit Patienten, weil er es als gefährlich ansah. Durch Psychotherapien würde erst das ausgelöst, was später vorgeblich durch die Behandlung wieder beseitigt werden solle. Alle psychosozialen Faktoren seien nur Sekundärphänomene, die eine Behandlung zwar stören könnten, die aber letztlich bei einer lege artis durchgeführten pharmakologischen Behandlung sich auflösen würden.

Der Psychotherapeut muß bedenken, daß manche Patienten, insbesondere solche mit passiv-rezeptiven Wünschen, von der Gabe eines Medikamentes die Lösung ihrer Probleme erwarten und dementsprechend durch eine Verordnung in ihrer eigenen *Abwehr* gegenüber einer möglichen Eigenbeteiligung an der Lösung ihrer Konflikte *gestärk* werden. Das ethische Problem, das sich daraus ergibt, ist, daß der Psychotherapeut sich überlegen muß, ob er aus diesen Gründen evtl. liebe keine Psychopharmaka verschreiben sollte.

Schließlich kann der Psychotherapeut eine Überlegung zum kombinierten Einsatz anstellen, wenn er nach eigenem *Empathieversagen* den Patienten nicht mehr versteht und eine Unterbrechung in der therapeutischen Beziehung aufgetreten ist. So kann durch ein Medikament die aktuelle Konfliktlage zwischen Therapeut und Patient verschleiert werden.

Resümee: Psychotherapeuten sollten sich von antiseptischen, *analytischen Attitüden* („Die Kur muß in der Abstinenz durchgeführt werden") weg – und hinbewegen zu einer sorgfältigen Abwägung verschiedener Hilfsmöglichkeiten im Verlauf einer Psychotherapie. Dazu gehört auch der im Einzelfall wohlüberlegte Einsatz von Psychopharmaka. Optimalerweise kann ein Psychotherapeut beides: Die Psychotherapie und die Psychopharmakotherapie. Wenn dies nicht der Fall ist, sollte er zumindest über genügend Kenntnisse verfügen, um eine Indikation zu einer begleitenden Psychopharmakotherapie bei einem anderen Therapeuten stellen zu können. Ein guter Therapeut sollte sich also von der Entweder-oder-Haltung zu einer *Sowohl-als-auch-Haltung* entwickelt haben.

4.17 Psychiatrisch psychotherapeutische Interventionen in der Unfallchirurgie

S. Roßmanith

Jeder Unfall stellt die Konfrontation mit übermächtiger Gewalt dar und reißt Menschen akut aus ihrer Lebensgewohnheit. Diese traumatische Lebenskrise, die zu einschneidenden Veränderungen führt, erfordert vielfach neue Bewältigungsstrategien. Rückblickend auf mehr als 2000 Visiten psychiatrisch psychotherapeutischer Konsiliar-/Liaisontätigkeit im Wiener Arbeitsunfallkrankenhaus Lorenz Böhler (etwa 5000 stationäre Aufnahmen pro Jahr) werden überblicksmäßig Interventionen bei unfallchirurgischen Patienten dargestellt.

Definition und Abgrenzung: Psychiatrisch psychotherapeutische Interventionen basieren auf dem Konzept ärztlicher Psychotherapie, das psy-

chodynamisches Verständnis in medizinisches Denken und Handeln integriert und sich von Ansätzen distanziert, die Psychiatrie und Psychotherapie trennen.

Inhaltliche Beschreibung: Insgesamt wurden in elf Jahren 442 Patienten psychiatrisch psychotherapeutisch behandelt. Davon waren 33 % Suizidpatienten. Bei 36 % der Behandelten erfolgte der Erstkontakt auf der Intensivpflegestation, 4 % wurden in eine psychiatrische Institution transferiert. Im folgenden werden die behandelten Patienten nach dem ICD-10 diagnostisch aufgeschlüsselt.

Neurotische-, Belastungs- und Somatoforme Störungen (36 %): Den größten Anteil machen Störungen aus, die ursächlich mit dem Unfalltrauma und daraus sich ergebender Konsequenzen in Verbindung stehen (24 % posttraumatische Belastungs- und Anpassungsstörungen).

Fallbeispiel 1: Eine 21-jährige Angestellte wird von ihrem Ex-Mann mit einer Pumpgun niedergeschossen und sterbend ins Unfallkrankenhaus eingeliefert, wo sie sich wider Erwarten rasch erholt. Der Täter erschießt sich beim Eintreffen der Polizei. Sie amnesiert das Geschehene, weiß aus Erzählungen den Tathergang und den Selbstmord des Gatten. Je besser sie sich körperlich erholt, umso mehr treten seelische Beschwerden in den Vordergrund: Schlafstörungen, Alpträume, Panikattacken, Nachhallerinnerungen, das weinende Gesicht des Exgatten drängt sich vor Augen. Sie wird zunehmend depressiv, bedauert ihr Überleben, äußert Suizidideen, möchte bei ihrem Exgatten im Grab liegen.

Psychiatrisch psychotherapeutische Interventionen: Tiefenpsychologische Anamnese und ärztliches Gespräch zur Verbalisierung von Gefühlen, Bearbeitung von Schuld und Trauer; katathym imaginative Psychotherapie zur Lösung der phallischen Fixierung; medikamentöse Bedarfsmedikation und Vermittlung weiterführender Psychotherapie nach Entlassung.

Fallbeispiel 2: Ein 50-jähriger alleinstehender Industrieller wird nach einem Autounfall für zwölf Wochen an die Extension gehängt. Der Patient fällt plötzlich durch nächtliche Verwirrtheit auf und wird ertappt, wie er mit einer Nagelschere das Extensionsseil zu durchtrennen versucht. Im Erstgespräch ist er bewußtseinsklar und geordnet, bemüht, die Unerträglichkeit seiner „festgenagelten" Situation zu vermitteln, äußert akut auftretende Derealisations- und Depersonalisationsgefühle, Panik und Schlaflosigkeit.

Psychiatrisch psychotherapeutische Interventionen: Tiefenpsychologisch orientierte ärztliche Gespräche; Entspannungshypnose (Stimme der hypnotisierenden Ärztin wird als Übergangsobjekt im posthypnotischen Auftrag mitgegeben); medikamentöse Behandlung.

Zu den neurotisch Kranken, die posttraumatisch auffällig sind, zählen auch *hypochondrische* und *phobische Kranke*, sowie Patienten mit *Somatisierungs-, dissoziativen Bewegungs- und Empfindungsstörungen*. Diese Patienten bieten schwer objektivierbare Beschwerden und induzieren zahlreiche Untersuchungen, operative Eingriffe, vermehrt Schmerzmittel, Insuffizienz bei Unfallchirurgen und Pflegepersonal.

Psychiatrisch psychotherapeutische Interventionen: Tiefenpsychologisch orientierte Anamnese und Gespräche mit Patienten und Angehörigen; suggestive Psychotherapie: Autogenes Training, Hypnose, hypnoide Schmerztherapie; Transparenz sadomasochistischer Übertragungs- und Gegenübertragungsreaktionen beim Behandlungsteam.

Organische psychische Störungen (21 %): Diese Kranken mit psychischen Auffälligkeiten aufgrund von Hirnfunktionsstörungen bieten akut rasch wechselnde Symptome: Halluzinationen, Verworrenheit, Angst, anaklitisch depressive Verstimmung, dementielle Verwirrtheit, Impulsivitätsdurchbrüche etc. Im chronischen Zustand kann trotzig störrisches Verhalten mit Affektlabilität und merkbarer kognitiver Beeinträchtigung die Rehabilitation behindern und für Angehörige eine enorme Belastung sein. Es gibt jedoch kaum bessere Stimuli zur Rehabilitation als die regelmäßig verläßliche Begegnung mit Vertrautem, beispielsweise zur komatösen Mutter die Kinder mitzunehmen, Bewußtlose anzugreifen, mit ihnen zu sprechen, Demente nicht unentwegt rational zu korrigieren.

Psychiatrisch psychotherapeutische Interventionen: Gespräche und präverbale Kommunikation mit Patienten, Stützung und Einbindung der Angehörigen; medikamentöse Behandlung, Anleitung für den (auch nonverbalen) Umgang mit diesen Patienten („basale Stimulation") und Übertragungs-Gegenübertragungsanalyse des Behandlungsteams.

Persönlichkeits- und Verhaltensstörungen (16 %): Patienten mit tiefgreifenden, den Kern der Persönlichkeit erfassenden Pathologien (narzißtische Störung, Borderlinepersönlichkeit) frequentieren die Unfallchirurgie häufig wegen Überschätzung eigener Fähigkeiten, durch suchtartiges Aufsuchen von Grenzen oder nach (Selbst-)Destruktionsversuchen. Selten sind sie offen für Psychothe-

rapieangebote, nur ausnahmesweise kann die traumatische Krise als Chance genützt werden.

Fallbeispiel 3: Eine 41-jährige Krankenschwester schneidet sich nach dem Versterben der Mutter, dem akuten Herztod des Freundes und dem selbst verursachten Totalschaden ihres Autos in suizidaler Absicht die Pulsadern auf. Affektisoliert bedauert sie ihr Überleben, verbal ist kaum Zugang zu finden. Im Blumentest der katathym imaginativen Psychotherapie bildert sie eine Distel in Dünen, am Rande des Meeres; der Meeresgeruch und der Wellenrhythmus vermitteln Freiheit und Unendlichkeit. Die Distel ist verstaubt, zäh und bedürfnislos, läßt sich nicht berühren. Im Nachgespräch ist die Patientin zugänglicher, identifiziert sich mit der stechenden Distel. Unschwer läßt sich das narzißtisch depressive Element und die Wendung der Aggression gegen das Selbst erkennen.

Psychiatrisch psychotherapeutische Interventionen: Tiefenpsychologische Anamnese und Gespräche; katathym imaginative Psychotherapie zum narzißtischen Auftanken, zur Katharsis, Sensibilisierung von Trauerarbeit, Differenzierung der Verluste; Motivierung für psychiatrisch psychotherapeutische Behandlung nach Entlassung.

Schizophrenie, schizotype und wahnhafte Störungen (11 %): Diese Patienten werden häufig nach Suizidversuchen oder posttraumatisch psychotischer Auffälligkeit behandelt. Bestehen komplizierte Polytraumen, die langfristig stationäre unfallchirurgische Behandlung erfordern, wird von der Transferierung in die psychiatrische Klinik Abstand genommen. Psychopharmakamedikation wird gekoppelt mit regelmäßigen tiefenpsychologisch orientierten Gesprächen.

Fallbeispiel 4: Ein 18-jähriger schizophrener Patient springt vom vierten Stock und zieht sich ein schweres Polytrauma zu. Auf der Intensivstation ist er nach Extubation kataleptisch, autistisch zurückgezogen, wahnhaft umdämmert. Trotz sofortiger Psychopharmakamedikation verschlechtert sich das Gesamtbefinden. Septische Temperaturen, erschwerte Atmung, Tremor, Tonuserhöhung und wechselnde Vigilanz erfordern eine neuerliche Intubation. Differentialdiagnostisch werden eine Sepsis, ein Schädelhirntrauma, eine Katatonie oder ein malignes Neuroleptikasyndrom diskutiert. Erst nach Wochen stabilisiert sich der Patient.

Psychiatrisch psychotherapeutisch Interventionen: Medikamentöse Behandlung; differentialdiagnostische Klärung; tiefenpsychologisch orientierte Gespräche mit dem Patienten: zur Artikulation von Ängsten, Wahrnehmungsstörungen und Förderung des Realitätsbezuges; Einschätzung der Selbstgefährdung, Rücksprache mit Angehörigen und Behandlungsteam, Vermittlung weiterführender psychiatrisch psychotherapeutischer Behandlung.

Alkohol- Medikamenten- Drogenabusus (7%): Abususpatienten werden bei Komplikationen in der Entzugs- oder Ersatzmedikationsbehandlung, zur Vermittlung von Drogenberatung und stationärer Entwöhnungsbehandlung vorgestellt.

Affektive Störungen (60%): Bei manischen und depressiven Kranken muß die suizidale Gefährdung genauestens abgeschätzt sowie die Lithiummedikation prä- und postoperativ observiert werden (Interventionen wie Alkohol- und Medikamentenabusus).

Verhaltensauffälligkeiten mit körperlichen Störungen (3%): Seelische Auffälligkeiten sind bei diesen Patienten häufig ein Nebenbefund (z.B. Bulimie) und selten primäre Unfallursache (z.B. Frakturen bei Anorexia nervosa). Allerdings zählen auch sich selbstbeschädigende Patienten dazu (Interventionen wie bei Persönlichkeits- und Verhaltensstörungen).

Therapeutische Techniken

- *Verbale Interventionen mit Patienten und Angehörigen:* Tiefenpsychologische Anamnese: diagnostische Klärung, Einschätzung der Selbst- und Fremdgefährdung, Therapievorschlag. Tiefenpsychologisch orientiertes ärztliches Gespräch: supportiv als Ich- Stärkung, konfrontierend zur Vermittlung von Einsicht, sensibilisierend zur Motivierung für psychiatrisch psychotherapeutische Behandlung, unfallchirurgische und rehabilitative Maßnahmen, Coping und Verlustbearbeitung. Krisenintervention. Tiefenpsychologisch fundierte und suggestive Psychotherapie: Gesprächspsychotherapie, katathym imaginative Psychotherapie, Hypnose, Autogenes Training, Spieltherapie, Szenotest.

- *Nonverbale Interventionen mit Patienten:* Körperliche Berührung, „Halten", taktile Rhythmisierung, Verstärkung des Augenkontaktes, Anpassung der Sprachmelodie (Klang, Tonfall, Rhythmus), „Ammensprache".

- *Medikamentöse Interventionen:* Symptomatische Psychopharmakotherapie, Medikament als Übergangsobjekt und „Droge Arzt".

- *Interventionen beim Behandlungsteam:* Interaktionsanalyse, Richtlinien für Umgang, „Übersetzung der Klage" des Patienten und seines Verhaltens.

Zielsetzung: Ziel ist die integrierte Therapie von seelischen Störungen, die entweder prätraumatisch existent waren und/oder posttraumatisch auftreten. Angehörigen Verunfallter soll adäquate Begegnung ermöglicht werden, um Heilungs- und Rehabilitationverlauf zu unterstützen und Stützung bei Umorientierung und Neubeginn zu finden. Beim Behandlungsteam sollen unreflektierte Übertragungs- und Gegenübertragungsreaktionen beleuchtet und eine Differenzierung des Umgangs ermöglicht werden.

Indikationen und Kontraindikationen: *Indikation* ist jede posttraumatisch seelische Auffälligkeit, die zu einer wesentlichen Störung des Befindens führt und den Krankheits- und Rehabilitationsverlauf stört. *Kontraindikation* sind Kranke, die primär psychiatrisch psychotherapeutische Therapie benötigen und deren unfallchirurgische Behandlung nachgeordnete Bedeutung hat.

Therapeutische Wirkmechanismen: Anbieten regelmäßiger Präsenz, Übersetzen der Klage, Gestalten eines vertrauenfördernden Klimas, Sensibilisierung kathartischer Selbstheilungstendenzen, suggestive Förderung der Regression, Verbalisierung der Beschwerden und Differenzierung der Wahrnehmung. Im therapeutischen Bündnis wird die Frustrationsschwelle für unfallchirurgische Eingriffe und rehabilitative Maßnahmen erhöht, Hypnoidtherapien werden zur Entängstigung und Schmerzreduktion eingesetzt. Mittels Hilfs-Ich wird Stabilisierung und Sensibilisierung von Copingstrategien intendiert. Imaginative Methoden fördern das symbolische Darstellen von Konflikten, das Finden von Ressourcen und die Verbalisierung von Emotionen. Mittels szenischer Möglichkeiten (Spieltherapie, Szenotest) können Verunfallte (Kinder) kathartisch „sprachlose" Erlebnisse darstellen. Präverbale Kommunikation dialogisiert bei tief regredierten Kranken sprachlose Vereinsamung in high-tech Umgebung. Die medikamentöse Behandlung wirkt symptomatisch, als Übergangsobjekt und „Droge Arzt".

4.18 Psychotherapie alter Menschen

G. Heuft

Epidemiologie und Bedarf: Nach aktuellen Untersuchungen sind alte Menschen in der *psychotherapeutischen Versorgung* nach wie vor unterrepräsentiert: *nur 0,6%* beträgt der Anteil der über

60-jährigen in psychoanalytischer oder verhaltenstherapeutischer Kassen-Psychotherapie und nur 0,2 % einer Zufallsstichprobe von 1344 verhaltenstherapeutischen Psychotherapieanträgen sind über 65 Jahre.

Bei offensichtlichem Behandlungsbedarf (Prävalenzdaten für die Stadt Mannheim: 23 % psychisch oder psychiatrisch kranker alter Menschen) und nachgewiesenem stabilen positiven Outcome kann über die Gründe der Behandlungsverweigerung gegenüber alten Menschen nur spekuliert werden. Ältere Patienten fordern ihrerseits (noch) selten psychotherapeutische Interventionen und Ärzte denken (noch) wenig an diese Behandlungsindikation. Ursächlich wird die Abwehr der *politischen Biographie* alter Menschen seitens der Behandler, die nicht mehr „wissen" und „ertragen" wollen, ebenso diskutiert wie generell *negative Altersbilder*, die oft Eigenübertragungsprojektionen seitens der Therapeuten darstellen. Die häufig komplexe bio-psycho-soziale Problemlage alter Menschen erfordert die *Integration medizinisch-geriatrischer, soziotherapeutischer und psychotherapeutischer Maßnahmen* in ganz besonderer Weise. Im Hinblick auf die Bedeutung des körperlichen Alternsprozesses für eine notwendige psychosomatische Sichtweise wird auf das Kapitel „Gerontopsychosomatik" in diesem Buch verwiesen. Wenn im Folgenden „isoliert" einige theoretische und behandlungstechnische Grundaussagen psychoanalytischer, kognitiv-behavioraler sowie systemischer *Psychotherapie-Methoden im Alter* sowie von Entspannungsverfahren dargestellt werden, geschieht dies mit dem Ziel, die Besonderheiten von Psychotherapie bei Menschen in der zweiten Hälfte des Erwachsenenlebens herauszuarbeiten.

Indikationen und differentielle Behandlungsansätze aus psychoanalytischer Perspektive: Die Problemstellung bestimmt stets die Therapieplanung unter einer mit dem Patienten zu vereinbarenden Zielsetzung. Daher werden stichwortartig zunächst die wesentlichen *Indikationen* im Hinblick auf die nachfolgend geschilderten Therapieverfahren vorgestellt.

1. Ein *neurotischer Kernkonflikt* führt nach langer Latenz zu einer Erstmanifestation der Symptomatik in der zweiten Hälfte des Erwachsenenlebens.

2. Auch nach suffizienter Diagnostik findet sich kein repetitives Konfliktmuster – ursächlich ist vielmehr ein psychodynamisch wirksamer *Aktualkonflikt* im Sinne der Operationalisierten Psychodynamischen Diagnostik (OPD 1996).

3. In der Adoleszenz oder im jungen Erwachsenenalter erfahrene *Traumatisierungen*, die nicht zu einer akuten posttraumatischen Belastungsstörung (PTSD, DSM-IV 1996) führten, werden durch den (körperlichen) Alternsprozeß in ihrer psychodynamischen Potenz *reaktiviert*.

Über Jahrzehnte chronifizierte neurotische persönlichkeitsnahe Störungen mit fixierten Regressionen lassen im allgemeinen *keine Indikation* zu einer Fachpsychotherapie mehr erkennen. Dies sollte der kompetente Diagnostiker nach sorgfältiger Abwägung ebenso selbstverständlich vertreten wie sein somatisch tätiger Kollege bei chronischen Organkrankheiten.

Zwei weitere wesentliche *Indikationsbereiche* beziehen sich bei alten Patienten auf

4. aktuelle und familiäre bzw. *intergenerative Konflikte* und

5. die *psychische Verarbeitung* („Coping") organisch bedingter somato-psychischer Störungen oder/und Funktionseinschränkungen.

Psychotherapeutische Behandlungsansätze bei schizophrenen und affektiven Psychosen können an dieser Stelle ebensowenig ausgeführt werden wie die Behandlung akuter posttraumatischer Belastungsstörungen. Die Darstellung der einzelnen Behandlungsverfahren erfolgt auf der Grundlage einer umfassenden Literaturanalyse sowie eigener ambulanter und stationärer Behandlungserfahrungen.

Der Hauptindikationsbereich *psychoanalytischer Psychotherapie* liegt bei den unter 1. bis 3. genannten Indikationen. Als differente Behandlungsverfahren innerhalb der analytischen Behandlungsmethoden lassen sich bei alten Menschen unterscheiden:

Das *psychoanalytische Standardverfahren* (≥ 3 Std./Woche i.d.R. im Liegen) spielt in der Fachpsychotherapie aller Altersgruppen eine anteilig nur geringe Rolle. Beispielhaft sei auf die gemeinsame Schilderung des Behandlungsverlaufes aus Therapeuten- wie Patientensicht von Radebold und Schweizer (1996) hingewiesen: In einem Buch haben nach Abschluß der psychoanalytischen Behandlung sowohl der Psychoanalytiker seine Stundenprotokolle einschließlich der Arbeit an den Träumen und eigenen Assoziationen und die bei Behandlungsbeginn 65jährige Patientin ihre Tagebuchaufzeichnungen chronologisch einander gegenübergestellt. Mit der angefügten Katamnese steht somit eine umfassende Dokumentation eines erfolgreich verlaufenen psychoanalytischen Prozesses bei einer Patientin in der zweiten Hälfte des Erwachsenenlebens zur Verfügung.

Die psychoanalytische Behandlung *neurotischer und funktioneller Störungen* bis mindestens zum 80. Lebensjahr wird insbesondere die Arbeit an den *Selbst- und Fremdbildern* zum Thema haben. Die Übertragungs-Gegenübertragungs-Dynamik umfaßt oft *multigenerationale Übertragungen* auf verschiedenen Zeitebenen (chronologische, biologische, psychologische und zeitlos unbewußte Ebene). Das jeweilige subjektive Alter von im Behandlungsverlauf aktuellen Träumen kann zum Verständnis der lebensgeschichtlichen Einordnung helfen. Die *inverse Altersrelation* zwischen dem oft jüngeren Behandler und seinem älteren Patienten evoziert auch für den Geübten eher Aspekte einer eigenen Übertragung auf den Patienten. Moderne gerontologische Ergebnisse einer erhaltenen Kompetenz und Lernfähigkeit bis ins hohe Alter und Konzepte stets neuer Entwicklungsaufgaben im Lebenslauf können sich gegen *vorurteilsbeladene Auffassungen*, die alten Menschen Genitalität und sexuelle Identität zu Lasten von Regression absprechen, nur langsam Gehör verschaffen.

Die *psychodynamische Psychotherapie* mit 1–2 Std./Woche (i.d.R. im Sitzen) über einige Monate bis zu 2 Jahren stellt die Bearbeitung vorbewußter und aktueller (narzißtischer) *Konflikte* in den Vordergrund. Die im Indikationsschwerpunkt angesprochenen Aktualkonflikte sind oft auch mit einer psychoanalytischen *Kurz- bzw. Fokaltherapie* (bis max. 25 Std. Dauer) gut behandelbar.

Im Gegensatz zum repetitiven Muster neurotischer Konflikte definiert die OPD (1996) den *Aktualkonflikt* als einen bewußtseinsnahen, emotional wichtigen, jedoch *unlösbaren Konflikt*, der mit psychodynamischen Konzepten beschrieben werden kann. Das Konzept des Aktualkonfliktes ermöglicht die Antragsformulierung für eine psychodynamische Psychotherapie auch ohne eine (notfalls konstruierte!) auffindbare Frühgenese mit evidenter psychodynamischer Hypothesen-

bildung und einer etwaigen Auslösesituation. Man vergibt sich und dem Patienten keine Möglichkeit, wenn man während der Behandlung eines Aktualkonfliktes doch noch ein relevantes repetitives Konfliktmuster entdeckt; ggf. kann man in einem solchen Fall die Indikation im Einverständnis mit dem Patienten erweiternd verändern.

Die im 3. Indikationsschwerpunkt angesprochenen *Traumareaktivierungen im Alter* werden erfolgreich entweder mit einer *fokalisierenden*, niederfrequenten ambulanten psychodynamischen Psychotherapie (1–2 Std./Woche) oder mit einer *stationären Fokaltherapie* behandelt.

Entgegen der häufig geäußerten Befürchtung, die Fülle des biographischen Materials sei in einer psychoanalytisch orientierten Behandlung nicht produktiv nutzbar und stelle quasi ein Therapiehemmnis dar, gelingt beim 2. und 3. Indikationsschwerpunkt eine fokaltherapeutische Behandlungsplanung im zeitlich begrenzten Rahmen einer stationären Therapie von 6–12 Wochen auch bei alten Patienten gut. *Indikationen* einer *stationären Fokaltherapie* bei Älteren sind ein starker Leidensdruck, der sich ambulant und im hausärztlichen Bereich nicht halten läßt, und bezüglich des Indikationsschwerpunktes bei schwerer Symptomatik zur Einleitung einer späteren, dann erst möglichen ambulanten Behandlung. Abgewogen werden muß die Gefahr einer weiteren regressiven Fixierung. Eine zeitweilige Herauslösung aus dem gewohnten Umfeld wird mit der insgesamt gemeindenahe konzipierten Behandlung kontrastiert, damit die zentralen Beziehungen gepflegt bzw. neu aufgebaut werden können.

Bei großer *Variabilität der Dauer einzelner Sitzungen* und der *Gesamtbehandlung* gelingt über den Ich-stützenden und Kompetenz-fördernden Ansatz die Begleitung *somato-psychisch Schwerkranker* (5. Indikationsschwerpunkt). Hier kann die Frage nach dem Behandlungsende u.U. gekoppelt sein mit einem begleiteten *Sterbeprozeß*. Durch die auch in diesen therapeutischen Begegnungen wirksame Übertragungs-Gegenübertragungs-Dynamik kann es zu einer erwünschten Aktivierung positiver Selbstobjekte kommen, die auch vereinsamten Menschen helfen können, ihre Einsamkeit zu tragen.

Die *psychoanalytische oder psychoanalytisch orientierte Gruppen-Psychotherapie* wird für Alterspatienten schon lange empfohlen, jedoch wenig realisiert. Gerade die realen *Beziehungserfahrungen* in der Gruppe helfen beim Aufbau eines neuen Selbstwertgefühls und bei der Verarbeitung von Trauererfahrungen. Als wesentliche Modifikation für alte Patienten wird in der Literatur vorgeschlagen, auch außerhalb der Gruppensitzung *reale Kontakte* der Teilnehmer untereinander eher zuzulassen bzw. zu fördern. Bei altersgemischten Gruppen sollte man die *Bildung von Außenseiterpositionen* verhindern (z.B. ein 75jähriger Patient unter sonst 50jährigen und jüngeren). Auch wenn die Alterspanne mehr als 2 Generationen umfaßt, wird es nicht selten problematisch, da die „mittlere" Generation zwischen die „Fronten" geraten kann. Behandlungstechnisch hat der Gruppentherapeut darauf zu achten, daß insbesondere die *negativen Eltern- oder Großeltern-Übertragungen* sich zu seiner eigenen Entlastung nicht alle auf die jeweils ältesten Gruppenmitglieder projizieren, die dann die Gruppe zum eigenen Schutz zu verlassen drohen.

Kognitiv-behaviorale Psychotherapie: Die *Indikationsstellung* der Schulen erfolgt *symptom- und ressourcenbezogen*. Spezifische Konzepte und Krankheitstheorien für alte Menschen fehlen. Veränderungen werden entweder durch eigene *Lern- und Umlernprozesse* oder durch aktive *Veränderungen der Umgebung* erreicht. Die veränderte Lernfähigkeit im Alter korreliert dabei wenig mit dem chronologischen Alter, eher mit Variablen wie der individuellen Lerngeschichte, dem Training und der Motivation. Lernvorgänge werden erleichtert durch individuelles Tempo, kleine Schritte und bedeutungsvolle Aufgaben. Der *Trainingsaspekt* wird von VT-Therapeuten als besonders geeigneter Therapieansatz dargestellt, da er zeitbegrenzt, zielorientiert und konkret an der Lösung auch alltäglicher Probleme arbeite und nicht stigmatisiere. *Therapieziele* beziehen sich z.B. darauf, ein Gleichgewicht zwischen den kognitiven und den motivationalen Systemen des Individuums zu finden.

Die *Verhaltenstherapie (VT)* verfügt über ein breites Methodenspektrum zur einzel- und gruppentherapeutischen Behandlung. *Stimuluskontrolle* und *operantes Konditionieren* wird selbst bei institutionalisierten dementen Patienten eingesetzt, wobei sich die Anwender hierbei der strikten Beobachtung ethischer Regeln verpflichtet fühlen müssen, da die Patienten keine freie Therapiewahl mehr haben. Das *Realitätsorientierungstraining (ROT)* verbindet verhaltenstherapeutische und milieutherapeutische Elemente mit dem Ziel einer besseren Orientierung, dem Erhalt von Selbständigkeit und einem Selbstsicherheitstrainigng. Bei Einschränkungen des Kurzzeitgedächtnisses wird der verstärkte Einsatz von selbst angefertigten Protokollen oder Hausaufgaben-Heften empfohlen.

Paar- und Familientherapie: In jüngster Zeit gewinnt auch bei alten Paaren die Betrachtung des Systems Familie einschließlich der Beziehungsbiographie und des Beziehungsnetzes an Bedeutung. Die seit 1970 publizierte Literatur zur Paartherapie ist zu 25% psychoanalytisch, zu 25% kognitiv-behavioral, zu 37% systemisch und zu 13% eklektisch orientiert. ¾ der Literaturstellen beziehen sich auf allgemeine *Beziehungskonflikte* und ¼ auf *sexuelle Probleme* bei alten Menschen. Wolinsky (1986) stellt als Aufgabe für das ältere Ehepaar insbesondere eine neue Definition der *Rollenziele* sowie von *Intimität* und *Individuation* mit Vorbereitung auf einen Partnerverlust in den Mittelpunkt. Zur Behandlung sexueller Störungen gehören neben Aufklärung über die sich verändernde Sexualität im Alter die Thematisierung der Paarbeziehung sowie Hausaufgaben in Form von Masters-und-Johnson-Übungen.

Entspannungsverfahren: Neben anderen körperorientierten Behandlungsverfahren vor allem in multimodalen stationären Behandlungssettings wird das *Autogene Training* auch bei älteren Patienten sowohl als psychotherapeutische Intervention als auch in der somato-psychosomatischen Rehabilitation (z.B. nach Schlaganfällen, beim Parkinson-Syndrom etc.) empfohlen. Kann der Körper trotz Multimorbidität auch als „angenehm" empfunden werden, hat dies wiederum positive Rückwirkungen auf die psychische Haltung. – Für notwendige Kenntnisse gerontopsychischer Zusammenhänge sei auf das entsprechende Kapitel in diesem Lehrbuch verwiesen.

5 Psychosomatische Medizin und Psychotherapie in Klinik und Praxis

5.1 Psychosomatischer Konsiliar- und Liaisondienst in der Klinik

W. Keller, Ch. Knorr

5.1.1 Problemlage

Die alleinige somatische Behandlung bestimmter Krankheitsgruppen ist trotz großer Fortschritte in der Medizin letztlich unbefriedigend geblieben. Dies gilt auch für Kranke auf somatischen Krankenhausabteilungen.

Der Krankheitsverlauf und das Ergebnis der Behandlung wird besonders bei *chronischen Krankheitsbildern* (deren Tendenz zunehmend ist) in erheblichem Maße durch den *seelischen Gesundheitszustand* der Persönlichkeit des Patienten, dem *Krankheitsverhalten*, der Qualität der Arzt-Patienten-Beziehung und durch soziale Faktoren wie zum Beispiel die Tragfähigkeit des *sozialen Netzes* des Kranken bestimmt.

Andererseits ist die Struktur unseres Gesundheitssystems in seiner fast ausschließlich medizinisch-somatischen Orientierung auf die Erkennung und den Umgang mit *psychosozialen Problemen* oder Schwierigkeiten mit der *Krankheitsverarbeitug* nur unzureichend eingerichtet.

Es dauert heute noch immer *7–9 Jahre*, bis die Bedeutung psychosozialer Probleme fachspezifisch erkannt werden und ggf. eine Psychotherapie eingeleitet wird. Das heißt, die meisten Patienten kommen chronifiziert und dann meist stationär in psychotherapeutisch-psychosomatische Behandlung.

In dem Zeitraum bis zu einer psychosomatischen Diagnosestellung werden bei diesen Patienten zahlreiche *fehlindizierte* und wiederholte diagnostische Maßnahmen und Behandlungen durchgeführt, die zur Kostenexplosion im Gesundheitswesen beitragen und die Patienten iatrogen auf eine körperliche Krankheitsursache fixieren.

Fallbeispiel 1 aus dem hausärztlichen Bereich: Eine 40-jährige Frau kommt zum Internisten (ihrem Hausarzt)

erschöpft, bedrückt, müde: „Herr Doktor, ich habe solche Kopfschmerzen". Verfügt der Hausarzt über Erfahrung und Wissen in Psychosomatik, wird er parallel zu seiner klinischen Untersuchung und Abklärung organischer Ursachen gezielt nach möglichen psychosozialen Auslösern für die Kopfschmerzen fragen. Er wird vielleicht feststellen, daß die Patientin im Moment an ihrer Arbeitsstelle wegen der Erkrankung von zwei Kolleginnen für drei arbeiten muß und zusätzlich mit einer Krise in der Partnerschaft zu kämpfen hat. Dieser Patientin kann möglicherweise durch ein kurzes entlastendes Gespräch, allgemein entspannende Maßnahmen und eine Krankschreibung für ein paar Tage gut geholfen werden. Verfügt der Hausarzt über eine solche Kompetenz nicht, wird er die Patientin gleich zum Neurologen weiterschicken, der ein Computertomogram (CT) des Kopfes veranlassen wird, bei noch bestehenden Beschwerden eine Kernspintomographie (MRT), sämtlich keine krankhaften Befunde zeigen und der Patientin nicht weiterhelfen werden. Die Kopfschmerzen werden sich durch diese Maßnahmen nicht bessern. Es sind enorme nutzlose Kosten entstanden und die Patientin ist von der Lösung ihrer Probleme weiter entfernt als je zuvor, ja sie hat noch ein weiteres Problem durch die vielen Untersuchungen; nämlich die Angst vor einem Hirntumor oder daß „mit ihrem Kopf was nicht in Ordnung ist".

Betroffen sind vor allen Dingen Patienten mit *funktionellen Organbeschwerden* (in der ICD-10-Klassifikation somatoforme Störungen oder Somatisierungstörungen). In einer neueren Untersuchung beträgt dieser Anteil in der *hausärztlichen Praxis 30,7%* von insgesamt 69,5%, bei denen nach DSM-III-R Kriterien eine *psychische Erkrankung* diagnostiziert wurde.

Liegedauer im Krankenhaus: Patienten mit *unerkannten psychosozialen Problemen* werden im Mittel *doppelt so lange* (über 35 Tage) im Krankenhaus behandelt wie der Durchschnitt aller anderen Patienten (15 Tage).

Wie Knorr und Keller (1995) zeigen konnten, beträgt die Liegedauer der Patienten im Krankenhaus, die wegen psychosozialer Probleme dem Konsiliardienst vorgestellt werden, durchschnittlich 28,7 Tage im Vergleich zur durchschnittlichen Liegedauer aller Patienten von 11,7 Tagen. Ebenso fanden Fulop und Strain (1987), daß der Krankenhausaufenthalt bei internistischen und chirurgischen Patienten mit gleichzeitig bestehenden psychischen Störungen in New York 10,6, in Chicago 5,4 Tage länger war, als bei einer psychisch gesunden Patienten-Population.

Definition: Unter dem Begriff *psychosomatischer Konsiliar- und Liaisondienst* werden psychodiagnostische und psychotherapeutische Maßnahmen verstanden, die auf Anforderung einer somatischen Station oder Abteilung von dem Psychosomatiker durchgeführt werden. Untersucht werden Patienten mit *körperlichen Erkrankungen*, funktioneller körperlicher Symptomatik, Patienten mit *psychischen oder sozialen Problemen* und Patienten mit *Problemen in der Krankheitsverarbeitung*, die auf somatisch orientierten Krankenhausabteilungen liegen oder in der Notfallaufnahme erscheinen. Das Ziel ist es, die *Bedeutung psychosozialer Faktoren* für die Entstehung oder Aufrechterhaltung von somatischen oder funktionellen Erkrankungen zu eruieren, die Patienten und ihre behandelnden Ärzte entsprechend zu beraten und sie ggf. für eine *psychosomatische Therapie* zu motivieren und zu vermitteln sowie eine *prognostische Einschätzung* vorzunehmen. Der therapeutische Effekt ist begrenzt und auf ein besseres Verständnis der Krankheitssituation des Patienten gerichtet.

Fallbeispiel 2: In der internistischen Aufnahme eines Krankenhauses taucht eine junge Frau von 18 Jahren auf, die bei 172 cm Körpergröße 48 kg wiegt. Sie kommt zusammen mit ihrer Mutter, die sich große Sorgen macht. Nachdem sie die diensthabende Internistin untersucht und eine Laboruntersuchung durchgeführt hat, ruft sie telefonisch die psychsosomatische Konsiliarärztin, die mit der Patientin ein längeres Gespräch führt. Beide Ärztinnen zusammen sprechen alle Befunde durch und stellen anschließend die Verdachtsdiagnose Anorexia nervosa. Die Patientin wird anschließend auf die psychosomatische Abteilung stationär aufgenommen zur weiteren Diagnostik und Behandlung.

Das Konsiliarmodell: Der psychosomatische Konsiliardienst arbeitet unabhängig von den medizinischen Stationen. Er wird auf Anforderung der stationären oder ambulanten Bereiche klinisch-medizinischer Abteilungen tätig. Ärzte, Schwestern oder Patienten selbst fordern den Konsiliardienst an. Das Vorgehen ist *patientenzentriert*. Der Konsiliararzt führt mit dem Patienten ein oder mehrere *diagnostisch-beratende Gespräche*. Zu seiner Tätigkeit gehören weiterhin informative Vor- und Nachgespräche mit den behandelnden *Ärzten* und dem *Pflegepersonal*, evtl.

zusätzliche Untersuchungsgespräche mit Angehörigen bzw. der ganzen Familie sowie differenzierte Empfehlungen für das weitere Vorgehen.

In einigen Fällen gelingt es, dem Patienten die psychosoziale Dimension seiner Erkrankung zu verdeutlichen und seine seelischen Probleme in wenigen therapeutischen Sitzungen befriedigend zu lösen, ist dies nicht möglich, wird eine *ambulante* oder *stationäre Psychodiagnostik* oder *Psychotherapie* empfohlen und in die Wege geleitet.

Der Untersuchungsbefund und die Behandlungsempfehlung werden dokumentiert.

Schwierigkeiten der Konsiliartätigkeit: Nicht selten erschweren *Vorurteile* gegenüber psychosomatischen Aspekten die Zusammenarbeit. Häufig wird die Praxisferne der konsiliarischen Tätigkeit kritisch genannt, die nicht ausreichend auf den klinischen Arbeitsalltag zugeschnitten sei. Je nach *Aufgeschlossenheit* des behandelnden Arztes für psychosoziale Zusammenhänge entscheidet es sich, ob für den einzelnen Patienten eine psychsomatische Konsiliaruntersuchung angefordert wird oder nicht. Dies führt in der Regel zu einer geringeren Inanspruchnahme, gemessen am Bedarf. Es können durch die größere Distanz und diskontinuierlichen Kontakte *Kommunikationsprobleme* zwischen dem anfordernden Arzt und dem Psychosomatiker entstehen. Die Patienten werden damit schlecht oder gar nicht auf die psychosomatische Konsiliaruntersuchung vorbereitet, was fast regelhaft zu einer *ablehnenden Einstellung der Patienten* gegenüber der Untersuchung im Allgemeinen und gegenüber psychosozialen Zusammenhängen im Speziellen führt. Wie Rohner (1997) zeigen konnte, spielt die *Vor-Information* eine wichtige Rolle für die Effektivität des Konsils. Da dem Konsiliararzt in der Regel *aus Personalmangel keine therapeutischen Möglichkeiten* zur Verfügung stehen, müssen Erwartungen der überweisenden Ärzte und der Patienten enttäuscht werden. Somit kommt dem Konsiliararzt meist nur eine *Vermittlerrolle* zu.

Das Liaisonmodell: Der Begriff Liaisondienst bezeichnet im Gegensatz zum Konsiliardienst eine feste, *personengebundene kontinuierliche Kooperation* des psychosomatischen Therapeuten in den *somatisch-klinischen Abteilungen*. Seine Arbeitsweise ist Arzt- bzw. Team-orientiert und zielt darauf ab, die *psychosoziale Kompetenz der ärztlichen bzw. pflegerischen Mitarbeiter* zu erweitern.

Der seiner Fachabteilung zugehörige *Liaisonpsy-chotherapeut* nimmt als fester Mitarbeiter der somatischen Station an *Visiten, Stationsbesprechungen, Fallkonferenzen* teil und führt gesonderte Besprechungen zur Lösung psychosozialer Probleme mit den *Stationsteams* (z.B. nach Art der Balintgruppen). Er ist ein Großteil seiner Arbeitszeit auf der medizinischen Station präsent. Er *berät* und *supervidiert* das medizinisch-pflegerische Personal im Umgang mit schwierigen Patienten. Er klärt und bearbeitet die interpersonellen Auswirkungen und Belastungen auf den einzelnen Mitarbeiter bzw. das Team z.B. durch die Betreuung Schwerkranker. Er steht weniger häufig im direkten Patientenkontakt. Damit trägt der Liaisonpsychotherapeut zur Erhöhung der *psychosozialen Basiskompetenz* der Teammitglieder bei. Dieser stärker teamorientierte, aber auch personalintensivere und damit kostenträchtigere Ansatz gilt als effektiver. Bei hoher Motivation aller Beteiligten können *psychosoziale Probleme* systematisch in die gesamte Behandlung einbezogen und damit *besser gelöst werden*. Aus Kostengründen verfügen allerdings nur wenige Abteilungen in Deutschland über einen längerfristig funktionierenden Liaisondienst außerhalb spezieller Forschungsprojekte, Drittmittel- oder Modellvorhaben, so daß wohl ein gut ausgestatteter und funktionierender Konsildienst derzeit als die beste Lösung im Klinikalltag angesehen werden kann.

5.1.2 Bedarf an psychosomatischen Konsiliaruntersuchungen

Der Bedarf an psychosomatischen Konsiliaruntersuchungen sollte an der Häufigkeit psychischer Störungen in der Normalbevölkerung orientiert sein. Die Prävalenz *psychosomatischer oder neurotischer Symptome bei Krankenhauspatienten* liegt nach Künsebeck et al. (1984) bei durchschnittlich 36,6 %. Eine weitere Prävalenzuntersuchung zum Bedarf an psychosomatischer Versorgung im Allgemeinkrankenhaus ermittelte einen ähnlichen Wert von 38,4 % (Haag u. Stuhr 1990). Die Befunde weisen auf ein großes Bedürfnis der Patienten an einer über die ausschließlich medizinische Behandlung hinaus gehende Behandlung. Etwa ein Drittel der psychosomatisch definierten Patienten waren motiviert, sich mit psychosomatischen Aspekten ihrer Erkrankung auseinanderzusetzen. Daraus kann auf

einen großen Bedarf an psychosomatischer Konsiliartätigkeit geschlossen werden.

Dies steht jedoch in Kontrast zu Untersuchungen über die tatsächliche Inanspruchnahme psychosomatischer Konsiliar- und Liaisondienste. Übereinstimmend wird von einer Inanspruchnahme von *0,5–10 %* der stationär behandelten Patienten in verschiedenen Untersuchungen berichtet. Die Gründe für diese Diskrepanz liegen in einer *eingeschränkten Kooperationsbereitschaft* der zuweisenden Ärzte einerseits und der *personellen Ausstattung* und der therapeutischen Zielrichtung der jeweiligen psychosomatischen Abteilungen andererseits. Die Kooperationsbereitschaft nimmt zu in Verbindung mit der personellen Kontinuität des Konsiliararztes zu den medizinischen Abteilungen und gemeinsamen Forschungsinteressen so wie bei Liaisondiensten.

Indikation für eine psychosomatische Konsiliaruntersuchung: Im folgenden sind die häufigsten Probleme der Patienten dargestellt, die eine psychosomatische Konsiliaruntersuchung veranlassen. Die Erfahrung lehrt, daß psychosomatische Konsiliaruntersuchungen in der Regel erst nach Ausschluß einer rein somatischen Ursache der Erkrankung angefordert werden und daher häufig kurz vor Entlassung des Patienten unter entsprechendem Zeitdruck stattfinden.

Gründe einer Zuweisung für eine psychosomatische Konsiliaruntersuchung (Indikation):

- Klärung einer psychosozialen oder psychischen Mitbeteiligung
- Funktionelle Körpersymptomatik
- Der „schwierige" Patient
- Unklare Körperbeschwerden
- Suizidversuch
- Schwerwiegende Lebensereignisse, Krisen
- Aktuelle psychische Beschwerden
- Evidente psychosoziale Konflikte
- Alkohol-, Drogen- oder Psychopharmakamißbrauch
- Auffälliges Krankheitsverhalten
- Probleme mit der Krankheitsverarbeitung
- Complianceprobleme
- Schwerer somatischer oder psychosomatischer Krankheitsverlauf

- „Chronisches" Krankheitsverhalten

- Begutachtung der Einsichts- und Geschäftsfähigkeit

- Teamprobleme

- Wunsch des Patienten nach Konsultation oder Psychotherapie

- Forschungsvorhaben

5.1.3   Ziele und Arbeitsweisen

Die Ziele einer psychosomatischen Konsiliaruntersuchung sind im folgenden dargestellt:

- Klärung einer psychosozialen Auslösung, Mitbeteiligung oder Aufrechterhaltung der Symptomatik oder Erkrankung

- Krisenintervention

- Grenzen der somatischen Diagnostik festlegen

- Aufbau einer hilfreichen Arzt-Patienten-Beziehung

- Motivierung des Patienten für psychosoziale Zusammenhänge

- Beratung und Vorschlag zur Therapie

Die psychosomatische Konsiliaruntersuchung dient in erster Linie der *diagnostischen Klärung*, ob eine psychosomatische oder somato-psychische Erkrankung vorliegt und welche psychosozialen Faktoren das vorliegende Krankheitsbild mitauslösen oder aufrechterhalten. Das Ziel einer psychosomatischen Diagnostik ist es, dem Patienten eine andere, neue (psychosoziale) Sichtweise seiner Erkrankung zu ermöglichen. Das Krankheitserleben und -verhalten wird dabei in einen individuellen psychosozialen Kontext gesetzt. Die Bereitschaft, psychosoziale Faktoren überhaupt zu reflektieren (Introspektion), wird beeinflußt durch *Persönlichkeitsfaktoren*, die Art und *Chronizität* des vorliegenden Krankheitsbildes, durch einen möglichen *sekundären Krankheitsgewinn* und das Ausmaß, inwieweit die Beziehung zum Untersucher als hilfreich erlebt wird. Darüber hinaus prägt die Einstellung der überweisenden Ärzte, vor allen Dingen des Hausarztes und der Angehörigen gegenüber psychischen Faktoren die Bereitschaft der Patienten, dem psychosozialen Kontext der Erkrankung Bedeutung zu geben.

Im Einvernehmen mit den somatisch behandelnden Ärzten wird das weitere Vorgehen festgelegt, z.B. ob vor einer weitergehenden somatischen Diagnostik oder Eingriffen der weitere Verlauf nach psychotherapeutischen Interventionen abgewartet werden kann.

Die Arbeitsweise des psychosomatischen Konsiliararztes läßt sich in vier Phasen aufteilen:

1. der *Auftrag*

2. die *Informationsgewinnung* mittels eines psychodynamischen Interviews

3. die *Mitteilung* der Ergebnisse und *Beratung* mit der Ärzte-Pflegepersonal-Gruppe

4. die *Nachuntersuchung* während der Hospitalisierung des Patienten

Die Anforderungen der medizinischen Stationen enthalten häufig nicht die intendierte Fragesstellung und sind meist sehr kurz gehalten, z.B. „psychische Überlagerung". Vielfach erschließt sich erst im direkten Kontakt für den Untersucher die spezielle Fragestellung des anfordernden Arztes. Aus Zeitgründen ist ein solches Vorgehen allerdings nur bedingt realisierbar. Insgesamt erfordert die Vielfalt der Fragestellungen, die häufig bestehenden Vorurteile aller Beteiligten und der Druck, schnelle wirksame Lösungen anzubieten, vom Untersucher Toleranz und die Fähigkeit, Gegensätze auszugleichen.

Die *Erwartungen der medizinischen Abteilungen* an den psychosomatischen Konsiliardienst sind: rasche Erreichbarkeit, Verläßlichkeit im Einhalten von Terminen, Zielfindung mit den Patienten, die Ich-Entlastung, die Wiederherstellung der Kooperation und das Lösen der affektiven Einengungen. Die Beachtung der vorherrschenden Überweisungsthematik und die Sicherstellung, daß der Patient die Überweisung nicht als Kränkung oder Abschiebung erlebt.

Die *erste Kontaktaufnahme* der meist unmotivierten Patienten gestaltet sich anfangs schwierig und erfordert vom Untersucher ein hohes Ausmaß an Flexibilität, Einfühlungsvermögen und Frustrationstoleranz. Ein *aktives Vorgehen*, Interesse am Patienten und ein Verständnis für das individuelle Leiden unterstützt die Motivation der Patienten, psychosoziale Zusammenhänge wahrzunehmen und die Etablierung einer „hilfreichen Beziehung". Bereits das *Untersuchungsgespräch* ist eine *therapeutisch wirksame Intervention*, das zur Stabilisierung des Selbstwertgefühles und der Regulation der Affekte beitragen kann.

Ausgehend von einem *bio-psycho-sozialen Krankheitsverständnis* psychosomatischer Erkrankungen beachtet der psychosomatische Konsiliararzt in den Mitteilungen der Patienten sowohl körperliche Aspekte, intrapsychische Konflikte und die Auswirkungen der Symptomatik auf die soziale Situation sowie die Arzt-Patient-Beziehung. Er sucht nach einer konflikthaften krankheitsauslösenden Situation und zieht Verbindungen zwischen der äußeren Lebens- und inneren Erlebensgeschichte des Patienten.

Betrachtungsebenen bei der psychosomatischen Diagnostik sind:

* die körperliche Ebene
* die innerpsychische Ebene
* das soziale Umfeld
* die Beziehung zum untersuchenden Arzt
* der lebensgeschichtliche Hintergrund

Um die erste Gesprächssituation möglichst effektiv zu gestalten, sind einige Aspekte der *Gesprächsführung* zu beachten: die Einstellung des Untersuchers gegenüber dem Patienten sollte offen und ehrlich, jedoch nicht verletzend sein. Der Untersucher sollte Anknüpfen an den *Problembereichen*, an denen der Patient Leidensdruck, Einschränkung oder *Veränderungswillen* zum Ausdruck bringt. Eine Übereinstimmung in den diagnostischen und therapeutischen Zielen ist für die Effektivität der Untersuchung bedeutsam und daher auf dem jeweils individuell tolerierten Niveau herzustellen. *Affektive Zustände* oder Reaktionen der Patienten sollten angesprochen werden. Zu beachten ist, daß die Abwehr der Patienten Schutzcharakter hat und daher für die Aufrechterhaltung der psychischen Stabilität respektiert werden muß. Die Verbindung zwischen dem Symptom und einer Situation, in der ein Konflikt besteht, ist eine der wichtigsten zu vermittelnden Aufgaben.

Fallbeispiel 3: In die Erste Hilfe eines Universitätsklinikums wird ein Mann gebracht, der wegen stechender Herzschmerzen und großer Angst den Notarztwagen gerufen hat. Der internistische Aufnahmearzt vermutet einen Herzinfarkt, schreibt ein EKG, bestimmt Laborparameter und untersucht ausführlich. Alle Untersuchungen verlaufen normal und zeigen keinen krankhaften Befund.

Der Aufnahmearzt teilt dies dem Patienten mit. Dieser ist dadurch nur wenig beruhigt und keineswegs zufrieden, denn seine Beschwerden bestehen ja weiter. Er ist doch schließlich in die Universitätsklinik gekommen,

um zu erfahren, was für eine Krankheit er hat und wie er behandelt werden kann. Und jetzt gibt es hier all diese Ärzte und diese ganzen technischen Geräte und keiner kann ihm sagen, was er eigentlich hat.

Der Aufnahmearzt, der mit diesem Krankheitsbild (nennen wir es einmal Herzneurose) zum Glück einige Erfahrung hat und der durch Gespräche mit den psychosomatischen Konsiliarärzten seine Kenntnisse vertiefen konnte, ruft auf der psychosomatischen Abteilung des Hauses an. Der Konsiliararzt unterhält sich zunächst mit dem Aufnahmearzt und führt dann mit dem Patienten ein längeres Gespräch.

Dabei erfährt er, daß dieser heute früh mit starken Herzschmerzen aufgewacht ist, die ihn in Angst und Panik versetzt haben. Er hatte mehrmals befürchtet, sterben zu müssen. Am Vortag hatte es eine heftige Auseinandersetzung mit seiner Ehefrau gegeben, in deren Verlauf er aggressiv geworden war und die Frau damit gedroht hatte, sich von ihm zu trennen. Außerdem war der Vater des Patienten vor drei Wochen verstorben, was diesen seitdem immer wieder beschäftigte und verunsicherte. Er litt seitdem unter unerklärlichen Angstzuständen.

Die Situation wird in aller Ausführlichkeit mit körperlichen und seelischen Befunden zwischen dem Aufnahmearzt, dem psychosomatischen Konsiliararzt und dem Patienten besprochen, was diesen sehr erleichtert und zu einer deutlichen Besserung seiner Symptomtik führt. Der Patient wird zunächst nach Hause entlassen und zwei Tage später zu einem weiteren Gesprächstermin auf die psychosomatische Abteilung bestellt, mit dem Ziel, eine ambulante oder stationäre Psychodiagnostik und Psychotherapie durchzuführen.

Die Versorgung mit psychosomatischen und psychiatrischen Konsiliar/Liaison-Diensten in Deutschland: 1975 und 1988 wurden von der Bundesregierung Empfehlungen herausgegeben, psychosomatische Abteilungen bzw. Arbeitsgruppen an Allgemeinen Krankenhäusern einzurichten. 1990 gab es an Allgemeinkrankenhäusern in Deutschland *15 psychosomatische Abteilungen* und etwa *100 psychiatrische Abteilungen*, die die fachspezifische Diagnostik und Therapie zusätzlicher psychischer Krankheitsfaktoren übernehmen. Die Zahl der Allgemeinkrankenhäuser liegt jedoch bei etwa *1800*.

An fast allen Universitätskliniken wurden seit den 70er Jahren zusätzlich zu den psychiatrischen Abteilungen auch psychosomatische Abteilungen eingerichtet. In der Regel haben beide Abteilungen einen Konsiliardienst, und die Ärzte der anfordernden Abteilungen entscheiden, welcher der Konsiliardienste hinzugezogen wird. Die gezielte Anforderung setzt allerdings Kenntnisse der unterschiedlichen Versorgungsschwerpunkte der *Psychiatrie* und der *Psychosomatik* voraus.

Die Häufigkeit der konsiliarischen Anforderungen aus den verschiedenen Fachdisziplinen sind in Abb. 5–1 am Beispiel einer Universitätsklinik dargestellt. Der größte Teil (49,5 %) der Anforderungen stammt aus der *Inneren Medizin*, die wenigsten Konsiliaranforderungen kommen aus den chirurgischen Fachgebieten.

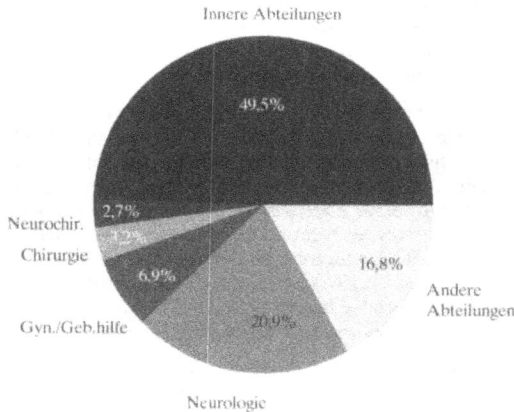

Abb. 5-1: Zuweisende Abteilungen (nach Knorr und Keller 1995)

Wirksamkeit: Es gibt mittlerweile zahlreiche Untersuchungen, die den Einfluß der psychosomatischen C/L-Dienste unter *Kostengesichspunkten* untersuchten:

Levitan und Kornfeld (1981) untersuchten in einer mittlerweile „klassischen Studie" Patientinnen mit Schenkelhalsfrakturen: Die *Mitarbeit eines psychosomatischen Konsiliarius* senkt die Krankenhausverweildauer alter Patientinnen um durchschnittlich 12 Tage! Aus der rein orthopädisch behandelten Kontrollgruppe mußten doppelt soviele Patientinnen in ein Pflegeheim eingewiesen werden wie aus der Liaison-Gruppe. Der hochgerechneten *Kostenersparnis* von 194.000 $ steht das Honorar für den halbtags tätigen Psychiater von 10.000 $ gegenüber.

Wie Knorr und Keller (1995) mit Hilfe von Daten aus der europaweiten ECLW-Studie (European Consultation and Liaison Workgroup) zeigen konnten, wurde der medizinische Aufwand bei den Patienten nach Einschätzung der Konsiliarärzte verändert (Tab. 5 1).

Sowohl die Veränderungen des medizinischen Aufwandes, als auch der Entlassungszeitpunkt haben erheblichen Einfluß auf die anfallenden Kosten.

Tab. 5-1: Veränderungen des medizinischen Aufwandes und des Entlassungszeitpunktes nach einer psychosomatischen Konsiliaruntersuchung

Veränderungen des medizinischen Aufwandes (% der untersuchten Fälle)	
vermindert	24,5 %
intensiviert	6,4 %
nicht beeinflußt	69,1 %
Die Entlassung wurde nach Einschätzung der Konsiliarärzte	
beschleunigt	17,8 %
verzögert	2,3 %
geplanter Zeitpunkt	17,8 %
nicht beeinflußt	62,1 %

Mumford et al. (1984) fanden bei einer – unter rein ökonomischen Gesichtspunkten durchgeführten – Meta-Analyse bei 85 % der 58 kontrollierten Studien eine *Reduktion medizinischer Inanspruchnahme* nach psychotherapeutischen Interventionen. Zweiundzwanzig Studien an Krankenhauspatienten zeigten bei zum Teil sehr einfachen Interventionen, wie z. B. der Gabe von Informationen oder emotionaler Unterstützung, eine durchschnittliche *Reduktion der Verweildauer* im Krankenhaus von eineinhalb Tagen. Studien, die mit Zufallsverteilungen arbeiteten, zeigten eine Kostenreduktion um 10,4 %. Diejenigen, die nach einem Selbstkontrollgruppen-Design (Zweitreihenstudien) aufgebaut waren und vermutlich motiviertere Patienten hatten, zeigten sogar eine eindrucksvolle Kostenreduktion von 33 %.

Die pro Kopf-Ausgaben für *Patienten mit funktionellen Beschwerden* (somatoformen Störungen) liegen bis zu 9 mal höher als die Ausgaben für die anderen Versicherten, wie Smith et al. (1986) zeigen konnten. In ihrer Untersuchung wurden die Effekte einer einmaligen psychosozialen/psychiatrischen Konsiliaruntersuchung mit Empfehlung an den Hausarzt u.a. als eine *Reduktion der Quartalskosten um 53 %* nachgewiesen. In einer Nachuntersuchung zeigte sich der Effekt der Kostenreduktion auch noch 18 Monate nach der Intervention, obwohl die Patienten angaben, daß sich in ihrem Gesundheitsstatus und in der Zufriedenheit mit der Behandlung nichts geändert habe. Ganz offensichtlich bewirkte das Erkennen und Benennen der Beschwerden als psychosozial bedingt, daß der Hausarzt deutlich weniger kostenträchtige Untersuchungen veranlaßt.

5.2   Supervision in der Klinik

H. Ferner

5.2.1   Supervisionsaufgaben

Die Forderung nach Supervision ist für Psychosomatische und Psychotherapeutische Kliniken heute vielfach zur Selbstverständlichkeit geworden. Die mit dieser Forderung verbundenen Anliegen können jedoch sehr unterschiedlich sein. Supervision kann

- als Teil der *Ausbildung* verstanden sein

- der begleitenden *Reflexion* der täglichen Arbeit dienen und

- die *Konfliktbewältigung* innerhalb der Arbeitsteams unterstützen.

Jedem dieser Anliegen können unterschiedliche Ziele und spezifische Vorgehensweisen zugeordnet werden. Die einzelnen Schwerpunkte sollen im Folgenden dargestellt werden.

Supervision in der Ausbildung: Hier geht es um die Einübung der Regeln des jeweiligen Faches, um die notwendige Übernahme und Anwendung von Vorschriften und Verfahren in die praktischen Arbeit. *Anleitung* und *Kontrolle* stehen im Mittelpunkt dieser Supervision. Anpassung an die Normen des Faches sind gefordert. Entsprechend bestimmen auch die jeweiligen Psychotherapeutischen Schulrichtungen die Supervisionsmodelle. Jede Therapierichtung hat ihre eigenen *Vorschriften* für die Ausbildung.

Balintarbeit: *Reflexion* der laufenden Arbeit geschieht entweder in *Balintgruppen* oder in *fallbezogenen Teamsupervisionen*. Als „Balint-Arbeit" im eigentlichen Sinne wird eine patientenbezogene Supervision in Gruppen bezeichnet, deren Besonderheit darin besteht, daß die Teilnehmer außerhalb dieser Gruppe unabhängig von einander arbeiten. Zwar wird manchmal versucht, durch *Modifikationen* des ursprünglichen Konzeptes dieses an Gegebenheiten kontinuierlich zusammenarbeitender Arbeitsteams anzupassen. Die Mitglieder der *Arbeitsgruppen in der Klinik* sind jedoch mehr oder weniger aufeinander bezogen und entwickeln damit gruppendynamisch gesehen eine starke eigene Struktur, die mit dem Beziehungsangebot des Patienten interferiert. Zudem prägt eine unterschiedlich stark ausgeprägte *Hierarchie* die Zusammenarbeit in besonderer Weise. Daher scheint es mir im Sinne einer klaren Begriff-

lichkeit günstiger zu sein, den offenen Begriff der *Teamsupervision* für die Arbeit mit *festen Teams* zu verwenden und den Begriff „Balintgruppe" nur im ursprünglichen Sinne anzuwenden.

Fallorientierte Supervision: Wie in der Balintarbeit geht es auch in der Fallbezogenen Teamsupervision um die *Erweiterung des Behandlungsspielraums* und um die *Wahrnehmung von Beziehungsmustern* im Sinne von Übertragung und Gegenübertragung sowie um die Entlastung der dadurch ausgelösten Gefühle. Kontrolle im Sinne der Ausbildungssupervision ist mit dieser Arbeit nicht zu vereinbaren.

In der fallorientierten Teamsupervision besteht darüber hinaus das Ziel, den Mitgliedern eines Teams mit unterschiedlichen Ausbildungen und breit gestreuten Kompetenzen die engen Grenzen ihres jeweiligen Berufsfeldes überwinden zu helfen und *neue Formen der Zusammenarbeit* zu entwickeln. Diese Supervisionsform basiert auf der Grundannahme, daß die Arbeit mit dem Patienten trotz fachlicher Kompetenz aller Mitarbeiter verschiedenen Störungen ausgesetzt ist, die teils als Spiegel der *Probleme des Patienten* betrachtet werden können, teils *Kommunikationsprobleme des Teams* zur Ursache haben.

Diese Form der Teamsupervision sollte in der Regel ohne die Ärztliche Leitung stattfinden, da der Einfluß der Hierarchie die Bearbeitung dieser Störungen erschweren kann. Teilnehmen sollen aber alle, die mit dem zu besprechenden Patienten befaßt sind. Das kann z.B. auch der Oberarzt sein. Auf die hiermit angesprochene besondere Problematik des *Einbezugs der Hierarchie* in die Supervision wird weiter unten näher eingegangen.

Teamorientierte Supervision: Bei schwerwiegenderen Kommunikationsproblemen kann eine ausschließlich auf *Teamprobleme* bezogene Supervision angezeigt sein. Da die *Leitung* in der Regel an solchen Problemen mehr oder weniger starken Anteil hat, ist ihre Anwesenheit zumeist erforderlich. In dieser Form der Arbeit verwischen sich die Grenzen zwischen Supervision und *Organisationsentwicklung*.

Jede *Organisation* ist anfällig für *Störungen*:

- Ungelöste *Konflikte* zwischen und innerhalb verschiedener hierarchischer Ebenen

- *Überforderung* der Mitarbeiter durch von außen gesetzte Normen und wirtschaftliche Zwänge

• *Individuelle Probleme* der Mitarbeiter und der Leiter, die sich z. B. als Arbeitsstörung oder Führungsschwäche äußern können

• *Manipulation* und „*Mobbing*" als Ausdruck dieser individuellen Konflikte und verschleppten Probleme

• *Sündenbocksuche* u. a.

Die Teamsupervision hat hier folgende *Ziele*:

• Verbesserung der Kommunikationsmuster im Team

• Herausarbeiten verdeckter Konflikte

• Aufdeckung und Verbesserung destruktiver Organisationsmuster

• Reflexion der geltenden Regeln und Normen.

An zwei Beispielen soll erläutert werden, inwiefern Teamsupervision unter Beteiligung der Leitung von Nutzen sein kann.

Fallbeispiel 1: Anlaß der Supervision ist die unerträgliche Spannung in Fallbesprechungen mit dem Chefarzt. Obwohl dieser ein vertrauensvolles Verhältnis zu seinen Mitarbeitern anstrebt, fühlen sich alle kritisiert, wenn über einen Patienten unterschiedliche Wahrnehmungen ausgetauscht werden sollen. In der Supervision spricht der Ärztliche Leiter über den Druck, der von den Vertretern des Krankenhausträgers ausgeht, die mit vielen Forderungen an ihn herantreten und denen gegenüber er seine Kompetenz ständig beweisen muß. Einwände der Mitarbeiter empfindet er unter diesen Umständen als zusätzliche Bedrohung. Daß er dieses Gefühl der Bedrohung mit unterschwelliger Entwertung zu entschärfen sucht, wird ihm erst in der Supervision durch die Rückmeldungen seiner Mitarbeiter deutlich. Gleichzeitig verhalten sich die Mitarbeiter „nachsichtiger" mit ihrem Chef, nachdem dieser seine Bedrängnis geschildert hat. Ein Machtgefälle hat sich abgeschwächt. Unterschiedliche Wahrnehmungen können wieder gehört werden und auf den Patienten bezogen werden.

Fallbeispiel 2: Der Ärztliche Leiter will als „guter Chef" seinen Mitarbeitern keine Härten zumuten und hält deshalb mit offener Kritik zurück. Den Mitarbeitern vermittelt er trotzdem indirekt ein Gefühl von Unzulänglichkeit. Der Chef erwartet, daß der Supervisor seine Mitarbeiter motiviert, seinen unausgesprochen Vorgaben besser zu entsprechen. Die Mitarbeiter dagegen hoffen, durch die Supervision mehr Anerkennung für ihre Arbeit zu bekommen. In diesem Fall muß die Supervision helfen, Erwartungen zu präzisieren und Doppelbotschaften sichtbar zu machen. Konflikte werden dadurch offener. Nur offene Konflikte haben eine Chance, durch Verhandlungen gelöst zu werden.

5.2.2 Rahmenbedingung der Supervision in der Klinik

Erfolgreiche Supervision in jeder Institution muß sorgfältig den Kontext beachten, in dem sie stattfinden soll. Zur Erkundung dieser Rahmenbedingungen ist eine *Analyse der Motive* aller Beteiligten in Bezug zu dieser Supervision und eine Analyse der *strukturellen Vorgaben* der Organisation, in der die Supervision stattfinden soll, unverzichtbare Voraussetzung.

Die Motivanalyse zielt auf die mit der Supervision verbundenen unausgesprochenen *Vorstellungen* und *Wünsche*. Das Verhalten von Teammitgliedern wird natürlich von offen geäußerten Überzeugungen und Annahmen gesteuert. Gleichzeitig üben dem Bewußtsein nicht unmittelbar zugängliche *Grundüberzeugungen* einen ebenso nachhaltigen Einfluß aus. Typischerweise sind die Normen und Anforderungen an die Arbeitshaltung der Mitarbeiter unter den gegenwärtigen Arbeitsbedingungen genau entgegengesetzt dem, was Patienten zu ihrer Gesundung lernen sollen: nämlich die eigenen Grenzen zu erkennen und zu verteidigen. Gegen *Überforderung* offen zu protestieren, ist für die Mitarbeiter schwierig, da dies z. B. als mangelndes Engagement oder fehlende Belastbarkeit ausgelegt werden kann und dem eigenen Fortkommen schädlich sein könnte. Sind die Widersprüche zwischen den offen ausgesprochenen Wünschen und den geheimen Hoffnungen jedes Teilnehmers zu kraß, ist möglicherweise eine „innere Kündigung" die Folge mit *destruktiven Konsequenzen* für alle Beteiligten.

Strukturanalyse: Ineffiziente Entscheidungswege, unklare Hierarchien, Führungsschwäche sowie personelle Fehlbesetzungen wichtiger Positionen sind Probleme, die in der *Struktur einer Klinik* liegen. Sie sind selten lösbar durch Supervision, haben aber entscheidenden Einfluß auf deren Erfolg oder Mißerfolg. Sie führen zu eskalierenden *Machtkämpfen* und können alle Beteiligten lahmlegen.

Einfluß der Klinikhierarchie: Nehmen der Chefarzt oder die Oberärzte an der Supervision teil, wirft dies besonders die Frage der Macht und der Rollenkonfusion in der Supervisionssitzung auf. Zudem haben der *Chefarzt* und die *Oberärzte* in ihrer Klinik eine Supervisionsfunktion im Sinne von Aufsicht und Kontrolle, insbesondere wenn ihre Tätigkeit auch als Weiterbildung ihrer Assistenten verstanden wird. Zwar relativiert die Anwesenheit eines außerhalb der Hierarchie stehenden Supervisors die Hierarchie. Im Alltag besteht sie jedoch unverändert. Das könnte unbewußt oder offen als Mahnung wirken, sich mit Kritik nicht zu weit vorzuwagen.

Die Supervision durch einen Außenstehenden kann bisher unterdrückte Kritik an den Tag bringen. Sie muß in diesem Zusammenhang der Leitung als Störung erscheinen. Tolerierbar erscheint diese Störung, wenn sich mit ihr die Hoffnung verbindet, die damit verbundene Unruhe führte zur *Konfliktlösung* zwischen den hierarchischen Ebenen und damit zur besseren Erfüllung der Aufgaben und Ziele.

5.2.3 Grenzen und Probleme der Supervision in der Klinik

Insbesondere wenn die vorangegangene Analyse der Motive und Organisationsstruktur unvollständig gewesen ist, kann der *Supervisor* in Gefahr geraten, als Vertreter der *Interessen einer Partei* wahrgenommen oder tatsächlich mißbraucht zu werden, ohne daß er selbst dies bemerkt. Er kann als verlängerter Arm der Klinikleitung auf *Mißtrauen* bei den Mitarbeitern stoßen oder seine Tätigkeit wird von der Leitung als *subversiv* erlebt, weil sie den Eindruck erweckt, die Leistungsbereitschaft der Mitarbeiter zu unterminieren und die Autorität des Chefs zu untergraben.

Bei *Machtkämpfen* beispielsweise können seine Vermittlungsversuche die Problemlage stabilisieren, indem jede Seite die Illusion behält, sie könnte mit Hilfe des Supervisors doch noch siegen.

Als *Beispiel* diene eine im Widerstand gegen ihren Oberarzt geeinte Station. Supervision wird von beiden Parteien gesucht mit dem ausgesprochenen Wunsch, einen Kompromiß zu finden und dem unausgesprochenen Wunsch, mit Unterstützung des Supervisors den Gegner zum Nachgeben zu zwingen, ohne selbst Zugeständnisse zu machen.

Seine einzige Interventionsmöglichkeit besteht dann darin, die destruktiven Konsequenzen eines anhaltenden *Machtkampfes* für jede Seite sichtbar zu machen. Manchmal wird es nötig sein, durch *Polarisierung* den Konflikt so auf die Spitze zu treiben, daß eine Lösung gesucht werden muß. Diese Strategie kann sich jedoch gegen ihn selbst wenden: er wird dann als Unruhestifter aus der Klinik ,vertrieben".

5.2.4 Anforderungen an den Supervisor

Um vom Team akzeptiert zu werden und gleichzeitig Veränderungen anzustoßen, muß der Supervisor bestehende *Normen* und *Überzeugungen* respektlos *in Frage stellen*. Dabei darf er kein Teammitglied oder den Leiter entwerten oder pathologisieren. Weder positive noch negative Wertungen stehen ihm zu. Seine Aufgabe besteht lediglich darin, den Teammitgliedern zu helfen, die *Konsequenzen* ihrer aus diesen Überzeugungen abgeleiteten Entscheidungen zu *reflektieren* und ihnen zu notwendigen Neuentscheidungen zu verhelfen. Es ist auch nicht seine Aufgabe, die „Richtigkeit" oder „Wahrheit" einer Entscheidung zu beurteilen. Er kann lediglich den Mitgliedern eines sozialen Systems Gelegenheit geben, den *Effekt* oder Nutzen einer bestimmten *Maßnahme* für ihr eigenes System zu beurteilen.

Diese Grundhaltung bedeutet nicht, daß er in wirkungsloser Neutralität verharren sollte. Angemessener ist hier der Begriff der „*Allparteilichkeit*". Diese Allparteilichkeit äußert sich am wirkungsvollsten darin, daß er zunächst einer Partei in einem Konflikt hilft, ihr Anliegen klar und ohne beschwichtigende Schnörkel vorzutragen und dann die Seite wechselt, um der anderen Partei zu helfen, das Gleiche zu tun. Dieses Verhalten provoziert mehr *Offenheit*, treibt Konflikte voran und führt sie damit schneller einer *Klärung* zu.

Bei seiner Tätigkeit sollte ihn die Vorstellung leiten, daß es in jedem System *Defizite* gibt, aber auch konstruktive Kräfte wirksam sind, die als *Ressourcen* der Veränderung entdeckt werden müssen.

5.2.5 Nutzen externer Supervision

> Die *unausgesprochenen Regeln* einer Klinik können von einem *Außenstandpunkt* leichter identifiziert und angesprochen werden.
>
> Positive oder negative *Gegenübertragungsgefühle* werden in einer externen Supervision leichter offenbart als bei realer oder phantasierter Abhängigkeit.

Einem internen Supervisor können bestimmte Verhaltensstile und Umgangsformen der Mitarbeiter untereinander und der Mitarbeiter und ihrer Patienten „natürlich" vorkommen, da er seit langem damit vertraut ist. Der externe könnte leichter die Besonderheit dieser *Verhaltensmuster* erkennen. Gleichzeitig kann er versuchen, ein Klima zu schaffen, in welchem *„unerlaubte" Gefühle* von Feindseligkeit und Überlastung offenbart werden können. Diese Gefühle mochten bis dahin als unvereinbar angesehen werden mit dem Ideal des Helfers, welches in allen Kliniken hochgehalten wird. Über sie zu sprechen, entlastet und macht es weniger wahrscheinlich, daß sie das Verhalten bestimmen.

Die *Supervision* liefert Anstöße von außen und fördert so die *Anpassung* der Organisation an veränderte Anforderungen und hilft, einem *Burn-out-Syndrom* der Mitglieder vorzubeugen.

5.3 Die Psychosomatisch-Psychotherapeutische Tagesklinik

W. Tress, J. Ott

Janssen und Heuft (1995) weisen in einem Aufsatz zu *Modellvorstellungen einer Abteilung für Psychosomatik und Psychotherapeutische Medizin* darauf hin, daß eine solche Einrichtung über eine Ambulanz, einen Konsiliar- und Liaisondienst, eine Bettenstation sowie eine *Tagesklinik* für bestimmte Patientengruppen verfügen sollte. Die eigenständige Form tagesklinischer Behandlung ist gegen ambulante Therapie einerseits und vollstationäre Behandlung andererseits abzugrenzen.

Die **ambulante Psychotherapie** begleitet den Patienten in der ihm vertrauten, oft aber auch pathogenen sozialen Umwelt; sie setzt in der Regel voraus, daß der Patient arbeits- und berufsfähig ist und sich in der Lage sieht, den Therapeuten regelmäßig aufzusuchen.

Bei der **vollstationären Behandlung** verläßt der Patient seine gewohnte soziale Umgebung. Er lebt in der Klinik mit den unter therapeutischen Aspekten strukturierten Rahmenbedingungen. Dabei wird „rund um die Uhr" Psychotherapie in Form verschiedener therapeutischer Verfahren durchgeführt.

Das **tagesklinische Behandlungsangebot** enthält Elemente der *ambulanten* wie der *vollstationären* Behandlung. Der Patient verbleibt teilweise in gewohnten und ihm vertrauten, d.h. auch pathogenen Lebensbezügen. Ausgeschaltet wird für die Zeit der Behandlung der Einfluß von Beruf und

Arbeit, erhalten bleiben der „Feierabend" und das Wochenende mit oder ohne Familie, Freunde bzw. ihren sozialen Substituten. Ein wesentliches Charakteristikum dieses Arrangements besteht darin, daß die Patienten den regelmäßigen Kontakt mit ihren *vertrauten Bezugspersonen* uneingeschränkt beibehalten können bzw. müssen, so daß die daraus resultierenden Konflikte ständiger Fokus der Therapie sind. Aufgrund der Gemeindenähe ist es sehr viel einfacher, sowohl die *Bezugspersonen* passager in die Behandlung einzubeziehen als auch therapeutisch indizierte *Freizeit- und Arbeitsversuche* aus dem Schutz der Tagesklinik heraus zu planen und zu realisieren.

In der ältesten psychosomatischen Tagesklinik in Düsseldorf orientieren wir uns an dem *Modell des individuumzentrierten, verlaufsorientierten, integrierten Gesamtbehandlungsplanes.* Es geht also während des gesamten Prozesses der tagesklinischen Behandlung um die gemeinsame Beantwortung der Frage:

Welches therapeutische *Angebot* braucht *dieser Patient,* zum *jetzigen Zeitpunkt,* um *jenes* therapeutische *Ziel* zu erreichen?

Am *Beispiel* der *Düsseldorfer Tagesklinik* wollen wir illustrieren, wie ein solcher **Behandlungsplan** entwickelt, integriert und kontrolliert werden kann.

1. Ambulante Vor-Diagnostik: In einem ausführlichen psychoanalytisch orientierten Erstinterview, ergänzt durch eine Testdiagnostik, werden die Diagnose, die Behandlungsziele und die Differentialindikation geklärt und anschließend in einer Zweitsicht mit dem Leiter der Ambulanz besprochen.

2. Erstkontakt mit der Tagesklinik: Eine Mitarbeiterin des Pflegeteams und die Stationsärztin machen den Patienten mit den Rahmenbedingungen der Behandlung vertraut und vereinbaren den Aufnahmetermin.

3. Vorbesprechung in der Therapeutenkonferenz: Auf der Basis von Erstinterview und ersten Eindrücken entscheiden die Psychotherapeuten, wer am besten und ehesten die Einzeltherapie übernehmen könnte.

4. Vorstellung im Team: Im ersten therapeutischen Team nach Aufnahme des Patienten stellt der Einzeltherapeut die wesentlichen Probleme des Patienten dar, die Mitarbeiter tauschen erste

Eindrücke, Gefühle und Phantasien aus, entwerfen den vorläufigen Behandlungsplan und verabreden die dafür notwendigen Vorgespräche. In der Regel nimmt jeder Patient an der Einzel- und Gruppentherapie sowie an der sozialtherapeutischen Gruppe teil. Die zusätzliche Teilnahme an ein oder zwei Spezialtherapien wird nach sorgfältigen Vorgesprächen entschieden. Möglichst alle Patienten besuchen die Plenargruppe und die gemeinsamen Aktivitäten.

4. Vorstellung im Team nach drei Wochen Probezeit: Die bisherigen Erfahrungen in den verschiedenen Settings, vor allem typische maladaptive Muster und Gegenübertragungsreaktionen, werden unter Berücksichtigung der Testergebnisse der Zwischendiagnostik (SCL9OR, IIP) erörtert: Kann der Patient das tagesklinische Behandlungsangebot nutzen oder müssen wir nach dieser Probezeit das Behandlungsprogramm verändern?

5. Zwischenbilanzen: In zwei bis vierwöchentlichen Abständen werden in der Chefvisite, in Oberarztgesprächen, in den Supervisionen und schließlich in der Teamkonferenz gemeinsam mit dem Patienten der bisherige Behandlungsverlauf besprochen und Veränderungen des Realstundenplanes vorgenommen. So planen wir z.B. Paar- oder Familiengespräche, bereiten Arbeits- und Studierversuche vor und klären die ambulante Nachbehandlung.

6. Abschlußdiagnostik: In ausführlichen Einzel- und Gruppengesprächen sowie mittels Testdiagnostik wird mit dem Patienten und in der Teamkonferenz eine Einschätzung des Behandlungsverlaufs vorgenommen, die offenen Fragen werden angesprochen und ein Termin für die Nachuntersuchung vereinbart.

7. Katamnese: In Jahresabständen bitten wir die Patienten zur Nachuntersuchung. In zwei Interviews und Wiederholung der Eingangsdiagnostik wird ein möglichst umfangreiches Zustands- und Verlaufsbild nach der Entlassung aus der tagesklinischen Behandlung erstellt.

Personelle Ausstattung der Tagesklinik: Zur Realisierung dieses Behandlungsprogramms bedarf es *eines Teams von kompetenten Experten*, die im Falle einer an der Psychoanalyse orientierten Psychotherapie eine entsprechende Ausbildung in dieser Methode und ihren Anwendungsformen durchlaufen haben müssen. Zu diesem Team gehört in einer Tagesklinik mit 19 Behandlungsplät-

zen einmal der ärztliche Leiter, in der Regel ein erfahrener Psychoanalytiker. Ihm zur Seite stehen drei weitere Psychotherapeuten, darunter mindestens ein Arzt, während die beiden anderen Psychologen oder Ärzte sein können. Als *Spezialisten* für bestimmte Verfahren sind eine *Beschäftigungs- und Gestaltungstherapeutin*, eine Expertin für die *Körper- und Bewegungstherapie* und eine *Musiktherapeutin* notwendig. Für Sozialtherapie und *Sozialarbeit* muß ein Sozialarbeiter zur Verfügung stehen, für die Leitung und Gestaltung des Stationslebens sowie die Bezugspflege drei Krankenpflegekräfte.

Die *Teamsupervision* wird von einem externen Psychoanalytiker durchgeführt.

Zur Indikation für eine tagesklinische Behandlung: Aufgrund theoretischer Überlegungen und langjähriger klinischer Erfahrungen ist die tagesklinische Behandlung bei Patienten mit folgenden Problemlagen zu erwägen:

1. Bei Patienten mit strukturellen Störungen, die in ihrer *Nähe- und Distanztoleranz* erheblich beeinträchtigt sind: Vor allem *präpsychotischen, narzißtischen und Borderline-Persönlichkeitsstörungen* erlaubt die Tagesklinik den Patienten wie dem Therapeutenteam, sich in angemessener und erträglicher Weise auf die notwendige Behandlung allmählich einzulassen. Diese Patienten brauchen einen therapeutischen Rahmen, der ihnen einen *flexiblen Umgang* mit ihrer *Nähe-Toleranz* gestattet, der es möglich macht, einem Übermaß von Reizen und projektiven Identifizierungen zu entgehen, sich räumlich zu *distanzieren* und sich in die Vertrautheit der gewohnten Verhältnisse und Verhaltensmuster *zurückzuziehen*, vorausgesetzt, daß diese ausreichend erträglich und nicht zu destruktiv oder selbstdestruktiv sind.

Auch Patienten mit stärkeren narzißtischen Anteilen brauchen in der Regel, um die Phantasien eigener Grandiosität nicht beeinträchtigt zu sehen, eine größere Distanz.

Das tagesklinische Setting setzt aber auch die Fähigkeit voraus, das Getrenntsein, die Distanz zum therapeutischen Objekt, das Allein-sein bis zum nächsten Tag auszuhalten.

2. Bei Notwendigkeit einer *abgestuften Methodenkombination* mit Kontakt zur sozialen Realität, z.B. für die zunehmende Zahl *älterer Patienten.*

3. Im Fall sozialer Gründe, die eine indizierte stationäre Behandlung nicht möglich machen, z.B. *für Patientinnen mit unversorgten Kindern.*

4. Für einen *dosierten Übergang* von der *stationären* zur *ambulanten Behandlung*: Ein solcher Übergang kann z.B. notwendig sein, wenn das „Schonklima" der Station zur Einleitung einer Behandlung notwendig und wünschenswert ist, wenn aber wegen regressiver Tendenzen ein längerer stationärer Aufenthalt kontraindiziert erscheint, jedoch die unmittelbare Umstellung auf eine ambulante Therapie eine Überforderung bedeuten würde. In anderen Fällen kann es angebracht sein, *abgestufte Wohn-, Arbeits- und Freizeitversuche* über eine längere Zeit noch teilstationär zu begleiten.

5. Für eine intensive *Einleitung einer längerfristigen ambulanten Behandlung*: Hierzu gehören Kranke mit chronifizierten Symptom- und Charakterneurosen, mit psychosomatischen Erkrankungen, mit ausgeprägten Bequemlichkeitshaltungen oder mit latenten Rentenwünschen.

5.4   Psychosomatische Pflege

F. Ludwig-Becker, E. R. Petzold, G. Flatten

Die Aufgaben der Pflegenden in der Psychosomatischen Medizin umfassen vielfältige differenzierte Bereiche, die weit über die rein körperliche Pflege hinausgehen. Die *speziellen Anforderungen* an die psychosomatischen Pflegekräfte erfordern deshalb auch eine entsprechende *Qualifizierung.*

5.4.1   Geschichte der Krankenpflege

Bereits in den Anfängen der Krankenpflege wurden die Inhalte des *Pflegeauftrages* folgendermaßen definiert: „… Sorge um Licht und Luft, Speise und Trank, Schlaf und Wachen, Bewegung und Ruhe, Absonderungen und Ausscheidungen und um das psychische Gleichgewicht des Patienten" (Seidler 1966, S. 50). Dies ist bis heute das Gerüst der Pflege in Ausbildung und Praxis. Daß Pflege durch das Pflegepersonal und angewandte Heilkunst durch die Ärzte miteinander verwoben sind, schildert Seidler (1966) im Vorwort zu seinem Lehrbuch für Krankenpflege: „Die Arbeit und die Gewichtung ihrer Schwerpunkte verfolgt das gleiche selbstverständliche Ziel, *Pflege und*

Medizin als nicht voneinander trennbare Elemente einer *gemeinsamen Heilkunde* und eines Heilauftrages zu begreifen, den keiner ohne den anderen leisten könnte."

Geschichte der psychosomatischen Krankenpflege: Eine Geschichte der Psychosomatischen Krankenpflege müßte noch geschrieben werden, „weil ihre Ausgestaltung auch besondere pflegerische Überlegungen bedarf" (Seidler 1993).

In Deutschland hat sich im Gegensatz zu den internationalen Entwicklungen die Psychosomatische Medizin aus dem internistischen Fachgebiet heraus entwickelt (z.B. in Heidelberg unter Christian, Hahn und Petzold; in Ulm unter von Uexküll, Köhle und Schüffel). Hier wurden systematisch Erfahrungen einer *internistischen psychosomatischen Pflege* gesammelt.

Diese Art der integrierten klinischen Psychosomatik, die die psychosomatische Pflege einschließt, läßt sich am besten mit den Worten Seidlers charakterisieren:

„… wenngleich Psychosomatik nichts anderes meint als den Versuch, eine körperliche Erkrankung in allen ihren biologischen, psychologischen und sozialen Verknüpfungen zu erfassen. Sie ist daher ein die ganze Medizin betreffendes Konzept, indem sie versucht, durch die Wiedereinführung subjektiver und intersubjektiver Daten in die objektive Medizin deren Ansatz grundlegend zu erweitern" (Seidler 1993, S. 188).

Beese und Enke (1975) beschreiben den *Aufgabenbereich* der psychosomatischen Pflegekräfte als „*kooperierende Funktion*". Aus ihrer Sicht ist das Pflegepersonal ein enges mitverantwortliches Bindeglied zwischen Arzt und Patient. Das bedeutet, daß auch das Pflegepersonal wachsam und sensibel *interpsychische Prozesse* von Patienten und Mitpatienten, von Angehörigen und behandelnden Ärzten zu beobachten und wahrzunehmen hat. Daraus folgt, daß die „Verantwortlichkeit der Krankenschwester im psychotherapeutischen System trotz eines scheinbaren äußeren Autoritätsverlustes in Wirklichkeit Autorität gewinnt. Sie wird viel öfter vor schwierige Entscheidungen gestellt, die nur durch Menschenkenntnis, Einfühlungsgabe und abgewogene Initiative bewältigt werden kann" (Beese u. Enke 1975, S. 246). Westphale und Köhle (1982) beschreiben die Arbeit auf der internistisch-psychosomatischen Station der Universität Ulm und heben die Tätigkeit der Pflegekräfte und ihren therapeutisch-pflegerischen Einsatz hervor.

5.4.2 Aufgaben des Pflegepersonals

Die psychosomatisch tätigen Pflegekräfte sind neben der üblichen Ausübung *pflegerischer Funktionen* oft erste *Ansprechpartner* für den Patienten und seine Probleme. Sie haben also eine doppelte Aufgabe zu bewältigen:

Sie sind *Versorgende* im Sinne einer vom Patienten erlebten Mütterlichkeit. Sie sind *Therapierende* im alltäglichen ständigen, direkten und engsten Umgang mit den Patienten, der sich durch ihre reale Präsenz auf der Station ergibt. Dieser unmittelbare Kontakt unterscheidet sie von Ärzten und Psychologen, denen es eher gelingt, sich distanziert zu verhalten.

Folgende *Voraussetzungen* sollten von einer psychosomatischen Pflegekraft gefordert werden, damit sie sich in die psychischen Prozesse mit den Patienten einlassen kann:

- *Sensibilität* im Umgang mit anderen
- *Stabilität* in der eigenen Persönlichkeitsstruktur
- *Anerkennen* der *eigenen Grenzen*
- *Kritik- und Reflexionsfähigkeit* für psychische Prozesse

Diese Voraussetzungen können durch *Selbsterfahrung* gewonnen werden. *Balintarbeit* und *Team-Supervision* wirken unterstützend. Persönliche Selbsterfahrung ist in der *Aus- und Weiterbildung* zu erwerben. Dies setzt eine hohe Motivation der Pflegekraft voraus, da derartige Ausbildungsangebote oft außerhalb der Arbeitszeit stattfinden und selbst finanziert werden müssen.

Um die Aufgaben im Pflegedienst zu verstehen und die psychodynamischen Abläufe nachvollziehen zu können, sind neben der Selbsterfahrung *theoretische Kenntnisse* notwendig. Im praktischen Umgang mit dem Patienten kommt es zu *Übertragungs- und Gegenübertragungsreaktionen*. Dabei kann bei Identifizierung mit dem Patienten die professionelle Distanz verloren gehen. Die Identifikation kann zur Projektion des sog. Bösen auf den jeweils anderen führen wie auch zur Aufspaltung zwischen Gut und Böse.

Das folgende Pflegekonzept illustriert die Arbeit des Pflegepersonals im Bereich der Psychosomatischen Medizin eines Großklinikums.

5.4.3 Das Aachener Modell Psychosomatischer Pflege (AMPP)

In der Klinik für Psychosomatik und Psychotherapeutische Medizin an der Rheinisch-Westfälischen Technischen Hochschule Aachen halten wir uns an das implizite Axiom der Psychosomatischen Medizin: „Wir behandeln keine Krankheiten, sondern kranke Menschen". Das gilt auch für die Pflegeaufgaben auf der psychosomatischen Station. Sie lassen sich in zwei Leitlinien untergliedern:

> 1. Die herkömmliche *klinisch-somatische Körperpflege* ist strengstens einzuhalten.
>
> 2. Der *psychotherapeutische Prozeß* beginnt mit der Pflege.

Die Psychodynamik, die jedem psychotherapeutischen Prozeß innewohnt, erfordert eine kontinuierliche *externe Supervision* oder/und regelmäßige *interne Balintgruppenarbeit*. Diese Gruppen finden während der Dienstzeit statt. An der Balintgruppe – im AMPP unter der Leitung des Klinikdirektors – nehmen die Pflegenden teil, die Supervision wird unter externer Leitung dem gesamten Stations-Team angeboten.

Mit der Umsetzung dieses Pflegeprogramms kann die Integration der sprechenden Medizin in den klinischen Alltag gelingen. Der „stumme Pflegeauftrag" mit Berühren, Kissen aufschlagen, Tee reichen wird durch dieses Vorgehen unterstützt.

Der Stationsalltag dieser Abteilung läuft nach ganz bestimmten Regeln ab, die in der *Stationsordnung* festgehalten sind. Regeln, die der Abgrenzung und der Ordnung in einem System dienen, sind zu befolgen. Der Umgang mit diesen Regeln kann jedoch unterschiedlich gehandhabt werden. Dies illustriert das folgende *Beispiel*:

Zwei Patienten kommen zu spät vom Ausgang auf die Station zurück. Für den zwanghaft strukturierten Patienten ist dies ein gesunder Schritt, für die bulimische Patientin dagegen eine Wiederholung ihrer Grenzenlosigkeit. Es geht um Gewährung in dem einen und Begrenzung im anderen Fall.

Die *Doppelfunktion*, die einer psychosomatisch tätigen Pflegekraft in der rein körperlichen Pflege und der psychisch-verbalen Interaktion zukommt, zeigt die Fortsetzung des *Beispiels*:

Der Patient, der mit der Aufforderung, die Regeln zu befolgen, in seine Schranken gewiesen wird, reagiert darauf mit Gekränktsein und reaktiviert alte Erinnerungen wie „die Eltern waren nie lieb zu mir, schickten mich weg". In der pflegerischen Handlung erfährt er nun etwas Neues. Die Schwester reicht ihm nach der Frustration ein Glas Wasser – vielleicht weil er sich verschluckt hat. Er erlebt eine innerseelische Korrektur seiner bisherigen Erfahrungen: „Selbst, wenn die Schwester mich eben nicht mochte, hilft sie mir jetzt". Er lernt, daß er als Mensch gleichzeitig gut und böse sein kann, oder einfacher ausgedrückt: so akzeptiert wird, wie er wirklich ist.

Auf diese Weise werden *somatische und psychische Anteile in die Pflege integriert*. Das entspricht bei warmherzigen und distanzierten, introspektionsfähigen Pflegenden einer psychotherapeutischen Idealhaltung. Sie hilft den individuellen psychotherapeutischen Prozeß bei Patienten anzustoßen und vieles zu integrieren, was in einer offiziellen Therapiestunde mitunter nicht möglich ist.

Schwestern/Pfleger sind in ihrer täglichen Arbeit auch am *diagnostischen Prozeß* beteiligt. Durch ihre Schulung, die Patienten somatisch wie auch psychisch sensibel wahrzunehmen, liefern sie wertvolle diagnostische Hinweise. So schildern sie z. B. den Ärzten, daß „der Patient sich zurückzieht" und *wie* er sich zurückzieht.

Wie sieht die Situation von psychosomatischem Pflegepersonal in anderen stationären Einrichtungen aus? Bei der Entwicklung des AMPP wurde diesbezüglich eine *überregionale Fragebogenaktion* (Pilotstudie) durchgeführt. Die Auswertung zeigte folgende Ergebnisse: Der *Personal- und Patientenschlüssel* wird in den primär versorgenden Kliniken im Durchschnitt mit 8/15 in 3 Schichten angegeben. In den Rehabilitations-Einrichtungen beläuft er sich auf 5,6/20 in 3 Schichten.

Die praktizierte *Pflegedokumentation* wird in den Universitätskliniken auf fachfremden psychiatrischen Dokumentationsbögen vorgenommen, in den Rehabilitations-Einrichtungen fehlt sie entweder ganz oder sie stützt sich auf internistische oder Rehabilitations-Dokumentationsbögen.

5.4.4 Qualitätssicherung in der psychosomatischen Pflege

Qualitätssicherung erfordert eine *spezifische Dokumentation* der psychosomatischen Leistungen. Die Pflegepraxis muß auf überprüfbaren *Pflegestandards* beruhen, die nur in einem offenen Verständigungsprozeß zwischen Pflegekräf-

ten, Ärzten und weiteren an der Behandlung beteiligten medizinischen Fachberufen zu einem wirksamen Instrument der Qualitätssicherung werden. Die Einführung geeigneter *Pflegedokumentationsysteme* für die jeweilige spezielle Pflege in einem medizinischen Fachgebiet ist für eine bedarfsgerechte Budgetierung im Krankenhaus-Gesamtplan unerläßlich. *Fort- und Weiterbildung* des Pflegepersonals müssen diesen Anforderungen gerecht werden. Dies gilt für den gesamten medizinischen Versorgungsbereich und damit auch für die psychosomatische Medizin. Der *Zeitaufwand* für eine derartige Weiterbildung beläuft sich auf mindestens vier Stunden/Woche und sollte selbstverständlich im Pflegesatz enthalten sein.

5.4.5 Wirtschaftliche Aspekte einer konsequenten Ausbildung psychosomatischen Pflegepersonals

Das Pflegepersonal im *Fachgebiet psychotherapeutische Medizin* sollte nach den neuen Ausbildungsrichtlinien und -zielen (Robert Bosch-Stiftung 1993) unterrichtet werden, insbesondere in Bezug auf die „Beobachtung des körperlichen und seelischen Zustandes des Patienten und der Umstände, die seine Gesundheit beeinflussen, sowie der Weitergabe dieser Beobachtungen an die an der Diagnostik, Therapie und Pflege Beteiligten ..."(S. 81–82). Ein derart geschultes Pflegepersonal kann zur *Kosteneinsparung* beitragen, was sich durch standardisierte Pflegedokumentation im Sinne einer *Qualitätssicherung* aufzeigen ließe. Ferner ist durch eine derartige Ausbildung gewährleistet:

- schnelleres, tieferes *Verständnis* und Eingehen auf den Patienten,
- Übernahme der Funktion als *Bezugsperson* für den Patienten,
- qualifizierte *Kotherapeutenfunktion*.

Das Aachener Pflegemodell und die Ergebnisse der Pilotstudie lassen erkennen, daß psychosomatische Pflege qualifiziertes Personal erfordert, ähnlich der Pflege auf Intensivstationen, das entsprechend ausgebildet und analog vergütet werden muß.

Qualifikation und *Behandlungsverbesserung* des individuell zu pflegenden Patienten wird erreicht durch:

- *psychosomatische Schulung* bereits während der Ausbildung,

- *Fortbildung* speziell für Pflegepersonal,

- K**r**ankenpflegeschulen für *psychotherapeutische Medizin* (wie z. B. Bonn, Isny), sowie *berufsbegleitende Weiterbildung* zur Fachpflegekraft Psychosomatik/Psychotherapie (Bad Kreuznach).

Welch positive Ergebnisse durch eine bedarfsgerechte Fort- und Weiterbildung erzielt werden können, zeigen die internationalen Balint-Preis-Arbeiten in Gesundheits- und Krankenpflege, die von einem ausgewählten Komitee des Schweizerischen Roten Kreuzes evaluiert und jährlich in Ascona ausgezeichnet werden.

5.5 Praxis für Allgemeinmedizin

Ch. Knorr

Der *psychotherapeutisch arbeitende Hausarzt* übt seine Tätigkeit aus, indem er körperliche, seelische und soziale Faktoren in sein Gesundheits- und Krankheitsverständnis einbezieht. Technisch-apparative Möglichkeiten und körperliche Untersuchung werden mit dem ärztlichen *Gespräch* verbunden; die *Arzt-Patient-Beziehung* wird zum diagnostischen Instrument.

Die meisten Menschen gehen zum Hausarzt *zuerst*, was große Chancen und eine große Verantwortung mit sich bringt. Er ist das erste Glied im medizinischen Versorgungssystem. Zum Hausarzt kommen die Patienten mit *körperlichen* (z. B. Bauchschmerzen), *seelischen* (z. B. Angstzuständen) oder *sozialen Problemen* (z. B. Konflikten am Arbeitsplatz), je nachdem, „wo der Schuh drückt". Die Koordinierung der Behandlung ist eine der Aufgaben des Hausarztes (Abb. 5–2).

Zur Frage der *psychischen Morbidität bei Hausarzt-Patienten* und damit der Indikation für Psychotherapie bei diesem Klientel geben Kielhorn (1994) und Wesiack (1996) aus eigener Erfahrung und aus der Literatur Zahlen von *25–75 %* an, bei den meisten Untersuchungen sind es 40–50 % und mehr. Es kommt also die *Hälfte oder mehr der Hausarzt-Patienten auch mit seelischen Problemen*. Ein Hausarzt ohne psychotherapeutisches und psychosomatisches Fachwissen ist nach unserer Ansicht für seine Aufgabe mangelhaft gerüstet.

Indikation und Therapiemethoden: Viele Patienten, die mit seelischen Problemen zum Hausarzt kommen, stehen „an der Schwelle" zur Psychotherapie. Sie sind auf organisches Leiden fixiert, erleben *Psychotherapie* noch als zu große Kränkung oder haben Angst, direkt einen Psychotherapeuten aufzusuchen. Viele können auf Grund ihrer Beziehungsstörung keine regelmäßigen Termine einhalten. Häufig muß erst eine *Phase der Motivationsarbeit* vorgeschaltet werden. Wie kann solchen Patienten im hausärztlichen Rahmen geholfen werden?

- „Auffangen" der Patienten in *akuten psychischen Krisen* durch hausärztliche Gespräche. Entweder eigene Weiterbehandlung oder Überweisung auf die Kriseninterventionsstation oder an ambulante Psychotherapeuten.

- Psychische Begleitung von Patienten, die immer wieder subjektiv krank in die Sprechstunde kommen, meist mit wechselnden und immer neuen Beschwerden.

Es können dies z. B. Patienten sein mit *somatoformen Störungen* oder *chronischen Schmerzsyndromen* oder *schweren Persönlichkeitsstörungen*. Hier ist ein Anspruch auf „Heilung" häufig verfehlt. Die Aufgabe besteht nicht selten darin, diese Patienten sozusagen vor Schlimmerem zu bewahren. Dies gelingt z. B. durch kurze hausärztliche Gespräche, unschädliche Untersuchungen und, falls nötig, die Verordnung von harmlosen Medikamenten. Wichtig sowohl zum Wohle der Patienten als auch als Beitrag zur Kostenbeschränkung im Gesundheitswesen ist die *Verhinderung* von nutzlosen und potentiell *schädlichen diagnostischen oder therapeutischen körperlichen Eingriffen* (z. B. Laparoskopien, vage indizierte Appendektomien und vieles mehr).

- Im Rahmen einer hausärztlichen Praxis sind *Kurztherapien bzw. Ultra-Kurz-Psychotherapien* von wenigen Sitzungen möglich, die zu einer neuen Sichtweise verhelfen bzw. eine Umstimmung bewirken können. Die Patienten können in die normale Sprechstunde wiederkommen, wenn erneute Beschwerden auftreten. Die Psychotherapie des Hausarztes kann immer wieder aufgenommen werden, wo sie unterbrochen wurde.

Arzt-Patienten-Beziehung: Der Hausarzt hat aufgrund seiner Stellung als Primärarzt eine außerordentlich wichtige Aufgabe für die Psycho-

niedergelassene Fachärzte
– somatisch mit Spezialisierung
  z.B. Internisten, Kardiologen, Gynäkologen, HNO-Ärzte usw.
– psychotherapeutisch
  z.B. Ärzte für psychotherapeutische Medizin
– psychiatrisch
  Nervenärzte

Spezialabteilungen für
Diagnostik und Therapie

Kliniken und Klinikabteilungen
– somatisch
– psychosomatisch
– psychiatrisch

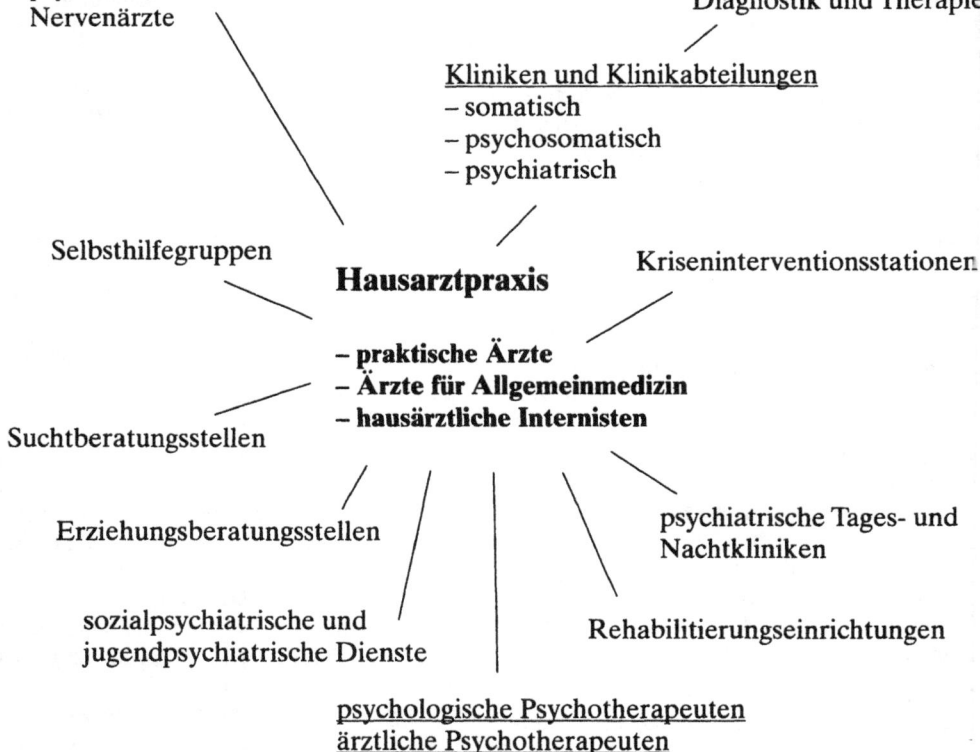

Selbsthilfegruppen

Hausarztpraxis

Kriseninterventionsstationen

– praktische Ärzte
– Ärzte für Allgemeinmedizin
– hausärztliche Internisten

Suchtberatungsstellen

Erziehungsberatungsstellen

psychiatrische Tages- und
Nachtkliniken

sozialpsychiatrische und
jugendpsychiatrische Dienste

Rehabilitierungseinrichtungen

psychologische Psychotherapeuten
ärztliche Psychotherapeuten

(Einzeltherapie oder Gruppentherapie)

– verschiedene Verfahren:

– tiefenpsychologisch fundiert
– psychoanalytisch
– Entspannungsverfahren
– verhaltenstherapeutisch

Abb. 5-2: Kooperationspartner des Hausarztes mit psychosomatischer Orientierung

therapie. Er hat die Möglichkeit, *im Entstehen be-griffene* neurotische oder psychosomatische *Krankheiten* relativ leicht, d.h. durch wenige die Psychodynamik aufgreifende ärztliche Gespräche zu erkennen und einer fachgerechten Behandlung zuzuführen, um so Chronifizierung zu verhindern.

Die *Arzt-Patienten-Beziehung des Hausarztes* ist geprägt durch persönliche Nähe, Verfügbarkeit und Erreichbarkeit (z.B. durch Hausbesuche). Der Patient kann kommen, so oft er dies will und braucht. Eine zeitliche Beschränkung, z.B. durch Erreichen der max. Stundenzahl eines Psychotherapie-Antrags, gibt es nicht.

Der *Facharzt* ist eher eine distanzierte Respektsperson; die Beziehung zum (oft über Jahre bekannter) Hausarzt ist persönlicher, näher und gleichberechtigter.

Der Hausarzt hat aus verschiedenen Gründen auch *Aufgaben der Information und Erziehung* gegenüber dem Patienten, nämlich Erziehung des Patenten zu einer vernünftigen Haltung gegenüber der Krankheit (besonders bei chronischer Krankheit). Die Aufgabe der Erziehung ist eine wechselseitige, d.h. auch der Patient erzieht den Arzt. Ein wichtiger Heilfaktor der Hausarztpraxis sind die *Arzthelferinnen*. Sie sind die ersten Ansprechpartner in der Praxis, sie vermitteln einen großen Teil der Athmosphäre, die den Patienten Geborgenheit und Wohlbefinden ermöglicht.

Was die *Forschung* angeht, so sind für Hausärzte *Langzeitkatamnesen*, die für die Psychotherapieforschung so wichtig sind, eine Selbstverständlichkeit. Hausärzte sehen die Patienten oft über Jahre, manchmal über Generationen, was für die Beurteilbarkeit von Therapieerfolgen ein unschätzbarer Fundus ist, der in der Zusammenarbeit mit Psychotherapieforschern noch mehr genutzt werden sollte.

Ziele hausärztlicher Therapie: Die *Diagnose einer „psychogenen Störung"* sollte (auch) beim Hausarzt durchweg aufgrund positiver psychologischer Kriterien gestellt werden und nicht als Ausschlußdiagnose, wenn nichts anderes übrig bleibt. Dies ist selbstverständlich nur durch entsprechende Ausbildung möglich.

Die Psychotherapie des Hausarztes ist *nicht „kleine" Psychotherapie* (im Gegensatz zur „großen" nach den offiziellen Psychotherapie Richtlinien). Sie verwirklicht die Dimension des bio-psycho-sozialen Arbeitens. Der Hausarzt hat oft die Aufgabe, den *Patienten zu begleiten,* z.B. bei chronischen Krankheiten wie Diabetes mellitus, chronischen Depressionen, Persönlichkeitsstörungen, koronarer Herzkrankheit und chronischen Schmerzsyndromen. Hier muß er gemeinsam mit Patienten durch alle Phasen der Erkrankung und alle Enttäuschungen hindurchgehen, ohne ihn aufzugeben oder zu verlassen.

Organisationsstruktur der Praxis: Der Hausarzt hat seine Praxis in der Regel *in Wohnnähe der Patienten.* Die Sprechstunde ist offen, d.h. die Patienten können nach *kurzfristiger Anmeldung* (z.B. telefonisch) kommen oder werden in Notfällen auch ohne Anmeldung vorgelassen. Die Patientenzahl wird zwischen 500 und 2000 im Quartal liegen. Die *Konsultationszeit* wird relativ kurz sein (zwischen 3 und 20 min.). Die Praxis wird mit *Arzthelferinnen* geführt werden, sie wird mehrere Räume haben und damit relativ hohe Kosten, deutlich höhere als z.B. eine reine Psychotherapie-Praxis.

Nach Kielhorn (1994) muß bei 50% Betriebskosten in einer hausärztlichen Praxis der Umsatz mindestens 300,- DM/Std. betragen, während der Stundensatz für Psychotherapie derzeit bei 100–110 DM/Std. liegt.

Der *Arzt* wird *erreichbar* sein; nicht nur zu festen Telefonzeiten, sondern immer zur Sprechstundenzeit. In einer *Gemeinschaftspraxis mit mehreren Ärzten* können Kosten gespart werden. Es kann parallel gearbeitet werden. Während einer die *Hausarztsprechstunde* abdeckt (und die dafür notwendigen Kosten erwirtschaftet), kann der andere in einem separaten Raum *psychotherapeutisch tätig* sein. So ist organisatorisch eine Integration beider Tätigkeiten möglich. Der Hausarzt kann – wie das auch bei Balint (1980) beschrieben wird – phasenweise regelmäßige psychotherapeutische Gespräche von 50 min. Dauer führen und danach wieder die „normale" hausärztliche Tätigkeit aufnehmen.

Erfordernisse für die Aus- und Weiterbildung

- Selbsterfahrung, Balint-Gruppe, evtl. Erfahrung in Supervision

- Psychodiagnostik, Psychotherapie – möglichst stationär und ambulant

- somatische Diagnostik und Therapie, stationär und ambulant

- psychiatrische Diagnostik und Therapie

- Praxisorganisation, Grundlagen des Wirtschaftens und Führung der Helferinnen

Fallbeispiel: Eine 22-jährige Patientin kommt in die Sprechstunde mit starken Magenschmerzen. Die körperliche Untersuchung des Bauchraumes ergibt keinen krankhaften Befund, nur Verspannungen und allgemeine Druckempfindlichkeit. Ich kenne die Patientin von früheren Konsultationen ein bißchen und habe sofort den Eindruck, daß ein seelisches Problem hinter den Magenschmerzen steckt. Ich deute meinen Verdacht an, sie verneint aber alles diesbezügliche kategorisch. Als sie schließlich hinausgehen will, frage ich irgendwie ungezielt, weil mich die Sache beschäftigt: „Was machen Sie eigentlich beruflich?" – „Ich bin gerade gekündigt worden." – „Warum denn?" – „Weil ich in einer Auseinandersetzung einer Kollegin mit der Faust ins Gesicht geschlagen habe." – Ich bitte sie, sich nochmal zu setzen und wir besprechen den Vorfall. Im Moment ist sie nicht bereit oder in der Lage, ihre psychosozialen Konflikte (Schlägerei, Kündigung) zu reflektieren. Sie reagiert mit körperlichen Beschwerden (Magenschmerzen) und will Hilfe in ihrer akuten, körperlichen Not. Von den Magenschmerzen ist nach dem kurzen Gespräch nicht mehr die Rede, nach einer kurzen Krankschreibung kommt sie auch nicht mehr, sie wird irgendwie zurechtkommen, eine neue Arbeit finden und irgendwann mit dem nächsten Problem wieder in der Praxis auftauchen.

Warum kommt sie nicht wieder? Vielleicht kommt sie nur, wenn es „brennt", d.h. in Notfällen. Sie will oder kann keine regelmäßigen Gespräche haben. Oder sie muß einfach nur ein paar Tage „aus dem Verkehr gezogen" werden (wie manche Patienten sagen), d.h. krankgeschrieben werden, dann wird es wieder gehen. Mehr Bedürfnis nach Reflexion besteht nicht. Hier ist es Aufgabe des Arztes, die psychosomatischen Zusammenhänge zu sehen.

Ausblick: Nach Wesiack (1984) verwirklicht gerade der psychotherapeutisch ausgebildete Hausarzt den *Ansatz der Psychosomatik*, denn er kann die Funktion des *Psychotherapeuten* und die des *Organspezialisten* in seiner Person vereinigen. So kann er dazu beitragen, die unselige Leib-Seele-Trennung zu überwinden.

5.6   Klinik und Praxis für Innere Medizin

G. Jantschek

Die Innere Medizin hat wie andere Disziplinen der Heilkunde durch den Einzug der Technik eine deutliche Veränderung erfahren. Engelhardt (1996) spricht von einer *Akzentverlagerung* vom gesprochenen *Wort* auf das *Bild* (z.B. Endoskopie, Sonographie).

5.6.1   Psychosomatische Aspekte in der Klinik

Diagnostik: Im Krankenhaus klagen die Patienten über mangelnde menschliche *Kommunikation* und fehlende persönliche *Aufklärung*. Der Dialog mit dem Patienten in der technologischen Medizin ist jedoch notwendig, um in der Diagnostik ein umfassenderes Bild des Kranken zu gewinnen, das sich nicht nur auf seine körperliche Krankheit bezieht.

In einer untersuchten Zufallsstichprobe von 100 internistischen Krankenhaus-Patienten fühlten sich 57% der Befragten bei der Aufnahme körperlich und 46% *seelisch stark belastet*. Die Ärzte

und das Pflegepersonal hielten bei 46% bis 69% *psychosoziale Faktoren* bei der aktuellen Krankenhausbehandlung für bedeutsam (Schmeling-Kudas 1995). Diese Fakten sind daher auf allgemeininternistischen Stationen zu berücksichtigen.

Visite: Veränderungen im Sinne einer *patientenzentrierten Medizin* an internistischen Krankenhausabteilungen sind durch Umgestaltung der Visiten, gemeinsame Fallbesprechungen, Fortbildung über Gesprächsführung, Aufklärung, Umgang mit Schwerkranken und Supervisionsmöglichkeiten möglich. Untersuchungen bei Internisten in der Ausbildung zeigten nach gezielter Schulung eine effektive *Verbesserung der psychosozialen Kompetenz* und *Erhöhung der Zufriedenheit* bei Ärzten und Patienten. Die Umsetzung zusätzlicher therapeutischer Ansätze erfordert die Bereitschaft des Personals zur *Weiterqualifizierung* in psychosomatischer bzw. psychotherapeutischer Kompetenz und ist von der Art des Krankenhauses, der Abteilung und des Trägers abhängig.

Integrative Station: Eine weitergehende Entwicklung zu speziellen Stationen geht in Richtung einer *Integration psychosomatischer Arbeitsweisen* innerhalb der Inneren Medizin (Schmeling-Kudas 1995).

Integrative Konzepte wurden in Deutschland nach dem 2. Weltkrieg von einer Reihe führender Internisten, z.B. Curtius, Heilmeyer, Jores, Seitz, v. Uexküll durch Gründung psychotherapeutischer Abteilungen gefördert und die *Psychotherapie* so in der Inneren Medizin institutionalisiert. Diese Entwicklung *psychosomatischer Abteilungen* unterscheidet sich deutlich von der in anderen Ländern. Für eine gelungene *Integration der Psychoonkologie* in einem großen Klinikum nennen Kappauf und Gallmeier (1992) folgende Voraussetzungen:

1. Die therapeutische *Hauptaufmerksamkeit* muß den *krebskranken Menschen* gelten und nicht dem Krebs.

2. Medizin wird dadurch *Beziehungsmedizin*, Onkologie wird als therapeutische Begleitung von meist chronisch Kranken verstanden.

3. Diese Beziehungsmedizin erfordert *interprofessionelle Zusammenarbeit* bei klarer Verantwortungszuständigkeit und wird als *Reintegrationsmodell* zur integrativen Medizin.

Konsiliartätigkeit (eigene und angeforderte): Eine weitere Möglichkeit, psychosomatisches Denken und psychotherapeutisches Handeln in die Innere Medizin einzubringen, ist eine gut funktionierende *Konsiliartätigkeit.* Hierzu bieten sich speziell weitergebildete Internisten mit psychotherapeutischer Kompetenz als Berater an. Meßbar positive Effekte zeigte die routinemäßige Aufnahme einer *psychosomatischen Primärdiagnostik* in einer universitären medizinischen Poliklinik. Die durchschnittliche Krankheitsdauer verkürzte sich von vorher 5,7 Jahre auf 2,9 Jahre (Haag u. Stuhr 1992). Dieses Ergebnis ist durch das bessere Erkennen modifizierender *psychosozialer Faktoren* im Krankheitsverlauf zu erklären, ebenso durch die erfolgten *psychosozialen Interventionen.*

Den Krankenhausärzten in Akutkrankenhäusern ist daher dringend zu empfehlen, den psychosozialen Bedarf ihrer Patienten im Konsiliardienst geltend zu machen.

Therapie (facheigene und psychotherapeutische Maßnahmen): Nach Buchborn (1984) zeigte die Literaturauswertung im Mittel eine *Überlegenheit der Resultate* für *psychotherapeutisch mitbehandelte Fälle.* Bei ausschließlicher Berücksichtigung kontrollierter Vergleichsstudien war jedoch die Zahl gebesserter und nicht gebesserter bzw. verschlechterter Patienten etwa gleich groß. Diese Resultate der empirischen Psychotherapieforschung bedeuten nicht, daß die Wirksamkeit einer Psychotherapie bei psychosomatischen Krankheiten nicht genügend gesichert und deshalb auch ökonomisch nicht indiziert ist. *Psychotherapie* unterscheidet sich daher nicht von anderen medizinischen Behandlungsmaßnahmen, die auch nicht unter allen Bedingungen, bei allen Patienten und trotz gleichartiger Erkrankungen identische Wirkungen entfalten. Pragmatisch angewandte psychotherapeutische Verfahren können bei vielen Kranken eine *zusätzliche Besserung* ihrer Beschwerden und ihres Krankheitsverlaufes herbeiführen, die mit medizinischer Behandlung allein nicht in gleicher Häufigkeit und Intensität zu erzielen ist.

Ohne auf spezielle *Psychotherapieverfahren,* wie sie in den einzelnen Kapiteln aufgeführt sind, einzugehen, bieten sich im Rahmen der Krankenhausbehandlung *einfache Methoden* wie autogenes Training, progressive Muskelrelaxation, hypnoide Entspannung einzeln oder in Gruppe an.

Gespräch bei der Entlassung(Empfehlung zur Weiterbehandlung und Lebensführung): Nach Berücksichtigung psychosozialer Aspekte in der Diagnostik und Therapie von Patienten im Krankenhaus gilt es, den Patienten während der Behandlung und bei der Entlassung zu *beraten,* inwieweit *Entspannungs- und psychotherapeutische Verfahren* auch im weiteren ambulanten Verlauf mit einbezogen werden sollten und können. Dies stellt eine Erweiterung des ohnehin geführten Gespräches über die *zukünftige Lebensführung* dar. Eine hilfreiche Variante kann die Einbeziehung der *Partner* bzw. der *Familie* in diese Abschlußgespräche sein, im Sinne einer effektiven kooperativen *Familienmedizin.* Partner dieses Systems sind auch die Hausärzte, die bereits bei der Entlassung über die vorgeschlagenen Maßnahmen informiert werden sollten.

5.6.2   Psychosomatische Aspekte in der Praxis

Aufbau einer tragfähigen Arzt-Patienten-Beziehung: In der Praxis des klinischen Alltags dominiert die somatische Diagnostik, an die sich in der Regel eine medikamentöse Therapie anschließt. Psychodynamische und *psychosoziale Anteile* werden bei körperlichen Krankheiten so gut wie nie synchron berücksichtigt. Die *Aufklärung* der Patienten, in welchem Verhältnis und in welcher Wechselwirkung körperliche, funktionelle und psychodynamisch-psychosoziale Faktoren der Krankheit und ihres Verlaufes stehen, sind daher von großer Wichtigkeit.

Diagnostik (Psychosomatische Grundversorgung): Ein Wissen um *Übertragung* und *Gegenübertragung* als Voraussetzung für Verständnis, Zuwendung und Einfühlungsvermögen erlauben dem Arzt, die Interpretationen eines Patienten als Zeichen für dessen emotionale Probleme zu verstehen. Damit wird aber eine *Zusatzausbildung,* wie sie die Fortbildung in *Psychosomatischer Grundversorgung* als Minimalangebot vermittelt, erforderlich. Die Bedeutung der diagnostischen Funktion zeigt sich z. B. in der Tatsache, daß nur ein Arzt, der gelernt hat, *Beziehungsdiagnosen* zu stellen, die psychosozialen Hintergründe somatischer Beschwerden erkennen kann, statt auf eine aufwendige und antitherapeutische Ausschlußdiagnostik ausweichen zu müssen.

Therapie (facheigene und psychotherapeutische): Die *Indikation* zur angemessenen *psychosozialen Intervention* muß dabei immer unter dem Aspekt des Primum nil nocere überprüft werden. In einer Studie bei Patienten mit Duodenalulkus, die mit kognitiver Therapie behandelt wurden, mußte die Studie abgebrochen werden, da in der Behandlungsgruppe mit kognitiver Psychotherapie sehr viel mehr Rückfälle als in der Kontrollgruppe ohne Behandlung auftraten. Damit konnte gezeigt werden, daß die kognitive Psychotherapie zwar eine deutliche, aber möglicherweise provokative und ulzerogene Wirkung hatte (Wilhelmsen et al. 1990).

Melmed (1996) weist daher mit Recht darauf hin, daß die Entdeckung des Helicobacter pylori unser Wissen über die Ulkuskrankheit revolutioniert hat, trotzdem aber unklar bleibt, wie die notwendige Stabilität in der Helicobacter-Wirt-Beziehung durch Streß beeinflußt wird.

Überweisung an Fachärzte/Kliniken: In der Praxis sollte der Internist durch gute Ausbildung und Wissen im Sinne des Allgemeininternisten in der Lage sein, das *Ganzheitsprinzip der Inneren Medizin* zu erhalten. Durch seine Möglichkeit, sich als *Beobachtungsinstrument*, als Arzt mit seiner Person in die Beziehung und Interaktion mit dem Patienten einzubringen, ist er in der Lage, die Zersplitterung in der Inneren Medizin in eine „Medizin für kranke Körper ohne Seele" und eine „Psychologie für kranke Seelen ohne Körper" aufzuhalten. Diese Fähigkeit hilft dem Arzt, Sachwissen und praktische Kunstfertigkeit mit *Empathie und Verständnis* in angemessener verbaler Form seinen Patienten zu vermitteln und die notwendige *Überweisung* an Fachärzte oder Kliniken zur fachpsychotherapeutischen Behandlung akzeptabel zu gestalten.

5.7   Klinik und Praxis für Psychiatrie und Neurologie

U. Rosin

Das Gebiet der *Nervenärzte* ist in Deutschland in die beiden Fächer *Neurologie* und *Psychiatrie* aufgeteilt worden. Das geschah in einigen Universitätskliniken erst Ende der 80er Jahre. Wegen der großen Unterschiede bei den Krankheitsbildern sowie bei der Art der speziellen Beziehungen zwischen Patienten und Arzt, wenn einerseits neurologische Krankheitsbilder und andererseits psychiatrische Störungen vorliegen, erfolgt die Darstellung getrennt voneinander.

Die *Psychotherapeutische Medizin* ist sowohl ein spezialistisches Gebiet als auch ein sog. *Querschnittsfach*: Der bio-psycho-soziale Ganzheitlichkeitsanspruch erwartet von den Ärzten eine hohe diagnostische Kompetenz und ein breites Repertoire an psychotherapeutischen Methoden. Insofern ist der Spezialarzt für Psychotherapeutische Medizin vielfach ähnlichen Anforderungen ausgesetzt wie Ärzte für Allgemeinmedizin.

5.7.1   Psychosomatische Aspekte bei psychiatrisch Kranken in der Klinik für Psychotherapeutische Medizin

Krankenhäuser, die einen Versorgungsauftrag für Psychotherapeutische Medizin erfüllen, nehmen in der Regel keine Kranken auf, bei denen psychiatrische Diagnosen im engeren Sinne gestellt werden (z. B. Schizophrenien, affektive Psychosen, Sucht und Abhängigkeiten sowie Dissozialität).

Diagnostik: Die meisten Patienten, die von niedergelassenen Allgemeinärzten als *Notfälle* in das Psychosomatische Krankenhaus überwiesen werden, sind *psychiatrisch krank* im „prädiagnostizierbaren" Zustand: Bei ihnen können oft, aufgrund des heute noch sehr begrenzten Standes der Kenntnis, z. B. von akuten psychotischen Störungen, nur drei vorläufige Feststellungen mit einiger Sicherheit gemacht werden:

1. Die Auffälligkeiten des Patienten sind so uncharakteristisch, daß sie nicht für eine bestimmte psychische Störung pathognomonisch sind.

2. Es besteht ein deutlicher Unterschied zu den „gesunden" Personen der Lebensumwelt des Patienten.

3. Die Erlebnis- und Verhaltensweisen des Patienten sind anders, für ihn selber fremd oder für seine Beziehungspersonen befremdend, im Vergleich zu dem, wie er in seiner „gesunden" Zeit war.

Eine Hilfe bei der Klärung dieser *diagnostischen Schwierigkeiten* ist die beziehungsmedizinische Kompetenz des Psychosomatikers mit seiner Intuition, seinen antwortenden Gefühlen und den Gegenübertragungsreaktionen. Der Facharzt für

Psychotherapeutische Medizin in der Notaufnahme-Situation muß, gemeinsam mit dem Kranken und meist auch dessen Angehörigen, entscheiden: Sind in dieser Klinik die für den Kranken erforderlichen *Rahmenbedingungen* gegeben (z. B. ausreichender Schutz bei Suizidalität und Räumlichkeiten, die die begrenzte Nähe- und Konflikttoleranz bei psychotisch Kranken gewährleisten).

Therapie: Ein Krankenhaus, in dessen medizinisch-therapeutischem Konzept die *Psychosen* bio-psycho-sozial als *Psychosomatosen des Gehirns* aufgefaßt werden, sollte Qualität und Anzahl des Personals sowie entsprechende Räumlichkeiten „vorhalten", um psychiatrisch Kranke auch aus Psychiatrischen Kliniken übernehmen und weiterbehandeln zu können. Viele Patienten benötigen, nach der Versorgung während des Akutstadiums in einer Psychiatrischen Klinik, eine weitere stationäre Behandlung mit dem Schwerpunkt *Psychotherapie*. Diese kann in vielen Psychiatrischen Kliniken, aus belegungsorganisatorischen und auch personellen Gründen, nicht erfolgen. Die *Pharmakotherapie* wird, je nach Indikation und Compliance, in der Psychosomatischen Klinik fortgeführt, vielleicht reduziert oder auch ganz abgesetzt.

Ein Ziel der Psychotherapeutischen Beziehungsmedizin kann zunächst sein, dem Patienten die Einsicht in die Notwendigkeit einer psychiatrischen Pharmakotherapie zu vermitteln. Die Kranken erleben sich oft von den Medikamenten wie überwältigt, sie fühlen sich in ihrer Autonomie eingeschränkt und leiden unter unangenehmen *Nebenwirkungen*. Das Ausmaß ihres vorangegangen Leidens unter den großen Ängsten und schweren psychotischen Symptomen haben sie „vergessen". Sie besitzen kein „emotionales Wissen" dafür, daß erst die zentralen Wirkungen z. B. der *Neuroleptika* (Affektdämpfung und Besserung der Realitätsprüfung) die Fähigkeit zur psychotherapeutischen Arbeit ermöglicht haben.

Eine weitere Aufgabe der Psychotherapie, zum Teil „unter dem Schutz" der Medikamente, ist das Erkennen der *sozialen, psychischen und körperlichen Determinanten*, die bei Verschlimmerungen der Symptomatik bedeutsam waren. In der speziellen psychotherapeutischen Patient-Arzt-Beziehung kann auch die Einsicht gewonnen werden, aus welchen innerseelischen Gründen des Kranken diese *Auslöser* – vielfach trotz seines besseren Wissen – nicht vermieden, sondern oft sogar

(zum Teil zwar peripher wahrgenommen, aber nicht ausreichend reflektiert) geradezu ausgesucht worden sind. Das Verhalten des Psychotherapeuten in der Beziehung zum Patienten kann zum Modell für die Bewältigung dieses Konfliktes werden.

5.7.2 Psychosomatische Aspekte bei Kranken in der Praxis des niedergelassenen Facharztes für Psychotherapeutische Medizin

Diagnose: Zum *Selbstverständnis* der Ärzte des neuen Fachgebietes gehört, daß sie nicht nur fünfzigminütige Sitzungen nach längerfristiger Vereinbarung (in der sog. Anrufbeantworter-Praxis, z. B. der „reinen" Psychoanalytiker), sondern *„offene" Sprechstunden* mit kürzeren oder ohne Wartezeiten durchführen. Etwa 5 bis 20 % dieser Patienten leiden unter *psychiatrischen Krankheiten*. Ein erstes Ziel ist, die für die gemeinsame diagnostische Arbeit erforderliche gute Patient-Arzt-Beziehung herzustellen. Dabei hat der Arzt sorgfältig darauf zu achten, daß er bei dem Kranken nicht die Hoffnung erweckt, er würde die Therapie selbst übernehmen. Die bei diesen Patienten meist gestörte *Nähe-Distanz-Regulierung* erfordert ein besonders flexibles und breites Interaktionsrepertoire. Nach der *Indikationsstellung* hat der Facharzt für Psychotherapeutische Medizin eine schwierige Organisations- und Überweisungsaufgabe. Hier bewährt sich, wenn er wirklich ein Spezialist in der „Beziehungs-" und „sprechenden" Medizin ist.

Therapie: Die meisten Fachärzte für Psychotherapeutische Medizin kooperieren, wenn sie die Behandlung eines psychiatrisch Kranken übernehmen, mit einem psychiatrischen Kollegen. Bei dieser Arbeitsteilung werden die medikamentösen und sozialen Aufgaben meist vom Psychiater übernommen, so daß der Psychosomatiker sich auf den psychotherapeutischen Anteil beschränken kann.

5.7.3 Psychosomatische Aspekte bei neurologisch Kranken in der Klinik für Psychotherapeutische Medizin

Anfälle, Lähmungen und Veränderungen der Koordination sowie des Bewußtseins sind einige Symptome des neurologischen Fachgebietes, die einerseits überwiegend *organisch* und andererseits weitgehend psychisch bedingt sein können.

Diagnostik: Die differentialdiagnostische Abklärung der somatisch-neurologischen, psychischen und sozialen Anteile ist manchmal selbst sehr erfahrenen Spezialisten, auch mit Einsatz modernster Zusatzverfahren, nicht möglich.

Eine häufige diagnostische Fragestellung an den psychosomatischen Kliniker ist, im Konsiliardienst auf einer neurologischen Station den Grad der sog. *psychogenen Überlagerung* festzustellen. Gelegentlich erfolgt diese Konsultation erst in Dilemmasituationen.

Fallbeispiel: Ein junger Assistent in der Neurologischen Universitätsklinik hatte eine Patientin, die über eine totale Lähmung und Gefühlsunfähigkeit der Beine klagte, „überführt". Während der Untersuchung einer anderen Patientin im benachbarten Bett hatte er den Fuß der „gelähmten" Patientin gesehen, der nicht ganz vom Bettzeug bedeckt war. Er hatte mit der Sensibilitätsprüfungs-Nadel „zugestochen". Die Patientin schrie auf, zog den Fuß zurück und „mußte" einräumen, daß sie gar nicht „wirklich" gelähmt sei. Am folgenden Tag jedoch hatte sich ihre „Querschnittslähmung" nach oben ausgeweitet, auch Blasen- und Darmfunktion waren nun beeinträchtigt. Hier half nur die Verlegung in ein Psychosomatisches Krankenhaus, in dem die Symptomatik und die subjektive Verarbeitung der Patientin akzeptiert werden konnten.

Therapie: Manchmal besteht zusätzlich zur neurologischen Grunderkrankung eine *stationär-psychotherapeutische* behandlungsbedürftige Symptomatik.

Eine Patientin hatte ihre langjährig bestehende Fahrstuhlphobie per Vermeidung „bewältigen" können; dies war nicht mehr möglich, nachdem sie wegen einer später aufgetretenen Querschnittslähmung auf den Rollstuhl angewiesen war.

Darüber hinaus können sich, in der Reaktion auf die Beeinträchtigungen durch die neurologische Erkrankung, depressive und psychogene Beschwerden (z.B. des Herz- und Kreislauf- wie des Magen-Darm-Systems) einstellen, die ambulant nicht ausreichend behandelt werden können. Alle Ärzte, die in Psychosomatischen Kliniken arbeiten, sind immer wieder in Sorge, daß „hinter" den eindeutig psychogen erscheinenden Symptomen doch ein organischer Krankheitsvorgang „stecken" könnte, selbst wenn die Intensität der Beschwerden eine deutliche Abhängigkeit von psychosozialen Konstellationen zeigt. Konsiliarische Untersuchungen durch einen neurologischen Fachkollegen sind dann eine wertvolle Hilfe.

5.7.4 Psychosomatische Aspekte bei neurologisch Kranken in der Praxis des Facharztes für Psychotherapeutische Medizin

Diagnostik: Während besonders Allgemeinärzte, Gynäkologen und Internisten bei vielen ihrer Patienten eine Psychogenese der als körperlich erlebten Beschwerden feststellen, befindet sich der Arzt für Psychotherapeutische Medizin manchmal in einer quasi entgegengesetzten Konstellation: Manche Menschen mit schwerem Krankheitsgefühl wollen sich wegen Depressionen oder Ängsten psychotherapeutisch behandeln lassen, während die eigentliche Ursache eine bisher nicht erkannte neurologische Erkrankung ist.

Fallbeispiel: Ein knapp 60jähriger Arzt klagte über depressive Verstimmungen mit Interessen- und Antriebsmangel für seine früher immer sehr engagierte Tätigkeit als Chirurg. Er hatte auch keine Freude mehr an seiner wöchentlichen „Kartenrunde" und in der Beziehung zu seiner Frau vermißte er das für sie beide immer so schöne leidenschaftliche Begehren. Eine genaue Analyse der Funktionszusammenhänge zwischen den einzelnen Symptomen ließ deutlich werden, daß zuerst eine allgemeine Konzentrationsschwäche mit Gedächtnisstörungen aufgetreten war. Diese hatten sein Selbstwertgefühl extrem gekränkt. Die Überweisung zur speziell neurologischen Diagnostik ergab über 70prozentige Stenosen beider Carotides externae.

Therapie: Der Facharzt für Psychotherapeutische Medizin kann Patienten mit neurologischen Krankheitsbildern, für den spezifischen fachpsychotherapeutischen Aspekt, in Kooperation mit einem neurologischen Kollegen behandeln.

Fallbeispiel: Eine 53jährige Patientin bat einen Arzt für Psychotherapeutische Medizin darum, sie wegen ihrer ausgeprägten Gangstörung zu behandeln. Diese sei, für sie selbst und andere ersichtlich, von Konflikten in ihrer Familie abhängig. Sie habe sich deshalb im Laufe der Jahre immer mehr zurückgezogen und sogar ihren Beruf aufgegeben. Die neurologische Diagnostik ergab eine mittelgradige, ätiopathogenetisch unklare Polyneuropathie beider Unterschenkel und Füße. Die Patientin selber wollte jedoch nicht akzeptieren, daß ein eigenständiger organisch-neurologischer Krankheitsprozeß mit Progredienz vorlag. Sie lehnte die von verschiedenen Neurologen empfohlene Kortisontherapie ab, da sie Angst vor der Nebenwirkungen, insbesondere vor einer Gewichtszunahme hatte. Sie erwartete, daß die Psychotherapie „alles beseitigen" und sie sich so die Kortisontherapie ersparen könnte. Hier waren Einsichtsvermittlung, Förderung der Compliance und Bearbeitung der phobischen Vermeidungen wichtige Ziele der zur neurologischen Behandlung parallelen Psychotherapie.

5.8   Klinik und Praxis für Gynäkologie und Geburtshilfe

P. Diederichs

5.8.1   Psychosomatische Aspekte in der Klinik

Eine kürzliche Umfrage (Braun u. Kentenich 1997) an allen gynäkologischen Kliniken und Abteilungen in Deutschland (N=1.019) über die Bedeutung einer integrierten Psychosomatik ergab, daß 91 % der Kliniken, die geantwortet hatten (N=325 bzw. 35 %), ihr einen wichtigen Stellenwert beimaßen. Obwohl 22 % der Kliniken, die auf die Umfrage reagierten, über eine hausinterne Psychologin verfügen, haben nur 10 % – das entspricht 3 % aller deutschen Frauenkliniken – die Wertschätzung der Psychosomatik so umgesetzt, daß sie eine entsprechende Prägung und Ausstrahlung besitzen. Es besteht also weiterhin eine unübersehbare Kluft zwischen Wunsch und Wirklichkeit. Immerhin sind an drei deutschen Universitäts-Frauenkliniken (Bonn, Düsseldorf und München) C3-Professuren für gynäkologische und geburtshilfliche Psychosomatik eingerichtet worden.

Sinn, Ziele aber auch Grenzen einer *psychosomatischen Station* innerhalb von Frauenkliniken beschreibt Rechenberger (1993). Idealtypisch für jede größere Frauenklinik wäre die Existenz eines *psychosomatischen Funktionsbereiches*, in dem eine Psychologin, Sozialarbeiterin sowie an der Psychosomatik interessierte Krankengymnastinnen, Hebammen und Ärzte zusammenarbeiten könnten. Der unmittelbare Kontakt zur Klinik sollte garantiert sein. Insbesondere die unter Handlungsdruck stehenden organisch ausgebildeten Ärzte hätten hier die Möglichkeit, einen anderen – allerdings zeitaufwendigeren – empathischen Zugang zu den Patientinnen zu beobachten.

Diagnostik: Rechenberger (1993) hebt zurecht hervor, daß in der Frauenheilkunde Derivate der ganzen Gefühlsskala zu Zeugung, Geburt und Tod (Eros und Thanatos) eine Rolle spielen. Springer-Kremser (1993) hat eine *Symptomklassifikation* vorgeschlagen nach fast *alleiniger psychogener Ätiologie* (eingebildete Schwangerschaft, Vaginismus, Frigidität, Notstandsamenorrhoe, Schreckblutung und Schwangerschaftserbrechen), *häufige psychogene Ätiologie* (sekundäre Amenorrhoe, übermäßige klimakterische Beschwerden, zervikaler Hypersekretionsfluor, Schmerzen beim Geschlechtsverkehr, juvenile Blutungen und chronische funktionelle Unterleibsbeschwerden) und *vorkommende psychogene Ätiologie* (Zyklusstö-

rungen, Pruritus vulvae in der Geschlechtsreife, funktionelle Kreuzschmerzen, habitueller Abort, vaginaler Fluor, Mastodynie und Sterilität).

In der *Notaufnahme* können sich besonders am späten Abend oder nachts Frauen mit akuten *Unterbauchbeschwerden*, plötzlich auftretenden *Blutungen* oder scheinbar *allergischen Reaktionen* in der Scheide einfinden. Die im Kap. 3.9 beschriebene Frau mit einer dysfunktionellen Blutung nach der traumatisierenden Nachricht über die außereheliche Beziehung ihres Mannes ist ein Beispiel dafür. Nicht selten sind verunglückte Sexualkontakte oder mehr oder minder latente Vergewaltigungen vorausgegangen, die aber aus Gründen der Scham verschwiegen werden. Natürlich muß der diensthabende Arzt alle Register seines differentialdiagnostischen Könnens unter Beweis stellen.

Auf die *psychosomatische Diagnose* könnte ihn die Art der szenischen Darstellung der Symptomatik und die sensible Nachfrage nach besonderen aktuellen Vorkommnissen, insbesondere im Beziehungsbereich, bringen. Gerade in der akuten Notaufnahmesituation sind Patienten überraschend offen, ihre seelische Abwehr ist brüchig. Sie kann sich am nächsten Morgen schon wieder stabilisiert haben, und der Arzt erfährt nichts mehr über potentielle psychosomatische Zusammenhänge.

In die *Polikliniken*, die in erster Linie Einrichtungen von Universitätsfrauenkliniken sind, kommt ein selektiertes Klientel: Zum einen Patientinnen, mit denen niedergelassene Kollegen diagnostisch oder therapeutisch nicht weitergekommen sind, zum anderen Frauen mit spezifischen therapeutischen Anliegen, die Spezialkenntnisse und den neuesten technologischen Stand diagnostischer Methodik erfordern. So hat sich im Rahmen der Frauen-Poliklinik meist eine *Hormon-, Kinderwunsch-* oder *Kontrazeptionssprechstunde* etabliert sowie Spezialsprechstunden für *Risikoschwangerschaften* und *Tumorbetreuung*.

In der *Hormonsprechstunde* läßt sich manchmal die gesamte „psychopathologische Palette" seelischer und psychosomatischer Störungen wiederfinden: Von schweren Phobien, Depressionen, hypochondrischen Befürchtungen über klimakterische Beschwerden bis hin zu Psychosomatosen wie Anorexia nervosa und Adipositas. Der Volksglaube mythologisiert die Macht der Hormone.

Der diagnostische und therapeutische Umgang mit *Kontrazeption* oder *Kinderwunsch* erfordert psychologische Kompetenz, z. B. ist die Wahl eines Verhütungsmittels nie eine rein technische Entscheidung, sondern auch durch unbewußte Motive oder Konflikte bedingt.

Unfreiwillige Kinderlosigkeit ist dagegen – unabhängig von ihren Ursachen – eine enorme narzißtische Kränkung. So verwundert es nicht, daß bei unfruchtbaren Frauen immer wieder Depressivität diagnostiziert wird. Hierbei sollte berücksichtigt werden, daß dieses Symptom nicht ausschließlich sekundär zu verstehen ist, sondern auch primär mit der biographischen Entwicklung dieser Frauen, ihrer aktuellen psychosozialen Situation oder Paarkonflikten zusammenhängen kann. Allerdings neigen sterile Frauen bzw. Paare dazu, ihre sonstigen Konflikte und Probleme mit dem Kinderwunsch abzuwehren.

Im *stationären Rahmen* hat aus psychosomatischer Sicht die Behandlung und Betreuung von *Karzinom-Patientinnen* großes Gewicht. Problempatientinnen auf der allgemeingynäkologischen Station können z. B. *Frauen mit Schwangerschaftsabbrüchen* werden. Indikatoren sind negative Gegenübertragungsreaktionen der Schwestern: Ein Teil der Frauen mit unerwünschter Schwangerschaft sind nach dem Abbruch auf der einen Seite erst einmal entlastet, auf der anderen Seite wehren sie ihre Schuldgefühle kompensatorisch ab. Die Schwestern erwarten dagegen, daß sie nach dem Abbruch sich schuldig fühlen und trauern.

Frauen mit *chronischen Adnexprozessen* haben nicht selten Störungen im Beziehungsbereich (s. Kap 3.9), die auch im stationären Rahmen manchmal „reinszeniert" werden.

Konsiliartätigkeit: Konsiliar- und Liaisondienste bestehen nebeneinander. Ihre Inanspruchnahme ist sehr unterschiedlich und hängt von verschiedenen Parametern ab (u.a. von dem Bekanntheitsgrad des Konsiliarius). Bewährt hat sich z. B. das *Liaisonmodell* der Universitätsfrauenklinik Köln, wo die psychosoziale Sprechstunde gemeinsam von einem Gynäkologen und einem Psychotherapeuten abgehalten wird. Die Nähe zur normalen Station soll zu einer deutlich höheren Inanspruchnahme und Akzeptanz dieser Sprechstunde geführt haben im Vergleich zum zuvor praktizierten Konsiliarmodell.

Therapie: Prinzipiell kommen in der Gynäkologie und Geburtshilfe alle bekannten therapeutischen Verfahren in Frage: Von der *Suggestion* über die *Entspannungsverfahren*, z. B. das respiratorische Feedback, bis hin zu psychoanalytisch orientierten therapeutischen Techniken, wie z. B. der *Paartherapie* bei Sexualstörungen. Im Mittel-

punkt der klinischen Tätigkeit wird die – in ihrer psychotherapeutischen Wirkung nicht zu unterschätzende – *fokussierende Beratung* stehen, u.U. unter Einbeziehung des Partners oder auch der Familie.

Sehr bewährt haben sich die therapeutischen Auswirkungen der *Geburtsvorbereitungsprogramme* in Frauenkliniken. Die primäre Zielsetzung liegt in einer entspannten Gruppensituation, über den Geburtsverlauf zu informieren und durch entsprechende krankengymnastische Vorbereitung die Beziehung zum eigenen Körper, vor allem zum Atem, zu intensivieren.

Über die gynäkologische *Visite* berichtet Prill (1983). Sie steht unter einem besonderen Spannungsfeld zwischen Intimität und Öffentlichkeit (u. a. Chefarzt, Assistenzarzt, Schwestern usw.).

5.8.2 Psychosomatische Aspekte in der Praxis

Prinzipielle Unterschiede in den psychosomatischen Aspekten von Klinik und Praxis bestehen nicht. Für die gynäkologische Facharztausbildung wird jetzt auch psychosomatisches Basiswissen verlangt.

Der niedergelassene Arzt bzw. Gynäkologe ist noch intensiver mit dem Aufbau einer *tragfähigen Arzt-Patientin-Beziehung* konfrontiert als der Klinikarzt. Der Gynäkologe stellt für die Patientin eine Autoritätsperson dar. Damit gehen auch unbewußte *internalisierte Anteile der frühen Autoritätspersonen*, nämlich der Eltern, in das *Verhalten* ihm gegenüber mit ein. So erklärt sich, daß manche Frauen sich kindlich, anspruchsvoll, distanzlos, ängstlich, mißtrauisch, feindlich oder sogar flirtend dem Gynäkologen gegenüber verhalten. Bei einer Frau, die immer wieder Mißtrauen gegenüber ihrer Gynäkologin signalisiert, werden vermutlich unbewußte Ängste vor einer omnipotenten, in sie eindringenden Mutterfigur reaktiviert. Eine Besonderheit in der Gynäkologie stellen die *erotischen Aspekte* in der Arzt-Patientin-Beziehung dar. Frick-Bruder (1993) beschreibt z. B. differenziert die spezifische Beziehung zwischen dem Gynäkologen und der Frau, denn wie in keiner anderen Arzt-Patientin-Beziehung vertraut die Frau dem Gynäkologen ihr körperliches Wohl an. Sie muß ihm den Zugang zu ihrem unbekleideten Körper erlauben, wobei diese Situation asymmetrisch ist.

Das beste „Heilmittel" ist nachwievor die „Droge" Arzt, wie Michael Balint es bekanntermaßen formuliert hat. Psychosomatische Medizin und damit auch eine *psychosomatisch orientierte Gynäkologie und Geburtshilfe* muß daher *Beziehungsmedizin* sein.

5.9 Klinik und Praxis für Urologie und Andrologie

P. Diederichs

Psychosomatische Aspekte in der Urologie und Andrologie sind – im Gegensatz zur Gynäkologie und Geburtshilfe – wenig akzeptiert und integriert. Während in verhältnismäßig vielen Frauenkliniken psychologische Fachkräfte systematisch konsultiert werden, ist das in urologischen Kliniken viel weniger der Fall. Dabei spielen auch hier psychische Faktoren bei der Entstehung von Krankheitsbildern (s. Kap. 3.7) und in der Arzt-Patienten-Interaktion eine wichtige Rolle.

Psychosomatische Aspekte in der Klinik

Diagnostik: In die *Notaufnahme* kommen z. B. junge Männer mit akuten *Schmerzen* im Genitalbereich (sog. „Testalgien"). Ihre Hoden werden wegen des Verdachts auf eine Torsion (Drehung) freigelegt. Ähnlich wie nach Appendektomien findet sich häufig kein organpathologischer Befund. Hierbei ist die verständliche Angst des Urologen zu berücksichtigen, der weiß, daß ein „abgeklemmter Hoden" nach sechs Stunden durch die Drosselung der Blutzufuhr absterben kann und dann operativ entfernt werden muß. Ein weiteres Beispiel ist, daß nach heißen Tagen manchmal Menschen die Rettungsstelle aufsuchen, weil sie so wenig ausgeschieden haben. Sie sind beunruhigt, durch ihren Urin *„vergiftet"* zu werden.

Ein Extrembeispiel stellte ein Mann Mitte 40 dar, der an 300 Tagen eines Jahres Ärzte oder Rettungsstellen kontaktiert hatte. Nach fast jeder Miktion fühlte er sich von der Vorstellung gequält, daß seine Blase nicht leer geworden ist. Entsprechend verlangte er immer die Kontrolle seines Restharns.

In der urologischen bzw. andrologischen *Poliklinik* sind vor allem bei Männern mit *Psychosomatischem Urogenital-Syndrom* (PUS), *Sexualstörungen, Unfruchtbarkeit* und *Vasektomiewunsch* psychosomatische Aspekte zu berücksichtigen.

Die Diagnostik und Behandlung *männlicher Sexualstörungen* ist durch den in den letzten 20 Jahren erfolgten überraschenden *Paradigmawechsel* hinsichtlich der Ätiologie geprägt (vom seelischen zum organischen). Sigusch (1996) hat diesen Paradigmawechsel einer kritischen Analyse unterzogen. Ein wesentlicher Grund für diesen Wechsel dürfte in der Verfeinerung und Verbesserung der organischen bzw. urologischen Untersuchungsmethoden liegen.

Wie komplex körperliche und seelische Faktoren zusammenhängen und wie sehr diese Komplexität gegen eine einfache Polarisierung von Somato- und Psychogenese spricht, zeigen die Erfahrungen von Buddeberg (1994), daß nämlich Patienten, denen die Diagnose einer körperlichen Ursache ihrer Sexualstörung mitgeteilt wurde, so entlastet waren, daß sie nach der Besprechung des Befundes ohne spezielle Therapiemaßnahmen wieder eine recht gute sexuelle Funktionsfähigkeit erlangten. Außerdem bleiben manche Patienten auch nach erfolgreicher operativer Behandlung eines eindeutig organischen Befundes (z. B. arterieller Verschluß im kleinen Becken) weiterhin impotent.

Insgesamt ist eine deutliche *Medizinalisierung* vor allem der *Erektionsstörung* zu beobachten. Sie kommt dem Bedürfnis vieler Männer nach mechanistischem Funktionieren ihrer Sexualität entgegen. Ein weiterer „Vorteil" besteht darin, daß es nun Aufgabe des Arztes ist und nicht des Patienten, das sexuelle Problem zu lösen! Die Mitteilung fehlender organischer Ursachen ist immer noch eine enorme Kränkung.

Es gibt keine verläßliche seelische oder körperliche Untersuchungsmethode, die eindeutig differentialdiagnostisch zwischen Somato- und Psychogenese unterscheidet. Erfahrene Sexualmediziner weisen darauf hin, daß eine psychodynamisch orientierte Anamnese, Direktexploration und die orientierende körperliche Untersuchung meist ausreichen, um eine Somatogenese auszuschließen, womit dann auf invasive diagnostische Methoden verzichtet werden könnte. Liegen keine endokrinen oder Stoffwechsel-Krankheiten, Operationen oder Traumata im Urogenitalbereich vor, werden keine Medikamente eingenommen und bestehen nächtliche oder morgendliche Erektionen und ist vor allem die Erektion bei der Masturbation ungestört, liegt mit großer Wahrscheinlichkeit keine somatogene Sexualstörung vor. Bestehen anamnestisch zu dieser Sexualstörung zeitlich korrelierende konflikthafte auslösende Situationen wie Scheidung oder Trennung, Tod eines wichtigen Partners oder Angehörigen sowie Fremdgehen, wächst die Wahrscheinlichkeit einer Psychogenese. Sigusch (1996) hat für Anamnese und Exploration zehn differentialdiagnostische Leitsätze vorgeschlagen, die auch für jeden Praktiker anwendbar sind.

Auf der *Station* muß bei Patienten mit therapieresistenter urologischer Symptomatik auch an eine *artifizielle Störung* gedacht werden.

Janssen (1964) schildert z. B. den Fall einer Frau mit schwerer therapieresistenter rezidivierender Zystitis, die sich monatelang heimlich Hühnereiweiß in die Harnröhre spritzte. Weiterhin gilt als typische Störung die Eigeninjektion von flüssigem Paraffin oder pflanzlichen Ölen in den Penis.

Die Häufigkeit der urologischen/andrologischen *Konsiliaranforderungen* an die Psychosomatik hängt meiner Erfahrung nach sehr von der Person des Arztes bzw. seiner Abwehr oder Offenheit gegenüber der psychosomatischen Medizin ab.

Bei der *Therapie* haben durch den Paradigmawechsel auch die somatischen Behandlungsmethoden von Sexualstörungen zugenommen, insbesondere die sogenannte *Schwellkörper-Autoinjektionstherapie* (SKAT, s. 3.8).

Obwohl diese Methode zunächst nur für die Diagnostik eingesetzt werden sollte und eine Altersgrenze (65 Jahre) vorgeschlagen wurde, fand sie schnelle Verbreitung als *Therapeutikum*, insbesondere auch bei psychogener Impotenz. Inzwischen ist sie zur häufigsten Therapiemethode bei Erektionsstörungen, incl. der psychotherapeutischen Verfahren, aufgestiegen.

Als Therapeutikum der Zukunft wird die *intra-urethrale Instillationsmethode* propagiert, weil sie weniger invasiv ist und damit besser vom Patienten akzeptiert wird. Er kann sich selbst einige Tropfen einer vasoaktiven Substanz in die Harnröhre träufeln!

Zusammenfassend ist aus psychosomatischer Sicht vor dem *unreflektierten Gebrauch* dieser reinen Organotherapie zu *warnen*. Zum einen wird der Beziehungsaspekt der Sexualität ignoriert (s. die hohe Aussteigerrate von 40–50 %), zum anderen werden sowohl das Erleben als auch überhaupt die Qualität des sexuellen Aktes zu wenig berücksichtigt. Genauere Untersuchungen darüber, wie Frauen die „pharmakologische Versteifung" ihrer Männer erleben, existieren meines Wissens noch nicht.

Therapeutische Hilfe kann bei der seelischen Verarbeitung der Diagnose „*Infertilität*" wichtig sein. Für viele Männer ist die Unfruchtbarkeit verständlicherweise eine narzißtische Kränkung, da sie eine Grenze ihrer kreativen und produktiven Leistung signalisiert. Sie wird unterschiedlich verarbeitet. Im foldenden wird ein Überblick über mögliche seelische Reaktionen auf die Diagnose der Fertilitätsstörung gegeben (aus Goldschmidt et al. 1997).

- Schock und Erstaunen
- Verleugnung
- Kontrollverlust (über Körper, Zukunft)

- Wut, Ärger, Angst
- Minderwertigkeitsgefühle, Schuldgefühle
- Hoffnungslosigkeit, Depression, soziale Isolation
- Trauer

Insgesamt ist das somatische therapeutische Arsenal der *Reproduktionsmedizin* in den letzten 10 Jahren sehr gewachsen (s. Kap. 3.7.). Auch Männern mit sehr mangelhaftem Spermiogramm kann mit einer neuen Methode geholfen werden, der *intrazytoplasmatischen Injektion (IXCI)*. Dabei können sogar unreife Samenzellen punktiert, aufbereitet und unter optimalen physiologischen Bedingungen in das herausgenommene Ei injiziert werden. Das derart befruchtete Ei wird gleich in die Gebärmutter geschleust. Auch die enormen Fortschritte der *Mikrochirurgie* helfen bei Verschlüssen der samenableitenden Wege durch entzündliche, mechanische oder angeborene Veränderungen.

Bei der *Vasektomie* handelt es sich um eine endgültige Verhütungsmethode durch operative Durchtrennung beider Samenleiter. Der Eingriff kann sich auf die sexuelle Funktion, die männliche Identität sowie das Selbstbewußtsein und die Beziehung auswirken. Goebel (1985, 1988) gibt wichtige Hinweise für die psychologische Beratung des Paares, welches Vasektomie wünscht und entwickelt Prognosekriterien für die *psychische Verarbeitung*.

Abschließend soll hervorgehoben werden – und diese Überlegungen gelten sowohl für den Kliniker als auch für den Praktiker –, daß *jeder operative Eingriff*, gerade im Urethralbereich, sowohl für die Frau als auch für den Mann eine *Bedrohung der körperlichen Integrität und Identität* symbolisieren und verschiedene seelische Symptome oder Störungen auslösen kann.

Das Ausmaß der Bedrohung hängt von der Schwere der Erkrankung (z.B. Krebs) ab. Krebserkrankungen im urologischen Bereich treten in erster Linie an der Blase, der Prostata, dem Penis und den Hoden auf. Im Extremfall müssen diese Organe chirurgisch radikal entfernt werden (Zystektomie, Prostatektomie, Penektomie und Orchidektomie).

Trotz der unleugbaren Fortschritte der psychosozialen Onkologie gilt die schon 1984 von Spengler getroffene Feststellung nach wie vor, daß die seelische und sexuelle Dimension von Genitaleingriffen, besonders bei Männern, noch wenig erforscht wurde. Dabei wäre exakteres Wissen für die präoperative Beratung und auch für die postoperative Rehabilitation wünschenswert.

5.10 Klinik und Praxis für Chirurgie

H. Speidel, E. Fenner

Die psychosomatische Betrachtungsweise im Rahmen der Chirurgie ist durch folgende Besonderheiten gekennzeichnet: die Chirurgie hat keine eigene Krankheitslehre, ihre Maßnahmen erfolgen unabhängig von der Ätiologie, und es handelt sich in der Regel um ernste Krankheitszustände, die mit irreversiblen und schwerwiegenden Folgen verbunden sind oder sein können. *Psychosomatische Gesichtspunkte* betreffen deshalb vor allem die psychischen und sozialen Implikationen der *Indikationsstellung*, der *Durchführung* und *Nachbehandlung* bei Patienten. In den letzten Jahrzehnten waren *Herzchirurgie, Appendizitis*, die *Arzt-Patient-Beziehung* und sog. *Lebensqualitätsfragen* Schwerpunkte des wissenschaftlichen Interesses.

Zu den strukturellen Problemen der Chirurgie, die Gegenstand der psychosomatischen Betrachtungsweise sind, gehören die Probleme der ärztlichen Kompetenz, Motivation und situativen Verfassung der Mitarbeiter, des *Informationsflusses* und seiner Mängel, der *mechano-medizinischen Theorie*, des Mißverhältnisses zwischen dem Kommunikationsinteresse der Patienten und deren Erfüllung und die *Struktur der Pflege*, die in ihrer üblichen Form der Funktionspflege aus psychosomatischer Sicht gravierende Mängel hat, wie z. B. den Informationsverlust und die mangelnde Kontinuität der Beziehung zwischen Patient und Pflege- bzw. ärztlichem Personal. Stationsstruktur, Stationsklima, die Qualität der Pflege, das Kommunikationsverhalten, die Berücksichtigung der Patienteninteressen, die Qualität der Einrichtung in funktionaler und ästhetischer Hinsicht sind Gesichtspunkte, die aus psychosomatischer Sicht wesentlich, aber oft nicht genügend berücksichtigt sind.

5.10.1 Psychosomatische Aspekte in der Klinik

Die Funktionen des Chirurgen und die Situationen der Patienten können untergliedert werden in die Phase der *Einlieferung* in das Krankenhaus mit der *Indikationsstellung*, die *operative Tätigkeit* und die *Nachsorge* bzw. Rehabilitation.

Präoperative Situation: In Bezug auf die Bedeutung psychosomatischer Gesichtspunkte gibt es eine Zunahme von *absoluten Operationsindikationen* bei lebensbedrohlichen Zuständen über die *relativen* Operationsindikationen, bei denen keine Lebensbedrohung besteht, die vielmehr der Verbesserung der Gesundheit und des subjektiven Befindens dienen, bis zu den *plastisch-chirurgischen Eingriffen*, bei denen die persönlichen Vorstellungen des Chirurgen und oft auch neurotische Dispositionen des Patienten (Dysmorphophobien) handlungsleitend sind.

Psychologische Operationsvorbereitung: In der präoperativen Phase muß der Chirurg einerseits seinen *handwerklichen Ansprüchen* im Rahmen der Diagnostik gerecht werden, andererseits aber auch den Anforderungen des von ängstlicher Erwartung bestimmten, *regredierten Patienten* genügen. Dabei stellt die Notwendigkeit, gleichzeitig den sachlichen Erfordernissen und den emotionalen Bedürfnissen des Patienten entsprechen zu müssen, eine hohe Anforderung an die Fähigkeit dar, sowohl empathisch wie abgegrenzt sein zu müssen. Hier gibt es viele Quellen für die *Störung der Arzt-Patient-Beziehung*. Von deren Güte hängt u. a. das *Ausmaß an Angst* des Patienten ab, das wiederum ebenso für die Qualität der Anästhesie wie für die postoperative Phase von Bedeutung ist.

Träger et al. (1982) konnten eine Reduktion der präoperativen Beunruhigung und Depressivität nachweisen, wenn sich sowohl Anästhesisten, als auch Chirurgen präoperativ dem Patienten zuwandten. Pimm und Jude (1990) konnten belegen, daß *präoperative Beratungsgespräche* bei Herzoperierten noch drei Monate und drei Jahre nach der Operation eine signifikante Reduktion klinisch relevanter Depressionen zur Folge hatten. Selbst wenn die Beratung lediglich durch ein Buch erfolgte, war ein positiver Effekt nachweisbar.

Das *Infomationsbedürfnis* der Patienten über die zu treffenden operativen Maßnahmen hat in den letzten Jahrzehnten zunehmendes Interesse erfahren, einerseits aus juristischen Gründen, andererseits aber auch wegen der bei malignen Erkrankungen wichtigen Mitarbeit, die nur durch Aufklärung zu erzielen ist. Die früher häufig geübte Praxis, dem Patienten die Natur seines Leidens zu verschweigen, ist zunehmend verlassen worden, nicht zuletzt, weil Untersuchungen ergeben haben, daß die Patienten auch ohne direkte Information über die Natur ihres Leidens Bescheid wußten. Wichtig ist, daß die Patienten *zu unterschiedlichen Zeiten ein unterschiedliches Informationsbedürfnis* haben. Patienten, die an einer malignen Erkrankung leiden, scheinen auch zu unterschiedlichen Zeiten die Natur ihres Leidens unterschiedlich zu apperzipieren. Eher *zwanghafte* Patienten, die einer rationalen Kontrolle bedürfen, brauchen detailliertere Informationen als eher *hysterisch* strukturierte Patienten, die sich dem Chirurgen anvertrauen, oder als *depressive* Patienten, die eine fatalistische Einstellung einnehmen. Ein spezielles Problem stellen *hypochondrische* Patienten dar, weil sie immer wieder aufgeklärt werden müssen, weil sie oft unnötige operative Maßnahmen herausfordern, und weil sie im Arzt negative Gegengefühle und aggressive Haltungen erzeugen.

Konflikte und Belastungen für Patienten: Mit der Einlieferung in die Klinik ist der Patient einer Fülle von *unterschiedlichen subjektiven Belastungen* der Wahrnehmung, der Erlebnisweisen und der Anpassung ausgeliefert. Die Ereignisse in der neuen Umgebung sind ihm unvertraut und unkalkulierbar. Durch sein *Ausgeliefertsein* an die diagnostischen und therapeutischen Vorgänge und durch das Angewiesensein auf die Fürsorge durch das klinische Personal ist der Patient in einer regressiven Position. Die *Angst* vor der Verletzung seiner körperlichen Integrität, vor Tod und/oder Verstümmelung erzwingen eine je nach biographischen Voraussetzungen eher bedrohliche, negative oder idealisierend-positive *Übertragungssituation*.

Unter den negativen Affekten, die der Patient empfindet, kommt der Angst und ihren Bewältigungsformen eine große Bedeutung zu. Inhaltlich kann es sich um Verlust- und Kastrationsängste handeln sowie um die Aktualisierung von Autoritätskonflikten. Präoperativ ängstliche Patienten weisen auch im postoperativen Verlauf eine schlechtere Rehabilitation auf. Der *Medikamentenverbrauch* ist bei Angstverleugnung („avoiders") höher als bei Patienten mit offener Angst („sensitizers"). *Angstverleugner* verbrachten nach einer Studie von Levine et al. (1987) weniger Zeit in der Intensivstation. Im langfristigen Verlauf dagegen waren sie schlechter angepaßt als Patienten, die ihre Angst nicht verleugneten. Patienten mit starken Verleugnungstendenzen halten sich weniger an medizinische Verordnungen und benötigen längere stationäre Wiederaufnahmezeiten. *Angst* und *Depressionen* als schon vor der Operation vorhandene Merkmale erwiesen sich als *Risikofaktoren für postoperative Störungen*. Patienten mit höheren Angstwerten vor der Operation waren besorgter im Hinblick auf ihre körperliche Gesundheit. Diese Patienten zeigten auch spätpostoperativ höhere Angst- und Depressionswerte. Patienten, die vor der Operation mehr Vertrauen in ihre Ärzte hatten, wiesen vergleichsweise weniger psychopathologische Symptome auf; sie waren weniger besorgt und nahmen leichter ärztlichen Rat und medizinische Hilfe an.

Dunbar (1954) fand in ihren Persönlichkeitsprofiluntersuchungen, daß *Unfallpatienten* durch emotionale Gespanntheit, Neigung zu Fehlleistungen und kurzschlüssigen Impulsreaktionen gekennzeichnet waren. In Untersuchungen bei Herzoperierten zeigte sich, daß *dominante Persönlichkeiten* in der frühpostoperativen Phase eher psychische Störungen hatten, aber fehlende Dominanz als Merkmal von *passiv-abhängigen Patienten* ein Risiko für die spätere berufliche Wiedereingliederung war. Patienten mit postoperativen psychischen Komplikationen nach Herzoperationen wurden als bereits vor der Operation rigider, verschlossener und beziehungsloser geschildert.

Die verschiedenen betroffenen *Organe* und Eingriffsarten haben unterschiedliche Bedeutung und erzeugen unterschiedliche *Phantasien* bei den Patienten. Am bekanntesten ist die Phantasietätigkeit bei *Transplantierten*. Das Gefühl, einem unfreiwilligen Spender ein Organ gestohlen zu haben, gar diesen verletzt und getötet zu haben, Probleme mit Spendern einer anderen Rasse oder des anderen Geschlechts, feindselige Gefühle gegenüber dem Transplantat oder aber die problemlose Integration wurden beschrieben. Das Interesse für den Spender, die Namensgebung für das Transplantat, *Probleme der Lebendspende* wurden vielfach berichtet, so z. B. *Interaktionsprobleme* und *unbewußte Konflikte* zwischen Altruismus und unbewußter Feindseligkeit, Schuldgefühlen und Selbstvorwürfen auf Seiten des Empfängers, insbesondere wenn das empfangene Organ abgestoßen wurde.

Von praktischer Bedeutung ist die *Identifikation von Risikopatienten*, die sich vor der Herzoperation durch deutliche Zeichen psychischer und vegetativer Anspannung bei nichtdominantem, passiv-abhängigem Verhalten und ohne die Fähigkeit, sich in Belastungssituationen aktiv schützen zu können, auszeichneten; sie sind drei bis fünf Jahre nach der Operation beruflich schlecht rehabilitiert und befinden sich in einem subjektiv wenig befriedigenden Zustand. Diese Beschreibung trifft etwa auf ein Viertel der Patienten zu. Ähnliche Befunde wurden auch bei chronischen Schmerzpatienten nach Bandscheibenoperationen erhoben.

Operative und postoperative Phase: Während der operativen Phase spielen die *handwerklichen Fähigkeiten*, die Fähigkeit zur Teamarbeit (Hontschik 1996), aber auch *persönliche Probleme des Chirurgen* eine Rolle. Als Beispiele seien Grandiositätsprobleme bei narzißtischen Persönlichkeiten und die Selbstsabotage (Allgöver 1983) bei masochistischen Persönlichkeiten genannt.

In der postoperativen Phase spielt die Fähigkeit des Chirurgen, den Patienten zu ermutigen, sowie dessen eigene Initiative und ein *realistischer Optimismus* i.S. der Förderung der Heilung und Restitution, eine bislang unterschätzte Rolle.

Nach *Herzoperationen* finden sich besonders viele *frühpostoperative psychische Störungen* (40–50%), nämlich ca. 4% delirante Syndrome, ein Drittel leichte psychoorganische Störungen, 4% schwere psychoorganische Störungen, 9% paranoid-halluzinatorische, vor allem aber depressive Syndrome (Huse-Kleinstoll u. Speidel 1996), die dazu führen, daß es zu *Problemen in der Wiedereingliederung* in den Arbeitsprozeß kommt.

5.10.2 Psychosomatische Aspekte in der Praxis

Der in der Praxis tätige Chirurg ist mit besonderen Problemen der Rehabilitation konfrontiert. Psychosomatische Befunde haben dabei in der Chirurgie durch die Erfindung des Begriffes „*Lebensqualität*" starke Popularität gewonnen. Es werden hierunter üblicherweise die Funktionsfähigkeit im Alltag, das psychische Befinden, die sozialen Beziehungen und die körperliche Verfassung subsumiert und daran die Hoffnung geknüpft, meßbare psychosoziale Kriterien für den Erfolg von chirurgischen Maßnahmen erfassen zu können.

Ein besonders interessantes und praktisch wichtiges Beispiel für die Mißverständnisse zwischen Chirurg und Patient und deren Folgen lieferte die Analyse der *Fehldiagnosen bei Appendizitis* (Hontschik 1996). Die meisten Fehldiagnosen ereignen sich *montags,* und zwar bei *jungen Mädchen und Frauen.* Deshalb überwiegen Appendektomien bei Frauen an fast allen chirurgischen

Kliniken, obwohl die Appendizitis bei Männern häufiger ist. Die Beschwerden, welche zur Appendektomie bei jungen Mädchen und Frauen führen, sind häufig *Somatisierungen von geschlechtsspezifischen Problemen* sowie Ausdruck eines *Konfliktes* zwischen einer neidischen *Mutter* und ihrer *Tochter.* Würde diese Problematik von den Chirurgen erkannt, wäre die Rate der Fehldiagnosen erheblich niedriger und das Geschlechterverhältnis zugunsten der Männer umgekehrt.

5.11 Klinik und Praxis für Dermatologie

G. Schmid-Ott , F. Lamprecht

5.11.1 Psychosomatische Aspekte in der Klinik

Diagnostik (Notaufnahme, Poliklinik, Station und Visite): Die *Diagnostik* (Aufnahmeuntersuchung, Visite) in der dermatologischen Klinik wird vor allen Dingen unter somatisch-dermatologischen Gesichtspunkten durchgeführt. Sie schließt die Erfragung der *aktuellen psychosozialen Situation* sowie die Erhebung einer entsprechenden psychosomatischen *Anamnese* ein. Eine weitergehende psychosomatische Diagnostik kann in diesem Rahmen nicht regelhaft durchgeführt werden; wichtig ist, daß differenziert wird, inwiefern dafür eine entsprechende Notwendigkeit besteht. Kriterien sind zum Beispiel auffallende und *belastende psychosoziale Lebensumstände*, ein deutlicher zeitlicher *Zusammenhang zwischen dem Auftreten* bzw. der Exazerbation von Hauterkrankungen und *psychischen Belastungen* sowie eine erhebliche *Diskrepanz* zwischen der Ausprägung des *Stigmatisierungserlebens* und dem *Hautbefund.*

Während der Umgang der Hautpatientinnen und -patienten mit ihrer Erkrankung in der Klinik unter ebenfalls Betroffenen teilweise recht unbefangen wirkt, ist dies im Alltag Hautgesunden gegenüber meist nicht der Fall. Wie in anderen Fachgebieten auch wird die *Konstatierung psychischer Einflüsse* auf eine Erkrankung von dermatologischen Patientinnen und Patienten häufig als *belastend* erlebt. Dieses Erleben ist gerade bei ihnen insofern problematisch, als daß sie sich durch ihre Hauterkrankung sowieso schon, wenn auch in anderer Art und Weise, stigmatisiert fühlen bzw. stigmatisiert werden. Es ist unter anderem die Befürchtung dieser *doppelten Stigmatisierung*, weswegen die Hautpatienten der Psychosomatik bzw. Psychotherapie gegenüber auf Abstand gehen.

Ein Dermatologe kann durch die Einführung der für die Patienten neutralen Stichworte Streß und *Krankheitsverarbeitung* als mögliche Themen eines psychosomatischen Gesprächs die Motivation dafür fördern.

Konsiliartätigkeit: Bei der Konsiliartätigkeit ist es unseres Erachtens von großer Bedeutung, daß geprüft wird, inwieweit man der Hautpatientin bzw. dem Hautpatienten auch *räumlich „entgegenkommt"*. Wie bei anderen, organisch „fixierten" Patienten, z.B. mit einem chronischen Schmerzsyndrom, gehen viele Patienten „verloren", wenn sie für ein psychotherapeutisches Konsil eine andere Einrichtung, z.B. eine psychosomatische Poliklinik aufsuchen müssen. Gerade jedoch für viele dermatologische Patientinnen und Patienten ist ein *Psychosomatikkonsil* indiziert.

Therapie (facheigene und psychotherapeutische Methoden): Wenn bei Patientinnen und Patienten mit einer dermatologischen Erkrankung eine stationäre Rehabilitation geplant wird, besteht bei einer deutlichen Mehrheit die Indikation für die Behandlung in einer dermatologischen Fachklinik. Dort werden auch *Psychotherapien* durchgeführt (psychoanalytisch orientiert, Verhaltenstraining oder Autogenes Training), die allerdings nur von einem Teil der Patienten in Anspruch genommen werden. In Bezug auf die systematische Evaluation der Psychotherapien von Hautkrankheiten besteht ein Defizit wie auch für die psychosomatischen Aspekte der Rehabilitation von Hauterkrankungen.

Es gibt eine *Untergruppe* von dermatologischen Patienten mit einer gleichzeitigen erheblichen *psychosomatisch-psychotherapeutischen Behandlungsbedürftigkeit*, für die die therapeutischen Möglichkeiten der dermatologischen Rehabilitationskliniken nicht ausreichend sind. Es handelt sich einmal um Patienten mit dermatologischen Erkrankungen, bei denen psychische (z.B. Artefakte) und *psychosomatische Faktoren* eine erhebliche Rolle spielen. Zum anderen sind hier Patienten mit erheblichen *somatopsychischen Problemen* oder mit unabhängig von der Grunderkrankung bestehenden *psychischen Erkrankungen* (z.B. Phobien) zu nennen. Es existiert

eine geringe Anzahl von *psychosomatischen Rehabilitationskliniken*, in denen nicht nur eine adäquate psychosomatisch-psychotherapeutische stationäre Behandlung durchgeführt werden kann, sondern *parallel* dazu eine *dermatologische Therapie* durch einen Facharzt derselben Klinik angeboten wird.

5.11.2 Psychosomatische Aspekte in der Praxis

Diagnostik (Psychosomatische Grundversorgung, Aufbau einer tragfähigen Arzt-Patient-Beziehung, Überweisung an Fachärzte/Kliniken): Im Sinne von Balint sollte unter Berücksichtigung der Voreingenommenheit der Patienten gegenüber Psychotherapie eine *Gesamtdiagnose* gestellt werden, die die körperlichen und emotionalen Zustände des Patienten, seine Beziehung zu sich selbst und anderen, einschließlich des behandelnden Arztes, berücksichtigt. Die Chance des *niedergelassenen Dermatologen* besteht darin, daß er den Patienten häufig über einen sehr *langen Zeitraum*, wenn auch in unterschiedlicher Frequenz, behandelt. Er hat die Möglichkeit, eine tragfähige *Arzt-Patient-Beziehung* aufzubauen, das rein somatische Krankheitskonzept zu hinterfragen und primär *vertraute* (sogenannte „ichsyntone") *Einstellungen* und Verhaltensweisen *ich-fremd* zu gestalten. Die *Chronizität* der Hauterkrankung mit der Konsequenz der *fehlenden Heilungsmöglichkeit* und dem sich daraus immer wieder ergebenden *Gefühl der Hilflosigkeit* auf Seiten des Patienten, aber auch des behandelnden Arztes oder Psychotherapeuten könnte ein wesentliches Thema sein. Von großer Bedeutung ist, daß die primär dermatologischen Gesichtspunkte, unter anderem die biogenetische bzw. somatische Prädiposition, weiterhin beachtet werden.

Therapie (facheigene und psychotherapeutische Maßnahmen, Antragspsychotherapie): Für die *psychosomatische Grundversorgung* von Hautpatienten haben Kruse et al. (1994) hilfreiche Anregungen zur Selbstbeobachtung, zur Verbesserung von Bewältigungsstrategien und zum Einsatz von Psychopharmaka vorgelegt. Die Indikation für eine *Antragspsychotherapie* muß anhand der Kriterien für andere psychosomatische oder somatopsychische Erkrankungen gestellt werden. Dabei sind die Auswirkungen des somatischen und des psychischen Anteils in Bezug auf die jeweilige

Hautkrankheit und ihre psychosozialen Folgen abzuwägen. Besonders beachtet werden müssen das *Stigmatisierungserleben* und *suizidale Gedanken* im Zusammenhang mit der dermatologischen Erkrankung.

5.12 Klinik und Praxis für HNO-Heilkunde

U. Lamparter

5.12.1 Psychosomatische Aspekte in der Klinik

Die HNO-Heilkunde hat ihre Identität und ihr Ansehen durch ihren rasch progredienten technischen *Fortschritt in den operativen Verfahren* erreicht. Heute werden mit hoher Präzision Operationen im Nasenbereich, Kehlkopf und Pharynx durchgeführt, die früher kaum denkbar waren, gleichzeitig gibt es eine *hochdifferenzierte Mikrochirurgie* des Ohres. Auch die *Diagnostik* hat sich unter Einbeziehung komplexer und technisch aufwendiger Verfahren enorm verfeinert. (Beispiele sind hier die akustisch evozierten Potentiale, Prüfungen des Gleichgewichtssystems, die Stroboskopie der Stimmbänder, moderne radiologische Verfahren wie z. B. das NMR mit der Darstellung des Hörnerven bei seinem Eintritt in den Hirnstamm zum Ausschluß eines Akustikusneurinoms etc.). So ist nicht nur die Identität des Faches, sondern auch die gängige Praxis in der Klinik ausgerichtet auf die Erkennung *primär körperlich bedingter Krankheitsbilder* und ihre möglichst suffiziente und effiziente Behandlung. Lange Zeit gab es nur wenig Zusammenarbeit zwischen der *psychosomatischen Medizin* und der *HNO-Heilkunde*. Beide Fächer gingen weitgehend getrennte Wege. In der letzten Zeit ist es zu einer *positiven wechselseitigen Annäherung* gekommen, nicht zuletzt über die auch fachimmanent zunehmend akzeptierte psychosomatische Betrachtung bestimmter Krankheitsbilder, z. B. bei *Hörsturz* oder *Tinnitus*, und durch intensive interdisziplinäre Zusammenarbeit, insbesondere die Rezeption psychosomatischer Ansätze in den Abteilungen für *Stimme*, Sprache und Gehör und in der Logopädie.

Notaufnahme: Primär in das HNO-ärztliche Fachgebiet fallen die *psychogenen Stimm- und Hörstörungen*, sowie Hörsturz und Tinnitus als akute psychosomatische Reaktionen oder chronische psychosomatische Entwicklungen. Akute psychogene *Schwindelanfälle*, sowie Hyperventilationszustände können ebenfalls primär in einer HNO-ärztlichen Notaufnahme erscheinen und erfordern eine adäquate Diagnostik und die Einleitung angemessener Betreuungsmaßnahmen. Wegen der hochgradigen Spezialisierung des Fachgebietes besteht eine implizite Gefahr, Krankheiten, die nicht im Rahmen des eigentlichen Gebietes liegen, zu übersehen oder nicht adäquat klinisch einzuschätzen. Dies kann für psychische und psychosomatische Störungen gelten, gelegentlich vielleicht auch einmal für organische Krankheiten.

Fallbeispiel: Wegen „Schwindels" stellt sich am Wochenende eine Patientin in der HNO-Notaufnahme vor. Vor einigen Tagen habe sie sich den Kopf gestoßen. Sie war mit ihrem Mann auf einem Segelschiff gewesen, und auf der Treppe dort war es so eng.

Der HNO-ärztliche Befund ist vollkommen unauffällig, ebenso der klinisch-neurologische Befund, abgesehen von einer diskreten psychomotorischen Verlangsamung. Da die Patientin wegen eines zurückliegenden Herzinfarktes auf Marcumar eingestellt ist, wird ein CT durchgeführt, das ein doppelseitiges, subdurales Hämatom zeigt.

Station: Die geringe Entwicklung des psychosomatischen Gesichtspunktes in der HNO bringt mit sich, daß überwiegend noch keine feste Zusammenarbeit zwischen einem Konsiliar mit spezieller psychotherapeutischer Kompetenz und entsprechenden HNO-Stationen existiert. Dabei gäbe es reichlich Arbeitsmöglichkeiten, z. B. zur *Betreuung von Hörsturz- und Tinnituspatienten*, aber auch zur Begleitung in der *supportiven Therapie* bei Patienten mit massiven Operationen im HNO-Bereich. Ein weiteres Arbeitsfeld auch im stationären Bereich sind die *funktionellen Störungen*, z. B. wenn eine stationäre Ausschlußdiagnostik betrieben wird. Ansonsten spielen die funktionellen Störungen, z. B. der *Globus*, aber eher in der ambulanten Praxis eine Rolle. Die Behandlung von *Stimmstörungen* erfordert eine konsequente Zusammenarbeit zwischen der Phoniatrie und der Psychosomatik, besonders in der Betreuung und Führung psychogener Stimmstörungen. Aber auch hier gibt es reichlich Möglichkeiten für interdisziplinäre Kontakte und eine feste Zusammenarbeit.

Therapie: Gerade in der engen Kooperation zwischen Vertretern der Fachgebiete können *gezielte störungsspezifische Vorgehensweisen* im Einzelfall erarbeitet werden, z. B. beim akuten Tinnitus in einer Kombination von Suggestion, konfliktzentrierter Psychotherapie, Schlafmittelgabe und Vorbereitung einer Retraining-Therapie.

Visite: Eine etwaige ausschließliche Konzentration auf die im engeren Sinne medizinischen Probleme und die Probleme der Organisation der apparativen Befunderhebung und der operativen Therapie können bei der Visite dazu führen, daß die Arzt-Patient-Beziehung eingeengt wird und kein eigentlicher Dialog entsteht. Dies wirkt sich insofern negativ aus, als der entsprechende psychische Druck, unter dem der Patient steht, dann meist an das Pflegepersonal weitergegeben wird und zu Interaktionsproblemen und einer „schlechten Stimmung auf Station" führt.

Gespräche bei Entlasssung: Auch in der HNO-Heilkunde ist es aus psychosomatischer Sicht außerordentlich wichtig, eine enge Verzahnung zwischen dem ambulanten und stationären Sektor in der weiteren Betreuung der Patienten zu erreichen.

5.12.2 Psychosomatische Aspekte in der Praxis

Auch in der Praxis des niedergelassenen Arztes besteht die Gefahr, angesichts der hohen Spezialisierung der HNO-Heilkunde sich nicht mehr für den ganzen Patienten zuständig zu fühlen, sondern entweder nur noch für apparativ-technische Serviceleistungen oder für Routine-Operationen. So sehr damit eine technische Effizienz verbunden sein kann, so sehr führt die strukturelle *Ausklammerung psychischer Aspekte* der Krankheitsentstehung und -bewältigung zu kontraproduktiven Effekten, insbesondere zur *Chronifizierung*. Immer wieder wird der HNO-Arzt zudem auch funktionellen Störungen begegnen, vor allem wenn ein allgemeines HNO-ärztliches Krankengut diagnostiziert wird. Hier besteht die Gefahr, daß der psychosomatische Hintergrund nicht ausreichend ausgeleuchtet wird und Maßnahmen im Sinne einer *psychosomatischen Grundversorgung* unterbleiben. Dabei gibt es eine ganze Reihe von HN0-ärztlichen Krankheitsbildern, bei denen psychosomatische Aspekte sehr wichtig sind und bei denen eine psychosomatische Grundversorgung angezeigt ist: Chronische *Rhinitiden*, akute oder chronische *Otitis media*, (die immer wieder in Krisensituationen auftreten kann), chronische *Sinusitiden* (z.B. als Traueräquivalent, als Reakti-

on auf Kränkung), chronische *Angina* (Beziehung zur Angst). Daneben gibt es *zahlreiche funktionelle Störungen*, Zungenbrennen, Globus, funktionelle und psychogene Schluckstörungen, funktionelle Stimm- und Sprachstörungen nervöser Husten. Auch das Störungsbild der *Otalgie* (Ohrenschmerzen ohne ersichtlichen Grund) sollte im Sinne einer psychosomatischen Grundkonzeption erfaßt und behandelt werden.

Weniger psychosomatische als vielmehr primär somatopsychische Zusammenhänge sind vor allem bei *Zuständen nach Cholesteatom* oder besonderen Eingriffen und *Operationen im Gesichtsbereich*, im Bereich der *Zunge*, des *Gaumens* und des *Kehlkopfes* außerordentlich wichtig. Hier ergeben sich erhebliche sekundäre Probleme in der Anpassung und *Krankheitsbewältigung*, wobei die Patienten oft ganz besonders unter einer Sprachlosigkeit zwischen ihnen und ihrer Umwelt leiden. Sie wagen es oft von selbst nicht, ihre psychischen Probleme anzusprechen, wollen ihre Umwelt damit gleichsam verschonen. Hier ist ein *aktiv-supportives Vorgehen* mit einem gezielten Ansprechen der Problematik notwendig. Erhebliche psychosomatische Betreuungsprobleme und -notwendigkeiten ergeben sich zudem aus dem Bereich der *Prothesenmedizin* im HNO-ärztlichen Bereich, z.B. beim Zustand nach Cochlear-Implantat oder beim Einüben eines Sprechapparates oder bei einer Bauchstimme bei Laryngektomien. Leider gibt es zu diesen Krankheitsbildern seit Jahren nur geringe oder kaum substantielle psychosomatische Forschung, so daß die einschlägigen Empfehlungen mehr aus der klinischen Empirie als aufgrund von Ergebnissen von systematisierten oder gar kontrollierten Studien gegeben werden können.

Therapie: Gerade bei Erkrankungen oder Störungen von so außerordentlich kompliziert gebauten und funktionierenden Organen wie dem Ohr, dem Pharynx oder dem Larynx sind *Aufklärung* und *Beratung* besonders wichtig, sie haben das Ziel, den Patienten zu einer aktiven Beteiligung an der Lösung seiner gesundheitlichen Probleme zu befähigen. Da viele Menschen z.B. kaum wissen, daß sie ein Innenohr haben, handelt es sich um teilweise langwierige und zeitraubende Prozesse und Entwicklungen.

Das *Erkennen von funktionellen Symptomen* und ihres psychosozialen Hintergrundes ist auch für den HNO-Arzt wichtig, um nicht nur eingeengte Medizin ohne Orientierung am konkreten Patienten betreiben zu können. Der HNO-Arzt sollte auch ausreichend *kommunikative Kompetenz* haben, Angst und depressive Störungen erkennen zu können, entsprechende psychosoziale Probleme anzusprechen und ohne Scheu zu einem *psychologischen Spezialisten zu* überweisen.

Im Gespräch mit dem Patienten ist es wichtig, nicht alle diagnostisch in Frage kommenden Erkrankungen zu benennen, z. B. bei Zungenveränderungen sofort zu sagen, das könne auch Krebs sein. Dies kann starke Ängste auslösen, die schwer wieder einzuholen sind. Die *Aufklärung über mögliche oder tatsächliche Malignität* ist dosiert und orientiert an der psychischen Verarbeitungskapazität des Patienten zu handhaben, auf Befragen soll aber klar, wahrheitsgemäß und eindeutig Auskunft gegeben werden.

Facheigene psychotherapeutische, physikalische Maßnahmen, evtl. parallele Fachpsychotherapie: Viele funktionelle Erkrankungen im HNO-Bereich repräsentieren *Spannungsäquivalente, Affektkorrelate* oder *Affektäquivalente.* Hier kommt es auf den sinnvollen Einsatz von *Entspannungsverfahren* an, auch *körpertherapeutische Maßnahmen* können sinnvoll sein. Der Aufbau einer neuen Körperbalance, die Etablierung eines neuen Krankheitsgefühls, das Zur-Sprache-Bringen wichtiger Affekte kann manche therapeutische Routine durchbrechen und das Therapieren wieder „spannend" machen.

Dabei gilt es freilich auch, Spannungen auszuhalten und manchmal auch Ohnmacht, die sich aus einer diagnostischen Ungewißheit ergibt, z. B. bei der uncharakteristischen Globusbeschwerde im Dialog mit dem Patienten abzuwarten und nicht in eine aktivistische Haltung zu verfallen, die der weiteren *Somatisierungstendenz* Vorschub leistet.

6 Spezielle Problembereiche

6.1 Ethische Probleme bei Psychotherapie

C. Reimer

Die Tätigkeit des Psychotherapeuten steht, wie die jedes anderen Helfers auch, in einem Spannungsbogen, der sich an bestimmten *moralisch-ethischen Grundsätzen* zu orientieren hat. Diese sind (nach Beauchamp und Childress 1983) wie folgt zu benennen

1. Respekt für die *Autonomie* des Menschen

2. das Gebot der *Schadensvermeidung*

3. die Verpflichtung zur *Hilfe* und

4. das Prinzip der *Gerechtigkeit.*

Schäden durch Psychotherapie: Psychotherapeuten, die sich in der alltäglichen Praxis und in der Weiterbildung um psychotherapeutische Effizienz bemühen, gehen – ihrer gewählten Identität folgend – immer davon aus, daß Psychotherapie generell hilfreich und gut ist. Ist sie es nicht, liegt es am Patienten und seiner Abwehr – so meinen sie. Was aber ist, wenn man sich einmal ruhig und nüchtern die Frage stellt, *ob Psychotherapie auch schaden kann* und falls ja: Wer oder was ist dafür verantwortlich?

Aus diesem Themenkomplex soll ein Schwerpunkt herausgegriffen werden, nämlich die *Verantwortung des Therapeuten für Therapieschäden.* Deutlicher gesagt: Es ist davon auszugehen, daß bestimmte Störungen von Psychotherapeuten schwere Schäden bei Patienten verursachen können, die oft irreversibel oder nur schwer reparabel sind.

Bei diesen Störungen geht es um gravierende *Mängel an Empathie.* Damit ist insbesondere der Mißbrauch von Abhängigkeit des Patienten einerseits und von Macht des Therapeuten andererseits gemeint.

Die *Verletzung des Abstinenzgebotes* ist allzu deutlicher Ausdruck gestörter Empathie des Therapeuten. In den letzten Jahren ist diese Problematik auch aus Beschreibungen von betroffenen, verletzten Patienten sukzessive publik geworden.

Empirische Untersuchungen zur Frage des sexuellen Mißbrauchs von Patienten haben ergeben, daß bis zu *10%* aller befragten Therapeuten einen solchen *Mißbrauch* zugegeben haben. Die Therapeuten, die einen sexuellen Mißbrauch zugegeben hatten, waren fast ausschließlich *männlichen* Geschlechts.

Bei den quantitativen Studien zeigte sich u. a., daß der sexuelle Mißbrauch kein spezifisches Problem von Anfängern ist, sondern offensichtlich eher eines der erfahrenen mit bereits seit längerem abgeschlossener Weiterbildung und genügend Berufserfahrung.

Narzißtischer Mißbrauch in der Psychotherapie: Zu diesen sozusagen lauten, lärmenden Verstößen gegen verbindliche Richtlinien psychotherapeutischen Handelns gesellen sich „leisere", unmerklichere Verstöße, die sicher häufiger sind als der sexuelle Mißbrauch und mindestens genau den gleichen Schaden anrichten können. Gemeint ist die Problematik des narzißtischen Mißbrauchs in Psychotherapien (Definition nach Dreyfus und Haug 1992):

> Unter narzißtischem Mißbrauch in der Psychotherapie sind alle *Interaktionen* und *Beziehungskonstellationen* zwischen Therapeut und Patient zu verstehen, die primär dem *Wunsch des Therapeuten nach narzißtischer Gratifikation* dienen und die die Entfaltung des „wahren Selbst" des Patienten verhindern oder zumindest erschweren.

Als narzißtisch *mißbrauchende Kollusionen* nennen die Autoren z. B. *grenzenlose Empathie*, also eine Empathie, die nicht mit klarer Abgrenzung gepaart ist und daher nicht emanzipatorisch und heilend, sondern schädigend wirkt. Grenzenlose Empathie, also unabgegrenztes Verstehen, könne sich darin äußern, daß Sprache überflüssig werde. Und gerade für den narzißtischen Therapeuten könne „dieses süße Gift symbiotischer Sprachlosigkeit" eine gefährliche Verlockung zum Mißbrauch darstellen und magische Allmachtsbedürfnisse nähren.

Aber nicht nur ein unprofessioneller Umgang mit Nähe sondern auch ein solcher mit Distanz kann der Therapeut-Patient-Beziehung in der Psychotherapie schaden. Beispielhaft erwähnt werden soll nur der narzißtische Rückzug, also die innere Distanzierung des Therapeuten vom Patienten mit der Konsequenz, daß dadurch auch die Empathie verlorengeht und die Fortsetzung einer wirklichen therapeutischen Arbeit weitgehend in Frage gestellt ist.

Psychodynamik / Erklärungsmöglichkeiten: Für die aufgeführten ethischen Probleme in der Psychotherapie sollen im folgenden einige Erklärungsmöglichkeiten gegeben werden. Dabei werden vor allem bestimmte Problembereiche von gestörten Psychotherapeuten angesprochen, die mit einem problematischen Erleben von Nähe bzw. Distanz und Macht bzw. Ohnmacht zu tun haben.

• *Der Nähe-Angst-Aspekt*: In der Studie von Bouhoutsos et al. (1983) wurde deutlich, daß *sexuelle Aktivitäten* zwischen Therapeuten und Patienten überwiegend am *Beginn von Therapien* auftraten. Diese Ereignisse häufen sich also zu einer Zeit, in der die Idealisierung des Therapeuten eine große Rolle spielt, aber der Patient auch allmählich beginnt, sich zu öffnen und Nähe herzustellen, oft mit starken symbiotischen Tendenzen.

• *Der Aspekt von Nähe-Wunsch und narzißtischer Bedürftigkeit*: Die Sexualisierung einer therapeutischen Beziehung kann auch dadurch gefördert werden, daß der Therapeut aus Gründen seiner Lebensgeschichte und/oder seiner derzeitigen Lebenssituation ein großes Bedürfnis hat, *rasch Nähe zur Patientin herzustellen*. Die Patientin soll ihn nähren, lieben, schätzen, ihm Geborgenheit und Gebrauchtwerden vermitteln. In diesem Sinne ist die Patientin Plombe einer narzißtischen Lücke. Die betreffenden Therapeuten befanden sich häufig in einer Situation, in der Lebensunzufriedenheit dominierte, und zwar durch fehlende oder gerade getrennte Partnerschaften – also in einem Stadium erhöhter Verletzbarkeit und mangelnder realer Befriedigungsmöglichkeiten. In einer solchen Lebenssituation kann dann der sexuelle Kontakt zum Patienten als Versuch dienen, das bedrohte Selbstgefühl zu stabilisieren.

Weitere ethische Probleme bei psychotherapeutischen Behandlungen: Im Hinblick auf ethische Fragen bei psychotherapeutischen Behandlungen sind folgende Themen zu berücksichtigen:

• *Die Aufklärungspflicht des Psychotherapeuten gegenüber seinem Patienten*: Aufklärungspflicht bezieht sich einmal auf die *Begründung* der vom Therapeuten *gestellten Indikation* zur Psychotherapie. Dazu gehört seitens des Therapeuten die nüchterne Abwägung differentieller Indikationsaspekte, also die Frage, von welcher Therapieform der Patient aufgrund des vorliegenden evaluativen Wissens voraussichtlich am besten profitieren kann. Zur Aufklärungspflicht des Psychotherapeuten gehört auch ein *Erklären* der für die geplante Psychotherapie wichtigen *Rahmenbedingungun*, und zwar sowohl der formalen wie der inhaltlichen. Der Patient hat ein Recht darauf zu erfahren, welcher Mittel und Methoden sich der Therapeut bei der Arbeit mit ihm bedient. Dazu gehört auch die *gemeinsame Erarbeitung von Zielvorstellungen*.

• *Restriktive finanzielle Regelungen als ethisches Problem*: Manche Psychotherapeuten haben eine ganz erstaunliche Einstellung zum Geld, die durch ein Entschädigungsdenken charakterisiert werden könnte: Der Patient muß in (fast) jedem Fall zahlen (Ausnahme: der Therapeut sagt die Stunde ab). Schon zu Beginn einer Therapie stellen viele Therapeuten entsprechende Regeln auf, die sie für gut begründet halten: Man geht miteinander eine Verpflichtung ein, die einzuhalten ist. Wenn der Patient sie, aus welchen Gründen auch immer, nicht einhalten kann oder will, muß er die *Ausfälle selbst bezahlen*; sie werden ihm privat in Rechnung gestellt. Viele Kollegen begründen dieses mit ihrer eigenen finanziellen Realität: Ausfälle in der Praxis bedeuteten Verdienstausfälle, und die könne man sich nicht leisten, insbesondere dann nicht, wenn diese Ausfälle nicht kompensiert werden könnten, z.B. mit Erstgesprächen.

Sicher ist die finanzielle Realität des praktizierenden Psychotherapeuten ein beachtlicher und ernstzunehmender Faktor. Trotzdem handelt es sich bei diesem *Finanzierungsgebaren* um ein wohl überwiegend *berufspezifisches Problem*. Jeder Freiberufler muß Ausfälle hinnehmen, ohne volle Kompensation dafür verlangen zu können. Die Psychotherapeuten müssen sich fragen lassen, warum diese Regeln nicht auch für sie gelten.

- *Wertvorstellungen und Ideologien des Psychotherapeuten als ethisches Problem*: In psychotherapeutischen Behandlungen ist seitens des Therapeuten besonders darauf zu achten, daß seine *Werte, Meinungen, Ideologien* nicht in dem Sinne dominant werden, daß der Patient unter *Anpassungsdruck* gerät und Lösungen akzeptiert, die nicht eigentlich seine sind. Natürlich kann es eine wertfreie Therapie nicht geben. Der Psychotherapeut muß aber darauf achten und sich diesbezüglich immer wieder neu selbst explorieren, was er als „Wahrheit" ansieht, wie seine „Wahrheit" mit der des Patienten kompatibel oder nicht kompatibel ist, was er für „richtiges" bzw. „falsches/abweichendes" Verhalten beim Patienten hält und welche eigenen inneren Normen er dafür hat.

- *Die Wahrung der Intimität*: Die *subjektiven Daten* von Psychotherapiepatienten sind besonders schutzwürdig. In diesem hochsensiblen Bereich kommt der eigentlich selbstverständlichen Wahrung von Intimität besondere Bedeutung zu.

Es läßt sich aber immer wieder beobachten, daß gelegentlich mit *Patientendaten* auch im Bereich der Psychotherapie *unsensibel* umgegangen wird. Manche Patienten erkennen sich in Kasuistiken wieder, die ihr Therapeut in einer Zeitschrift oder einem Buch publiziert oder in öffentlichen Vorträgen vorgestellt hat. Manche dieser Kasuistiken sind kaum verschlüsselt, und es wurde vor der Veröffentlichung keine *schriftliche Einverständniserklärung* des Patienten eingeholt. Die dadurch entstehenden Verletzungen von Patienten sind Ausdruck unethischen Handelns und stellen einen Verstoß gegen die Schweigepflicht dar.

Konsequenzen für die psychotherapeutische Praxis: Generell empfehlenswert wäre eine *Etablierung des Faches Ethik im Rahmen psychotherapeutischer Aus- und Weiterbildung*. Dies könnte durch ein Angebot spezieller Ethik-Seminare geschehen, in denen alle ethischen Probleme, die sich aus der Sache selbst (Psychotherapie) ergeben, ausführlich dargestellt und behandelt werden. Themen solcher Ethik-Seminare könnten z.B. sein:

- Berufliche Belastungen von Psychotherapeuten und Prävention dieser Belastungen,

- ethische Probleme des Umgangs mit schwierig erscheinenden Patienten,

- die Rahmenbedingungen psychotherapeutischer Arbeit unter ethischen Aspekten,

- Prävention von Mißbrauchstendenzen.

Es ist erstaunlich, wie wenig in psychotherapeutischen Weiterbildungsinstitutionen überhaupt über ethische Fragen diskutiert wird. Nicht selten wird darüber gar nicht gesprochen. Dabei zeigt sich gerade an der Bedeutung von *Mißbrauchsproblemen*, wie dringend notwendig *Ethikdiskussionen* unter Psychotherapeuten sind.

Die Fachgesellschaften müssen sich überlegen, ob sie nicht *Anlaufstellen für belastete Therapeuten* anbieten sollten. Dies gilt einmal für Therapeuten, die selbst in erheblichen Lebenskrisen sind, aber auch insbesondere für solche, die Krisen mit ihren Patienten haben und in diesen Krisen eventuell zu Mißbrauch neigen oder diesen bereits durchgeführt haben. In den USA gibt es bereits *Selbsthilfeorganisationen*, z.B. Psychologists helping psychologists.

Wer, wie Psychotherapeuten, professionell ständig in einem Beziehungsgeflecht komplizierter Subjektivität arbeitet, hat sich selbst und seinen Patienten gegenüber eine gewisse *ethische Verpflichtung, für ein eigenes befriedigendes Privatleben Sorge zu tragen*. Ein guter Therapeut kann auf Dauer nur der sein, der einen guten privaten Ausgleich hat und deshalb zur Befriedigung persönlicher Bedürfnisse nicht Patienten heranziehen muß.

6.2   Sozialmedizinische Aspekte

U. Petzold

Definition: „Sozialmedizin ist ein eigenständiges Fachgebiet der Medizin, das sich nach Gegenstand und Methode definieren läßt. Sozialmedizin befaßt sich mit den spezifischen *Wechselwirkungen* zwischen dem der *Gesundheit dienenden System*, dem *gesellschaftlichen Gesamtsystem* und dem *Individuum...*" (Definition der Deutschen Gesellschaft für Sozialmedizin: Blohmke et al. 1972).

Die Sozialmedizin hat die Aufgabe, den medizinischen Versorgungsauftrag in sozialer Kompetenz zu erfüllen. Dazu gehören Kenntnisse der *Gesundheitssicherung und -versorgung* und der leistungsrechtlichen Begriffe: *Arbeitsunfähigkeit, Erwerbs- und Berufsunfähigkeit* u.a., auf die im

Rahmen dieses Beitrags nicht näher eingegangen werden kann.

Verantwortlich für die Gesunderhaltung und -förderung, für die Gesundheitsversorgung und -sicherung ist das Individuum, die Gesellschaft und der Staat. Das *öffentliche Gesundheitswesen* übernimmt die Aufgaben, die der Gesundheit aller dienen und die das Individuum allein nicht durchführen kann, die aber für seine Gesunderhaltung notwendig sind.

Historische Entwicklung der sozialen Sicherung: Der Mensch sichert seine Existenz seit jeher durch Arbeit. Im Laufe der Geschichte entstanden deshalb immer neue Arbeits- und Lebensformen, die dieser Sicherung dienten. Waren es früher Gruppen oder soziale Einheiten, die für sich sorgten und eigene Sicherungssysteme schufen, so ist es heute der *Staat*, der mit seinen Organen und Rechtsnormen einen großen Teil dieser *Verantwortung* übernommen hat.

Der gesellschaftliche Wandel führte zur Änderung der Arbeit und der damit verbundenen Risiken. Dadurch entwickelten sich Sicherungssysteme, die sich an den jeweils gegebenen Voraussetzungen orientierten, z. B. am Hilfebedarf des Einzelnen und der Gruppe, an ökonomischen Ressourcen, dem jeweils vorherrschenden Wertesystem, den Normen und der kulturellen Tradition.

In der heutigen Industriegesellschaft kann der Einzelne die Risiken Arbeitslosigkeit, Krankheit, Invalidität und Alter nicht mehr alleine tragen. Deshalb wurden *Sicherungssysteme* geschaffen, die diese sozialen Risiken abdecken:

1883 leitete Bismarck die Sozialgesetzgebung mit der *gesetzlichen Krankenversicherung* ein. Es folgte die *Unfallversicherung*, die *Invaliditäts-* und die *Altersversicherung.* 1911 wurden die drei sog. Säulen der Sozialversicherung in der *Reichsversicherungsordnung (RVO)* zusammengefaßt. 1927 kam als vierte Säule die *Arbeitslosenversicherung* und 1995 als fünfte Säule die *Pflegeversicherung* hinzu. In den Jahren von 1950 bis Mitte 1970 entstanden weitere Gesetze: das *Bundesversorgunggesetz (BVG)*, das *Bundessozialhilfegesetz (BSH)*, das *Schwerbehindertengesetz (SchwbG)*. 1970 trat das *Lohnfortzahlungsgesetz* in Kraft. Ende der 70er Jahre wurde das gesamte Sozialrecht überarbeitet, neu gegliedert und im *Sozialgesetzbuch (SGB)* – zunächst angelegt auf zehn Bücher und 1995 um das elfte Buch ergänzt – zusammengefaßt. Das *fünfte Buch (SGB V)* behandelt das *Krankenversicherungsrecht*, das *sechste Buch (SGB VI)* die *gesetzliche Rentenversicherung*, das *siebte Buch (SGB VII)* die *gesetzliche Unfallversicherung* und das *elfte Buch (SG13 XI)* die *Pflegeversicherung.*

Die Sozialversicherung wird hinsichtlich der Leistung und des Umfangs der Pflichtversicherung und dem dafür notwendigen Beitragsaufkommen durch die Versicherten ständig den gegebenen Bedingungen angepaßt. Die Ausdehnung der Versicherungspflicht durch jährliche Erhöhung der Beitragsbemessungsgrenze führte dazu, daß heute über *90 % der Bevölkerung* die *Sozialversicherung* in Anspruch nehmen. Trotz dieser Veränderungen hat sich das *Grundprinzip der Sozialgesetzgebung* nicht geändert: die Verwirklichung sozialer Gerechtigkeit, sozialer Sicherheit und Sicherung eines menschenwürdigen Daseins.

Das System der Gesundheitssicherung und Gesundheitsversorgung

Die Träger der Sozialversicherung sind:

• Krankenversicherung (Krankenkassen)

• Unfallversicherung (Berufsgenossenschaften, Unfallversicherungsverbände)

• Rentenversicherung (Bundesversicherungsanstalt Berlin, Landesversicherungsanstalten)

• Arbeitsförderung (Bundesanstalt für Arbeit)

• Pflegeversicherung (unter dem Dach der Krankenversicherung).

Gesundheitssicherung: Die soziale Sicherung setzt sich aus vielfältigen sozialen Leistungen zusammen, die von verschiedenen Sozialleistungsträgern übernommen werden (s. o.). Ein Teil dieses Gesamtsystems ist die Gesundheitssicherung. Die wichtigste gesetzliche Grundlage ist das SGB V. Danach hat die *gesetzliche Krankenversicherung* (GKV) die Aufgabe

• Gesundheit der Versicherten zu erhalten (*Prävention*)

• die Gesundheit der Versicherten wieder herzustellen (*Kuration*)

• den Gesundheitszustand zu verbessern (*Rehabilitation*).

Das Krankenversicherungsrecht beruht auf den Prinzipien der *Solidarität, Subsidiarität* und der *Eigenverantwortung.*

Gesundheitsversorgung: Die medizinische Versorgung erfolgt in der Regel durch Ärzte, entweder ambulant oder stationär.

Die ambulante Behandlung der Mitglieder der GKV wird von *Vertragsärzten* (früher Kassenärzte) der *gesetzlichen Krankenversicherung (GKV)* übernommen. Der Patient hat dabei freie Arzt-wahl. Die stationäre Behandlung der in der GKV pflichtversicherten Patienten muß in einem *zuge-lassenen Krankenhaus* erfolgen und ist dann an-gezeigt, wenn ambulante Behandlung nicht aus-reichend ist. Die Notwendigkeit ist vom Kran-kenhausarzt zu prüfen. Das Krankenhaus muß *folgende Kriterien* erfüllen:

* ständige fachlich-medizinische ärztliche Lei-tung,

* ausreichende diagnostische und therapeutische Möglichkeiten,

* ständig verfügbares ärztliches Pflege-, Funk-tions- und medizinisch-technisches Personal,

* Behandlungen nach wissenschaftlich aner-kannten Methoden.

Jede ärztliche Maßnahme unterliegt dem *Wirt-schaftlichkeitsgebot* gemäß § 12 SGB V, das eine ausreichende und zweckmäßige Versorgung for-dert, die das Maß des Notwendigen nicht über-schreitet. Die Wirtschaftlichkeit wird in der ver-tragsärztlichen Versorgung von *Krankenkassen* und der *Kassenärztlichen Vereinigung (KV)* über-prüft.

Zur Sicherung der ärztlichen Versorgung werden vom Bundesausschuß der Ärzte und Kranken-kassen *Richtlinien für die wirtschaftliche Versor-gung* der Versicherten festgelegt. Sie sind Be-standteil des *Bundesmantelvertrages (BMV)*. Im Rahmen dieses Beitrags werden näher nur die *Psychotherapie-Richtlinien* erwähnt, die die Psy-chotherapie zu Lasten der Krankenkasse bei Vor-liegen einer seelischen Krankheit regeln. Diese Richtlinien beziehen die *Psychosomatische Grundversorgung* als ergänzende Maßnahme der Psychotherapie ein. Sie enthalten Behandlungs-formen, Anwendungsformen und -bereiche. *Be-handlungsumfang und -frequenz* sind nach thera-peutischen Erfahrungen in den unterschiedlichen Gebieten der Therapie festgelegt. *Analytische* und *tiefenpsychologisch fundierte Psychotherapi-en* sowie *Verhaltenstherapie* wird als Kassenlei-stung nur auf Antrag gewährt. Die Durchführung der Psychotherapie setzt *Qualifikation* nach den Richtlinien voraus, die auch die Durchführung der Psychotherapie durch Diplom-Psychologen in Zusammenarbeit zwischen ärztlichen und nicht-ärztlichen Therapeuten regeln. Berufsför-derung, Erziehungsberatung, Sexualberatung oder Heilpädagogik sind keine Krankenbehand-lung und fallen somit nicht in den Leistungskata-log der Krankenkassen

Prävention: Darunter fallen medizinische, sozial-medizinische, psychosomatische und psychothe-rapeutische Maßnahmen zum *Erhalt der Gesund-heit*, zur Verhütung und *Früherkennung von Krankheiten* und zur Vermeidung des Fortschrei-tens von Krankheitsprozessen. Ärztliche Inter-ventionen sollten dort beginnen, wo Krankheiten entstehen (Familie, Arbeitsplatz, Lebensführung usw.).

Der Anspruch auf *Vorsorge- und Früherken-nungsmaßnahmen* (primäre und sekundäre Prä-vention) ist im SGB V verankert. Medizinische Vorsorgeleistungen werden gewährt im Rahmen ambulanter Behandlung und als stationäre Vor-sorgemaßnahme. Die Krankenkasse ist verpflich-tet, die verordnete medizinische Maßnahme vom *Medizinischen Dienst der Krankenversicherung (MDK)* überprüfen zu lassen.

Gesundheitsfördernde Maßnahmen sollten von allen im Gesundheitswesen tätigen Personen durchgeführt werden, vor allem sind Familien, Kindergärten und Schulen anzusprechen, da we-sentliche Verhaltensmuster bereits in der Kind-heit durch Vorbilder geprägt werden.

Rehabilitation: Das *Ziel von Rehabilitations-maßnahmen* (tertiäre Prävention) ist es, eine Verschlechterung des Gesundheitszustandes be-reits Erkrankter zu verhindern, die verbliebene Leistungsfähigkeit zu verbessern oder zu erhal-ten, einer Behinderung vorzubeugen und chro-nisch Kranke/Behinderte in Familie, Beruf und Gesellschaft wiedereinzugliedern. *Rehabilitation kommt vor Rente!*

Rehabilitationsmaßnahmen können *ambulant* oder *stationär* durchgeführt werden. Sie sind indi-ziert bei drohender oder bereits bestehender kör-perlicher, geistiger oder seelischer Behinderung. Sie gliedern sich in medizinische, schulisch-päd-agogische, berufliche und soziale Maßnahmen.

Diese Aufgaben werden in Kooperation von ärzt-lichem und nichtärztlichem Fachpersonal durch-geführt, z.B. Physiotherapeuten, Sozialarbeiter u.a. Die *Kostenträger von Rehabilitationsmaß-nahmen* sind die *Sozialversicherungsträger*. Die unterschiedlichen Zuständigkeiten richten sich nach dem jeweils versicherten Risiko und sind ge-setzlich geregelt. Anzustreben ist eine umfassen-de Rehabilitation unter Einbeziehung der Betroffenen, ihrer Angehörigen, von Selbsthilfegruppen und Behindertenverbände.

Weitere *Maßnahmen*, die im *Rahmen einer Rehabilitation* eingeleitet werden können:

- *Stufenweise Wiedereingliederung* am Arbeitsplatz mit anfangs reduzierter Arbeitszeit, wenn eine Vollzeitbeschäftigung noch nicht, aber in absehbarer Zeit möglich ist. Der Patient wird während dieser Eingliederung weiter arbeitsunfähig geschrieben.

- *Umbesetzung* am Arbeitsplatz, um gesundheitliche Risiken auszuschließen.

- *Arbeitsplatzausstattung* (Hilfsmittel etc.).

- *Umschulung* zu einer Tätigkeit, die der Belastbarkeit des Patienten gerecht wird.

- *Berentung* (Berufs- oder Erwerbsunfähigkeitsrente).

Das Gutachten für diese Maßnahmen erstellt der Arzt, die Beratung des Patienten und Prüfung der Maßnahme erfolgt durch Sozialarbeiter bzw. Reha-Berater.

6.3 Begutachtung in der Psychotherapeutischen Medizin

W. Schneider

Probleme der Begutachtung nehmen im Feld der Psychosomatik und Psychotherapeutischen Medizin eine wachsende Bedeutung ein, wobei das Spektrum an Aufgabenstellungen sehr heterogen und weit ist. Neben strafrechtlichen Problemstellungen wie z.B. der Frage der Schuldfähigkeit sind insbesondere sozialrechtliche aber auch familienrechtliche Gesichtspunkte von Interesse. Bei der *sozialmedizinischen Begutachtung* stehen der *Bereich* der *Rentenversicherung* sowie der *Unfallversicherung* und der *Kriegsopferversorgung* im Vordergrund. Diese sozialrechtlichen Begutachtungsfragestellungen nehmen in der Situation der wachsenden Arbeitslosigkeit und der steigenden Zahl an *Rentenbewerbern* enorm zu.

Der Prozeß der Begutachtung: Bei der Begutachtung ist die *Situation zwischen dem Begutachter und dem Probanden grundverschieden von der charakteristischen Arzt-Patient-Beziehung*, bei der in der Regel die Behandlungsaspekte im Zentrum der Interaktion stehen und der Patient meist aus eigenen Motiven den Arzt oder auch den Psy-

chologen aufsucht, um von diesem Hilfe zu erhalten. Die Begutachtungssituation weist demgegenüber eine andere Aufgabenzuschreibung und auch interaktionelle Struktur auf. Es wird meist ein *Gutachtenauftrag* von einem Gericht, Rentenversicherungsträger oder einer Versicherungsgesellschaft erteilt, der eine Stellungnahme des Arztes über einen Probanden erfordert.

> *Die Beziehungsgestalt ist so eine trianguläre, bei der dem Arzt die Rolle eines „neutralen" Sachverständigen zufällt und so die typische „helfende" Beziehung zum „Patienten" nicht oder zumindest nur eingeschränkt gegeben ist.*

Entsprechend verhalten sich die Probanden aufgrund ihrer andersgestalteten Motivlage häufig abwehrend gegenüber der Gutachtensituation und dem Gutachter, erleben die Begutachtung als erzwungen und den *Gutachter* gegebenenfalls als Vertreter einer *„feindseligen" Instanz*, die z.B. einen Rentenanspruch verweigern möchte. Oder der Gutachter wird als eine *„strenge" Instanz* erlebt, die es zu überzeugen gilt, eine Sichtweise, die im übrigen den sozialpolitischen Kontextbedingungen der Begutachtung durchaus entspricht. Allzuoft finden hier sicherlich individuelle Befürchtungen und Konzepte der Probanden ihre Entsprechung im Verhalten des Gutachters. Eine Situation, die eine vorurteilsfreie und unvoreingenommene Erhebung und Bewertung der gutachterlich relevanten Gesichtspunkte häufig erschwert.

Bei der Begutachtung in der Psychotherapeutischen Medizin geht es um die Untersuchung von psychischen, sozialen und somatischen Faktoren, die letztlich im Bewertungsprozeß einer integrierten Zusammenschau unterzogen werden sollen. Dabei ist zu bedenken, daß die Art der Daten wie die ihnen angemessenen Untersuchungsmethoden sich gravierend unterscheiden. Eigentlich *psychologische Merkmalsbereiche* wie z.B. Emotionen, Motive oder auch kognitive Haltungen und Kompetenzen sind häufig nur *indirekt meßbar*. Sie werden entweder mit *Selbstbeschreibungsskalen* durch Patienten gemessen oder vielfach mittels einer *Fremdbeurteilung* durch den Begutachter vorgenommen, die dann auf der klinischen Beobachtung und Untersuchung beruht. Das Ausmaß an Quantifizierbarkeit der psychologischen Variablen schwankt so in Abhängigkeit von den konkreten Problemstellungen und der gesamte Prozeß der diagnostischen Beschreibung und Beurteilung ist stärker als bei den meisten somatischen Fragestellungen mit den Problemen der *Reliabilität* und *Validität* belastet.

Die Auftraggeber des Gutachtens haben in der Regel keine Vorstellung von diesen besonderen Schwierigkeiten, was häufig insbesondere bei der *Formulierung von gutachterlichen Fragen deutlich* wird. Besonders brisant wird dieser Umstand, wenn es um Fragen der Kausalitätsbeurteilung, wie z.B. bei der *Zusammenhangsbewertung* zwischen einem Schmerzsyndrom oder multiplen somatischen Beschwerden und einem Unfallereignis geht. Gefordert ist eine Einschätzung, inwieweit das Unfallereignis eine *„wesentliche Bedingung"* der gesundheitlichen Schädigung ist; wobei diese Aussage ja regelhaft nur im Sinne einer *Wahrscheinlichkeitsaussage* getroffen werden kann. Wenn wir dann die vielfältigen und komplexen Wechselbeziehungen zwischen der Persönlichkeitsentwicklung des Probanden vor dem Unfallereignis und dem spezifischen Trauma berücksichtigen, dann wird uns schnell gegenwärtig, auf welch „dünnem Eis" wir uns bei derartigen Fragestellungen bewegen. Häufig finden sich seitens der Gutachtenauftragsgeber *Fragestellungen*, die aufgrund ihrer Allgemeinheit *kaum beantwortbar* sind.

Dies gilt auch für die Fragen nach der Beurteilung der *Erwerbsfähigkeit* und nach den *spezifischen Einschränkungen bzw. Kompetenzen* des Probanden. So wird z.B. häufig gefragt, wieviele Stunden ein Proband bei welcher Art von Tätigkeit (sitzend, stehend, Tragen schwerer Lasten etc.) arbeiten kann. Berücksichtigen wir den Einfluß psychologischer Merkmale auf die Belastbarkeit von Probanden, so sehen wir, daß z.B. auch interaktionalen Faktoren im Arbeitsprozeß eine wichtige Funktion zukommt, die letztlich seine Arbeitsfähigkeit konkret beeinflußt. Es müßten somit auch die *psychologischen Anforderungen*, die mit der konkreten Erwerbsfähigkeit eines Probanden verbunden sind, bei der gutachterlichen Bewertung berücksichtigt werden. Dies gilt insbesondere auch bei Probanden mit körperlichen Beschwerden, da auch bei diesen das konkrete Ausmaß an Beeinträchtigung der Erwerbsfähigkeit durch psychosoziale Faktoren beeinflußt wird.

Wir sehen, *daß der juristische, aber auch der sozialmedizinische Denkansatz in der Tendenz zu statisch und allgemein ist und den vielfältigen Perspektiven des Problemfeldes nicht oder nur eingeschränkt gerecht wird.* Soweit seitens der Auftraggeber inadäquate Fragestellungen vorgelegt werden, ist es die Aufgabe des Gutachters in der Psychotherapeutischen Medizin, darauf hinzuweisen und gegebenenfalls mit dem Auftraggeber eine *angemessene Fragenformulierung* zu erarbeiten. Es wird also vielfach darum gehen, erst einmal eine Sensibilität für psychosoziale Aspekte bei der Begutachtung im sozialmedizinischen Feld zu schaffen. Dies gilt auch für die ärztlichen Gutachter im somatischen Bereich, die allzuoft die psychosozialen Anteile am Krankheitsgeschehen wie bei der Adaptation an die Erkrankung oder Behinderung bei der Entscheidungsfindung übersehen.

Ein besonderes Problem stellt *das Verhältnis von Begutachtung und Therapie* dar. Der Gutachter diagnostiziert vielfach behandlungsrelevante Störungen und bewertet sie bezüglich der Gutachtenfragestellung. In diesem Zusammenhang ist natürlich auch die Frage der notwendigen *Behandelbarkeit* des Leidens, aber auch der *Behandlungsmotivation* und *-bereitschaft* des Patienten relevant. Gerade bei psychoneurotischen und psychosomatischen Störungen sind die Patienten zum Zeitpunkt der Begutachtung oft erst einmal nur wenig für die psychischen Anteile am Krankheitsgeschehen sensibilisiert und entsprechend gering für psychotherapeutische Maßnahmen motiviert. Der Begutachtungsprozeß wirft dann häufig erstmals ein anderes Licht auf die Probleme der Probanden, eröffnet potentiell eine Perspektive für *psychotherapeutische Behandlungsansätze* und es besteht so prinzipiell die Möglichkeit, den Patienten für derartige therapeutische Hilfestellungen zu motivieren. In diesem Zusammenhang bleibt jedoch zu beachten, daß die gutachterliche Entscheidung in der Regel mit der therapeutischen Prognose konfundiert ist und so die etwaige Behandlungsmotivation stark von sozialen Motiven und Dringlichkeiten – wie in der Rentenversicherung nahezu regelhaft der Fall – beeinflußt wird. Es wird hier deutlich, *daß der Prozeß der Entscheidungsfindung und die gutachterliche Beurteilung für den Begutachteten soweit als möglich transparent und nachvollziehbar sein sollten* und möglichst abschließend gesondert erörtert werden sollten.

Dies ist auch oft gegen Ende der Begutachtung möglich, da diese ja oftmals aus mehreren ausführlichen Gesprächen besteht. Unserer Erfahrung nach ist auch bei von den Erwartungen der Probanden abweichenden gutachterlichen Entscheidungen häufig ein *konstruktives Gespräch* doch noch geeignet, eine *bessere Akzeptanz* der Beurteilung auf seiten des Begutachteten zu erreichen. Auf diesem Hintergrund lassen sich u. U. effektive therapeutische Hilfestellungen doch noch finden. Soweit dies gelingt und der Proband nicht das Gefühl entwickelt, daß der Gutachter sich über seine Interessen hinwegsetzt, lassen sich in einigen Fällen *„querulatorische" Entwicklungen* auf seiten der Probanden vermeiden. Die Interpretation von *Aggravation* oder *Simulation* wie querulatorischem Verhalten als Ausdruck komplexer interaktioneller Prozesse oder „quasineurotischem" Geschehen wird häufig vernachlässigt.

Methodisches Vorgehen bei der Begutachtung: Die Aufgabe der Begutachtung in der Psychotherapeutischen Medizin besteht in der umfassenden Untersuchung bzw. Erhebung *somatischer, psychischer* und *sozialer Variablen,* die dann soweit als möglich zu einer Gesamtschau, inklusive der gutachterlichen Gewichtung, integriert werden müssen. Im folgenden soll kursorisch auf das methodische Vorgehen bei der Begutachtung eingegangen werden.

Die Erhebung der somatischen Befunde erfordert die klinische *Anamnese,* die umfassende klinische Untersuchung sowie die notwendigen labortechnischen und apparativen diagnostischen Maßnahmen. In der Regel sind jedoch bei der Begutachtung in unserem Feld die notwendigen organmedizinischen diagnostischen Maßnahmen vorgenommen worden, da die Patienten vorher sowohl bei unterschiedlichen Fachärzten in Behandlung und gegebenenfalls bei der Begutachtung waren. Uns ist kaum ein Proband zur Begutachtung vorgestellt worden, der noch keine medizinische Vorgutachten und Befunde mitgebracht hat. Es besteht hier für uns also primär die Aufgabe, die vorhandenen *Vorbefunde,* Untersuchungsergebnisse und *Vorgutachten* auf Vollständigkeit und Angemessenheit zu überprüfen und gegebenenfalls fehlende oder nicht mehr aktuelle organmedizinische diagnostische Maßnahmen zu veranlassen. Die *eigene klinische Untersuchung* gehört natürlich zum Standard, um sich ein persönliches Bild von der somatischen Verfassung des Probanden machen zu können. In einem ersten integrativen Schritt, ist dann eine *Bewertung der somatischer Befundlage* vorzunehmen.

Die Erhebung und Bewertung der psychischen und sozialen Entwicklung sowie des psychischen Status: Die Diagnostik der relevanten psychischen und sozialen Merkmalsbereiche umfaßt unterschiedliche Dimensionen. Dazu gehören:

• die Ebene der Persönlichkeitsentwicklung

• relevante Lernprozesse

• die psychosoziale Anpassung

• psychodynamisch bedeutsames Material

• die Krankheitsverarbeitung und Behandlungsmotivation

• die Art, die Ausprägung und der Verlauf der Symptomatik

• der aktuelle psychische Befund, der auch emotionale, kognitive und interaktionelle Kompetenzen oder Ressourcen berücksichtigen muß.

Die hier dargestellten, breit gefächerten, diagnostisch relevanten psychischen und sozialen Merkmale erfordern ein *multimethodales Vorgehen,* sollen sie möglichst angemessen abgebildet und bewertet werden. Ein zentraler diagnostischer Ansatz bei der Begutachtung ist das Gespräch, das insbesondere um den *biographischen Aspekt* erweitert wird. Darüber hinaus ergibt sich aus der Art der Beziehungsgestaltung während des Gesprächs wie aber auch aus der gesamten Begutachtungsszene eine Fülle von Material, das diagnostisch von Wert ist, soweit der Gutachter aufgrund seiner Ausbildung und Erfahrung in der Lage ist, mit *Übertragungs-* und *Gegenübertragungsphänomen* umzugehen. Völkel (1986) hat in diesem Zusammenhang auf die Bedeutung der Supervision für Gutachter hingewiesen.

Ein ergänzender und nicht verzichtbarer methodischer Ansatz zur Erhebung psychologischer und sozialer Merkmalsbereiche sind standardisierte Methoden im Sinne von *psychologischen Fragebogen* und *Tests.* Hier sind neben *Selbstbeschreibungsskalen,* die sowohl Aussagen zur Persönlichkeit (z. B. FPI oder MMPI) wie zu verschiedenen Symptombereichen (z. B. SCL-90 oder IIP) treffen können, auch *Fremdbeurteilungsskalen* (z. B. Hamilton-Skala) von Interesse.

Grundsätzlich ist es heute nicht als zeitgemäß und wissenschaftlich anzusehen, wenn eine Begutachtung in unserem Feld lediglich auf der Basis von klinisch erhobenen Daten erfolgt. Die ergänzende Datenerhebung mittels (halb-) strukturierter und standardisierter Verfahren erscheint zur „Objektivierung," *Verbesserung der Zuverlässigkeit der Diagnostik (Reliabilität) und dem Vergleich mit Normen* unverzichtbar, obschon psychologische Fragebogen und Testverfahren gerade bei der Begutachtung für uns vielfach Probleme der Validität mit sich bringen. So haben wir festgestellt, daß z.B. Beschwerdenlisten bei nahezu allen von uns begutachteten Probanden kaum zu differenzieren vermögen; diese weisen alle nahezu maximale Ausprägungen auf. Ein *Abgleich von klinisch erhobenem Material und Testbefunden* hilft u.U. auch bei der Abklärung von Fragen der *Simulation* und *Aggravation*, soweit sich diskrepante Ergebnisse zwischen den verschiedenen methodischen Ansätzen ergeben haben.

Die *Integration* der mit verschiedenen diagnostischen Methoden oder Modi erhobenen psychosozialen Daten und Befunde bedarf einer gründlichen Kenntnis bezüglich der Reichweite und Störanfälligkeit bzw. Fehlerbehaftetheit der unterschiedlichen Verfahren. Hier ist ein enger *Austausch zwischen dem ärztlichen und dem psychologischen Gutachter* erforderlich, soweit es bei der Begutachtung zu dieser Aufgabenteilung gekommen ist, um eine kritische Würdigung und Bewertung der Daten zu ermöglichen.

Von aktuellem Interesse sind *die Standards,* die an die Diagnose gestellt werden. Hier sollte zumindest zusätzlich zur *psychodynamisch orientierten Diagnose,* die z.B. Aussagen zur Persönlichkeitsstuktur , dem relevanten Konfliktmodus und der Beziehungsstruktur beinhaltet, eine *syndromatische Diagnose* auf der Grundlage der *ICD-10* gestellt werden. Letztlich müssen gutachterliche Voten kommunizierbar und verständlich sein, ein Problem, das häufig von juristischer Seite aufgeworfen wird. Die Orientierung an einem operationalen Diagnosensystem erscheint so inhaltlich und pragmatisch akzeptabel.

Der Bewertung der *komplexen Wechselbeziehung zwischen somatischen, psychischen und sozialen Befunden* kommt in unserem Fachgebiet eine besondere Bedeutung zu, die in der Regel aufgrund der „Natur" unserer Daten nur als *Wahrscheinlichkeitsaussagen* zu verstehen sein können. Diese Tatsache sollte jedoch von uns nicht als Unwissenschaftlichkeit oder Schwäche angesehen werden; vielmehr besteht die Aufgabe, diese Eigenart der speziellen Problemstellung im Gutachten oder bei der mündlichen Gutachtenerläuterung gegenüber dem Auftraggeber

transparent zu machen, der diesen Gesichtspunkt dann bei seiner Entscheidungsfindung berücksichtigen kann.

6.4   Qualitätssicherung in der psychosomatischen Medizin und Psychotherapie

H.C. Deter

Theorien der Qualitätssicherung werden in der Industrie schon seit vielen Jahren erfolgreich angewandt. Man spricht bei den auf internationalen Normen aufbauenden Planungs-, Dokumentations-, Lenkungs- und Prüfungsmethoden von einem „Total Quality Management", die durch unabhängige Berater („Auditor") gefördert und beurteilt werden. Im *Krankenhaus* hat diese Form von *Qualitätsmanagement* schon zu erheblichen Veränderungen geführt.

Nachdem die *Qualitätssicherung* im Sozialgesetzbuch V der Bundesrepublik Deutschland 1989 auch für das Gesundheitswesen gesetzlich verankert wurde und sowohl die *deutsche Ärzteschaft* als auch die *gesetzliche Krankenversicherung (GKV)* verpflichtet wurden, Maßnahmen zur Qualitätssicherung im Gesundheitswesen durchzuführen, hat es auch im Bereich *Psychosomatische Medizin und Psychotherapie* entsprechende Initiativen gegeben, Maßnahmen zur Verbesserung des Standards der medizinischen Versorgung in diesem Bereich zu ergreifen und die bisher festgestellte Qualität der ärztlichen Versorgung zu sichern.

Ausgehend von einer Tagung, die von M. Wirsching und U. Koch 1991 in Freiburg i. Br. organisiert wurde und Vertreter der Psychotherapie und Psychosomatik, der Krankenkassen, der Kassenärztlichen Vereinigungen, der Medizinischen Fakultäten und Qualitätssicherungsbeauftragte auf Landes- und Bundesebene einbezog, wurden die *Grundvoraussetzungen der Qualitätssicherung* im Bereich der psychosomatischen Medizin und Psychotherapie beschrieben und Strukturen der Qualitätssicherung bei der *psychosomatischen Grundversorgung,* der *ambulanten Psychotherapie,* der *stationären Psychotherapie,* des *psychosomatischen Konsiliar- und Liaisondienstes* und der *psychosomatischen Rehabilitation* festgelegt.

Aus diesen Initiativen ergaben sich Aktivitäten, die mittlerweile durch die finanzielle Förderung von dem Bundesministerium für Gesundheit (BMG), der Europäischen Union und privaten

Stifungen in der BRD ein erhebliches Ausmaß erreicht haben.

Qualitätssicherung als Konzept: Das Prinzip der Qualitätssicherung versucht, den *Ist-Zustand* der medizinischen Versorgung zu definieren, *Probleme* zu identifizieren, *Lösungstrategien* für diese Probleme zu entwickeln und entsprechende *Verbesserungsvorschläge* in die Realität umzusetzen. Im Sinne einer *Qualitätsspirale* wird dann nach dieser Verbesserung das Ergebnis der täglichen Routinepraxis erneut hinsichtlich weiterer Problembereiche evaluiert und eine neue Runde der Qualitätssicherung eingeleitet. Um diesen Qualitätssicherungsprozeß nicht nur individuell, sondern allgemeingültig zu gestalten, hat sich die Definition von *Standards*, Richtlinien oder *Leitlinien* als wesentlich erwiesen. Für einzelne Krankheitsgruppen werden zur Diagnose und Therapie beispielsweise Leitlinien entwickelt, an denen sich die Qualitätssicherungsergebnisse messen lassen können. Für die *Effektivität* qualitätssichernder Maßnahmen ist das *Bottom up-Prinzip* (im Gegensatz zum Top down-Prinzip) eine entscheidende Voraussetzung d.h. Qualitätssicherung wird von den beteiligten Ärzten praktiziert und entwickelt und ihnen nicht von oben (Regierung, Ärztekammern, Krankenkassen etc.) übergestülpt.

Hierbei lassen sich drei verschiedene Aspekte von Qualität unterscheiden: Struktur-, Prozeß- und Ergebnisqualität.

Mit der *Strukturqualität* sind die Grundvoraussetzungen für eine medizinische Maßnahme gemeint, wie die fachliche Qualifikation des Arztes, die Art der Psychotherapieweiterbildung, die zeitliche Organisation in der Praxis, die Ausbildung und Qualifikation des Hilfspersonals und die Art ihres zeitlichen Einsatzes. Auch die Organisation während einer laufenden Psychotherapie von seiten des Arztes ist Teil der Strukturqualität.

Mit der *Prozeßqualität* sind die Faktoren gemeint, die auf dem psychotherapeutischen Prozeß im Verlauf einer psychotherapeutischen Behandlung einwirken, sie mitgestalten und ermöglichen, d.h. die Art der Reaktion des Therapeuten auf den Therapieprozeß, die Einbeziehung von Fachkollegen, die Organisation zusätzlich notwendiger medizinischer Maßnahmen, die Möglichkeit, Notfallmaßnahmen im Sinne akuter psychotherapeutischer Kriseninterventionen, psychopharmakologischer Behandlung oder sta-

tionärer Therapie einzusetzen und vieles andere mehr.

Mit *Ergebnisqualität* ist das Ergebnis der psychosomatisch-psychotherapeutischen Maßnahme gemeint hinsichtlich Symptomverbesserung, d.h. Effekte der Behandlung auf die psychische, soziale und somatische Situation des Patienten, aber auch Auswirkungen der Behandlung auf den Psychotherapeuten oder Arzt.

Die Elemente der Struktur-, Prozeß- und Ergebnisqualität sind in der psychosomatischen Medizin und Psychotherapie für einzelne Bereiche und Krankheitsgruppen unterschiedlich. Es ergibt sich aber auch eine gemeinsame Schnittmenge. Als Beispiel für einzelne *Aspekte der Struktur-, Prozeß- und Ergebnisqualität*, die auf dem Gebiet der *psychosornatischen Grundversorgung* bedeutungsvoll sind, sei auf die Tab. 6-1 verwiesen.

Qualitätssicherung in der psychosomatischen Grundversorgung: Seit 1994 entstanden durch Unterstützung des Bundesministeriums für Gesundheit vier Pilotmodellprojekte, in denen neben Qualitätssicherungsmaßnahmen im Bereich des ambulanten Operierens, der Praxisorganisation und der Schnittstelle ambulante versus stationäre Versorgung auch ein *überregionales Projekt zur Qualitätssicherung in der psychosomatischen Grundversorgung* gefördert wurde. Das Bundesgesundheitsministerium wollte durch Einbeziehung qualitätssichernder Maßnahmen auf dem Gebiet der sprechenden Medizin diesen Schwerpunkt der medizinischen Versorgung gezielt stärken. Dieses Projekt, das gleichzeitig in Süd-Baden, Hessen, in Süd-Niedersachsen, Sachsen, Westfalen, Hamburg und Berlin begonnen wurde und sich sowohl auf die Versorgung von *Erwachsenen* als auch von *Kindern* bezog, versuchte im engen Verbund mit den regionalen Kassenärztlichen Vereinigungen und Ärztekammern praktikable Qualitätssicherungsmaßnahmen in die Regelversorgung umzusetzen. In einer *ersten Phase* dieses Projektes wurde in Berlin mit Unterstützung des Vorstandes der Kassenärztlichen Vereinigung eine *Analyse der aktuellen Versorgungssituation aller Berliner Ärzte*, die sich an der *psychosomatischen Grundversorgung* beteiligten, mittels Fragebogen eine Befragung durchgeführt.

Von 6.219 Kassenärzten rechneten 2.565 im 2. Quartal 1994 die GOA-Ziffern 850 und 851 für die Psychosomatische Grundversorgung ab. 38,6% der antwortenden Ärzte (n=608) waren Allgemeinärzte und Praktische Ärzte, 23,7% Internisten, 11,5% Gynäkologen, 9,4%

Tab. 6-1: Aspekte der Struktur-, Prozeß- und Ergebnisqualität für die Psychosomatische Grundversorgung (Demonstrationsprojekt Psychosomatische Grundversorgung-Abschlußbericht: Bundesministerium für Gesundheit, 1997)

Aspekte der Qualitätssicherung	Erhebungen	Instrumente und Verfahren
Struktur	– berufliche Qualifikation – berufliches Selbstverständnis – Berufszufriedenheit – Praxisorganisation – Praxisausstattung	Fragebogen KV-Daten
Prozeß	– soziodemographische Patientenmerkmale – Anliegen/Diagnosen – Behandlungsmaßnahmen – Behandlungsverlauf – Überweisungen/Einweisungen – Arzt-Patient-Beziehung – Therapiemotivation	Basisdokumentation Qualitative Verfahren (Vignetten, Video)
Ergebnis	1. Gesundheitsindikatoren – Inanspruchnahme medizinischer Leistungen – Medikamentenverbrauch, v.a. Psychopharmakaverbrauch – AU-Zeiten – Krankheitsdauer – stationäre Behandlungstage	Basisdokumentation Fragebögen KV-Daten Qualitative Einschätzungen mithilfe von Vignetten
	2. Behandlungsergebnisse (Arzt und Patient) – Symptomveränderungen – funktioneller Zustand – Verbesserung der Arzt-Patient-Beziehung – Behandlungszufriedenheit des Patienten – Arbeitszufriedenheit des Arztes und berufliches Selbstverständnis	

Nervenärzte und Psychiater, 3,8 % Kinderärzte, 3 % Urologen, 2,8 % Orthopäden und 2,5 % Hautärzte.

Der prozentuale Anteil von *Patienten mit psychosozialen Problemen* in der Praxis würde auf im Mittel *43,6 %* eingeschätzt, wobei funktionelle Störungen bei 31,3 %, soziale Probleme bei 18,4 %, sexuelle Störungen bei 11,4 %, körperliche Erkrankungen mit psychischen Auswirkungen auf 17,7 % und Suchtprobleme auf 11,4 % der Praxispatienten im Mittel/Praxis angegeben wurden.

Seit der Praxisgründung hatte sich für die meisten Ärzte der *psychosoziale Stellenwert in der Diagnostik und Behandlung* ihrer Patienten erhöht (im Mittel 1,8; 1= wichtiger, 5= weniger wichtig). Die Ärzte wiesen aber auch auf die *zeitlichen und finanziellen Schwierigkeiten* bei der Umsetzung der sprechenden Medizin in die eigene Praxis hin.

Nach dieser Basiserhebung wurde in einem ersten Schritt für Allgemeinmediziner und Internisten eine gezielte Qualitätssicherungsmaßnahme angeboten. 40 Berliner Ärzte entschlossen sich, ab Mai 1995 für ein Jahr (11 Sitzungen à 2 Stunden) an drei neu eingerichteten *Qualitätszirkeln zur Psychosomatischen Grundversorgung* teilzunehmen. Aus der Einschätzung der Ärzte nach der Qualitätssicherungsmaßnahme (Evaluationsbogen) ergab sich eine erhebliche *Zufriedenheit* der beteiligten Ärzte und ein *tieferes Verständnis* diagnostischer und therapeutischer Aspekte in der Psychosomatischen Grundversorgung. *Gezielte Übungen zur Verbesserung der verbalen Intervention* wurden als besonders wertvoll angesehen.

Letztlich hatte sich aber für die beteiligten Ärzte/Ärztinnen dieser Aufwand durch den interkollegialen Austausch, durch die Möglichkeit der Diskussion von Problemfeldern, durch Erarbeitung von Leitlinien und durch die Inanspruchnahme von Experten in Berlin und anderen deutschen Regionen des Verbundprojektes, gelohnt. Weiterführende spezielle Fragestellungen wie familienmedizinische Fallkonferenzen, epikritische Fallkonferenzen, Untersuchung der Schnittstelle Psychosomatische Grundversorgung versus Fach-Psychotherapie und differenzierte Einzelberatungskonzepte niedergelassener Ärzte sollen in weiteren Projekten evaluiert werden.

Qualitätssicherung in der ambulanten Fach-Psychotherapie: In Kooperation zwischen der Abteilung für Psychosomatik und Psychotherapeutische Medizin der Universitätsklinik Freiburg und von niedergelassenen Psychotherapeuten konnten mit finanzieller Unterstützung der KV Südbaden im IV. Quartal 1994 40 *psychotherapeutische Fachpraxen* für eine zeitlich befristete Dokumentation gewonnen werden. Die Erhebung erfolgte mit dem Ziel, *Basisdaten über Versorgungsabläufe* zu erhalten, einschließlich der Beschreibung *soziodemographischer Merkmale* der in Behandlung befindlichen Patienten, ihrer *Krankheitsvorgeschichte*, der psychischen und somatischen *Diagnosen*, sowie einer Übersicht der durchgeführten *psychotherapeutischen Behandlungsmaßnahmen* und ihrer Ergebnisse.

Ein wichtiges Ergebnis der Untersuchung war, daß bei vielen niedergelassenen Psychotherapeuten unabhängig von der unterschiedlichen psychotherapeutischen Grundorientierung eine *hohe Motivation* besteht, sich an *Maßnahmen einer internen (s. o.) Qualitätssicherung* (bei Beachtung der Bedingungen des Datenschutzes) zu beteiligen. Obwohl die Teilnehmer für ihre durchschnittlich 8 bis 10 Stunden während Tätigkeit im Rahmen des Projektes keine Aufwandsentschädigung erhielten, waren relativ viele von ihnen bereit, sich an der Untersuchung zu beteiligen. Ihr *Interesse* richtete sich insbesondere auf die *Ergebnisse eigener Behandlungen*. Es zeigte sich ein Bedürfnis, eigene klinische Beobachtungen durch eine objektive Evaluation zu ergänzen, wobei die hier eingesetzten psychometrischen Instrumente als im Einzelfall nicht optimal geeignet schienen oder aber weitere aufwendige Zusatzerhebungen notwendig gewesen wären.

Einige Ergebnisse: Drei Viertel der Patienten waren Frauen, etwa 70 % gehörten der Altersgruppe zwischen 25 und 45 Jahren an, 75 % waren in Ersatzkassen oder privat versichert. Ca. 80 % der Patienten wurden in den letzten Jahren vor Therapiebeginn ambulant oder stationär medizinisch vorbehandelt. Etwa 15 % waren zur Zeit des Erstkontaktes arbeitsunfähig.

Über 20 % der Patienten wurden in psychosomatischen oder psychiatrischen Fachkliniken vorbehandelt. An erster Stelle der Diagnosen standen neurotische Erkrankungen, Belastungs- und somatoforme Störungen. Die häufigsten Behandlungsformen waren *Kurzzeittherapien*. In der Patientenbeurteilung zeigte sich eine Tendenz zur deutlichen *Beschwerdereduktion*. Die Prä-/Post-Vergleiche der Therapeuteneinschätzung ergaben bei verschiedenen Schweregradskalen eine hohe *Effektstärke* der Behandlung. Entsprechend der Patienteneinschätzung kam es im Behandlungsverlauf nicht zu einem kontinuierlichen Abfall der psychischen Belastung. In der *Mitte der Behandlung* wurde sogar ein gegenüber dem Ausgangswert *höheres Maß an psychischer Belastung* angegeben. Erst zum Ende der Behandlung wurde ein geringerer Grad psychischer Belastung berichtet (bei beiden psychotherapeutischen

Grundorientierungen [psychoanalytische versus Verhaltenstherapie]). Unter der Psychotherapie waren *Effekte* auf die *Arbeitsunfähigkeitszeiten* und den Gebrauch von *Psychopharmaka* nachzuweisen, die Arbeitsunfähigkeit in der gesamten Gruppe sank von 15,2 % auf 4,2 %, die Inanspruchnahme regelmäßiger haus- oder fachärztlicher Behandlung von 80,8 % auf 41,5 %, die Einnahme von Psychopharmaka von 31,7 % auf 17,9 % (Scheidt u. Wirsching 1994).

Auch in anderen Studien werden Qualitätskontrollmöglichkeiten in der Psychotherapiepraxis beschrieben (Prozeß- und Ergebnisqualität, wobei die routinemäßig erhobenen Ergebnis- und Prozeßmessungen durch Computerprogramme empfohlen wurden). Hierbei soll die *Therapie* durch *Zustands-, Effekt- und Prozeßkonfigurationen* differenziert dargestellt werden und sowohl einzelfallbezogene Qualitätskontrollen als auch vergleichende Charakterisierung von Patientengruppen möglich sein.

Qualitätssicherung in der stationären Psychotherapie: Hier hat man sich, ähnlich wie bei der ambulanten Psychotherapie auf *Dokumentationsinventare zur Erhebung wichtiger Qualitätsindikatoren* vor, während und nach der stationären Therapie geeinigt, wie z. B. die Dokumentation des Deutschen Kollegiums für Psychosomatische Medizin oder eine Dokumentation der verhaltenstherapeutischen Einrichtungen. Die Übergänge zu Qualitätssicherungsmaßnahmen in psychosomatische Rehabilitationskliniken sind fließend. Durch die Rentenversichungsträger wurde schon 1994 eine Auflage gemacht, Qualitätsnachweise zu systematisieren und die Bedingungen der Mittelvergabe an solche Nachweise gekoppelt. Insofern ergab sich für Rehabilitationseinrichtungen eine Notwendigkeit, Konzepte der Qualitätssicherung im Rahmen ihrer stationären Behandlungen zu entwickeln. *Dokumentationssysteme*, in denen der *biopsychosoziale Ist-Zustand* und der *Verlauf der Symptomatik* unter stationären Bedingungen erhoben wird (teils mit standardisierten, teils mit neu entwickelten Selbst-und Fremdrating-Instrumenten), gehören mittlerweile zum *Standard*, ebenso wie eine regelmäßige *katamnestische Untersuchung* nach einem halben oder einem Jahr im Anschluß an die stationäre Maßnahme von einigen Einrichtungen angestrebt wird. Dadurch, daß die stationären universitären und städtischen Einrichtungen bisher durch die Krankenkassen noch nicht zur Qualitätssicherung gezwungen wurden, haben sich hier bisher weniger umfangreich Qualitätssicherungsmaßnahmen etabliert. Allerdings ist bei universitären Einrichtungen davon auszugehen, daß dort der Dokumentation behandelter Fälle schon immer erhebliche Aufmerksamkeit gewidmet wurde.

Qualitätssicherung in der Konsiliar- und Liaisonpsychosomatik: Hier sei auf die Erhebungen der *European Consultation Liaison-Studie* verwiesen, die mit Hilfe eines selbst entwickelten Dokumentationsinstruments, in das vor allem die diagnostischen Einschätzungen der ICD-10 eingingen, in verschiedenen *deutschen* und *anderen europäischen Kliniken* praktiziert wurden. Hieraus hat sich ein eigenes Qualitätssicherungsprojekt in verschiedenen universitären Einrichtungen entwickelt, dessen Ergebnisse bisher noch nicht publiziert sind.

Ausblick: Die innerhalb der letzten sechs Jahre entstandenen *Maßnahmen zur Qualitätssicherung* im Bereich der psychosomatischen Medizin und Psychotherapie stellen sich zum jetzigen Zeitpunkt als sehr ermutigend dar und erweisen sich trotz der im Vergleich zu anderen medizinischen Bereichen schwer zu definierenden Evaluationskriterien als ausgesprochen *konstruktiv*

und erfolgreich. Praktisch für alle Bereiche der psychosomatischen Medizin und Psychotherapie wurden wirksame Qualitätssicherungsmaßnahmen vorgeschlagen, die im Augenblick auf verschiedenen Feldern, meist auf nationalem Niveau, oder sogar international evaluiert werden. Parallel hierzu haben sich *Arbeitsgruppen* gebildet, die gemeinsam mit der Arbeitsgemeinschaft der wissenschaftlichen medizinischen Fachgesellschaften (AWMF) *Leitlinien für einzelne Diagnosegruppen der Psychotherapeutischen Medizin*, aber auch der Inneren Medizin, entwickeln und erste Expertentreffen veranstaltet haben. Es entsteht ein Meinungsbildungsprozeß mit Experten der einzelnen medizinischen Fachgesellschaften, der später im Rahmen von *Consensus-Konferenzen* zu einem verbesserten Qualitätsmanagement im Bereich der Psychosomatischen Medizin und Psychotherapie führen wird. Die Entwicklung von Leitlinien und Standards und ihre Umsetzung in die Praxis wird die Chancen erhöhen, die Qualität psychosomatisch-psychotherapeutischer Diagnostik und Behandlung in Deutschland zu halten (sie ist u.E. im Vergleich zu anderen Ländern schon sehr hoch) und mit großer Sicherheit auch zu verbessern.

7 Ausbildung, Fortbildung und Weiterbildung

7.1 Das Medizinstudium

U. Rosin

Ziele Arzt zu werden ist, wenn man Studenten befragt, das Ziel ihres Medizinstudiums. Bei diesem Vorhaben ist nicht der Weg das Ziel. Jedem ist bekannt, daß eine anstrengende und schwierige Strecke („Lehrjahre") vor dem Arzt-Sein liegt. Alle wissen, daß dieses Studium „verschult" ist. Im Vergleich zur Ausbildung in anderen Fakultäten haben die Medizinstudenten viel weniger „akademische" Freiheiten und weniger Freizeit. Sie sind streng in *Stundenpläne* eingebunden. Auf die Art und den Umfang der Ausbildungsinhalte sowie auf die didaktische Vermittlung haben sie kaum Einflußmöglichkeiten. Die Studierenden erwartet ein *Viel-lernen-Müssen* und *häufiges Geprüft-werden*. Der Sinn dieser Mühen für das spätere Arzt-Sein ist oft wenig ersichtlich. „Da muß man durch" ist eine Haltung, die Ältere oft den Jungen vermitteln. Erst im *Praktischen* Jahr und als *Arzt im Praktikum* können die Studierenden (etwas) mehr am Patienten tätig werden. Dort gibt es oft neue Enttäuschungen. In den Universitätskliniken und Akademischen Lehrkrankenhäusern sind viele *hierarchische Strukturen* erhalten geblieben (das Krankenhaussystem ist aus dem Kloster- und Militärwesen hervorgegangen). Hinzu kommt eine *vielfältige Überforderung*: Die meisten Entscheidungen, die ein Arzt bei der Diagnostik und für die Therapien fällen muß, sind nur teilweise wissenschaftlich begründbar; und die Menge der Arbeit insgesamt, die Zahl der zu versorgenden Patienten, ist für einen „normalen" Arbeitstag immer zuviel.

Das Ziel, Arzt zu werden, entwickelt sich bei den Menschen, die eine besondere *Bereitschaft* haben, *sich helfend für andere einzusetzen*. Nur auf dem Hintergrund dieses Engagements ist verständlich, daß sie die vielen Anstrengungen und Verzichte, die das Medizinstudium fordert, auf sich nehmen. Die Ausbildung selbst hat jedoch zur Folge, daß die *psychosoziale Einstellung* der Studierenden zugunsten einer *naturwissenschaftlicher Haltung* nachläßt.

Das zentrale Anliegen des Fachs Psychosomatische Medizin und Psychotherapie ist, ein *bio-psycho-soziales Verständnis* zu vermitteln, so daß die zukünftigen Ärzte lernen, nicht nur die Krankheit als Objekt, sondern den *kranken Menschen* ganzheitlich als Subjekt wahrzunehmen und zu behandeln.

Die allgemeinen Ziele des Medizinstudiums wurden erst 1987 in der heute gültigen Approbationsordnung definiert: Die Ausbildung zum Arzt besteht in der Vermittlung von Kenntnissen (wissenschaftlich gesichertes Wissen), Fertigkeiten und Einstellungen. Die Studierenden sollen fähig werden, *selbständig* und *eigenverantwortlich* den *Beruf als Arzt* auszuüben, sich weiter- und ständig fortzubilden. Die zentralen Aufgaben des Arztes wurden erst 1997 definiert: Der Arzt hat „Leben zu erhalten, die Gesundheit zu schützen und wiederherzustellen, Leiden zu lindern, Sterbenden Beistand zu leisten und an der Erhaltung der natürlichen Lebensgrundlagen im Hinblick auf ihre Bedeutung für die Gesundheit der Menschen mitzuwirken."

Das Fachgebiet *Psychotherapeutische Medizin* stellt sich die Aufgabe, den Studenten die Zusammenhänge zwischen körperlichen Vorgängen und psychosozialen Faktoren bei Entstehung, Verlauf und Therapie von Krankheiten zu vermitteln. Das Verhalten und Erleben der Ärzte wird insbesondere in der Beziehung zu Patienten erforscht, auch sein Selbstbild und ggf. seine persönliche Problematik. Die Hochschullehrer für Psychosomatische Medizin und Psychotherapie geben sich Mühe, in ihren Unterrichtsveranstaltungen (Vorlesung und Praktikum sowie fakultativ Spezialseminare und Balint-Gruppen) auch zu Selbstwahrnehmung und begrenzter Selbsterfahrung anzuregen: So z.B. für sich die Motive, Arzt sein zu wollen, zu klären.

Die heutige Gestaltung des Medizinstudiums ermöglicht nicht, selbständig und eigenverantwortlich als Arzt tätig zu werden. Die Kritikpunkte am Medizinstudium sind:

- Die Art der *Lehre* und der ärztlichen *Prüfungen* (z.B. Multiple-choice-Verfahren) fördern die Anhäufung „toten" Wissens und ein mechanisches Lernen. Das Denken in komplexen Zusammenhängen wird zu wenig trainiert.

- Das eigentliche ärztliche Tun, die *Behandlung von Kranken*, wird im Verlauf des Studiums zu spät und zu wenig geübt.

- Die ärztliche *Entscheidungsbildung*, die Übernahme von Verantwortung, hat einen zu geringen Stellenwert.

- Die „Bildung" der Person als Arzt und die Vermittlung von *Einstellungen* (z.B. bezüglich der Arzt-Patient-Beziehung: Aufklärung, Beachten der Patientenautonomie, Konsensusbildung und partnerschaftlich-gemeinsames Vorgehen) kommen zu kurz.

- Die jahrelange einseitige intellektuelle (Über-) Forderung sind der persönlichen Entwicklung abträglich.

Wissen und Wissensvermittlung: Die *Gegenstandskataloge* und *Sammlungen von Prüfungsfragen* vermitteln einen Eindruck vom Umfang des heutigen medizinischen Wissens. Zum Wissen gehört auch das Informiertsein über die Methoden, wie Erkenntnisse gewonnen werden. Dazu ein *Beispiel*: Die physikalische, chemische und biologische Forschung, z.B. zum Immunsystem (wenn es um die Unterscheidung zwischen „selbst" und „fremd" geht), verwendet Konzepte wie Informationsaustausch, Rückmeldung, Regulation, Erkennen und Gedächtnis. Diese Begriffe sind auch auf innerseelische Regulationsprozesse und soziale Beziehungen anwendbar. Das Wissen, daß der Mensch ein *bio-psycho-soziales Wesen* ist, daß Gesundheit und Krankheit nicht nur ein Problem von Organen, sondern auch und immer von Personen in einer menschlichen Mitwelt ist, führt zu der Frage: Welche Rolle spielt die individuell erlebte Wirklichkeit dieses Patienten für sein Gesund- oder Kranksein? Zu dieser persönlichen Realität gehören nicht nur die bewußt erlebten Auseinandersetzungen mit Menschen, Gegenständen und mit der Umgebung insgesamt, sondern auch die nicht wahrgenommenen und nicht reflektierten innerseelische Vorgänge. Auch in der Humanmedizin, im menschlichen Bereich, ist ein wissenschaftliches Arbeiten möglich. Allerdings: Bei der Untersuchung eines Kranken geht es immer darum, zwei Arten von Daten mit den jeweils entsprechenden Vorgehensweisen zu erfassen:

- Herzfrequenz und Beweglichkeit des Körpers z.B. sind auf der Ebene der *Beobachtung* (mit Sinnesorganen bzw. deren Hilfsmitteln) erfaßbar.

- Sprechen und Sprache, Gedanken und Gefühle werden in der *Beziehung*, im Dialog, in ihrer Bedeutung (Wie und warum fühlt der Patient sich krank?) wahrgenommen und verarbeitet.

Diese beiden Arten des Datengewinnens gehen bei der ärztlichen Arbeit ineinander über. Die Beobachtungs- und Beziehungsperspektive werden nur in Extremsituationen nacheinander getrennt eingenommen. In der Beziehung zwischen Arzt und Patient ergänzen sich zwei grundlegende Bedürfnisse des Menschen: zu erkennen und zu verstehen einerseits sowie erkannt und verstanden zu werden andererseits.

Obwohl das Wissen in der Medizin sehr umfangreich ist, gibt es noch viel *Nicht-Wissen*: Der Arzt kann bei vielen seiner wichtigen Entscheidungen nicht auf wissenschaftlich ausreichend begründete Handlungsanweisungen zurückgreifen. Manche Indikation wird individuell-situationsspezifisch gefällt, nachdem mehr oder weniger große Wahrscheinlichkeiten gegeneinander abgewogen worden sind. Der Arzt muß, ohne zu resignieren, lernen: Nicht nur sein persönliches, sondern auch das Fachwissen überhaupt ist in vielen wichtigen Bereichen (noch) sehr begrenzt. Und er muß akzeptieren: Auch wenn er sich sehr sorgfältig-kritisch bemüht hat, er wird immer wieder solche Entscheidungen treffen, die sich später als falsch erweisen könnten.

Viele Studenten staunen, daß manche ihrer (guten) akademischen Ärzte-Lehrer Entscheidungen, die für ihre Patienten bedeutsame Konsequenzen haben, überraschend schnell und wie zufällig oder quasi beiläufig treffen. Eine „hohe Schule" in der Medizin ist, die Studierenden zu lehren, *Unsicherheiten zu ertragen* und sich nicht per „Befreiungsschlag" aus „Hängepartien" zu entlasten, indem „etwas gemacht wird" (ut aliquid fiat). Eine Möglichkeit dazu ist das „*Lernen bei vielen Meistern*". Die so erworbenen unterschiedlichen Erfahrungen, mit der Relativierung des in vielen Kliniken üblichen „Wir machen das so!", reduzieren die Risiken des Erwerbs *personengebundenen Wissens*, das in der Medizin immer noch eine große Bedeutung hat. Die „Anhänger" von sog. *Schulen* in der Medizin setzen hauptsächlich die von ihnen speziell erlernten und gut beherrschten Verfahren ein („*selektive*" *Indikation*). Die Vorgehensweisen und die Ergebnisse der konkurrierenden Schulen werden weniger beachtet. Der Patient aber sollte *individuumzentriert* die für ihn geeignetste und wirksamste Therapiemethode („*adaptive*" *Indikation*) erhalten. Das jeweils gewählte Vorgehen muß im Verlauf der Behandlung wiederholt überprüft und ggf. durch ein anderes ergänzt oder ersetzt werden.

Ärztliche Haltungen: Wir erwarten von allen Angehörigen qualifizierter Berufe, daß sie ihre Tätigkeit „anständig" ausüben. Anforderungen an Bauhandwerker, Mechaniker einer Autowerkstatt oder an Architekten und Richter sind unterschiedlich hoch. Wir stellen an Ärzte besonders hohe Ansprüche, auch bezüglich ihrer *Gesinnung* und ihres *Gewissens*: Ärzte sind eine Elite in unserer Gesellschaft; sie sind die Experten auf dem Gebiet von Gesundheit und Krankheit. Studenten sollen folgende *ärztliche Haltungen* erlernen:

• Personale Beziehung zum Patienten

Der Arzt soll, gerade in unserem zunehmend komplizierten Behandlungssystem, die Beziehung zum Patienten so gestalten, daß der Kranke ihn als eine Person erlebt. Entscheidend ist sein Gefühl: „Dieser Arzt kann und will mir helfen. Ich bin überzeugt, daß ich bei ihm Besserung für meine Beschwerden finde" („helping alliance"). Diese Einstellung reicht über die Bedeutung des betriebswirtschaftlichen Begriffs der Dienstleistung weit hinaus. Es geht nicht nur um ein Vermitteln von Zufriedenheit wie beim Service in Hotels, Restaurants oder bei Banken. Die *personal-partnerschaftliche Beziehung* zwischen Arzt und Krankem ist allerdings immer auch asymmetrisch. Der Patient ist „schlechter dran", er leidet unter seinen Beschwerden und er hat weniger Wissen als der Arzt. Dieses Angewiesensein des Patienten, der sich „klein" fühlt, war an der Entstehung einer *patriarchalisch-medizinischen Haltung* der Ärzte beteiligt. In Analogie zum Latein der Kleriker benutzten die Mediziner eine *Fachsprache*. Die für die Patienten nicht verständlichen Termini dienten auch, im Sinne der „barmherzigen Lüge", dazu, den Patienten differentialdiagnostische Überlegungen, Behandlungskonsequenzen und prognostische Einschätzungen vorzuenthalten.

Reziprozität in der Patienten-Arzt-Beziehung zeigt sich auch im Akzeptieren der *subjektiven Krankheits- und Heilungstheorien der Patienten*.

Fallbeispiel: Ein Internist stellte bei einer Lehrerin eine schwere Lungenentzündung fest. Sie lehnte jedoch die nach den heutigen Regeln der ärztlichen Kunst erforderliche Antibiotikaeinnahme ab. Sie sei ja nicht lebensbedrohlich krank, sie wolle keine Mittel der „Extrem-Medizin" einsetzen, da diese zu erheblichen körperlichen, seelischen und sozialen Belastungen führen. Antibiotika bei nicht lebensbedrohlichen Zuständen sind für sie unsinnig, fast „böse". Der Arzt informierte sie über mögliche Risiken. Auch wies er sie auf die wahrscheinlich längere Dauer ihres Krankseins hin. Sie müsse auch berücksichtigen, daß ihr Unterricht für die Kinder länger ausfallen und andere Lehrer des Kollegiums mehr Vertretungsstunden übernehmen würden. Die Lehrerin meinte, daß sie, auf lange Sicht betrachtet, durch die Bewältigung der Krankheit mit den körpereigenen Abwehrkräften gesünder und damit auch im Schulunterricht belastungsfähiger bleiben werde. Sie bot an, täglich in die Praxis zu kommen, falls sein Weg bei seinen Hausbesuchen nicht in die Nähe ihrer Wohnung führe. Beide übernahmen die gemeinsame Verantwortung für dieses Vorgehen, sie akzeptierten eigene und fremde Grenzen. Der Arzt hat die Autonomie der Patientin (voluntas aegroti suprema lex) berücksichtigt.

• In Verbindung-Beziehung-Sein zu sich selbst

Der Student muß lernen, daß er sich manchmal in seinem Beruf anders zu verhalten hat als in seinen privaten Beziehungen. Der Arzt beachtet seine „*antwortenden Gefühle*", indem er sich auf das einstellt, was in *Reaktion auf seinen Patienten* in ihm lebendig wird. Er reflektiert diese inneren Vorgänge und versucht, die seelischen (auch unbewußten) Prozesse im Patienten zu erschließen. Die für diese Wahrnehmung und ihre Verarbeitung erforderliche Distanz wäre in privaten Beziehungen störend. Teilweise muß der Arzt sorgfältig unterscheiden zwischen dem, was er bei sich erkennt und dem, was er dem Patienten mitteilen kann (Timing und Dosierung je nach Belastungsfähigkeit).

Das *Abstinent-Sein* – der Verzicht darauf, eigenen Bedürfnissen nachzukommen – muß gelernt werden. Es geht z. B. darum, sich nicht selbst mit Vorwürfen gegen Patienten oder deren Angehörige von eigenen ärgerlichen Affekten zu entlasten, den Patienten nicht die persönlichen Wert- und Weltanschauungen mitzuteilen (oder gar aufzudrängen) und im ärztlichen Handeln nicht unreflektiert eigenen Tendenzen zu folgen, z. B. ganz rasch „helfen" zu wollen.

• Beziehungsgestaltung zu Kollegen und zu Angehörigen anderer Berufe

Die Ärzteschaft legt großen Wert auf *Kollegialität*; aus Sicht von Patienten geht dieser Zusammenhalt manchmal so weit, daß „eine Krähe der anderen kein Auge aushackt". Die Stellenknappheit und die „Verteilungskämpfe" um die Bezahlung ärztlicher Leistungen haben zu mehr *Rivalitäten* geführt. Weit verbreitet sind auch Ressentiments zwischen den Ärzten verschiedener Fachrichtungen. Aversionen gibt es gegen solche Kollegen, die sozialmedizinisch (etwa bei Krankenversicherungen) beschäftigt sind oder die sich („Funktionäre") in Gremien (Ärztekammer und Kassenärztliche Vereinigung) betätigen. *Kleingruppenarbeit während des Studiums* kann dazu beitragen, kritisch-loyale Kollegialität zu erlernen und auch *teamfähig* zu werden. Schon im Krankenpflegepraktikum gibt es die Möglichkeit, die Aufgaben und Schwierigkeiten der anderen Berufsgruppen kennen- und verstehen zu lernen. Ein besonderes Konfliktfeld im Krankenhaus sind die Beziehungen zwischen Ärzten einerseits und den *Angehörigen des Verwaltungsbereichs* andererseits. Ärzte müssen lernen, die Entscheidungskompetenzen der Betriebswirte zu respektieren; die restriktiven Neuregelungen im Gesundheitswesen haben die Macht der Verwaltung wesentlich verstärkt. Es ist schwer zu akzeptieren, daß „der Kaufmann das letzte Wort hat", wenn die Begrenzungen bei den Ressourcen dazu führen, daß *Art und Umfang der ärztlichen Leistungen* begrenzt werden. Dennoch haben die Ärzte mit den auf finanziellen Gewinn ausgerichteten Krankenhausträgern und -verwaltungen zusammenzuarbeiten.

• Perspektivenwechsel

Die Vielzahl der erwähnten Gesichtspunkte, die Ärzte zu beachten haben, macht ein *systemisches Verständnis* erforderlich. Der Student muß lernen, unterschiedliche Perspektiven einzunehmen. Es ist schwer zu akzeptieren, daß es keine standortfreie Allgemeingültigkeit gibt, sondern daß eine perspektivische Vervielfältigung verschiedener Welten erforderlich ist: Kenntnisse sind auch vom persönlichen Standort, von der Sicht des Erkennenden, abhängig.

Ärztliche Handlungskompetenz: Die vielfältigen Fähigkeiten, die der Arzt in den verschiedenen Gebieten beherrschen muß, sind in „*Verhaltensregeln*" eingebettet. Zu den „*Grundsätzen korrekter ärztlicher Berufsausübung*" gehören auch:

• Die Fähigkeit des Arztes, bei *Meinungsverschiedenheiten* mit Patienten sachlich und korrekt zu bleiben.

• Die Bereitschaft des Arztes, dem Patienten mitzuteilen, daß er die aus schulmedizinischer Sicht *unsinnigen Argumente* des Kranken (auch wenn er sich auf esoterische oder abergläubische Ansichten bezieht) ernst nimmt.

• Die Kompetenz des Arztes, dem Patienten das *Für und Wider* verschiedener Entstehungstheorien und *differenter Behandlungsverfahren* verständlich zur Diskussion zu stellen.

• Die „Freiheit" des Arztes, den Patienten auf seinen *Selbstbestimmungswillen* hinzuweisen. Dazu kann auch gehören, den vom Patienten nicht geäußerten und vom Arzt vermuteten Wunsch nach *Einholen einer Zweitmeinung* zu unterstützen.

Psychohygiene: Die *emotionalen Belastungen* der Medizinstudenten und der Ärzte sind sehr groß. Das Miterleben von schlimmem Schicksal, Leid und Sterben ist belastend. Immer wieder treten Gefühle wie Angst, Hilflosigkeit und Hoffnungslosigkeit auf. Oft ist, z.T. aufgrund von Wissensdefiziten, ein Handeln ohne ausreichende Kompetenz erforderlich, erschwert durch eine Vielzahl von Orientierungskonflikten. Die Grenzen ärztlicher Möglichkeiten sind vielfach kaum erträglich. Ärzte fühlen sich oft alleine (und alleingelassen).

So verwundert es nicht, daß die seelischen, insbesondere *depressiven Störungen* (auch Suizidalität und Sucht) bei Ärzten besonders häufig sind. Nietzsche appellierte mit seinem: „Arzt, hilf Dir selbst! Dann hilfst Du auch Deinen Kranken", an die historische Aufforderung: „Medico bono, cura te ipso!". Eine Möglichkeit für Ärzte, für sich zu klären, ob lediglich eine patientenbezogene Fallarbeit oder eine *Selbsterfahrung* im engeren Sinne, vielleicht sogar eine Psychotherapie für ihn als Person erforderlich ist, bietet die *Balint-Gruppenarbeit*.

7.2 Anamnesegruppen – bewußt erlebte Sozialisation zum Arzt

A. Petzold, E. R. Petzold, W. Schüffel

Definition der Begriffe Anamnese und Anamnesegruppen

Die Anamnese (griech. ἀνάμνησις) ist das Herzstück der Medizin auf verschiedenen Ebenen und Wegweiser für alles weitere Handeln. Sie be-

Tab. 7-1: Strukturiert wiedergegebene Themenkomplexe, die im Rahmen einer Anamnese erhoben werden sollten (in Anlehnung an Adler und Hemmeler 1995)

1. Ausgangssituation	Schaffen einer günstigen Ausgangssituation für das Gespräch (geschützer Raum, stehen noch andere Untersuchungen an? Zeitrahmen festlegen).
2. Jetzt-Situation	Ist der Patient orientiert? Wie geht es ihm jetzt im Moment? Wo „holt man ihn ab"?
3. Aktuelle Beschwerden	Welches sind die Hauptbeschwerden, die ihn jetzt belasten? Welches sind die Gründe, die ihn jetzt hierher führen?
4. „Landkarte der Beschwerden"	Welche weiteren Beschwerden kann er angeben? (Durchgehen aller Organsysteme vom Kopf bis zum Fuß).
5. Vertiefung der Informationen zur jetzigen Problematik	Wo? Wann? Wie? Wodurch verstärkt oder gelindert? Schmerzcharakter? Ausstrahlung? Intensität? Ansprechen auf Medikamente? Pflichtfragen nach Risikofaktoren, B-Symptomatik, Medikamenten.
6. Familienanamnese	Erstellen eines Stammbaumes
7. Sozialanamnese	Entwicklung, Beruf, Beziehung, Streßfaktoren in Arbeits- und Privatleben, finanzielle und soziale Absicherung, Wohn- und Versorgungssituation.
8. Erweiterte Anamnese	Biographische Anamnese, vertiefte fachspezifische Anamnese.

zeichnet einen Prozeß des Erinnerns, des Wiedererinnerns der Krankengeschichte des Patienten im Beisein des Arztes.

Die Anamnese beruht auf Verstandes-, Handlungs-, Beziehungs- und Körperwissen. Mit dem *Verstandeswissen* ist hier das Wissen um die Krankheitsbilder mit ihren Symptomen gemeint. Die nötigen Informationen werden auf verbaler Ebene erhoben (Tab. 7–1). *Handlungswissen* bezeichnet das praktische Wissen um die Technik der Anamneseerhebung und *Beziehungswissen* die Wahrnehmung und Reflexion der eigenen Position zu der des anderen. *Körperwissen* beschreibt „all die kleinen Reaktionen auf unser In-der-Welt-Zugegen-Sein, die unsere fünf Sinne und unsere Atmung liefern". Schließlich zeigt das eigene *Fühlen (Mitfühlen) des Arztes* im Gespräch, wo Konfliktfelder im emotionalen Bereich des Patienten liegen. Oftmals beeinflussen diese das Denken und damit das Verhalten des Patienten stärker als logisch rationelle Motive.

Die Anamnese gibt der Geschichte des Patienten Raum und damit auch dessen eigenen, oft aus medizinischer Sichtweise inkohärenten Erklärungs- und Deutungsmodellen. Es ist die subjektive Sichtweise. An ihr orientiert sich dann die „objektive" Erhebung des Befundes mittels körperlicher Untersuchung und technischer Zusatzuntersuchungen.

Der Arzt hat zu bedenken, daß während er sich in der Anamnese ein *Bild vom Patienten* macht, die-

ser ebendas mit dem Arzt tut. So wie der Arzt den Patienten einschätzt, ernst nimmt, auf Distanz hält, so hält es der Patient mit dem Arzt. Wie sich diese *Interaktion* im weiteren Verlauf gestaltet, wird bereits in der Anamnese festgelegt.

In diesem Erstgespräch beginnt die *Arzt-Patient-Beziehung* . Sie ist Teil des *Arbeitsbündnisses* (Kap. „Stützende Psychotherapie"), welches auf dem Prinzip des „informed consent" basiert. Der *Informationsfluß* läuft *in beide Richtungen*. Das wird zunehmend auch auf fachlicher Ebene spürbar, wenn der Patient bereits mit der aktuellsten Literatur aus dem Internet[1] zu dem Gespräch kommt.

Die Anamnese als Ausgangslage für alle diese Informationen ist damit Kernstück der Medizin. Sie ist schwer zu lehren und nur durch Übung zu lernen.

Anamnesegruppen gelten als erste Lernstufe einer *patientenzentrierten Ausbildung* in der Sozialisation zu Ärztinnen und Ärzten. An ihnen beteiligen sich Studenten aller klinischen und vorklinischen Semester. Die Anamnese des Patienten wird erhoben, d.h. der Patient „er-innert" sich. Gleichzeitig „er-innert" sich der Student der Art und Weise seines Umganges mit dem Patienten wie seines bisherigen Werdeganges innerhalb des medizinischen Curriculums. Die

---

1 Das medizinische Informationssystem *medline* ist über die Nationale Wissenschaftliche Bibliothek (NCBI) in Washington (USA) seit Juli 1997 allgemein zugänglich (http://www.ncbi.nlm.nih.gov).

Anamnesegruppe trägt ihre Bezeichnung aus dreifacher Sicht zu recht: In ihr erhebt der Student die Anamnese des Patienten, setzt sie in Bezug zur eigenen persönlichen und schließlich zur schulmedizinisch professionellen Anamnese.

Balintgruppenarbeit in den 60er Jahren – die Junior-Balintgruppen: 1969 lud der Schweizer Psychosomatiker B. Luban-Plozza den in London lebenden ungarischen Psychoanalytiker und Begründer der nach ihm benannten Gruppenarbeit Michael Balint nach Mailand ein. Dieser traf dort auf eine Gruppe von Medizinstudenten, mit denen er die ärztliche Beziehungsarbeit auf einer frühen Entwicklungsstufe der ärztlichen Sozialisation erprobte. Balint war von dem Versuch angetan, warnte aber vor Überforderung:

„Congratulations on your success with the Milanese Students. My only advice is don't be too ambitious and don't push them too hard. It is better to let them develop at their own pace."

Die positive Erfahrung aller Beteiligten führte zur Wiederholung derartiger Gruppenarbeit in Ascona, einem internationalen Treffpunkt der Balintarbeit, in Heidelberg und an anderen Universitätsstätten. Es waren jeweils *einmalige Ereignisse*. Gezielt wurden die jungen Studentinnen und Studenten unterstützt, der eigenen Wahrnehmung von den Patienten, denen sie begegneten, zu trauen und sich nicht hinter einer Festung von Fremdworten und Lehrbuchwissen zu verschanzen. Luban-Plozza sprach von *Junior-Balintgruppen*. Wir sehen in ihnen heute die zweite Lernstufe einer patientenzentrierten Ausbildung, die zunächst in der Anamnesegruppe beginnt.

Geschichtlicher Hintergrund der Anamnesegruppen: Die Gruppen wurden 1969 von W. Schüffel initiiert und primär mit Studenten, dann mit Ärzten und klinischen Psychologen (weiter-) entwickelt. Die Bezeichnung „Anamnesegruppe" schlug dann U. Egle (1982) vor. 1971 kam es anläßlich des 2. Kongresses des International College of Psychosomatic Medicine (ICPM) in Amsterdam zur Absprache zwischen B. Luban-Plozza und W. Schüffel, im Bereich der patientenzentrierten Ausbildung von MedizinstudentInnen zu kooperieren. Zuvor übertrug W. Schüffel im Rahmen eines Forschungsprojektes eigene studentische Erfahrungen zum „peer learning"[1] aus London auf den Unterricht in Ulm. Dieser Ansatz wurde gemeinsam mit Engels biographischer Anamneseerhebung (8. in Tab. 7–1) zum

Modell der Anamnesegruppen weiterentwickelt. Im Rahmen der jährlichen Balinttage von Ascona entstand ein lebhafter internationaler Austausch zwischen Studenten, die an entsprechenden Lernerfahrungen teilgenommen hatten.

Auch in Heidelberg entwickelte man dieses Konzept weiter. Anfang der 80er Jahre war ein Durchbruch erreicht, als etwa zeitgleich zusätzlich in Erlangen und Bonn Anamnesegruppen angeboten wurden, 1987 in Wien, es folgten Graz, Innsbruck, sowie zahlreiche andere schweizerische (u. a. Zürich) und deutsche Universitäten (u. a. Berlin, München, Freiburg, Tübingen).

Die fortlaufende Weiterentwicklung dieser auch als „studentische Selbsthilfegruppe" apostrophierten Vorgehensweise kann man beim regelmäßig stattfindenden Mai-Treffen[2] in Marburg erleben. Im Aachener Balintkooperationsmodell wird diese Arbeit als „Training cum Research" fortgesetzt. In Berlin werden die Anamnesegruppen im Rahmen der Studienreform gefördert und finanziert. In Jena, Leipzig und Dresden existierten die Gruppen bereits im Jahr der Maueröffnung 1989. Auf diese Weise wurde über drei Jahrzehnte ein Ausbildungskonzept für Studenten entwickelt, das nunmehr an etwa 25 deutschsprachigen Universitäten etabliert ist.

Die Arbeit in der Anamnesegruppe: Die Anamnese steht am Anfang, am Anfang des Patientenkontaktes, am Anfang der Diagnostik und am Anfang der Therapie. Sie kann auch, und das beweisen die Anamnesegruppen, am Anfang des Studiums stehen. Sie kann schließlich durch das ganze Studium hindurch begleiten.

Die Organisation: Die Organisation einer Anamnesegruppe ist in den Kontext von Studium

---

1 „peer lerning" bezeichnet das Lernen innerhalb einer Gruppe von Studenten, wobei jüngere und ältere gemeinsam ihre Erfahrungen austauschen. Die größere Nähe der erfahreneren Studenten zu ihren Komilitonen erleichtert das Lehren und hilft der Gruppe, sich von dem alltäglichen Frontalunterricht der Universität zu distanzieren. Man lernt voneinander.

2 Marburger Mai-Treffen: jährliches, internationales Treffen der Anamnesegruppen, bei dem neben Anamnesegruppen auch neue Projekte vorgestellt und angeboten werden. Gleichzeitig wird hier die Redaktion für das im Mabuseverlag erscheinende Buch POM vergeben, die Tutorentrainings initiiert und ein überregionales Netzwerk zur Zusammenarbeit geknüpft. Es ist ein verlängertes Wochenende, dem jeweils Christi-Himmelfahrt als Feiertag vorangeht.

und Klinikalltag eingebunden. Am Semesteranfang werden die Gruppen angeboten (Ankündigung in den Vorlesungen, schwarzes Brett, Fachschaft, Vorlesungsverzeichnis). Jeweils zwei Tutoren leiten eine Gruppe (max. 10 Teilnehmer). Die Teilnahme ist für Studierende der Medizin *aller* klinischen und vorklinischen Semester offen. Idealerweise besteht paritätische Geschlechter- und Semesterverteilung. Die Tutoren einer Universität stehen miteinander in Kontakt und organisieren ihre Gruppensitzungen im Idealfall so, daß an jedem Wochentag und in verschiedenen Krankenhäusern eine Gruppe angeboten werden kann. Sorge zu tragen ist für die Information und das Einverständnis des Klinikchefs, den Kontakt zum Stationsarzt und die Organisation eines geeigneten Raumes, in dem die Gruppensitzung stattfinden kann. Der verantwortliche Arzt wählt einen Patienten für die Anamnese aus. Ein Gruppenmitglied sollte am Tage vor dem Gespräch den Patienten über Rahmen und Inhalt desselben *aufklären* (informed consent) und auf die ärztliche Schweigepflicht hinweisen. Eine einzelne *Sitzung* dauert zwei Stunden. Die Gruppe trifft sich über zwei Semester einmal wöchentlich. Es empfiehlt sich eine zusätzliche Gruppensupervision.

Die einzelne Gruppensitzung: Jede Gruppensitzung setzt sich zusammen aus *Protokollbesprechung, Anamnesegespräch* und *Nachgespräch*. In den ersten 10 Min. der Sitzung wird anhand des Protokolls die letzte Sitzung besprochen. Anschließend findet das etwa 20 minütige Gespräch eines Teilnehmers mit dem Patienten statt. Die anderen Gruppenmitglieder und die Tutoren bleiben im Hintergrund. Aufgabe der Gruppenteilnehmer ist es, den Gesprächsführenden und den Patienten zu beobachten und zu begleiten. Sie achten auf die verschiedenen *verbalen und nonverbalen Ebenen,* auf die Körperhaltung, auf den Klang der Stimme, auf Atmung und Blickkontakt. Wahrgenommen werden *Aktionen* und *Reaktionen* von *Patient* und *Student:* wann besteht Blickkontakt? Wann sieht wer weg? Wann verändert sich wessen Stimme? Wann und wie wird die Körperhaltung verändert? Diese *situative Wahrnehmung* ist Voraussetzung dafür, daß der Student den Patienten mitfühlend verstehen lernt. Die als *„Empathie"* bezeichnete Haltung fördert das Vertrauen zwischen Student und Patient und bildet die Grundlage einer späteren *Arzt-Patient-Beziehung.*

Nachgespräch: Eingeleitet wird dieses durch einen *„Blitz"*[1], in dem jeder sagt, was er momentan fühlt. Der dadurch gegebene Einblick in die Grundstimmung der Gruppe ist besonders für die Tutoren wichtig, um den Verlauf des Nachgespräches interpretieren und die Diskussion beeinflussen zu können. Stimmungsbetonte Äußerungen, die sich u.a. in Form von Aggression oder Trauer artikulieren, beeinflussen die Diskussion in hohem Maße. Den Schwerpunkt des Nachgespräches bildet die *Besprechung des Patienten.* Die daran gebundene Diskussion von *Gesprächsführung, Anamnesetechnik* und *Beziehung* sollte streng patientenzentriert bleiben. *Patientenzentriert* bedeutet hier, daß das vom Patienten im Gespräch *angebotene Material* (Facts, Körperhaltung, Beziehung) den roten Faden bildet.[2] Der Gesprächsführende erfährt, wie er auf die anderen gewirkt hat. Er lernt die Gespräche kritisch zu reflektieren und zu erkennen, wo er etwas übersah, wo er nicht nachfragte, in welcher Situation er nicht mit dem Patienten zurechtkam. Dieser Prozeß ist oft schmerzhaft und mit narzißtischen Kränkungen verbunden; er ergibt sich mehr aus der Dauer der Auseinandersetzung mit der Gruppe, der Reflexion anderer Gespräche, als aus einer einmaligen Kritik. Wesentlich ist der „lange Atem", die *Perseveranz* (Tab. 7–2) der Teilnehmer.

Wie wird das Erlebte dokumentiert? Ziel des Protokolls ist es, den Patienten mit seinen aktuellen Problemen kurz und prägnant zu beschreiben und seine Krankengeschichte unter Bezugnahme auf Gesprächsmomente und vielleicht widersprüchliche Erkenntnisse aus dem Nachgespräch zu reflektieren. Die *Form* des Protokolls bleibt jedem einzelnen überlassen, sollte sich aber im Verlauf des Jahres weiterentwickeln, z.B. ist denkbar, sie so zu gestalten, daß der behandelnde Stationsarzt einen Arztbrief erhält. Neben dem Erstein-

---

1 Der Blitz bezeichnet eine kurze Runde, in der jeder nur sein momentanes Gefühl äußert. Dies kann in Form von direkter Beschreibung (entspannt, gereizt, gelangweilt) oder auch Bildern („wie eine schleimige Kröte", „ich sehe ein Mädchen, das alleine auf einem vertrockneten Ast sitzt") oder auch Bewegungen geschehen. Die Kreativität und Freiheit der Ausdrucksform soll vorrangig dazu dienen, sich ausdrücken zu lernen.

2 Im wesentlichen findet sich hier der fließende Übergang zur Selbsterfahrungsgruppe, bei der dann der einzelne Gruppenteilnehmer Gegenstand des Nachgespräches wird.

Tab. 7-2: Die sieben Knotenpunkte der sich gegenseitig beeinflussenden Kräfte bei der Sozialisation des Medizinstudenten innerhalb der Anamnesegruppe.

1. Patient	Der Patient und ich (Student) machen eine gemeinsame Erfahrung (die Erfahrung des Subjektes ist das Primäre!).
2. Problem	Diese Erfahrung wird in Form eines zu bearbeitenden *Problemes* für mich (Student) formuliert. So sagt der Patient z.B., der Schmerz sei permanent, d.h. ein Auslöser sei nicht einsehbar (Herausforderung für den Studenten).
3. peer	Mit mir (Student) findet der *peer* in derselben Gruppensitzung heraus, daß sich der Patient je nach Thema schmerzhaft/schmerzfrei bewegt (Wertschätzung des peer, die aus dieser Beobachtung resultiert).
4. Persönlichkeit	Ich (Student) merke, daß ich in meiner *Persönlichkeit*, die ich bin und die ich habe, überidentifizierend reagiert habe (Der Empathiebegriff entwickelt sich).
5. Perseveranz	Ich (Student) merke, daß ich mit Ausdauer, d.h. mit *Perseveranz*, die ich ausübe, meine bevorzugten Reaktionsformen kennenlerne und eigenständig hierfür Lösungsansätze entwickle (Anfangskenntnisse der Gegenübertragung werden erworben).
6. Politik	Mit meiner *Politik*, die ich (Student) vertrete, trete ich für meine Form des Erkennens und Handelns ein (basisdemokratisches Element).
7. Prozeß	Wenn ich (Student) in der Anamnesegruppe arbeite, beteilige ich mich an einem *Prozeß*, den ich gestalte und der mich gestaltet (Einsicht in eine Zeitgestalt).

druck der aktuellen Anamnese, der Krankengeschichte und Differentialdiagnose ist auch der Gesprächsverlauf und die Gesprächsbeurteilung mit zu erfassen.

Die Tutoren der Anamnesegruppen und ihr Trainingsprogramm: Die *Tutoren* (möglichst eine Studentin und ein Student) treffen sich nach der Gruppensitzung, um den *Ablauf* und die *Ereignisse* zu besprechen. Vermied die Gruppe bestimmte Themen? Wo und wann traten Schwierigkeiten auf? Mit welchen Themen hängt das zusammen? Gespräche über *Sexualität, Sucht, Sterben* (die sog. drei „S") gestalten sich oft, besonders wenn sie für den Patienten Aktualität besitzen, als schwierig. Offengebliebene, nicht auflösbare oder die Gruppe in besonderem Maße belastende Fragen können in der *Supervision* besprochen werden. Nach einer gewissen Zeit als Gruppenmitglied in einer Anamnesegruppe besteht die Möglichkeit, an einem *Tutorentrainingsprogramm* teilzunehmen, das überregional organisiert an verschiedenen Universitäten von erfahrenen Tutoren angeboten wird. Derartige Programme umfassen zehn Arbeitstage und garantieren die kontinuierliche Weiterentwicklung der Anamnesegruppen. Nach der Teilnahme an einem derartigen Trainingsprogramm wird die Studentin zunächst *Cotutorin*, dann eigenständige *Tutorin*, der nun wiederum ein/e CotutorIn zugeordnet wird. – Ein spezielles Problem: sie müssen taktvoll darüber mitbefinden, wer an einer Anamnesegruppe teilnimmt und wer hieran zumeist aus therapeutischen Gründen nicht

teilnehmen sollte (eine Anamnesegruppe ist keine Selbsterfahrungs- oder Therapiegruppe).

Die Supervision der Tutoren von Anamnesegruppen: Die Tutoren und Tutorinnen derartiger Gruppen sind *Belastungen* vor allem *psychischer Art* ausgesetzt. Sie befinden sich in einer Spätphase der Adoleszenz und der Rollenfindung des jungen Erwachsenen. Darüber hinaus befinden sie sich in einem Spannungsfeld, das einerseits durch die Wünsche ihrer KommilitonInnen und andererseits durch die Zielvorstellungen der Fakultät bestimmt wird. Die komplexen zugrundeliegenden Probleme erfordern ein einfühlendes und verstehendes Mitgehen und Diskutieren erfahrener Ärzte bzw. Psychologen. *Supervisoren* derartiger Tutorengruppen sollten kontinuierlich Kontakt mit Medizinstudenten und Erfahrung mit problemzentrierter Gruppenarbeit haben. Eine große Rolle spielt das *Abwägen* zwischen *Selbsterfahrung* und *patienten-/problemzentrierter Arbeit*, Entwicklung einer *Gruppenkohärenz* sowie die langfristige Begleitung unter dem Sozialisationsaspekt. Die Supervision sollte alle vierzehn Tage, mindestens aber alle vier Wochen stattfinden. Sie kann entweder für alle Tutoren gemeinsam angeboten werden oder aber auch als Gruppensupervision für die jeweilige Anamnesegruppe.

Sozialisierende Wirkmechanismen der Anamnesegruppen: Es ist erstaunlich zu sehen, wie sich eine studentische Initiative über nahezu drei Jahrzehnte nicht nur gehalten, sondern weiterentwickelt hat. Unseres Wissens handelt es sich zumindest im deutschsprachigen Raum um ein einmaliges Phänomen unter Medizinstudenten. Wodurch wird diese Entwicklung bewirkt? Einzel- und Gruppengespräche mit Studenten, Gespräche mit Ärztinnen und Ärzten, die über entsprechende Erfahrungen verfügen sowie die Literatur der Studenten selbst (POM 1–14; Sonderheft zum zwanzigjährigen Bestehen) haben allmählich ein Bild netzwerkartiger Kräfte entstehen lassen (s. Tab.7–2)[1]. Versucht man, dieses *Netzwerk* zu beschreiben, so sind sieben situativ zu definierende Knotenpunkte zu unterscheiden. Diese *situativen Knotenpunkte* sind aus didaktischen Gründen mit Begriffen benannt, die mit „P" beginnen: Patient, Problem, peer, Persönlichkeit, Perseveranz, Politik, Prozeß. Die Inhalte, die mit diesen Begriffen verbunden sind, werden an verschiedenen Orten abgehandelt, u. a. in den *POM-Büchern*[2]. In ihrer Wirksamkeit können diese Knotenpunkte oder *sozialisierenden Wirkmechanismen* als wesentliche Momente angesehen werden, die *eigne Sozialisation* während des Curriculums genauer zu verstehen und zu beeinflussen. Die Anamnesegruppen wirken auf dreifache Art: sie schulen den *Umgang mit dem Patienten,* die *Entwicklung zum Arzt* und schließlich die professionelle *Erhebung einer Anamnese.*

7.3 Balint-Gruppenarbeit

U. Rosin

Definition und Abgrenzung: In der nach Michael Balint benannten Gruppenarbeit bemühen sich die Ärzte, gemeinsam mit ihrem psychoanalytischen Leiter darum, die *psychosozialen Probleme in den Beziehungen zu ihren Patienten* zu klären. Sie üben sich darin, eine sog. *Gesamtdiagnose* zu stellen, bei der körperliche, seelische und soziale Aspekte ausgewogen berücksichtigt werden. Auch soll eine gewisse psychotherapeutische Kompetenz für den Umgang mit Problemen im ärztlichen Alltag erreicht werden.

---

1 Eine ausführliche Darstellung ist in Vorbereitung (Schüffel, Köllner, Falk, 1998).
2 POM = PatientInnen Orientierte Medizin. Jährlich wird ein Buch im Mabuse Verlag herausgegeben, in dem die aktuellen Entwicklungen, Erfahrungsberichte und die Anamnesegruppen betreffende Artikel veröffentlicht werden. Bisher sind vierzehn Nummern, einschließlich eines Sonderbandes, erschienen.

Bei der *Balint-Gruppenarbeit* ist die konflikthafte *Patient-Teilnehmer-Beziehung* das Thema. Fokus sind die nicht reflektierten und unbewußten Prozesse des Arztes, die sich auf seine Berufspraxis auswirken (Eigenanteil an der Non-Compliance). Die Bedeutung des Gruppenprozesses liegt darin, über das Entstehen von Widerspiegelungen Einsicht zu vermitteln und am Modell der anderen Ärzte zu lernen. Insofern ist die Bezeichnung „*Patientenzentrierte Selbsterfahrungsgruppe*" gerechtfertigt.

Die Abgrenzungen gegenüber anderen Formen der psychotherapeutischen Weiterbildung sind:

- *Theorieseminare :* Themen sind Krankheitslehre, Theorie und Wirkfaktoren der therapeutischen Veränderungsprozesse und Interventionstechniken. Fokus ist die wissenschaftlich-rationale Schlüssigkeit als Grundlage eines zielorientierten Vorgehens. Die Bedeutung des Gruppenprozesses liegt vor allem im gemeinsamen Lernen. Sie erwerben Wissen in einer Atmosphäre von Kollegialität und wohlwollender Kritik.

- *Psychoanalytisch orientierte Selbsterfahrungs-Gruppen:* Themen sind die Auswirkungen unbewußter Konflikte und ihrer Verarbeitungsformen auf Erleben und Verhalten in allen Beziehungen des Arztes, im Privat- und im Berufsleben. Fokus sind die bisher nicht reflektierten, nicht antizipierten Wirkungen des eigenen Verhaltens auf andere. Die Bedeutung des Gruppenprozesses besteht darin, über die Teilhabe an der soziodynamischen Funktionsverteilung insbesondere affektive Einsicht zu vermitteln und Vorsatzbildungen anzuregen.

- *Supervisions-Gruppen:* Thema sind die selbst durchgeführten Behandlungen. Es geht um das Erklären der Symptomentstehung und um das Festlegen der für den jeweiligen Patienten günstigsten Veränderungsstrategien. Fokus ist die Bildung von Interventionen. Die Bedeutung des Gruppenprozesses besteht vor allem in einer Erweiterung des Repertoires bei Schlußbildungen (z.B. aus Selbst- und Fremdwahrnehmung), dem Entwickeln von Zielen und Hilfen beim Umsetzen zu Interventionen.

- *Team-Supervisionen:* Themen sind diejenigen berufsspezifischen Einstellungen, welche die Gleichrangigkeit und einvernehmliche Kollegialität im multiprofessionellen und multimodalen Team stören. Individuelle Probleme einzelner Teilnehmer werden nur dann angesprochen, wenn sie das Erreichen des gemeinsamen Zieles erschweren.

Historische Entwicklung: Michael Balint (1896 bis 1970), geb. in Budapest, war Sohn eines Allgemeinarztes. Er wurde Chemiker, Sprachwissenschaftler, Arzt, Psychoanalytiker und Psychologe. Von 1921 bis 1923 arbeitete er in Berlin, kehrte dann nach Budapest zurück und emigrierte 1939 nach England. Er war ab 1950 Berater an der Tavistock-Klinik in London, insbesondere für die psychotherapeutische Fortbildung von Eheberatern und Allgemeinärzten. Er entwickelte dort die nach ihm benannte Gruppenarbeit, die er ausführlich in seinem Buch „Der Arzt, sein Patient und die Krankheit" (erstmals 1957) dargestellt hat.

Michael Balint hat sein Konzept insbesondere in Deutschland, in Österreich und in der Schweiz überzeugend propagiert. Die Balint-Gruppenarbeit ist heute ein Pflichtbestandteil in allen Curricula der psychotherapeutischen Fort- und Weiterbildung:

Für die Psychosomatische Grundversorgung. Zusatzbezeichnungen Psychotherapie und Psychoanalyse, Facharzt für Psychotherapeutische Medizin sowie Facharzt für Psychiatrie und Psychotherapie.

Behandlungssetting: Bei der „klassischen" Balint-Gruppenarbeit treffen sich acht Allgemeinärzte, die in eigener Praxis arbeiten, einmal in der Woche zwei Stunden lang. Der Leiter ist ein Psychoanalytiker. Die Anzahl der Sitzungen wird auf etwa 110 bis 130 geplant. Die Methode der Balint-Seminare konnte auf viele *Berufs- und Klientengruppen* sowie auf andere Tätigkeitsfelder (auch Kliniken und Beratungsstellen) übertragen werden. Das hat dazu geführt, daß sehr viele *Modifikationen* (auch mit der Gefahr der „Verwässerung") vorgenommen wurden.

Praktisches Vorgehen

* *Erzählen:* Ein Teilnehmer stellt Schwierigkeiten in der Beziehung zu einem seiner Patienten dar. Neben den üblichen Informationen über Alter, Geschlecht, Vorgeschichte, Beschwerden, Befunde usw. erzählt der Arzt, welche Erlebnis- und Verhaltensweisen er bei seinem Patienten wahrgenommen hat; und er macht auch deutlich, welche Gefühlsreaktionen dadurch in ihm, im Arzt, ausgelöst worden sind.

* *„Aktives Zuhören":* Die teilnehmenden Kollegen bemühen sich um ein genaues und geduldiges Zuhören. Sie achten auf die Besonderheiten bei Inhalten und Art des Sprechens. Dann versuchen sie, zunächst für sich selbst, mögliche Bedeutungen ihrer Wahrnehmungen für die vorgestellte Arzt-Patient-Beziehung zu erschließen.

* *„Freie Mitteilung":* Die Kollegen äußern ihre Eindrücke: welche Gedanken, Gefühle, Phantasien, Körperempfindungen und evtl. Handlungsimpulse sie, in Reaktion auf Art und Inhalte des Erzählens, bei sich bemerkt haben.

* *Einnahme der Arzt-Perspektive:* Die Teilnehmer malen sich aus, selbst in der Situation des erzählenden Kollegen mit seinem Patienten gewesen zu sein. Die Ärzte werden dazu angeregt, sich vorzustellen, wie sie sich erlebt und verhalten hätten.

* *Hineinversetzen in das Erleben des Patienten:* Die Ärzte bemühen sich darum, das Erleben des vorgestellten Patienten nachzuvollziehen. Ziel ist, auch manche, dem Patienten selbst nicht bewußte Prozesse zu erschließen. Die leitende Frage ist: „Wie wäre es für mich gewesen, wenn ich Patient in der Praxis unseres Kollegen gewesen wäre?"

* *Förderung einer „freien Diskussion":* Der Leiter ermutigt die Teilnehmer, möglichst offen miteinander zu sprechen. Sie lernen, die bemerkenswerten Verhaltensweisen ihrer Kollegen sowohl in der geschilderten Arzt-Patienten-Beziehung als auch bei der Diskussion in der Balint-Gruppe, positiv wie negativ, zu kritisieren. Ärzte, wie alle Menschen, müssen sich oft erst mühsam damit vertraut machen, den Worten der anderen zuzuhören, Bedenken wahrzunehmen, Hinweise aufzugreifen und manchmal schmerzliche Einsichten zu ertragen.

* *Fokussierung auf Patienten-zentrierte Selbsterfahrung:* Eine Besonderheit in der Balint-Gruppenarbeit ist die Konzentration auf sog. Widerspiegelungsphänomene. Damit ist gemeint: Der erzählende Kollege löst, meist von ihm nicht bemerkt, in der Beziehung zu den anderen Teilnehmern oder zum Leiter einen Konflikt aus, der eine Analogie zu dem Konflikt in seiner Patient-Arzt-Beziehung aufweist. Diese Selbsterfahrungsanteile müssen auf die Arzt-Patient-Beziehungen, und (was nur gelegentlich vorkommen sollte), auf einige Vorgänge in

der Gruppe selbst beschränkt bleiben. Der Leiter hat die Aufgabe, die Diskussionen immer wieder auf die vorgestellten Arzt-Patient-Beziehungen zu zentrieren.

- *Zusammenfassung der Diskussion und Prognose*: Der Leiter hebt am Ende der Sitzung solche Gesichtspunkte hervor, die dem behandelnden Arzt eine Änderung seiner Einstellung zu einem Patienten ermöglichen könnten. Der Kollege erhält eine konkrete Hilfe; es werden gerade solche Patient-Arzt-Beziehungen vorgestellt, die schwierig und auch für den Arzt persönlich belastend sind.

Spezifische Grundbegriffe: Michael Balint hat in sehr kreativer Konzept- und Begriffsbildung einige Begriffe neu geprägt.

- *Standardreaktion*: Es zeigt sich, daß viele Ärzte auf unterschiedliche Patienten, die unterschiedliche Probleme haben, relativ einheitlich reagieren. Balint vermutete, daß die meisten Kollegen in ihrem Verhalten wesentlich mehr durch ihre eigene Persönlichkeit als von den Bedürfnissen ihrer Patienten, bzw. den Erfordernissen der jeweiligen Erkrankung, gesteuert würden.

- *Apostolische Funktion*: Die Gesamtheit der Standardreaktionen wurde als apostolische Funktion bezeichnet. Balint meinte, fast jeder Arzt habe eine vage, fast unerschütterliche Vorstellung davon, wie der Arzt sich verhalten sollte und welche Behandlung für den Patienten gut sei.

- *Patienten-zentrierte Medizin*: Im Gegensatz zur Krankheits- und zur Arzt-zentrierten Medizin geht es darum, die Erfordernisse des Patienten wahrzunehmen und für ihn die Vorgehensweisen zu adaptieren.

- *Wesentlicher, auf das Berufsfeld begrenzter Wandel in der Person des Arztes*: Der Teilnehmer lernt, seine apostolische Funktion wahrzunehmen, zu reflektieren und zu verändern.

Zielsetzungen: Das Hauptziel bei Michael Balint war: Die Ärzte sollen die psychischen Probleme in der Beziehung zu ihren Patienten klären. Die *unbewußten Interaktionsprozesse* (Übertragung und Widerstand sowie Gegenübertragung) seien besonders zu beachten.

Dazu gehören Einsichten in die bisherigen „Standardreaktionen" und in die „apostolische Funktion".

Indikation und Kontraindikation: Balint-Gruppenarbeit ist ein obligatorisches Element in den psychotherapeutischen Curricula. Die „Indikation", über die vorgeschriebene Mindeststundenzahl hinaus teilzunehmen, ist gegeben, wenn ein Arzt noch nicht genügend Einsicht in *seine Standardreaktionen* gewonnen hat.

Kontraindikationen wurden bisher selten untersucht. Balint-Gruppen können, wie alle psychotherapeutischen und medizinischen Methoden, nicht nur gesundheitsfördernde, sondern auch schädigende Nebenwirkungen haben. Die Relation von Besserung versus Verschlechterung, das Verhältnis zwischen *Nutzen und Schaden* muß auch für die Teilnehmer an der Balint-Gruppenarbeit abgewogen werden.

In einer Untersuchung (Rosin et al. 1989) haben 11% von etwa hundert Teilnehmern, es handelte sich um sieben Balint-Gruppen (die von demselben Leiter durchgeführt wurden), angegeben: Die Teilnahme habe für sie überwiegend schädliche Auswirkungen gehabt. Bei jedem fünften Arzt sei es, nach dem Besprechen einer schwierigen Beziehung zu einem Patienten in der Balint-Gruppe, zu einer Verschlechterung seiner Einstellung gekommen. Diese Ärzte gaben an, sie hätten sich hilfloser gefühlt, sich entweder zu sehr zurückgehalten oder sich zu sehr engagiert. Am häufigsten wurde geschildert, daß die Erzähler sich während und nach der Gruppenarbeit übermäßig verletzt, beschämt und abgewertet gefühlt hätten; auch seien unfruchtbare Rivalitäten eingetreten. Wiederum ein Fünftel aller Teilnehmer gaben an, einige Balint-Gruppensitzungen hätten zu schädlichen Auswirkungen auf ihr persönliches Befinden und auf ihr Privatleben geführt. Sie seien, zusätzlich zu der schwierigen Beziehung zu ihrem Patienten, auch noch interkollegial und persönlich belastet worden.

Verändernde Wirkfaktoren

- *Ressourcenaktivierung*: Der Leiter vermittelt den Teilnehmern und diese sich wechselseitig das Gefühl: Der Arzt hat, sowohl in seiner Person als auch in seinem Wissen und Können eine große Bedeutung für die einzelnen Kranken. Nicht das Erleben von Defiziten wird akzentuiert, die *selbstwertstabilisierende Gesamtverantwortung* der Ärzte wird hervorgehoben.

- *Problemaktualisierung*: Die Ärzte erleben, im Sinne des Prinzips der „realen Erfahrung", mit großer Evidenz, daß viele Probleme, die sie in der Beziehung zu ihren Patienten haben, auch bei den Kollegen bestehen. Eindrücklich ist, daß diese Konflikte sich in den Interaktionen während der Gruppensitzungen widerspiegeln. Die aktivtherapeutische Bewältigungsarbeit (vom Nicht-Können zum Besser-Können) kommt in Balints Motto zum Ausdruck: „Aus guten Ärzten sollen bessere Ärzte werden!"

- *Klärungsarbeit:* Die Einsicht, die einen „Wandel in der Person" bewirkt, führt nach vorübergehender Betroffenheit auch zu dem wichtigen Gefühl, etwas bei sich verändern zu können,

- *Aktive Hilfe bei der Problembewältigung:* Balint hat diesen Aspekt in Arztpraxen untersucht. Er kam zu dem Ergebnis, daß die Balint-Gruppenarbeit durch Seminare zum Einüben konkreter Verhaltensweisen ergänzt werden sollte.

7.4   Psychosomatische Grundversorgung

A. Hendrischke, E. R. Petzold

Definition: In Abgrenzung zur ärztlichen Psychotherapie hat die Psychosomatische Grundversorgung ihren Platz im bio-psycho-sozialen Behandlungssetting der *ambulanten und/oder stationären Basisversorgung* psychosomatischer und/oder somatopsychischer Erkrankungen. Der primär somatisch tätige Arzt soll im Rahmen einer erweiterten Handlungsorientierung die ätiopathogenetisch und für das Coping-Verhalten relevanten *psychosomatischen, psychosozialen und somatopsychischen Aspekte der Krankheit* und der *Krankheitsverarbeitung* seines Patienten berücksichtigen. Durch eine qualifizierte Anwendung präventiv wirksamer, konfliktbearbeitender oder ressourcenaktivierender Interventionen soll er so, ausgehend von einer begrenzten Zielsetzung, einer Chronifizierung des Krankheitsverlaufes, einer somatischen Fixierung des Patienten und einer unnötigen Medikalisierung psychosozialer Probleme entgegenwirken.

Dies setzt neben basisdiagnostischen Grundkenntnissen psychischer Erkrankungen eine fundierte somatische Behandlungskompetenz des Arztes, die Kenntnis basaler *Gesprächstechniken*, die Fähigkeit zur *fallbezogenen Eigenreflexion* und ein hohes Maß an *Kooperationsfähigkeit* voraus.

Die Psychosomatische Grundversorgung wurde 1987 als eigenständige Behandlungsform eingeführt, bundesweit einheitliche Qualifikationsvor-

aussetzungen zur Leistungserbringung wurden jedoch erst 1994 vereinbart.

Historische Entwicklung: Janssen (1985) schlug 1984 erstmals ein *dreistufiges Qualifikationsmodell* für den psychosomatisch-psychotherapeutischen Versorgungsbereich vor. Neben einem besonders qualifizierten *Facharzt für Psychosomatische Medizin und Psychotherapie* siedelte er auf der zweiten Stufe einen primär somatisch weitergebildeten Arzt an, der berufsbegleitend die *Bereichsbezeichnung Psychotherapie* oder *Psychoanalyse* führen sollte. Als dritte Stufe forderte er eine qualifizierte psychosomatische Basisversorgung, die 1986 als *Psychosomatische Grundversorgung* etabliert wurde und 1987 Eingang in die ärztliche Gebührenordnung fand. Der Deutsche Ärztetag bestätigte 1992 weitgehend dieses dreistufige Modell, wenn auch mit Akzentverschiebungen für die neue Gebietsbezeichnung *Facharzt für Psychotherapeutische Medizin* und den Bereich *Psychoanalyse*.

Gab es bis Mitte der 80er Jahre nur wenige Zentren (Petzold/Bergmann, Heidelberg, Schüffel, Marburg, Wirsching, Freiburg), die sich mit der Weiterbildung in Psychosomatischer Grundversorgung beschäftigten, so existieren inzwischen auf regionaler Ebene bundesweit ca. 24 *Weiterbildungscurricula*, ergänzt durch Seminarangebote, die von Interessenten im Rahmen überregionaler Psychotherapiekongresse belegt werden können (z.B. in Aachen, Lindau, Bad Salzuflen, Lübeck).

Inhaltliche Beschreibung: Die inhaltliche Ausgestaltung der curriculären Weiterbildung in Psychosomatischer Grundversorgung orientiert sich an *unterschiedlichen Konzepten,* die verschiedene Arbeitsgruppen in den letzten Jahren entsprechend ihrer theoretischen bzw. praktischen Ausrichtung entwickelt haben. Analog zur allgemeinen ärztlichen Psychotherapie läßt sich auch in der Psychosomatischen Grundversorgung ein *interpersonell-psychodynamischer Ansatz* von einem *verhaltentherapeutischen,* bzw. *familiensystemisch orientierten Ansatz* unterscheiden.

Die *geforderten Kenntnisse, Einstellungen und Fertigkeiten* werden seit 1. 1. 94 in Anlehnung an die Psychotherapie-Vereinbarungen zwischen der KBV und den Ersatz- bzw. Angestelltenkrankenkassen vermittelt.

Nach § 2 Abs. 6 müssen Ärzte, die Leistungen der psychosomatischen Grundversorgung nach dem Inhalt der

Nrn. 850 und 851 EGO erbringen wollen, folgende Qualifikation nachweisen:

- eine mindestens dreijährige Erfahrung in selbstverantwortlicher ärztlicher Tätigkeit

- Kenntnisse in einer psychosomatisch orientierten Krankheitslehre

- reflektierte Erfahrungen über die Psychodynamik und die therapeutische Relevanz der Arzt-Patient-Beziehung

- Erfahrungen in verbalen Interventionstechniken als Behandlungsmaßnahme.

Aus entsprechenden Zeugnissen und Bescheinigungen muß hervorgehen, daß entsprechende Kenntnisse und Erfahrungen in einem Umfang von mindestens 80 Stunden erworben wurden.

Das 80stündige *Curriculum* in Psychosomatischer Grundversorgung beinhaltet also ausgewogene Anteile von *Theorie*, um den psychosozialen Hintergrund der häufigsten Problemstellungen zu erkennen (Basisdiagnostik). Es vermittelt darüber hinaus *verbale Interventionstechniken*, die im Rahmen einer reflektierten Arzt-Patient-Beziehung erste Behandlungsschritte ermöglichen sollen (Basistherapie), und soll den Arzt befähigen, im psychosozialen Versorgungssystem adäquat zu kooperieren (Entwicklung differentieller *Indikationsentscheidungen* für die Weiterbehandlung, Zusammenarbeit mit *Fachpsychotherapeuten*).

In Tab. 7–3 werden modellhaft kontextbezogene Lern- und Ausbildungsschritte skizziert, die Grundlage einer bio-psycho-sozialen Handlungsorientierung des Arztes in der Psychosomatischen Grundversorgung sind. Das *bio-psycho-soziale Modell* nach Engel (1980) berücksichtigt das mehrdimensionale Zusammenspiel und die wechselseitige Abhängigkeit biologischer, psychologischer und sozialer Systemebenen in der Entstehung, Aufrechterhaltung und Bewältigung von Krankheiten.

Indikationsgebiete

Psychogene und psychosomatische Erkrankungen: Es ist bekannt, daß das hausärztliche Versorgungssystem in den USA und in der Bundesrepublik faktisch das psychosoziale Versorgungssystem darstellt. Verschiedene Studien belegen, daß 25–50 % *der psychisch kranken Patienten* ausschließlich beim *Allgemeinarzt* behandelt werden und daß bis zu 80 % dieser Patienten, wenn sie wegen einer psychosozialen Streßproblematik oder wegen psychischer Störungen zum Hausarzt

kommen, initial ein körperliches Symptom präsentieren. Hier geht es um eine *frühe differentialdiagnostische Klärung* der somatischen, psychoaffektiven und psychosozialen Anteile des Krankheitsgeschehens unter Berücksichtigung der ätiologischen Wechselwirkungen. Therapeutisches *Ziel* ist es, gemeinsam mit dem Patienten einen *Erlebens- und Verständnisrahmen für seine Erkrankung* zu entwickeln, in dem alle Dimensionen der Krankheit gleichgewichtig ihren Platz haben:

- die (körperliche) Symptomatik selbst (wie erlebt der Patient seine Beschwerden, sein körperliches Befinden etc.?)

- die intrapsychischen und interpersonellen Wechselwirkungen der Krankheit (wie geht der Patient mit der Krankheit um, wie die Familie, der Partner, die Arbeitskollegen etc., welche Interaktionsmuster tragen zur Aufrechterhaltung oder Verschlechterung der Erkrankung bei?)

- die Ressourcenorientierung (gibt es Zeiten oder Situationen, wo die Symptomatik weniger stark ausgeprägt ist? Welche Maßnahmen wurden bisher vom Patienten oder anderen unternommen, um die Symptomatik positiv zu beeinflussen – mit welchem Erfolg?)

Psychosoziale Aspekte körperlicher Erkrankungen: Bei vielen Patienten besteht neben der *somatischen Krankheit* gleichzeitig eine *psychosoziale Problematik*, die den Schweregrad und den kurativen Verlauf der Erkrankung nachhaltig mitbestimmt. Patienten mit medizinischen und psychosozialen Problemen zeichnen sich durch ein überproportional hohes medizinisches Inanspruchnahmeverhalten bei geringer Behandlungszufriedenheit aus. 10 % dieser Patienten mit Doppeldiagnosen beanspruchen in der Allgemeinpraxis ein Drittel bis zur Hälfte der täglichen Sprechzeit und verursachen ca. 70 % der Gesundheitskosten. Diese Patientengruppe stellt an den primär somatisch tätigen Mediziner besondere Anforderungen bezüglich der Fähigkeit zur multilateralen Kooperation und Kommunikation sowohl mit den Patienten und deren Familien, als auch mit anderen medizinischen Behandlern und Mitarbeitern des Gesundheitssystems. Der Arzt in der Psychosomatischen Grundversorgung muß immer wieder neu reflektieren, wie und auf welcher Stufe des Krankheitsgeschehens er interveniert: vorrangig auf biomedizinischer Ebene und/

Tab. 7-3: Mehrdimensionales Modell einer bio-psycho-sozialen Handlungsorientierung in der Psychosomatischen Grundversorgung

Ebene 1 *Biomedizinischer Ansatz*	Ebene 2 *Einbeziehung des Patienten*	Ebene 3 *Einbeziehung des Behandlers*	Ebene 4 *Biopsychosozialer Ansatz*
Kontext: Bevorzugt akutmedizinischer Behandlungskontext. Probleme der Diagnostik und Therapie werden entsprechend biomedizinischen Erfordernissen beurteilt. Hoher Apparateanteil, meist kostenintensiv.	**Kontext:** Überwiegend somatischer Behandlungskontext, Beachtung der Patientenpersönlichkeit.	**Kontext:** Überwiegend somatischer Behandlungskontext, Beachtung der Patientenpersönlichkeit unter Berücksichtigung der Arzt-Patient-Beziehung.	**Kontext:** Psychosozial geprägter Behandlungskontext. Diagnostik und Behandlung bzw. Begleitung von Patienten mit chronischen Erkrankungen, psychoreaktiven und/oder psychosomatisch/ somatopsychischen Beschwerden. Berücksichtigung des primären Lebenskontextes des Patienten und seiner Familie.
Ärztliche Haltung: Handlungsorientierung. Überwiegend kausales Ursache-Wirkungsdenken.	**Ärztliche Haltung:** Patientenorientierung.	**Ärztliche Haltung:** Orientierung an der Arzt-Patient-Interaktion, d.h. Reflexion eigener Gefühle in der Beziehung zum Patienten.	**Ärztliche Haltung:** Integrative, zuwendungsintensive Orientierung mit reflexiver Haltung im Gesamtkontext. Berücksichtigung kontextbestimmender biologischer, psychischer und sozialer Wechselwirkungen.
Interaktion: Kaum Beachtung der Arzt-Patient-Beziehung. Complianceprobleme werden als Widerstandsphänomene des Patienten aufgefaßt.	**Interaktion:** Regelmäßige und klare Befundmitteilung an die Patienten. Verständliche Sprache und Dialogbereitschaft. Probleme der Diagnostik und Therapie werden offen mit dem Patienten besprochen.	**Interaktion:** Stärkere Beachtung psychosozialer Wirkfaktoren wie z.B. der emotionalen Gestimmtheit des Patienten im Zusammenhang mit seiner Krankheit, Ermunterung und Hilfestellung bei der Krankheitsbewältigung. Aktivierung sozialer Unterstützungssysteme. Familienorientierung.	**Interaktion:** Systematische Beachtung von Übertragungs- und Gegenübertragungsphänomenen. Einsatz geplanter Interventionen. Lösungs- und ressourcenorientiertes Vorgehen. Mittlerfunktion zwischen biologischer und psychologischer Medizin.
cave: Gefahr des „Tunnelblicks" (Behandlerebene), somatische Fixierung (Patientenebene).	**Erforderliche Kenntnisse:** Grundkenntnisse der Dynamik der Arzt-Patient-Beziehung, Anfangserfahrungen mit der Balintarbeit.	**Erforderliche Kenntnisse:** Selbsterfahrung und fortgeschrittene Teilnahme an Balintgruppenarbeit. Bereitschaft zur Kooperation mit anderen Behandlern und Berufsgruppen.	**Erforderliche Kenntnisse:** Kursprogramm Psychosomatische Grundversorgung. Gute Teamfähigkeit, Bereitschaft zur Kooperation mit anderen Behandlern und Berufsgruppen.

oder unter Einbeziehung der individualpsychologischen oder familiären Strukturen des Patienten und/oder auf der Ebene der umgebenden sozialen Gemeinschaft.

Non-Compliance: Medizinische Behandlung ist nur dann wirkungsvoll, wenn der Patient aktiv daran teilnimmt und kooperiert. Gerade bei der zumeist kostenintensiven Behandlung chronisch kranker Patienten stellen Non-Compliance-Probleme die größte Herausforderung dar, wenn man berücksichtigt, daß medizinische Anordnungen zu 50 % nicht befolgt werden.

Non-Compliance muß als Signal verstanden werden, die interaktionellen Aspekte der Arzt-Patient-Beziehung vor dem Hintergrund psychosozialer Bedingungsfaktoren stärker zu reflektieren, so z. B.:

• die krankheitsbezogenen Kausalattributionen und „health beliefs" des Patienten

- die individuelle Form der Krankheitsverarbeitung bzw. familiengeschichtliche Grunderfahrungen des Patienten im Umgang mit Gesundheit und Krankheit

- die religiöse oder spirituelle Orientierung des Patenten

- mögliche Vorerfahrungen des Patienten mit dem Gesundheitssystem.

Familienorientierung: Die Familie bildet den primären sozialen Kontext für Gesundheit und Krankheit. Diagnosen, Behandlungspläne und Behandlungskonzepte sind daher auch Beziehungskontrakte zwischen Arzt, Patient und Familie. Sie müssen für den Patienten und für Familienangehörige Sinn machen, sonst sind sie sinnlos. Entsprechend sollte die diagnostische und therapeutische Einheit vom Patienten auf die Familie und ggf. auf das soziale Umfeld erweitert werden.

Die Familienorientierung in der Psychosomatischen Grundversorgung verfolgt dabei im Gegensatz zur Familienpsychotherapie nicht unmittelbar die Heilung von Krankheiten. Umfassendes therapeutisches Ziel ist es vielmehr, die bessere Bewältigung einer chronischen Krankheit oder Beeinträchtigung zu ermöglichen, die Konflikte mit einer von der Krankheit bestimmten Lebensweise zu vermindern, die Kommunikation mit den beteiligten Behandlern zu verbessern, das Akzeptieren eines nicht heilbaren medizinischen Problems zu erleichtern oder Unterstützung zu bieten bei notwendigen Veränderungen des Lebensstils.

Ausbildung in Psychosomatischer Grundversorgung: Ausbildungscurricula gehen in der Regel von einer 1–2jährigen Weiterbildung aus. An der Klinik für Psychosomatik und Psychotherapeutische Medizin in Aachen wird seit 1991 in Kooperation mit dem Westdeutschen Psychotherapieseminar ein familiensystemisch orientiertes einjähriges Ausbildungscurriculum angeboten, das neben den drei Ausbildungsschritten: „Theorie/fallbezogene Reflexion/therapeutische Intervention", die Lerneinheit „Supervision von Live-Interviews" (mit Patienten der Gruppenteilnehmer) beinhaltet.

Evaluation: Die Evaluation der Weiterbildung als *Qualitätssicherungsmaßnahme* kann ökonomisch z. B. durch Fragebögen erfolgen, die von den Teilnehmern zu Kursbeginn und am Ende ausgefüllt werden. Die bei Kursende durchgeführte Ergeb-

nis-Evaluation wird zusätzlich videographiert und der nachfolgenden Ausbildungsgruppe zu Kursbeginn zugänglich gemacht, um so frühzeitig reflexive Prozesse bezüglich der Zielformulierung und Ergebniserwartung der neuen Kursteilnehmer anzuregen.

7.5 Bereich: „Psychotherapie" und „Psychoanalyse", Gebiet: „Psychotherapeutische Medizin"

R. Hirsch

Die ärztliche Weiterbildung in Psychotherapie, Psychosomatischer Medizin und Psychoanalyse wird durch die *Weiterbildungsordnungen der Ärztekammern* geregelt. Diese Weiterbildungsordnungen sind aufgrund der förderalistischen Struktur der Bundesrepublik jeweils nur regional gültig; weitgehende Übereinstimmung wird jedoch durch die regelhafte Übernahme der Musterweiterbildungsordnung des deutschen Ärztetages (zuletzt 1992) erreicht. Dennoch gibt es Abweichungen.

In der *kassenärztlichen Versorgung* hat sich in Verträgen zwischen kassenärztlicher Bundesvereinigung und den Spitzenverbänden der gesetzlichen Krankenkassen ein weiteres System von Qualifikationsstandards entwickelt, die sogenannten *Psychotherapie-Richtlinien* und die *Psychotherapie-Vereinbarungen.* Weiterbildungsfragen regeln sie nur für Diplompsychologen bzw. die Ärzte, die während der Weiterbildung schon Patienten der gesetzlichen Krankenkassen unter Teilnahme an der kassenärztlichen Versorgung für Psychoanalyse und Verhaltenstherapie behandeln wollen.

Möglichkeiten zu *berufsbegleitender Weiterbildung* unterschiedlicher Qualifikation und Standards gab es schon viel früher. Im Kontext der Aufnahme der Psychotherapie in die kassenärztliche Versorgung ergaben sich jedoch erhebliche Standardisierungsimpulse: *1957* wurde vom Deutschen Ärztetag der *Psychotherapie- Zusatztitel* (heute Bereichsbezeichnung) beschlossen. In der Folgezeit wurde die entsprechende Weiterbildungsordnung regional unterschiedlich überarbeitet. *1978* wurde der *Psychoanalyse-Zusatztitel* (heute ebenfalls Bereichsbezeichnung) beschlossen. In den meisten Kammerregionen wurde eine ausschließlich berufsbegleitende Weiterbildung anerkannt, nur in Einzelfällen wurde eine klinische Weiterbildung die Regel. Die Psychotherapierichtlinien traten *1967* für *„Tiefenpsychologisch fundierte Psychotherapie"* und *„Psychoanalyse"* in Kraft, *1987* wurde dann auch *„Verhaltenstherapie"* in den Leistungskatalog der gesetzlichen Krankenkassen aufgenommen; auch diese Grundorientierung erfuhr dadurch die differenzierte Entwicklung von Weiterbildungsstandards.

Weiterbildung für die Bereichsbezeichnung „Psychotherapie": Im Laufe der Jahrzehnte entwickelten sich differenzierte *„Anbieterstrukturen"* für Weiterbildung: *Überregional* werden in *Tagungswochen* oder Tagungsblöcken (in Lindau seit 48 Jahren, später auf Langeoog, in Lübeck, in Aachen, in Weimar) in Kursen, Seminaren und Vorträgen entsprechende Basiskenntnisse vermittelt. *Regional* finden vorwiegend an psychoanalytische *Ausbildungsinstitute* angeschlossen *Weiterbildungscurricula* statt. Weiterhin entwickelten sich regionale Curricula für Verhaltenstherapie, auch eigene Tagungswochen, z. B. in Freiburg. Wo die Kammerrichtlinien es zulassen, werden berufsbegleitende Weiterbildungen auch regional nach dem sogenannten *Bausteinverfahren* durchgeführt , bei dem der Weiterbildungsteilnehmer seine Weiterbildung je nach beruflicher Bedürfnislage ohne vorgegebenes Curriculum selbst gestalten kann (vor allem in München und Leipzig). Die weniger strukturierten Weiterbildungsgänge sollen vor allem Ärzten, die weit entfernt von Weiterbildungsorten tätig sind oder aus beruflichen Gründen nicht regelmäßig an Programmen teilnehmen können, die Möglichkeit zur Zusatzqualifizierung geben.

Weiterbildung für die Bereichsbezeichnung „Psychoanalyse": In den vergangenen 50 Jahren haben sich *psychoanalytische Ausbildungsinstitute* bis in die jüngste Gegenwart hinein kontinuierlich vermehrt. In Großstädten wie Berlin und München, jedoch auch an einigen anderen Orten finden sich nebeneinander Institute *unterschiedlicher Schulen.* Die curriculär strukturierte Weiterbildung in Psychoanalyse ist in diesen Instituten jeweils im Wesentlichen nach gleichen Regularien gestaltet, die die *Psychoanalytische Dachgesellschaft (DGPT)* entwickelt hat. Mit den Ärztekammer – Weiterbildungsrichtlinien stimmen sie weitgehend überein. Ausgebildet werden Ärzte und Diplompsychologen. Daß die kasuistische Ausbildung den Richtlinien nach mit nur wenigen

Behandlungsfällen (mindestens 2!) durchgeführt wird, hat sicherlich Auswirkungen auf die klinische Kompetenz für die Teilnahme an der psychosomatischen Versorgung. Einzelne Institute bilden außerhalb der Verbandsrichtlinien, jedoch nach Ärztekammerregularien aus (z. B. in München). Hier findet ein *Bausteinverfahren* Anwendung.

Die Weiterbildung zum Facharzt für „Psychotherapeutische Medizin": Nach jahrzehntelanger Vorarbeit nahm *1992* der Deutsche Ärztetag ein Fachgebiet *„Psychotherapeutische Medizin"* in die Musterweiterbildungsordnung auf. Damit wurde erstmals überall in Deutschland eine *ganztägige fünfjährige Weiterbildung* in Klinik und Praxis für den psychotherapeutisch – psychosomatischen Versorgungsbereich eingerichtet. (Zugleich wurde das Gebiet „Psychiatrie" um den Zusatz „Psychotherapie" erweitert, auch das Gebiet der Kinder- und Jugendpsychiatrie um die „Psychotherapie".)

Weiterbildungsinhalte, Auswirkungen der Weiterbildungsregelungen auf die psychosomatisch – psychotherapeutische Versorgung: Die vielfältigen Aufgabenbereiche im *psychotherapeutisch-psychosomatischen Versorgungsgebiet* wurden und werden noch für lange Zeit von ganz unterschiedlich weitergebildeten Ärzten und auch Diplompsychologen wahrgenommen. Die *Unvollkommenheiten berufsbegleitender Weiterbildung* mit nur wenigen Behandlungsfällen unter Supervison konnten nur ausgeglichen werden durch umfassende spätere Fortbildungsinitiativen. Vielleicht erklärt auch das den großen Andrang zu den Tagungswochen. Auch der hohe *Spezialisierungsgrad der pychoanalytischen Weiterbildung* führt zu *Kompetenzlücken,* die auch dadurch deutlich werden, daß Umfragen über die Realität der beruflichen Praxis zeigten, daß ein viel breiteres berufliches Tätigkeitsfeld dargestellt wird, als in der Ausbildung der Institute üblicherweise vermittelt wurde. Die *Neuordnung* der psychotherapeutisch- psychosomatischen Landschaft durch die Beschlüsse von 1992 wird wohl folgende Konsequenzen (s. u.) für die Versorgung haben.

Die *Einbeziehung der Psychotherapie in die Psychiatrie* kann hier außen vor bleiben, da die meisten Psychiater bisher schon zusätzliche psychotherapeutische Kompetenz durch berufsbegleitende Weiterbildung erworben hatten. Soweit die „Weiter- und Fort"- Bildung sie nicht angeregt hat, ihr Gebiet gegen ausschließliche psychotherapeutische Tätigkeit auszutauschen, haben sie doch vorwiegend spezifisch psychiatrisch-psychotherapeutisch gearbeitet, und das sieht die Weiterbildungsordnung von 1992 ebenfalls weiterhin vor.

Die künftige Bedeutung *psychologischer Psychotherapeuten* für die psychotherapeutische Versorgung wird wachsen, nachdem das sogenannte „Psychotherapeutengesetz" ab 1999 den Zugang zur kassenärztlichen Versorgung für Diplompsychologen in größerem Umfang als bisher eröffnet. Inwieweit die psychosomatische Versorgung davor profitiert, bleibt allerdings fraglich: Die somatische Kompetenz und dem Gesetzestext nach die klinische Erfahrung fehlen naturgemäß und lassen sich sicher nur zum Teil durch enge Kooperation mit psychosomatisch orientierten Ärzten ersetzen.

Der Facharzt für Psychotherapeutische Medizin:
Eine *Weiterbildungszeit* von *5 Jahren* ist vorgesehen, von diesen ist je ein Jahr in „*Innerer Medizin*" und in „*Psychiatrie und Pychotherapie*" zu absolvieren. Diese Fächer sind partiell gegen andere klinische Fächer austauschbar. Drei Jahre Weiterbildungszeit sind vorgegeben für das engere psychotherapeutisch – psychosomatische Gebiet. Zur Definition des Gebiets und den Details der differenzierten Weiterbildungsrichtlinien s. Anhang, Weiterbildungsordnung. *2 Jahre* der Weiterbildung können auch in der *Praxis* dazu befugter Ärzte abgeleistet werden. Da für den psychotherapeutisch-psychosomatischen Stationsdienst 2 Jahre fest vorgegeben sind, kann also 1 Jahr in einer Praxis des Gebietsarztes abgeleistet werden.

Die *Gebietsarztbezeichnung* kann entweder *tiefenpsychologisch fundiert*, also in psychodynamischer/psychoanalytischer Grundorientierung, oder in *verhaltenstherapeutischer*, also lernpsychologisch begründeter Grundorientierung erworben werden.

Die Richtlinien sehen den Erwerb „*eingehender Kenntnisse, Erfahrungen und Fertigkeiten*" vor. Angefangen von der *Selbsterfahrung*, die im tiefenpsychologischen Gebietsschwerpunkt z.B. *Einzel- und* Gruppenselbsterfahrung vorschreibt (im Bereich „Psychotherapie" gibt es ein Entweder – Oder), über die vorgegebenen Theoriestundenzahlen bis zu den geforderten

Kenntnissen und Erfahrungen in der jeweils anderen Grundorientierung bei supervidierter Therapieerfahrung in der ganzen Breite des Fachs, Einzel-, Gruppen-, Familientherapie unterschiedlichster Dauer, Erfahrungen mit speziellen Indikationen wie Notfall- und Krisenpsychotherapie etc, jeweils mit großen Fallzahlen, sind nachzuweisen. Auch Kenntnisse und Fertigkeiten in einem *zusätzlichen* wissenschaftlich anerkannten Verfahren sind wie auch in Entspannungsverfahren Bedingung. Das *Tätigkeitsfeld in der Weiterbildung* umfaßt die psychotherapeutische Behandlung von psychosomatischen Erkrankungen, funktionellen Störungen und psychoneurotischen Krankheitsbildern sowie Persönlichkeitsstörungen, jedoch auch die Diagnostik und Behandlung bei primär somatischen Erkrankungen, soweit die Krankheitsverarbeitung den Erkrankungsverlauf pathologisch mitbestimmt.

Es ist davon auszugehen , daß ein derartig vielseitig weitergebildeter Arzt *vielfältige Berufsfelder* besetzen kann und auch muß: Seine Weiterbildung mit breiter somatischer Basis ermöglicht kompetente Indikationsstellung in der psychosomatischen Medizin und differenzierte Therapieplanung bezüglich der anzuwendenden Methoden in Psychotherapie wie Psychosomatik. Dieser Facharzt ist der selbstverständliche *Kooperationspartner* für somatisch nicht entsprechend ausgebildete *Diplompsychologen* in der Behandlung psychosomatischer Patienten. Vor allem, da liegt bisher praktisch bisher eine Versorgungslücke, kann er *Konsiliaraufgaben* und *differentialdiagnostische Abklärungen* für Ärzte anderer Fachgebiete übernehmen – im Fachgebiet eine außerhalb von universitäten Polikliniken vernachlässigte Funktion, die für andere Fachgebiete selbstverständlich ist.

Die *klinische Sozialisation* während der Weiterbildung mit ihren offeneren Kommunikationsstrukturen im Vergleich zu den Weiterbildungsstrukturen der Ausbildungsinstitute bisheriger Art bietet für *innerärztliche Kommunikation* sicherlich neue Voraussetzungen. Auch von den innerärztlichen Kommunikationsfähigkeiten dieser Fachärzte wird es letztlich abhängen, ob die notwendigen psychosomatischen Fachabteilungen im Allgemeinkrankenhaus entstehen werden und lebensfähig sind. Derzeit ist die Mehrzahl der Fachärzte für „Psychotherapeutische Medizin" durch Inanspruchnahme der Übergangsregelungen bei Inkrafttreten der Musterweiterbildungsordnung (1992) Träger der Gebietsbezeichnung.

Die Bereichsbezeichnung „Psychotherapie": Die Weiterbildung erfolgt in den meisten Kammerregionen *berufsbegleitend*, die Musterweiterbildungsordnung von 1992 sieht *3 Jahre Mindestweiterbildungszeit* vor. Es gibt eine *tiefenpsychologische*, d. h. psychodynamisch – psychoanalytische Grundorientierung und eine *verhaltensorientierte Grundorientierung*. Zu Details s. auch Anhang, Weiterbildungsordnung. Je nach Kammer sind nach *curriculärer oder Bausteinweiterbildung* Nachweise über Balintgruppenteilnahme, Einzel- oder Gruppenselbsterfahrung, theoretische Weiterbildung, Teilnahme an Kursen in Entspannungsverfahren und an einem weiteren psychotherapeutischen Verfahren, vorzugsweise der jeweils anderen Grundorientierung , nachzuweisen, dazu der Nachweis über 10 supervidierte Anamnesenerhebungen und 3 supervidierte Behandlungen unterschiedlicher Dauer. Mindestens *3jährige ärztliche Berufserfahrung* ist nachzuweisen sowie eine *1jährige Weiterbildungszeit* in einer weiterbildungsbefugten *psychiatrischen Klinik*, ersatzweise bei mindestens 5jähriger Berufserfahrung der Nachweis über die Untersuchung von mindestens 60 psychiatrischen Patienten in Hospitationen oder Fallseminaren.

Diese Bereichsbezeichnung war seit 1978 die Basisqualifikation für ärztliche Psychotherapie, bis dann 1992 das Gebiet „Psychotherapeutische Medizin" geschaffen wurde. Zur ausschließlichen psychotherapeutischen Tätigkeit – um der Versorgung zu sichern, gab es eine Sonderzulassungsregelung analog zur fachärztlichen Zulassung für ausschließliche psychotherapeutische oder psychoanalytische Tätigkeit in den meisten KV-Bezirken – war die Basis zu schmal; kompetente psychotherapeutisch – psychosomatische Behandlung konnte sicher nur bei zusätzlichem praxisbegleitendem Supervisionseinsatz erbracht werden. Da inzwischen eine ärztliche *Praxistätigkeit* an den Besitz einer *Facharztqualifikation* gebunden ist, kann die künftig erworbene Bereichsbezeichnung „Psychotherapie" nur noch in Verbindung mit Gebietsbezeichnungen angewendet werden. Vor allem Fachärzte für Allgemeinmedizin, Internisten, Frauenärzte und Kinderärzte dürften künftig die Bereichsbezeichnung neben ihrer Gebietsbezeichnung erwerben. Sie setzt ihren Träger nach theoretischer und praktischer Weiterbildung instand, psychotherapeutisch – psychosomatische *gebietsbezogene Diagnostik und Behandlung* durchzuführen.

Die Bereichsbezeichnung „Psychoanalyse": Auch diese Bereichsbezeichnung kann nur noch zusätzlich zu einer Gebietsbezeichnung geführt werden. Es liegt derzeit vor allem für Fachärzte für „Psychotherapeutische Medizin" nahe, diese Zusatzqualifikation zu erwerben, evtl. auch für Fachärzte für „Psychiatrie und Psychotherapie". Die *Weiterbildungszeit* dauert *berufsbegleitend mindestens 5 Jahre*. Die Weiterbildungsinhalte sind gleichfalls im Anhang abgedruckt.

Die Qualifikation zur Teilnahme an der „Psychosomatischen Grundversorgung": Über Regularien der *Kassenärztlichen Bundesvereinigung* ist inzwischen gesichert, daß die entsprechenden Leistungen der Gebührenordnung (Gesprächsleistungen, Entspannungsverfahren) nur von dazu qualifizierten Ärzten erbracht werden können. *Balintgruppenteilnahme*, Kurse in *Gesprächsführung* und theoretische psychosomatische *Grundkenntnisse* müssen nachgewiesen werden. Honorarpolitische Gründe verhindern gegenwärtig, daß die aufgewandte Arbeitszeit für diese zeitaufwendigen Leistungen in der kassenärztlichen Versorgung adäquat vergütet wird. Nachdem die Weiterbildungsordnung von 1992 für viele Gebiete gebietsbezogene psychosomatische Weiterbildungsinhalte vorsieht, könnte bei kompetenter und ernsthafter Ausführung dieser Beschlüsse eine diagnostische *psychosomatische Basiskompetenz in vielen Fachgebieten* erwartet werden, die zu frühzeitiger, also rechtzeitiger Fachdiagnostik und ggf. -therapie führt.

Zusammenfassung und Ausblick: Die psychotherapeutisch – psychosomatische Versorgung wurde bisher von unterschiedlich qualifizierten Ärzten und auch Diplompsychologen getragen, oft in unzureichender Versorgungsdichte. Die ab 1992 in Kraft getretene Weiterbildungsordnung kann die Versorgung psychosomatisch Kranker entscheidend verbessern, wenn auch die entsprechenden *Weiterbildungskapazitäten* langfristig gesichert zur Verfügung gestellt werden. Diese können im Bereich der ganztägigen Facharztweiterbildung auf qualitativ hohem Niveau, im Bereich der berufsbegleitenden Weiterbildung demgegenüber naturgemäß nur mit deutlichen Einschränkungen in der fachlichen Qualifikation angeboten werden.

Anhang

Musterweiterbildungsordnung des Deutschen Ärztetages 1992 für

• das Gebiet „Psychotherapeutische Medizin"

• die Bereichsbezeichnung „Psychotherapie",

• die Bereichsbezeichnung „Psychoanalyse".

Psychotherapeutische Medizin

Definition: Die Psychotherapeutische Medizin umfaßt die Erkennung, psychotherapeutische Behandlung, die Prävention und Rehabilitation von Krankheiten und Leidenszuständen, an deren Verursachung psychosoziale Faktoren, deren subjektive Verarbeitung und/oder körperlich-seelische Wechselwirkungen maßgeblich beteiligt sind.

Weiterbildungszeit: 5 Jahre an einer Weiterbildungsstätte gem. § 7 Abs. 1. 3 Jahre Psychotherapeutische Medizin, davon 2 Jahre im Stationsdienst. 1 Jahr Psychiatrie und Psychotherapie. Angerechnet werden können auf die 1jährige Weiterbildung in Psychiatrie und Psychotherapie ½ Jahr Weiterbildung in Kinder- und Jugendpsychiatrie und -psychotherapie oder ½ Jahr Tätigkeit in medizinischer Psychologie oder medizinischer Soziologie. 1 Jahr Innerer Medizin. Angerechnet werden können auf die 1jährige Weiterbildung in Innerer Medizin ½ Jahr Weiterbildung in Haut- und Geschlechtskrankheiten oder Frauenheilkunde und Geburtshilfe oder Kinderheilkunde oder Neurologie oder Orthopädie. 2 Jahre der Weiterbildung können bei einem niedergelassenen Arzt abgeleistet werden.

Inhalt und Ziel der Weiterbildung: Vermittlung, Erwerb und Nachweis eingehender Kenntnisse, Erfahrungen und Fertigkeiten in den theoretischen Grundlagen, in der Diagnostik und Differentialdiagnostik seelisch bedingter und mitbedingter Krankheiten und solcher Leidenszustände, an deren Entstehung psychosomatische und somatopsychische Momente maßgeblich beteiligt sind, sowie in der differenzierten Indikationsstellung und selbständigen, eigenverantwortlich durchgeführten Psychotherapie im ambulanten und stationären Bereich, einschließlich präventiver und rehabilitativer Maßnahmen.

Hierzu gehören in der Psychotherapeutischen Medizin

1. Eingehende Kenntnisse, Erfahrungen und Fertigkeiten in

– den theoretischen Grundlagen, insbesondere Psychobiologie, Ethologie, Psychophysiologie, Entwicklungspsychologie, Persönlichkeitslehre, allgemeiner und spezieller Psychopathologie, psychiatrischer Nosologie einschließlich Klassifikation allgemeiner und spezieller Neurosenlehre und Psychosomatik einschließlich der Diagnose, Differentialdiagnose, Pathogenese, Psychodynamik und des Verlaufes der Erkrankungen des Gebietes

– den theoretischen Grundlagen in der Sozial-, Lernpsychologie und allgemeiner und spezieller Verhal-

tenslehre zur Pathogenese und Verlauf der Erkrankungen des Gebietes

– psychodiagnostischen Testverfahren und der Verhaltensdiagnostik

– Dynamik der Paarbeziehungen, der Familie und Gruppe

– den theoretischen Grundlagen der psychoanalytisch begründeten und kognitiv-behavioralen Psychotherapiemethoden einschließlich der Indikation für spezielle Therapieverfahren

– Prävention, Rehabilitation, Krisenintervention, Suizid- und Suchtprophylaxe, Organisationspsychologie und Familienberatung

– psychoanalytisch begründeter oder verhaltenstherapeutischer Diagnostik; hierzu gehört eine Mindestzahl selbständig durchgeführter Untersuchungen (analytisches Erstinterview, biographische Anamnese bzw. Verhaltensanalyse) einschließlich supervidierten Untersuchungen

– der Durchführung tiefenpsychologischer Psychotherapie oder kognitiv-behavioraler Therapie; hierzu gehört eine Mindestzahl selbständig durchgeführter Behandlungen einschließlich supervidierter Behandlungen (Einzel-, Paar-, Familien- und Gruppentherapie)

– der Durchführung von suggestiven und entspannenden Verfahren

– der Durchführung der supportiven Psychotherapie und Notfallpsychotherapie

– der Anwendung weiterer tiefenpsychologischer Verfahren oder erlebensorientierter Verfahren und averbaler Verfahren

– dem psychosomatisch-psychotherapeutischen Konsiliar- und Liaisondienst

– Dokumentation von Befunden, ärztlichem Berichtswesen, einschlägigen Bestimmungen der Sozialgesetzgebung (Reichsversicherungsordnung, Sozialgesetzbuch, Krankenkassenverträge, Rentenversicherung, Unfallversicherung, Mutterschutzgesetz, Jugend- und Arbeitsschutzgesetz und andere Bestimmungen) und für die Arzt-Patienten-Beziehung wichtigen Rechtsnormen

– der Qualitätssicherung ärztlicher Berufsausübung

– der Balint-Gruppenarbeit

– der Einzelselbsterfahrung und Gruppenselbsterfahrung, ständig begleitend während der gesamten Weiterbildungszeit

– der psychosomatischen Begutachtung bei fachspezifischen und typischen Fragestellungen in der Straf-, Zivil-, Sozial- und freiwilligen Gerichtsbarkeit

Hierzu gehören in der Psychotherapeutischen Medizin aus dem Gebiet der Inneren Medizin

1. Eingehende Kenntnisse, Erfahrungen und Fertigkeiten in

- der Diagnostik und Differentialdiagnostik häufiger innerer Erkrankungen einschließlich der medikamentösen, diätetischen, physikalischen Behandlung, der Therapie chronischer Erkrankungen, der Notfalltherapie und Rehabilitation, soweit für psychosomatische Erkrankungen erforderlich

Hierzu gehören in der Psychotherapeutischen Medizin aus dem Gebiet der Psychiatrie und Psychotherapie

1. Eingehende Kenntnisse, Erfahrungen und Fertigkeiten in

- der psychiatrischen Anamnese und Befunderhebung sowie der Behandlung psychischer Erkrankungen unter Nutzung psychopharmakologischer und soziotherapeutischer Verfahren, soweit für psychosomatische Erkrankungen erforderlich

Psychotherapie

Definition: Die Psychotherapie umfaßt die Erkennung, psychotherapeutische Behandlung, Prävention und Rehabilitation von Erkrankungen, an deren Verursachung psychosoziale Faktoren einen wesentlichen Anteil haben, sowie von Belastungsreaktionen infolge körperlicher Erkrankungen.

Weiterbildungszeit:

1. 2jährige klinische Tätigkeit, davon 1 Jahr Weiterbildung in Psychiatrie und Psychotherapie bei einem mindestens zur 2jährigen Weiterbildung in Psychiatrie und Psychotherapie befugten Arzt. Auf die Weiterbildung in der Psychiatrie und Psychotherapie kann ½ Jahr Weiterbildung in Kinder- und Jugendpsychiatrie und -psychotherapie oder Psychotherapeutischer Medizin angerechnet werden.

2. 3 Jahre Weiterbildung in der Psychotherapie, ständig begleitend während der gesamten Weiterbildungszeit.

3. Bei Ärzten mit mindestens 5jähriger praktischer Berufstätigkeit kann die vorgeschriebene Weiterbildung in der Psychiatrie und Psychotherapie durch den Nachweis des Erwerbs entsprechender psychiatrischer Kenntnisse ersetzt werden, soweit der Erwerb eines gleichwertigen Weiterbildungsstandes in einem Fachgespräch nachgewiesen ist.

Weiterbildungsinhalt:

Vermittlung, Erwerb und Nachweis besonderer Kenntnisse und Erfahrungen in

- den Grundlagen der Psychotherapie

- den Verfahren der Psychotherapie

- der psychiatrischen Diagnostik

- der Teilnahme an einer kontinuierlichen Balint-Gruppe, hierzu gehört eine Mindestzahl von Teilnahmestunden

- der Selbsterfahrung, hierzu gehört eine Mindestzahl von Teilnahmestunden in einer Einzel- oder Gruppenselbsterfahrung

- der psychotherapeutischen Behandlung, hierzu gehört eine Mindestzahl dokumentierter tiefenpsychologischer oder verhaltenstherapeutischer Behandlungen einschließlich deren Supervision

Psychoanalyse

Definition: Die Psychoanalyse umfaßt die Erkennung und psychoanalytische Behandlung von Krankheiten und Störungen, denen unbewußte seelische Konflikte zugrunde liegen, einschließlich der Anwendung in der Prävention und Rehabilitation sowie zum Verständnis unbewußter Prozesse in der Arzt-Patienten-Beziehung.

Weiterbildungszeit:

1. 2jährige klinische Tätigkeit, davon 1 Jahr Weiterbildung in Psychiatrie und Psychotherapie bei einem mindestens zur 2jährigen Weiterbildung in Psychiatrie und Psychotherapie befugten Arzt.

2. 5 Jahre Weiterbildung in tiefenpsychologisch fundierter und analytischer Psychotherapie, ständig begleitend während der gesamten Weiterbildungszeit.

3. Bei Ärzten mit mindestens 5jähriger praktischer Berufstätigkeit kann die vorgeschriebene Weiterbildung in Psychiatrie und Psychotherapie durch den Nachweis des Erwerbs entsprechender psychiatrischer Kenntnisse ersetzt werden, soweit der Erwerb eines gleichwertigen Weiterbildungsstandes in einem Fachgespräch nachgewiesen ist.

Weiterbildungsinhalt:

Vermittlung, Erwerb und Nachweis besonderer Kenntnisse und Erfahrungen in

- den Grundlagen der Psychoanalyse

- dem Verfahren der Psychoanalyse

- der psychiatrischen Diagnostik

- weiteren Verfahren der Psychoanalyse

- der Selbsterfahrung in einer Lehranalyse

- der psychoanalytischen Behandlung, hierzu gehört eine Mindestzahl dokumentierter psychoanalytischer Behandlungsstunden bei einer Mindestzahl von Fällen einschließlich deren Supervision.

8 Literatur

Adler R., W. Hemmeler: Praxis und Theorie der Anamnese. Der Zugang zu den biologischen, psychischen und sozialen Aspekten der Kranken. Fischer, Stuttgart 1992.

Akiskal, H. S.: Cyclothymic, hyperthymic and depressive temperaments as subaffective variants of mood disorders. In: A. Tasman, M. B. Riba (Eds.): Review of Psychiatry. Vol. II, S. 43–62. Amer. Psychiat. Press, Washington D. C. 1992.

Alber, W., R. Hetzer: Psychische Symptome nach offenen Herzoperationen. Notabene medici 7/8 (1993) 245–251.

Alexander, F.: Psychosomatische Medizin; Grundlagen und Anwendungsgebiete. De Gruyter, Berlin 1951. 2. Aufl. 1971.

Alexander, F., T. M. French, G. H. Pollock: Psychosomatic specifity. Chicago University Press, Chicago 1968.

Allen, T. D.: Psychogenic urinary retention. Sth. Med. J. 65 (1972) 302–304.

Allgöwer, M.: Chirurgie. Schweiz. Ärztezeitung 64 (1983) 1508–1517.

Anastasi, A.: Psychological Testing. 3. Aufl. MacMillan Comp., New York 1969.

Andrews, H., P. Barczak, R. N. Allan: Psychiatric illness in patients with inflammatory bowel disease. Gut. 28 (1987) 1600–1604.

Angst J., A. Dobler-Mikola, J. Binder: The Zurich study. – A prospective epidemiological study of depressive, neurotic and psychosomatic syndromes. I. Problem, Methodology. Eur. Arch. Psychiat. Neurol. Sci. 234 (1984) 13–20.

Antonovsky, A.: Unraveling the mystery of health. Jossey-Bass, San Francisco–London 1987.

Arbeitskreis OPD (Hrsg.): Operationalisierte Psychodynamische Diagnostik. Grundlagen und Manual. Huber, Bern–Göttingen–Toronto–Seattle 1996.

Arentewicz, G., G. Schmidt (Hrsg.): Sexuell gestörte Beziehungen. Konzept und Technik der Paartherapie. Enke, Stuttgart 1993 (3. Aufl.).

Argelander, A.: Das Erstinterview in der Psychotherapie. Wissenschaftliche Buchgesellschaft, Darmstadt 1970.

Arndt, H. G.: Zum Begriff der psychoanalytisch-diagnostischen Anamnese. Z. Psychother. Med. Psychol. 23 (1973) 192–195.

Arnds, H. G.: Die Praxis psychoanalytisch-diagnostischer Anamnesentechnik. Z. Psychother. Med. Psychol. 23 (1973) 238–246.

Asher, R.: Munchausen's Syndrome. The Lancet 1 (1951) 339–341.

Balint, M.: Der Arzt, sein Patient und die Krankheit. Klett, Stuttgart 1952, 1957.

Balint, M., E. Balint: Psychotherapeutische Techniken in der Medizin. Huber-Klett, Bern–Stuttgart 1962, 1980.

Balint, M. (1968): Therapeutische Aspekte der Regression. Die Theorie der Grundstörung. Klett, Stuttgart 1970.

Balzer, W.: Schluckangst. Überlegungen zur Symptomatik und Psychodynamik der Herzphobie. Psychother. Psychosom. Med. Psychol. 40 (1990) 397–400.

Bardé, B.: Indikation. In: R. Haubl, F. Lamott (Hrsg.): Handbuch Gruppenanalyse, S. 28–48. Quintessenz, Berlin–München 1994.

Bartenieff, I., D. Lewis: Body movement, coping with the environment. Gordon and Breach, New York 1980.

Bartling, G., L. Echelmeyer, M. Engberding et al.: Problemanalyse im therapeutischen Prozeß. Kohlhammer, Stuttgart 1992.

Bash, K. W., J. Bash-Liechti: Psychiatrisch-epidemiologische Nachuntersuchung eines mitteliranischen Dorfes nach 13 Jahren. Nervenarzt 49 (1978) 713–719.

Bastiaans, J.: Emotiogene Aspekte der essentiellen Hypertonie. Verh. Dtsch. Ges. Inn. Med. 69 (1963) 7.

Beard, G.: Neurasthenia of nervous exhaustion. Boston Med. Surg. J. 3 (1869) 217–220.

Beauchamp, T. L., J. F. Childress: Principles of biomedical ethics. Oxford Universities Press, New York–Oxford 1983.

Beese, F., H. Enke: Die Stellung der Krankenschwester in Psychotherapeutischen Kliniken. In: T. F. Hau (Hrsg.): Klinische Psychotherapie in ihren Grundzügen, S. 245–247. Hippokrates, Stuttgart 1975.

Benkert, O., H. Hippius: Psychiatrische Pharmakotherapie, 6. Aufl. Springer, Berlin–Heidelberg–New York 1996.

Bepperling, W., M. Klotz: Analytische Psychotherapie und Funktionelle Entspannung als kombinierte Behandlungsmethode. Hippokrates, Stuttgart 1978.

Berbalk, K., A. Kohlhaas, J. Kemkensteffen et al.: Mimik, Streß und Blutdruck – eine psychophysiologische Untersuchung mit Hypo-, Normo- und Grenzwerthypertonikern. Verhaltensther. *1* (1991) 120–129.

Bergin, A. E., S. L. Garfield (Eds.): Handbook of Psychotherapy and Behavior Change. 4th ed. Wiley, New York 1986.

Berns, U.: Die Übereinstimmungsdeutung. Forum Psychoanal. *10* (1994) 226–244.

Beutel, M.: Bewältigungsstrategien gynäkologischer Erkrankungen am Beispiel gynäkologischer Krebserkrankungen. In: H. J. Prill, M. Stauber, A. Teichmann (Hrsg.): Psychosomatische Gynäkologie und Geburtshilfe 1987, S. 69–80. Springer, Berlin–Heidelberg 1988.

Bion, W.: Lernen durch Erfahrung. Suhrkamp, Frankfurt/M. 1990.

Biondi, M.: Beyond the brain-mind dichotomy and toward a common organising principle of pharmacological treatments. Psychother. Psychosom. *61* (1995) 1–8.

Black, D. W., R. Noyes, R. B. Goldstein et al.: A family study of obsessive-compulsive disorder. Arch. Gen. Psychiat. *49* (1992) 362–368.

Black, S.: History of two cases of angina pectoris. Med. Chir. Trans. *7* (1816) 70–81.

Bloch, S., P. Glue: Psychotherapy and dysmorphophobia: A case report. Brit. J. Psychiat. *152* (1988) 271–274.

Blohmke, M., H. Schaefer: Erfolge und Grenzen der modernen Medizin. Fischer Bücherei, Frankfurt/M. 1966.

Boadella, D.: Biosynthese-Therapie. Transform, Oldenburg 1989.

Bogerts, B.: Hirnstrukturelle Untersuchungen an schizophrenen Patienten. In: K. Lieb, D. Riemann, M. Berger (Hrsg.): Biologisch-psychiatrische Forschung. Ein Überblick, S. 126–144. G. Fischer, Stuttgart 1995.

Bollas, C.: The transformational object. In: G. Kohon (Hrsg.): The british school of psychoanalysis, the independent tradition, S. 83–100. Free Assoziation Books, London 1986.

Bommert, H., T. Henning, D. Wälte: Indikation zur Familientherapie. Kohlhammer, Stuttgart 1990.

Bouchard, T. J., P. Propping (Eds.): Twins as a tool of behavioral genetics. John Wiley & Sons, New York 1993.

Bouhoutsos, J., J. Holroyd, H. Lerman et al.: Sexual intimacy between psychotherapists and patients. Profess. Psychol.: Res. Practice *14* (1983) 185–196.

Bowlby, J.: Attachment and loss. Hogarth Press, London 1969, 1973, 1980.

Boysen, G.: Über den Körper die Seele heilen. Kösel, München 1988.

Brähler, E.: Fruchtbarkeitsstörungen – Trends in der Psychosomatischen Forschung. Psychother. Psychosom. Med. Psychol. *43* (1993) 298–303.

Brähler, E., J. Scheer: Der Gießener Beschwerdebogen (GBB) – Handbuch. Huber, Bern 1983.

Brähler, E., U. Unger: Sexuelle Aktivität im höheren Lebensalter im Kontext von Geschlecht, Familienstand und Persönlichkeitsaspekten – Ergebnisse einer repräsentativen Befragung. Z. Gerontol. *27* (1994) 110–115.

Brandenburg, U.: Systemisch-verhaltenstherapeutisch orientiertes Paargruppenkonzept zur Behandlung des Vaginismus. In: B. Strauß (Hrsg.): Psychotherapie der Sexualstörungen, S. 100–110. Thieme, Stuttgart 1998.

Braukmann, W., S. H. Filipp: Strategien und Techniken der Lebensbewältigung. In: U. Baumann, H. Verbalk, G. Seidenstücker (Hrsg.): Klinische Psychologie. Trends in Forschung und Praxis, S. 52–87. Bd. 6. Huber, Bern 1984.

Braun, M., H. Kentenich: Psychosomatische Medizin in Frauenkliniken und deren Probleme – eine Bestandsaufnahme. In: E. Bauer, M. Braun, U. Hauffe et al. (Hrsg.): Psychosomatische Gynäkologie und Geburtshilfe. Beiträge der Jahrestagung 1996, S. 77–88. Psychosozial-Verlag, Gießen 1997.

Braun-Falco, O., G. Plewig, H. H. Wolff: Dermatologie und Venerologie, 4. Aufl. Springer, Berlin–Heidelberg–New York–Barcelona–Budapest–Hongkong–London–Mailand–Paris–Tokyo 1995.

Bräutigam, W.: Grundlagen und Erscheinungsweisen des Torticollis spasticus. Nervenarzt *25* (1964) 451–462.

Bräutigam, W.: Reaktionen – Neurosen – Abnorme Persönlichkeiten. 6. Aufl. Thieme, Stuttgart–New York 1994.

Bräutigam, W., W. Senf, H. Kordy: Wirkfaktoren psychoanalytischer Therapie aus der Sicht des Heidelberger Katamneseprojektes. In: H. Lang (Hrsg.): Wirkfaktoren der Psychotherapie, S. 189–208. 2. Aufl. Königshausen & Neumann, Würzburg 1994.

Bremmer, J. D., P. Randall, T. M. Scott et al.: MRI – based measurement of hippocampal volume in patients with combat-related posttraumatic stress disorder. Amer. J. Psychiat. *152* (1995) 973–981.

Bruch, H.: Eating disorders. Basic Books, New York 1973.

Bruhn, H.: Musikpsychologie – ein Handbuch. Rowohlt, Reinbek 1994.

Buber, M.: Ich und Du. 11. Aufl. Lambert Schneider-Verlag, Heidelberg 1983.

Buchborn, E.: Ergebnisse der Psychotherapieforschung bei psychosomatischen Erkrankungen. Internist *25* (1984) 674–681.

Buddeberg, C.: Fokussierte psychotherapeutische Intervention bei postoperativer Harnverhaltung. In: O:

Jürgensen, D. Richter (Hrsg.): Psychosomatische Probleme in der Gynäkologie und Geburtshilfe 1984, S. 94–98. Springer, Berlin–Heidelberg 1985.

Buddeberg, C.: Planung und Durchführung von Forschungsprojekten in der Psychosomatischen Medizin. Z. Psychosom. Med. Psychoanal. 39 (1993) 319–332.

Buddeberg, C., B. Bass, R. Gnirss-Bormet: Die lustlose Frau, der impotente Mann. Familiendyn. 19 (1994) 266–280.

Bundesärztekammer (Wissenschaftl. Beirat): Kriterien des Hirntodes. Dt. Ärztebl. 88 (1991) 2855–2860.

Buvat, J., M. Buvat-Herbault, A. Lemaire et al.: Recent developments in the clinical assessment and diagnosis of erectile dysfunction. Ann. Rev. Sex. Res. 1 (1990) 265–308.

Cannon, W. B.: The mechanism of emotional disturbance of bodily functions. New. Engl. J. Med. 198 (1928) 877–884.

Christoffel, H.: Trieb und Kultur. Zur Sozialpsychologie, Physiologie und Psychohygiene der Harntriebhaftigkeit mit besonderer Berücksichtigung der Enuresis. Schwabe, Basel 1944.

Clauser, G.: Gestaltungstherapie. Prax. Psychother. 5 (1960) 268–275.

Colby, A., L. Kohlberg: Das Moralische Urteil: Der kognitionszentrierte entwicklungspsychologische Ansatz. In: G. Steiner (Hrsg.): Piaget und die Folgen. Psychologie des 20. Jahrhunderts, Band VII. Kindler, Zürich 1978.

Creed, F.: Functional abdominal pain, psychiatric illness, and life events. GUT 29 (1988) 235–242.

Cremerius, J.: Über-Ich-Störung und ihre Therapie. Psyche 31 (1977) 593–636.

Cremerius, J.: Gibt es zwei psychoanalytische Techniken? Psyche 33 (1979) 577–596.

Csef, H.: Zur Psychosomatik des Zwangskranken. Springer, Berlin–Heidelberg–New York 1988.

Csef, H.: Neuere Entwicklungen in der psychoanalytischen Behandlungstechnik der Zwangsstörung. Prax. Klin. Verhaltensmed. Rehabil. 26 (1994) 70–76.

Davis-Osterkamp, S., K. Möhlen: Postoperative Genesungsverläufe bei Patienten der Herzchirurgie in Abhängigkeit von präoperativer Angst und Angstbewältigung. Med. Psychol. 4 (1978) 247–260.

Denker, P. G.: Results of the treatment of psychoneurosis by the general practitioner. Follow up study of 500 cases. NY State J. Med. 46 (1946) 2164–2166.

Deter, H. C.: Klinische Krankendemonstration – Anorexia nervosa. Inn. Med. 6 (1979) 195–201.

Deter, H. C.: Psychosomatische Behandlung des Asthma bronchiale. Springer, Berlin–Heidelberg 1986.

Deter, H.-C., R. Dilg: Qualitätssicherung in der psychosomatischen Grundversorgung – eine Erhebung an Berliner Ärzten. KV Blatt Berlin 26 (1995) 217–218.

Deter, H.-C., H. Feiereis, W. Keller et al., and the study group „Crohn's disease": Care utilization of patients with Crohn's disease under psychotherapy. Psychosom. Med. 59 (1997) 78.

Deter, H. C., W. Schüffel: Gruppen mit körperlich Kranken – eine Therapie auf verschiedenen Ebenen. Springer, Heidelberg–Berlin 1988.

Detzner, M., M. H. Schmidt: Methoden und Ergebnisse epidemiologischer Forschung. In: H. Remschmidt, M. H. Schmidt (Hrsg.): Kinder- und Jugendpsychiatrie in Klinik und Praxis, Bd. I, S. 36–84. Thieme, Stuttgart 1987.

Diagnostisches und Statistisches Manual Psychischer Störungen – DSM-IV. Deutsche Bearbeitung und Einführung von H. Saß, H.-U. Wittchen u. M. Zaudig. Hogrefe – Verlag für Psychologie, Göttingen–Bern–Toronto–Seattle 1996.

Dicks, H. V.: Object relations theory and marital studies. Brit. J. Med. Psychol. 36 (1963) 125–129.

Dicks, H. V.: Marital tensions. Basic Books, New York 1967.

Diederichs, P.: Neuere Entwicklungen in der geburtshilflichen Psychosomatik. Material. Psychoanal. 6 (1980) 181–197.

Diederichs, P.: Zur Psychosomatik der Miktionsstörungen. Habilitationsschrift, Berlin 1983.

Diederichs, P.: Körpererleben von Männern mit Prostatopathie. In: E. Brähler (Hrsg.): Körpererleben, S. 125–136. Springer, Berlin–Heidelberg 1986.

Diederichs, P.: Zur Bedeutung des psychoanalytischen Psychosomatik für die Gynäkologische Praxis. In: B. Fervers-Schorre, W. Dmoch (Hrsg.): Psychosomatische Gynäkologie und Geburtshilfe 1991/92, S. 79–90. Springer, Berlin–Heidelberg 1992.

Diederichs, P.: Gesunder und pathologischer Narzißmus. In: H. Kentenich, M. Rauchfuß, J. Bitzer (Hrsg.): Mythos Geburt und weitere Beiträge der Jahrestagung Psychosomatische Gynäkologie und Geburtshilfe 1995, S. 59–68. Edition Psychosozial, Gießen 1996.

Dilling, H.: Diagnostische Modelle in der Psychiatrie. In: P.L. Janssen, W. Schneider (Hrsg.): Diagnostik in der Psychotherapie und Psychosomatik, S. 44–61. Gustav Fischer, Stuttgart 1994.

Dilling, H., S. Weyerer, R. Castell: Psychische Erkrankungen in der Bevölkerung. Enke, Stuttgart 1984.

Dilling, H., S. Weyerer: Psychische Erkrankungen in der Bevölkerung bei Erwachsenen und Jugendlichen. In: H. Dilling, S. Weyerer, R. Castell (Hrsg.): Psychische Erkrankungen in der Bevölkerung, S. 1–121. Enke, Stuttgart 1984.

Dosuzkov, T.: Zur Fage der Dysmorphophobie. Psyche 23 (1969) 683–699.

Downing, G.: Körper und Wort in der Psychotherapie. Leitlinien für die Praxis. Kösel, München 1996.

Dreyfus, R., H. Haug: Zum narzißtischen Mißbrauch in der Therapie. In: D. Hoffmann-Axthelm (Hrsg.): Verführung in Kindheit und Psychotherapie, S. 90–180. Transform, Oldenburg 1992.

Drossmann, D. A., N. J. Talley, W. G. Thompson: Identification of sub-groups of functional gastrointestinal disorders. Gastroenterology Int. *3* (1990) 159–172.

Drossmann, D. A., Z. Li, E. Andruzzi et al.: U.S. Householder survey of functional GI disorders: Prevalence, sociodemography, and health impact. Dig. Dis. Sci. *38* (1993) 1569–1580.

Dührssen, A.: Psychopathie und Neurose. Psyche *2* (1948/49) 380–400.

Dührssen, A.: Die biographische Anamnese unter tiefenpsychologischem Aspekt. Vandenhoeck & Ruprecht, Göttingen–Zürich 1981.

Dunbar, H. F.: Emotions and bodily changes. 4th edition. Columbia University Press, New York 1954.

Eagger, S., S. M. Luxon, R. A. Davies et al.: Psychiatric morbidity in patients with peripheral vestibular disorder: A clinical and neuro-otological study. J. Neurol. Neurosurg. Psychiat. *55* (1992) 383–387.

Eckensberger, D., G. Overbeck, W. Biebl: Subgroups of ulcer patients according to clinico-sociological test and psychotherapeutic characteristics. J. Psychosom. Res. *20* (1976) 489–493.

Eckstaedt, A.: Die Kunst des Anfangs. Psychoanalytische Erstgespräche. Suhrkamp, Frankfurt 1991.

Egle, U.: Die Arzt-Patient-Beziehung als affektives Lernziel im Medizinstudium – Konzept und Evaluation der Anamnesegruppe. Medizin. Dissertation, Marburg 1982.

Egle, U. T., S. O. Hoffmann, F. Wenzel: Die Bedeutung des Mitralklappen-Prolaps in der Pathogenese der Herzangstneurose. Psychother. Psychosom. Med. Psychol. *38* (1988) 113–121.

Ehlers, W., V. Tschuschke, M. E. Ardjomandi et al.: Das Praxisfeld der analytischen Gruppenpsychotherapie. Gruppenpsychother. Gruppendyn. *29* (1993) 21–41.

Eitinger, L.: KZ-Haft und psychische Traumatisierung. Psyche *44* (1990) 118–132.

Engel, G. L.: „Psychogenic" pain and the pain prone patient. Amer. J. Med. *26* (1959) 899–918.

Engel, G. L.: Psychological development in health and disease. W. B. Saunders Company, Philadelphia 1962.

Engel, G. L.: A life setting conductive to illness: The Giving up, Given up-Complex. Ann. Intern. Med. *69* (1968) 293–300.

Engel, G. L.: The clinical application of the biopsychosocial model. Amer. J. Psychiat. *137* (1980) 535–544.

Engel, G. L., A. H. Schmale: Eine psychoanalytische Theorie der somatischen Störung. Psyche *23* (1969) 241–261.

Engelhardt, K.: Quo vadis. Medizin. Schleswig-Holstein. Ärzteblatt *49* (1996) 549–553.

Enke, H., D. Czogalik: Allgemeine und spezielle Wirkfaktoren in der Psychotherapie. In: A. Heigl-Evers, F. Heigl, J. Ott (Hrsg.): Lehrbuch der Psychotherapie, S. 511–522. Fischer, Stuttgart 1990.

Erickson, M. H., E. L. Rossi, S. L. Rossi: Hypnose. Pfeifer, München 1978.

Erikson, E. H.: Kindheit und Gesellschaft. Klett, Stuttgart 1971.

Erikson, E. H.: The life cycle completed. Norton WW & Co, New York–London 1982.

Ermann, M.: Die sogenannte Realbeziehung. Forum Psychoanal. *8* (1992) 281–294.

Ermann, M.: Psychotherapeutische und psychosomatische Medizin. Ein Leitfaden auf psychodynamischer Grundlage. Kohlhammer, Stuttgart–Berlin–Köln 1995.

Ernst, K., H. Kind, M. Rotach-Fuchs: Ergebnisse der Verlaufsforschung bei Neurosen. Springer, Berlin–Heidelberg–New York 1968. (Monographien aus dem Gesamtgebiet der Neurologie und Psychiatrie. Heft 125).

Eysenck, H. J., D. B. Prell: The inheritance of neuroticism: An experimental study. J. Ment. Sci. *97* (1951) 441–465.

Faber, F. R., R. Haarstrick: Kommentar Psychotherapie-Richtlinien. Jungjohann Verlag, Neckarsulm–Stuttgart, 3. Aufl. 1994. 4. Aufl. 1996.

Fahrländer, H.: Chronische Obstipation. In: F. Tympner (Hrsg.): Funktionelle Beschwerden im Gastrointestinaltrakt, S. 71–77. Thieme, Stuttgart–New York 1990.

Farber, E. M., L. Nall: Psoriasis: A stress-related disease. Cutis *51* (1993) 322–326.

Federn, P.: Ich-Psychologie und die Pschosen. Huber, Bern 1956.

Feiereis, H.: Diagnostik und Therapie der Magersucht und Bulimie. Marsaille, München 1989.

Feiereis, H., G. Jantschek: Colitis ulcerosa. In: T. v. Uexküll, R. Adler, J. M. Herrmann et al. (Hrsg.): Psychosomatische Medizin, 5. Aufl., S. 839–852. Urban & Schwarzenberg, München 1996.

Feiereis, H., V. Sudan: Gestaltungstherapeutische Verfahren. In: W. Herzog, D. Munz, H. Kächele (Hrsg.): Analytische Psychotherapie bei Eßstörungen, S. 93–115. Schattauer, Stuttgart 1996.

Feiereis, H., M. Wetzel: Ergebnisse einer Langzeitbeobachtung von 279 Patienten mit schwerer Colitis ulcerosa, besonders unter sozialmedizinischem Aspekt. Kassenarzt *29* (1989) 44–48.

Ferenczi, S.: Final contributions to psycho-analysis. Hogarth Press, London 1955.

Ferenczi, S.: Bausteine zur Psychoanalyse. Bd. 2, S. 247–248 Ullstein, Frankfurt/M. 1985.

Fichter, M.: Verlauf psychischer Erkrankungen in der Bevölkerung. Springer, Berlin–Heidelberg–New York, 1990.

Fichter, M., N. Quadflieg, W. Rief: The German longitudinal bulima study. In: W. Herzog, H. C. Deter, W. Vandereycken: The course of eating disorders, S. 133–149 Springer, Berlin 1992.

Fiedler, P.: Persönlichkeitsstörungen. Beltz-Psychologie-Verlags-Union, Weinheim 1994.

Fikentscher, E.: Katathymes Bilderleben als Gruppenerlеben und seine bildnerische Umsetzung. In: H. Hennig, E. Fikentscher, W. Rosendahl (Hrsg.): Tiefenpsychologisch fundierte Psychotherapie mit dem Katathymen Bilderleben, 2. Aufl., S. 132–139. Wissenschaftliche Beiträge (R120) Martin-Luther-Universität Halle-Wittenberg, Halle/S. 1992.

Finger-Trescher, U.: Wirkfaktoren der Einzel- und Gruppenanalyse. fromann-holzboog, Stuttgart 1991.

Finke, J.: Empathie und Interaktion. Methodik und Praxis der Gesprächspsychotherapie. Thieme, Stuttgart 1994.

Finke, J., L. Teusch (Hrsg.): Gesprächspsychotherapie bei Neurosen und psychosomatischen Erkrankungen. Neue Entwicklung in Theorie und Praxis. Asanger, Heidelberg 1991.

Flatten, G.: Die Entwicklung eines ganzheitlichen Bildes des Menschen in der Heilkunde der Romantik und seine Bedeutung für die Gegenwart. Verlag Murken-Altrogge, Herzogenrath 1990.

Fock, R. R. E., G. R. F. Krüger: Chronisches Erschöpfungssyndrom – Eine Standortbestimmung. Deutsch. Ärztebl. 91, 43 (1994) A 2946–2952.

Frank J. D.: Persuasion and healing. Johns Hopkins, Baltimore 1961. Dt.: Die Heiler. Wirkungsweisen psycho herapeutischer Beeinflussung: vom Schamanismus bis zu den modernen Therapien. Klett-Cotta, Stuttgart 1981.

Frank J. D.: Therapeutic factors in psychotherapy. Amer. J. Psychother. 25 (1971) 350–361.

Franz, M., D. Schellberg, G. Reister et al.: Häufigkeit und Verlaufscharakteristika neurologisch relevanter psychogener Symptome. Nervenarzt 64 (1993) 369–376.

Franz, M., D. Schellberg, H. Schepank: Indikatoren und Ein lußfaktoren des Langzeitspontanverlaufs psychogener Erkrankungen. Psychother. Psychosom. Med. Psychol. 45 (1995) 41–51.

Freeman, A., D. Folks, R. Sokol et al.: Clinical correlates of psychiatric outcome. Psychosomatics 29 (1988) 47–54.

Freud, A.: The concept of developmental lines. Psychoanal. Stud. Child 18 (1963) 245–265.

Freud, S.: Gesammelte Werke. Bd. I–XVII. S. Fischer, Frankfurt am Main 1940–1952.

Freud, S., J. Breuer: Studien über Hysterie (1895). P. S. Fischer. Frankfurt am Main 1970.

Freyberger, H.: Psychosomatik. In: P. Lawin (Hrsg.): Praxis der Intensivbehandlung. 3. Aufl. 3-1/3-15. Thieme, Stuttgart 1975

Freyberger, H.: Psychodynamisch orientiertes Psychotherapiemodell für Dialyse-Patienten und ihre Partner. In: F. Balck, U. Koch, H. Speidel (Hrsg.): Psychonephrologie – Psychische Probleme bei Niereninsuffizienz, S. 528–541. Springer, Berlin–Heidelberg–New York 1985.

Freyberger, H., H. J. Freyberger: Funktionelle gastrointestinale Störungen: Funktionelle Dyspepsie, irritables Colon, Laxantienmißbrauch. In: A. E. Meyer, H. Freyberger, M. von Kerekjarto et al. (Hrsg.): Jores: Praxis der Psychosomatik, S. 239–248. Huber, Bern 1996.

Freyberger, H., J. Nordmeyer, H. J. Freyberger: Supportive Psychotherapie. In: Jores: Praktische Psychosomatik, 3. Aufl., S. 148–160. Huber, Bern 1996.

Frick-Bruder, V.: Das prämenstruelle Syndrom – eine weibliche Erlebnisform? In: H. J. Prill, M. Stauber, A. Teichmann (Hrsg.): Psychosomatische Gynäkologie und Geburtshilfe 1987, S. 196–204. Springer, Berlin–Heidelberg 1988.

Frick-Bruder, V.: Erotische Aspekte der Arzt-Patientin-Beziehung. Gynäkologie 26 (1993) 189–192.

Friedlaender, S.: Schöpferische Indifferenz. Georg Müller, München 1918.

Friedrich, H.: Anamnese als Drama – die ersten Sätze. Z. Psychosom. Med. Psychoanal. 30 (1984) 314–322.

Fröhlich, C.: Die homogene Gruppe. Ein besonderes Setting der stationären psychoanalytischen Psychotherapie psychosomatischer Patienten am Beispiel von Colitis ulcerosa-, M. Crohn- und Anorexia nervosa-Patienten. In: H. C. Deter, W. Schüffel (Hrsg.): Gruppen mit körperlich Kranken, S. 49–66. Springer, Berlin–Heidelberg–New York–Tokyo 1988.

Fry, L., A. Mason, R. B. Pearson: Effect of hypnosis and allergic skin responses in asthma and hay fever. Brit. Med. J. (1964) 1145–1148.

Fuchs, M.: Funktionelle Entspannung. Praxis und Theorie einer organismischen Entspannung über den rhythmisierten Atem. Hippokrates, Stuttgart. 1. Aufl. 1974, 6. Aufl. 1996.

Fuhriman, A., G. M. Burlingame: Group psychotherapy: research and practice. In: A. Fuhriman, G. M. Burlingame (Hrsg.): Handbook of group psychotherapy, S. 3–40. Wiley, New York 1994.

Fukuda, K., S. E. Straus, I. Hickie et al.: The chronic fatique syndrome: A comprehensive approach to its definition and study. Ann. Int. Med. *121* (1994) 953–959.

Fulop, G., J. J. Strain, J. Vita et al.: Impact of psychiatric comorbidity on length of hospital stay for medical/surgical patients: A preliminary report. Amer. J. Psychiat. *144* (1987) 878–882.

Fürstenau, P.: Praxeologische Grundlagen der Psychoanalyse. In: L. J. Pongratz (Hrsg.): Handbuch der Psychologie, Bd. 8, Klinische Psychologie, S. 847–888. Verlag f. Psychologie, Göttingen 1977.

Gadamer, H. G.: Heideggers Sprachverständnis in philosophiegeschichtlicher Perspektive. Vortrag auf dem internationalen Heidegger-Symposium 1989 Marburg; unter dem Titel „Heidegger und die Sprache" In: Ges. Werke Bd. X, S. 14–30. Mohr, Tübingen 1995.

Galton, F.: The history of twins as a criterion of the relative powers of nature and nurture. J. Anthropolog. Inst. *V* (1876) 391–406.

Gaus, E., M. Klingenburg, K. Köhle: Psychosomatische Gesichtspunkte in der Behandlung von Hypertoniepatienten – Möglichkeiten eines integrierten internistisch-psychosomatischen Ambulanzkonzepts. Psychother. Psychosom. Med. Psychol. *33* (1983) 53–60.

Gebhard, G.: Psychodynamic Psychiatry in the „decade of the brain". Amer. J. Psychiat. *149* (1992) 991–998.

Gehlen, A.: Anthropologische Forschung. Rowohlt, Hamburg 1961.

Geißler, P. (Hrsg.): Psychoanalyse und Bioenergetische Analyse. Peter Lang, Frankfurt 1994.

Gieler, U., A. Ehlers, T. Höhler et al.: Die psychosoziale Situation der Patienten mit endogenem Ekzem. Hautarzt *41* (1990) 416–423.

Gill, M. M.: Analysis of transference Vol. I, theory and technique. Int. Univ. Press, New York 1982.

Gindler, E.: Gymnastik des Berufsmenschen. Gymnastik *1* (1929) 82–89. Nachdruck in: H. Stolze (Hrsg.): Die Konzentrative Bewegungstherapie: Grundlagen und Erfahrungen, S. 227–233. Mensch und Leben, Berlin 1984.

Glover, E.: Technique of psychoanalysis. Baillere, Tindall, Cox, London 1955.

Goebel, P.: Die Motivation zum Schwangerschaftsabbruch. In: H. Poettgen (Hsg.): Die ungewollte Schwangerschaft, S. 110–116. Deutscher Ärzteverlag, Köln 1982.

Goebel, P.: Zur Entwicklung des Refertilisierungswunsches bei vasektomierten Männern. Prax. Psychother. Psychosom. *33* (1988) 310–320.

Goebel, P., T. Blattner, K. Ortmann: Probleme in der Beratung von vasektomiewilligen Männern. Die Berlin. Ärztekam. *22* (1985) 368–370.

Goldstein, K.: Der Aufbau des Organismus. Martinus Nijhoff, Haag 1934.

Goldtschmidt, O., C. de Boor: Psychoanalytische Untersuchungen funktionell steriler Ehepaare. Psyche *61* (1976) 899–923.

Graham, D. T., R. M. Lundy, L. S. Benjamin et al.: Specific attitudes in initial interviews with patients having different „psychosomatic" diseases. Psychosm. Med. *24* (1966) 257–266.

Grawe, K., R. Donati, F. Bernauer: Psychotherapie im Wandel –Von der Konfession zur Profession. Hogrefe, Göttingen 1994.

Greenson, R. R.: The Technique and practice of psychoanalysis. Int. Univ. Press, New York 1967, deutsch: Technik und Praxis der Psychoanalyse. Band 1, Klett Stuttgart 1973.

Gregor, M., E. O. Riecken: Verstopfung. In: H. Goebell (Hrsg.): Gastroenterologie, S. 132–139. Urban & Schwarzenberg, München–Wien–Baltimore 1992.

Greve, A.: Laycock – ein psychosomatischer Pionier 1840. In: W. Dmoch, M. Stauber, L. Beck (Hrsg.): Psychosomatische Gynäkologie und Geburtshilfe 1989/90, S. 65–68. Springer, Berlin–Heidelberg 1990.

Gupta, M. A., A. K. Gupta: The psoriasis life stress inventory: A preliminary index of psoriasis-related stress. Acta Derm. Venerol. *75* (1995) 240–243.

Gurman, A. S., D. P. Kniskern, W. M. Pinsof: Research on the process and outcome of marital and family therapy. In: S. Garfield, A. Bergin (Eds.): Handbook of psychotherapy and behavior change: An empirical analysis. 3. Aufl., S. 565–624. Wiley, New York 1986.

Haag, A., U. Stuhr: Über den Nutzen integrierter Psychosomatik im Allgemeinen Krankenhaus. In: R. Adler, W. Bertram, A. Haag et al. (Hrsg.): Integrierte Psychosomatische Medizin in Praxis und Klinik, S. 43–52, 2. Aufl. Schattauer, Stuttgart–New York 1992.

Häfner, H.: Determinanten psychischer Gesundheit und Krankheit. Fundamenta Psychiatrica *1* (1987) 4–14.

Hagnell, O.: A prospective study of the incidence of mental disorders. Scandinavian Univ. Books, Stockholm 1966.

Hahn, P.: Ärztliche Propädeutik – Gespräch, Anamnese, Interview. Springer, Berlin–Heidelberg–New York–London–Paris–Tokyo 1988.

Hahn, P., E. Petzold, A. Drinkmann (Hrsg.): Internistische Psychosomatik. Esprint-Verlag, Heidelberg 1991.

Hanifin, J. M., G. Rajka: Diagnostic features of atopic dermatitis. Acta Derm. Venerol. *92* (1980) 44–47.

Hannich, H. J.: Medizinische Psychologie in der Intensivbehandlung. Springer, Berlin–Heidelberg–New York–Tokyo 1987.

Harrer, G.: Grundlagen der Musiktherapie und Musikpsychologie. Fischer, Jena 1975.

Hartkamp, N.: Interpersonelle Theorie und Psychoanalyse – geschichtliche und konzeptuelle Anmerkungen.

In: W. Tress (Hrsg.): Die Strukturale Analyse Sozialen Verhaltens – SASB, S. 12–20. Asanger, Heidelberg 1992.

Hartmann, H.: Ich-Psychologie und Anpassungsproblem. Klett, Stuttgart 1960.

Hartmann-Kottek, L.: Gestalttherapie. In: R. J. Corsini (Hrsg.): Handbuch der Psychotherapie, Bd. 1, S. 281–320. Beltz, Weinheim–Basel 1983.

Hartmann-Kottek, L.: Achtsame Liebe – zentrierende Struktur. Faktoren heilenden Wachsens in der Gestalttherapie. In: Hutterer-Krisch (Hrsg.): Psychotherapie mit psychotischen Menschen, S. 517–526. Springer, Wien 1994.

Hau, T. F.: Frühkindliches Schicksal und Neurose. Schizoide und depressive Neurose-Erkrankungen als Folge frühkindlicher Erlebnisschäden in der Kriegszeit. Vandenhoeck & Ruprecht, Göttingen 1968.

Hauck, K. (Hrsg.): Sozialgesetzbuch SGB V, Kommentar – Loseblattsammlung. E. Schmidt-Verlag, Berlin 1994.

Heigl, F.: Indikation und Prognose in Psychoanalyse und Psychotherapie. Vandenhoeck & Ruprecht, Göttingen 1972.

Heigl-Evers, A., F. Heigl, J. Ott et al. (Hrsg.): Lehrbuch der Psychotherapie. 3. Aufl. Fischer, Lübeck–Stuttgart–Jena–Ulm 1997.

Heigl-Evers, A., U. Henneberg-Mönch, C. Odag et al.: Die Vierzigstundenwoche für Patienten. Konzept und Praxis teilstationärer Psychotherapie. Vandenhoeck & Ruprecht, Göttingen 1986.

Heigl-Evers, A., J. Ponesicky: Die psychoanalytisch-interaktionelle Gruppenpsychotherapie als eine Möglichkeit der Behandlung psychosomatisch Kranker am Beispiel von M. Crohn-Patienten. In: H. C. Deter, W. Schüffel (Hrsg.): Gruppen mit körperlich Kranken, S. 39–48. Springer, Berlin–Heidelberg–New York–Tokyo 1988.

Heigl-Evers, A., U. Rosin: Steuerung regressiver Prozesse in Therapiegruppen. Z. Psychosom. Med. Psychoanal. 30 (1984) 134–149.

Heigl-Evers, A., H. Schepank (Hrsg.): Ursprünge seelisch bedingter Krankheiten. Eine Untersuchung an 100 – 9 Zwillingspaaren mit Neurosen und psychosomatischen Erkrankungen. 2 Bde. Verlag für Medizin. Psychologie im Verlag Vandenhoeck & Ruprecht, Göttingen 1980/81.

Heiman, M.: Psychogene Genitalblutungen. Z. Psychosom. Med. Psychoanal. 16 (1970) 324–332.

Heimann, P.: Bemerkungen zur Gegenübertragung. Brit. J. Med. Psychol. 33 (1960) 9–27, dtsch: Psyche 18 (1964) 483–493.

Heisterkamp, G.: Heilsame Berührung. Pfeiffer, München 1993.

Helmchen, H.: Multiaxial systems of classification. Acta Psychiat. Scand. 61 (1980) 43–55.

Hendrischke, A., F. Kröger: Systemische Familienmedizin – Ein Modell für Kooperation im Gesundheitswesen. Deutsch. Ärztebl. 94 (1997) A S. 294–296.

Hendrischke, A., E. R. Petzold: Vorschläge zur Durchführung der Psychosomatischen Grundversorgung. Psycho 19 (1993) 558–565.

Henseler, H.: Narzißtische Krisen. Zur Psychodynamik des Selbstmords. Rowohlt, Reinbek 1974.

Henseler, H., Ch. Reimer: Selbstmordgefährdung: zur Psychodynamik und Psychotherapie. Frommannn-Holzboog, Stuttgart-Bad Cannstadt 1981.

Herrmann, Ch.: Prävalenz und klinische Relevanz von Angst und Depressivität bei internistischen Patienten. Medizinische Habiliationsschrift, Göttingen 1998.

Herrmann, Ch., F. v. z. Mühlen, A. Schaumann et al.: Standardized assessment of psychological well-being and quality-of-life in patients with implanted defibrillators. PACE 20 (1997) 95–103.

Hertz, D. G., H. Molinski: Psychosomatik der Frau. Springer, Berlin–Heidelberg 1980.

Herzog, T., M. Stiewe, A. Sandholz et al.: Borderline-Syndrom und Eßstörungen – Literaturübersicht und Interviewstudie an 172 konsekutiven InanspruchnahmepatientInnen der Freiburger Eßstörungsambulanz. Psychother. Psychosom. Med. Psychol. 45 (1995) 97–108.

Herzog, W., H. C. Deter, W. Fiehn, et al.: Medical findings and predictors of long-term physical outcome in anorexia nervosa: A prospective, 12-year follow-up study. Psychol. Med. 27 (1997)269–279.

Herzog, W., D. Schellberg, H.-C. Deter: First recovery in anorexia nervosa patients in the long-term course: A discrete-time survival analysis. Consult.Clin.Psychol. 56 (1997) 169–177.

Hettlage-Varjas, A., Ch. Kurz: Weibliche Identität in den Wechseljahren. Psyche 49 (1995) 903–937.

Heuft, G., C. Marschner: Psychotherapeutische Behandlung im Alter – state of the art. Psychotherapeut 39 (1994) 205–219.

Heuft, G., S. O. Hoffmann, E. J. Mans et al.: Das Konzept des Aktualkonfliktes und seine Bedeutung für die Therapie. Z. Psychosom. Med. Psychoanal. 43 (1997) 1–14.

Hirsch, M.: Hypochondrie und Dysmorphophobie. In: Ders. (Hrsg.): Der eigene Körper als Objekt. Zur Psychodynamik selbstdestruktiven Körperagierens, S. 77–93. Springer, Heidelberg 1989.

Hoffmann, S. O., G. Holzapfel: Einführung in die Neurosenlehre und Psychosomatische Medizin. Schattauer, Stuttgart, 3. Aufl., 1987.

Hoffmann, S.O., G. Hochapfel: Neurosenlehre, Psychotherapeutische und Psychosomatische Medizin. 5. Aufl. Schattauer, Stuttgart 1995.

Holmes, T., T. Treuting, H.-G. Wolf: Life situations, emotions, and nasal disease. Psychosom. Med. *13* (1951) 71–81.

Holsboer-Trachsler, E.: Schlafstörungen und Depression. Ther. Umsch. *50* (1993) 688–691.

Holsboer-Trachsler, E.: Neurobiologische und psychopathologische Verlaufsmessungen bei Depressionstherapie, Trimipramin, Schlafentzug und Licht. In: B. Saletu (Hrsg.): Bibliotheca Psychiatrica. Karger, Basel 1994.

Hontschik, B.: Theorie und Praxis der Appendektomie – eine historische, psychosoziale und klinische Studie. 2. Aufl. Reihe Wissenschaft, Bd. 3. Mabuse, Frankfurt a. M. 1994.

Hontschik, B.: Chirurgie. In: Th. v. Uexküll (Hrsg.): Psychosomatische Medizin. S. 1004–1016, 5. Aufl. Urban & Schwarzenberg, München–Wien–Baltimore 1996.

Hornstein, O. P.: Die Entwicklung des psychosomatischen Konzepts von der Perioralen Dermatitis. In: K. Bosse, P. Hünecke (Hrsg.): Psychodynamik und Soziodynamik bei Hautkranken. S. 93–98. Vandenhoeck und Ruprecht, Göttingen–Zürich 1976.

Horowitz, M. J.: Persönlichkeitsstile und Belastungsfolgen. Integrative psychodynamisch-kognitive Psychotherapie. In: A. Maercker (Hrsg.): Therapie der posttraumatischen Belastungsstörungen. Springer, Berlin–Heidelberg 1997.

Hotz, J.: Entwöhnung von Patienten nach Laxantienabusus. Falk-Foundation, Freiburg 1993.

Howard, K. I., S. M. Kopta, M. S. Krause et al.: The dose-effect relationship in psychotherapy. Amer. Psychol. *41* (1986) 159–164.

Huckenbeck-Gödecker, B.: Psychologische Aspekte der Psoriasis. Überblick über die aktuelle Forschung, S. 92–120. Wissenschaftliches Beiheft 8 zum PSO Magazin, Hrsg. Stiftergesellschaft Psoriasis-Forschung und Deutscher Psoriasis Bund, Hamburg 1992.

Huse-Kleinstoll, G., H. Speidel: Herzchirurgie. In: A. E. Meyer, H. Freyberger, M. v. Kerekjarto et al. (Hrsg.): Jores – Praktische Psychosomatik, S. 213–219. 3. Aufl. Huber, Bern–Göttingen–Toronto–Seattle 1996.

Internationale Klassifikation psychischer Störungen - ICD-10. Herausg. von H. Dilling, W. Mombour u. M. H. Schmidt. Huber, Bern–Göttingen–Toronto 1991.

Irvine, J., B. Baker, A. Basinski et al.: Psychosocial predictors of sudden cardiac death in CAMIAT. Psychosom. Med. *59* (1997) 80.

Jacobson, E.: Progressive relaxation. University Press, Chicago, 1928, 2. Aufl. 1965.

Jaeggi, E., R. Rohner, P. M. Wiedemann: Gibt es auch Wahnsinn, hat es doch Methoden... Eine Einführung in die Klinische Psychologie aus sozialwissenschaftlicher Sicht. Piper, München 1997.

Janssen, D.: Zur Psychosomatik eines urologischen Syndroms. Z. Psychosom. Med. *10* (1964) 77–83.

Janssen, P. L.: Psychoanalytisch orientierte Mal- und Musiktherapie im Rahmen stationärer Psychotherapie. Psyche *36* (1982) 541–570.

Janssen, P. L.: Zur Einführung einer Gebietsbezeichnung „Psychosomatische Medizin und Psychotherapie" aus Sicht der psychosomatisch-psychotherapeutischen Versorgung der Bevölkerung. Spektrum *14* (1985) 62–70.

Janssen, P., G. Heuft: Die Stellung der Abteilungen für Psychosomatik und Psychotherapeutische Medizin im Krankenhaus. Zur Integration der Psychosomatischen Medizin in der Krankenhausversorgung. In: M. Arnold, G. Pfaffrath (Hrsg.): Krankenhausreport, S. 221–229. Fischer, Stuttgart 1995.

Janssen, P. L., W. Schneider: Psychosomatische Krankheiten. In: Verband Deutscher Rentenversicherungsträger (Hrsg.): Sozialmedizinische Begutachtung in der gesetzlichen Rentenversicherung, S. 513–517. Fischer, Stuttgart 1994.

Jantschek, G.: Jugendliche Morbus Crohn-Kranke und ihre Familien. Untersuchungen zu familiären Interaktionen und Strukturen in Abhängigkeit von der Krankheitsentwicklung. VAS, Frankfurt 1993.

Jantschek, G., I. Jantschek, J. v. Wietersheim et al.: Familienuntersuchungen bei chronisch entzündlichen Darmerkrankungen. In: H. Speidel, B. Strauß (Hrsg.): Zukunftsaufgaben der psychosomatischen Medizin, S. 365–374. Springer, Berlin 1989.

Jastreboff, P.: Phantom auditory perception (tinnitus): Mechanisms of generation and perception. Neurosc. Res. *8* (1990) 221–254.

Johnen, R., H. Müller-Braunschweig: Psychoanalytische Aspekte der Funktionellen Entspannung. In: M. Fuchs: Funktionelle Entspannung, S. 149–176. Hippokrates, Stuttgart 1989.

Jones, E.: Das Leben und Werk von Sigmund Freud, Bd. 1. Huber, Bern–Stuttgart 1960.

Joraschky, P.: Analytische Psychotherapie bei Zwangskranken. In: G. Nissen (Hrsg.): Zwangserkrankungen. Prävention und Therapie, S. 53–64. Huber, Bern–Göttingen–Toronto 1996.

Jores, A., M. Kerekjarto: Der Asthmatiker. Ätiologie und Therapie des Asthma bronchiale aus psychologischer Sicht. Huber, Bern 1967.

Juhasz, P.: Über den Wandel in der Neurosemorbidität in einem ungarischen Dorf während der Phase des wirtschaftlichen Aufstiegs und der Urbanisation. Psychiat. Fennica (1974) 101–109.

Jürgensen, O.: Schwangerschaftsabbruch unter dem Aspekt von unbewältigten Trennungskonflikten – eine tiefenpsychologische Untersuchung. In: H. Poettgen (Hrsg.): Die ungewollte Schwangerschaft, S. 119–123. Dtsch. Ärzteverlag, Köln 1982.

Jürgensen, O.: Das prämenstruelle Syndrom – Neuroendokrinologische Aspekte. In: H. J. Prill, M. Stauber, A. Teichmann (Hrsg.): Psychosomatische Gynäkologie und Geburtshilfe 1987, S. 189–195. Springer, Berlin–Heidelberg 1988.

Kames, L. D., A. J. Rapkin, B. D. Naliboff et al.: Effectiveness of an interdisciplinary pain management program for the treatment of chronic pelvic pain. Pain *41* (1990) 41–46.

Kämmerer, W.: Der Psychosomatische Dialog. In: W. Kämmerer (Hrsg.): Körpersymptom und Psychotherapie, S. 143–185. VAS, Frankfurt/M. 1997.

Kanfer, F. H., A. P. Goldstein: Möglichkeiten der Verhaltensänderung. Urban und Schwarzenberg, München 1977.

Kanfer, F. H., J. S. Philipps: Lerntheoretische Grundlagen der Verhaltenstherapie. Kindler, München 1975.

Kanfer, F. H., H. Reinecker, D. Schmelzer: Selbstmanagement-Therapie. Springer, Berlin 1991.

Kanfer, F. H., G. Saslow: Verhaltenstheoretische Diagnostik. In: D. Schulte (Hrsg.): Diagnostik in der Verhaltenstherapie, S. 24–59. Urban & Schwarzenberg, München 1976.

Kapoor, W. N., M. Fortunato, B. H. Hanusa et al.: Psychiatric illnesses in patients with syncope. Amer. J. Med. *99* (1955) 505–512.

Kappauf, H., W. M. Gallmeier: Schwerpunkt Onkologie an der 5. Medizinischen Klinik Nürnberg. In: R. Adler, W. Bertram, A. Haag et al. (Hrsg.): Integrierte Psychosomatische Medizin in Praxis und Klinik, S. 35–42, 2. Aufl. Schattauer, Stuttgart–New York 1992.

Keane, J. R.: Hysterical gait disorders: 60 cases. Neurology *39* (1989) 586–589.

Keane, J. R.: Hysterical hemiparesis accompanying Bell's palsy. Neurology *43* (1993) 1619–1621.

Keller W., H.-C. Deter, H. H. Studt: Krankheitsorientierte Gruppentherapie bei M. Crohn. In: M. Geyer, R. Hirsch (Hrsg.): Psychotherapie in der psychosomatischen Grundversorgung, S. 80–93. Johann Ambrosius Barth, Leipzig–Heidelberg 1994.

Kernberg, O.: The structural diagnosis of borderline personality organization. In: P. Hartocollis (Ed.): Borderline personality disorders, S. 87–121. Intern. Univ. Press, New York 1977.

Kernberg, O.: Schwere Persönlichkeitsstörungen: Theorie, Diagnose, Behandlungsstrategien. Klett-Cotta, Stuttgart 1988.

Kernberg, O.: Ein psychoanalytisches Modell der Klassifizierung von Persönlichkeitsstörungen. Psychotherapeut *41* (1996) 288–296.

Kestenberg, J. S.: Children and parents. Jason Aronson, New York 1975.

Kibler M.: Über den Ausdruckswert des körperlichen Symptoms. Psyche *2* (1948/49) 447–459.

Kielhorn, R.: Psychosomatische Medizin in einer Großstadtpraxis mit hohem Ausländeranteil. In: Th. v. Uexküll (Hrsg.): Integrierte psychosomatische Medi-

zin in Praxis und Klinik, S. 103–111. 3. Aufl. Schattauer, Stuttgart 1994.

Kind, H.: Gibt es spezifische Faktoren in der Psychotherapie? Prax. Psychother. Psychosom. *31* (1986) 191–196.

Kinston, W., H. Cohen: Urverdrängung und andere seelische Zustände: der Bereich der Psychostatik. In: H. Luft, G. Maas (Hrsg.): Psychoanalyse des Konflikts – Konflikte der Psychoanalyse. Arbeitstagung der DPV, S. 41–81. Wiesbaden 1988.

Klapp, B. F.: Psychosoziale Intensivmedizin – Untersuchungen zum Spannungsfeld von medizinischer Technologie und Heilkunde. Springer, Berlin–Heidelberg–New York–Tokyo 1985.

Kleinsorge, H.: Selbstentspannung. Fischer, Stuttgart–New York 1988.

Klotter, C.: Adipositas als wissenschaftliches und politisches Problem, S. 56–70. Asanger, Heidelberg 1990.

Klüwer, R.: Agieren und Mitagieren. Psyche *37* (1983) 828–840.

Knorr, C., W. Keller, T. Herzog et al.: Patienten mit körperlichen Beschwerden aber ohne körperliche Krankheit im psychosomatischen und psychiatrischen Konsiliar- und Liaisondienst. Poster der Abt. Psychosomatik und Psychotherapie auf der Wissenschaftswoche des Universitätsklinikums Benjamin Franklin, Berlin-Steglitz, 1995.

Koch, U.: Rehabilitationspsychologie. Huber, Bern 1995.

Kohut, H.: The analysis of the self. Intern. Univ. Press, New York 1971. (Deutsch: Narzißmus. Suhrkamp, Frankfurt/M. 1973).

Kohut, H.: Narzißmus. Eine Theorie der Behandlung narzißtischer Persönlichkeitsstörungen. Suhrkamp, Frankfurt am Main 1973.

Kohut, H.: The restoration of the self. Intern. Univ. Press, New York 1977. (Deutsch: Die Heilung des Selbst. Suhrkamp, Frankfurt/M. 1979).

Kohut, H. (1984): Wie heilt die Psychoanalyse. Suhrkamp, Frankfurt 1987.

König, K.: Angst und Persönlichkeit. Das Konzept vom steuernden Objekt und seine Anwendungen. Vandenhoeck & Rupecht, Göttingen 1981.

König, K.: Der interaktionelle Anteil der Übertragung in Einzelanalyse und analytischer Gruppenpsychotherapie. Gruppenpsychother. Gruppendyn. *18* (1992) 76–83.

König, K., W.-V. Lindner: Psychoanalytische Gruppentherapie. Vandenhoeck & Ruprecht, Göttingen 1991.

Köpp, W.: Gestaltungstherapie bei Anorexia nervosa – ein Fallbericht. Musik- Tanz- und Kunsttherapie *4* (1993) 25–28.

Köpp, W., S. Schildbach, C. Schmager et al.: Borderline diagnosis and substance abuse in female patients with eating disorders. Int. J. Eat. Disord. *14* (1993) 107–110.

Kordy, H., H. Kächele: Ergebnisforschung in Psychotherapie und Psychosomatik. In: Th. v. Uexküll (Hrsg.): Psychosomatische Medizin, Ŝ. 490–501. 5. Aufl. Urban & Schwarzenberg, München 1996.

Kordy, H., M. v. Rad, W. Senf: Empirical hypotheses on the psychotherapeutic treatment of psychosomatic patients in short- and longterm time-unlimited psychotherapy. Psychother. Psychosom. *52* (1989) 155–163.

Kornbluth, A., J. F. Marion, P. Salomon et al.: How effective is current medical therapy for severe ulcerative and Crohn's colitis? J. Clin. Gastroenterol. *20* (1995) 280–284.

Körner, J., U. Rosin: Abstinenz in der Balint-Gruppenarbeit. Prax. Psychother. Psychosom. *29* (1984) 264–270.

Kraus, A.: Sozialverhalten und Psychose Manisch-Depressiver. Enke, Stuttgart 1977.

Krausz, M., T. Müller-Thomsen (Hrsg.): Komorbidität – Therapie von psychischen Störungen und Sucht, Konzepte für Diagnostik, Behandlung und Rehabilitation. Lambertus, Freiburg 1994.

Kretschmer, E.: Körperbau und Charakter. Springer, Berlin 1921.

Kröger, F., A. Hendrischke, J. Schweitzer et al.: Psychotherapie in der Systemischen Familienmedizin. Psychotherapeut *43* (1998) 352–359.

Kruse, J., W. Wöller, E. Mans: Psychosomatische Aspekte spezieller Krankheitsbilder. In: W. Tress (Hrsg.): Psychosomatische Grundversorgung, S. 48–98. Schattauer, Stuttgart–New York 1994.

Krystal, H.: Integration and self-healing. Affect, trauma, alexithymia. The Analytic Press, Hillsdale 1988.

Küchenhoff, J.: Dysmorphophobie. Nervenarzt *55* (1984) 122–126.

Küchenhoff, J.: Das hypochondrische Syndrom. Nervenarzt *56* (1985) 225–236.

Küchenhoff, J.: Psychosomatik des M. Crohn. Enke, Stuttgart 1993.

Kuhn, W., F. A. Brennan, P. K. Lacefield et al.: Psychiatric distress during stages of heart transplantation protocol. J. Heart Transplant. *9* (1990) 25–29.

Künsebeck, H.W., W. Lempa, H. Freyberger: Häufigkeit psychischer Störungen bei nicht-psychiatrischen Klinikpatienten. Dt. Med. Wschr. *109* (1984) 1438–1442.

Künsebeck, H. W., W. Lempa, H. Freyberger: Kurz- und Langzeiteffekte ergänzender Psychotherapie bei Patienten mit M. Crohn. In: F. Lamprecht (Hrsg.): Spezialisierung und Integration in Psychosomatik und Psychotherapie, S. 253–262. Springer, Berlin–Heidelberg–New York–London–Tokyo 1987.

Kütemeyer, M., U. Schultz-Venrath: Lumbago-Ischialgie-Syndrome. In: Th. v. Uexküll (Hrsg.): Psychosomatische Medizin, S. 881–894, 5. Aufl. Urban & Schwarzenberg, München–Wien–Baltimore 1996.

Laan, E. et al.: Womens's sexual and emotional responses to male – and female-produced erotica. Arch. Sex. Behav. *23* (1994) 153–169.

Laban, R.: The Mastery of Movement. MacDonald u. Evans, London 1963.

Lacey, J. I.: Somatic response pattering and stress. Some revisions of activation theory. In: M. A. Appley, R. Trumbull (Eds.): Psychological stress, issues in research, S. 11–42. Appleton, New York 1967.

Lamb, W., E. Watson: Body code: The meaning in movement. Princeton Book-Company, Princeton 1987.

Lamparter, U.: Studien zur Psychosomatik des Hörsturzes. Psychoanalytische und psychometrische Untersuchungen zu Aspekten der Entstehung, des Verlaufs und der Prognose. Medizinische Habilitationsschrift, Hamburg 1994.

Lamprecht, F.: Neurologie. In: P. Hahn (Hrsg.): Die Psychologie des 20. Jahrhunderts, S. 533–578, Bd. IX: Psychosomatik. Kindler, Zürich 1979.

Lamprecht, F.: Über Psychotherapiegruppen in einer neurologischen Poliklinik. Prax. Psychother. Psychosom. *25* (1980) 49–58.

Lamprecht, F.: Die psychosomatische Medizin zwischen Erklären und Verstehen. Klin. Psychol. Psychopathol. Psychother. *44* (1996) 213–219.

Lang, H.: Zur Struktur und Therapie der Zwangsneurose. Der Zwangsneurotiker als „gehemmter Rebell". Psyche *40* (1986) 953–970.

Lang, H.: Psychosomatik und Depression. Daseinsanalyse *6* (1989) 68–81; auch in: H.Lang: Strukturale Psychoanalyse. Suhrkamp, Frankfurt a.M. 1998.

Lang, H.: Wirkfaktoren bei der Psychotherapie depressiver Erkrankungen. In: H. Lang (Hrsg.): Wirkfaktoren der Psychotherapie, S. 308–325. Königshausen & Neumann, 2. Aufl., Würzburg 1994; auch in H. Lang: Das Gespräch als Therapie. Suhrkamp, Frankfurt a.M. 1998.

Lang, H.: Zwang. In: W. Senf, M. Broda (Hrsg.): Praxis der Psychotherapie. Ein integratives Lehrbuch für Psychoanalyse und Verhaltenstherapie, S. 349–354. Thieme, Stuttgart–New York 1996.

Lang, H.: Die Sprache und das Unbewußte. 4. Aufl. Suhrkamp, Frankfurt a.M. 1998 (a).

Lang, H.: Das Gespräch als Therapie. Suhrkamp, Frankfurt a.M. 1999.

Lang, H., A. Kraus (Hrsg.): Depressionskonzepte heute. Psychopathologie oder Pathopsychologie? S. 76–94. Springer, Berlin 1991.

Lange, R., K. Höfling: Prävalenz psychogener Harninkontinenz bei der Frau. In: H. Kentenich, M. Rauch-

fuß, P. Diederichs (Hrsg.): Psychosomatische Gynäkologie und Geburtshilfe 1993/94, S. 230–235. Springer, Berlin–Heidelberg 1994.

Langer, D., U. Hartmann: Psychosomatik der Impotenz.
Bestandsaufnahme und integratives Konzept. Enke,
Stuttgart 1992.

Langner, T. S., S. T. Michael: Life stress and mental
health. The Midtown Manhattan Study. The free press
of Glencoe, Collier-Macmilan, London (Thomas A.
C. Rennie series in social psychiatry Vol. II) 1963.

Langs, R.: Die Angst vor validen Deutungen und vor einem festen Rahmen. Forum Psychoanal. 5 (1989) 1–
18.

Laumann, E. O., J. H. Gagnon, R. T. Michael et al.: The
social organization of sexuality. The University of
Chicago Press, Chicago 1994.

Lazarus, A. A.: Multimodal behavior therapy: Treating
the „basic id": J. Nerv. Ment. Dis. 156 (1973) 404–411.

Lazarus, A. A.: Multimodale Verhaltenstherapie. Fach-
buchhandlung für Psychologie, Frankfurt 1978.

Lazarus, R. S., S. Folkman: Stress appraisal and coping.
Springer, New York 1984.

Lehr, U.: Seniorinnen – zur Situation älterer Frauen.
Steinkopff, Darmstadt 1978.

Leiber, B., G. Olbrich: Die klinischen Syndrome, Bd. 1
u. 2. Urban und Schwarzenberg, München 1981.

Leighton, D. C., J. S. Harding, D. B. McLin et al.: Psychiatric findings of the Stirling County Study. Amer. J.
Psychiat. 119 (1962/63) 1021–1026.

Lempert, T., M. Brandt, M. Dieterich et al.: How to
identify psychogenic disorders of stance and gait. J.
Neurol. 238 (1991) 140–146.

Leonhard, K.: Akzentuierte Persönlichkeiten. VEB-
Verlag, Berlin 1968.

Leor, J., W. K. Poole, R. A. Kloner: Sudden cardiac
death triggered by an earthquake. New Engl. J. Med.
334 (1996) 413–419.

Lesperance, F., N. Frasure-Smith, M. Talajic: Major depression before and after myocardial infarction: Its
nature and consequences. Psychosom. Med. 58 (1996)
99–110.

Leuner, H.: Kontrolle der Symbolinterpretation in experimentellen Verfahren. Z. Psychother. Med. Psychol.
4 (1954) 201–204.

Leuner, H.: Das assoziative Vorgehen im Symboldrama.
Z. Psychother. Med. Psychol. 14 (1964) 196–211.

Leuner, H.: Lehrbuch des Katathymen Bilderleben. Huber, Bern–Stuttgart–Toronto 1985.

Leutz, G. A.: Das Psychodramatisch-Kollegiale Bündnis. In: G. A. Leutz, K. W.Oberborbeck (Hrsg.): Psychodrama, S. 176–187, Vandenhoeck & Ruprecht,
Göttingen 1980.

Leutz, G. A.: Psychodrama in der Rehabilitation. Z. Er-
fahrungsheilk. 1 (1983) 24–28.

Lévi-Strauss, C.: Strukturale Anthropologie. Suhrkamp,
Frankfurt a.M. 1968.

Levine, J., S. Warrenburg, R. Kerns et al.: The role of de-
nial in recovery from coronary heart disease. Psychosom. Med. 49 (1987) 109–117.

Levitan, S. J., O. S. Kornfeld: Clinical and cost benefits of
liaison psychiatry. Amer. J. Psychiat. 138 (1981) 790–
793.

Lichtiger, S., D. H. Present, A. Kornbluth et al.: Cy-
closporine in severe ulcerative colitis refractory to
steroid therapy. N. Engl. J. Med. 330 (1994) 1841–
1845.

Lieberz, K.: Familienumwelt und Neurose. Vandenhoeck und Ruprecht, Göttingen 1990.

Lieberz, K.: Ergebnisse zur Genese und Diagnostik
schizoider Störungen. Z. Psychosom. Med. Psychoanal. 37 (1991) 60–76.

Lieberz, K.: Frühkindliche Risikobelastung bei Schizoiden, Neurotikern und Gesunden. Psychother. Psychosom. Med. Psychol. 42 (1992) 279–284.

Lienert, G. A.: Testaufbau und Testanalyse. 3. Aufl.
Beltz,.Weinheim 1969.

Lindemann, E.: Jenseits von Trauer – Beiträge zur Krisenbewältigung und Krankheitsverarbeitung. Vandenhoeck & Ruprecht, Göttingen 1985, Orig. 1943.

Linehan, M.: Cognitive – behavioral treatment of borderline personality disorder. The Gulford Press, New
York–London 1993.

Loch, W.: Der Analytiker als Gesetzgeber und Lehrer.
Psyche 28 (1974) 431–460.

Loeser, J. D.: Concepts of pain. In: M. S. Hicks, R. Boas
(Hrsg.): Chronic low back pain, S. 145–148. Raven
Press, New York 1982.

Lohmer, M.: Stationäre Psychotherapie bei Borderline-
Patienten. Springer, Berlin–Heidelberg–New York
1988.

Lohs, M.: Einstellung zum Körper bei Frauen mit Fluor
genitalis. In: M. Stauber, P. Diederichs (Hrsg.): Psychosomatische Probleme in der Gynäkologie und Geburtshilfe 1986, S. 133–142. Springer, Berlin–Heidelberg 1987.

Lorenzer, A., H. Thomä: Über die zweiphasige Symptomentwicklung bei traumatischen Neurosen. Psyche 18 (1964/65) 674–684.

Lösel, F., P. Kolip, P. Bender: Streß-Resistenz im Multi-
problem-Milieu. Sind seelisch widerstandsfähige Jugendliche „Superkids"? Z. Klin. Psychol. 21 (1992)
48–63.

Lowen, A.: Bioenergetik. Rowohlt, Reinbek 1989.

Luban-Plozza, B., H. Otten, U. Petzold et al.: Grundlagen der Balintarbeit - Materialien zur Beziehungsdia-

gnostik und Therapie. Bonz Verlag, Echterdingen 1998.

Luban-Plozza, B., W. Pöldinger, F. Kröger et al.: Der psychosomatisch Kranke in der Praxis. 6. Aufl. Schwabe, Basel-Stuttgart 1995.

Luborsky, L.: Einführung in die analytische Psychotherapie. Springer, Berlin 1988.

Luborsky, L., B. Singer, L. Luborsky: Comparative studies of psychotherapies: Is it true that „everyone has won and all must have prices"? Arch. Gen. Psychiat. 32 (1975) 995–1008.

Luby, S.: Hatha Yoga: Ihr Programm für die Gesundheit. Ehrenwirth, München 1984.

Ludwig-Becker, F., E. Petzold: Implantation einer Klinik für psychosomatische Medizin. In: F. Lamprecht, R. Johnen (Hrsg.): Salutogenese, S. 506–513. VAS, Frankfurt/M 1994.

Maass, G.: Chronischer Fließschnupfen – ein psychosomatisches Symptom? Diagnostik 8 (1975) 653–656.

MacFarlane, J. W.: Perspectives on personality consistency and change from the guidance study. Vita humana 7 (1964) 115–126.

Maercker, A. (Hrsg.): Therapie der posttraumatischen Belastungsstörungen. Springer, Berlin–Heidelberg 1997.

Magni, G., G. Borgherini: Psychosocial outcome after heart transplantation. In: P. J. Walter (Ed.): Quality of life after open heart surgery. Kluwer Academic Publishers, Dordrecht 1992.

Mahler, M., F. Pine, A. Bergman: Die psychische Geburt des Menschen. Fischer, Frankfurt/M. 1978.

Maler, T.: Beschreibung des musikalischen Ausdrucks und erste Ergebnisse im Lübecker Musiktherapiemodell. Z. Psychother. Psychosom. Med. Psychol. 44 (1994) 122–127.

Manz, R., E. Valentin, H. Schepank: Soziale Unterstützung und psychogene Erkrankung: Ergebnisse aus einer epidemiologischen Feldstudie: Z. Psychosom. Med. Psychoanal. 33 (1987) 162–170.

Marty, P., M. de M'Uzan, Ch. David: La pensée opératoire. Rev. franc. Psychanal. 27 (1963) 345–356.

Masters, W. H., V. E. Johnson: Human sexual response. Brown, Boston-Little 1966. Dtsch. Ausg.: Die sexuelle Reaktion. Rowohlt, Reinbek 1970.

Matejcek, Z.: Die langfristige Entwicklung unerwünscht geborener Kinder. In: H. Teichmann, B. Meyer-Probst, D. Roether (Hrsg.): Risikobewältigung in der lebenslangen psychischen Entwicklung, S. 117–128. Verlag Gesundheit, Berlin 1991.

McDaniels, S. H., J. Hepworth, W. J. Doherty: Familientherapie in der Medizin. C. Auer, Heidelberg 1997.

McLean, P. D.: Psychosomatic disease and the „visceral brain" recent developments bearing on the papez theory of emotion. Psychosom. Med. 11 (1949) 338–353.

Meerwein, F.: Das ärztliche Gespräch. Grundlagen und Anwendung. 3. Aufl. Huber, Bern–Stuttgart–Toronto 1986.

Melmed, R. N., Y. Gelpin: Duodenal ulcer: The helicobacterization of a psychosomatik disease? Isr. J. Med. Sci. 32 (1996) 211–216.

Meloy, J. R.: The psychopathic mind. J. Aronson, Northvale, N. Jersey 1988.

Meltzer, D.: The relation of anal masturbation to projective identification. Int. J. Psycho-Anal. 47 (1996) 335–342.

Melzack, R., P.D. Wall: Pain mechanisms: A new theory. Science 150 (1965) 971–980.

Menninger, K.: Polysurgery and polysurgical addiction. Psychoanal. Quart. 3 (1934) 173–199.

Mentzos, S.: Hysterie. Zur Psychodynamik unbewußter Inszenierungen. Fischer, Frankfurt a.M. 1986. (Erstausgabe: Kindler, München 1980).

Mentzos, S.: Neurotische Konfliktverarbeitung. Fischer, Frankfurt a.M. 1984.

Mentzos, S.: Angstneurose: Konvergierende Beobachtungen, theoretische Konzepte und der Versuch der Überwindung therapeutisch-technischer Schwierigkeite. In: S. Mentzos (Hrsg.): Angstneurose. Psychodynamische und psychotherapeutische Aspekte, S. 136–147. Fischer, Frankfurt a.M. 1984 (b).

Mentzos, S.: Psychodynamische Modelle in der Psychiatrie. Vandenhoeck & Ruprecht, Göttingen 1991.

Mentzos, S. (Hrsg.): Psychose und Konflikt. Vandenhoeck & Ruprecht, Göttingen 1992.

Mentzos, S.: Der Syndromwechsel und seine Bedeutung für die Psychosentheorie. In: Ders. (Hrsg.): Psychose und Konflikt, S. 127–140. Vandenhoeck & Ruprecht, Göttingen 1992.

Mentzos, S.: Depression und Manie. Psychodynamik und Therapie affektiver Störungen. Vandenhoeck & Ruprecht, Göttingen 1995.

Mester, H.: Der Wunsch einer Frau nach Veränderung der Busengröße – ein Beitrag zur Frage der Dysmorphophobie. Z. Psychosom. Med. Psychoanal. 28 (1982) 69–91.

Meyer, A. E.: Psychogenes Erbrechen. In: A. Jores (Hrsg.): Praktische Psychosomatik. 2. Aufl., S. 147–158. Huber, Bern 1981.

Meyer, A. E.: Taxonomic subgroups within disease entities: An alternative strategy of the specific approach. Psychother. Psychosom. 92 (1984) 26–36.

Meyer, A. E.: Eine Taxonomie der bisherigen Psychotherapieforschung. Z. Klin. Psychol. 19 (1990) 287–291.

Meyer, A. E.: Laudatio auf Carl Ransom Rogers. GwG-Ztschr. *81* (1991) 53–55.

Meyer, A. E.: Wodurch wirkt Psychotherapie ? In: H. Lang (Hrsg.): Wirkfaktoren der Psychotherapie, S. 179–188. 2. Aufl. Königshausen & Neumann, Würzburg 1994.

Meyer, A. E., R. Richter, K. Grawe et al.: Forschungsgutachten zu Fragen des Psychotherapeutengesetzes 1991.

Meyer, J. E.: Die Entfremdungserlebnisse. Thieme, Stuttgart 1959.

Meyer, J. M., A. J. Stunkard: Genetics and human obesity. In: A. J. Stunkard, T. A. Wadden (Hrsg.): Obesity – theory and therapy, S. 137–149. Raven Press, New York 1993.

Mezzich, J. E.: On developing a psychiatric multiaxial schema for ICD-10. J. Psychiat. (Suppl.) *152* (1988) 38–43.

Mezzich, J. E.: Multiaxiale Diagnostik und internationale Klassifikation in der Psychiatrie. Fundamenta Psychiat. *3* (1992) 150–153.

Millon, Th.: Towards a new personalogy. An evolutionary model. John Wilsey and Sons, New York 1990.

Milne, B., G. Joachim, J. Niedhardt: A stress management programme for inflammatory bowel disease patients. J. Advanced Nursing *11* (1986) 561–567.

Mitscherlich, A.: Zur psychoanalytischen Auffassung psychosomatischer Krankheitsentstehung. Psyche *7* (1953/54) 561–578.

Mitscherlich, M.: Zur Psychoanalyse des Torticollis spasticus. Nervenarzt *42* (1971) 420–426.

Mittelmann, B.: Complementary neurotic reactions in intimate relationships. Psychoanal. Quart. *13* (1944) 479–491.

Mittelmann, B.: The concurrent analysis of married couples. Psychoanal. Quart. *17* (1948) 182–197.

Modell, A. H.: Other times, other realities, toward „theory of psychoanalytic treatment". Harvard Univ. Cambridge MA u. London 1990.

Moldofsky, H.: Occupational cramp. J. Psychosom. Res. *15* (1971) 439–444.

Molinski, H.: Die unbewußte Angst vor dem Kind. Kindler, München 1972.

Molinski, H.: Unterleibsschmerzen ohne Organbefund und eine Bemerkung zum pseudoinfektuösen Syndrom der Scheide. Gynäkol. *15* (1982) 207–215.

Molinski, H., M. Seiff: Einige psychische Reaktionen bei der Einnahme von Ovulationshemmern. Z. Psychother. Med. Psychol. *17* (1967) 203–215.

Möller, H. J., S. Pirée, D. v. Zersen: Psychiatrische Klassifikation. Nervenarzt *49* (1978) 445–455.

Monday, K., I. Jankovic: Psychogenic myoclonus. Neurology *43* (1993) 349–352.

Moran, G., P. Fonagy: Psychoanalysis and diabetic controll: A single case study. Brit. J. Med. Psychol. *60* (1987) 357–372.

Moreno, J. L. (1924): Das Stegreiftheater. 2. Aufl. Gustav Kiepenheuer, Potsdam 1970.

Moreno, J. L.: Gruppenpsychotherapie und Psychodrama. 3. Aufl. Thieme, Stuttgart 1988.

Moser, T., A. Pesso: Strukturen des Unbewußten. Klett-Cotta, Stuttgart 1991.

Mukerij, G. S., W. Spiegelhoff: Yoga und unsere Medizin. Hippokrates, Stuttgart 1963.

Mumford, E., H. J. Schlesinger et al.: A new look at evidence about reduced cost of medical utilization following mental health treatment. Amer. J. Psychiat. *141* (1984) 1145–1158.

Munk, I., O. Jürgensen: Die Wahl der Verhütungsmittel – bewußte und unbewußte Motive. In: B. Fervers-Schorre, H. Poettgen, M. Stauber (Hrsg.): Psychosomatische Probleme in der Gynäkologie und Geburtshilfe 1985, S. 78–88. Springer, Berlin–Heidelberg 1986.

Murphy, J. M., A. M. Sobol, R. K. Neff et al.: Stability of prevalence. Arch. Gen. Psychiat. *41* (1984) 990–997.

Needham, J.: Chemical embryology. Mac Millan, London 1931.

Nemiah, I. C., P. E. Sifneos: Affect and phantasy in patients with psychosomatic disorders. In: O. Hill (Ed): Modern trends in psychosomatic medicine, II pp 26–34. Butterworths, London 1970.

Neugebauer, R., B. P. Dohrenwend, B. S. Dohrenwend: Formulation of hypotheses about the true prevalence of functional psychiatric disorders among adults in the United States. In: B. P. Dohrenwend, B. S. Dohrenwend, M. Schwarzt-Gould, B. Link, R. Neugebauer, R. Wunsch-Hitzig (Eds): Mental illness in the United States, S. 45–94. Praeger, New York 1980.

Newman, G., L. E. Newman: Coping with the stress of hysterectomy. J. Sex. ed. Ther. *11* (1985) 65–68.

North, C. S., R. E. Clouse, E. L. Spitznagel et al.: The relation of ulcerative colitis to psychiatric factors: A review of findings and methods. Amer. J. Psychiat. *147* (1990) 974–981.

O'Callaghan, C.: Communicating with brain-impaired palliative care patients through music therapy. J. Palliat. Care *94* (1993) 53–55.

Oberndorf, D. P.: Folie a deux. Int. J. Psychoanal. *15* (1933) 14–24.

Oberst, U.: Einige theoretische Ansätze zur Depersonalisation. Nervenarzt *54* (1983) 17–22.

Olbrisch, M. E., J. L. Levenson: Psychosocial evaluation of heart transplant candidates: An international survey of process, criteria and outcome. J. Heart Lung Transplant. *10* (1991) 948–955.

Orlinsky, D. E., K. J. Howard: Process and outcome in psychotherapy. In: A. E. Bergin, S. L. Garfield (Eds.): Handbook of Psychotherapy and Behavior Change. 4th ed. Wiley, New York 1986.

Overbeck, G., W. Biebl: Psychosomatische Modellvorstellungen zur Pathogenese der Ulkuskrankheit. Psyche 29 (1975) 542–567.

Overbeck, G.: Familien mit psychosomatisch kranken Kindern. Vandenhoeck & Ruprecht, Göttingen 1985.

Overbeck, G.: Der Koryphäenkiller. Psychoanalytischer Roman. Suhrkamp, Frankfurt 1996.

Overbeck, G., K. Möhlen, E. Brähler (Hrsg.): Psychosomatik der Ulkuskrankheit – Psychodiagnostik, soziales Arrangement und Prognose beim Ulcus duodeni. Springer, Berlin–Heidelberg–New York 1990.

Parekh, H., R. Manz, H. Schepank: Life-events, coping, social support: Versuch einer Integration aus psychoanalytischer Sicht. Z. Psychosom. Med. Psychoanal. 34 (1988) 226–246.

Pawlow, I. P.: Arbeiten über die Verdauung (1894). Dt.: Ausgewählte Werke, S. 65–112. Aufbau Verlag, Berlin 1953.

Perez-Gay, B.: Fluor vaginalis et cervicis aus psychosomatischer Sicht. In: H. J. Prill, D. Langen (Hrsg.): Der psychosomatische Weg zur gynäkologischen Praxis, S. 186–191. Schattauer, Stuttgart 1983.

Perini, C., U. Rauchfleisch, R. R. Bühler: Personality characteristics and renin in essential hypertension. Psychother. Psychosom. 43 (1985) 44–48.

Perkins, W., J. Travis: Handbook of speech pathology. Appleton Century Croft. New York 1957.

Perlitz, V., H. Schmid-Schönbein, A. Schulte et al.: Effektivität des Autogenen Trainings. Therapiewoche 26 (1995) 1536–1544.

Perls, F. S.: Gestalt-Therapie in Aktion. Klett, Stuttgart 1976.

Perls, F. S.: Grundlagen der Gestalttherapie. Pfeiffer, München 1976.

Petzold, A.: Was heißt es Arzt/Ärztin im bio-psycho-sozialen Betreuungskontext zu sein. Preisarbeiten der Carl Gustav Carus Stiftung, Zürich 1995.

Petzold, E. R.: Familienkonfrontationstherapie bei Anorexia nervosa. Vandenhoeck & Ruprecht, Göttingen–Zürich 1979.

Petzold, E.: Aktiv-klinische Verfahren. In: P. Hahn (Hrsg.): Psychologie des 20. Jahrhunderts, S. 947–960, Bd IX. Kindler, Zürich 1979.

Petzold, E.: Stationäre klinisch-psychosomatische Therapie. In: E. Petzold, A. Reindell: Klinische Psychosomatik, S. 199–211. Quelle & Meyer, Heidelberg 1980.

Petzold, E.: Familienkonfrontationstherapie in der Klinik. Krankenhausarzt 58 (1985) 70–72.

Petzold, E.: Simultandiagnostik in der Klinischen Psychosomatik. Prax. Psychother. Psychosom. 3 (1989) 1–7.

Petzold E. R., S. Altmeyer: Balintarbeit im Krankenhaus. Krankenhausarzt 69 (1996) 220–227.

Petzold E. R., V. Beck (Hrsg.): Der alternde Mensch und sein Umfeld. Universitäts-Verlag, Jena 1993.

Petzold, E., W. Herzog: The black eye. In: H. Klippstein (Hrsg.): Ericksonian hypnotherapeutic group inductions, S. 176–185. Brunner/Mazel, New York 1991.

Petzold, E. R., W. Pöldinger (Hrsg.): Beziehungsmedizin auf dem Monte Verià. Springer Wien-New York 1998.

Petzold, E., A. Reindell: Klinische Psychosomatik. Quelle & Meyer, Heidelberg 1980.

Petzold, E., D. Wälte: Diagnostik in der Psychosomatischen Medizin. In: P. L. Janssen, W. Schneider (Hrsg.): Diagnostik in Psychotherapie und Psychosomatik, S. 197–214. Fischer, Stuttgart 1994.

Pfister, O.: Instinktive Psychoanalyse unter den Navaho-Indianern. Imago 18 (1932) 81–109.

Piaget, J.: The construction of reality in the child. Basic Books, New York 1954.

Piaget, J., B. Inhelder: Die Psychologie des Kindes. Fischer, Frankfurt/M. 1977.

Pim, J.B., J. R. Jude: Beck depression inventory score of coronary bypass patients with and without psychological intervention. In: A.E. Willner, G. Rodewald (Eds.): Impact of cardiac surgery on the quality of life. Neurological and psychological aspects, S. 447–454. Plenum Press, New York 1990.

Plassmann, R.: Selbstschädigendes Verhalten: Münchhausen-Syndrom und artifizielle Erkrankungen. In: Th. v. Uexküll (Hrsg.): Psychosomatische Medizin, S. 567–580, 5. Aufl. Urban & Schwarzenberg, München–Wien–Baltimore 1996.

Plomin, R.: Nature and nurture. An introduction to human behavioral genetics. Books/Cle Publishing Company, Pacific Grove, California 1990.

Poluda-Korte, E.S.: Identität im Fluß. Zur Psychoanalyse weiblicher Adoleszenz im Spiegel des Menstruationserlebens. In: K. Flaake, V. King (Hrsg.): Weibliche Adoleszenz, S. 147–165. Campus, Frankfurt a.M. 1992.

POM – Zeitschrift für PatientInnenorientierte Medizinerausbildung Nr. 1–14, seit 1992 (Heft 10) im Verlag Mabuse, Frankfurt/M. Zwanzig Jahre Anamnesegruppen: Erwachsen genug zum Reformantrieb? Reader zum 9. Marburger Mai-Treffen 1989. Hrsg. von M. Bender, A. Hildebrand, M. Weber.

Portenoy, R. K., D. E. Moulin, A. Rogers et al.: I.v. infusion of opioids for cancer pain: Clinical review and guidelines for use. Canc. Treatm. Rep. 70 (1986) 575–581.

Portmann, A.: Das Spiel als gestaltete Zeit. In: Bayerische Akademie der Schönen Künste (Hrsg.): Der Mensch und das Spiel in der verplanten Welt, S. 58–72. Deutscher Taschenbuch Verlag, München 1976.

Post, R.: Transduction of psychosocial stress into the neurobiology of recurrent affective disorders. Amer. J. Psychiat. *149* (1992) 999–1010.

Prill, H. J.: Die gynäkologische Visite. In: H. J. Prill, D. Langen (Hrsg.): Der psychosomatische Weg zur gynäkologischen Praxis, S. 37–41. Schattauer, Stuttgart 1983.

Propping, P.: Psychiatrische Genetik. Befunde und Konzepte. Springer, Berlin–Heidelberg–New York 1989.

Pulver, S. E.: Survey of psychoanalytic practice 1976. Some trends and implications. J. Amer. Psychoanal. Ass. *26* (1978) 615–631.

Radebold, H., R. Schweizer: Der mühselige Aufbruch – über Psychoanalyse im Alter. Reihe „Geist und Psyche". Fischer, Frankfurt 1996.

Radha, S.S.: Geheimnis Hatha-Yoga: Symbolik, Deutung, Praxis. Bauer, Freiburg 1991.

Raspe, H.-H.: Chronische Polyarthritis. In: Th. v. Uexküll (Hrsg.): Psychosomatische Medizin, S. 867–880, 5. Aufl. Urban & Schwarzenberg, München–Wien–Baltimore 1996.

Rauchfleisch, U.: Allgegenwart von Gewalt. Vandenhoeck & Ruprecht, Göttingen 1992.

Rauchfleisch, U.: Testpsychologie. Eine Einführung in die Psychodiagnostik. UTB 1063. 3. Aufl. Vandenhoeck & Ruprecht, Göttingen 1994.

Rauchfleisch, U.: Zur Situation von Folter- und Verfolgungsopfern in der Schweiz. Schweiz. Ärztezeitung *17* (1995) 103–706.

Rauchfuß, M.: Psychosoziale Aspekte von Schwangerschaftskomplikationen. In: M. Rauchfuß, A. Kuhlmey, P. Rosemeier (Hrsg.): Frauen in Gesundheit und Krankheit, S. 65–96. Trafo, Berlin 1996.

Rechenberger, H. G.: Andrologie. In: P. Hahn (Hrsg.): Die Psychologie des 20. Jahrhunderts, Bd. IX, S. 780–785. Kindler, Zürich 1979.

Rechenberger, I.: Die psychosomatische Station in der Frauenklinik. Gynäkologe *26* (1993) 210–215.

Rees, L.: The role of emotional and allergic factors in hay fever. J. Psychosom. Res. *3* (1959) 234–241.

Rees, L.: Physiogenic and psychogenic factors in vasomotor rhinitis. J. Psychosom. Res. *8* (1964) 101–110.

Regier, D. A., M. Farmer, D. S. Rae et al.: Comorbidity of mental disorders with alcohol and drug abuse – results from the Epidemiological Catchment Area (ECA) Study. J. Amer. Med. Ass. *264* (1990) 2511–2518.

Reich, G. E., R. M. Johnson: Personality characteristics of tinnitus patients. J. Laryngol. Otol. *9* (1984) 228–232.

Reich, W.: Charakteranalyse. Techniken und Grundlagen. Selbstverlag, Berlin 1933.

Reich, W.: Charakteranalyse. Kiepenheuer & Witsch, Köln 1970.

Reister, G.: Schutz vor psychogener Erkrankung. Vandenhoeck & Ruprecht, Göttingen–Zürich 1995.

Remschmidt, H.: Was wird aus kinderpsychiatrischen Patienten? Methodische Überlegungen und Ergebnisse. In: M. H. Schmidt, S. Drögmann (Hrsg.): Langzeitverlauf kinder- und jugendpsychiatrischer Erkrankungen, S. 11–14. Enke, Stuttgart 1986.

Richter, D., M. Stauber: Gynäkologie und Geburtshilfe. In: Th. v. Uexküll (Hrsg.): Psychosomatische Medizin, S. 1024–1056. Urban & Schwarzenberg, 5. Aufl., München–Wien 1996.

Richter, H.-E., D. Beckmann: Herzneurose. Thieme, Stuttgart 1969.

Riemann, F.: Die Struktur des Therapeuten und ihre Auswirkungen in der Praxis. Psyche *13* (1959) 150–159.

Robert-Bosch-Stiftung (Hrsg.): Pflege braucht Eliten. Beiträge zur Gesundheitsökologie *28*. S. 81–82. Bleicher, 5. Aufl., Gerlingen 1996.

Robins, L. N., D. A. Regier (Hrsg.): Psychiatric disorders in America. The Free Press, New York 1991.

Röder, C. H.: Übertragungsneurotische und psychosoziale Krankheitsverarbeitung. Ein Beitrag zur interpersonellen und interaktionellen Psychosomatik. Med. Diss., Frankfurt 1994.

Röder, C. H., G. Overbeck, Th. Müller: Psychoanalytische Theorien zur Hypochondrie. Psyche *49* (1995) 1068–1098.

Rohde-Dachser, C.: Borderlinestörungen. In: K. P. Kisker, H. Lauter, J. E. Meier, C. Müller, E. Störmgren (Hrsg.): Psychiatrie der Gegenwart, Bd. I, S. 125–150. Springer, Berlin 1986.

Rohner, R., D. Palm, P. Rüschmann: Prädiktoren der Compliance in der Psychosomatischen Ambulanz – Hintergründe der Befolgung bzw. Nicht-Befolgung von Therapieempfehlungen (Unveröff. Mskr. 1997).

Rosa, K. R., L. Rosa-Wolff: Psychosomatische Selbstregulation. Grundlagen und Technik der funktionellen Entspannung. Hippokrates, Stuttgart 1976.

Rosin, U.: Lernbarrieren und Widerstände in der Balint-Gruppenarbeit mit Psychiatern. Gruppenpsychother. Gruppendyn. *16* (1981) 360–382.

Rosin, U.: Balint-Gruppen: Konzeption – Forschung – Ergebnisse. Springer, Berlin–Heidelberg 1988.

Rosin, U.: Geben und Nehmen von Psychopharmaka im Rahmen der Psychosomatischen Grundversorgung. In: M. Geyer, R. Hirsch (Hrsg.): Psychotherapie in der Psychosomatischen Grundversorgung, S. 52–55. Barth, Leipzig–Heidelberg 1994.

Rosin, U., L. Alberti, H. Pohnke: Schädliche Auswirkungen der Balint-Gruppenarbeit im psychiatrischen Krankenhaus. In: A. Heigl-Evers et al. (Hrsg.): Die Balint-Gruppe in Klinik und Praxis, Bd. 4, S. 221–245. Springer, Heidelberg 1989.

Rosin, U., G. Standtke: Die Anwendung des analytischen Prinzips der Konfrontation beim Üben der Gesprächsführung – didaktische Überlegungen zum Einsatz audiovisueller Medien im Unterricht für Medizin-Studenten. In: W. Kügelgen (Hrsg.): Video und Medizin, S. 209–212. Perimed, Erlangen 1982.

Roßmanith, S., G. Bartl: Autogenes Training als integrative Psychotherapie. Prax.Psychother.Psychosom. *38* (1993) 352–360.

Rost, W. D.: Die Psychoanalyse des Alkoholismus. Ernst Klett, Stuttgart 1987.

Roussy, G., I. Lhermitte: The psychoneurosis of war. In: Neurosis, 713–906, D. Appleton & Co., New York 1918.

Rudolf, G.: Krankheiten im Grenzbereich von Neurose und Psychose. Ein Beitrag zur Psychopathologie des Ich-Erlebens und der zwischenmenschlichen Beziehungen. Deutscher Studienverlag, Weinheim 1987.

Rudolf, G.: Die therapeutische Arbeitsbeziehung. Untersuchungen zum Zustandekommen, Verlauf und Ergebnis analytischer Psychotherapie (unter Mitarbeit von T. Grande und U. Porsch). Springer, Heidelberg 1991.

Rudolf, G., R. Manz: Zur prognostischen Bedeutung der therapeutischen Arbeitsbeziehung. Psychother. Psychosom. Med. Psychol. *43* (1993) 193–199.

Rudolf, G., D. Stille: Die Bedeutung von positiven Persönlichkeitsmerkmalen und Abwehrhaltungen für die Einschätzung der Behandlungschancen von Psychotherapiepatienten. Psychother. Psychosom. Med. Psychol. *34* (1984) 161–170.

Ruesch, J.: The infantile personality: The core problem of psychosomatic medicine. Psychosom. Med. *10* (1948) 134–144.

Rüger, U. (Hrsg.): Neurotische und reale Angst. Der Beitrag der Psychoanalyse zur Erkennung, Therapie und Bewältigung von Angst in der klinischen Versorgung und im psychosozialen Feld. Vandenhoeck & Ruprecht, Göttingen 1984.

Rüger, U.: Gestaltungstherapie. In: H. Heigl-Evers, S. Heigl, J. Ott (Hrsg.): Lehrbuch der Psychotherapie. S. 420–427. Fischer, Stuttgart–Jena 1993.

Rüger, U., W. Senf: Klinische Bedeutung von Psychotherapie-Katamnesen. Z. Psychosom. Med. Psychoanal. *39* (1994) 103–116.

Russel, G.: Bulimia nervosa: An ominous variant of anorexia nervosa. Psychol. Med. *9* (1979) 429–448.

Rutter, M.: Protective factors in children's responses to stress and disadvantage. In: M. W. Kent, J. E. Rolf (Eds.): Primvary prevention in psychopathologiy. Vol

3: Social competence in children, S. 49–74. University Press of New England, Hannover 1979.

Rutter, M.: Pathways from childhood to adult life. J. Child. Psychol. Psychiat. *30* (1989) 23–51.

Sachse, R.: Zielorientierte Gesprächspsychotherapie. Eine grundlegende Neukonzeption. Hogrefe, Göttingen 1992.

Sandler, J.: Gegenübertragung und Bereitschaft zur Rollenübernahme. Psyche *30* (1976) 297–305.

Sandler, J., A. M. Sandler: The past unconscious, the present unconscious and interpretation of transference. Psychoanal. Inquiry 4 (1984) 367–399. Deutsch: Vergangenheits-Unbewußtes, Gegenwarts-Unbewußtes und die Deutung der Übertragung. Psyche *39* (1985) 800–829.

Sänger-Alt, C., R. Sandweg, J. Merten et al.: Persönlichkeitsmerkmale von Phobikern und ihre Veränderung durch Psychotherapie. Deskriptive Ergebnisse eines Katamneseprojekts über die Wirksamkeit einer 6–8-wöchigen stationären Heilmaßnahme. Psychother. Psychosom. Med. Psychol. *41* (1991) 411–418.

Sartorius, N.: Die Klassifikation psychischer Störungen in der 10. Revision der Internationalen Klassifikation der Krankheiten (IDC-10). Fundamenta Psychiat. *3* (1992) 114–121.

Scheidt, C. E., M. Wirsching: Qualitätssicherung in der ambulanten Fachpsychotherapie – erste Ergebnisse einer Untersuchung in 24 Psychotherapiefachpraxen. Gelbe Hefte des DKPM *3* (1994) 1–7.

Schepank, H.: Erb- und Umweltfaktoren bei Neurosen. Tiefenpsychologische Untersuchungen an 50 Zwillingspaaren. (Monographien aus dem Gesamtgebiete der Psychiatrie). Springer, Berlin–Heidelberg–New York 1974.

Schepank, H.: Psychogene Erkrankungen der Stadtbevölkerung. Eine epidemiologisch-tiefenpsychologische Feldstudie in Mannheim. Springer, Berlin–Heidelberg–New York, 1987 (a).

Schepank, H.: Prognose und Spontanverlauf von psychischer Gesundheit und psychogener Erkrankung. Z. Psychosom. Med. Psychoanal. *37* (1991) 374–388.

Schepank, H.: BSS. Der Beeinträchtigungsschwere-Score-Wähl-Test. Vandenhoeck & Ruprecht, Göttingen 1995.

Schepank, H.: Zwillingsschicksale: Gesundheit und psychische Erkrankungen von 100 Zwillingen über 3 Jahrzehnte. Enke, Stuttgart 1996.

Schilder, P.: The image and appearance of the human body: Studies in the constructive energies of the psyche. Internat. Univers. Press, New York 1950.

Schmeling-Kludas, C.: Psychosomatik im Allgemeinen Krankenhaus – Belastungsspektrum, Bewältigung und Therapiemöglichkeiten bei internistischen Patienten. VAS, Frankfurt 1995.

Schmid-Ott, G., F. Lamprecht, R. Ott: Aktuelle psychosomatische Befunde bei Psoriasispatienten. In: F.

Lamprecht, R. Johnen (Hrsg.): Salutogenese: Ein neues Konzept in der Psychosomatik? S. 315–324. Verlag für akademische Schriften, Frankfurt/Main 1994.

Schmid-Ott, G., J. Schmidt, F. Lamprecht: Bericht über monozygote Zwillingspaare konkordant für Anorexia nervosa. Z. Psychosom. Med. Psychoanal. *41* (1995) 344–355.

Schmidt, G.: Neue Verhältnisse, neue Lieben? In: N. Kohlhagen (Hrsg.): Tabubrecher, S. 143–159. Luchterhand, Hamburg–Zürich 1992.

Schmidt, M. H.: Die Untersuchung abgelehnter und/oder vernachlässigter Säuglinge aus der Kohorte von 362 Kindern der Mannheimstudie. In: J. Martinus, R. Frank (Hrsg.): Vernachlässigung, Mißbrauch und Mißhandlung von Kindern. Huber, Bern 1990.

Schmidt, M. H., G. Esser: Abschlußbericht an das BMFT zum Projekt: Determinanten des Verlaufs psychischer Störungen im Jugendalter. Mannheim 1990.

Schneider, G., G. Heuft, H. Schepank et al.: Die Adaptation des Beeinträchtigungs-Schwere-Score (BSS) für Gerontopsychosomatik und Alterspsychotherapie. Z. Psychosom. Med. Psychoanal. *43* (1997) 261–279.

Schneider, K.: Die Psychopathischen Persönlichkeiten. Deuticke, Wien 1950.

Schneider, W., P. Buchheim, M. Cierpka et al.: Entwicklung eines Modells der operationalen psychodynamischen Diagnostik (OPD). Psychother. Psychosom. Med. Psychol. *45* (1995) 121–130.

Schneider, W., H.-J. Freyberger, A. Muhs et al.: Diagnostik und Klassifikation nach ICD-10 Kap. V – Eine kritische Auseinandersetzung. Vandenhoeck & Ruprecht, Göttingen 1993.

Schüffel, W. (Hrsg.): Sprechen mit Kranken: Erfahrungen studentischer Anamnesegruppen. Urban & Schwarzenberg, München 1983.

Schüffel, W.: Bewältigung schwerer Verluste – Ärztlicher Einsatz im Katastrophenfall. Hessisches Ärztebl. *50* (1989) 27–29.

Schüffel, W., U. Egle, A. Schneider: Studenten sprechen mit Kranken. Anmesegruppen als Ausbildungsform. Münch. Med. Wschr. *39* (1983) 845–848.

Schüffel, W., H. Pauli: Ausbildung zum Arzt. In: Th. von Uexküll (Hrsg.): Psychosomatische Medizin, S. 73–92, 5. Aufl. Urban & Schwarzenberg, München 1996.

Schüffel, W., G. Pieper: Entwicklung und Einsatz eines Hilfsprogrammes für die Opfer der Bergwerkskatastrophe von Borken am 1.6.1988. Schrift. Soz. ther. *4* (1991) 164–182.

Schüffel, W., B. Schade: Die Posttraumatic Symptom Scale (PTSS-10), deutsche Übersetzung, Marburg 1994 (unveröff.). Original: Raphael, R., T. Lundin, L. Weiseth: A research method for the study of psycho-

logical and psychiatric aspects of disaster. Acta Psychiat. Scand. Suppl. No. 353, *88* (1989) 58.

Schüffel, W., A. Schneider, U. Egle et al.: Asconauten und Ackerbauer – Studentische und ärztliche Generationen üben patientenzentrierte Gruppenarbeit. In: W. Pöldinger, G. Weiss (Hrsg.): Beziehungsdiagnostik und Beziehungstherapie – wo stehen wir heute ? S. 62–75. Forum Gallenus Mannheim Nr. 10. Springer, Berlin 1983.

Schüffel, W., Th. v. Uexküll: Ulcus duodeni. In: Th. v. Uexküll (Hrsg.): Psychosomatische Medizin, S. 761–781. 4. Aufl. Urban & Schwarzenberg, München–Wien–Baltimore 1990.

Schulte, M. J., C. Böhme-Bloem: Bulimie – Entwicklungsgeschichte und Therapie aus psychoanalytischer Sicht. Thieme, Stuttgart 1990.

Schulte, W., R. Tölle: Psychiatrie. 4. Aufl. Springer, Berlin 1977.

Schultz, J. H.: Das Autogene Training – konzentrative Selbstentspannung (1. Aufl. 1932), 18. Aufl. Thieme, Stuttgart 1987.

Schultz-Hencke, H.: Lehrbuch der analytischen Psychotherapie. Thieme, Stuttgart 1951.

Schur, M.: Comments on the metapsychology of somatization. Psychoanal. Stud. Child. *10* (1955) 119–164.

Schüßler, G.: Bewältigung chronischer Krankheiten. Konzepte und Ergebnisse. Vandenhoeck & Ruprecht, Göttingen 1993.

Schüßler, G., M. Grischke, H. Rüger: Krankheitsbewältigung bei depressiven Erkrankungen. Nervenarzt *63* (1992) 416–421.

Schuster, M.: Kunsttherapie – die heilende Kraft des Gestaltens. Du Mont, Köln 1986.

Schwab, J. J., L. Humphrey: Zwangserkrankungen und Familie. In: G. Nissen (Hrsg.): Zwangserkrankungen, Prävention und Therapie, S. 155–166. Huber, Bern–Göttingen–Toronto 1996.

Schwabe, Ch., H. Röhrborn: Regulative Musiktherapie. Fischer, Jena–Stuttgart 1996.

Schwarz, R.: Die Krebspersönlichkeit. Mythos und klinische Realität. Schattauer, Stuttgart–New York 1994.

Schwarz, R.: Psychotherapeutische Grundlagen der psychosozialen Onkologie. Psychotherapeut *40* (1995) 313–323.

Schwidder, W.: Die Bedeutung psychischer Faktoren in der Ätiologie der Ulkuskrankheit. Psyche *4* (1951) 561–575.

Schwidder, W.: Grundriß der psychosomatischen Medizin des Verdauungstraktes (1965). In: P. Strasser, F. Strasser (Hrsg.): Werner Schwidder – Schriften zur Psychoanalyse der Neurosen und Psychosomatischen Medizin, S. 259–276. Vandenhoeck & Ruprecht, Göttingen 1975.

Schwöbel, G.: Der Blinzeltic und seine phänomenologische Bedeutung. Z. Psychosom. Med. *12* (1966) 264–275.

Scrole, L.: Measurement and classification in sociopsychiatric epidemiology: Midtown Manhattan Study (1954) and Midtown Manhattan Restudy (1974). J. Health Soc. Behav. *16* (1975) 347–364.

Seidler, E.: Geschichte der Medizin und Krankenpflege. Kohlhammer, Stuttgart 1993.

Seidler, E.: Berufskunde I: Geschichte der Pflege des kranken Menschen, Vorwort, S. 50. Kohlhammer Studienbücher. 4. Aufl. Stuttgart 1966.

Selbmann, H.K.: Qualitätssicherung in der ambulanten Versorgung. Sicht des Sachverständigenrates für die konzertierte Aktion im Gesundheitswesen. Fortschr. Med. *110* (1992) 183–186.

Seligman, M.E.P.: Helplessness. Freeman, San Francisco 1975 (deutsch: Erlernte Hilflosigkeit. Urban & Schwarzenberg, München 1979).

Selvamurthy, W.: Physiological responses to cold (10°) in men after six months practice of yoga exercises. Int. J. Biometrol. *32* (1988) 188–193.

Selye, H.: The general adaptation syndrome and the diseases of adaptation. J. Clin. Endo *6* (1946) 117–196.

Sigusch, V. (Hrsg.): Sexuelle Störungen und ihre Behandlung. Thieme-Vandenhoeck & Ruprecht, Stuttgart 1996.

Sigusch, V.: Organogenese sexueller Funktionsstörungen. In: V. Sigusch (Hrsg.): Sexuelle Störungen und ihre Behandlung, S. 142–161. Thieme, Stuttgart–New York 1996.

Smith, G. R., R. A. Monson, D. C. Ray: Psychiatric consultation in somatization disorder. A randomized controlled study. New Engl. J. Med. *314* (1986) 1407–1413.

Smith, M. L., G. V. Glass, T. I. Miller: The benefits of psychotherapy. Johns Hopkins University Press, Baltimore 1980.

Smuts, J. C.: Holism and Evolution. MacMillan, New York 1926.

Sommer, M., G. Overbeck: Zur Psychosomatik der Kopfschmerzen. Prax. Psychother. *3* (1977) 117–127.

Sonino, N., M. E. Girelli, M. Boscaro et al.: Life events in the pathogenesis of Grave's disease. A controlled study. Acta Endocr. *128* (1993) 293–296.

Spector, I. P., M. P. Carey: Incidence and prevalence of the sexual dysfunctions: A critical review of the empirical literature. Arch. Sex. Behav. *19* (1990) 389–408.

Speidel, H.: Nierentransplantation. In: A.-E. Meyer, H. Freyberger, M. V. Kerekjarto et al. (Hrsg.): Jores – Praktische Psychosomatik. S. 338–343. 3. Aufl. Huber, Bern–Göttingen–Toronto–Seattle 1996.

Speidel, H., W. Meyer: Allgemeine Krankenstationen und Intensivbehandlungseinheiten. In: A. E. Meyer,

H. Freyberger, M. v. Kerekjarto et al.(Hrsg.): Jores – Praktische Psychosomatik, S. 558–566, 3. Aufl. Huber, Bern–Göttingen–Toronto–Seattle 1996.

Speidel, H., G. Rodewald (Hrsg.): Psychic and neurological dysfunctions after open-heart surgery. INA, Bd. 19. Thieme, Stuttgart–New York 1980.

Spengler, A.: Psychische und sexuelle Störungen nach urologischen Genitaleingriffen. Urologe (3) *24* (1984) 127–133.

Spitz, R. A.: The first year of life. A psychoanalytic study of normal undeviant development of object relations. Int. Univ. Press, New York 1965.

Spitzer, M.: Entstehungsbedingungen von akutem und chronischem Wahn aus der Sicht der Theorie neuronaler Netzwerke. In: P. Bräunig (Hrsg.): Emotionspsychopathologie und zykloide Psychosen, S. 67–86. Schattauer, Stuttgart 1995.

Springer-Kremser, M.: Relevanz von Psychotherapiemethoden für die Frauenheilkunde. Gynäkologe *26* (1993) 169–176.

Stangier, U., B. Kolster, C. Schlicht et al.: Psychoendokrine und subjektive Reaktionen von Urtikaria-Patienten unter standardisierten Streßbedingungen. In: U. Gieler, U. Stangier, E. Brähler (Hrsg.): Hauterkrankungen in psychologischer Sicht. Jahrbuch der Medizinischen Psychologie 9, S. 192–209. Hogrefe, Göttingen–Bern–Toronto–Seattle 1993.

Stankoweit, B., F. A. Muthny: Zur Psychosozialen Situation von Patienten mit malignen Herzrhythmusstörungen – eine Literaturanalyse. Herz Kreisl. *28* (1996) 246–251.

Statistisches Bundesamt: Gesundheitswesen Fachserie 12, Reihe 4 – Todesursachen in Deutschland 1995. Metzler-Poeschel, Stuttgart 1996.

Stauber, M.: Zur Psychosomatik der modernen Reproduktionsmedizin. Prax. Psychosom. Psychother. *31* (1986) 285–297.

Stauber, M., C. Haupt: Pruritus vulvae als psychosomatische gynäkologische Erkrankung. In: H. J. Frill, D. Langen (Hrsg.): Der psychosomatische Weg zur gynäkologischen Praxis, S. 193–200. Schattauer, Stuttgart–New York 1983.

Stern, D.: Mutter und Kind. Die erste Beziehung. Klett-Cotta, Stuttgart 1979.

Stolze, H.: Die Konzentrative Bewegungstherapie. Verlag Mensch und Leben, Berlin 1984.

Stone, L.(1967): Die psychoanalytische Situation. Fischer, Frankfurt/Main 1973.

Strain, J. J., J. S. Lyons, S. Hammer et al.: Cost offset from a psychiatric consultation-liaison intervention with elderly hip-fractur patients. Amer. J. Psychiat. *148* (1991) 1044–1049.

Strauß, B., W. W. Wittmann: Wie hilft Psychotherapie ? In: W. Senf, M. Broda (Hrsg.): Praxis der Psychothe-

... s Lehrbuch für Psychoanalyse ...pie. Thieme, Stuttgart 1996.

rapie. Ein integr... ...ch, J. Zubin: Comparative epide-
und Verhalten... ...nental disorders. Grune & Stratton,
Strömgren, ...
miolog... ...cess and failure in time-limited psycho-
Long. ...h. Gen. Psychiat. 37 (1980a–d). (a) A sy-
...omparison of two cases: Comparison 1:
St... (b) Comparison 2: 708–716. C With special
...e to a lay counsellor: Comparison 2: 831–841.
...rther evidence: Comparison 4: 947–954.

Stubbe, E., E. R. Petzold (Hrsg.): Beziehungserlebnisse im Medizinstudium. Schattauer, Stuttgart 1996.

Studt, H. H.: Psycho- und Somatoneurosen im Vergleich. Angstneurose, Phobie – Asthma bronchiale. Eine psychosomatische Erkundungsstudie. Habilitationsschrift. Universität Freiburg 1974.

Studt, H. H.: Herzneurose. Med. Klin. 74 (1979) 1301–1305.

Studt, H. H.: Der Psychoanalytiker als akademischer Lehrer. Psychother. Psychosom. Med. Psychol. 33 (1983) 133–135.

Studt, H. H.: Zur Ätiopathogenese der Angstneurose und Phobie. In: U. Rüger (Hrsg.): Neurotische und reale Angst. Der Beitrag der Psychoanalyse zur Erkennung, Therapie und Bewältigung von Angst in der klinischen Versorgung und im psychosozialen Feld, S. 124–135. Vandenhoeck & Ruprecht, Göttingen 1984.

Studt, H. H. (Hrsg.): Psychosomatik in der Inneren Medizin. Bd. 2. Diagnose und Behandlung. Springer, Berlin 1986.

Studt, H. H.: Diagnostik psychosomatischer Erkrankungen und Prognose in der Psychotherapie. In: H.H. Studt (Hrsg.): Psychosomatik in der Inneren Medizin, Bd. 2, S. 45–56. Springer, Berlin–Heidelberg–New York–London–Paris–Tokyo 1986.

Studt, H.H.: Schizoide versus hysterische Persönlichkeitsstruktur. Teil I: Symptome und Krankheiten. Z.Psychosom.Med. Psychoanal. 32 (1986) 283–295. Teil II: Sozialverhalten und Erkrankungssituation. Z. Psychosom. Med. Psychoanal. 32 (1986) 361–370. Teil III: Genese und Neurosenschwere. Z. Psychosom. Med. Psychoanal. 33 (1987) 63–77.

Studt, H. H. (Hrsg.): Aggression als Konfliktlösung? Prophylaxe und Psychotherapie. Barth, Heidelberg–Leipzig 1996.

Studt, H. H., P. Bernhard, T. F. Eith et al.: Zur Ätiopathogenese der Herzneurose. In: H. H. Studt (Hrsg.): Psychosomatik in Forschung und Praxis, S. 258–275. Urban und Schwarzenberg, München–Wien–Baltimore 1983.

Studt, H. H., H. Mast: Zur Ätiopathogenese der Colitis ulcerosa und des M. Crohn. In: H. H. Studt (Hrsg.): Psychosomatik in der Inneren Medizin Bd. 1, S. 44–54. Springer, Berlin–Heidelberg–New York–London–Paris–Tokyo 1986.

Sullivan, H. S.: The interpersonal theory of psychiatry. Norton, New York 1953.

Taerk, G., W. Gnam: A psychodynamic view of the Chronic Fatique Syndrome. Gen. Hospit. Psychiat. 16 (1994) 319–325.

Tellenbach, H.: Kritische Empfehlungen zur Behandlung Depressiver. Nervenarzt 38 (1967) 167–170.

Tellenbach, H.: Melancholie. Springer, Berlin–Heidelberg–New York–Tokyo 1961, 4. Aufl. 1983.

Träger, H., B. Flemming, J. Nordmeier et al.: Psychological effects of preoperative doctor-patient communications. In: R. Becker, J. Katz, J. Polonius et al. (Eds.): Psychopathological and neurological dysfunctions following open-heart surgery, S. 129–136. Springer, Berlin–Heidelberg–New York 1982.

Tress, W.: Das Rätsel der seelischen Gesundheit. Vandenhoeck & Ruprecht, Göttingen 1986.

Tress, W., W. P. Henry, B. Junkert-Tress et al.: Das Modell des Zyklisch-Maladaptiven Beziehungsmusters und der Strukturalen Analyse Sozialen Verhaltens (CMP/SASB). Psychotherapeut 41 (1996 215–224.

Tress, W., J. Kruse, U. Rosin et al.: Die interaktionelle Kompetenz als Schlüssel zur Psychosomatischen Grundversorgung. Psycho 19 (1993) 566–577.

Treurniet, N.: Was ist Psychoanalyse heute ? Psyche 49 (1995) 111–140.

v. Laban, R.: Die Kunst der Bewegung. Florian Noetzel, Wilhelmshaven 1988. (Originalausgabe 1950).

v. Siemens, H. W.: Die Zwillingspathologie. – Ihre Bedeutung, ihre Methodik, ihre bisherigen Ergebnisse. Springer, Berlin 1924.

v. Sydow, K.: Eine Untersuchung zur weiblichen Sexualität im mittleren und höheren Erwachsenenalter: Z. Gerontol. 25 (1992) 105–112.

v. Sydow, K.: Weibliche Sexualität im mittleren und höheren Erwachsenenalter: Übersicht über vorliegende Forschungsarbeiten. Z. Gerontol. 25 (1992) 113–127.

v. Uexküll, J.: Umwelt und Innenwelt der Tiere. Berlin 1909.

v. Uexküll, Th..: Funktionelle Syndrome in der Praxis. Psyche 9 (1958) 481–496.

v. Uexküll, Th. (Hrsg.): Integrierte Psychosomatische Medizin in Praxis und Klinik. 2. Aufl. Schattauer, Stuttgart–New York 1992.

v. Uexküll, Th., M. Fuchs, H. Müller-Braunschweig et al. (Hrsg.): Subjektive Anatomie. Theorie und Praxis körperbezogener Psychotherapie. Schattauer, Stuttgart 1994.

v. Uexküll, T., W. Wesiack: Lehrbuch der Psychosomatischen Medizin. 2. Aufl. Urban & Schwarzenberg, München–Wien–Baltimore 1981.

v. Uexküll, Th., W. Wesiack: Theorie der Humanmedizin. Urban & Schwarzenberg, München–Wien–Baltimore 1988.

v. Weizsäcker, V: „Der Gestaltkreis". Vorwort, S. 9–24. Thieme, Stuttgart 1947.

v. Wietersheim, J.: Die Bedeutung belastender Lebensereignisse für die Rezidivauslösung bei Colitis ulcerosa und Morbus Crohn. Lang, Frankfurt 1991.

Vaillant, G. E.: Werdegänge. Rowohlt, Reinbek 1980.

Van der Kolk, B. A.: Traumatic Stress. Brunner & Mazel, New York 1996.

Verwoerdt, A., E. Pfeiffer, H. S. Wang: Sexual behavior in senescence II. Changes in sexual activity and interest of aging men and women. J. Geriat. Psychiat. 2 (1969) 163–180.

Vogel, F.: Lehrbuch der allgemeinen Humangenetik. Springer, Berlin–Göttingen–Heidelberg 1961.

Völkel, H.: Der Gutachter braucht tiefenpsychologische Supervision. In: H.-E. Oberdalhoff, W. Dahlmann (Hrsg.): Psychosomatische Gutachtertätigkeit, S. 15–16. Dr. E. Banaschewski, München 1986.

Vollmann, J.: Medizinische Probleme des Hirntodkriteriums. Med. Klin. 91 (1996) 39–45.

Wadden, T. A.: The treatment of obesity: An overview. In: A. J. Stunkard, T. A. Wadden (Hrsg.): Obesity – theory and therapy, S. 197–217. Raven Press, New York 1993.

Wälte, D.: Der Expertenansatz. Sein Beitrag für die Klärung der Indikationsfrage in der Familientherapie. Waxmann, Münster 1990.

Wälte, D., F. Kröger, U. Brandenburg et al.: Ambulant oder stationär? Analyse der Indikationsentscheidungen in der Psychosomatik. Schweiz. Rundsch. Med. 84 (1995) 897–907.

Wälte, D., F. Kröger, A. Hendrischke: Familiäre Krankheitskonzepte: Ein neuer Ansatz in der empirischen Familienforschung. In: M. Franz, W. Tress (Hrsg.): Psychosomatische Medizin – Ankunft in der Praxis, S. 83. VAS. Frankfurt-Bockenheim 1997.

Ware, N. C., A. Kleinman: Culture and somatic experience: The social course of illness in neurasthenia and chronic fatigue syndrome. Psychosom. Med. 54 (1992) 546–560.

Ware, N. C., M. G. Weiss: Neurasthenia and the social construction of psychiatric knowledge. Trans. Psychiat. Res. Rev. 31 (1994) 101–124.

Weiss, E.: Cardiospasm, psychosomatic disorder. Psychosom. Med. 6 (1944) 58–63.

Weiß, H.: Der Tod im Begehren des Zwangskranken. Fragmente aus einer Analyse. Texte zur Theorie und Praxis der Psychoanalyse. 5 (1985) 436–454.

Werner, E. E.: Vulnerability and resilience: A longitudinal perspective. In: M. Brambring, F. Lösel, H. Skowronek (Eds.): Children at risk: Assessment, longitudinal research, and intervention. De Gruyter, Berlin–New York 1989. S. 157–172. De

Werner, E. E.: The children of Kauai: Recovery in adolescence and adulthood. Health 13 (1992) 262–268.

Werner, E. E., R. Smith: Vulnerable but invincible: A study of resilient children. McGraw Hill, New York 1982.

Wesiack, W.: Grundzüge der psychosomatischen Medizin. 2. Aufl. Springer, Berlin 1984.

Wesiack, W.: Psychosomatische Medizin in der Praxis des niedergelassenen Arztes. In: Th. v. Uexküll (Hrsg.): Psychosomatische Medizin, S. 507–515. 5. Aufl. Urban & Schwarzenberg, München 1996.

Westphale, C., K. Köhle: Visitengespräche: Gesprächssituationen und Informationsaustausch. Abschlußbericht 1, SFB 129. Teilprojekt B5 (Therapeutische Beziehungen auf einer internistisch-psychosomatischen Modellstation). Ulm 1982.

Whitlock, F. A., K. Bosse, P. Hünecke: Psychophysiologische Aspekte bei Hautkrankheiten, S. 165–175. Perimed, Erlangen 1980.

Wicker, H. R.: Die Sprache extremer Gewalt. Studie zur Situation von gefolterten Flüchtlingen in der Schweiz und zur Therapie von Folterfolgen. Institut für Ethnologie, Universität Bern 1991.

Wienen, G., P. L. Janssen: Erfahrungen mit analytischer Gruppentherapie bei Kranken mit chronisch-entzündlichen Darmerkrankungen. Gruppenpsychother. Gruppendyn. 25 (1989) 159–170.

Wilhelmsen, I., T. T. Haug, A. Berstad et al.: Increased relapse of duodenal ulcers in patients treated with cognitive psychotherapy. Lancet 336 (1990) 307.

Wilke, E., H. Leuner: Das Katathyme Bilderleben in der psychosomatischen Medizin. Huber, Bern–Stuttgart–Toronto 1990.

Willi, J.: Die Zweierbeziehung. Rowohlt, Reinbek 1975.

Willi, J.: Therapie der Zweierbeziehung. Rowohlt, Reinbek 1978.

Winnicott, D. W. (1965): Die Frage des Mitteilens und des Nicht-Mitteilens führt zur Untersuchung gewisser Gegensätze. In: Reifungsprozesse und fördernde Umwelt, S. 101–110. Kindler, München 1974.

Winnicott, D. W.: Familie und individuelle Entwicklung. Fischer, Frankfurt/M. 1978.

Wolf, S., T. Holmes, T. Treuting et al.: An experimental approach to psychosomatic phenomena in rhinitis and asthma. J. Allerg. 21 (1950) 1–11.

Wolinsky, M. A.: Marital therapy with older couples. Soc. Casework 67 (1986) 475–483.

Wolpe, I.: Psychotherapy by reciprocal inhibition. Stanford Univ. Press, Stanford 1958.

Worm, G.: Zur Methode körperorientierter psycho-anaytischer Arbeit. Unveröffentlichtes Manuskript, 1992.

Wyss, D.: Der Kranke als Partner, 2 Bde. Vandenhoeck & Ruprecht, Göttingen 1982.

Wyss, D.: Heilfaktoren in der anthropologisch-integrativen Psychotherapie. In: H. Lang (Hrsg.): Wirkfaktoren der Psychotherapie, S. 156–163. Königshausen & Neumann, Würzburg (2. Aufl.) 1994.

Yalom, E. D.: Theorie und Praxis der Gruppenpsychotherapie. 4. Aufl. Pfeiffer, München 1996.

Zacher, A.: Der Schreibkrampf – fokale Dystonie oder psychogene Bewegungsstörung? Eine kritische Literaturstudie. Fortschr. Neurol. Psychiat. *57* (1989) 328–336.

Zander, W.: Streß und Strain. In: Soma und Psyche. Ciba Geigy, Basel 1978.

Zerssen, D.v.: Zur prämorbiden Persönichkeit des Melancholikers. In: Ch. Mundt, P. Fiedler, Zhang, Y., R.

Proenca, M. Maffei et al.: Positional cloning of the mouse obese gene and its human homologue. Nature *372* (1994) 425–431.

Zielke, M.: Wirksamkeit stationärer Verhaltenstherapie. Beltz, Psychologie Verlags Union 1993.

Zimmert, R.: Über Schreibkrampf. Psychosom. Med. *5* (1958/59) 178–182 und 246–257.

Zintl-Wiegand, A.: Weibliche Beweggründe für eine Gebärmutterentfernung. Psychother. Psychosom. Med. Psychol. *34* (1984) 205–212.

Zintl-Wiegand, A.: Zusammenhänge zwischen weiblicher Identitätsstörung und Hysterektomie. In: E. Bauer, M. Braun, U. Hauffe et al.(Hrsg.): Psychosomatische Gynäkologie und Geburtshilfe. Beiträge der Jahrestagung 1996. Edition Psychosozial. Psychosozial-Verlag, Gießen 1997.

Zur Nieden, S.: Die weibliche Ejakulation. Enke, Stuttgart 1994.

9 Sachregister

www.ingramcontent.com/pod-product-compliance
Lightning Source LLC
Chambersburg PA
CBHW081522190326
41458CB00015B/5436